风湿病概要

Primer on the Rheumatic Diseases

（第 13 版）

风湿病概要

Primer on the Rheumatic Diseases

（第 13 版）

原　著　John H. Klippel
　　　　John H. Stone
　　　　Leslie J. Crofford
　　　　Patience H. White

主　译　卢　昕　王国春

主　审　吴东海

北京大学医学出版社

FENGSHIBING GAIYAO（DI 13 BAN）

图书在版编目（CIP）数据

风湿病概要：第13版 /（美）克利佩尔·（Klippel，J.H.）原著；
卢昕，王国春译. —北京：北京大学医学出版社，2016.8
书名原文：Primer on the Rheumatic Diseases,13th Edition
ISBN 978-7-5659-1384-6

Ⅰ. ①风… Ⅱ. ①约… ②卢… ③王… Ⅲ. ①风湿性疾病
Ⅳ. ① R593.21

中国版本图书馆 CIP 数据核字（2016）第 095705 号

北京市版权局著作权合同登记号：图字：01-2011-5970

Translation from the English language edition, 13th edition:Primer on the Rheumatic Diseases
by J.H. Klippel, J.H. Stone, L.J. Crofford, P.H. White (Eds.)
© Springer Science+Business Media, LLC 2008
All Rights Reserved

Simplified Chinese translation Copyright © 2016 by Peking University Medical Press.
All Rights Reserved.

风湿病概要（第13版）

主　译：卢　昕　王国春
出版发行：北京大学医学出版社
地　　址：(100191) 北京市海淀区学院路38号　北京大学医学部院内
电　　话：发行部 010-82802230；图书邮购 010-82802495
网　　址：http://www.pumpress.com.cn
E - m a i l：booksale@bjmu.edu.cn
印　　刷：北京佳信达欣艺术印刷有限公司
经　　销：新华书店
责任编辑：陈　奋　袁帅军　　责任校对：金丹纹　　责任印制：李　啸
开　　本：889mm×1194mm　1/16　印张：42.25　字数：1302千字
版　　次：2016年8月第1版　2016年8月第1次印刷
书　　号：ISBN 978-7-5659-1384-6
定　　价：228.00元
版权所有，违者必究
（凡属质量问题请与本社发行部联系退换）

主　译　卢　昕　王国春

主　审　吴东海

翻译及校审人员　（按姓氏笔画排序）

丁　进	第四军医大学第一附属医院（西京医院）	李　洁	山东大学附属齐鲁医院
马　丽	中日友好医院	李　凌	中国人民解放军总医院
王　芳	北京医院	李　萍	吉林大学中日联谊医院
王　轶	兰州大学第二医院	李　霞	南京大学医学院附属鼓楼医院
王　梅	内蒙古医科大学附属医院	李小霞	北京宣武医院
王友莲	江西省人民医院	李向培	安徽省立医院
王丽英	中日友好医院	李兴福	山东大学附属齐鲁医院
王国春	中日友好医院	李彩凤	首都医科大学附属北京儿童医院
王晓元	兰州大学第二医院	李鸿斌	内蒙古医科大学附属医院
王晓非	中国医科大学附属盛京医院	杨　月	北京大学人民医院
毛　鹏	中日友好医院	吴　琨	中日友好医院
方勇飞	第三军医大学第一附属医院（西南医院）	吴东海	中日友好医院
方霖楷	中山大学附属第三医院	吴华香	浙江大学医学院附属第二医院
古洁若	中山大学附属第三医院	何　岚	西安交通大学附属第一医院
左晓霞	中南大学湘雅医院	张　晓	广东省人民医院
卢　昕	中日友好医院	张　婷	北京协和医院
叶德邵	上海长海医院	张　婷	浙江大学医学院附属第二医院
达古拉	内蒙古医科大学附属医院	张卓莉	北京大学第一医院
毕黎琦	吉林大学中日联谊医院	张寅丽	郑州大学第一附属医院
朱　平	第四军医大学第一附属医院（西京医院）	张缪佳	江苏省人民医院
朱　剑	中国人民解放军总医院	陈伟钱	浙江大学医学院附属第一医院
伍沪生	北京积水潭医院	陈进伟	中南大学湘雅第二医院
刘　田	北京大学人民医院	武丽君	新疆维吾尔自治区人民医院
刘　波	吉林大学中日联谊医院	林　冰	中日友好医院
刘　毅	四川大学华西医院	林　进	浙江大学医学院附属第一医院
刘　霞	中日友好医院	尚　可	江西省人民医院
刘湘源	北京大学第三医院	周　博	中国人民解放军总医院
安乐美	北京大学第一医院	周佳鑫	北京协和医院
孙　琳	北京大学第三医院	周惠琼	中国人民解放军总医院第一附属医院（304）
孙传银	浙江大学附属第一医院	郑　毅	北京朝阳医院
孙凌云	南京大学医学院附属鼓楼医院	郑朝晖	第四军医大学第一附属医院（西京医院）
严淑敏	北京积水潭医院	赵　娟	北京大学第一医院
李　春	北京大学人民医院	赵千子	中日友好医院

赵东宝　上海长海医院
赵孟君　中日友好医院
赵海燕　中国医科大学附属盛京医院
胡　楠　西安交通大学附属第一医院
胡绍先　华中科技大学同济医学院附属同济医院
柏干苹　第二军医大学附属西南医院
俞　宁　安徽省立医院
祖　宁　中日友好医院
贺玲玲　上海长海医院
袁国华　川北医学院附属医院
夏　婷　上海长海医院
徐建华　安徽医科大学附属第一医院
郭嘉隆　吉林大学中日联谊医院

唐福林　北京协和医院
黄振国　中日友好医院
黄慈波　北京医院
章　璐　中日友好医院
梁　迪　北京朝阳医院
韩　茜　中国人民解放军总医院
舒晓明　中日友好医院
谢　瑶　中日友好医院
谢欲晓　中日友好医院
樊碧发　中日友好医院
穆　荣　北京大学人民医院
戴　冽　中山大学孙逸仙纪念医院

《风湿病概要》（*The Primer on the Rheumatic Diseases*）自 1934 年问世以来，已逾 80 余年，虽经多次再版，其精雕细作，初衷不改。该书内容全面，但不繁杂；语言简练，但不失要点；更兼与时俱进，不断更新。它是风湿病专业领域内公认的标准教科书，是各国风湿科医师最喜爱，也是最重要的一本工具书。

《风湿病概要》（第 13 版）系统全面地介绍了各种风湿病的临床和实验室特点、流行病学、病理、发病机制、诊断、治疗和预后评估。但它比以往各版本在形式上和内容上均有改变。以往版本前半部分是基础知识，后半部分是临床疾病。为便于阅读，本版本在每个临床疾病之后附有相应的基础知识。内容方面或在原章节基础上推陈出新，或因进展较快、内容丰富而把原先简略叙述的疾病独立成章。希望该书中文版的出版发行，能为普及和提高我国风湿病专科医师及其他相关专科医师的风湿病诊疗水平做出贡献。

感谢所有译者在本书翻译过程中给予的大力帮助和支持，感谢张思功、陈芳、田小兰、李珊珊和李嗣钊在文章校阅工作中的辛苦付出。感谢所有译者所付出的辛勤劳动。鉴于译者的水平，虽已尽最大努力，但仍存在不足，错误在所难免，望各位读者在使用过程中及时提出宝贵意见。

卢昕
王小声
吴东海

《风湿病概要》（*The Primer on the Rheumatic Diseases*）（第13版）是一本极好的临床工具书。它可用于医学生的教育，更新临床医生的知识，从专业角度帮助各级医务工作者为关节炎和风湿病患者提供更好的医疗服务。

为达上述目的，该书秉承了既往70多年的卓越传统。自1934年以来，该书及其前身就作为医学生、住院医生、专科医生和相关专业医疗人员的主要学习工具。当时美国风湿病控制委员会的早期出版物包括了《风湿病概要：慢性关节炎》。自此，本书从一个52页的小册子演变成一个近90个章节和4个附录的参考指南。

该概要旨在为初级保健医生、风湿病医生、整形外科医生、助理医生、执业护士、物理及职业治疗师和为患者提供医疗服务的相关专业医生提供关于风湿病的最新资讯。重点内容包括：对患者的评估，肌肉骨骼肌系统的体格检查，实验室和影像学评估，以及目前新的治疗方法等，这些内容对所有这一领域的工作者都是必不可少的。关节炎和其他风湿病在美国累及超过4600万人（包括30万名儿童），是致残和常见慢性病的主要原因。

我向编者们祝贺他们卓越的工作。同时，感谢本书的多位参编者——其中不乏美国风湿病学会成员——对本书的学术贡献。风湿病学从来没有像今天这样令人兴奋，毫无疑问，《风湿病概要》（*The Primer on the Rheumatic Diseases*）（第13版）反映了这种状况。此外，我和医生以及患者向关节炎基金会对本书出版一如既往的支持深表感谢。

Michael E. Weinblatt, MD
医学教授
哈佛医学院
布莱根妇女医院
波士顿，美国
（卢　昕　译）

学习风湿病的医学生、住院医生和专科医生在试图把众多的临床疾病和范围不断扩大的基础科学进行整合时遇到了极大挑战。

这就需要《风湿病概要》(The Primer on the Rheumatic Diseases)(第13版)囊括这些主要变化的基本原理。虽然近期版本的《风湿病概要》在第1部分都简洁地总结了介导炎症和肌肉骨骼疾病的组织和细胞的生理学,但在编写本书的过程中,仍发现在上述屡试不爽的模式中存在两大主要问题。首先,对于那些真正希望深入了解风湿性疾病的分子基础以促进实验室研究和提高诊疗水平的读者,最初的几个章节难以提供更翔实的资料。其次,对于寻求了解或更新临床风湿病知识的读者而言,上一版《风湿病概要》的第1部分与本书其他部分十分生动地描述的疾病几乎没有联系。简言之,在这个基础科学和临床科学不断整合的时代,读者为快速获取更有趣的内容,上版的《风湿病概要》的章节有只被随手翻阅、一带而过之虞。

因此,在本书第13版中,临床部分(这一直是《风湿病概要》的强项)的章节也包括了临床相关基础知识的描述,从而使临床章节得到强化。因此,对每种主要的风湿病,例如类风湿关节炎、骨关节炎、系统性红斑狼疮和特发性炎症性肌炎等,除了临床和流行病学的章节,还都增加了"病理和发病机制"这一章节。该章节的内容适当地整合和更新了之前版本中题目为"滑膜""关节软骨""补体系统"和"肌肉"等章节的内容,这对理解某一特定疾病是必不可少的。

此外,上述这些变化只是第13版改进的开始,其他变化包括:

- 新增"临床免疫学"和"应用遗传学"章节,旨在提高该书的转化医学性质。
- 对重要的描绘皮肤和组织病理学特征的图,采用彩色图片。
- 扩充"疾病皮肤表现"的章节,强调风湿病医生在接诊过程中经常看到的疾病类型。
- 专门阐述幼年炎性关节炎的部分,其章节包含"临床特征""病理和发病机制""治疗和评估"和"特别注意事项"。
- 既往与银屑病关节炎放在一起称为"血清阴性脊柱关节病"的强直性脊柱炎、反应性关节炎和肠病性关节炎,在此版中单独成章。
- 阐述银屑病关节炎的文字内容扩大了3倍,体现出对该病在治疗方面的实质性进展。
- 既往包含在同一章节的代谢性肌病和炎性肌病,在此版中单独成章(内容增加了2倍)。
- 沿着更加合理和包容一切的路线,重新组织血管炎章节,新的章节题目为"ANCA相关性血管炎",它将韦格纳肉芽肿、显微镜下多血管炎和Churg-Strauss综合征一并处理,这些疾病有惊人的相似之处,但又有明显的不同。
- 《风湿病概要》已有80年历史,它强烈反对"如果没坏,就不要修理它"这一观念。鉴于最近在风湿病认识和治疗方面令人瞩目的进展,医学生、住院医生和临床执业医师都需要一本与时俱进的、反映这些进展的标准教科书。《风湿病概要》将继续满足这一需要。阅读,学习和享受吧!

John H. Klippel, MD
John H. Stone, MD, MPH
Leslie J. Crofford, MD
Patience H. White, MD, MA
(王国春 译)

Roy D. Altman, MD
Professor, Deparment of Medicine/Rheumatology and Immunology, University of California, Los Angeles, Los Angeles, CA, USA

Erin L. Arnold, MD
Partner/Rheumatologist, Illinois Bone and Joint Institute, The Center for Arthritis and Osteoporosis, Morton Grove, IL, USA

William J. Arnold, MD
Partner/Rheumatologist, Illinois Bone and Joint Institute, The Center for Arthritis and Osteoporosis, Morton Grove, IL, USA

Alan N. Baer, MD
Associate Professor, Department of Medicine, Chief, Section of Rheumatology, University at Buffalo, State University of New York, Buffalo, NY, USA

W. Timothy Ballard, MD
Director, Joint Replacement Center, Department of Orthopaedics, Memorial Hospital, Chattanooga, TN, USA

Joan M. Bathon, MD
Professor, Department of Medicine, Director, Johns Hopkins Arthritis Center, Johns Hopkins University School of Medicine, Baltimore, MD, USA

Thomas D. Beardmore, MD, FACP, FACR
Chief, Department of Rheumatology, Rancho Los Amigos National Rehabilitation Center, Downey, CA; Professor, Department of Medicine, Keck School of Medicine, The University of Southern California, Los Angeles, CA, USA

Francis Berenbaum, MD, PhD
Professor, Department of Rheumatology, Saint-Antoine Hospital; University Pierre & Marie Curie, Paris, France

Joseph J. Biundo, Jr., MD
Clinical Professor, Department of Medicine, Tulane University School of Medicine, Kenner, LA, USA

Linda K. Bockenstedt, MD
Professor, Department of Internal Medicine, Yale University School of Medicine, New Haven, CT, USA

David Borenstein, MD
Clinical Professor of Medicine, The George Washington University Medical Center; Arthritis and Rheumatism Associates, Washington, DC, USA

Teresa J. Brady, PhD
Senior Behavioral Scientist, Arthritis Program, Centers for Disease Control and Prevention, Atlanta, GA, USA

Juergen Braun, MD
Professor, Department of Rheumatology, Rheumazentrum Ruhrgebiet, Herne, Germany

Maya H. Buch, MBchB, MRCP
Clinical Lecturer and Research Fellow, University of Michigan Scleroderma Program, University of Michigan Health System, Ann Arbor, MI, USA; Academic Unit of Musculoskeletal Disease, University of Leeds, UK

Joseph A. Buckwalter, MS, MD
Professor and Head, Orthopedic Surgery, Department of Orthopaedics and Rehabilitation, University of Iowa, Iowa City, IA, USA

Gerd-Rüdiger Burmester, MD
Professor, Department of Rheumatology and Clinical Immunology, Charité University Hospital, Berlin, Germany

Frank Buttgereit, MD
Professor, Department of Rheumatology and Clinical Immunology, Charité University Hospital, Berlin, Germany

Jill P. Buyon, MD
Professor, Department of Medicine, Division of Rheumatology, New York University School of Medicine, New York, NY; Director, Lupus Clinic, New York University Hospital for Joint Diseases, New York, NY, USA

Leonard H. Calabrese, DO
Professor, Department of Rheumatic and Immunologic Diseases, Cleveland Clinic Lerner College of Medicine of Case Western Reserve University, Cleveland Clinic Foundation, Cleveland, OH, USA

Kenneth T. Calamia, MD
Associate Professor, Department of Medicine, Division of Rheumatology, Mayo Clinic College of Medicine, Jacksonville, FL, USA

Jeffrey P. Callen, MD
Professor, Department of Medicine (Dermatology); Chief, Division of Dermatology, University of Louisville School of Medicine, Louisville, KY, USA

Juan J. Canoso, MD, FACP, MACR
Attending, American British Cowdray Medical Center, Mexico City, Mexico

Rowland W. Chang, MD, MPH
Professor of Preventive Medicine, Medicine, and Physical Medicine and Rehabilitation; Director, Program in Public Health, Northwestern University, Feinberg School of Medicine, Chicago, IL, USA

Edward S. Chen, MD
Assistant Professor, Department of Medicine, Division of Pulmonary and Critical Care Medicine, Johns Hopkins University School of Medicine, Baltimore, MD, USA

Lan X. Chen, MD, PhD
Clinical Assistant Professor, Department of Medicine/Rheumatology, University of Pennsylvania, Philadelphia, PA, USA

Hyon K. Choi, MD, MPH, DrPH, FRCPC
Associate Professor of Medicine and Mary Pack Arthritis Society Chair in Rheumatology, Department of Medicine, Division of Rheumatology, The University of British Columbia, Vancouver, British Columbia, Canada

Daniel J. Clauw, MD
Professor, Department of Internal Medicine, Division of Rheumatology, University of Michigan, Ann Arbor, MI, USA

Andrew J. Cooper, MD
Resident, Department of Orthopaedic Surgery, University of Miami, Miami, FL, USA

Leslie J. Crofford, MD
Gloria W. Singletary Professor of Internal Medicine, Chief, Division of Rheumatology & Women's Health, University of Kentucky, Lexington, KY, USA

Dina Dadabhoy, MD
Clinical Lecturer, Department of Internal Medicine, Division of Rheumatology, University of Michigan, Ann Arbor, MI, USA

Troy Daniels, DDS, MS
Professor, Schools of Dentistry and Medicine, University of California, San Francisco, San Francisco, CA, USA

John C. Davis, Jr., MD, MPH
Associate Professor, Department of Medicine, Division of Rheumatology, University of California San Francisco, San Francisco, CA, USA

William J. Didie, MD
Fellow, Musculoskeletal Imaging, Department of Radiology, Johns Hopkins University, Baltimore, MD, USA

Paul Dieppe, MD
Professor, Department of Social Medicine, University of Bristol, Bristol, UK

N. Lawrence Edwards, MD
Professor and Vice Chairman, Department of Medicine, University of Florida, Gainesville, FL, USA

Hani S. El-Gabalawy, MD, FRCPC
Professor, Department of Medicine, Arthritis Centre, University of Manitoba, Winnipeg, Manitoba, Canada

Kevin Elias, MD
Howard Hughes Medical Institute-National Institute of Health Research Scholar, Lymphocyte Cell Biology Section, National Institute of Arthritis, Musculoskeletal, and Skin Diseases, Bethesda, MD, USA

John M. Esdaile, MD, MPH
Scientific Director, Arthritis Research Centre of Canada; Professor, University of British Columbia, Vancouver, British Columbia, Canada

Adel G. Fam, MD, FRCP(C), FACP
Emeritus Professor of Medicine, Department of Medicine, Division of Rheumatology, Sunnybrook & Women's College Health Sciences Centre, University of Toronto, Toronto, Ontario, Canada

Laura M. Fayad, MD
Assistant Professor, The Russell H. Morgan Department of Radiology and Radiological Science, Johns Hopkins University School of Medicine, Baltimore, MD, USA

Gary S. Firestein, MD
Professor, Department of Medicine, Chief, Division of Rheumatology, Allergy and Immunology, University of California San Diego, School of Medicine, La Jolla, CA, USA

Kenneth H. Fye, MD
Clinical Professor, Department of Medicine, University of California, San Francisco, San Francisco, CA, USA

Dafna D. Gladman, MD, FRCPC
Professor, Department of Medicine/Rheumatology, University of Toronto; Senior Scientist, Toronto Western Research Institute; Director, Psoriatic Arthritis Program, University Health Network, Toronto, Canada

Duncan A. Gordon, MD, FRCPC, MACR
Professor, Department of Medicine, University of Toronto; Rheumatologist, University Health Network, Toronto Western Hospital, Toronto, Ontario, Canada

Jörg J. Goronzy, MD
Co-Director, Department of Medicine, Kathleen B. and Mason I. Lowance Center for Human Immunology, Emory University School of Medicine, Atlanta, GA, USA

Philip J. Hashkes, MD, MSc
Head, Section of Pediatric Rheumatology, Department of Rheumatic Diseases, Cleveland Clinic Foundation, Cleveland, OH, USA

George Ho, Jr., MD
Professor, Department of Internal Medicine, Division of Rheumatology, Brody School of Medicine at East Carolina University, Greenville, NC, USA

William A. Horton, MD
Director, Research Center/Molecular and Medical Genetics, Shriners Hospital for Children; Professor, Oregon Health and Science University, Portland, OR, USA

Robert D. Inman, MD
Professor, Department of Medicine, Division of Rheumatology, University of Toronto, Toronto Western Hospital, Toronto, Ontario, Canada

Preeti Jaggi, MD
Assistant Professor, Department of Infectious Diseases, Department of Pediatrics, Ohio State University, Columbus, OH, USA

Amy H. Kao, MD, MPH
Assistant Professor, Department of Medicine, Division of Rheumatology and Clinical Immunology, University of Pittsburgh School of Medicine, Pittsburgh, PA, USA

Daniel L. Kastner, MD, PhD
Chief, Genetics and Genomics Branch; Clinical Director and Director of Translational Research, National Institute of Arthritis and Musculoskeletal and Skin Diseases, Bethesda, MD, USA

Jonathan Kay, MD
Associate Clinical Professor, Department of Medicine, Harvard Medical School; Director of Clinical Trials, Rheumatology Unit, Massachusetts General Hospital, Boston, MA, USA

James Kelley, PhD
Postdoctoral Fellow, Department of Medicine, Division of Clinical Immunology and Rheumatology, University of Alabama at Birmingham, Birmingham, AL, USA

Robert P. Kimberly, MD
Howard L. Holley Professor of Medicine and Director, Division of Clinical Immunology and Rheumatology, Senior Associate Dean for Research, Department of Medicine, University of Alabama at Birmingham, Birmingham, AL, USA

John H. Klippel, MD
President and CEO, Arthritis Foundation, Atlanta, GA, USA

Denise Kruszewski, MS
Graduate Student/Research Assistant, Department of Psychology, Arizona State University, Tempe, AZ, USA

Ronald M. Laxer, MD, FRCPC
Vice President, Education and Quality, The Hospital for Sick Children; Professor, Department of Pediatrics and Medicine, The University of Toronto, Toronto, Ontario, Canada

Carol B. Lindsley, MD
Professor, Department of Pediatrics, Director of Pediatric Rheumatology, University of Kansas Medical Center, Kansas City, KS, USA

Geoffrey Littlejohn, MD, MPH, MBBS[Hon], FRACP, FRCP(Edin)
Director of Rheumatology and Associate Professor of Medicine, Department of Medicine, Monash University at Monash Medical Centre, Melbourne, Australia

Daniel J. Lovell, MD, MPH
Joseph Levinson Professor of Pediatrics, Division of Rheumatology, Cincinnati Children's Hospital Medical Center, Cincinnati, OH, USA

Harvinder S. Luthra, MD
John Finn Professor of Medicine, Department of Rheumatology, Mayo Clinic College of Medicine, Rochester, MN, USA

Susan Manzi, MD, MPH
Associate Professor, Department of Medicine, Division of Rheumatology and Clinical Immunology, University of Pittsburgh School of Medicine, University of Pittsburgh Graduate School of Public Health, Pittsburgh, PA, USA

David Marker, BS
Medical Student, Rubin Institute for Advanced Orthopedics, Sinai Hospital of Baltimore, Baltimore, MD, USA

Manuel Martinez-Lavin, MD
Chief, Department of Rheumatology, National Institute of Cardiology, Mexico, DF, Mexico

Maureen D. Mayes, MD, MPH
Professor, Department of Internal Medicine, Division of Rheumatology and Immunogenetics, University of Texas-Houston Medical School, Houston, TX, USA

Geraldine McCarthy, MD, FRCPI
Associate Professor/Consultant Rheumatologist, Division of Rheumatology, Department of Medicine, University College Dublin, Dublin/Mater Misericordiae University Hospital, Dublin, Ireland

Philip J. Mease, MD
Head, Seattle Rheumatology Associates; Chief, Division of Rheumatology Research, Swedish Medical Center; Clinical Professor, University of Washington School of Medicine, Seattle, WA, USA

Peter A. Merkel, MD, MPH
Associate Professor, Department of Medicine, Section of Rheumatology, Boston University School of Medicine, Boston, MA, USA

Frederick W. Miller, MD, PhD
Chief, Environmental Autoimmunity Group, Office of Clinical Research, National Institute of Environmental Health Sciences, National Institutes of Health, Bethesda, MD, USA

Michael A. Mont, MD
Director, Rubin Institute for Advanced Orthopedics, Sinai Hospital of Baltimore, Baltimore, MD, USA

Kerstin Morehead, MD
Assistant Clinical Professor, Department of Medicine, Division of Rheumatology, University of California, San Francisco, San Francisco, CA, USA

Barry L. Myones, MD
Associate Professor, Pediatric Rheumatology Center, Baylor College of Medicine/Texas Children's Hospital, Houston, TX, USA

Chester V. Oddis, MD
Professor, Department of Medicine, Division of Rheumatology and Clinical Immunology, University of Pittsburgh School of Medicine, Pittsburgh, PA, USA

Alyce M. Oliver, MD, PhD
Fellow in Rheumatology, Department of Medicine, Division of Rheumatology and Immunology, Duke University Medical Center, Durham, NC, USA

John J. O'Shea, MD
Scientific Director, National Institute of Arthritis and Musculoskeletal and Skin Diseases; Chief, Molecular Immunology and Inflammation Branch; Chief, Lymphocyte Cell Biology Section, National Institutes of Health, Bethesda, MD, USA

Michelle Petri, MD, MPH
Professor, Department of Medicine, Johns Hopkins University School of Medicine, Baltimore, MD, USA

David S. Pisetsky, MD, PhD
Chief, Department of Medicine, Division of Rheumatology and Immunology, Duke University School of Medicine, Durham, NC, USA

Reed Edwin Pyeritz, MD, PhD
Professor, Department of Medicine and Genetics, Hospital of the University of Pennsylvania, Philadelphia, PA, USA

James D. Reeves, MD
Resident, Department of Orthopaedic Surgery, University of Miami, Miami, FL, USA

Lisa G. Rider, MD
Deputy Chief, Environmental Autoimmunity Group, Office of Clinical Research, National Institute of Environmental Health Sciences, National Institutes of Health, Clinical Research Center, Bethesda, MD, USA

Christopher Ritchlin, MD
Associate Professor, Department of Medicine, Division of Allergy, Immunology and Rheumatology, University of Rochester Medical Center, Rochester, NY, USA

David B. Robinson, MD, MSc, FRCPC
Associate Professor, Department of Medicine, Arthritis Centre, University of Manitoba, Winnipeg, Manitoba, Canada

Ann K. Rosenthal, MD
Professor, Department of Medicine, Division of Rheumatology, Medical College of Wisconsin/Zablocki VA Medical Center, Milwaukee, WI, USA

Keith T. Rott, MD, PhD
Assistant Professor, Department of Medicine, Division of Rheumatology, Emory University School of Medicine, Atlanta, GA, USA

John G. Ryan, MB, MRCPI
Clinical Fellow, Genetics and Genomics Branch, National Institute of Arthritis and Musculoskeletal and Skin Diseases, National Institutes of Health, Bethesda, MD, USA

Kenneth G. Saag, MD, MSc
Associate Professor, Director, Center for Education and Research on Therapeutics of Musculoskeletal Disorders, Division of Clinical Immunology and Rheumatology, University of Alabama at Birmingham, Birmingham, AL, USA

Carlo Salvarani, MD
Director, Division of Rheumatology, Hospital S. Maria Nuova, Reggio Emilia, Italy

Philip Sambrook, MD, FRACP
Professor, Department of Rheumatology, University of Sydney, Sydney, NSW Australia

Pasha Sarraf, MD, PhD
Fellow, Department of Medicine, Division of Rheumatology, Allergy and Immunology, Massachusetts General Hospital, Boston, MA, USA

H. Ralph Schumacher, MD
Professor, Department of Medicine/Rheumatology, University of Pennsylvania; VA Medical Center, Philadelphia, PA, USA

William W. Scott, Jr., MD
Associate Professor, The Russell H. Morgan Department of Radiology and Radiological Science, Johns Hopkins University School of Medicine, Baltimore, MD, USA

Sean P. Scully, MD, PhD
Professor, Department of Orthopaedics, Miller School of Medicine, University of Miami, Miami, FL, USA

James R. Seibold, MD
Professor, Department of Internal Medicine/Rheumatology, Director, University of Michigan Scleroderma Program, University of Michigan Health System, Ann Arbor, MI, USA

Philip Seo, MD, MHS
Co-Director, Johns Hopkins Vasculitis Center, Division of Rheumatology, Johns Hopkins University School of Medicine, Baltimore, MD, USA

Thorsten M. Seyler, MD
Center for Joint Preservation and Reconstruction, Rubin Institute for Advanced Orthopedics, Sinai Hospital of Baltimore, Baltimore, MD, USA

Leena Sharma, MD
Professor, Department of Internal Medicine, Division of Rheumatology, Feinberg School of Medicine at Northwestern University, Chicago, IL, USA

Stanford Shulman, MD
Chief, Department of Infectious Diseases; Professor, Department of Pediatrics, Northwestern University Feinberg School of Medicine/The Children's Memorial Hospital, Chicago, IL, USA

Richard Siegel, MD, PhD
Principal Investigator, Immunoregulation Group, National Institute of Arthritis and Musculoskeletal and Skin Diseases, National Institutes of Health, Bethesda, MD, USA

Robert F. Spiera, MD
Adjunct Clinical Instructor, Department of Medicine/Rheumatology, Mount Sinai School of Medicine, New York, NY, USA

E. William St. Clair, MD
Professor, Department of Medicine, Division of Rheumatology and Immunology, Duke University Medical Center, Durham, NC, USA

John H. Stone, MD, MPH
Associate Physician, Massachusetts General Hospital; Deputy Editor for Rheumatology, UpToDate, Boston, MA, USA

Christopher V. Tehlirian, MD
Post-Doctoral Fellow, Department of Medicine, Division of Clinical and Molecular Rheumatology, Johns Hopkins University School of Medicine, Baltimore, MD, USA

Robert A. Terkeltaub, MD
Chief, Rheumatology Section, Department of Medicine, Veterans Affairs Medical Center San Diego; Professor, Department of Medicine, University of California San Diego School of Medicine, San Diego, CA, USA

Désirée Van der Heijde, MD, PhD
Professor, Department of Rheumatology, University Hospital Maastricht, The Netherlands

John Varga, MD
Gallagher Professor of Medicine, Department of Medicine, Division of Rheumatology, Northwestern University Feinberg School of Medicine, Chicago, IL, USA

Jean-Marc Waldburger, MD, PhD
Post-Doctoral Scholar, Department of Medicine, Division of Rheumatology, Allergy, and Immunology, University of California San Diego School of Medicine, La Jolla, CA, USA

Nelson B. Watts, MD
Professor, Department of Internal Medicine, University of Cincinnati College of Medicine, Cincinnati, OH, USA

Sterling West, MD
Professor, Department of Rheumatology, University of Colorado Health Sciences Center, Denver, CO, USA

Cornelia M. Weyand, MD
Co-Director, Kathleen B. and Mason I. Lowance Center for Human Immunology, Department of Medicine, Emory University School of Medicine, Atlanta, GA, USA

Patience H. White, MD, MA
Chief Public Health Officer, Arthritis Foundation, Atlanta, GA, USA

John B. Winfield, MD
Smith Distinguished Professor of Medicine Emeritus, Department of Medicine, University of North Carolina, Chapel Hill, NC, USA

Patricia Woo, BSc, MBBS, PhD, MRCP, FRCP, CBE
Professor, Department of Immunology and Molecular Pathology, University College London, London, UK

Robert L. Wortmann, MD, FACP, FACR
Professor and C. S. Lewis, Jr., MD Chair of Medicine, Department of Internal Medicine, The University of Oklahoma College of Medicine, Tulsa, OK, USA

Steven R. Ytterberg, MD
Associate Professor, Department of Medicine, Division of Rheumatology, Mayo Clinic College of Medicine, Rochester, MN, USA

Alex Zautra, PhD
Foundation Professor, Department of Psychology, Arizona State University, Tempe, AZ, USA

第 1 章

公共健康和关节炎：日益增长的需求

Patience H. White, MD, Ma   Rowland W. Chang, MD, MPH

■ 在美国，目前已有 4600 万人被医生确诊为关节炎。预测截止到 2030 年，这个数字将达到 6700 万，也就是说将达到美国人口总数的四分之一。

■ 关节炎在致残性病因中占第一位。仅此一项，美国每年支出大约 1280 亿美元。

■ 公共卫生的关注点为如何评估和降低公众的健康负担。

■ 三种预防策略可应用于关节炎的防治。

韦氏大辞典（Merriam-Webster Dictionary）中对"公共卫生"的定义是"一门通过组织团体的努力来保护和改善公众健康的艺术与科学，它包含预防医学、卫生科学及社会科学"。直到 20 世纪中期，公共卫生主要关注的领域是传染病的预防和控制。但近年来，公共卫生学家和医学专业人士已经开始着手于慢性疾病的控制和预防。在 19 世纪中期，当时设备条件的缺乏使公共卫生和临床医学的联系十分紧密，因而许多公共卫生专家都是临床医师。然而，20 世纪随着生物医学的发展，越来越多的诊断和治疗方法产生，与此同时，美国大学也将临床医学和公共卫生设立为独立的院系，这两个领域开始朝着不同的方向发展。临床医学首要关注的是疾病诊断、药物选择和治疗方法，以及患者个体的健康状况。公共卫生首要关注的是疾病的预防和控制，以及公众群体的健康。本章的目的是阐明关节炎在美国公共卫生中的重要性，以及提出可能的公共卫生干预方法来缓解这一问题。为了更清楚地说明公共卫生的观点、技术和措施，文中将其与临床医学方法进行对比，但这并不意味着其中的一种方法要优于另一种。事实上，很可能的情况是当关节炎公共卫生行动取得成功时，关节炎的医患沟通可能会更有效，反之亦然。因此，在关节炎的防治上临床医学和公共卫生学这两个领域应该协同努力。

发起关节炎公共卫生行动的理由

在美国，关节炎和其他风湿性疾病是最重要的致残原因[1]，这成为主要的公共卫生问题。其中，关节炎是常见的慢性疾病之一，有 4600 万美国人或 1/5 的成年人被医生诊断为关节炎，此外还有 30 万儿童患有关节炎（http://www.cdc.gov/arthritis/）。据报道，在 2003—2004 年，大约 1900 万美国成年人存在关节炎导致的活动受限，其中有 800 万患者表示关节炎影响了他们的工作[2]。关节炎已成为很大的医疗负担，单此一项每年就有 3600 万的门诊量和 75 万住院治疗量[3-4]。由于人口老龄化和肥胖流行率的增加，自诉和经医生诊断的关节炎预计到 2030 年将增长至近 6700 万（占成年人口的 25%），其中 2500 万患者（占成人口的 9.3%）将出现关节炎导致的活动受限（表 1-1）[5]。

未来与关节炎相关的临床和公共卫生系统需要统一协调各方的需求，包括增加风湿病专科医生人数，增加关节炎管理中初级护理者的培训，以及增加公共卫生干预的有效性等，从而实现通过生活方式的改变及疾病自我管理来提高患者的生活质量。

医学模型与公共卫生模型的比较

医学和公共卫生有一些不同点，但其中最重要的是视角的不同。医学关注个体诊断和治疗，而公共卫生关注的是公众健康评估和减轻公众健康负担。临床医生的诊断方法包括病史、体格检查和大量诊断试验（如血液检查、影像学和组织样本等），而这些都只在单个患者身上进行。医学治疗包括临床用药、手术及康复。专业的公共卫生评估方式包括目标人群的调查和疾病登记（地方、州、国家）。公共卫生干预包括

表1-1　美国预计18岁及以上成年人中经医生确诊的关节炎及活动受限的人数及流行状况

年份	预计美国人口总数 （单位：千）	预计确诊的关节炎患病人数 （单位：千）	预计关节炎所致活动受限的人数 （单位：千）
2005	216 096	47 838	17 610
2015	238 154	55 725	20 601
2030	267 856	66 969	25 043

SOURCE：Hootman JM，Helmick CG，Arthritis Rheum 2006；54；226–229，by permission of Arthritis and Rheumatism.

社区健康教育、项目及公共政策改革的宣传。医学研究项目强调基础科学，研究机体在分子及基因水平上的异常，而公共卫生研究项目强调流行病学和社会科学发现与大部分人有关的高危因素。虽然某些类型的关节炎的治疗 [如类风湿关节炎（rheumatoid arthritis，RA）] 已经有了明显的改善，但随着美国人口老龄化伴随的关节炎患病率和关节炎相关的致残率的增加，仍有很多工作需要完成。

公共卫生强调预防及其与关节炎的联系

传统上来讲，公共卫生关注疾病的预防和疾病所带来后果（如死亡、残疾等）的预防。预防分为 3 种类型：一级、二级和三级。一级预防是预防疾病本身。在传染病领域，通过确认病原微生物，研发疫苗保护宿主，即在宿主暴露于病原微生物时使其免受感染，从而使一级预防成为可能。慢性病的一级预防需要确定疾病的病因和对高危因素的成功干预 [如生活方式改变和（或）药物治疗]。例如，通过饮食控制和体育锻炼降低体重在糖尿病的一级预防中获得成功；药物治疗高血压在预防冠状动脉疾病方面已被证明有效。原发性关节炎预防试验的一个案例表明，针对莱姆病（Lyme disease）的螺旋体疫苗降低了此病在流行区域的发病风险[6]。膝关节骨性关节炎的一些发病因素（其中最显著的是肥胖）已确认，但尚没有试验研究去告知公共卫生针对此病的一级预防应如何去实现。

二级预防是指在临床前期（也就是无临床症状期）的疾病检测，以利于进行早期的治疗并预防疾病带来的严重后果（如死亡或残疾）。例如，乳腺 X 线摄影检查可以在临床体征和症状表现之前发现乳腺癌以尽早预防乳腺癌相关的死亡的发生。类似的例子还有，用双能 X 线测定法检查（dual-energy x-ray absorptiometry，DXA）可以早期发现骨质疏松并诊治，降低骨折率并防治残疾。类风湿关节炎的二级预防也许可以实现，因为目前的药物治疗可以有效地降低关节的破坏和关节炎相关残疾的发生率。研究表明，治疗时间越早，关节破坏和残疾就越小。但是，找到可以确诊早期类风湿关节炎的合适筛查指标仍是目前人类所面临的挑战。

三级预防涉及临床疾病的治疗以预防更严重的疾病后果，如死亡和残疾。因此，三级预防是典型的医学范畴。公共卫生和公共政策致力于使内外科和康复治疗更加有效和便利，这是公共卫生三级预防的共同点。

关节炎公共卫生取得的成就

关节炎基金会一直在关注公共卫生行动，通过其领导能力和与国家关节炎行动、国家关节炎行动计划、"健康国民 2010"的关节炎部分、国家质量保证委员会（NCQA）的密切关系来促进有患关节炎风险的人的健康，整理出与关节炎相关健康计划使用者数据和信息集（HEDIS）评估（2003）。

国家关节炎行动

1974 年，关节炎基金会的参与推动了美国国会通过国家关节炎行动，这引起对关节炎研究、培训、公共教育和治疗方面的广泛反响。国家关节炎行动呼吁美国把关节炎纳入长期战略。

国家关节炎行动计划

国家关节炎行动计划（National Arthritis Action

表 1-2　国家关节炎行动计划（NAAP）

NAAP 的总体目标是： · 增加公众对关节炎作为致残的首要原因和重要的公共健康难题的认识 · 阻止任何时候可能发生的关节炎 · 促进关节炎患者早期诊断和适当的控制以确保获得健康生活的最长时间 · 减少并预防关节炎引起的疼痛和残疾 · 支持关节炎患者在对抗疾病时探索和获取他们所需要的资源 · 确保关节炎患者获得家庭、同需和社会的支持
NAAP 的目标将主要通过以下 3 种类型的活动实现： · 调查监测，流行病学和预防研究 · 交流和教育 · 项目规划，政策和体制

Plan，NAAP）将 40 多个组织聚集在一起，制订了以公众为导向的行动蓝图来抗击关节炎。NAAP 强调了 4 个公共卫生价值：预防，基础科学的应用和扩展，社会公平，以及建立合作。现在，NAAP 作为以公众为导向的抗击慢性疾病的模范项目已被其他公共健康和专业组织广泛采用（表 1-2 中已明确了 NAAP 的目标和行动）。2000 年，联邦政府给疾病控制中心（Centers for Disease Control，CDC）的关节炎项目拨款，为 CDC 提供了基础设施支持，通过国家卫生部门设立的关节炎项目实施了关节炎公共卫生计划，同时限制了研究者主导型津贴项目和同行评议授予的关节炎基金会的基金。有了这笔基金，CDC 关节炎项目和关节炎基金会创立了有效的公共教育活动，在英国和西班牙还发展了针对关节炎患者的循证项目，包括针对关节炎的自助课程、锻炼项目和水疗项目（见生活改善系列章节，http://www.arthritis.org）。

　　CDC 的关节炎小组已经通过行为风险因素监控系统（Behavioral Risk Factor Surveillance System，BRFSS）、国民健康访问调查（National Health Interview Survey，NHIS）和全国健康和营养检查调查（National Health and Nutrition Examination Survey，NHANES）起草了关节炎资料收集计划。此外，他们在 5 月份的关节炎月刊发表了一份年度关节炎的数据报告。

健康国民 2010

　　"健康国民 2010（Healthy People 2010）"是一项国家公共卫生计划，是由国家卫生支持者经与卫生部和公共服务部协商后制订的。"健康国民 2010"有两个目标：①延长寿命及提高生命质量，②消除卫生健康

水平悬殊的状况。"健康国民 2010"项目将关节炎和其他风湿性疾病设为一个单独的章节，它还包括骨质疏松和背痛。这部分的总体目标是"避免因关节炎和其他风湿性疾病、骨质疏松、慢性背痛等引起的疾病和残疾"（www.healthypeople.gov）。

　　主要的"健康国民 2010"关节炎控制目标如下：
- 降低经医师诊断为关节炎的成人患者的平均关节疼痛水平。
- 降低经医师诊断为关节炎病例中因关节炎或关节症状而活动受限的患者比例。
- 降低经医师诊断为关节炎的成人患者个人生活自理困难的比例，减小患者对他人的依赖性。
- 提高医务人员给经医师诊断为关节炎的患者的咨询服务水平。
- 增加医务人员给经医师诊断为关节炎的患者提供减轻体重相关的咨询服务。
- 增加医务人员给经医师诊断为关节炎的患者提供体力活动或锻炼相关的咨询服务。
- 降低关节炎对确诊患者的就业的影响。
- 增加还在工作年龄的关节炎患者的就业率。
- 降低经医师诊断的关节炎对有偿工作的影响。
- 消除全关节置换率的人种差异。
- 增加有慢性关节症状患者的就诊比例。
- 增加将循证关节炎教育作为个人疾病管理组成部分的关节炎患者的比例。

关节炎患者的疗效评价的质量

　　关节炎基金会质量指标项目（the Arthritis Foundation Quality Indicators Project，AFQUIP）给类风湿关节炎

和骨关节炎的评估以及镇痛药和疼痛用药的评估设立了指标[7]。

这些指标被国家质量保证委员会（the National Committee for Quality Assurance，NCQA）采用，开发了针对缓解病情抗风湿药的 HEDIS 评估体系（http://www.ncqa.org）。骨关节炎评估指标已经被美国医学会（the American Medical Association，AMA）医师联盟采用。

通过关注公共卫生目标，一些组织正在通过协同和合作以减少老年残疾人群数量，缩小健康水平悬殊的状况，以及通过增加体育锻炼和减少热量摄入来降低肥胖的流行趋势及其对健康的不利影响。

关节炎基金会和 CDC 积极地与国家公共卫生部门、联邦政府部门（例如国家关节炎和肌肉骨骼研究所以及美国国立卫生研究院皮肤病研究所）、整形外科机构、公共卫生组织、志愿者卫生组织、其他志愿者组织（如"研究！美国"），以及专业组织（如美国风湿病学院和美国卫生保健研究和质量学会）组成伙伴关系，共同来推动此项事业向前发展。

（张寅丽 译 卢昕 校）

参考文献

1. Centers for Disease Control and Prevention. Prevalence of disabilities and associated health conditions among adults: United States 1999. Morb Mortal Wkly Rep 2001;50: 120–125.
2. Centers for Disease Control and Prevention. Racial/ethnic differences in the prevalence and impact of doctor diagnosed arthritis: United States, 2002. Morb Mortal Wkly Rep 2005;54:119–121.
3. Hootman JM, Helmick CG, Schappert SM. Magnitude and characteristics of arthritis and other rheumatic conditions on ambulatory medical visits, United States 1997. Arthritis Rheum 2002;47:571–581.
4. Lethbridge-Cejku M, Helmick CG, Popovic JR. Hospitalizations for arthritis and other rheumatic conditions: data from the 1997 National Hospital Discharge Survey. Med Care 2003;41:1367–1373.
5. Hootman JM, Helmick CG. Projections of US prevalence of arthritis and associated activity limitations. Arthritis Rheum 2006;54:226–229.
6. Steere AC, Sikand VK, Meurice F, et al. Vaccination against Lyme disease with recombinant Borrelia burgdorferi outer-surface lipoprotein A with adjuvant. Lyme Disease Vaccine Study Group. N Engl J Med 1998;339: 209–215.
7. MacLean CH, Saag KG, Solomon DH, Morton SC, Sampsel S, Klippel JH. Measuring quality in arthritis care: methods for developing the Arthritis Foundation's quality indicator set. Arthritis Rheum 2004;51:193–202.

患者评估

A. 病史和体格检查

DAVID B. ROBINSON, MD, MSC, FRCPC   HANI S. EL-GABALAWY, MD, FRCPC

- ■ 患者的病史和体格检查是诊断和监测风湿病和肌肉骨骼疾病的基础。
- ■ 应重视关节和关节外的症状和体征。

- ■ 关节检查必须包括外形、活动度、炎症表现、稳定性、无力表现和畸形。

肌肉和骨骼疼痛是临床医学最常见的问题。因此，医生应掌握鉴别肌肉骨骼结构的病理改变或功能不全的基本筛选和评价方法。

风湿性疾病史

深入而详细的病史对于确定主诉的性质和突出临床评估重点具有至关重要的作用[1]。病史应着重于回答特定的问题。

临床医生的问诊内容

1. 症状是局部的还是全身的，是对称的还是非对称的，是周围的还是中枢的？

2. 症状是急性、亚急性还是慢性的？是否有加重？

3. 症状是否提示肌肉骨骼的炎症或破坏？

4. 是否有系统受累的证据和关节外症状？

5. 是否存在可以导致特定风湿性疾病的潜在疾病？

6. 是否有功能丧失或残疾？

7. 是否有类似或相关症状的家族史？

定位和对称性

肌肉骨骼症状的定位是明确特定病因的重要线索。肌肉骨骼症状大致可以分为局部性或全身性两大类，虽然这两种分类之间经常会有重叠。局部的症状通常影响单个关节或关节周围组织，或者一个肢体或身体局部。局部疼痛可能是基于上述部位的疾病，并且针

对疼痛部位的治疗办法有限。疼痛部位上下方的关节应该给予常规检查。

特定的关节病有特定易累及的关节部位[2]。腕关节和近端指间关节受累是类风湿关节炎（rheumatoid arthritis，RA）的重要特征。相反，银屑病关节炎（psoriatic arthritis，PsA）常累及手和足远端关节。第一跖趾关节急性肿痛可能由痛风导致。另一个关节受累的重要方面是观察是否呈对称性。类风湿关节炎多为对称关节受累，而血清阴性脊柱关节病（spondyloarthropathies）和骨关节炎（osteoarthritis，OA）则更多见于非对称性关节炎。

起病方式和病程

肌肉和骨骼症状起病缓急和演变类型均有助于诊断。如 RA 等大多数慢性关节病，常为典型的亚急性发病，起病时间多为数周到数月，而不是几小时到几天。但是，痛风急性发作和感染性关节炎起病急，几小时就可达到高峰。纤维肌痛则经常为数年的慢性过程并伴有阵发加重。短暂的创伤史和反复使用一个关节的病史对于诊断局部肌肉骨骼综合征也是重要线索。

炎症和无力症

炎症和非炎症原因均可导致关节肿痛。当关节内出现炎症时，炎症可累及滑膜，被称为滑膜炎（synovitis）。肿胀通常是由于关节腔内关节炎液的蓄积和滑膜的增厚及渗出所致。滑膜炎的肿痛通常在休息时也存在，而如 OA 等退行性疾病，关节症状则更多地表现在使用关节的时候。当存在滑膜炎时，患者

经常主诉当关节静止一段时间后，会出现关节活动受限，这一症状被称为僵硬。如 RA 等炎性疾病，僵硬症状多出现在清晨。实际上，通过询问患者"你需要花费多长时间恢复到你的日常活动状态"，医生就可以了解晨僵持续时间，它是评价关节炎症水平的一种半定量方法。

关节活动受限、关节变形和关节不稳定常由于关节和关节周围组织遭到破坏所致。应该详细询问患者症状及症状加重的诱因。

伴有肌肉骨骼病理学改变的患者通常有肌肉无力的症状。无力症状通常伴有疼痛、僵硬，有时还有感觉异常及其他神经症状。全身无力可能是机体对如 RA 和风湿性多肌痛等疾病引起的关节和关节周围炎症的反应。另外，原发的神经和肌肉病变也可引起无力症状。在肌病病例中，典型的症状是对称性和近端肌肉无力，而神经病更普遍地影响远端肌肉组织。

关节外全身症状

乏力、体重减轻、厌食和低热等症状多出现在全身炎症性疾病，它们的出现是诊断这些疾病的重要线索。另外，全身风湿性疾病多伴有非关节症状并对诊断有价值。例如，若近期有泌尿生殖系统症状并伴有下肢非对称性寡关节炎，则高度提示反应性关节炎；若同样的关节症状伴有反复腹痛和血便，则提示炎性肠病性关节病。因此，临床医生应该全面地系统地回顾并且询问是否伴有特殊的症状，如皮疹或皮肤改变、光过敏、雷诺征（Raynaud's phenomenon）、口腔溃疡、口干和眼干等。

功能丧失

针对功能丧失的问诊对于明确肌肉骨骼病变的影响是有必要的，且有助于制订一套治疗计划。问诊应包括日常的简单活动，如穿衣、梳洗，以及较为复杂的身体活动，如运动等。在有些病例中，患者存在严重的功能丧失，包括一些基本活动（如爬楼梯、握拳等）均不能完成。而另一些病例则较轻微，患者仅在慢跑等活动时才出现。

家族史

很多风湿性疾病有遗传因素。相比于一般人群，强直性脊柱炎更易发生在 HLA-B27 阳性的家族中。有关家族史的询问不仅要包括明确家族中是否有类似关节炎症状的患者，还应尽可能全面地了解是否有家族

聚集倾向的其他自身免疫性疾病（如 RA、甲状腺疾病和糖尿病等）。

风湿性疾病的检查原则

肌肉骨骼疾病的检查应包括关节、关节周围软组织、骨骼和骨架结构周围的肌肉群[3]。有的关节和骨骼（如四肢）可以直接检查，但脊柱和髋关节等关节不能直接检查。

所有的关节区域应从多角度评价是否存在畸形（有时在与对侧比较时发现失去对称性）、肌肉萎缩、肿胀、红斑和手术瘢痕。四肢关节可用手背触诊感觉温度。正常的表浅关节较周围软组织温度略低。应检查关节、骨骼和软组织有无触痛。

通过让患者主动地和被动地活动关节至最大限度来检查其关节运动功能状态。当患者的关节处于运动终末限度时，医生给予轻度的压力，若引发疼痛则表现出关节病变的特点，而在纤维肌痛时可能没有疼痛症状。急性炎症、慢性关节炎和关节破坏均可导致运动范围减小。炎症关节的表现是皮肤发红、皮温增高、关节压痛、活动时疼痛（特别是活动范围的边缘）和关节内肿胀和渗出。

像 RA 等关节损伤性疾病所致的关节对位异常可引起关节畸形。这种损伤通常和关节周围支撑结构的软组织有关。在某些病例中，关节术表现出显著的畸形，但是当运动过度或承受机械压力时就会不稳定。

骨骼肌的评估应包括韧带、肌腱、半月板和肌肉检测。这些结构可能为病理来源，也可能继发于关节疾病。了解每一块肌肉的起止结构、运动功能等基础知识有助于评价肌肉病变。特定关节周围肌肉的萎缩和无力是诊断慢性关节病变的重要表现。

肌肉骨骼检查筛查

GALS［步态（Gait）、上肢（Arms）、下肢（Legs）和脊柱（Spine）］系统多被用于快速筛查肌肉骨骼疾病[4]。开始，可询问患者 3 个基本问题：你是否有关节、肌肉及背部的疼痛或僵硬？你自己是否能够毫无困难地穿衣？你是否能够毫无困难地上下楼梯？基于上述问题的答案，可以针对于特定的区域进一步提问。

检查者先在直立位对患者的步态、上肢、下肢和脊柱进行系统检查，然后遵循相关说明（表2A-1）。对局部和全身肌肉骨骼系统的检查可以发现异常。

表 2A-1　步态、上肢、下肢、脊柱检查主要特点

姿势 / 活动	正常结果
步态	动作对称、平稳；步长正常，足跟、足趾运动正常，能够过敏捷地转身
从后方检查	脊柱直立，椎旁肌肉正常对称，肩部、臀部肌肉容积正常，髂嵴水平正常，无腘囊肿，无腘部水肿，无足跟部水肿和畸形
从侧方检查	颈部和腰部脊柱前凸正常，胸椎后凸正常
"触及你的脚趾"	腰椎（和髋）弯曲度正常
从前方检查	
手臂	
"将你的双手放置脑后，肘关节向外"	盂肱关节、胸锁关节和肩锁关节运动正常
"双手放置身体两侧，肘关节伸直"	肘关节伸展
"双手放置前方，掌心向下"	无腕关节肌手指关节肿胀，可以完全伸展手指
"将手掌翻转"	旋后及旋前动作正常，手掌正常
"握拳"	正常握力
"将每个手指的指尖放在拇指上"	精细动作能力正常
腿	股四头肌形态、对称性正常，无膝关节肿胀和畸形，无足前部和中部畸形，足弓正常，无异常足茧形成
脊柱	
"将你的耳朵放在肩上"	颈椎侧伸正常

SOURCE：Modified from Doherty et al.，Ann Rheum Dis 1992；51：1165–1169，with permission of *Annals of Rheumatic Diseases*.

特定关节区域的检查

手关节和腕关节

许多关节病变有特定的关节受累方式，识别这些方式对于疾病有较高的诊断价值。患者应在舒适的坐位且掌心向下、双手打开接受手部检查。在这种体位情况下，医生可以检查患者手指与腕关节和前臂对位情况。掌骨间隙增宽表明肌肉萎缩。检查指甲时应注意有无甲癣或甲针尖状凹陷等银屑病表现。甲周红斑和甲周毛细血管扩张提示系统性红斑狼疮（systemic lupus erythematosus，SLE）、硬皮病或皮肌炎等结缔组织病。指部皮肤变紧或指端硬化是硬皮病典型表现，这可以通过观察和触摸皮肤来证实。指端渗液提示指端溃疡的存在，在硬皮病中很常见。

远端指间关节（distal interphalangeal，DIP）和近端指间关节（proximal interphalangeal，PIP）膨大分别称为赫伯登结节和布夏得结节，提示骨赘形成或关节腔内滑膜炎所致渗出性病变。触诊有助于将他们区分。全手指或足趾红肿被称为"指（趾）炎（dactylitis）"，高度提示银屑病关节炎或反应性关节炎等脊柱关节病。

掌指关节（metacarpophalangeal，MCP）肿胀通常表现为掌指关节（掌骨末端）间隙饱满。RA 患者有时存在持续 MCP 滑膜炎，常伴有伸肌腱尺侧半脱位，引起指向尺侧偏移，这是 RA 典型的表现。腕关节滑膜炎和伸肌腱腱鞘炎可引起腕关节背侧区域肿胀。轻柔地摆动手指，如果肌腱的肿胀可以移动，说明可能是腱鞘炎，这种方法有助于鉴别上述两种不同的病变。仔细检查手掌有助于发现大小鱼际萎缩，这可以由腕关节受累引起肌肉失用性萎缩或腕管综合征所致。

医生可通过让患者握拳或完全伸展手指来全面评价手的活动功能。应检查手指和大拇指捏取功能。让患者紧抓检查者的两个示指可以检查患者的握力。对手部每个关节进行触诊检查有无压痛和渗出，这是滑膜炎的重要表现。触诊 DIP 和 PIP 的方法相同。两只手的拇指和示指分别触压关节的垂直和水平面（图 2A-1）。对检查关节从水平面和垂直面交替施压可以前后移动少量关节液，有助于发现这些小关节渗出。使用同样方法也可以检测出滑膜炎所致的压痛。由于 MCP 不能直接从水平面进行触诊，这些关节的触诊方法有所不同。拇指触及这些关节的背侧，同时示指触及掌侧。

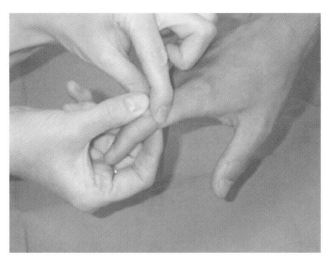

图 2A-1 检查手足小关节技术。检查者的拇指和示指前后推动关节内的少量滑液以引出关节压痛的证据

可以使用与检查 MCP 相同的方法来触诊腕关节。拇指触及关节的背侧，示指触及关节的掌侧（图 2A-2）。通过腕关节背侧的触诊可以发现滑膜增厚和压痛，这提示腕关节滑膜炎。腕伸肌和腕屈肌肌腱可直接触及的区域发生肿胀和压痛时，应给予特别的关注。早期 RA 常累及这些区域。第一掌指关节 OA 或 DeQuervain 腱鞘炎可放射至腕关节，出现疼痛和压痛。手部和腕关节均应检查有无压痛。

肘关节

肘关节、近端尺骨和远端肱骨参与前臂的弯曲和

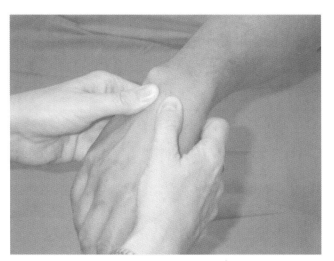

图 2A-2 检查者的拇指触诊腕关节的背侧以发现压痛和肿胀。腕关节应该在轻度屈曲下进行检查，使得桡腕、腕骨间和腕掌关节处于最佳检查位

伸展。检查肘关节时，需要明确骨性标志，主要有鹰嘴、肱骨上髁外侧和内侧、桡骨头。鹰嘴、肱骨上髁外侧和桡骨头共同构成三角隐窝。这个三角隐窝是滑液腔所在，并可被检查和触及。

检查肘关节需要使患者保持舒适的坐位，且整个手臂被充分支撑以消除肌肉紧张。首先，可将前臂弯曲至 90°。应注意检查上述隐窝外侧。上述区域的饱满提示滑膜炎和渗出。相反，鹰嘴区肿胀表明鹰嘴滑囊炎。任何引起肘关节滑膜炎的疾病均可造成肘关节活动范围受限，包括弯曲和伸展、旋前和旋后等。让患者尽可能伸展前臂可以发现屈曲挛缩，这是肘关节滑膜炎的特征。在伸展体位时，由于肘关节内部空间变小，隐窝外侧区域突起部分可能会因为张力增加而更加扩大。

在滑液腔和关节区域可触及到外侧隐窝区域的肿胀和压痛。这也是肘关节穿刺术的部位。临床中肘关节外侧区域的疼痛常见，通常是由于外上髁炎和网球肘而不是肘关节病变造成的。外上髁区域的触痛和腕伸直肌和指伸直肌的肌紧张提示上述诊断。

肩关节

正确的肩关节检查应从前后方向整个肩关节带区域的视诊开始，包括胸锁关节、盂肱关节、肩锁关节和肩胛胸关节。两侧肩关节应进行对比，任何不对称都要引起注意。例如，肩袖撕裂可使患侧肩关节高于健侧。出现肩胛带萎缩是慢性肩关节疾病的重要特征，在 RA 患者中可以出现这种表现。典型的表现为三角肌萎缩和肱骨伸肌萎缩导致上肩部"勺形"形变而引起方肩。靠近肱二头肌沟肩关节渗出可以从前方视诊看出，如果渗出量较大，在肩峰下方侧边也很明显。值得注意的是，由于盂肱关节空间可以容纳较大量的渗出，所以从体表检查并不明显。

在静息状态下检查完成后，嘱患者活动以检查肩关节的活动范围。双手从两侧外展直到双侧手掌在头顶部相遇。通过这一运动来评价肩胛肱骨运动的舒适性、对称性和协调性。肩关节有病变的患者经常需要向前运动手臂以完成上述动作。通过外展体位让患者用手掌触及头部后方以检查肩关节外旋动作。如果外展异常，可以检查患者上举手臂的运动。大幅度的内旋和外旋动作可通过让患者触摸背部以及用手指尽力触摸肩胛骨最上端来观察。

触诊应包括整个肩带区域。对胸锁关节触诊后，

可将手指跨过锁骨向外侧移动至肩锁关节，触诊其是否有触痛和肿胀。肩峰下区域，包括冈上肌腱和肩峰下囊，位于肩峰下方。在肩锁关节下方，应当明确喙突标志。肱二头肌短头插入此区域。从肱二头肌沟侧方可触及肱二头肌长头。沿着肱骨头前方圆形轮廓，在喙突和肱二头肌长头之间可触及盂肱关节前侧。在此区域有关节压痛和渗出提示肩关节滑膜炎。

然后，评价肩关节被动运动范围。最有价值的运动范围是肩关节内旋、外旋和外展运动。在做此项检查时，重要的是固定肩胛骨，防止其在肩胸范围内转动。这样一来，盂肱运动可以被恰当地单独评价。一个有效的方法是一只手掌在肩关节上方用力向下按压，另一只手帮助手臂运动（图 2A-3）。内旋和外旋运动是通过医生靠近患者的手臂让患者外展手臂 90° 来检查。如果患者在检查过程中不能完全放松肌肉，可以通过让患者处于仰卧位姿势来帮助患者放松肌肉。

有很多特殊的动作用于提示肩关节特殊的临床综合征。但这些检查方法的预测价值有限[5]。肱二头肌腱炎的患者在肘关节弯曲 90° 时用力旋后手部可引起疼痛。当肘关节弯曲至 90° 时，内旋和屈曲肩关节引发疼痛提示肩撞击综合征（肩峰下囊和冈上肌肌腱创伤）。让患者伸直手臂外展 90° 同时最大限度内旋盂肱关节，拇指向下方可以检查出冈上肌肌腱炎。检查者让患者坚持将手臂向下。如果患者有冈上肌肌腱炎，患者由于疼痛会突然放下手臂。

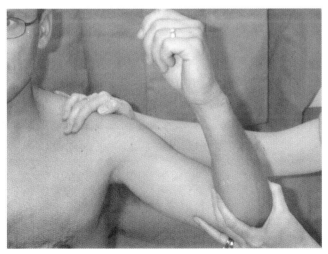

图 2A-3　肩关节检查的最好体位是肘关节屈曲 90° 且上臂部分外展。然后以此体位检查肩关节内旋和外旋运动。注意如图示固定肩胛骨

髋关节

髋关节炎通常会引起腹股沟或臀部疼痛。疼痛有时会沿大腿内侧放射，有时可放射至膝盖。骨股转子疼痛往往预示骨股转子滑囊炎。

因为不能直接对髋关节进行检查，所以检查者需要从观察患者的步态、臀部和大腿部的肌肉组织和评价髋关节被动运动范围寻找诊断线索。由于髋关节是承重关节，因而需要在步行或站立中进行评价关节的运动功能。嘱患者做下蹲动作有助于发现髋关节的轻微病变。有髋关节疾病的患者往往步行时呈髋关节病性（coxalgic）步态，即当患侧髋关节受力时常向前方摆动，以达到避免有关节炎的一侧受重力压迫。如果髋关节病变持续严重，臀部和大腿肌肉常呈萎缩。病变严重的病例，当让患者进行患侧站立时，臀外展肌不能维持骨盆的平衡。这是特伦德伦伯格（Trendelenburg）试验的基础：当让患者将全部的重力施压于患侧肢体时，患者的髋关节常向健侧下垂。

患者于卧位时，通过检查患者完全伸展体位下的运动情况评价患者被动运动能力。然后将腿部最大限度地弯曲来检查运动功能。当膝关节弯曲至 90° 和髋关节弯曲至 90° 时，可以检查髋关节的内旋和外旋运动。应注意髋关节运动的脱位，而且患者骨盆不能旋转以代偿上述运动功能的丧失。髋关节内旋运动功能丧失和疼痛可以特别敏感地提示髋关节病变。髋关节挛缩提示持久严重的髋关节炎。

骶髂关节

患者于俯卧位时对患者行骶髂关节的触诊。检查者的手掌从两侧固定髂脊，拇指从后方按压凹陷处。在这个区域直接用力按压，可以引出压痛。除此之外，检查者可以进行其他检查来评价有无骶髂关节炎。骶髂关节炎时直接按压骶骨可以出现疼痛。根斯伦（Gaenslen）检查方法是让患者侧卧，两腿完全伸直，按压同侧骶髂关节。

脊柱

首先应在患者站立位对整个脊柱进行视诊。正常脊柱的生理弯曲是腰椎前凸、胸椎后凸和颈椎前凸，应从患者前方、后方和侧方详细检查这些弯曲是否消失或弯曲度加大。如果患者于站立位时被检查出有脊柱侧弯，应进一步让患者向前弯腰以评价脊柱侧弯的

运动功能。真正的脊柱侧弯在脊柱俯屈时依然存在，而由于两下肢长短不同造成的功能性脊柱侧弯，在脊柱弯曲时，脊柱侧弯可能减轻。检查者的视线应和患者两侧髂脊水平持平，从患者后方来检查髂脊相对脊柱的位置。倾斜骨盆可能是由于原发性脊柱侧弯代偿所致，也有可能是两下肢长度的差异造成。

应该分部位对整个脊柱进行运动范围的检查。让患者俯屈触及脚趾然后伸展背部来检查腰椎的运动功能。让患者用手指尽可能地向下触摸腿外侧，可以检查患者腰椎的侧弯功能。侧方旋转功能需要腰椎和胸椎的共同参与，检查者帮助患者固定骨盆，让患者转动上身来检查这项功能。

Schober 检查用来评价腰椎的运动功能。在患者站立位时，在腰骶结合处向上量取 10 cm 的距离，并分别标记两端。然后，让患者尽可能向前弯曲，尽力触及脚趾。在这种运动情况下，上述 10 cm 距离可以伸展至 15 cm 或更多，表明脊柱的伸展功能。上述测量值的减少对任何病理情况并不具备特异性，但长期被用于评价（如强直性脊柱炎时）腰椎运动功能的丧失。

如果患者有腿部疼痛或感觉异常，表明患者有腰部神经根病，需要进行腰骶部区域和腿部详细的神经系统检查。脊髓部的牵引检查可以为神经根病变提供进一步证据。最常用的检查方法是直腿抬高试验，具体方法是患者取仰卧位，膝关节完全伸直的情况下，下肢被检查者向上抬起。该试验的阳性症状是患者在检查过程中出现腿部向足部放射性疼痛和感觉异常。

让患者在检查者前方站立，对其进行颈部检查。让患者颈部弯曲、伸展、侧弯（让患者尽可能地用耳部触及肩部），并向两侧旋转头部（让患者颏部尽可能触及肩膀）。应评价运动的对称性，以及运动过程中有何不适症状。于患者仰卧位行轻柔的被动运动来检查运动范围。对脊柱棘突和周围肌肉的触诊来检查疼挛和压痛。应该注意到颈部疼痛可放射至手臂、枕部和肩胛区域。疼痛可以因某个特定范围的运动而加重。

膝关节

检查患者膝关节可以从检查患者站立时的步态开始。从前侧检查时，应该注意膝关节上方和下方的区域。股四头肌萎缩提示膝关节慢性病变。髌上囊区域的肿胀提示关节腔积液或滑膜增厚和渗出。关节腔大量积液时会使膝关节外侧和内侧肿胀。从后方检查膝关节是评价股骨和胫骨对位情况的最好方式。当膝骨

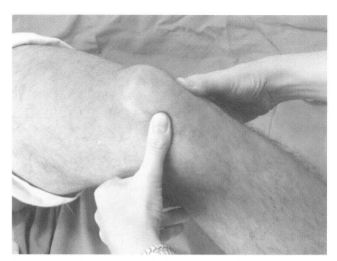

图 2A-4 从内外侧角度触诊膝关节线，压痛提示滑膜炎。膝关节交叉韧带的稳定性也可以通过这个体位评估。用浮髌试验和髌骨轻叩征可以在膝关节完全伸直的情况下发现关节积液

性关节炎累及内侧时可引起内翻畸形。类风湿关节炎常致膝关节外翻导致外翻畸形。从后方可以检查腘窝或发现 Baker 囊肿，它的体积有时可以大至腓肠肌位置。

在直立位检查后，让患者处于仰卧位，膝关节完全伸展，然后检查膝关节。屈曲挛缩时，应当予以注意。失去正常外形提示肿胀。触诊可以检查膝关节皮温是否发热。应对骨骼软组织进行触诊以检查触痛，包括鹅足囊——最常见的非关节性膝关节疼痛。于膝关节半屈位检查内侧和外测膝关节触痛。

膝关节滑膜积液是诊断的重要线索。大量关节腔积液可使髌上区域和膝关节内侧、外侧区域膨隆。膝关节外形异常有可能是关节肿胀。检查者用手掌向膝关节主要区域推压肿胀的髌上区域可以证实关节腔积液。在髌上囊保持一定压力后，检查者另一只手于膝关节内侧和外侧前后来回推动积液，或者交替性地通过逆着股骨髁的方向，使髌骨上下移动完成髌骨轻叩。使用浮髌试验可以检查少量关节腔积液。膝关节内侧受到来自髌上区域下方的压力而将液体推向外侧。膝关节外侧区域因同样的原因将积液推向内侧，而在内侧区域可观察到液体的回流。

用检查者单手固定支撑膝关节（或于检查者的腋窝处固定患者足部），轻柔地内翻和外翻膝关节用于检查中间和侧韧带。通过抽屉试验来检查交叉韧带，即于膝关节屈曲位在胫骨上方前后方向施加压力。韧带不稳定可以导致胫骨相对于股骨前后运动，正如抽屉

被前后推拉一样。

踝关节和足后部

踝关节和足后部应该作为一个独立的单元检查，因为这个区域的许多结构可以发生关节病变。让患者于站立位从后方检查可以发现外翻畸形。踝关节肿胀导致关节正常外形消失。

检查者可以从踝关节前部触诊（图 2A-5）。踝关节肿胀和压痛是典型的滑膜炎表现。从后侧检查跟腱压痛和肿胀提示肌腱骨止点炎症，还有可能是跟后滑囊炎所致。足跟区域的压痛提示足底筋膜炎，是一种和脊柱关节病变相关的肌腱骨止点炎症，但它更常见于过度使用导致的损失和足弓异常。

应检查踝关节和足跟的运动情况，特定的关节和特定的运动范围相关。踝关节和胫距骨关节仅可以完成背屈和跖屈运动。如果出现疼痛和运动受限则和踝关节滑膜炎有关。连接距骨和跟骨的距下关节，可以通过用检查者一只手固定距骨，另一只手将跟骨从一侧向另一侧旋转来检查。距舟关节的运动检查可以通过固定距骨和跟骨，旋转足中部来完成。

足中部和足前部

嘱患者站立位可以观察患者是否有足弓纵向和足前部异常情况。平足（扁平足，足弓塌陷）或高弓足（足弓较高）在患者于站立位时最为明显。踇趾外翻是最常见的足关节畸形。

足跖趾关节（metatarsophalangeal joint，MTPJ）肿胀可以引起的可视的脚趾肿胀，称为日光征。按压每一个跖趾关节有助于发现关节压痛和肿胀。类风湿患者有时会出现 MTPJ 半脱位导致杵状趾畸形，并由于袜子的摩擦可能会导致足趾背侧的皮肤破损。足趾的趾间关节的炎症最常见于脊柱关节病患。有时，整个足趾可以出现肿胀和炎症，通常被称为趾炎和腊肠趾。

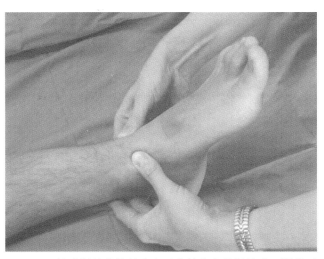

图 2A-5　触诊踝关节的肿胀和压痛是从内外侧触诊至踝前下方的伸肌腱上

检查足底前部可以观察有无胼胝形成，它可能在 MTPJ 半脱位时伴随发生，在皮下组织常可触及跖骨头。

（章　璐 译　吴东海 校）

参考文献

1. Dieppe P, Sergent J. History. In: Klippel J, Dieppe P, eds. Rheumatology. Mosby, London 1998:1.1–1.6.
2. Hubscher O. Pattern recognition in arthritis. In: Klippel J, Dieppe P, eds. Rheumatology. Mosby, London 1998:3.1–3.6.
3. Grahame R. Examination of the patients. In: Klippel J, Dieppe P, eds. Rheumatology. Mosby, London 1998:2.1–2.16.
4. Doherty M, Dacre J, Dieppe P, Snaith M. The GALS locomotor screen. Ann Rheum Dis 1992;51:1165–1169.
5. Calis M, Acgun K, Birtane M, Karacan I, Calis H, Fikret T. Diagnostic values of clinical diagnostic tests in subacromial impingement syndrome. Ann Rheum Dis 2000;59:44–47.

患者评估

B. 实验室评估

Kerstin Morehead, MD

- 实验室检查对筛查疾病、明确诊断、确定疾病分期、决定预后、判定疾病活动度和随访治疗反应常常是有价值的。
- 在炎症性疾病中，红细胞沉降率（erythrocyte sedimentation rate，ESR）和C-反应蛋白（C-reactive protein，CRP）与疾病活动度有很好的相关性。
- 类风湿因子（rheumatoid factor，RF）和抗环瓜氨酸肽抗体有助于诊断类风湿关节炎。但RF对类风湿关节炎特异性是不足的。
- 在许多风湿性疾病患者中发现抗核抗体（antinuclear antibodies，ANA）阳性。事实上，在所有的系统性红斑狼疮（systemic lupus erythematosus，SLE）、系

统性硬化症患者中，ANA全是阳性。在适当的临床背景下，ANA化验阳性是进一步检查的指征，应该精确地区分造成ANA阳性的自身抗体。
- 在其他患者中，抗-Ro，-La，-Sm和-RNP自身抗体都会导致ANA阳性。这些自身抗体与许多不同的风湿性疾病相联系。
- 如果抗中性粒细胞胞质抗体（antineutrophil cytoplasmic antibodies，ANCA）免疫荧光分析呈阳性，应该用酶免疫方法来测定抗原蛋白酶-3和髓过氧化物酶的抗体以证实。
- 血清补体水平的下降常表明疾病过程是由免疫复合物沉积在组织内介导的。

对于许多可能患有风湿性疾病的人来说，实验室检查是评估的重要部分。随着对风湿性疾病发展的认识，开发出了新的生物标记，优化了正在使用的标记。实验室检查对筛查、明确诊断、确定疾病的分期和预后、随访疾病活动度和治疗反应的指导是有价值的。但是，试验结果应该放在广阔的临床背景下进行解释，因为没有一项单一的试验能对诊断提供完全确定的依据。在解释任何试验的应用时，都要保证仔细考虑敏感度、特异度、阳性预测值、阴性预测值、似然比等。在过去的几十年中，虽然实验室检查实质上已经变成了临床诊断和管理的帮手，但是治疗决策很少是基于单一的检查。除了评价试验方法的效力和不足，临床医师还必须清楚不同试验方法和不同实验室的差异。总之，回答具体问题的检查才是最有用的。

红细胞沉降率

炎症应激改变了肝对血浆蛋白质的合成，导致在

急性期反应中纤维蛋白原和免疫球蛋白水平增长。当红细胞和这些蛋白质相互作用后，它们成簇并快速沉淀。在炎症的慢性阶段，人血白蛋白和红细胞比例的降低也会导致ESR的增加。

方法（韦斯特格伦）

全血清中加入枸橼酸钠可抗凝并可维持一段时间。1小时后，测量试管顶和沉淀之间的距离（单位为mm）就是ESR的值。此试验易于受搬运和温度的影响[1]。在大多数实验室，针对年龄和性别不同来调整正常值，但是众所周知，这些特点会影响ESR。ESR通常随年龄的增长而增加，且在女性中更高。对于男性来说，正常值的上限等于年龄除以2；对于女性来说，正常值的上限年龄加10再除以2[2]。

意义

对于大多数炎症来说，ESR是敏感的，但是不能

区分是感染性的、炎症性的，还是类肿瘤性的[3]。ESR 正常值可以帮助排除炎症性疾病，但是 ESR 增加，尤其是轻度增加，则可造成混淆。而且，增加的 ESR，其正常化通常滞后于炎症的消退，因此它不是检测疾病活动度的理想指标。除了年龄和性别能引起 ESR 在正常的范围内增加，其他能升高血清纤维蛋白原的情况（如糖尿病、终末期肾病和妊娠）都可以使 ESR 增加。相反，充血性心力衰竭、镰状红细胞和存在冷球蛋白可使 ESR 变慢。

C- 反应蛋白

C- 反应蛋白（C-reactive protein，CRP）是一个急性时相蛋白，机体合成作为对组织损伤的反应。血清 CRP 水平的变化比 ESR 更快。只要有足够的刺激源，CRP 可以在 4 ~ 6 小时内增加并在 1 周内恢复正常[4]。CRP 常和 ESR 一起检测（有时代替 ESR）作为炎症总的测量。虽然 CRP 和 ESR 值趋向于互相对应，但是有些患者的疾病过程表现出与其中的某一个有更好的相关性。

方法

使用 CRP 的特异性抗体可通过各种方法来直接定量检测。比浊法（nephelometry）使用抗体结合目标蛋白，然后测量抗原抗体复合物的光散射。酶联免疫吸附试验（the enzyme-linked immunosorbant assay，ELISA）使用涂有抗体的检测板以形成抗原抗体复合物，再使用第二个酶标的抗体去检测复合物，当与底物混合后，产生的荧光可用分光光度法来测量。因为 CRP 是一个稳定的血清蛋白，且它的测量不受血清其他成分的影响，所以 CRP 趋向于比 ESR 更可靠。正如 ESR 一样，CRP 同样受年龄和性别的影响[5]。总的来说，CRP < 0.2 mg/dl 被认为是正常的，CRP > 1 mg/dl 似乎与炎症时相一致，但是实验室和实验室之间的差异是相当大的。

意义

因为在 CRP 被合成之前，损伤程度的确定是必需的，所以 CRP 正常或不确定不能排除炎症过程。而且像心脏病、感染、恶性肿瘤等疾病过程会造成 CRP 的升高，肥胖、糖尿病和吸烟等因素也会造成 CRP 的升高。

类风湿因子

类风湿因子（rheumatoid factor，RF）是能结合人类 IgG Fc 端的自身抗体。IgM 型是最常见的 RF 类型，但血清中也能检测到 IgG 型和 IgA 型[6]。

方法

乳胶凝集试验只能测量 IgM 型 RF，方法是用涂有 IgG 的乳胶颗粒混合连续稀释的血清，滴度大于 1 : 20 表示阳性。比浊法和 ELISA 能检测全部三种类型。

意义

确诊的类风湿关节炎中，RF 的敏感性约为 70%。在早期类风湿关节炎中，RF 的敏感性稍低一点，大约在 50%，这是因为一些患者在表现出临床疾病数周或数月后才会有血清转化。RF 阳性，对类风湿关节炎没有特异性，在许多其他自身免疫性疾病、混合型冷球蛋白血症、慢性感染、结节病、恶性肿瘤患者和一小部分健康人群中都可以检测到。虽然已将 IgA 型 RF 与侵蚀性疾病和类风湿性血管炎联系起来，但是它精确的临床应用仍然不明。虽然较高滴度的 RF 与更严重的病情有关，但是作为一个长期的疾病活动度的检测，RF 显得不足。对于检测疾病活动度，CRP 值更加可靠[7]。

抗环瓜氨酸肽抗体

抗环瓜氨酸肽抗体（anti-cyclic citrullinated peptide antibody，anti-CCP）是直接针对通过翻译后精氨酸修饰而形成的氨基酸的自身抗体。有些研究者认为 anti-CCP 在类风湿关节炎的病理机制中起一定的作用[8]。

方法

ELISA 使用合成的瓜氨酸肽可以检测 anti-CCP 的 IgG，参考范围各不相同[9]。

意义

和 RF 一样，anti-CCP 对 RA 有很高的灵敏度，但是它比 RF 有更高的特异性。怀疑患有 RA 但血清阴性的患者、患有其他类型结缔组织病但 RF 阳性的患者、丙型病毒性肝炎患者或其他感染的患者常常与 RF 阳性相联系。在这样的临床背景下，这些检验特点给 anti-CCP 带来了巨大的有用性。anti-CCP 通常在早期 RA 中可以检测到，甚至在有些病例是早于炎症性滑膜炎的发生。虽然 anti-CCP 对侵蚀性疾病的预测比 RF 更好，但是它与关节外疾病没有相关性。anti-CCP 阳性和 IgM 型的 RF 阳性结合起来与放射学进展有很强的相关性。anti-CCP 的水平不被作为疾病活动度长期检测指标[10]。

抗核抗体

抗核抗体（antinuclear antibody，ANA）是一组各不相同的自身抗体，与细胞核内的抗原发生反应。不同的核型反映了不同的细胞核成分，包括核酸、组蛋白和着丝点（表 2B-1）。

方法

Hep-2 细胞株（一种人类肿瘤细胞株）用连续稀释的血清培养，示踪的抗人 IgG 抗体被用作着色剂，用免疫荧光显微镜观察，结果反映的是染色和染色模式阳性的最高血清稀释度。

意义

ANA 化验在 SLE 患者中几乎普遍是阳性的，ANA 阴性的狼疮几乎是不存在的。系统性硬化症的患者和许多其他结缔组织病的患者一样，其 ANA 阳性的频率是非常高的，并且滴度常常也很高。有 30% 的健康人可能有一个 ANA 阳性滴度，这取决于使用的精确技术[11]。ANA 阳性的流行率在妇女和老人中有所增加。ANA 阳性对 SLE 或其他的自身免疫性疾病没有特异性，尤其是暂时阳性或低滴度阳性时。

特异性自身抗体

直接针对独特抗原的自身抗体已经增加了对特定疾病的特异性，这其中的一些也能预测疾病的严重性（表 2B-2）[12]。这些抗体有序地从 ANA 化验中分离出来的。

抗中性粒细胞胞质抗体

抗中性粒细胞胞质抗体（antineutrophil cytoplasmic antibodies，ANCA）是与中性粒细胞细胞质颗粒反应形成的自身抗体。可用免疫荧光法检测到细胞质型（C-ANCA）和核周型（P-ANCA）两种大体的染色形

表 2B-1　抗核抗体的核型

核型	核抗原	临床联系
核均质型	双链 DNA	系统性红斑狼疮
核弥散型	组蛋白	药物反应
		系统性红斑狼疮
	拓扑异构酶 I	系统性硬化症
核斑点型	可提取性核抗原（Sm，RNP）	混合性结缔组织病
		系统性红斑狼疮
	Ro-SSA/La-SSB	干燥综合征
	其他	多发性肌炎 / 皮肌炎
		各种自身免疫性疾病
		感染
		肿瘤
核仁型	RNA 相关的抗原	系统性硬化症
外周型	双链 DNA	系统性红斑狼疮
着丝粒型	着丝粒	局限的系统性硬化症

表 2B-2　风湿性疾病中的自身抗体

类型	说明	临床联系
抗双链 DNA 抗体	针对双链 DNA 的抗体	对 SLE 有高度的特异性
		常于病情活动和严重性有相关性
		ELISA 是非常敏感的；在其他疾病患者和正常人也可呈阳性
抗组蛋白抗体	存在 5 种主要类型	SLE，药物性狼疮，其他自身免疫性疾病
		SLE 可能阳性，其他抗体也可能阳性
抗 ENA 抗体	Sm（Smith）	对 SLE 有高度的特异性
	RNP（核糖核蛋白）	混合性结缔组织病
	RNA- 蛋白复合物	非洲裔的美国人和亚洲患者流行率更高
抗 SSA（Ro）抗体	核糖核蛋白类	SLE（尤其是亚急性皮肤性狼疮）、新生儿狼疮、干燥综合征
抗 SSB（La）抗体	核糖核蛋白类	干燥综合征，SLE，新生儿狼疮
抗着丝粒抗体	针对染色体着丝粒的抗体	局限性硬皮病
		肺动脉高压高发
		原发性胆汁性肝硬变
抗 Scl-70 抗体	DNA 拓扑异构酶 -1 的抗体	弥散性硬皮病
		肺纤维化的风险
抗 JO-1 抗体	组氨酰 -tRNA 合成酶的抗体	多发性肌炎，皮肌炎
		患者倾向于间质性肺疾病，雷诺现象，技工手，关节炎
		对治疗的典型抵抗
抗 SRP	抗抗信号识别蛋白质的抗体	心肌病
		预后不良
抗 PM-Scl 抗体	抗核仁成分的抗体	多发性肌炎和硬皮病重叠
抗 Mi-2 抗体	功能不明的核仁抗原的抗体	皮肌炎
		预后良好

式。在系统性血管炎的形成中，像韦格纳、显微镜下多血管炎、超敏性肉芽肿性血管炎，这些形式各自反映了两种 lyzosomal 颗粒酶：丝氨酸蛋白酶 -3（serine protease-3，PR3）和髓过氧化物酶（myeloperoxidase，MPO）。浆液的免疫荧光检查中，很多患有其他形式的自身免疫性疾病（SLE、自身免疫性肝炎、炎症性肠病），其患者 ANCA 化验是阳性的。然而，ELISA 检查在这样的患者中，展示了抗体对除了 PR3 和 MPO 抗原的特异性。ANCA 直接对抗 PR3 和 MPO 分别被命名为 PR3-ANCA 和 MPO-ANCA.

方法

为了鉴别 C-ANCA 和 P-ANCA 的免疫荧光形式，乙醇或甲醛固定的人中性粒细胞涂以患者血清并用示踪的抗 IgG 抗体染色。其中，甲醛固定更可取，因为 ANA 的出现可能对乙醇固定的细胞的 P-ANCA 形式造成一种假阳性。一种常用的试验方法就是屏蔽乙醇固定的细胞并对甲醛固定的细胞进行分析。1990 年早期就已出现日益可靠的 ELISA 法来检测 PR3 和 MPO。为了临床的最佳应用，任何免疫荧光化验阳性都应该通过抗 PR3 和抗 MPO 的 ELISA 法证实。

意义

结合 C-ANCA 和 PR3-ANCA 对 ANCA 相关的血管炎有高阳性预测值，尤其是对韦格纳肉芽肿病有很高的阳性预测值。同样，P-ANCA 和 MPO-ANCA 的结合对显微镜下多血管炎有高的阳性预测值。(更多关于 ANCA 在这些疾病和超敏性肉芽肿性血管炎中作用的讨论，请参照第 21 章)。

血管炎越活跃或越广泛，ANCA 化验阳性的可能性越大。ANCA 的滴度经常随着治疗而正常化，但是即便达到了临床缓解，也不总是这样。有些数据提示 ANCA 滴度的持续增长或者再次转为阳性是疾病复发风险增加的预示，但持续阳性的 ANCA 化验和上升的 ANCA 滴度都不能提供关于疾病复发时间的可靠信息。对 ANCA 相关血管炎的治疗决策从未完全基于 ANCA 化验。而且，感染、药物(尤其是如丙硫氧嘧啶等甲状腺用药)和其他自身免疫性疾病都可以造成 ANCA 试验阳性。如此一来，在大多数临床环境下，组织活检仍然是诊断的金标准[13]。

补体

补体(complement)级联系统是紧密调节的酶原类、调节蛋白质、细胞表面受体的复合物，这些复合物调节并放大补体的体液和细胞免疫反应。由抗原免疫复合物、细菌表面蛋白质和多糖类激活后开始固定的反应序列，导致血管通透性、趋化性、细胞溶解、抗原免疫复合物的清除和调理作用的增加。经典途径(C1，C4，C2)、旁路途径(B 因子，D 因子，备解素)和甘露糖结合血凝素途径都共用于裂解 C3 的最后步骤。释放的裂解产物 C3b 随后诱发最终膜攻击复合物(C5 ~ C9)的形成[14]。

方法

每个补体成分(如 C3，C4)的血清水平可以用 ELISA 法和比浊法进行测量。血浆补体总量测定或 CH50 用于评价经典途径的功能完整性。稀释血清并添加绵羊的抗体——覆有被膜的红细胞。报告的值是最高的稀释度的倒数，这个稀释度能裂解 50% 的红细胞。

意义

各个补体成分的血清水平降低，尤其是 C3 和 C4，与在活动性免疫复合物介导的疾病(如 SLE)中观察到的消耗量增加有关。相反，大多数炎症性疾病不是由免疫复合物沉积造成的，这证明了补体水平的增高是由于这些蛋白质(补体)同时也是急性期反应物。

虽然低补体血症在缩小鉴别诊断中是有用的，但是对任何特定疾病一般没有特异性。C4 水平与 C3 水平不成比例地降低可能表示冷球蛋白类的出现。不幸的是，补体水平的改变与疾病活动性的相关性较低。另外，低补体血症也可能继发于非风湿性疾病，亚急性细菌性心内膜炎和链球菌感染后肾小球肾炎值得关注[15]。CH50 低或者测不到可能表示一种或更多补体成分的缺乏。上游补体成分(C1 ~ C4)遗传性缺乏的患者增加了发生免疫复合物病[16]，尤其是 SLE 的一些类型的风险。

冷球蛋白类

冷球蛋白(cryoglobulins)是遇冷能可逆性沉淀的免疫球蛋白。在许多的疾病中，冷球蛋白可以结合补体蛋白和其他肽形成免疫复合物。按成分的不同，冷球蛋白被分为 3 种类型。Ⅰ 型冷球蛋白是单克隆的免疫球蛋白，通常是 IgM 同种型。Ⅱ 型冷球蛋白是多克隆 IgG 和单克隆 IgM 的混合物。Ⅲ 型冷球蛋白是多克隆 IgG 和多克隆 IgM 的组合。在 Ⅱ 型和 Ⅲ 型冷球蛋白中，IgM 的成分有 RF 活性，说明了这样一个事实，即本质上所有患有这些疾病的患者，其 RF 是阳性的，这就经常造成了对 RA 诊断的混淆[17]。

方法

恰当地收集冷球蛋白标本需仔细注意细节、提前做好准备。抽出的全血必须保持在正常体温水平直到凝结为止。随后离心样本并移除凝块。剩余的血清可维持在 4 ℃ 的环境，直到第 7 天再观测沉淀。再次旋转标本，在标刻度的管子中测量冷沉淀比容。通过各种免疫化学的方法建立同种型和单克隆性。

意义

冷球蛋白对任何一种疾病都没有特异性。Ⅰ 型冷球蛋白不能激活补体的瀑布反应，因此与正常的补体水平相关。Ⅰ 型冷球蛋白与淋巴组织增生性疾病、恶性肿瘤、高黏滞综合征相关，并与四肢末梢、眼睛、大脑的小血管淤滞有关。Ⅱ 型和Ⅲ型冷球蛋白能结合补体，与丙型肝炎病毒感染和小血管炎综合征相关[18]。

(祖宁译 卢昕校)

参考文献

1. Sox HC Jr, Liang MH. The erythrocyte sedimentation rate: guidelines for rational use. Ann Intern Med 1986; 104:515–523.
2. Miller A, Green M, Robinson D. Simple rule for calculating normal erythrocyte sedimentation rate. BMJ 1983; 286:266.
3. Bridgen M. The erythrocyte sedimentation rate. Still a helpful test when used judiciously. Postgrad Med 1998; 103:257–262.
4. Morley JJ, Kushner I. Serum C-reactive protein levels in disease. Ann N Y Acad Sci 1982;389:406–418.
5. Wener MH, Daum PR, McQuillan GM. The influence of age, sex and race on the upper limit of serum C-reactive protein concentration. J Rheumatol 2000;27:2351–2359.
6. Johsson T, Valdimarsson H. Is measurement of rheumatoid factor isotypes clinically useful? Ann Rheum Dis 1993;52:161–164.
7. Witherington RH, Teitsson I, Valdimarsson H, et al. Prospective study of early rheumatoid arthritis. II Association of rheumatoid factor isotypes with fluctuations in disease activity. Ann Rheum Dis 1984;43:679–685.
8. Vossenaar ER, Smeets TJ, Kraan MC, et al. The presence of citrullinated proteins is not specific for rheumatoid arthritis. Arthritis Rheum 2004;50:3485–3494.
9. Zendman AJW, Van Venroij, Pruijn GJM. Use and significance of anti-CCP autoantibodies in rheumatoid arthritis. Rheumatology 2006;45:20–25.
10. Niewold TB, Harrison MJ, Paget SA. Anti-CCP antibody testing as a diagnostic and prognostic tool in rheumatoid arthritis. QJM 2007;100:193–201.
11. Tan E, Feltkamp TE, Smolen JS, et al. Range of antinuclear antibodies in "healthy" individuals. Arthritis Rheum 1997;40:1612–1618.
12. Lyon R, Sonali N. Effective use of autoantibody tests in the diagnosis of systemic lupus erythematosis. Ann N Y Acad Sci 2005;1050:217–228.
13. Bartunkova J, Tesar V, Sediva A. Diagnostic and pathogenic role of antineutrophil cytoplasmic autoantibodies. Rheumatology (Oxford) 2003;106;73–82.
14. Walport MJ. Advances in immunology: complement. N Engl J Med 2001;344:1058–1066, 1140–1144.
15. Egner W. The use of laboratory tests in the diagnosis of SLE. J Clin Pathol 2000;53:424–432.
16. Ratnoff WD. Inherited deficiencies of complement in rheuamtologic diseases. Rheum Clin North Am 1996;22:1–21.
17. Brouet JC, Clauvel JP, Danon F, et al. Biological and clinical significance of cryoglobulins: a report of 86 cases. Am J Med 1974;57:775–788.
18. Ferri C, Zignego AL, Pileri SA. Cryoglobulins. J Clin Pathol 2002;55:4–13.

2

患者评估

C. 关节腔穿刺术、滑液分析和滑膜活检

Kenneth H. Fye, MD

■ 当炎症性关节病的诊断不明确时，应对关节滑液进行以下三方面的评估：细胞计数、培养及晶体沉积状况分析。

■ 在化脓性关节炎治疗中，清除受感染的关节滑液对于抗生素有重要的辅助作用。

■ 认真准备、恰当配合、计划进针路径，可增加关节腔穿刺术成功的可能性。

■ 在被证实有其他可能性以前，滑液中性粒细胞计数超出了 100 000/mm³ 提示感染，而且应该经验性应用抗生素治疗，直到培养结果出来。

■ 微晶体疾病（痛风或者假性痛风），偶尔会导致滑液中性粒细胞计数超过 100 000/mm³。

■ 偏振光显微镜滑液分析是获得微晶体疾病诊断的唯一途径。

虽然血清学实验和影像学技术的发展越来越精细，滑液分析仍然是一种十分重要的风湿病学诊断工具[1]。正常滑液（synovial fluid，SF）润滑关节，和软骨下骨中的血管一起为无血管的关节软骨供应营养。滑液的大部分成分起源于滑液下脉管系统，通过滑膜弥散至关节间隙。然而，某些重要的大分子物质，如透明质酸酶和蛋白多糖（lubricin）是衬在关节腔的滑膜细胞合成和分泌的。在滑液中不存在凝血酶原、纤维蛋白原、因子 V、因子 VII、抗凝血酶、大分子免疫球蛋白和一些补体成分等血浆蛋白[2]。

滑液蛋白浓度反映了血浆浓度、滑膜血流、内皮细胞渗透性，以及淋巴系统排泄之间的相互作用。在正常的 SF 中，很少有细胞存在。在关节炎中，入侵的炎症细胞生产额外的蛋白，并释放活性细胞因子进入滑液中。滑液量增加引起关节腔内压力升高，导致滑膜微血管灌注的减少，破坏了为滑膜提供营养的弥散过程[3]。此外，有害物质（如微生物）、异物，或者不正常的结晶可能出现其中。滑液分析可能会在明确诊断、判断预后和制订恰当的治疗方案方面为关节炎患者提供宝贵的信息[4]。

关节腔穿刺术

适应证

一个急性炎症性的单关节关节炎应该首先考虑感染或者晶体诱导性关节炎的可能。关节腔穿刺术是明确诊断感染或晶体性疾病的唯一方法。如果怀疑有感染的可能，关节腔穿刺术应该马上执行，因为急性细菌感染可以快速导致骨和关节的破坏。如果初步的滑液诊断与感染相符，也就是说，滑液中白细胞（white blood cell，WBC）显著升高而没有找到晶体，在等待培养结果期间，就应开始抗生素治疗。滑液分析可以明确晶体关节炎的存在，使得医生能够准确发现晶体这个罪魁祸首。如果应用偏振光显微镜，滑液分析诊断晶体性关节病的敏感性可达到 80% ~ 90%[4]。外伤有时候可导致急性单关节关节病。关节液分析是唯一区分创伤后关节积血与创伤后关节炎的方法，后者的关节液颜色较淡。

在评估慢性关节病或多关节受累的关节病中，关节穿刺也很有用处。滑液分析可以使医生能够区分炎症性和非炎症性关节病。滑液分析也是鉴别慢性晶体诱导的关节炎所必需的，如多关节受累的痛风或者焦

磷酸钙沉积症还是其他关节炎（例如 RA）。虽然慢性分枝杆菌感染或者真菌感染有时候能在 SF 检查中得到证实，但滑膜活检在区分无痛的感染与其他不常见的慢性炎症过程（如色素绒毛结节性滑膜炎）通常是有必要的。因慢性炎症性关节病（如 RA）的患者感染风险增加，出现急性单关节炎，而原发病又控制良好的患者，应做诊断性关节穿刺。

炎性滑液的细胞和体液组分可以破坏关节和关节周围组织[5]。化脓性滑液中的活性酶类对关节软骨有很强的破坏性。因此，在感染性关节，反复的关节腔穿刺术在减少化脓物质聚集方面是有必要的[6]。如果即使反复做了关节穿刺仍然存在化脓的滑液聚集，应该采用外科的关节镜置放引流物以保证感染关节的充分引流。对于那些非感染性的炎症性关节，尽可能地引流滑液清除炎症细胞和其他介质，降低关节内的压力，减少了关节破坏的可能性[7]。清除炎症液体也增加了关节内皮质激素的效果。最后，关节内积血，可见于血友病患者，可以导致快速的粘连，从而抑制关节的活动性。因此，当有临床适应证时，治疗性关节穿刺术在关节积血的患者中应当谨慎应用。当考虑对血友病患者做这个检查时，应当认真考虑如何达到最大效果的止血（如使用浓缩的凝血Ⅷ因子；见第 25A 章），并阻止由于穿刺过程而导致的额外关节出血。

技术

无菌操作

因关节腔穿刺而导致的感染非常少见。然而，应注意采用预防措施来减少穿刺后感染的可能性。聚维酮磺或者聚维酮碘应该用于抽吸进针处并使其干燥。接着，应该用乙醇擦拭局部以防碘灼伤。虽然在此类暴露于有潜在感染的体液操作中戴着手套操作是明智的，但无菌手套一般不是必须的。若临床医生预测用无菌术准备好关节腔穿刺部位之后，需要触诊目标组织，则需要使用无菌手套。

局部麻醉

用不含肾上腺素的 1% 利多卡因溶液局部麻醉，明显减少了穿刺过程中的不适。0.25 ~ 1 ml 的利多卡因一般足够了，取决于所麻醉的关节。采用 25 或 27 号注射针浸润皮肤、皮下组织、关节囊周围组织。更

粗的针头不仅会带来更多不适，还会导致局部损伤。虽然许多临床医生在注射麻醉药前给皮肤喷洒氯乙烷，但另一些人认为这种方式太麻烦而且没有产生明显额外的麻醉效果。

在关节周围组织麻醉之后，用一个 20 或 22 号注射针头抽吸小至中等大小的关节。一个 18 或 19 号针头用于抽吸大关节或者可能存在感染、积血、黏稠、分隔状的关节液。和大注射器相比，小注射器容易操作而且提供更大的抽吸力，但是可能在抽吸含有大量 SF 的大关节时需要频繁更换。当用一个大的注射器去抽吸大量 SF 时，应拉动注射器内的活塞，去除负压。过度的负压可以把滑膜组织吸入针头，阻止对关节腔充分的抽吸。当移走整管注射器的时候，Kelly 钳可以固定针座。

在肿胀关节的周围，典型的定位标记经常比较模糊。因此，在全面的查体之后和消毒麻醉皮肤之前，用圆珠笔标记路径会有所帮助。如果标记仍然模糊，带着无菌手套触诊可以保持局部清洁，确认目标关节的抽吸进针部位。许多关节，例如膝关节、踝关节和肩关节，从内侧或者外侧穿刺都是可行的。

与关节腔注射相反，当关节摆放的体位使关节内压力最大时，关节腔抽吸更容易实现。举例来说，膝关节注射时，患者坐于检查床上、膝关节屈曲 90°、双脚下垂的时候最容易完成关节腔抽吸。这个体位使得重力作用下的关节间隙被打开，使穿刺针从髌下肌腱两侧进入关节内间隙变得容易。但是，这种体位降低了关节内压力，因此降低了成功穿刺抽吸的可能性。相反，患者最佳膝关节穿刺抽液体位是平躺，膝关节完全伸展，使得关节内压力变得最大。许多关节可以不在放射学引导下抽液，但一些关节，如髋关节、骶髂关节、或椎骨关节突关节，应该在 CT 引导下穿刺抽液。抽液进针不能通过有感染、溃疡、肿瘤或者有明显血管结构的区域。表 2C-1 列出了各个关节抽液或注射的最佳解剖进针路径。

如果抽液完成后准备注入皮质激素，那么药物应提前准备在另一个注射器中，以便已经在关节中的针头可用来进行注射。如果在此过程中遇到困难，穿刺针不应继续进行，因为这样存在破坏软骨、关节囊和关节周围支持结构的风险。如果进针时碰到了骨，稍微退回针头，重新确定方向，再做一次抽液尝试。在不成功的抽液操作中，针可能不在关节间隙里，或者被滑膜或滑液碎屑挡住，或者对于 SF 的黏稠度来说针型号太小。

表 2C-1 抽吸的解剖路径

关节	关节体位	进针定位
膝关节	伸直	髌下内侧或者外侧
肩关节	内收，外旋	前方：喙突下侧面 后方：肩峰下面
踝关节	跖曲	前内侧：拇长伸肌内侧 前外侧：小趾伸肌外侧
距下关节	背屈曲 90°	外踝尖部下方
腕关节	中间位置（平放）	从背侧进入桡腕关节
第一腕掌关节	拇指外展屈曲	掌骨基底部近端
掌指关节或指间关节	手指微屈	伸肌结构下方，手背内侧或背外侧
跖趾关节或趾间关节	足趾微屈	足背内侧或背外侧
肘关节	屈曲 90°	外上髁、桡骨小头、鹰嘴形成的肘部三角外侧

滑液分析

根据肉眼观察、WBC 总数和分类、有无血液和培养结果的不同，SF 通常分为四类，见表 2C-2。关节炎状况下的 SF 特征可以有很大不同，而且随着治疗发生改变。因此，SF 的分级在关节炎的诊断中仅作为一个大体的指导（表 2C-3）。

一般性状检查

某些滑液特征给临床医生提供了有关关节病性质的有价值线索。透明度反映了 SF 中小颗粒物质的密度。正常的 SF 或从骨关节炎患者中获得的 SF 是无色清亮的。相反，系统性红斑狼疮 SLE 患者或轻度 RA 患者的 SF 可能是半透明的，从感染关节获得的 SF 是不透明的。总体上，WBC 数目决定了炎症滑液的不透明性[8]。有时关节炎患者的 SF 特征表现为黄变，这是由亚铁血红素分解所造成的，亚铁血红素来自从病变滑膜渗漏至关节腔的红细胞。由创伤、血友病、色素沉着绒毛结节性滑膜炎或者其他病理过程导致的新鲜肉眼看到的出血会引起红色或血性滑液。其他可以引起 SF 不透明的物质包括：脂质，晶体（例如焦磷酸钙脱水物，尿酸单钠或者羟基磷灰石），残毁型关节炎中聚集的碎屑（如严重的 RA 或者 Charcot 关节病）。

正常的关节液由于透明质烷的存在是黏稠的。酶类物质出现在炎症性关节病可以消化透明质酸，导致滑液黏度下降。当一滴正常的滑液被压出注射器，在

表 2C-2 滑液的分类

	I 级（非炎症性）	II 级（炎症性）	III 级（感染性）	IV 级（出血性）
颜色	澄清 / 黄	黄 / 白	黄 / 白	红
透明度	透明	半透明或不透明	不透明	不透明
黏滞度	高	可变的	低	不适用
黏蛋白凝块	坚固的	可变的	易碎的	不适用
白细胞计数	< 2000	2000 ～ 10 000	> 100 000	不适用
分类	< 25% PMN	> 50% PMN	> 95% PMN	不适用
培养	阴性	阴性	阳性	可变的

缩写：PMN，多形核白细胞

表 2C-3　滑液分级的诊断

Ⅰ级	Ⅱ级	Ⅲ级	Ⅳ级
骨关节炎 创伤性关节炎 骨坏死 Charcot 关节病	类风湿关节炎 系统性红斑狼疮 多发性肌炎 / 皮肌炎 硬皮病 系统性坏死性血管炎 多软骨炎 痛风 焦磷酸钙沉积症 羟基磷灰石沉积症 幼年类风湿关节炎 强直性脊柱炎 银屑病关节炎 反应性关节炎 慢性炎性肠病 低丙球蛋白血症 结节病 风湿热 无痛性 / 低毒性感染（病毒性， 分枝杆菌，真菌，Whipple 病， 莱姆病）	脓毒性关节炎 （细菌性的）	创伤 色素沉着绒毛结节性滑膜炎 结核 新生物 凝血紊乱 Charcot 关节病

表面张力破坏以前，液体尾或拉丝可以伸展至约 10 cm。关节的炎症越重，炎症细胞数目越多，破坏透明质烷的活化酶的浓度越高。炎性滑液可能只有 5 cm 或更少的拉丝长度。极度黏稠，拉丝很长提示甲状腺功能减退 [9]。可以把少量的 SF 液体加入进 2% 的醋酸溶液中来确定透明质酸的完整性。正常的 SF 将会形成一个稳定的透明质酸蛋白复合体团块称为黏蛋白凝块。炎性 SF 形成的黏蛋白团块很容易破碎，反映了透明质酸完整性的缺失。

细胞计数

WBC 计数和分类是 SF 最有意义的诊断特征之一。正常的 SF 包含少于 200/mm³。非炎症的关节病获得的 SF 可能达到 2000/mm³[9]。非感染性炎性关节病的 WBC 计数变异十分大，从 2000 ～ 100 000/mm³ 不等 [10]。虽然自身免疫性关节病的细胞数为 2000 ～ 30 000/mm³。细胞数达到 50 000/mm³ 或更高在 RA 中并非不常见。晶体诱导的关节炎患者，例如急性痛风，经常有 WBC 计数超过 30 000/mm³，50 000 ～ 75 000/mm³ 也很普遍。WBC 计数越接近 100 000/mm³，感染性关节炎的可能性越大。虽然在晶体诱导的关节病、RA 或者甚至一个血清阴性关节病中，很少有 WBC 计数超过 100 000/mm³，但是这些患者应该首先经验性地按感染关节治疗，直到微生物数据显示排除感染。

WBC 计数低于 100 000/mm³ 也不能排除感染的可能性。RA、SLE 或者银屑病关节炎等由于慢性炎症引起的关节破坏和许多用于治疗这类疾病的免疫抑制效应增加了关节感染的风险。此外，许多缓解这些疾病的药物，包括甲氨蝶呤、环孢素、来氟米特、硫唑嘌呤、环磷酰胺或者其他细胞毒性药物，可能会使 WBC 对于感染的反应钝化，导致 SF 中低 WBC 计数的假象。在与细菌性感染相比较时，更惰性的过程，如结核或真菌感染与低 WBC 计数相关联，典型表现为 SF 计数低于 50 000/mm³。

有差异的 WBC 计数可以提供有用的信息 [11]。从感染的关节中获得的 SF 经常包含大于 95% 多形核白细胞（polymorphonuclear leukocyte，PMN）。从晶体诱导的关节病或者 RA 获得的 SF 中，超过 90% 的 WBC 也常常是 PMN。另一方面，非炎症性 SF 中有差异的 WBC 计数特征性的包含低于 50% 的粒细胞。

在评估 SF 细胞或晶体等内容物时，检验湿标本特别有帮助。湿标本最易于制作，因其能把 SF 从注射器直接涂到载玻片上，用含有肝素或 EDTA 抗凝的 SF 也可以用。类风湿细胞可以在检查 RA 患者 SF 湿标本时观察到，类风湿细胞有可折射的包涵体，后者含有免疫复合物和补体。SLE 来源的 SF 可能包含狼疮细胞。在有滑膜转移的患者的 SF 中，细胞学检测可能会发现恶性细胞。

积血

关节中出现血性液体往往是急性创伤导致的。如果关节穿刺术提示关节腔积血，血性积液应该被抽空以阻止出现可能导致受伤关节活动范围受限的滑膜粘连。关节腔积血液有时可以在 Charcot 关节中见到，可能因为受累关节的慢性损伤。无外伤史情况下，血性 SF 可能代表了损伤性的关节腔抽吸。在损伤性抽吸情况下出现的血液在整个 SF 样本中不是均质的，经常仅表现在临床上穿刺抽吸过程中遇到困难的时候。如果这个过程不是损伤性的，那么血性 SF 向临床医生提供了几种可能性。复发性关节积血经常出现在严重的凝血功能障碍的患者，如血友病、Von Willebrand 病、血小板异常和抗凝治疗的患者。从色素绒毛结节性滑膜炎患者获得的 SF 实际上经常呈出血性或者黄色。事实上，色素沉着来源于反复出血后的含铁血黄素聚集。结核患者的 SF 经常呈出血性。局部或者转移性肿瘤患者也可出现关节积血。先天性的、转移性的或者出血性疾病（如 Ehlers-Danlos 综合征、弹性假黄瘤、镰状细胞贫血和坏血病）可能导致关节积血。

晶体

虽然晶体可以在放置数天的 SF 中辨认出来，最佳的晶体检查时间仍然是穿刺获得 SF 后立即检查[12]。如果准备对 SF 做抗凝，只有肝素和 EDTA 可用。肝素锂和草酸钙都可能会形成双折射的晶体混淆结果。此外，应该采用干净的载玻片和盖玻片，因为滑石粉、灰尘或者其他碎屑外观可表现为类似晶体样物质。

虽然尿酸单钠结晶可以在普通光学显微镜下看到[13]，充分的晶体学检查需要偏振光显微镜和红光补偿器[14]。较低的起偏振板（起偏镜），插入到光源和检测样本之间，除了以某一个偏振方向传播的光线外，阻挡了所有的光波。第 2 个起偏振板（检偏器）位于研究样本和检查者之间，与起偏镜呈 90° 夹角。没有

光线直达检查者，通过显微镜他仅能看到黑视野。双折射物质能使通过起偏镜的光线改变方向，因此光线能通过检偏器到达检查者，他可以在黑暗视野中看到一个白色物体。如果最初红光补偿器放置于起偏镜和检偏器之间，背景区域将变红，双折射的晶体变黄或者变蓝，取决于其本性和它与穿过红光补偿器缓慢振动的光的相对方向。

光穿过红色补偿器将折射为两种振动波：快波和慢波。这两种波互相垂直。光线穿过双折射晶体时会产生相同现象。双折射晶体之尿酸单钠的快波沿着针形结晶的长轴振动。当单尿酸盐晶体长轴平行于标记在红光补偿器上的慢波轴时，出现一个快慢振动彩色减影干扰图，导致黄色出现。当晶体长轴平行于红光补偿器的慢波轴时显示为黄色，常规来讲，被认为是负性双折射晶体。如果双折射晶体振动的慢波与其长轴平行，当晶体的长轴平行于红光补偿器的慢轴，一种"慢加慢"振动相加的类型将导致蓝色。通常来说，一种双折射晶体，当其长轴平行于红光补偿器的慢轴时变为蓝色，会被认为是正的双折射。钙磷酸盐脱水晶体是正性双折射晶体。双折射可以是强信号，意思就是双折射晶体是明亮的，容易看见的，或者弱信号，意思是双折射晶体不容易检测到。

通过形状和双折射特征的联合检测晶体。尿酸单钠结晶呈针状，而且有很强的非双折射信号（见图 12A-7）。作为对比，钙磷酸盐脱水结晶呈短菱形，又显示了弱的双折射信号。钙草酸盐晶体在原发性草酸盐血症或者在慢性肾衰竭时可以发现，它是杆状或四面体形，双折射信号阳性。胆固醇结晶是扁平箱状，重叠状堆起，经常有锯齿状的角。有双折射的小球呈马耳他十字，这一般代表脂质。然而，有人提出一些尿酸盐或磷灰石的形状可能也是这种类型[15-16]。羟基磷灰石经常在 SF 中很难辨认，部分因为它不是双折射。但是，有时它形成足够大的团块时经过茜素磺酸钠染色后可以被看见。最后，作为治疗而注入关节中的糖皮质激素结晶是双折射的，也可能被粗心的观察者误判。

事实上，细胞内晶体的出现是晶体诱导关节炎的诊断依据。但是，即使发现晶体，也有合并感染的情况，应予以排除。此外，患者可能有超过一种晶体诱导的疾病。例如，高达 15% 的痛风患者同时患有焦磷酸钙脱水物沉积病。做此类疾病的检查是十分重要的，

因为这可能影响治疗。一个患慢性痛风的患者可能仅需要不断的降尿酸治疗（可能还有作为预防性的秋水仙碱）。相反，一个同时患有痛风和焦磷酸盐沉积症的患者可能需要持续的非甾体药物消炎治疗和不断的降尿酸治疗。

抽吸关节液不一定总能获得成功。例如，抽吸发炎的第一跖趾关节一般较困难。但是，如果临床医师在从关节腔或者关节周围组织中退针的时候保持注射器的负压，就经常会有足够的间隙内液体进入针管，能够保证用偏振光显微镜进行充分的晶体检查。简单地将注射器去掉针头，抽入空气，再安装针头，用空气去推动针头内的液体至载玻片。当寻找痛风的单尿酸钠晶体时，这是一个尤为有价值的技巧。

培养

一个炎症的单关节炎首先应排除感染的可能。在多数细菌感染情况下，革兰氏染色法、培养法以及药敏试验结果均为非常重要的诊断信息，对诊断有决定性意义。一般来说，SF 只需要收集在无菌培养管里面，然后送到实验室进行常规分析。但是有一些重要的病原体十分难培养，所以革兰氏染色阴性和培养阴性并不能绝对排除感染。例如，即使采用巧克力琼脂作为培养基，至少也有 2/3 的淋病奈瑟菌关节炎患者 SF 培养阴性。此外，结核一般也很难在 SF 样本中培养出来；培养厌氧菌或真菌时需要特殊的技术和培养基。有时分枝杆菌[17] 或者真菌感染[18] 只能在滑膜活检组织中被检出。因为细菌感染可以导致快速关节破坏，早期的抗菌治疗十分关键。应该根据 WBC 计数、WBC 分类、革兰氏染色结果开始抗菌治疗，如有必要，随后再基于培养和药敏的结果进行调整。

滑膜活检

关节内窥镜检查极大地便利了医师获得滑膜组织以做分析。滑膜组织一度只能通过关节切开术或者针刺活检术获得[19]。关节镜技术的进步导致了小而灵活的设备的发展，使得直视和活组织检查滑膜成为可能[20]。在一定的临床环境下，滑膜活组织检查可以增加有意义的诊断信息。

肉芽肿病单通过 SF 分析时常很难诊断。在很大一部分结核患者中，SF 抗酸染色涂片和培养是阴性的。

结核关节炎的诊断常常基于滑膜有干酪样肉芽肿和滑膜抗酸染色或培养来证实有结核分枝杆菌。非典型分枝杆菌和真菌关节病可以是无痛的、炎性的、寡关节的感染，如果没有获得滑膜组织以进行组织学和微生物分析就不能被诊断[18]。在没有肺部受累患者中，结节病性关节病的诊断要依赖于滑膜组织中非干酪化肉芽肿病的证据。

滑膜的恶性浸润可以在滑膜肉瘤、淋巴瘤、转移癌和白血病患者上看到。滑液骨软骨的诊断可以依据滑膜活组织检查时出现骨或软骨化生病灶。有时候 SF 的细胞学检查显示为恶性。然而，恶性关节病的诊断一般基于组织学上证实滑膜组织中有恶性细胞。因此，如果怀疑为恶性关节病，应做滑膜活检。

滑膜的组织学或光镜检查可以用于诊断某些非恶性的浸润性疾病。用偏振光显微镜检查刚果红染色的滑膜组织，如果观察到苹果绿双折射，则可以诊断淀粉状蛋白关节病。血色素沉着病以滑膜衬里细胞有金棕色含铁血黄素沉积为特征。羟基磷灰石沉积在滑膜组织中表现为组织团块，该团块可被茜素红 S 染色，而且在电子显微镜下有典型的外观。多中心网状组织细胞增多症患者的滑膜含有多核巨细胞和组织细胞，具有颗粒状毛玻璃样外观。褐黄病的患者的 SF 有一个磨碎胡椒粉样外观是因为色素碎屑的存在。这些患者的滑膜活检样本中包含具有诊断价值的褐黄病的色素碎片。在 Whipple 病，滑膜活检时可以见到含有过碘酸希夫反应（periodic acid-Schiff，PAS）阳性物质的泡沫状巨噬细胞。色素绒毛结节状滑膜炎的诊断依据是在滑膜组织中存在巨细胞、泡沫状细胞和含铁血黄素。

关节镜技术的进步使得直接活检目标组织更为容易，但没有改变做滑膜活检的临床指征。活检应该在传统的、非侵入性检查不能明确诊断时进行。

（舒晓明 译　吴东海 校）

参考文献

1. Swan A, Amer H, Dieppe P. The value of synovial fluid assays in the diagnosis of joint disease: a literature survey. Ann Rheum Dis 2002;61:493–498.

2. Gatter RA, Schumacher HR Jr. A practical handbook of joint fluid analysis, 2nd ed. Philadelphia: Lea & Febiger; 1991.

3. Gaffney K, Williams RB, Jolliffe VA, Blake DR. Intra-articular pressure changes in rheumatoid and normal peripheral joints. Ann Rheum Dis 1995;54:670–673.

4. Shmerling RH. Synovial fluid analysis. A critical appraisal. Rheum Dis Clin North Am 1994;20:503–512.

5. Chapman PT, Yarwood H, Harrison AA, et al. Endothelial activation in monosodium urate monohydrate crystal-induced inflammation. Arthritis Rheum 1997;40: 955–965.

6. Sack KE. Joint aspiration and injection: a how-to guide. J Musculoskel Med 1999;16:419–427.

7. Zuber TJ. Knee joint aspiration and injection. Am Fam Physician 2002;66:1497–1507.

8. Pasqual E, Jovani V. Synovial fluid analysis. Best Pract Res Clin Rheumatol 2005;19:371–386.

9. Dorwart BB, Schumacher HR. Joint effusions, chondro-calcinosis and other rheumatic manifestations in hypothyroidism. A clinicopathologic study. Am J Med 1975; 59:780–790.

10. Krey PR, Bailen DA. Synovial fluid leukocytosis. A study of extremes. Am J Med 1979;67:436–442.

11. Trampuz A, Hanssen AD, Osmon DR, et al. Synovial fluid leukocyte count and differential for the diagnosis of prosthetic knee infection. Am J Med 2004;117:556–562.

12. Kerolus G, Clayburne G, Schumacher HR. Is it mandatory to examine synovial fluids promptly after arthrocentesis? Arthritis Rheum 1989;32:271–278.

13. Gordon C, Swan A, Dieppe A. Detection of crystals in synovial fluid by light microscopy: sensitivity and reliability. Ann Rheum Dis 1989;48:737–742.

14. Joseph J, McGrath H. Gout or "pseudogout": how to differentiate crystal-induced arthropathies. Geriatrics 1995; 50:33–39.

15. McCarty DJ, Halverson PB, Carrera GF, Brewer BJ, Kozin F. "Milwaukee shoulder"—association of micro-spheroids containing hydroxyapatite crystals, active collagenase, and neutral protease with rotator cuff defects. Arthritis Rheum 1981;24:464–473.

16. Beaudet F, de Medicis R, Magny P, Lussier A. Acute apatite podagra with negatively birefringent spherulites in the synovial fluid. J Rheumatol 1993;20:1975–1978.

17. Sequeira W, Co H, Block JA. Osteoarticular tuberculosis: current diagnosis and treatment. Am J Ther 2000;7:393–398.

18. Kohli R, Hadley S. Fungal arthritis and osteomyelitis. Infect Dis Clin North Am 2005;19:831–851.

19. Schumacher HR, Kulka JP. Needle biopsy of the synovial membrane—experience with the Parker-Pearson technic. N Engl J Med 1972;286:416–419.

20. Gerlag D, Tak PP. Synovial biopsy. Best Pract Res Clin Rheumatol 2005;19:387–400.

患者评估

D. 风湿性疾病的影像表现

William W. Scott, JR., MD   William J. Didie, MD   Laura M. Fayad, MD

■ 常规 X 线片（conventional radiographs）是绝大多数风湿性疾病首选的影像学检查方法，对大多数形式的关节炎，除 X 线片外不需要行其他影像学检查。

■ 常规 X 线片可很好地显示骨小梁和小的骨侵蚀变化。

■ 膝关节承重图像对评价明显的膝骨关节炎非常重要。

■ 计算机断层扫描术（computed tomography，CT）在评价包括跗骨联合、骶髂关节炎、骨坏死和胸锁关节疾病等特定的关节病变时明显优于常规 X 线片。

■ 肺部高分辨率 CT 对评价许多炎性风湿性疾病是必需的，如系统性硬化病、系统性血管炎和伴有肺间质性病变的其他疾病。

■ 磁共振成像（magnetic resonance imaging，MRI）对骨髓和软组织病变有很好的显示能力，主要用于肌肉骨骼疾病的诊断，如膝关节半月板损伤、脊柱椎间盘突出、骨坏死、骨髓炎、骨肿瘤及其他疾病。

■ 骨密度测量在骨质量减少和骨质疏松症的诊断和治疗中发挥至关重要的作用。

　　影像检查可以帮助明确诊断、客观评价疾病的严重程度和对治疗的反应，以及促进对疾病过程的新认识。风湿性疾病影像学检查方法包括常规 X 线片、CT、MRI、超声检查、放射性核素显像、关节造影、骨密度测量和血管造影。

　　了解这些影像学检查手段的优势及不足，对于选择最适宜且效价比高的检查方法至关重要。高空间分辨率代表极佳的成像形态的能力，可显示细微的骨结构并发现微小的钙化。**高对比分辨率**代表区分不同软组织结构的能力强。像常规 X 线片的空间分辨率高，而 MRI 在目前所有影像学方法中，其对比分辨率最高。本章节评价这些基本影像学检查方法的空间分辨率和对比分辨率（这将决定不同结构的可视程度）、患者所承受的射线剂量、各种检查方法在评级肌肉骨骼症状和体征中的实用性及具体应用。

常规 X 线片

　　对于绝大多数风湿性疾病的影像学评估，即使随后要行 MRI 等其他影像检查，但常规 X 线片检查是必不可少的。常规 X 线片的优势在于费用低、空间分辨率高、可很好地显示骨小梁的细节和小的骨侵蚀。必要时可通过放大和通过最适宜显示细节的屏 - 片优化组合来进一步提高分辨率。但与 CT 和 MRI 相比，其对比分辨率低，此弱点在评价软组织时表现最明显。虽然常规 X 线片可用于评价软组织肿块对邻近骨的影响并发现软组织内的钙化，但要得到满意的软组织图像应采用其他影像学方法。

　　像手、足等外围结构行常规 X 线片检查，患者所受辐射剂量低。四肢可进行一系列的检查而不用担心过高的辐射剂量，而像脊柱、骨盆等中心结构的检查会使患者暴露于高的辐射剂量中，对紧邻性腺和骨髓的部位进行检查会增加患者潜在的损伤风险。对妊娠或有可能妊娠的女性应尽可能将骨盆区域不暴露于 X 线下，并且对儿童辐射应严格降到最低程度。对于上述患者，若必须进行检查，技术员应当计算影像检查所需的最低辐射剂量。这些基本原则同样适合于其他应用 X 线的影像检查。

　　常规 X 线片便捷、应用范围广。此外，已有大量证据显示对于不同的风湿性疾病，X 线平片表现是

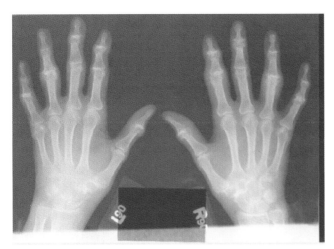

图 2D-1　典型的手部骨性关节炎，X 线片显示非对称性关节间隙变窄伴骨赘形成，远侧指间关节、近侧指间关节和第一掌腕关节最常受累

有价值的（图 2D-1 ~ 图 2D-3）。对于很多病例，简单、价廉的平片图像提供了做临床决定所需的全部信息。若肩关节平片显示肱骨头向上半脱位接触肩峰底面，则可肯定肩袖撕裂伴肌肉萎缩，并且可能很难修复（图 2D-4）。此时不支持行外科手术。然而，如果打算外科手术，那么 MRI 检查可确定大的肩袖韧带撕裂、肌肉萎缩的程度、评价二头肌腱和关节软骨的状况。

膝关节 X 线平片对于严重的关节炎是有价值的，其可证实关节软骨完全丧失和骨与骨直接接触。这标志着对膝骨关节炎不再适宜行关节镜和药物治疗，此时应考虑关节置换。由于依靠关节两侧骨表面间的间距来推测透明软骨丧失，因此取重图像是必须的。鉴于此，由于屈曲像软骨表面摩擦最明显（图 2D-5），因此站立像屈曲的后前位常常比完全伸直的前后位更有效。然而对早期阶段的关节炎，MRI 在探查小的局限性软骨缺损中起到重要作用。

数字化 X 线片

现在，计算机 X 线片已在很多研究中心投入应用。与常规 X 线片模拟影像不同，计算机 X 线片是应用感光的磷光体板产生数字化影像。其分辨率足以评价很多常规的关节，并且如有必要可通过放大来进一步提高分辨率。和传统 X 线摄影相比，其辐射剂量相近，但可更好地显示软组织。

直接的 X 线摄影是在 X 线曝光同时即产生数字影像的技术。无论数字化的常规 X 线摄影、计算机 X 线摄影还是直接 X 线摄影，数字影像的优点是可以电子化处理图像并可同时在相隔遥远的多个不同地区同时显示图像。通过图像处理可在不利的环境下获得优良的最终图像。正是由于此原因，目前计算机 X 线摄影在如急诊和重症监护病房等经常很难获得满意曝光条件的地方广泛应用。数字化资料处理有利于研究者进行平片上的自动测量和临床医生经网络传递图像。

计算机 X 线摄影的分辨率可以提高，并且传统高分辨率的 X 线片可以被转化为数字形式。CT、MRI、超声等所得的图像亦为数字化形式。目前，数字化影像具有快速传输、存储效价比高、容易复制等优点而被广泛应用。

计算机断层扫描

与 X 线片相比，计算机断层扫描（computed tomography，CT）具有较高的对比分辨率，但 CT 的空间分辨率低。像骶骨等用 X 线片评价困难的特殊部位，CT 的应用尤为有价值。CT 检查费用虽高于 X 线片，但较 MRI 低。随着多排探测器技术的出现，CT 数据分辨率可达到各向同性，虽然 CT 的空间分辨率类似于或高于 MRI，但对比分辨率低于 MRI。因此，CT 对于显示骨髓或软组织异常的敏感性不如 MRI。

老年患者与年轻患者相比辐射剂量不再那么重要，CT 在评价老年患者脊柱椎间盘变性和椎间盘突出方面是很好的方法。CT 脊髓造影和静脉注射造影剂后增强 CT 被用于评价椎间盘病变和其他脊柱病变。一般来说，为显示有无椎间盘疾病，X 线片检查后行 MRI 检查优于 CT 检查。对于有 MRI 检查禁忌证的患者，CT 检查可作为替代方法，同时 CT 可显示骨赘等对诊断很有帮助的信息。在肌肉骨骼系统的其他部位，对于由于结构重叠常规 X 线片显示不清的复杂解剖区域，应用 CT 有较高的价值。例如，能显示在 X 线平片上不能显示的跗骨联合（图 2D-6）[1]；确定骶髂关节炎中炎性病变位置（图 2D-7）；观察缺血坏死的股骨头是否出现塌陷，一旦出现塌陷则预示需要行关节置换而非核心减压。CT 上可清晰地观察在常规 X 线片上很难显示的胸锁关节。

与同区域单一的一张 X 线片相比，CT 的辐射剂量相对较高；但若同一区域需照数张 X 线片时，其辐射剂量与 CT 相近。

2

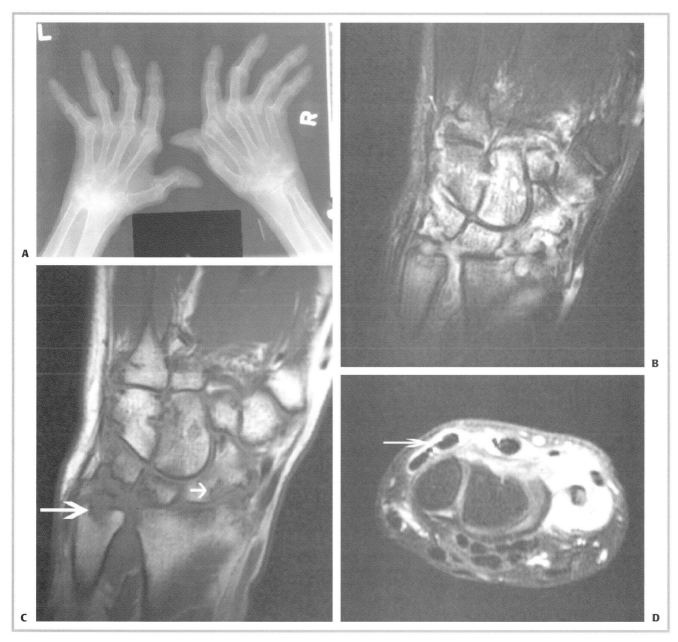

图 2D-2 A. 老年女性严重的类风湿关节炎，X 线片检查显示侵蚀性改变和明显的腕关节、腕骨间关节、掌指关节、近端指间关节的关节间隙变窄，上述关节受累为类风湿关节炎典型的表现，伴有掌骨向尺侧偏斜的对位异常和骨质疏松亦为其典型表现；B. 另一患者的腕部冠状位短时反转恢复（STIR）图像显示类风湿关节炎特征性的多发骨侵蚀和滑膜增厚；C. 冠状位 T1 加权图像显示更广泛的侵蚀破坏（箭头），伴滑膜增厚；D. 注射造影剂后，脂肪抑制轴位图像显示腱鞘炎伴剑鞘内积液（箭头）

如果通过调整准直宽度和重建层厚获得满意的原始数据，尤其随着出现先进的多排探测技术能得到分辨率各向同性的数据库，可以进行任意方位的图像重建。除了多层面重建，还可获得三维图像帮助评价盆腔和其他复杂解剖区域的异常。像肩关节等受呼吸影响的关节，应用包括多平面重建在内的多排探测器技术可在一次屏气下快速获得优质图像，降低运动伪影。

高分辨率薄层肺部 CT 可显示胸部厚层 CT 不能显示的疾病细节。薄层 CT 的另一个优点是不需要静脉注射造影剂（此点在肾功能差的风湿性疾病的患者中很重要）。很多风湿性疾病（如系统性硬化症、类风湿关节炎、炎性肌病、显微镜下多血管炎）的患者，其的肺间质性疾病可经高分辨率 CT 显示其特征。磨砂玻璃浸润预示着对治疗可能有效的急性过程；但不幸

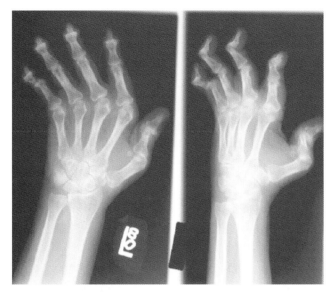

图2D-3 57岁女性，患有系统性红斑狼疮，X线片显示显著的对位异常，不伴有侵蚀和骨质疏松。相似的表现可见于风湿热相关的关节病变，缺乏类风湿关节炎的软骨破坏和滑膜增生。在疾病的早期，对位异常可通过被动定位来校正

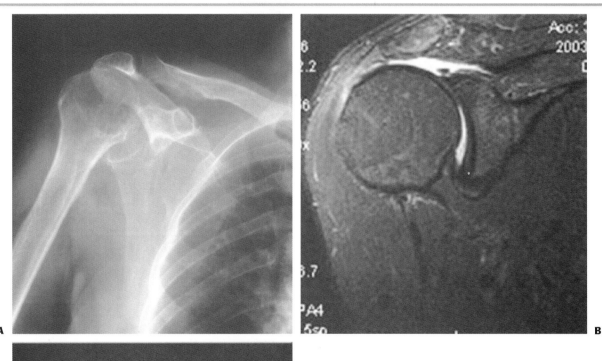

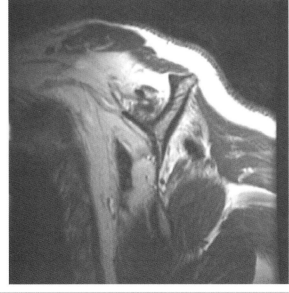

图2D-4 A. 80岁女性，右肩部无力和疼痛。普通平片显示肱骨头向上脱位，肱骨头和肩峰间间距明显缩短；B. MRI斜冠状位STIR图像显示类似的肱骨头和肩峰间间距缩短，同时肩袖韧带完全撕裂；C. 斜矢状位T1加权图像可见冈上肌、冈下肌及肩胛下肌明显萎缩。依靠X线平片和临床病史即可预测到MRI表现，但是，这一病例中MRI提供了肩袖撕裂大小的准确评估和常见的伴随表现，如肱二头肌长头、关节软骨状况等，这些软组织异常不能应用X线平片来观察

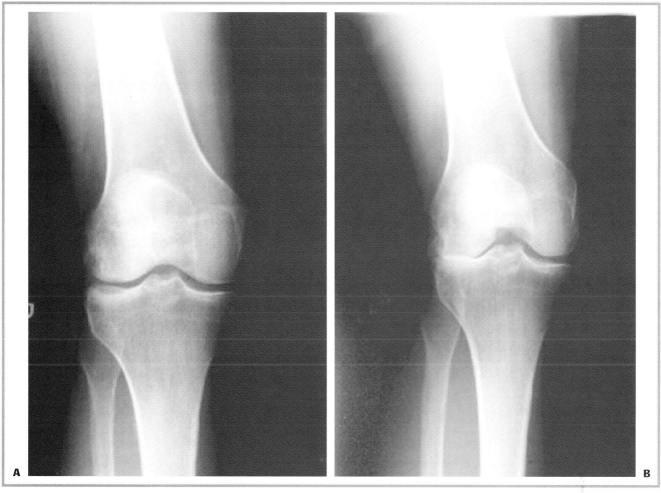

图 2D-5　右膝关节站立前后位（A）和站立屈曲后前位（B）像。A. 站立前后位像虽可见骨赘和软骨下硬化，但未见明确的骨关节间隙变窄，提示骨关节炎。B. 站立屈曲后前位像显示外侧关节软骨完全缺失

的是，此种表现与感染、炎症和其他情况往往无法区分[2]。

现在多排螺旋 CT 在排除肺栓塞中应用越来越多，肺栓塞是系统性红斑狼疮、抗磷脂抗体综合征、Wegener 肉芽肿等患者的易患并发症。为探测肺栓塞应经静脉团注造影剂使肺动脉充盈造影剂后立即启动胸部 CT 扫描，以达到肺动脉显影最佳。

磁共振成像

由于可显示常规 X 线片无法显示的软组织结构，磁共振成像（magnetic resonance imaging，MRI）在肌肉骨骼影像中有明显优势，它是从组织中的质子密度和这些质子与其周围组织的关系中获得结构信息。

MRI 涉及磁场梯度的强度和施加时间的改变、射频脉冲的变更及信号的采集等据此可适当改变图像中的 T1 和 T2 权重。T1 反映质子自旋回到主磁场方向的时间常数，T2 反映质子失去旋转的时间常数。不同组织的 T1 和 T2 弛豫时间不同，可通过选择适当的 T1 和 T2 权重混合来得到不同组织的满意图像。

因此，MRI 突出不同组织类型和代谢状态。通过改变这些参数可得到同一解剖位置截然不同的影像。CT 图像和常规 X 线片相似，主要反映组织的密度，比 MRI 图像更直观且更容易掌握。

由于设备的费用高和检查所需的时间长，因此 MRI 检查比多数其他检查方法费用高。今后将把更多关注放在特制的扫描序列和限制扫描序列的数量上，这样可能会降低费用，新的快速扫描序列的研发可以减少扫描时间和降低扫描费用，同时还可提供关节运动的动态研究。

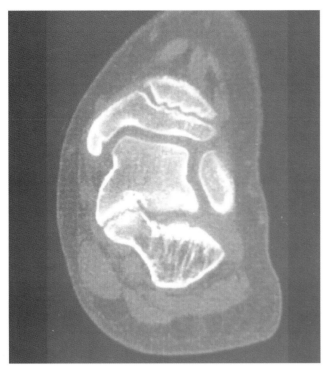

图 2D-6 50 岁女性，怀疑跗骨融合。CT 扫描显示跟骨和上方距骨的连接部分无距骨 - 跟骨融合

MRI 无电离辐射，其主要优势在于检查身体的中央区域。然而，MRI 也有独特的潜在危害，如外科植入的血管夹、眼内的金属物等在强磁场中可能发生位置移动，引起心脏起搏器失灵，造成金属物产热，把金属物品吸入磁铁。磁场附近的金属物品可影响 MRI 图像的质量。由于这些风险和对图像的负面影响，操作者必须仔细查看患者和参观者。患幽闭恐惧症的患者往往无法忍受将身体放入扫描空心桶。磁体更开放的配置可解决此问题，但图像质量亦会改变。MRI 检查中常用的钆造影剂对严重肾功能不全的患者是禁忌证，因为它有导致肾源性系统纤维化的风险[3]。最后，由于 MRI 设备噪声很大，因此应对患者提供听力保护。

MRI 的空间分辨率和螺旋 CT 相近，但 MRI 的软组织和骨髓对比分辨率优于其他影像方法。MRI 可清晰显示半月板和十字韧带等关节内的软组织结构（图 2D-8）。实际上，MRI 能很容易地评价腕部和踝关节的细小韧带[4]，尤其是静脉内注射钆造影剂后，可清晰地显示滑膜。关节积液、腘窝囊肿、神经节囊肿、半月板囊肿和黏液囊炎也能可清晰地显示（图 2D-9），同时可准确评价肌腱的完整性[5]。MRI 的一个弱点是

对钙化显示为信号缺失，因此 MRI 显示钙化不如常规 X 线片。例如，软骨钙质沉着对诊断焦磷酸钙沉积病（CPPD）非常重要，而常规 X 线平片对软骨钙质沉着的显示更可靠（图 2D-10）。但 MRI 仍为评价潜在的内部关节紊乱的选择手段。

MRI 成像对下列情况有特殊的价值：

- **软骨图像**。MRI 对发生膝关节半月板撕裂的阴性预测价值接近 100%，同时 MRI 是诊断肩关节上唇撕裂和腕部三角纤维软骨撕裂的敏感方法。

  MRI 可显示关节透明软骨的改变。虽然关节镜下直接观察对软骨细小的表浅改变更敏感，但更精细化的改进提高了 MRI 探查关节软骨小的缺损的能力[6]。随着最近对软骨缺损治疗水平的提高，MRI 成为了量化软骨缺失和评价外科修复疗效的实用的无创方法。同时，MRI 可作为评价剥脱性骨软骨炎中骨软骨碎片是否疏松或分离的方法。

  最近研究认为，MRI 可用于评价关节炎的治疗效果。如在类风湿关节炎中，MRI 可量化强化的炎性组织的体积[7]；在强直性脊柱炎中，MRI 可用于评价脊椎炎症随时间的改变[8]。尽管有报

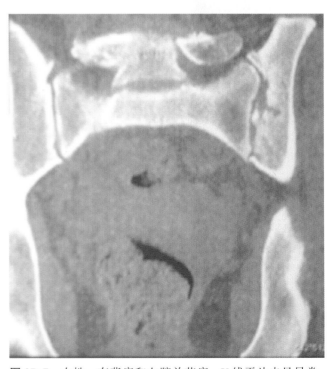

图 2D-7 女性，有背痛和左髋关节痛。X 线平片未见异常，CT 扫描显示左侧骶髂关节明显的侵蚀破坏和关节间隙增宽，符合骶髂关节炎表现。邻近的骶骨侧可见相对性骨质减少，提示存在骨髓充血改变

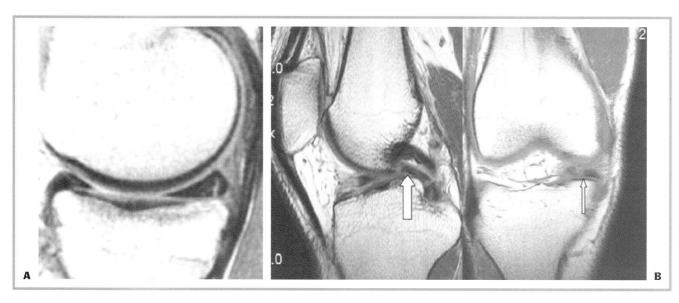

图 2D-8　A．膝关节矢状位质子密度加权图像显示内侧半月板后角纵向撕裂；B．膝关节矢状位质子密度加权图像显示内侧半月板桶柄状撕裂，伴双后交叉韧带征

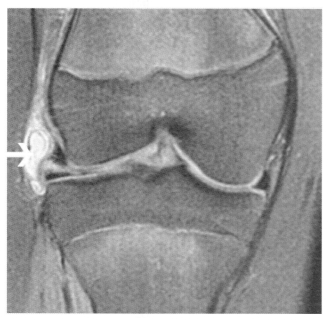

图 2D-9　青少年膝关节痛患者，冠状位质子密度脂肪抑制像显示外侧半月板水平撕裂，伴半月板旁囊肿（箭头）

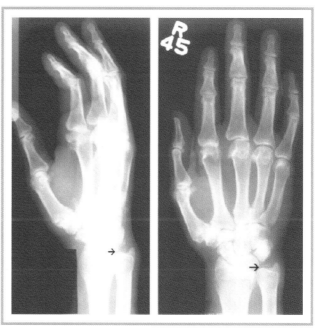

图 2D-10　手部软骨钙质沉积症：58 岁男性患者，其三角纤维软骨和月三角韧带软骨钙质沉积症（箭头），显示掌指关节退行性改变，为焦磷酸钙沉积症的典型位置，第一腕掌关节亦见中度蜕变

道认为 MRI 对早期的骨侵蚀改变特异性较低，但 MRI 已被确定为探测骨侵蚀的最敏感的方法（图 2D-11）[9]。有时在健康人中可见到类似于轻度滑膜炎或侵蚀的影像学改变，其与早期类风湿关节炎鉴别困难[10]。另外，MRI 可以观察到骨髓水肿和滑膜炎，它们先于骨侵蚀改变，因此 MRI 具有早期预测价值，为疾病早期治疗提供证据[11]。

- **探查骨的异常。** MRI 对细微的骨异常非常敏感，由于牵拉或创伤所致的微骨折经常被称为骨挫伤，在 MRI 应用之前对骨挫伤一无所知。认识骨挫伤的存在非常重要，骨挫伤的类型与韧带损伤紧密相关[12]。同样，伴随急性半月板撕裂的疼痛可能由于骨髓水肿所致。尽管半月板损伤持续存在，但水肿减轻时疼痛消失，这个发现对治疗有重要意义，预示应在水肿吸收后再考虑外科手术修复或去除半月板。在某些情况下，可能没有必要行外科手术治疗。在老年人膝关节 MRI 检查时经常发现无任何症状的半月板撕裂，这些人在半月板撕裂时可能有疼痛，但疼痛随水肿吸收而消失，并不造成长期的残疾。

- **诊断骨坏死。** MRI 是诊断骨坏死的方法之一（图 2D-11）。在骨坏死的早期阶段，X 线平片不能发现异常。

- **评价肌肉骨骼肿瘤。** MRI 是评价肌肉骨骼肿瘤侵

蚀范围的最佳方法，X 线平片仍是探查骨肿瘤的最主要方法。

- **识别骨感染。** 由于感染导致骨髓信号改变，因此 MRI 对骨感染高度敏感。在骨破坏达 30% ~ 40% 之前，X 线片不能发现骨髓炎。因此可选择 MRI 检查发现早期骨髓炎[13]。目前有少量关于用 MRI 鉴别骨髓炎和神经病性关节病的研究，结论不尽相同。而其他影像学方法很少能将此二者进行鉴别。

- **诊断椎间盘突出。** 因 MRI 检查不存在电离辐射，对 X 线平片检查后怀疑椎间盘突出的患者，尤其是年轻患者，MRI 是脊柱及脊髓很好的检查方法。

- **炎性肌病中炎症相关的水肿等肌肉异常的定位。** MRI 可用于评价肌肉撕裂和挫伤。关节活动过程中可通过肌肉活动引起的信号来改变不同肌肉的活动性。在炎性肌病（如多发性肌炎、皮肌炎和包涵体肌炎）中，MRI 显示典型的水肿，并可用于指导活检部位和观察病变活动性。

闪烁显像技术

闪烁显像技术（scintigraphic techniques）是静脉注射不同的放射性同位素来评价不同的肌肉骨骼疾病的方法，例如用于骨扫描的 ^{99m}Tc--亚甲基二磷酸盐（^{99m}Tc-MDP），用于骨髓扫描的 ^{99m}Tc-硫胶体，用于标记白细胞的 ^{67}Ga、^{111}In（图 2D-12）。这些检查费用与 CT 相近，辐射剂量类似于腹部 CT 检查。闪烁显像术对发现许多疾病都十分敏感，并且它的优势在于一次检查可对全身成像。但由于很多情况均可导致核素聚集，故该检查特异性较差。若发现某区域摄取增加，需要 X 线片等其他检查对此异常进行进一步定性。但如果临床不能确定是否存在骨骼疾病时，可用骨扫描排除病变。

闪烁显像的定位

^{99m}Tc-亚甲基二磷酸盐是最常用的放射性核素，其在骨形成、钙质沉积和高血流量区域聚集；^{99m}Tc-硫胶体在网状内皮系统聚集（肝、脾和骨髓）；^{67}Ga 在炎症和某些肿瘤部位聚集；^{111}In 标记的白细胞在炎性尤其是急性炎症部位聚集。

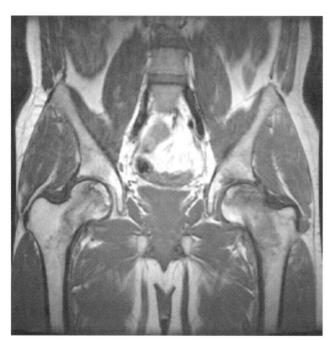

图 2D-11 曾用激素治疗患者的 MRI 图像，髋关节 T1 加权像显示双侧股骨头内特征性弯曲的低信号带，符合骨坏死改变

用放射性核素显像诊断骨髓炎

^{99m}Tc- 亚甲基二磷酸盐三相骨扫描经常用于发现早期骨髓炎。在血管相（在开始注核素时）、中间血池相（注射后 5 分钟）和骨相（注射后 3 小时）分别获得图像。虽然第四时相（注射后 24 小时）的延迟图像由于操作不便而没有被广泛应用，但因背景软组织减退，其可以突出骨摄取增加的区域。如有必要，可行 ⁶⁷Ga 或 ¹¹¹In 标记的白细胞检查来增加扫描的特异性。用 ¹¹¹In 标记的白细胞扫描可以了解正在愈合的骨折或外科手术切口处是否发生骨髓炎。因为在上述部位即使无骨髓炎，^{99m}Tc- 亚甲基二磷酸盐的摄取也会增加。¹¹¹In 标记的白细胞扫描在诊断糖尿病患者足部的骨髓炎中亦有应用价值。在怀疑造血骨髓处骨髓炎时，结合了 ^{99m}Tc- 亚甲基二磷酸盐和 ¹¹¹In 标记的白细胞的扫描表现是有效的诊断手段。应用单光子发射计算机断层扫描（SPECT）可提高骨扫描的空间定位准确率，骨扫描阳性区域行 X 线平片检查可增加诊断的特异性。

放射性核素显像的其他应用

如不能行 MRI 检查，可用骨扫描来探查早期的骨坏死。骨扫描也可用于发现应力性损伤，如劳累性胫部疼痛、韧带撕裂、不全骨折和应力性骨折，这些情况下有时表现为类似关节炎的症状（图 2D-12）。

超声

超声（ultrasound）依靠组织的声学界面产生的图像所提供独一无二的信息。它具有费用低、应用广、无电离辐射等优点。其空间分辨率与 CT 和 MRI 相近，但这取决于传感器。其检查深部位组织时分辨率低，而对表浅结构分辨率很高。

超声检查的缺点在于对操作者依赖性强。一个研究者往往很难复制另一个研究者的结果。同时，超声无横截面定位，故检查时不在现场的人很难解释检查影像。

超声可准确显示肩袖撕裂，同时可准确评价液体聚集，如关节积液、腘窝囊肿、腱鞘囊肿等，并可作为抽吸积液的引导手段。表浅的肌腱（如跟腱、髌骨韧带）的撕裂也可应用超声。

超声检查对鉴别血栓性静脉炎与假性血栓性静脉炎是非常好的方法；用实时的加压超声成像，可确诊静脉血栓和腘窝囊肿。

和 MRI 一样，超声在检测类风湿关节炎骨侵蚀上比 X 线片敏感[14]。彩色多普勒超声（ACD）能显示活动性病变的滑膜充血。这项技术需要技术熟练的操作

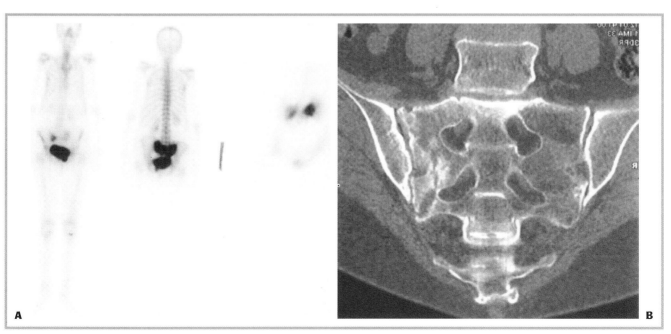

图 2D-12 82 岁老年女性，有乳腺癌病史，最近出现下背痛，怀疑转移（A）。^{99m}Tc- 亚甲基二磷酸盐骨扫描显示骶骨和右侧髂骨摄取增加，为典型的不全骨折表现而非转移癌；B. 同一患者 CT 扫描显示骶骨、邻近的右侧骶髂关节正在愈合的骨折线，得出特异性诊断与核素扫描一致

者，其对掌指关节和指间关节比腕骨间关节显示效果好，另外 ACD 费用低、方便、并可避免了行 MRI 检查时可能需要的不舒服体位。

最后，虽然有报道称超声对短暂性关节炎有诊断价值，但关于此方面仍缺少双盲性研究确认其价值。

关节造影

关节造影是向关节腔内注射造影剂后行 X 线检查。常规的关节造影时，关节腔内充满碘造影剂，费用比 CT 或 MRI 低，操作可在任何有荧光学检查的地方进行。这种操作可能的并发症包括：穿刺引起的关节内细菌感染、患者对局麻药或造影剂的不良反应；但其发生率很低。进行关节造影的一个主要原因是常规 X 线片不能显示关节内结构，如膝关节的半月板。但这些结构也可通过 MRI 等无创检查显影。常规关节造影单独应用含碘造影剂或结合空气可准确显示肩袖的全层撕裂（图 2D-13）。向关节内注入空气作为对比后行 CT 扫描（CT 关节造影）检查盂唇结构，部分患者也可用 MRI 来检查盂唇结构[15]。

膝关节造影可确定腘窝囊肿的诊断。在患者有幽闭恐惧症或其尺寸不能进行 MRI 检查时，膝关节造影可作为评价半月板的替代方法（图 2D-14）。

腕关节造影是评价三角纤维软骨、舟骨和月骨间韧带、月骨和三角骨间韧带完整性的好方法[16]。这种状况下，有的临床医生倾向于采用关节造影而不是 MRI 检查。

MRI 关节造影是用稀释的钆造影剂使关节扩张。此检查方法不常应用，但可能增加髋臼唇撕裂和肩袖撕裂诊断的准确率[17]。

骨密度测量

骨密度测量主要用于评价骨质疏松症。双能 X 线吸收测量法（dual-energy x-ray absorptiometry，DXA）和定量计算机断层扫描术（quantitative computed tomography，QCT）是两种准确的、应用广泛的骨密度测量方法[18]。

DXA 是通过 X 线源放射两种不同能量的 X 线进行扫描。感受器沿着扫描路径检测穿过人体任一部位的少量 X 线。由于不同能量下骨和软组织对 X 线吸收特性不同，故被骨吸收的辐射剂量能被计算出，最后可以算出沿扫描 X 线束路径任意点上的骨量。DXA 相对便宜且患者所受辐射剂量小，因此对于需要进行重复检查的患者是个好的选择。身体任何部位均可进行研究，研究最广泛的腰椎及近端股骨有可利用的标准值。

QCT 在扫描数个腰椎的同时，还扫描含不同骨等

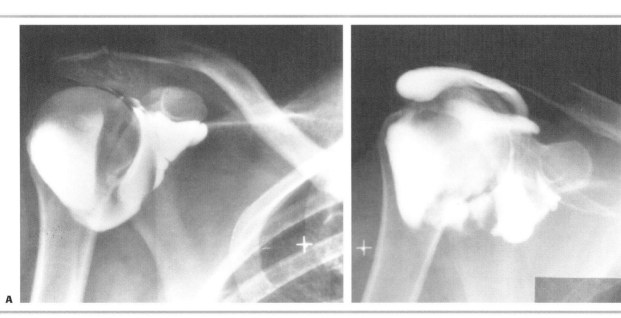

图 2D-13 A. 正常肩关节单对比关节造影片；B. 66 岁男性有肩关节痛，多年前有损伤病史。单对比肩关节造影片示对比剂不仅像图 A 一样充盈肩关节腔，而且显著充盈肩峰三角肌下的滑液囊，诊断为全层的肩袖撕裂

2

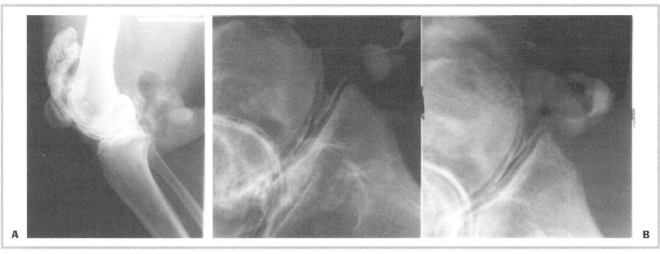

图 2D-14 40 岁女性，怀疑腘窝囊肿，因体积过大而无法行 MRI 检查，双对比关节腔造影显示腘窝囊肿和内侧半月板撕裂，诊断此病超声检查可作为该检查的替代诊断方法

密度浓聚物的模型。通过对比浓聚物值与 CT 衰减值绘制标准曲线，并且任何扫描位置的骨密度可从标准曲线中找到。此检查费用中等，辐射剂量较低，但比 DXA 剂量高。该检查的主要优点在于可以评价椎体中部的松质骨（因椎骨上覆盖的骨皮质和后面成分无法测量松质骨）。而松质骨表面面积大，其在骨丢失时较骨皮质更容易受到影响。

血管造影

　　血管造影对伴有血管改变的风湿性疾病的最初诊断有价值。在结节性多动脉炎患者中若出现中等尺寸动脉多发的小动脉瘤便可诊断。同样，大动脉炎好发于锁骨下动脉，受累血管长而光滑；逐渐变窄是非常特征性的表现。主动脉造影合并中心动脉压测定在大动脉炎中是非常重要的，由于近端血管狭窄，这些患者胳膊及有时腿部所测的血压不准确。在血栓闭塞性脉管炎 [伯格（Buerger）病] 中，血管造影显示手和腕部血管呈"螺旋形"改变。

影像导引下的活检和注射

　　关节积液的检查在关节炎诊断中起着重要作用，如化脓性关节炎、痛风和假痛风性关节炎。多数情况下，风湿病医生应用外部标记进行穿刺来获得液体未遇太大困难。在较复杂的病例，应用影像导引来抽吸获得积液也许是有意义的。可通过注射造影剂和 X 线检查来确定标本的来源。

　　在图像导引下确定针尖的位置，在特定的关节内注射局麻药可证明患者的疼痛是否是由该关节导致。为长时间缓解疼痛，可用此种导引方法精确注射糖皮质激素。

影像方法的选择

　　通常所有影像检查中均首先行 X 线检查，并且往往仅 X 线检查就可满足大部分的临床需求。如果临床需要其他影像方法获得的诊断信息，MRI 常常是紧随的检查方法。多数情况下，MRI 表现应与 X 线片相结合，因为 MRI 不容易显示软组织钙化和轻微的皮质骨异常。

　　MRI 可显示很多与临床症状无关的解剖异常[19]。因此，影像学表现必须结合临床表现。除非影像学检查可能回答临床的重要问题，否则没有必要进行影像学检查。缺乏明确的临床问题，行影像学检查产生的问题比解决的问题还要多。

　　最后，临床医生应与放射医生紧密合作确定从影像学检查中要得到那些确实需要的信息，然后选择合适的影像检查方法。MRI 提供很多关于关节结构的丰富信息，只有在非常复杂的关节才有必要行详尽的 MRI 检查；而在其他情况下，简单的 MRI 检查或单一序列的图像就可能提供特异的诊断信息，且省时、省钱。

（黄振国 译　王国春 校）

参考文献

1. Wechsler RJ, Karasick D, Schweitzer. Computed tomography of talocalcaneal coalition: imaging techniques. Skeletal Radiol 1992;21:353–359.
2. Lee JS, June-GI I, Ahn JM, Kim YM, Han MC. Fibrosing alveolitis: prognostic implication of ground glass attenuation of high-resolution CT. Radiology 1992;184:451–454.
3. Kuo PH, Kanal E, Abu-Alfa AK, Cowper SE. Gadolinium-based MR contrast agents and nephrogenic systemic fibrosis. Radiology 2007;242:647–649.
4. Schweitzer ME, Brahme SK, Hodler J, et al. Chronic wrist pain: spin-echo and short tau inversion recovery MR imaging and conventional and MR arthrography. Radiology 1992;182:205–211.
5. Schweitzer ME, Caccese R, Karasick D, Wapner KL, Mitchell DG. Posterior tibial tendon tears: utility of secondary signs for MR imaging diagnosis. Radiology 1993; 188:655–659.
6. McCauley TR, Disler DG. MR imaging of articular cartilage. Radiology 1998;209:629–640.
7. Argyropoulou MI, Glatzouni A, Voulgari PV, et al. Magnetic resonance imaging quantification of hand synovitis in patients with rheumatoid arthritis treated with infliximab. Joint Bone Spine 2005;72:557–561.
8. Sieper J, Baraliakos X, Listing J, et al. Persistent reduction of spinal inflammation as assessed by magnetic resonance imaging in patients with ankylosing spondylitis after 2 yrs of treatment with the anti-tumour necrosis factor agent infliximab. Rheumatology 2005;44:1525–1530.
9. Hoving JL, Buchbinder R, Hall S, et al. A comparison of magnetic resonance imaging, sonography, and radiography of the hand in patients with early rheumatoid arthritis. J Rheumatol 2004;31:663–675.
10. Ejbjerg B, Narvestad E, Rostrup E, et al. Magnetic resonance imaging of wrist and finger joints in healthy subjects occasionally shows changes resembling erosions and synovitis as seen in rheumatoid arthritis. Arthritis Rheum 2004;50:1097–1106.
11. Benton N, Stewart N, Crabbe J, et al. MRI of the wrist in early rheumatoid arthritis can be used to predict functional outcome at 6 years. Ann Rheum Dis 2004;63: 555–561.
12. Mair SD, Schlegel TF, Gill TJ, Hawkins RJ, Steadman JR. Incidence and location of bone bruises after acute posterior cruciate ligament injury. Am J Sports Med 2004;32: 1681–1687.
13. Aloui N, Nessib N, Jalel C. Acute osteomyelitis in children: early MRI diagnosis. J Radiol 2004;85:403–408.
14. Wakefield RJ, Gibbon WW, Conaghan PG, et al. The value of sonography in the detection of bone erosions in patients with rheumatoid arthritis: a comparison with conventional radiography. Arthritis Rheum 2000;43:2762–2770.
15. Stiles RG, Otte MT. Imaging of the shoulder. Radiology 1993;188:603–613.
16. Metz VM, Mann FA, Gilula LA. Three-compartment wrist arthrography: correlation of pain site with location of uni- and bidirectional communications. AJR Am J Roentgenol 1993;160:819–822.
17. Palmer WE, Brown JH, Rosenthal DI. Labral-ligamentous complex of the shoulder: evaluation with MR arthrography. Radiology 1994;190:645–651.
18. Guglielmi G, Grimston SK, Fischer KC, Pacifici R. Osteoporosis: diagnosis with lateral and posteroanterior dual x-ray absorptiometry compared with quantitative CT. Radiology 1994;192:845–850.
19. Jensen MC, Brant-Zawadski MN, Obuchowski N, et al. Magnetic resonance imaging of the lumbar spine in people without back pain. N Engl J Med 1994;331:69–73.

肌肉骨骼的体征和症状

A. 单关节病

H. Ralph Schumacher, MD   Lan X. Chen, MD, PHD

- 单关节疼痛或肿胀需要进一步排除有无感染因素，并鉴别患者是否需要紧急和积极的治疗。
- 单关节炎基本的病因可分为两种：炎症性疾病，机械性或浸润性疾病。
- 分析滑液有助于明确单关节炎的病因。

对单关节疼痛或肿胀的患者需要评估患者是否需要紧急和积极的治疗[1]。虽然许多单关节容易控制，但感染性关节炎有延长病程的危险（如果不治疗，甚至可导致死亡），这是一个值得关注的严重问题。单关节炎（monarthritis）的潜在病因可分为两种：炎症性疾病（表3A-1）和机械性或浸润性疾病（表3A-2）。在单关节炎的鉴别诊断中，第一步就是对其进行分类。

单关节疾病诊断

病史

虽然很难确定患者起病的具体时间、持续时间和进展速度，但明确患者病程和症状持续时间十分重要。急性或突然起病的单关节炎往往需要立即进行评估和治疗。症状的持续过程能提供重要的诊断信息。细菌感染若不经治疗会加重病情。病毒性单关节炎常常自然缓解。真菌或结核性（tuberculous，TB）关节炎可以表现为慢性且数年诊断不清[2]。骨关节炎症状严重程度与体力活动有关。若晨僵持续超过1小时则提示炎症性疾病。

既往发作史为晶体性或其他非感染性病因（如复发性风湿病）提供依据[3]。已确诊的类风湿关节炎（rheumatoid arthritis，RA）患者若突然出现单关节炎的加重，应评估是否并发化脓性关节炎或晶体相关性疾病[4]。患者先前有关节疾病或有外科手术史，临床医生应考虑有无感染的可能。对受累关节有假肢及植

入物松动患者也应进行仔细检查。

单关节关节炎有时是多关节疾病起病的首发症状，例如反应性关节炎、炎症性肠病、银屑病关节炎或RA。高热、寒战病史、蜱叮咬病史和性传播等危险因素以及国外旅游史和静脉使用毒品史[5]等可为感染病因提供线索。皮疹、腹泻、尿道炎或葡萄膜炎等症状提示可能为反应性关节炎。体重减轻提示恶性肿瘤或其他严重的系统性疾病。

创伤史提示有骨折或关节内损伤，但轻微的创伤也能诱发急性痛风或银屑病关节炎，或引发感染。经常反复使用关节的职业易患骨关节炎。共患疾病和药

表 3A-1　部分单关节的炎症性病因

晶体诱导的关节炎
尿酸单钠
双水焦磷酸钙
羟基磷灰石
草酸钙
液态脂质微球
感染性关节炎
细菌
真菌
莱姆病或其他螺旋体引起的疾病
分枝杆菌
病毒［人类免疫缺陷病毒（HIV），乙型肝炎病毒，其他］
系统性疾病伴有单关节受累
银屑病关节炎
反应性关节炎
类风湿关节炎
系统性红斑狼疮

表 3A-2　常见导致单关节炎的非炎性因素

淀粉样变性
骨坏死
良性肿瘤
骨软骨瘤
骨样骨瘤
色素绒毛结节性滑膜炎
骨折
关节积血
关节内部紊乱
恶性肿瘤
骨关节炎
异物

物使用也可能提供重要线索；另外，它也可以影响检查结果和影响治疗的选择和预后。一些单关节疾病有遗传性，因此家族史对诊断有帮助。

体格检查

临床上应首先区别有关节间隙病变的关节炎和关节周围的问题，比如滑囊炎、肌腱炎、骨髓炎或蜂窝织炎。关节炎时，肿胀和压痛易出现在关节周围。若关节能维持正常活动，那么关节炎的可能性就很小。在所有层面进行关节被动活动时，受到疼痛限制通常提示关节受累。关节进行一种运动时出现疼痛或仅关节一侧有压痛，提示关节周围组织受累。

对于任何一例急性单关节炎患者来说，寻找关节外体征很重要，因为它可能提供特殊病因的线索。例如，口腔溃疡可出现在白塞综合征、反应性关节炎和系统性红斑狼疮中。银屑病的淡斑片可在肛门褶皱或耳后发现。反应性关节炎的脓溢性皮肤角化病会隐匿且仅侵袭足部。结节红斑可出现在结节病和炎症性肠病中。皮肤溃疡可以成为感染来源。

滑液分析

几乎所有的单关节炎患者都要进行关节腔穿刺，尤其是怀疑感染的患者。事实上，通过关节滑液分析基本上可以获得大部分重要的信息，关节滑液分析包括：肉眼检查滑液和滑液中白细胞总量和白细胞分类计数，培养，革兰氏染色，晶体和其他显微镜下的异常情况[6]。完成以上检查仅需 1～2 ml 滑液。甚至在滑液培养、革兰氏染色及镜检时数滴滑液即已足够。混浊的滑液可能由炎性关节炎引起，且可通过白细胞计数来证实（参见第 7 章）。

正常情况下，滑液白细胞数少于 200/mm³，其中多数为单核细胞。一般而言，怀疑感染时白细胞计数升高。计数越高，其感染概率越大。在证实其他因素之前，滑液中白细胞数超过 100 000/mm³ 时，要考虑化脓性因素。然而，无菌性和化脓性两种炎性关节炎之间，白细胞计数变化范围很大。若有感染迹象，应行滑液培养。有时分枝杆菌和真菌需要特殊染色和培养。

仔细检查滑液中的晶体，可早期诊断并避免由可疑感染性关节炎所致的不必要的住院治疗。标准光学显微镜可做出试验性诊断。尿酸钠结晶为针状或棒状，二 水 合 焦 磷 酸 盐（calcium pyrophosphate dihydrate，CPPD）结晶通常是短棒状、方形或菱形。偏振光检查可确定这些结晶体的性状。个别情况下，磷灰石晶体仅在电子显微镜下可见，这些磷灰石结晶可导致单关节炎或关节周围炎。但这些晶体大部分看起来有光泽，非双折射团簇状，像细胞碎片。特殊染色（如茜素红 S）可证实这些团簇是大量钙结晶。

然而，晶体存在并不能排除感染，特别是既往存在的关节疾病（如痛风）可合并关节的感染或易患感染性关节炎[7]。滑液中大量脂滴提示骨髓腔骨折。小的脂滴也可能提示骨折或胰腺脂肪坏死。

实验室检查

在一些感染性关节炎中可能出现滑液培养阴性，尤其是淋病奈瑟菌关节炎，仅有 25% 患者滑液培养为阳性。根据这个原因，对于可疑的感染性关节炎患者，应对其血液、皮肤破损或溃疡、宫颈或尿道的标本、尿液或者其他可能的微生物来源的物质进行培养及革兰氏染色检查。必要时也可行人类免疫缺陷病毒（human immunodeficiency virus，HIV）抗体和莱姆抗体检测。然而，没有单纯血清学检测能确定关节炎病因。例如，类风湿因子阳性可出现在除 RA 以外的许多疾病，包括结节病、亚急性细菌性心内膜炎。同样，血清尿酸的升高并不能说明患者有痛风，尿酸正常也可出现在痛风性关节炎的急性期。

放射学检查

放射学检查除可显示软组织肿胀外，在大多数急性炎症性关节炎患者中不典型。但是，X线检查有助于排除一些病因，且为将来的对比提供有用的基准。受累关节X线片可显示：骨折、肿瘤或早期的慢性疾病，如骨关节炎。受累关节的软骨钙质沉积症提示关节炎由CPPD结晶引起，但尚不能证实。X线或超声可显示钙化的关节周围炎。磁共振成像（magnetic resonance imaging，MRI），虽经常被过度使用，但它能对关节、周围组织或骨的炎症或感染过程进行定位[8]。MRI还可鉴别半月板撕裂和韧带损伤。

滑膜活检

滑膜针吸活组织检查或关节镜活组织检查可能对未确诊的单关节病患者至关重要[9]。在某些情况下，滑膜组织培养或许较滑液培养能获得更多的信息，例如怀疑淋病奈瑟菌、分枝杆菌疾病或没有滑液进行培养时。活检能鉴别浸润性疾病，例如淀粉样变、结节病、色素绒毛结节性滑膜炎或肿瘤。聚合酶链反应和免疫电子显微镜可帮助确定许多有机体，包括分枝杆菌[10]、疏螺旋体、淋病奈瑟菌、衣原体和尿素支原体的DNA序列[11]。

初始治疗

有时经常需要在所有检查结果出来之前就制订治疗策略。例如，患者的滑液检查高度提示炎性病变，虽然革兰氏染色阴性，且无明显病因和感染来源，但在检查过程中需要开始用抗生素治疗。在开始治疗前应尽可能获取一些标本进行病原学培养。

怀疑晶体性关节炎的患者，病因不复杂，应予足量非甾类抗炎药（nonsteroidal anti-inflammatory drugs，NSAIDs）治疗，之后随炎症减退而减量。痛风和假性痛风，口服激素或临时用秋水仙碱也有效。其他不能解释的炎性关节炎，NSAIDs也可作为初始对症治疗。非炎性关节炎评估过程中可应用对乙酰氨基酚。但是，NSAIDs和对乙酰氨基酚可掩盖热型和延迟确诊，因此对于一些患者，可能选择丙氧芬或可待因更合适。关节炎的急性肿胀期应休息，但不应该固定关节，除非已明确骨折。

单关节炎的类型

感染

80%～90%非淋病奈瑟菌细菌感染累及单关节，大部分关节感染来源于血源播散。发现原发感染部位为寻找病原体提供重要线索。目前，最常见感染来源是革兰氏阳性需氧菌（约占80%）[12]，其中金黄色葡萄球菌占60%。革兰氏阴性菌占18%，非消化道药物的使用和免疫抑制宿主数量的增加导致厌氧菌逐渐成为常见病因。在肢端创伤或胃肠道肿瘤患者中，厌氧菌感染也很常见。

N.淋球菌（N. gonorrhoeae）仍是化脓性关节炎常见病因。它发生于游走性腱鞘炎或关节炎之前。分枝杆菌感染可引起单关节炎或累及数个关节。除已报道急性分枝杆菌性关节炎和诱发痛风外，这种疾病很可能发展为慢性病程[13]。非结核性杆菌感染可累及滑膜，在鉴别诊断中应予以考虑，尤其在免疫缺陷宿主和关节内频繁注射激素的患者。真菌性关节炎通常无痛，也有由芽生菌病或念珠菌属引起的急性单关节炎报道。对于单纯疱疹病毒、柯萨奇（Coxsackie B）病毒、HIV、细小病毒属相关的急性单关节炎也已有报道[14]。

莱姆病（Lyme disease）的关节症状从间歇性关节痛发展到慢性单关节炎（多数发生在膝关节）直至寡关节炎。极少数单关节炎由螺旋菌引起，如苍白密螺旋体。

晶体性关节炎

尿酸钠结晶引起的痛风是炎性单关节炎最常见类型。典型痛风最先累及第一跖趾（metatarsophalangeal，MTP）关节、踝关节、足中段或膝关节。但痛风急性发作可发生在任何关节。复发者可累及单关节或多关节。多关节受累的痛风较单关节受累更常伴随发热，类似感染。

二水合焦磷酸钙结晶引起的单关节炎在临床上很难与痛风鉴别，因此被称为假性痛风。假性痛风常见于膝关节和腕关节，但在其他关节也有报道包括第一跖趾关节。能引起急性单关节炎的结晶体还有磷灰石、草酸钙和脂质液体晶体。磷灰石也可引起足痛风样发作。

骨关节炎、骨坏死、外伤和异体反应

尽管骨关节炎是一种慢性、缓慢进展的疾病，但也可突然出现疼痛、肿胀，甚至单关节侵蚀[15]。膝关节突发疼痛往往由于过劳和轻微创伤引起滑液渗出。自发性骨坏死，尤其是膝关节，常见于老年人且可引起有（或无）渗液的关节痛。关节外伤出现关节损伤、关节积血，或骨折可引起单关节疾病。荆棘、碎木屑或其他异物的穿透伤亦可引起单关节炎[16]。

关节积血

关节积血（hemarthrosis）或关节出血最常见病因是凝血功能障碍，这种异常是由抗凝血药物治疗或先天性障碍（如血友病）所致。关节积血也见于坏血病。关节积血还应考虑骨折的可能，尤其是血性滑液中伴有脂肪的患者。

系统性风湿疾病

许多系统性疾病可出现急性单关节炎，但不常见且在鉴别诊断中没有必要强调这一点。RA、SLE、炎性肠病性关节炎、银屑病关节炎、白塞病、反应性关节炎都可因急性单关节炎起病。其他病因包括：结节病、血清病、肝炎、镰刀形细胞病、高脂血症和恶性肿瘤。持续评估有时可使系统性疾病得到早期诊断。

许多患者的关节滑液检查提示炎性关节炎，但病因不清。这其中很多患者只有短暂的单关节炎且不再复发[17]。如何评估急性肌肉骨骼症状的指南已发表，其中包括单关节病的评估指南（见附件Ⅱ）[18]。

（武丽君 译　王国春 校）

参考文献

1. Baker DG, Schumacher HR. Acute monarthritis. N Engl J Med 1993;329:1013–1020.
2. Pinals Robert S. Sarah's knee: a famous actress with chronic, inflammatory monoarthritis. J Clin Rheumatol 2004;10:13–15.
3. Schumacher HR. Palindromic onset of rheumatoid arthritis: clinical, synovial fluid, and biopsy studies. Arthritis Rheum 1982;25:366–369.
4. VanLinhoudt D, Schumacher HR. Acute monosynovitis or oligoarthritis in patients with quiescent rheumatoid arthritis. J Clin Rheumatol 1995;1:46–53.
5. Ross JJ, Shamsuddin H. Sternoclavicular septic arthritis: review of 180 cases. Medicine (Baltimore) 2004;83:139–148.
6. Gatter RA, Schumacher HR, eds. A practical handbook of synovial fluid analysis. Philadelphia: Lea & Febiger; 1991:14–23.
7. Yu KH, Luo SF, Liou LB, et al. Concomitant septic and gouty arthritis: an analysis of 30 cases. Rheumatology (Oxford) 2003;42:1062–1066.
8. Hoving JL, Buchbinder R, Hall S, et al. A comparison of magnetic resonance imaging, sonography, and radiography of the hand in patients with early rheumatoid arthritis. J Rheumatol 2004;31:663–675.
9. Schumacher HR, Kulka JP. Needle biopsy of the synovial membrane: experience with the Parker-Pearson technic. N Engl J Med 1972;286:416–419.
10. van der Heijden IM, Wilbrink B, Schouls LM, et al. Detection of mycobacteria in joint samples from patients with arthritis using genus specific PCR and sequence analysis. Rheumatology 1999;38:547–553.
11. Rahman MU, Cheema S, Schumacher HR, Hudson AP. Molecular evidence for the presence of chlamydia in the synovium of patients with Reiter's syndrome. Arthritis Rheum 1992;35:521–529.
12. Goldenberg DL, Reed JI. Bacterial arthritis. N Engl J Med 1985;312:764–771.
13. Boulware DW, Lopez M, Gum OB. Tuberculosis podagra. J Rheumatol 1985;12:1022–1024.
14. Rivier G, Gerster JC, Terrier P, Cheseaux JJ. Parvovirus B19 associated monarthritis in a 5 year old boy. J Rheumatol 1995;22:766–777.
15. Punzi L, Ramonda R, Sfriso P. Erosive osteoarthritis. Best Pract Res Clin Rheumatol 2004;18:739–758.
16. Stevens KJ, Theologis T, McNally EG. Imaging of plant thorn synovitis. Skeletal Radiol 2000;29:605–608.
17. Schumacher HR, Habre W, Meador R, Hsia EC. Predictive factors in early arthritis: long-term follow-up. Semin Arthritis Rheum 2004;33:264–272.
18. American College of Rheumatology Ad Hoc Committee on Clinical Guidelines. Guidelines for the initial evaluation of the adult patient with acute musculoskeletal symptoms. Arthritis Rheum 1996;39:1–8.

肌肉骨骼的体征和症状

B. 多关节疾病

Sterling West

■ 多关节疼痛可以由关节内及关节周（如肌腱和毗邻骨）病变导致，也可由精神因素引起。

■ 全面的病史和体格检查是对多关节症状的患者进行评估的两种最重要诊断工具。

■ 根据发病形式、病程、受累关节的类型以及疼痛的特点可以区分炎症性和非炎症性关节炎。

关节内部病变（关节炎）、关节毗邻骨质异常（骨膜炎、骨坏死）、周围软组织病变（关节囊、肌腱、肌肉和神经病变）以及精神因素（抑郁）均可引起多关节疼痛。关节炎通常引起弥漫性关节疼痛，且活动后加剧。本章旨在探讨急性和慢性多关节炎的诊断方法及鉴别诊断。熟悉病史和专业的体格检查是对有多关节症状的患者进行评估的两个最重要的诊断工具[1-4]。实验室和放射学检查及必要时的组织活检可以进一步支持或证实先前的初步诊断印象。有了正确的诊断，才可以进行更有效的治疗并了解预后。

多关节疾病的分类

多关节疾病（polyarticular joint disease）主要分两类：炎症性（表3B-1）和非炎症性（表3B-2）。根据发病特征（如急性和慢性）和关节受累类型（多关节和寡关节；对称性和非对称性；有无中轴受累）又可进一步分类。识别关节受累类型对于诊断多关节炎至关重要。然而，并非所有患者都符合典型的类型，不典型的表现也很常见。

尽管有很多疾病可引起多发性关节炎，但多数病例可通过少数几种病变来解释。一项200多例早期炎症性滑膜炎病例的研究显示，60%的患者在初发或者随访中被诊断为RA或者某种脊柱关节病[5]。另一项随访2年的研究纳入了566例早期关节炎患者，结果30%患者被诊断为RA，46%患者被诊断为其他疾病（如晶体性关节炎、结节病、反应性关节炎和银屑病关节炎）[6]。非炎症性多关节炎患者，最常被诊断为骨关节炎。

诊断方法

病史

采集病史和体格检查对于缩小多关节炎患者鉴别诊断的范围至关重要。关节症状的持续时间以及是否伴有炎症是评估的重点。另外，特别要综合考虑受累关节数目、分布特点以及伴随的关节外疾病。

关节症状的发病时间

多关节症状可急性发作或隐匿起病。急性多关节炎（特别伴有发热时）主要由炎症性疾病导致，需要立即评估以排除感染或晶体性关节炎[7-8]。而隐匿起病的多关节炎可由炎症性或非炎症性因素导致。然而也有例外，以隐匿起病为特征的某些疾病在部分患者中也可急性发病。

关节受累类型

关节受累的类型需要特别关注，可以表现为进行性、游走性或间歇性。进行性受累型最常见，但最不特异，表现为在原有关节病变持续的基础上不断有新的关节受累，常见于RA和其他系统性风湿性疾病。游走性是指某些关节症状持续几天后缓解，之后再发

表 3B-1　炎症性多关节疾病的分类

对称性多关节炎	非对称性寡关节炎
感染性关节炎 　病毒 　细小病毒 　乙型肝炎和丙型肝炎病毒 　其他：HIV，EB 病毒，风疹病毒	感染性关节炎 　淋病奈瑟菌 / 脑膜炎奈瑟菌 　莱姆病（晚期） 　真菌和分枝杆菌 　细菌性心内膜炎 　惠普尔病（Whipple 病）
感染后或反应性关节炎 　风湿热 　链球菌感染后关节炎（Poststreptococcal arthritis，PSA）	感染后或反应性关节炎 　风湿热 　链球菌感染后关节炎 　反应性关节炎（肠道的，泌尿生殖道的）
复发性风湿症	IBD 相关性肠病性关节炎
幼年特发性关节炎（多关节型）	幼年特发性关节炎（少关节型）
类风湿关节炎（RA）	未分化血清阴性脊柱关节病
银屑病关节炎	银屑病关节炎
系统性风湿性疾病 　系统性红斑狼疮 　干燥综合征 　系统性硬化 　多发性肌炎 / 皮肌炎 　混合性结缔组织病 　斯蒂尔病（幼年，成人） 　复发性血清阴性对称性滑膜炎伴凹陷性水肿综合征（RS3PE 综合征） 　风湿性多肌痛 　系统性血管炎 　复发性多软骨炎	系统性风湿性疾病 　复发性多软骨炎 　白塞病 晶体性 　痛风 　假性痛风（焦磷酸钙沉积症） 　碱性磷酸钙沉积 其他系统性疾病 　家族性地中海热 　癌症 　胰腺疾病相关的关节炎 　高脂蛋白血症 　结节病（慢性） 　多中心网状组织细胞增多症
其他系统性疾病 　乳糜泻 　结节病（急性型） 　急性白血病（儿童）	
中轴受累的外周关节炎 　强直性脊柱炎 　炎症性肠病（inflammatory bowel disease，IBD）相关的肠病性关节炎 　银屑病关节炎 　（肠道，泌尿生殖道）反应性关节炎 　滑膜炎、痤疮、脓疱病、骨肥大、 　骨炎（synovitis，acne，pustulosis，hyperostosis，osteitis，SAPHO） 　Whipple 病	

于其他关节。此型是风湿热、奈瑟菌感染早期、莱姆病早期和儿童急性白血病的特征性表现。间歇性表现为反复发作的急性多关节炎，发作间期可完全缓解。诊断此型需长期观察。复发性风湿病、晶体性疾病、家族性地中海热（familial Mediterranean fever，FMF）和惠普尔（Whipple）病可以间歇性地影响关节，每次持续数天，关节受累后常伴数年不等的无症状期。RA、复发性血清阴性对称性滑膜炎伴凹陷性水肿综

合征（relapsing seronegative symmetrical synovitis with pitting edema，RS3PE syndrome）、系统性红斑狼疮（systemic lupus erythematosus，SLE）、结节病、斯蒂尔病（Still's disease）也可出现间歇性发作的关节炎，特别是在疾病早期。血清阴性脊柱关节病的病程中可能出现间歇期，但这些疾病的关节症状通常持续数周（而非数天）才能缓解。间歇性关节炎的自限性特征对鉴别诊断十分有价值。

疼痛特征

炎症性关节痛累及多个关节，表现为休息与正常活动时均有疼痛，夜间痛可影响睡眠。多伴有晨僵，持续时间超过 30 ～ 60 分钟，清晨起床或关节长时间不活动后加重（胶凝感）。疲劳较常见，有时很严重，多于午后晨僵缓解时出现。而非炎症性关节痛常于活动后加重，休息后缓解。虽然也可出现晨僵或长时间不活动后关节胶凝感，但持续时间少于 15 分钟，且患者全身疲劳感不明显。

受累关节数量及分布

多关节炎是指受累关节数为 5 个或以上。尽管在

疾病早期可能出现非对称性关节炎，但仍以对称性关节炎为特征。许多炎症性疾病可以表现为急性或慢性多关节炎，且可以通过受累关节的类型而识别之。细小病毒相关的关节炎是导致自限性关节炎的最常见原因，表现为双手和双腕小关节受累的急性对称性多关节炎。而导致慢性炎症性多关节炎的最主要疾病是 RA，表现为双侧对称性上下肢、大小关节均可受累的多关节炎。手的掌指关节（metacarpophalangeal，MCP）、近端指间关节（interphalangeal，PIP）、足的跖趾关节（metatarsophalangeal，MTP）和腕关节最常受累，而不常累及远端指间关节（distal interphalangeal，DIP）、腰椎和骶髂关节。有 RA 表现但却累及双手 DIP 关节的炎症性关节炎多提示为银屑病关节炎或多中心网状组织细胞增生症。任何患者出现以累及双踝为主的炎症性关节炎需要评估其是否患有急性结节病性关节病。

许多非炎症性疾病可以导致慢性多关节炎。最常见的是原发性全身性骨关节炎，主要表现为双手 DIP、PIP、第一腕掌关节（carpometacarpal，CMC）、髋、膝和第一 MTP 受累。若患者出现了累及 MCP、腕、肩和踝关节的非炎症性多关节炎，则需考虑血色素沉积

表 3B-2　非炎症性多关节疾病的分类

对称性多关节炎	非对称性寡关节炎
骨关节炎 　原发性全身性 　侵蚀性	骨关节炎 　局限性
晶体性关节炎 　CPPD（假 RA 型） 　碱性磷酸钙	晶体性关节炎 　CPPD（假 OA 型） 　血液学异常 　血红蛋白病 　血友病
遗传代谢病 　血色素沉积症 　Wilson 病 　Gaucher 病	伴中轴关节受累的外周关节炎
内分泌 　黏液性水肿性关节病	骨关节炎 　弥漫性特发性骨肥大（Diffuse idiopathic skeletal hyperostosis，DISH） 　褐黄病
血液学 　淀粉样沉积关节病 　血友病	脊椎骨骺发育不良
肥厚性骨关节病	

症和焦磷酸钙沉积症（calcium pyrophosphate disease，CPPD）的可能；典型的骨关节炎通常不累及这些关节。

少关节炎（oligoarticular arthritis）是指 2～4 个不同部位关节受累的关节炎。受累关节不对称分布。血清阴性脊柱关节病是导致急性或慢性炎症性少关节炎的主要疾病。手 DIP 和 PIP 受累的非对称性少关节炎是银屑病关节炎的特征。膝关节和踝关节受累的非对称性下肢炎症性关节炎常见于 HLA-B27 相关的反应性关节炎或炎症性肠病（inflammatory bowel disease，IBD）相关的肠病性关节炎。足趾的小关节炎所致的趾炎和韧带 / 肌腱与骨的附着点炎症导致的肌腱端炎常见于反应性关节炎。一些特征性表现为单关节炎症的疾病，也可以少关节炎形式起病，如化脓性关节炎和晶体性疾病。最常见的非炎症性非对称少关节炎是骨关节炎。

有外周关节炎表现的患者出现脊柱中轴受累对诊断有重要提示作用。高达 25% 的强直性脊柱炎患者有累及髋关节或膝关节的少关节炎，最终都会出现炎症性骶髂关节炎和脊柱炎，以夜间痛和长时间的晨僵、活动后缓解为特征。25% 的银屑病关节炎、反应性关节炎或 IBD 相关的肠病性关节炎患者可以出现炎症性骶髂关节炎 / 脊柱炎。除了骶髂关节和脊柱，其他中轴关节（如胸锁关节、胸骨柄关节）以及胸廓也可受累。骨关节炎是最常见的可同时累及外周关节和中轴关节的非炎症性多关节炎。

关节外表现和相关的疾病情况

既往或现在的关节外表现可以为多关节炎的病因诊断提供重要线索（表 3B-3）。发热可由许多不同类型的疾病导致，包括感染（病毒性，细菌性）、感染后疾病（风湿热，反应性关节炎）、系统性风湿病（RA，SLE，斯蒂尔病，血管炎，IBD）、晶体性疾病（痛风，假性痛风）和其他一些疾病（肿瘤，结节病，皮肤黏膜疾病）[7]。夜间盗汗和体重下降也很重要。皮疹如银屑病皮损、游走性红斑（莱姆病）、结节性红斑（IBD，结节病）、环形红斑（风湿热）和蝶形红斑（SLE）等对诊断极为有用。此外，还有其他一些有潜在诊断价值的提示，如雷诺病、浆膜炎及口腔溃疡（IBD，白塞病）等病史，以及肺、心脏、肾或肝的累及（表 3B-3）。其他相关的一些重要症状，如痢疾、腹痛、尿道分泌物、下腰痛和葡萄膜炎，提示可能为反应性关节炎或其他脊柱关节病。

系统地回顾患者的疾病伴随情况、用药、旅游史和社交史十分重要。痛风性关节炎可能与某些疾病有关，如肾功能不全、肥胖和酒精中毒；或者与使用的药物有关，如利尿药和环孢素。而甲状旁腺功能亢进和血色素沉积症则与软骨钙质沉着和假性痛风有关。需要询问性生活史来排除反应性关节炎、淋病奈瑟菌性关节炎和人类免疫缺陷病毒（HIV）感染。输血史或静脉注射毒品史的患者存在乙型病毒性肝炎、丙型病毒性肝炎、HIV 感染或脓毒性关节炎的风险。某些特定的药物，如普鲁卡因、肼屈嗪和米诺环素，可以导致药物性狼疮。疫源地旅游史或有被蜱叮咬的病史需要考虑莱姆病的可能。经常暴露于病原体的儿童可能易患微小病毒感染和风湿热。肥厚性骨关节病患者若有过量吸烟史，则提示可能患有肺癌。

人口学特征和家族史

性别、年龄和种族等对缩小多关节炎的鉴别诊断范围也有帮助。幼年特发性关节炎多见于 16 岁以下儿童。青年女性是淋病奈瑟菌性关节炎、细小病毒感染、风疹性关节炎和 SLE 的主要易患人群，且很少患痛风，除非有潜在的代谢障碍。青年男性更易患强直性脊柱炎、反应性关节炎，以及与 HIV 和丙型病毒性肝炎相关的关节炎。手关节受累的 RA 和骨关节炎最常见于中年女性，而痛风和血色素沉积症更常见于中年男性。55～60 岁的人更易患原发性全身性骨关节炎、CPPD 和风湿性多肌痛。非裔美国人患 SLE 和结节病的比例更高，而亚裔患痛风的更高。高加索人更易患血清阴性脊柱关节病、风湿性多肌痛、血色素沉积症和乳糜泻。某些地区常流行一些特殊疾病，如莱姆病流行于新英格兰南部、大洋洲中部和加利福尼亚州中西部和北部。风湿热更多见于南美洲和亚洲，而白塞病在日本和地中海东部地区更常见。家族史虽然很重要但却难以准确获得。对于有痛风、假性痛风、银屑病、强直性脊柱炎、RA 和 SLE 家族史的少关节炎或多关节炎患者，家族史尤为重要。

体格检查

体格检查用于证实已存在的疾病特征及患者未提供的信息。重要的体征可以帮助确定疾病的严重性，其中发热最为重要。全身体格检查的其他发现提示可

表 3B-3　多关节炎的系统和器官受累

疾病	受累器官					
	发热	肺	眼	胃肠系统或肝	心脏	肾
淀粉样变性	−	−	−	✓	✓	✓
细菌性关节炎	✓	−	−	−	−	−
细菌性心内膜炎	✓	−	−	−	✓	✓
白塞病	−	−	✓	−	−	−
晶体性关节炎	✓	−	−	−	−	−
结节性红斑	✓	−	✓	−	−	−
家族性地中海热	✓	✓	−	✓	−	−
血色素沉积症	−	−	−	−	✓	−
肥厚性骨关节病	−	✓	−	−	−	−
炎症性肠病	✓	−	✓	✓	−	−
幼年特发性关节炎	−	−	✓	−	−	−
白血病	✓	−	✓	−	−	−
莱姆病	✓	−	−	−	✓	−
多发性肌炎 / 皮肌炎	−	✓	−	−	−	−
反应性关节炎	✓	−	✓	✓	−	−
复发性多软骨炎	✓	✓	✓	−	✓	−
风湿热	✓	✓	−	−	✓	−
类风湿关节炎	−	✓	✓	−	−	−
结节病	✓	✓	✓	−	−	✓
血清阴性脊柱关节病	−	−	✓	✓	✓	−
干燥综合征	−	✓	−	−	−	−
斯蒂尔病	✓	✓	✓	−	−	−
系统性红斑狼疮	✓	✓	−	−	−	−
系统性硬化症	−	✓	−	−	−	−
系统性血管炎	✓	✓	✓	✓	✓	✓
病毒性关节炎	✓	−	−	−	−	−
Whipple 病	✓	✓	✓	✓	✓	−

能有系统性疾病，包括：淋巴结病、腮腺肿大、口腔和生殖器溃疡、眼部疾病（结膜炎，葡萄膜炎，巩膜炎，角膜结膜炎，眼底异常）、心脏杂音 [亚急性细菌性心内膜炎（subacute bacterial endocarditis，SBE），风湿热]、血管杂音、心包或胸膜摩擦音、间质性肺炎的细湿啰音、肝脾大、肌无力（多发性肌炎）和各种神经系统异常（血管炎）。需要特别关注皮肤和指甲，寻找特征性的皮损或结节（类风湿结节，结节瘤或罕见的黄瘤和淀粉样变性包块）。

除了有症状的关节，所有的 66 个关节区均需检查，特别是脊柱检查，以排除潜在的中轴关节炎。检查受累关节时，需要记录是否有滑膜炎体征。检查出滑膜炎就可将鉴别诊断的范围局限在炎症性关节炎。炎症性关节炎以弥漫性关节受累为特点，伴有压痛、软组织肿胀、关节皮温升高并可能有关节积液。明显的红斑提示感染或晶体性关节病，关节在各个方向的主动和被动活动均可受限。在一定范围内活动关节时，可听见捻发音或触到骨摩擦感，细捻发音来自滑膜，而中捻发音可能来自凹凸不平的软骨面的摩擦或骨与骨的摩擦。检查非炎症性关节炎的受累关节可发现弥漫性关节压痛、骨膨大或骨质增生、轻度关节皮温上升，不伴红斑。体检可以发现关节积液，特别是膝关节积液。主动和被动活动范围均受限，可触及中到粗的骨摩擦感。

肌肉骨骼的检查可以获得其他特征性的表现，有助于缩小诊断范围。腱鞘炎可以出现沿关节之间的肌腱部位压痛和肿胀，是 RA、痛风、反应性关节炎和淋病奈瑟菌性关节炎的特征性表现，而其他疾病导致的多关节炎不多见。RS3PE 综合征、混合性结缔组织病、硬皮病、风湿性多肌痛、RA 均可出现双手弥漫性对称性水肿，偶可见于银屑病关节炎。累及所有手指的弥漫性肿胀见于肥厚性骨关节病和甲状腺病杵状指。手掌增厚、疼痛，手指挛缩，可见于恶性疾病，如卵巢癌。

实验室检查

有助于评估多关节炎的实验室检查种类有限。全血细胞计数、肝肾功能生化检查和尿检有助于识别伴有全身疾病的患者。痛风患者常有血清尿酸水平升高，但也可正常，特别是在患者多关节炎发作时。根据临床疑诊的疾病应当增加相应的检查项目。例如，对于有非典型骨关节炎表现但怀疑血色素沉积症的患者，需检测铁含量，而对怀疑为未分化脊柱关节病的患者，检测 HLA-B27 有助于诊断。

红细胞沉降率（erythrocyte sedimentation rate，ESR）和 C- 反应蛋白（C-reactive protein，CRP）的升高不具特异性；但是在炎症性多关节炎中，有 90% 的患者升高。而非炎症性关节炎的患者由于其他原因也可出现 ESR/CRP 的升高，如糖尿病、异常蛋白血症或者潜在的恶性肿瘤。特异性抗体可以识别潜在的病原体感染，如 A 组溶血性链球菌（抗 O 抗体）、细小病毒 B19、乙型和丙型肝炎病毒、EB 病毒和伯氏疏螺旋体（莱姆病）。当临床怀疑此类疾病时需行相关检查。

类风湿因子和抗核抗体（antinuclear antibody，ANA）等自身抗体可见于多种疾病。在怀疑有 RA 时需查类风湿因子，但是其他一些表现类似 RA 的多关节炎疾病也可出现类风湿因子高滴度，如 SLE、亚急性细菌性心内膜炎和丙型病毒性肝炎。ANA 对于 SLE 敏感性高但特异性差。ANA 阴性可排除 SLE，而 ANA 阳性且抗双链 DNA 抗体或 Smith（Sm）抗体阳性的多关节炎患者，可诊断为 SLE。

在经过询问病史、体格检查和实验室检查仍无法确诊的情况下，需关节腔穿刺取滑液行白细胞计数、晶体检查和滑液培养。滑液仅在患者有感染、痛风和假性痛风的时候有诊断价值。而在其他情况中，滑液检查白细胞计数仅能区分炎症性（WBC 数 > 200/mm^3）和非炎症性多关节炎。

放射学检查

在一些临床情况下，X 线片就可以支持某一特定的诊断。软骨钙质沉积症和骨关节炎的 X 线特征性改变可以在没有相应滑液分析的时候提示诊断，但并非确诊依据。对于急性多关节炎的患者，放射学检查缺乏特异性，常常只显示软组织肿胀和关节内积液。对于慢性炎症性多关节炎，放射学检查最早可见于 RA 患者手、腕和足小关节间隙边缘骨侵蚀。慢性痛风也可以出现骨侵蚀，呈悬垂样边缘，主要累及外周小关节，如第一 MTP。中轴骨的放射学检查可以较早显示强直性脊柱炎或其他血清阴性脊柱关节病患者的骶髂关节病变，韧带骨赘形成见于病史更长的患者。磁共振成像在显示 RA 或近期发病的血清阴性脊柱关节病患者的早期骨侵蚀方面，比常规 X 线检查更敏感。

组织活检

诊断多关节炎较少依赖滑膜或其他组织的活检。然而，组织活检有助于 Whipple 病、莱姆病、结节病、淀粉样变性、血色素沉积症、白血病和多中心网状组织细胞增多症的诊断。

鉴别诊断

当患者出现多关节疼痛时，除了多关节炎，还需考虑到一些其他疾病。患者可能会主诉关节疼痛，但是关节体检正常，各种被动活动未受影响且无滑膜炎的证据。导致多关节炎症状的最常见原因是纤维肌痛，表现为弥漫性疼痛及特殊区域的压痛点，而关节体检、实验室检查和放射学检查无异常。抑郁是另一个导致弥漫性疼痛的因素。精神因素导致的关节疼痛表现为不随着休息与活动状态而改变，可伴有明显的疲劳感，然而关节体检正常。导致少关节疼痛的常见原因为多区域的肌腱炎或滑囊炎。特定区域的局限性关节疼痛可以导致仅一个平面的主动活动受限，被动活动不受影响。其他不常见但却很重要的可以导致多关节疼痛的疾病有：肌肉疾病、神经系统疾病、甲状腺功能减退症、原发性骨疾病（骨软化症、Paget 病、骨坏死、应力性骨折）、骨髓瘤、转移性肿瘤、血管炎、血管闭塞性疾病（血栓）和癔症。

导致多关节炎的特殊疾病

前文强调正确诊断多关节疼痛的关键在于全面细致的病史、体格检查以及实验室和放射学检查。下面简要讨论表现为多关节炎的最常见的一些疾病。值得注意的是，许多疾病可能有多种表现，可能随着时间的迁移，关节炎类型也会变化或者可能呈现不典型的疾病过程。

急性炎症性多关节炎

病毒性关节炎（viral arthritis）

细小病毒 B19 相关的关节炎（parvovirus B19–associated arthritis） 是导致急性炎症性多关节炎的常见原因。主要见于经常接触儿童的年轻女性。表现为自限性多关节炎。临床表现与 RA 类似，伴晨僵、手和腕关节对称性受累，病程持续数周。可不伴特征性的病毒性皮疹。血清学检查可确定诊断。

乙型肝炎病毒、HIV、EB 病毒感染和风疹 也可出现类似关节炎表现，乙型肝炎病毒相关性关节炎的发病可先于肝部症状的出现，常伴荨麻疹。急性 HIV 和 EB 病毒感染类似于 SLE 表现，可以出现发热、皮疹、多关节炎、血液学异常和 ANA 阳性。

风湿热（rheumatic fever）

儿童急性风湿热（acute rheumatic fever） 多有发热和游走性关节炎，多关节同时受累但每个关节的症状只持续几天。在成人，关节炎发病稍缓，关节逐渐受累，持续时间较长，被称为**链球菌感染后反应性关节炎**（post streptococcal reactive arthritis，PSRA）。

最常累及下肢大关节。儿童常伴心肌炎、环形红斑和舞蹈病，而在成人不常见。链球菌性咽炎常无症状。因此，有多关节炎且伴有发热的患者均需进行血清学筛查。患者热型波动但不能降至正常，持续一周或更久。儿童患者的发热和关节炎对大剂量阿司匹林反应良好，而成人疗效不如儿童明显。

风湿性疾病

成人和幼年类风湿关节炎和银屑病关节炎 可以表现为急性多关节炎，但是起病较隐匿。儿童和成人都可患**斯蒂尔病**，此病表现为特征性的高热、多关节炎、心包炎、可消退的躯干部皮疹、中性粒细胞增多症以及类风湿因子和 ANA 阴性。发热时体温可达 104 华氏度（40℃），每天 1 ~ 2 次热峰，热峰间期体温可降至正常或低于正常。开始表现为间歇性的滑膜炎，但是大多数患者最后进展为持续性的多关节炎。

系统性红斑狼疮 可表现为急性多关节炎，可逐渐受累、呈游走性或间歇性，可伴发热。特征性皮疹、其他关节外表现和 ANA 阳性可支持诊断。**复发性血清阴性对称性滑膜炎伴凹陷性水肿综合征**（relapsing seronegative symmetrical synovitis with pitting edema，RS3PE 综合征）发病突然，常有明显的关节僵硬和累及手、足的对称性多滑膜炎。手的重度凹陷性水肿可能导致腕管综合征，可累及大关节。多见于 60 岁以上的老年男性。**风湿性多肌痛**患者也有类似表现。

其他系统性疾病

儿童急性白血病

可导致反复发作的急性关节炎以及骨痛。急性结节病性关节炎常伴发热、结节红斑、肺门淋巴结肿大。双踝关节周围明显肿胀以及双踝关节红斑是此病的特征性表现。

急性炎症性少关节炎

感染性关节炎（infectious arthritis）

细菌性脓毒性关节炎（bacterial septic arthritis） 常表现为单关节炎，但 10% ~ 20% 的成人可出现 2 个或更多大关节累及。造成此表现的危险因素包括使用免疫抑制药物、静脉注射毒品和已存在的关节病（如 RA）。

淋病奈瑟菌性和脑膜炎奈瑟菌性关节炎（gonococcal and meningococcal arthritis） 多累及不止一个关节，且呈游走性。四肢水疱和脓疱性皮损可提供重要的诊断线索，腕关节和踝关节的伸肌腱鞘常出现腱鞘炎。疾病早期滑液培养阴性，但血液培养可有助于诊断。

真菌和分枝杆菌感染 主要导致慢性单关节炎，但在接受免疫抑制治疗的患者偶可出现急性寡关节炎。

细菌性心内膜炎 可伴发热、背痛和关节痛。少部分患者表现为大关节受累的少关节炎，常累及下肢。滑液培养阴性，类风湿因子可阳性。任何有心脏杂音和发热的患者均需警惕心内膜炎，血培养有助于验证诊断。

晶体性关节炎（crystalline arthritis）

晶体导致的关节炎主要为单关节炎，但也可表现为急性少关节炎，常伴发热。多出现突发关节疼痛，数小时达到高峰。关节皮温升高、发红，整个关节周围软组织肿胀。**痛风性关节炎**多累及足，特别是第一 MTP，可出现痛风石。**假性痛风**是 CPPD 的表现，主要累及腕关节和膝关节，多见于老年人。这两种病的诊断都可以通过检测滑液中的晶体证实。放射学检查慢性痛风可表现为特征性的骨侵蚀，而 CPPD 可表现为软骨钙质沉着。

风湿性疾病

反应性关节炎（reactive arthritis，ReA） 主要由前期的肠道和泌尿系统感染诱发，表现为发热和急性无菌性下肢少关节炎。趾炎、炎症性后背痛和关节外表现（如结膜炎、葡萄膜炎、口腔溃疡或特征性皮疹）均支持诊断。

急性炎症性肠病 也可有类似大关节少关节炎的表现。当肠病好转时，关节症状多缓解。**复发性风湿症**导致的反复发作的急性滑膜炎可同时累及 1 ~ 5 个关节，发作时间无规律，间期症状完全缓解。对于同一患者，关节受累类型相似。发作突然，疼痛剧烈，通常数小时达到高峰。在一些患者中，特别是血清学阳性的患者，此症状可以是 RA 或 SLE 的最早期表现。

其他系统性疾病

家族性地中海热（familial Mediterranean fever，FMF）表现为无规律发作的持续 1 ~ 3 天的发热、腹痛和幼年起病的关节炎。关节疼痛主要累及一个或多个下肢关节。虽然疼痛剧烈，但却无关节红斑和皮温升高。

癌性多关节炎（carcinomatous polyarthritis） 是一种血清阴性的关节炎，主要累及下肢大关节，常于恶性肿瘤即将诊断时暴发性发作。关节炎可随着肿瘤的治疗而好转。发作性关节炎和关节周围炎在某些类型的高脂蛋白血症中已有描述。

慢性炎症性多关节炎

炎症性多关节炎和少关节炎在病程小于 3 个月时很难准确鉴别。最重要的一点是识别哪些患者更易发展为持续性关节炎而造成关节损害。最近，一项 500 例早期关节炎患者入组的前瞻性研究数据显示，将临床、实验室和放射学资料结合起来可以预测哪些患者有发展为持续性和（或）侵蚀性疾病的风险[6]。慢性炎症性关节炎主要包括以下 7 种最重要的特征：①症状持续时间大于 12 周；②晨僵持续大于 1 小时；③三个或三个以上关节区出现滑膜炎；④跖骨压痛；⑤类风湿因子阳性；⑥抗环瓜氨酸肽抗体阳性；⑦放射学表现：手和足关节骨侵蚀。毋庸置疑，大多数患者可诊断为 RA 或将发展为 RA。然而，许多早期炎症性多关节炎患者仅符合以上部分特征并且表现为与分类标准不符的持续性关节炎。近期的两项研究强调指出，25% ~ 30% 表现为早期滑膜炎的患者在随访 1 ~ 2 年后仍然表现为未分化的多关节炎[6,9]。这是一个重要的疾病组，因为其中高达 42% 的患者是需要治疗的进展性疾病。

下面讨论可以分类的慢性多关节炎的病因。

类风湿关节炎（rheumatoid arthritis）

成人和幼年类风湿关节炎 是慢性炎症性多关节炎的最常见原因。30% ~ 40% 有早期多关节炎症状的患者患有 RA[5-6]。典型的患者关节炎多为对称性，常累及 MCP、PIP、腕关节和 MTP。另一些患者可能以少关节炎起病，表现为逐渐受累型。晨僵和久不活动后胶凝感常见。受累关节的增生性滑膜炎可导致关节畸形和影像学上的骨侵蚀。关节外表现包括：皮下结节（25%）、胸腔积液、巩膜外层炎和血管炎等。

70% ～ 85% 患者类风湿因子阳性，而抗 CCP 抗体阳性率仅为 50% ～ 60%，但特异性更高（95%）。

银屑病关节炎

银屑病关节炎（psoriatic arthritis，PsA）表现多样。主要以少关节炎起病，可发展为类似于 RA 的对称性小关节和大关节的多关节炎。累及 DIP、银屑病皮疹和类风湿因子阴性可支持诊断。

系统性风湿病（systemic rheumatic disease）

系统性红斑狼疮（systemic lupus erythematosus） 常表现为对称性多关节炎，在关节外的其他症状还未出现的时候，很难与 RA 鉴别。关节炎呈游走性或间歇性，疼痛明显。滑膜增生不如 RA 明显，但可导致 RA 样的关节畸形。需要特别指出的是，即使患者已经出现关节畸形，放射学检查亦不出现关节侵蚀表现。**药物性狼疮（drug-induced lupus）** 表现为对称性关节炎伴其他全身表现，如发热和浆膜炎。其他系统性风湿病也可以出现炎症性多关节炎，包括混合性结缔组织病和系统性硬化。这些患者也可有雷诺症和皮肤增厚的表现。多发性肌炎和皮肌炎患者可出现伴有近端肌无力和（或）特征性皮疹的多关节炎。

其他系统性疾病

丙型肝炎病毒 感染可出现类似于 RA 的慢性多关节炎。患者多有高滴度类风湿因子，但抗 CCP 抗体往往阴性，且无放射学的骨侵蚀表现。可出现冷球蛋白血症、低补体血症和血管炎。任何多关节炎患者，只要出现肝酶升高，均需检测是否有丙肝病毒感染。

多中心网状组织细胞增生症 可导致类似于 RA 的破坏性关节炎。特征性的 DIP 受累和甲周结节有助于诊断。

伴或不伴中轴受累的慢性炎症性少关节炎

血清阴性脊柱关节病（seronegative spondyloarthropathies）

本组疾病包括强直性脊柱炎、银屑病关节炎、反应性关节炎和 IBD 相关的肠病性关节炎。这些疾病是导致非对称性少关节炎的最常见原因。指（趾）炎和肌腱端炎为常见表现。骶髂关节和脊柱常受累。**强直性脊柱炎** 可累及外周关节（25%），特别是髋、肩和膝关节。一些患者可出现急性前葡萄膜炎，几乎所有患者最终出现下腰痛和晨僵，放射学检查显示双侧骶髂关节炎和韧带骨赘形成。此组疾病主要发生于 40 岁以下的高加索男性，与 HLA-B27 密切相关。**银屑病关节炎** 最主要表现为累及 DIP 关节的上肢寡关节炎，而**反应性关节炎和 IBD 相关的炎症性肠病**可导致下肢寡关节炎，累及膝、踝和足趾。25% 患者有骶髂关节炎，且在影像学上表现为特征性的单侧非对称性病变。

幼年特发性关节炎

幼年特发性关节炎（juvenile idiopathic arthritis，JIA）的少关节型多见于 5 岁以下的女童。表现为 1 ～ 4 个关节受累，特别是膝关节受累。常伴 ANA 阳性和慢性葡萄膜炎，后者可致失明。

感染性关节炎

莱姆病、真菌和分枝杆菌感染的末期均可导致慢性炎症性单个大关节炎，膝关节最常受累，偶可出现一个以上关节受累。**Whipple 病（Whipple disease）** 是一种由 Tropheryma whippelii 菌导致的慢性感染性疾病，可出现肠炎、寡关节炎或游走性关节炎。多器官受累可支持此病诊断，并可通过肠、淋巴结或滑膜活检证实。

其他系统性疾病

白塞病（Behçet's disease，BD） 主要表现为反复发作的口腔和生殖器溃疡，伴皮肤、眼和神经系统症状。一半患者在病程中的某个时间出现关节炎。**复发性多软骨炎（relapsing polychondritis，405）** 的关节外表现包括鼻、耳和上呼吸道的软骨组织炎症和破坏。反复发作的少关节炎在病程中常见。**结节病（sarcoidosis）** 可导致慢性少关节炎，主要累及膝关节。大多数患者还有结节病的其他表现。当诊断不明时，可行滑膜活检，发现非干酪性肉芽肿可支持诊断。

非炎症性多关节炎

骨关节炎

骨关节炎 导致非对称性非炎症性多关节炎以及伴或不伴中轴受累的非对称性寡关节炎的主要原因。原发性全身性"结节性"骨关节炎是一种非对称性非炎症性关节炎，特征性的表现包括 PIP 关节的布夏尔结节和 DIP 关节的赫伯登结节。其他受累关节还包括第一 CMC、颈椎和腰椎、髋、膝、第一 MTP。负重和运动时疼痛加重。体格检查可见骨赘导致的骨性膨大，可触及关节软骨破坏导致的骨摩擦感。滑液检查为非炎症性，特别是在膝关节。有手骨关节炎的患者多有家族史。

侵蚀性炎症性骨关节炎　局限于 DIP、PIP 和第一 CMC。疼痛、压痛和软组织肿胀比结节性骨关节炎更加明显。关节破坏迅速使患者关节的运动功能不同程度地受到影响并导致关节僵硬。另一部分骨关节炎患者仅有一个或数个关节受累。这种**局限性骨关节炎**是导致非对称性非炎症性多关节病的主要原因。

不典型关节受累的骨关节炎

当骨关节炎患者受累关节不典型时，如 MCP、腕、肘、肩或踝关节受累时，需排除其他疾病导致的继发性骨关节炎。含钙的晶体可以引起非典型关节的骨关节炎。CPPD 晶体沉积可导致许多关节进行性退化，多呈对称性，好发于老年患者。最常累及膝关节，其次为腕、MCP、肩和踝关节。放射学检查显示软骨钙质沉积症最常见于膝关节和腕关节。**碱性磷酸钙**晶体是导致老年患者肩关节骨关节炎的主要原因，髋关节和膝关节外侧也可受累。这种关节炎被称之为 Milwaukee 肩膝综合征。

血色素沉积症（hemochromatosis）　可见于 30% 对称性非炎症性多关节炎患者，典型受累关节为 MCP、腕、膝和踝关节。可无其他关节外表现。多见于中年高加索男性，常被误诊为血清阴性类风湿关节炎。然而，放射学检查呈骨关节炎改变，不伴骨侵蚀。铁元素检查可见异常升高。

褐黄病（ochronosis）　缺乏尿黑酸代谢酶，尿黑酸聚合物沉积于软骨使之变灰或变黑。软骨变脆，进而导致关节退化，特别是脊柱关节。放射学检查可见多个椎间盘不同程度的钙化，若为年轻患者，则需考虑此诊断。

其他全身性疾病

淀粉样变性（amyloidosis）　可为原发性，也可继发于多发性骨髓瘤。关节炎由关节周围的淀粉样沉积物导致。肩关节受累最典型，被称为"肩垫征"。手关节肿胀畸形与 RA 类似。血清和尿中可检测到单克隆免疫球蛋白或轻链。血液透析的患者关节组织处可有 β2 微球蛋白淀粉样物质沉积，可导致慢性关节炎和腕管综合征。

肥大性骨关节病（hypertrophic osteoarthropathy，HOA）是一种可能由肺癌或者其他疾病导致的综合征。主要特征为杵状指、骨关节疼痛和放射学上的骨膜炎。部分患者表现为对称性关节肿胀，皮温升高以及关节积液，提示为炎症性关节炎，但滑液检查无炎症证据。**胰腺疾病**相关的多关节病可导致累及膝和踝的关节炎，特征性表现为肢端脂膜炎、发热和嗜酸性细胞增多症。滑液为无菌性但呈奶油色外观，原因是胰腺病变导致血清中脂肪酶增高、脂肪坏死形成小脂滴。

血友病（hemophilia）　可出现关节内和关节周围出血，导致复发性关节疼痛和肿胀。多为儿童期发病，通常每次仅累及一个或两个关节。若未接受凝血因子Ⅷ替代性治疗，可发展为多关节畸形。**镰状细胞（贫血）病**多于儿童期发病，也可出现骨和关节受累，偶可见单关节或少关节肿胀。

总结

多关节痛的病因很多，可见于从骨关节炎到类风湿关节炎等多种疾病。在掌握病史和体格检查的基础上以及有选择地进行实验室和放射学检查，明智的医生可以对大多数急性或慢性多关节炎的患者做出诊断。对多关节炎患者需要及时、全面地评估以获得正确的诊断并启动适当的治疗。

（俞宁译　李向培校）

参考文献

1. Pinals RS. Polyarticular joint disease. In: Klippel JH, ed. Primer on the rheumatic diseases, 12th ed. Atlanta: Arthritis Foundation; 2001:160–165.
2. Hübscher O. Pattern recognition in arthritis. In: Hochberg MC, Silman AJ, Smolen JS, Weinblatt ME, Weisman MH, eds. Rheumatology, 3rd ed. London: Mosby; 2003:191–197.

3. Sergent JS. Polyarticular arthritis. In: Harris ED, Budd RC, Firestein GS, et al., eds. Kelley's textbook of rheumatology, 7th ed. Philadelphia: Elsevier Saunders; 2005:514–521.

4. McCarty DJ. Differential diagnosis of arthritis: analysis of signs and symptoms. In: Koopman WJ, Moreland LW, eds. Arthritis and allied conditions, 15th ed. Philadelphia: Lippincott, Williams & Wilkins; 2005:37–49.

5. El-Gabalawy HS, Duray P, Goldbach-Mansky R. Evaluating patients with arthritis of recent onset: studies in pathogenesis and prognosis. JAMA 2000;284:2368–2373.

6. Visser H, le Cessie S, Vos K, et al. How to diagnose rheumatoid arthritis early: a prediction model for persistent (erosive) arthritis. Arthritis Rheum 2002;46:357–365.

7. Pinals RS. Polyarthritis and fever. N Engl J Med 1994; 330:769–774.

8. American College of Rheumatology Ad Hoc Committee on Clinical Guidelines. Guidelines for the initial evaluation of the adult patient with acute musculoskeletal symptoms. Arthritis Rheum 1996;39:1–8.

9. Jansen LM, van Schaardenburg D, von der Horst-Bruinsma IE, Dijkmans BA. One year outcome of undifferentiated polyarthritis. Ann Rheum Dis 2002;61:700–703.

3

肌肉骨骼的体征和症状

C. 颈背痛

David Borenstein, MD

■ 腰背部疼痛是仅次于感冒的最常见症状之一。

■ 内科医生的责任就是区分颈部和腰背部的疼痛是局部的机械性损伤还是由全身疾病引起的。

■ 大多数腰背部疼痛的患者不需要影像学和实验室检查。

腰背部和颈部疼痛是人们遭受的仅次于感冒的最常见痛苦症状。10% ~ 20% 的美国人每年都会发生颈部或背部疼痛[1]。根据美国国家流动医疗调查[2]，腰背部疼痛在人们最常见的就医原因中排名第五。

各种机械性损伤和全身性疾病都可以引起中轴性骨骼疼痛（表 3C-1）[3]。导致机械性损伤的原因有：过度使用（肌肉劳损）、外伤或者解剖结构异常所致的畸形（椎间盘突出）。而全身性疾病则与全身症状、其他器官的病变、炎症以及脊柱的一些浸润性病变有关。机械性损伤是导致腰背部和颈部疼痛发作的主要原因。其特征是机械性损伤所致的疼痛在一定的体位下可以加重或缓解，而且短时间内可以恢复。超过 50% 的患者会在一周后明显好转，约 90% 的患者会在 8 周内改善。但是，约 75% 的患者会于次年复发。约 10% 的患者背痛会持续 1 年甚至更久[4]。

首次评估

对脊柱疼痛的患者进行首次诊断时，医生必须首先区分是机械性损伤还是全身性疾病所致。患者的症状和体征有助于鉴别。首次诊断应注意对病史的采集和对肌肉骨骼系统全面的体格检查，包括脊柱的触诊、排列及活动度的判定。神经系统的检查则可以了解是脊髓病变、神经根病变还是周围神经病变。大多数患者不需要影像学和实验室检查。X 线平片和红细胞沉降率（erythrocyte sedimentation rate，ESR）对于大于 50 岁的患者、有癌症病史的患者或者有全身症状的患

者有重要的参考意义[5]。

首次诊断时要注意排除马尾综合征和脊髓型颈椎病，这两者很少需要紧急处理。马尾综合征往往有腰背部疼痛，双下肢无力，双侧坐骨神经痛，马鞍状感觉缺失，大小便失禁。马尾受到挤压的常见原因是椎间盘突出（中央型），硬膜外脓肿或血肿，或者是肿瘤压迫。若表现为较高平面的症状（四肢痉挛、肌张力增高，巴宾斯基征阳性，大小便失禁）。则提示颈椎脊髓受压。脊髓病变的常见原因是椎间盘突出和骨赘生长。如果怀疑马尾综合征或颈部脊髓病变，就必须做相关影像学检查。MRI 是观察脊柱病变最敏感的影像学检查。如果证实了相关诊断，外科的减压手术最好在症状发生的 48 小时内进行，这样取得的疗效最好[6]。

全身性疾病

大多数患有脊柱痛且合并全身性疾病的患者常有以下表现：发热或者体重下降，平卧痛，晨僵，局限性骨骼痛，内脏痛。

发热、体重下降

伴有发热和体重下降的脊柱痛患者，其脊柱痛常常由感染或肿瘤引起[7]。脊椎骨髓炎所致的疼痛进展缓慢，疼痛既可以是间歇性的也可以是持续性的，常发生在静息状态，活动后加剧。肿瘤引起的疼痛进展很快。此时 X 线平片的诊断意义不大，除非病变处 30% 的骨钙已经丢失。骨显像对于病变的检测有一定

表 3C-1　引起腰背部和（或）颈部疼痛的疾病

机械性	**感染性疾病**
肌肉劳损	脊柱骨髓炎 [a]
椎间盘突出	脑膜炎
骨关节炎	椎间盘炎 [b]
脊椎狭窄	化脓性骶髂关节炎
脊椎狭窄合并脊髓病 [a]	带状疱疹
脊椎脱位 / 脊椎前移 [b]	莱姆病
成人脊柱侧弯 [b]	
急性颈部扭伤 [a]	**肿瘤 / 浸润性疾病**
	良性肿瘤
风湿性疾病	骨样骨瘤
强直性脊柱炎	成骨细胞瘤
反应性关节炎	巨细胞瘤
银屑病关节炎	动脉瘤样骨性囊肿
骨软骨瘤	血管瘤
肠病性关节炎	嗜酸性肉芽肿
类风湿关节炎 [a]	戈谢病 [b]
弥漫性特发性骨肥厚	骶尾部脂肪瘤 [b]
脊柱的骨软骨炎 [b]	恶性肿瘤
风湿性多肌痛	骨骼转移性肿瘤
纤维肌痛	多发性骨髓瘤
白塞综合征 [b]	软骨肉瘤
惠普尔病 [b]	脊索瘤
化脓性汗腺炎 [b]	淋巴瘤 [b]
髂骨致密性骨炎 [b]	椎管内损伤
	转移癌
	脑膜瘤
	血管畸形
	神经胶质瘤
骨质疏松症 [b]	脊髓空洞症 [a]
骨软化症 [b]	
甲状旁腺疾病 [b]	**血液系统疾病**
结晶性疾病	血红蛋白病 [b]
褐黄病 [b]	骨髓纤维化 [b]
氟中毒 [b]	肥大细胞增多症 [b]
遗传性疾病	
	牵涉痛
神经 / 精神疾病	血管疾病
神经性关节病 [b]	腹主动脉 [b]
神经病变	颈动脉 [a]
肿瘤	胸主动脉 [a]
血管炎	胃肠道疾病
压抑症	胰腺
精神性风湿病	胆囊
抑郁症	肠道病变
诈病	食管 [a]
	生殖泌尿系统疾病
其他疾病	肾病
佩吉特病	输尿管
脊柱结节病	膀胱
亚急性细菌性心内膜炎 [b]	子宫
腹膜后纤维化 [b]	卵巢
腹膜后纤维化 [b]	前列腺

SOURCE：Modified from Borenstein DG，Wiesel SW，Boden SD. Low back and neck pain：comprehensive diagnosis and management. Philadelphia：Saunders；2004.

[a] 颈部为主

[b] 下背部为主

的敏感性但无特异性。骨和软组织病变最好的检测方法分别是 CT 和 MRI。

平卧痛

对于有脊柱或脊髓的夜间痛或平卧痛的患者首先要考虑良性或者恶性肿瘤。肿瘤生长产生的挤压作用以及周围组织的炎症都可以导致疼痛。体格检查时有局部压痛，如果脊髓或神经根受压时还会出现神经系统症状。MRI 是诊断骨骼畸形、脊髓或神经根受压以及肿瘤组织生长的最敏感的手段。

晨僵

晨僵（morning stiffness）持续 1 小时以内是机械性脊柱病变的常见症状。相反，腰椎或颈椎晨僵持续数小时则是血清阴性脊柱关节病的常见症状。双侧骶髂部疼痛则提示强直性脊柱炎或者肠病性关节炎，而反应性关节炎或者银屑病脊柱炎则为单侧骶尾部疼痛或者不伴有骶髂关节炎的脊柱炎。女性脊柱关节病患者可有颈部疼痛、晨僵及轻微的腰背部疼痛。体格检查时，这些患者脊柱所有层面的运动都会出现僵硬。腰椎 X 线片有助于发现一些早期的病变、脊柱的前凸、骶髂关节下 1/3 的关节破坏，以及椎体的方形变。对于脊柱炎的患者没有必要进一步行放射学检查来了解骨骼的畸形。

局限性骨痛

骨折或骨的异常生长导致的脊柱疼痛常局限在脊柱的中线。任何促进骨矿丢失的全身性疾病（如骨质疏松症）可导致骨坏死（血红蛋白病），或者炎症细胞或肿瘤细胞（多发性骨髓瘤）替代了骨细胞，这些都能导致脊柱的承重强度下降，一些极轻微的外伤可致骨折的发生或出现自发性骨折。急性骨折时患者会感到突然发生的剧痛。而骨骼疼痛则可能是一些潜在疾病的首发症状。体格检查时，受累区域的触诊可以诱发疼痛。X 线片可以显示一些病变，但不能发现微小骨折。骨显像可以显示骨折后骨的代谢增强，CT 也可以发现一些病变。但是，病变部位的发现并不足以判断引起骨骼病变的原因。实验室检查（如 ESR、血清生化检查、全血细胞计数）有助于鉴别骨骼疼痛是代谢性疾病还是肿瘤性疾病所致。

内脏疼痛

同一个脊髓平面支配的内脏器官和脊柱的异常可导致相应区域的背部疼痛 [8]。血管、胃肠或者泌尿生殖系统病变均可引起内脏痛。背部疼痛的持续时间和频率与病变器官的周期一致。绞痛可能与一些空腔器官的痉挛有关，比如输尿管、结肠和胆囊。搏动性疼痛与血管病变有关。劳累性的疼痛放射到左臂 C7 平面，则可能与咽峡炎或者冠心病有关。女性患者背部疼痛和月经周期一致，则应考虑子宫内膜异位症。

体格检查时，腹部病变器官处可有压痛，实验室检查有助于发现泌尿生殖系统（如血尿）或者消化系统（淀粉酶）的异常。影像学检查对于诊断内脏疾病亦有帮助。例如，血管 CT 可以发现腹主动脉瘤，钡餐检查可以发现食管憩室。

腰椎的机械性损伤

腰背部疼痛的最常见原因是机械性损伤，包括：肌肉劳损，髓核突出，骨关节炎，椎管狭窄，脊椎前移和成人的脊柱侧弯。这些病变的临床特征见表 3C-2。

背部肌肉劳损

小到咳嗽或打喷嚏，大到抬举重物超过了腰骶椎肌肉和韧带的承重能力，都可以引起背部肌肉劳损 [9]。典型的肌肉劳损表现为同侧棘突旁肌肉的急性痛，可越过腰部，有的时候可以放射到臀部，但不放射至大腿。体格检查示腰部活动受限，并有棘突旁肌肉痉挛。不伴有神经系统的异常体征。

卫生保健政策与研究署于 1994 年发表了关于治疗急性腰背痛的有效方案的循证医学证据（表 3C-3）[10]。治疗方案主要是限制活动，使用非甾类抗炎药（nonsteroidal anti-inflammatory drugs，NSAIDs），同时肌肉的放松运动也有助于缓解急性腰背痛 [11]。

椎间盘突出（lumbar disc herniation）

突出的椎间盘可因压迫和炎症导致神经根痛（坐骨神经痛）。突出可在突然运动时发生，而且经常和搬运重物相关。坐骨神经痛会因为一些导致椎管压力增加的活动而加剧，如坐下、弯腰、瓦氏动作。体格检查时，任何牵拉受累神经的动作，如直腿抬高试验，都可以诱发根性神经痛。神经系统查体可以有感觉缺失，双侧反射不对称，或者根据神经根的损坏程度或受压程度出现不同程度的肌力减弱（表 3C-4）。MRI 在定位椎间盘突出的部位和检查神经受压程度方面是

表 3C-2 机械性腰背部疼痛

	椎管狭窄	背部肌肉拉伤	椎间盘髓核突出	骨关节炎
发病年龄（岁）	> 60	20 ～ 40	30 ～ 50	> 50
疼痛模式				
部位	背部	背部 / 腿	背部	腿
起病	急性	急性	隐匿	隐匿
直立	I	D	I	I
坐位	D	I	D	D
弯腰	I	I	D	D
直腿抬高实验	−	+	−	+（用力时）
X 线平片	−	−	+	+
CT/ 脊髓造影	−	+	+/−	+
MRI	−	+	+/−	+

	脊柱前移	成人脊柱侧凸
发病年龄（岁）	20 ～ 30	20 ～ 40
疼痛模式		
部位	背部	背部
起病	隐匿	隐匿
直立	I	I
坐下	D	D
弯腰	I	I
直腿抬高实验	−	−
X 线平片	+	+
CT/ 脊髓造影	+	−
MRI	+/−	+/−

缩写：I，增加；D，减轻；SLR，直腿抬高试验

表 3C-3 AHCPR 关于腰背部疼痛的治疗指南

健康教育
- 疾病可以快速康复也会复发
- 安全有效的控制症状的方法
- 日常活动调整
- 控制复发
- 怀疑患有全身性疾病时需要一些特殊的检查
- 常规诊断检查的风险告知
- 持续存在症状的治疗建议

药物治疗
- 对乙酰氨基酚
- NSAIDs：根据有无并发症、毒副作用、经济情况和患者的意愿来决定

理疗
- 在没有出现神经根症状的第 1 个月内行脊柱推拿治疗（只在短期内有效）

日常活动的调整
- 卧床不超过 4 天
- 逐步恢复正常活动
- 低风险的有氧训练

SOURCE：From Agency for Health Care Policy and Research. Acute low back problems in adults, clinical practice guideline. Rockville, MD：Agency for Health Care Policy and Research；1994. Publication no. 95-0642.

最好的辅助检查，但患者必须出现相应的临床症状时 MRI 检查才有意义（图 3C-1 和图 3C-2）[12]。MRI 增强检查发现的较大的椎间盘碎片很有可能自然吸收，不需要外科手术的干预[13]。在椎间盘突出出现 8 周或更久后，肌电图（electromyography，EMG）和神经电生理检查可以检测出神经功能的异常。

椎间盘突出的治疗包括控制身体活动，NSAIDs 和硬膜外皮质激素注射。对大多数患者而言，神经根痛可以在 12 周内缓解。只有不到 5% 的椎间盘突出患者需要手术减压[14]。

腰椎强直

腰椎的骨关节炎可以导致腰背部的局限性疼痛。随着椎间盘的变性，相邻节段变得不稳定，椎体之间的相互接近通过椎骨关节突使相邻关节之间的压力移位。这些小关节从非承重关节变为承重关节，就会导致椎骨关节突关节炎，从而引起腰椎强直。因此，患

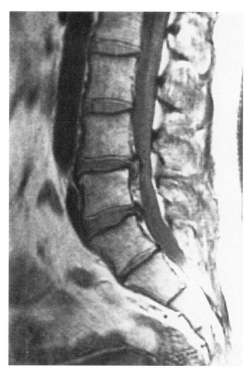

图 3C-1 一名 45 岁的右腿根性疼痛男子磁共振矢状位扫描显示在 L3 ~ L4 和 L4 ~ L5 有椎间盘突出

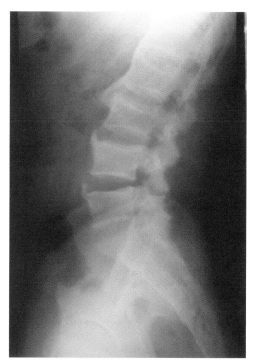

图 3C-3 腰椎侧位 X 线片显示 L5 和 L4 上位终板的骨赘形成

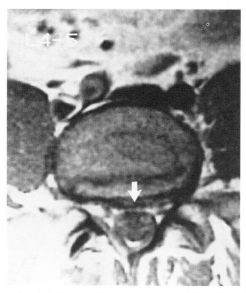

图 3C-2 磁共振冠状位扫描显示 L4 ~ L5 椎间盘挤压突出（白色箭头）

者在晚上会出现明显的腰部疼痛，并放射到下背部。病变有可能进一步发展，导致椎管狭窄，并压迫脊髓。临床表现为神经源性的跛行。体格检查可发现随着脊柱的伸展疼痛加剧，神经系统查体没有异常体征。疼痛可以放射至大腿后部，并且在同侧受累关节弯曲时疼痛加重（腰椎小关节综合征）。腰椎斜位片可见小关节面狭窄，关节周围组织硬化以及骨赘生成（图3C-3）。当然，这些发现要有相关的临床表现或者病史才有意义[15]。

腰椎椎管狭窄

腰椎椎管狭窄（lumbar spinal stenosis）继发于骨赘生成、黄韧带增生和椎间盘膨出。腰椎椎管狭窄可能发生在椎管中央、侧隐窝或者椎间孔，可以发生在一个阶段或多个节段。有无放射痛则取决于神经受压部位。中央椎管狭窄，走路时会出现单腿或双腿疼痛。和血管源性的跛行不同，腿发生疼痛时行走的距离可长可短。血管源性的跛行患者在疼痛时必须停止行走以缓解疼痛，而神经源性的跛行必须坐下或者弯曲肢体，这样可以增加椎管空间同时血液可以流向神经根，从而减轻疼痛。

一侧的椎管狭窄导致站立时单侧腿疼。而椎间孔狭窄导致持续的疼痛，体位变化对疼痛没有影响。体格检查可能没有明显的发现，除非患者因为活动已经诱发出了相关的症状。疼痛发生时可能出现感觉、运动和反射的异常，但如疼痛消失则无异常发现。1/3 的患者会出现运动功能减弱，而一半的患者出现神经反射的异常体征。腰椎 X 线平片可以发现伴椎骨关节突狭窄的椎间盘变性，甚至在没有症状的患者身上也能发现。因此，腰椎 X 线平片的异常在患者出现相关的症状时才有意义。CT 检查可明确椎骨关节突的病变、椎管的构型改变以及椎管狭窄的程度。MRI 则能明确神经受压的部位（图 3C-1）。

对于骨关节炎和椎管狭窄的患者，其初期治疗可以使用 NSAIDs 药物，以及教会患者日常生活中正确的体位和姿势[16]。保守治疗无效时可考虑关节内注射。每 2 ～ 3 个月进行 1 次硬膜外激素注射可缓解椎管狭窄患者的病情。对完全不能缓解疼痛的患者需考虑手术减压治疗。大多数患者并不需要手术治疗。对于无严重并发症的椎管狭窄患者，首次减压手术都能获得极好的效果。

脊椎前移

脊椎前移（spondylolisthesis）是指上一位的椎体相对于下一位的椎体位置前移。其往往继发于椎间盘的变性和椎骨关节突关节的重新定位，也可能发生在因发育不良导致的椎弓峡部的分离（脊椎滑脱）[17]。脊柱前移的患者会发生腰背部疼痛，并且在站立时加重，休息时减轻。个别严重半脱位的患者也会有腿痛。体格检查会发现明显的脊柱前凸。神经系统查体没有明显的异常。X 线平片就足以发现椎弓峡部的一些溶解性损伤，侧位 X 线平片可以明确椎骨半脱位的程度。MRI 可以了解神经根受压迫、碰撞的程度。

脊柱前移的治疗包括进行俯屈姿势的专业训练，

NSAIDs 药物治疗和器具矫形。椎体融合术可用于二级以上的滑脱以及出现持续的神经压迫症状的患者。

脊柱侧凸

脊柱侧凸（scoliosis）指脊柱向一侧的弯曲超过 10°，多发于青春期女孩[18]。如果腰椎侧弯超过 40°，还可以每年 1° 的速度进展。患者会出现腰背部的疼痛，在卧床休息时可以缓解。在一些侧凸严重的患者神经系统查体可以出现神经受压的体征。根据 X 线平片医生可以通过 Cobb 法来测量侧凸的角度。

对于侧凸 40° 及以下的患者，锻炼、背带和 NSAIDs 药物都可以有效地减轻疼痛并维持正常功能。外科融合术以及用 Harrington 钉固定可以用在侧凸持续进展并可能影响到肺功能的患者[19]。

颈椎的机械性损伤

颈椎的机械性损伤比腰椎的更少见，对人的危害也小一些，因而到内科就诊的较少（表 3C-5）。

颈肌劳损

颈肌劳损可以导致后颈部的中间或偏下的位置疼痛。疼痛可单侧也可双侧，并可向周围扩散。疼痛可以放射到头部或者肩膀，但很少到手臂。颈肌劳损很少由外伤引起，多由睡眠姿势不当，迅速转头或者剧烈打喷嚏导致。体格检查可以发现颈椎两侧肌肉的压痛，运动受限以及生理弯曲的消失[20]。受累肌肉往往是胸锁乳突肌和斜方肌。肩部和神经系统查体、实验

表 3C-4　神经根痛的症状和体征

	疼痛分布	感觉缺失	运动缺失	反射缺失
腰椎				
4	大腿前部到中部	小腿中部到内踝	胫骨前肌	髌骨
5	小腿外侧到足背	小腿外侧到足背	拇长伸肌	（胫骨后侧）
S1	足外侧	足底外侧	腓长肌，腓短肌	脚后跟
颈椎				
5	颈部到肩外侧，手臂	肩部	三角肌	肱二头肌，旋后肌
6	手臂外侧到拇指，示指	拇指，示指	肱二头肌，腕伸肌	肱二头肌，旋后肌
7	手臂外侧到中指	示指，中指	肱三头肌	肱三头肌
8	手臂内侧到无名指，小指	无名指，小指	手部肌肉	无

表 3C-5　机械性因素致颈部疼痛

	颈肌劳损	颈椎间盘突出	骨关节炎	脊髓病	急性颈部扭伤
发病年龄（岁）	20 ～ 40	30 ～ 50	> 50	> 60	30 ～ 40
疼痛模式					
部位	颈部	颈部 / 手臂	颈部	手臂 / 小腿	颈部
起病	急性	急性	隐匿	隐匿	急性
俯屈	疼痛增加	疼痛增加	疼痛减轻	疼痛减轻	疼痛增加
伸展	疼痛减轻	疼痛增加或减轻	疼痛增加	疼痛增加	疼痛增加
X 线平片	–	–	+	+	–
CT/ 脊髓造影	–	+	+/–	+	–
MRI	–	+	+/–	+	–

室检查及影像学检查均没有异常。

颈肌劳损的治疗包括制动、适当应用矫正器械、NSAIDs 药物以及肌肉的放松。局部注射局麻药物和激素可以减轻疼痛，同时应进行等长收缩训练以保持颈部肌肉的强度。患者日常生活中注意纠正不当的姿势可以防止复发。

颈椎间盘突出

颈椎间盘的突出可以导致根性疼痛（手臂痛），并可以放射到肩膀、前臂，一直到手[21]。疼痛可很严重，导致受累手臂不能运动。而颈部的疼痛可很轻或者无。颈椎间盘突出多由突然用力造成，多与抬举重物有关。体格检查时任何能加重椎间孔的狭窄和牵拉受累神经的动作都可以加重神经根性痛。Spurling 实验（挤压、牵拉和同侧颈椎屈曲）可以导致根性疼痛。神经系统查体可以有感觉的缺失，反射的不对称，运动肌力减弱的程度则取决于脊髓神经根的挤压受损程度（表 3C-3）。MRI 是定位颈椎间盘突出部位和神经受压程度的最好方法，肌电图和神经传导检测可以记录到不正常的神经传导信号。

治疗主要包括制动，颈椎矫正工具，NSAIDs 药物和颈部牵引。疼痛多在 3 个月内消失；只有不到 20% 的患者需要手术减压。

颈椎关节强直

颈椎骨关节炎和腰椎骨关节炎的临床症状相似。随着椎间盘的变性退化，关节之间变得狭窄，颈椎就变得不稳定。持续的不稳定就导致了椎骨钩突和椎骨关节突的骨赘形成以及局部关节内滑液的炎症（即颈椎病）。颈部有弥漫性疼痛并且可以放射到肩部、枕部、肩胛部肌肉和前胸。交感神经受累时，则可以造成视力模糊、眩晕及耳鸣。体格检查时大多数患者除沿正中线的触痛外几乎无异常。X 线平片就足够显示颈椎椎间关节的狭窄以及小关节的硬化（图 3C-3）。临床症状与影像学异常可不一致。

颈椎病保守治疗有效。NSAIDs 药物和局部注射可以减轻疼痛。但是否采取适当的颈部制动，目前还有争论。使用颈部矫形器械会增加颈部的僵硬和疼痛。对患者的教育应强调用颈托限制颈部活动和适当的运动锻炼来恢复颈部柔性这二者的平衡的重要性。大多数颈椎病的患者会复发，并且复发时会出现更加剧烈的急性颈部疼痛。

脊髓病变

颈椎病最严重的后遗症是脊髓病变。这是因为脊髓会受到骨赘、黄韧带及椎间盘的挤压（椎管狭窄）。颈椎病导致的脊髓病变是 55 岁以上的人群中导致脊髓功能紊乱的最常见原因[22]。随着椎间盘的变性退化，骨赘向椎管内生成，压迫脊髓并影响其血供。症状的产生与是否运动无关。椎管的大小是很重要的因素。椎管狭窄是指前后直径 ≤ 10mm。动态的狭窄是由于脊柱的不稳定造成的。由于颈部的屈曲或伸展导致脊髓受压。脊髓前方有突出的结构可以导致脊髓后部和侧部受压。低位节段的脊髓前动脉受压是脊髓损伤的另一种形成机制[23]。只有 1/3 的脊髓病变患者会出现颈部疼痛。

临床症状会出现手部感觉异常，伴随肌力减弱以及不协调。下肢则会出现步态异常，痉挛，肌力减弱，以及不自主的腿部动作。老年患者可以出现小腿僵硬，脚步移动缓慢以及有摔倒的恐惧感。大小便失禁是较晚期的症状。体格检查可以发现肢体因痉挛和肌束震颤而肌力减弱。感觉缺失包括皮肤感觉缺失和本体感觉缺失。双下肢可以出现腱反射亢进，踝阵挛和Babinski 征阳性。X 线平片显示退行性病变，椎间隙变窄，骨赘形成，小关节硬化以及颈椎不稳。MRI 对于检查脊髓受压范围以及脊髓受压程度有很大作用。CT和脊髓造影可以鉴别椎间盘突出和骨赘形成。尽管一些患者保守治疗有效，但是病程持续进展的脊髓病变必须手术治疗来缓解脊髓以及脊髓血管受压。手术治疗最好在神经系统出现严重病变之前进行。

急性颈部扭伤

　　颈部过伸造成的伤害往往多见于汽车追尾事故。后方的剧烈撞击会对颈部的软组织结构造成一种急剧的加速 - 减速的伤害。颈部肌肉（胸锁乳突肌，颈长肌）会被拉伤或者撕裂，交感神经节可能也会受到损伤，导致 Horner 征（上睑下垂，瞳孔缩小，颜面部无汗），恶心和眩晕。同时也可出现颈椎间盘的损伤。

　　在事故发生后的 12 ～ 24 小时可出现颈部僵硬和活动时疼痛。头痛也经常发生。患者会感觉吞咽咀嚼困难，同时会有手臂的感觉异常。体格检查会发现颈部的活动度减弱以及颈部肌肉的持续收缩。神经系统查体无明显异常，X 线检查也不能显示软组织的损伤，但可发现颈椎的生理弯曲发生改变。

　　颈部急性扭伤的治疗应首先用颈托固定一段时间[24]。还可以用止痛药，NSAIDs 药物，同时进行颈部肌肉放松，以促进患者颈部的活动。大多数患者治疗 4 周以后病情改善。如果症状持续超过了 6 个月就很难有明显的改善。急性颈部扭伤所致的慢性疼痛的机制目前仍有待研究[25]。

（柏千苹 译　方勇飞 校）

参考文献

1. Andersson GBJ. The epidemiology of spinal disorders. In: Frymoyer JW, ed. The adult spine: principles and practice, 2nd ed. New York: Raven Press; 1977:93–133.
2. Hart LG, Deyo RA, Cherkin DC. Physician office visits for low back pain. Frequency, clinical evaluation, and treatment patterns from a U.S. national survey. Spine 1995;20:11–19.
3. Borenstein DG, Wiesel SW, Boden SD. Low back and neck pain: comprehensive diagnosis and management, 3rd ed. Philadelphia: Saunders; 2004.
4. van den Hoogen HJM, Koes BW, Deville W, van Eijk JTM, Bouter LM. The prognosis of low back pain in general practice. Spine 1997;22:1515–1521.
5. Deyo RA, Rainville J, Kent DL. What can the history and physical examination tell us about low back pain? JAMA 1992;268:760–765.
6. Kohles SS, Kohles DA, Karp AP, et al. Time-dependent surgical outcomes following cauda equina syndrome diagnosis: comments on a meta-analysis. Spine 2000;25:1515–1522.
7. Tsiodras S, Falagas ME. Clinical assessment and medical treatment of spine infections. Clin Orthop 2006;444:38–50.
8. Nicholas JJ, Christy WE. Spinal pain made worse by recumbency: a clue to spinal cord tumors. Arch Phys Med Rehabil 1986;67:598–600.
9. Cooper RG. Understanding paraspinal muscle dysfunction in low back pain: a way forward? Ann Rheum Dis 1993;52:413–415.
10. Agency for Health Care Policy and Research. Acute low back problems in adults, clinical practice guideline. Rockville, MD: Agency for Health Care Policy and Research; 1994. Publication no. 95-0642.
11. Nordin M, Balague F, Cedraschi C. Nonspecific lower-back pain. Clin Orthop 2006;443:156–167.
12. Boos N, Semmer N, Elfering A, et al. Natural history of individuals with asymptomatic disc abnormalities in magnetic resonance imaging: predictors of low back pain-related medical consultation and work incapacity. Spine 2000;25:1484–1492.
13. Komori H, Okawa A, Haro H, Muneta I, Yamamoto H, Shinomiya K. Contrast-enhanced magnetic resonance imaging in conservative management of lumbar disc herniation. Spine 1998;23:67–73.
14. Awad JN, Moskovich R. Lumbar disc herniations: surgical versus nonsurgical treatment. Clin Orthop 2006;443:183–197.
15. Boden SD. The use of radiographic imaging studies in the evaluation of patients who have degenerative disorders of the lumbar spine. J Bone Joint Surg Am 1996;78:114–124.
16. Atlas SJ, Delitto A. Spinal stenosis: surgical versus non-surgical treatment. Clin Orthop 2006;443:198–207.
17. Hammerberg KW. New concepts on the pathogenesis and classification of spondylolisthesis. Spine 2005;30(Suppl 6):S4–S11.
18. Perennou D, Marcelli C, Herisson C, Simon L. Adult lumbar scoliosis: epidemiologic aspects in a low-back pain population. Spine 1994;19:123–128.
19. Rizzi PE, Winter RB, Lonstein FE, Denis F, Perra JH. Adult spinal deformity and respiratory failure. Surgical results in 35 patients. Spine 1997;22:2517–2531.
20. Helliwell PS, Evans PF, Wright Y. The straight cervical spine: does it indicate muscle spasm? J Bone Joint Surg Br 1994;76:103–106.
21. Carette S, Fehlings MG. Cervical radiculopathy. N Engl J Med 2005;353:392–399.

22. Bernhardt M, Hynes RA, Blume HW, White AA III. Cervical spondylotic myelopathy. J Bone Joint Surg Am 1993;75:119–128.

23. Fehlings MG, Skaf G. A review of the pathophysiology of cervical spondylotic myelopathy with insights for potential novel mechanisms drawn from traumatic spinal cord injury. Spine 1998;24:2730–2737.

24. Spitzer WO, Skovron ML, Salmi LR, et al. Scientific monograph of the Quebec Task Force on Whiplash-Associated Disorders: redefining "whiplash" and its management. Spine 1995;20:1S–73S.

25. Freeman MD, Croft AC, Rossignol AM, Weaver DS, Reiser M. A review and methodologic critique of the literature refuting whiplash syndrome. Spine 1999;24:86–96.

肌肉骨骼的体征和症状

D. 局限性风湿痛综合征

Joseph J. Biundo, JR., MD

- 典型的局限性风湿痛综合征由外伤所致，这种外伤常和某种特异活动或事件有关。
- 引起局限性风湿痛综合征的外伤可能由一次性或反复使用过度所致。不管哪种情况，都有姿势或用力的异常。
- 本章复述了涉及肩、肘、腕、手髋、膝、踝和足等

- 62 种不同的局限性风湿痛综合征。
- 虽然药物在治疗局限性风湿痛综合征中是有用的，但分析病因，改变活动方式是有效治疗的关键组分。
- 非甾类抗炎药常用于治疗局限性风湿痛综合征。
- 局部注射或理疗也是有用的治疗方法之一。

局限性风湿痛综合征（regional rheumatic pain syndrome），因其常见、复杂和缺乏诊断性的实验室检查，给临床医生提出了一个挑战性的问题。但成功地诊断和治疗该病会使人有成就感。本章讨论的问题包括累及肌肉、肌腱、肌腱起止点、关节、软骨、韧带、筋膜、骨骼和神经的疾病。应用局部解剖知识并进行局部鉴别诊断有助于获得明确的诊断和针对性的治疗[1]。

为了发现所存在的问题，需要精确的病史；一个以上的综合征可同时存在。应进行完整的神经-肌肉-骨骼系统检查，强调仔细触诊，检查关节被动活动范围，主动活动范围，有时需检查抗阻力的活动范围。

用于正常肌腱或正常负荷作用于退变的肌腱所致。

肌腱炎的任何部位都可产生钙化，钙化性肌腱炎通常产生更多炎症，伴随疼痛和肿胀。X 线平片可检测到钙化。磁共振成像和超声检查有助于确认肌腱炎的诊断。虽然本章通篇都在使用"肌腱炎"这一术语，但术语"肌腱病变"可能更恰当，因为它显示退行性改变而很少有炎性细胞[2]。"肌腱病"也是一个合适的术语。腱鞘炎和腱周围炎是指腱滑膜或腱鞘的炎性反应。除过度使用、退行性和炎性病因外，某些局限性风湿综合征尚有遗传倾向性，这种遗传素质导致解剖变异和生物力学异常。遗憾的是常常早找不到致病因素。

诱发因素

许多神经-肌肉-骨骼系统综合征是由某种特异活动或事件造成的外伤所致，从一次性到反复使用过度都可导致外伤，特别是身体姿势不正确或用力不当时更是如此。随年龄增加，肌腱柔软性和弹性降低，更容易受伤。同样，随年龄增加和失用性萎缩，肌肉变弱，耐力和体积变小，从而吸收机械力的能力减弱，这些力本应传送到关节、肌腱、韧带和肌腱起止点。因缺乏伸展运动而缩短的肌肉肌腱单位更容易受伤。肌腱综合征主要由使用过度所致。当肌腱反复承受过度负荷时会引起肌腱炎。这种情况可由过度高负荷作

治疗概论

药物治疗

口服药物，包括非甾类抗炎药（NSAIDs）和镇痛药，在治疗局限性肌肉骨骼疾患中起一定作用。NSAIDs 有助于减少炎症和疼痛。为进一步减轻疼痛，可加用镇痛药，如对乙酰氨基酚或曲马朵，以及丙氧芬单药或与对乙酰氨基酚合用。三环类抗抑郁剂（如阿米替林）对治疗慢性疼痛和神经性或肌筋膜痛也有效果。

这些疾病应采用综合治疗，而不是单纯依靠口服

药物。应对病因进行评估，必要时建议患者改变活动方式。局部注射和理疗常是有用的治疗，此点将在下文中阐述。表 3D-1 列出了处理这些疾病的一些治疗指南。

病灶内注射

明确诊断之后，局部注射利多卡因、皮质激素或二者合用常是有益的 [3]。实际上，因直接注入腱鞘、黏液囊、肌腱末端或某一特异病变的神经区域而疼痛消失，则进一步验证了先前的诊断。不提倡向非特异的肌肉压痛区注射皮质类固醇制剂。

病灶内注射的基本原则包括无菌技术和使用小针头 [25 号 -5/8″ 或 1½″ 或 22 号 -1½″（1″ =25.4 mm）]。利多卡因和皮质类固醇装在不同注射器中可防止二者混合，容许先注射少量利多卡因，继而达病变部位，这样做可减少注射痛。当针达到理想部位时，让针头保留在原位，更换注射器，注入皮质类固醇。这种技术可避免皮质类固醇引起的皮下或皮肤萎缩。当向腱鞘内注射时，针头应与腱鞘纤维平行，避免注入腱鞘本身。用水溶性强的皮质类固醇可减少皮质类固醇诱发的腱鞘萎缩和注射后复发的可能性。

理疗

医疗体操的目的是通过牵拉增加柔韧性，通过抗阻力运动增加肌肉强度，通过反复锻炼增加肌耐力。医生应熟知针对不同情况的运动处方 [4]。例如，老年女性易有容易引起腓肠肌痉挛的腓肠肌紧绷、跟腱问题，以及其他踝或足的疾患。四头肌、腘绳肌和髂腰肌紧绷与腰、髋和膝部的问题有关。医生可指导患者伸展这些肌肉。指导强化四头肌，特别是坐位直腿抬

表 3D-1　局限性风湿痛综合征治疗指南

1. 用适当方法排除系统性疾病和感染。对可疑的化脓性滑囊炎，应进行诊断性穿刺。对滑囊液进行革兰氏染色和培养可快速诊断化脓性滑囊炎
2. 告诉患者识别和避免引起复发的使病情加重的因素
3. 指导患者自助治疗，包括每天进行活动操练
4. 解释疼痛原因，减少患者担心会变成残疾的忧虑。如果局限性风湿痛综合征与另一个风湿病并存，临床医生应解释每种情况在这复合疾病中所起的作用，帮助患者处理好每种情况
5. 用镇痛药、抗刺激剂（热、冰、喷雾冷疗）减轻疼痛，必要时，病灶内注射局麻药或局麻药联合皮质类固醇
6. 告诉患者为使肌肉骨骼系统恢复正常需要治疗多长时间
7. 症状缓解常可证实诊断

高运动，以及骨盆倾斜运动可在办公室进行 [5]。热疗和冷敷可减轻疼痛，松弛肌肉，可作为初始的运动疗法，若单独长期使用，其疗效可疑。

肩部疾患

肩袖肌腱炎

肩袖肌腱炎或肩撞击综合征（rotator cuff tendiniti, or impingement syndrome）是肩痛的最常见原因。肌腱炎（不是滑囊炎）是疼痛的主要原因，但在某些病例中可有继发性肩峰下滑囊受累（表 3D-2）。这种情况可急性发病或呈慢性过程，可伴（或不伴）肌腱钙化。主要的症状是主动外展时肩袖疼痛，特别是外展至 $60°\sim 120°$，有时手臂下垂时也出现疼痛。在更严重的病例中，疼痛出现于外展之初，并且在整个运动范围内持续存在。在急性肌腱炎中，疼痛突然出现，剧烈难忍。这种情况多见于年轻人，易有冈上肌腱附着端钙化（图 3D-1）。在肩呈外旋位时，在 X 线下可很好地观察到钙化点，它呈圆形或椭圆形，长度为几厘米。过一段时间钙沉积可自行消散。当钙沉积物破裂进入滑囊时可形成真正的肩峰下囊滑囊炎。

最典型的慢性肩袖肌肌腱炎表现为肩痛，疼痛通常在三角肌的外侧，各种活动，特别是在外展或内旋时，都可引起疼痛。其他症状包括穿衣困难，夜间痛。体检时发现有压痛和活动范围减少。检查肩袖肌腱炎的初始方法是观察手臂水平位主动外展是否引起疼痛。然后使患者被动外展。通常被动外展疼痛比主动外展轻。而抗阻力主动外展会使疼痛加重。撞击征几乎总是阳性。方法是：检查者用一只手向上抬举患者用力屈曲的手臂，另一只手防止患者肩胛骨旋转 [6]。如果患者手臂前屈小于或等于 $180°$ 时出现疼痛，则定为试验阳性。另一个确认肩袖疾病的有用试验是撞击试验，方法是向肩峰下滑囊注射 2% 利多卡因 2 ～ 5 ml。注射后外展时疼痛减轻提示撞击试验阳性。同样的试验也可被用来确定肩无力是否由疼痛所致。一旦注射后疼痛消失，重新测试臂力。如果仍然无力，也考虑为撞击试阳性。

肩袖肌腱炎的病因是多因素的，但相对使用过度，特别是高于头顶的活动引起肩袖撞击是常见的原因。肩峰缘和肩峰前 1/3 下缘以及喙肱韧带从上面压挤肩袖，肱骨头从下面压挤肩袖，产生肩袖压挤症状。其他

表 3D-2 局限性风湿病综合征

肩

1. 肩袖肌腱炎
2. 完全或不完全的肩袖撕裂
3. 近端二头肌腱炎
4. 二头肌腱近端撕裂
5. 粘连性关节囊炎（冻结肩）
6. 肩胛上神经病
7. 胸长神经麻痹
8. 臂神经丛病
9. 胸廓出口综合征

肘

1. 鹰嘴滑囊炎
2. 外上髁炎（网球肘）
3. 内上髁炎（高尔夫球肘）
4. 远端二头肌肌腱病变
5. 完全或部分的远端二头肌破裂
6. 肘滑囊炎
7. 三头肌肌腱炎
8. 三头肌肌腱破裂
9. 尺神经卡压

腕和手

1. 腱鞘囊肿
2. de Quervain 腱鞘炎
3. 交叉综合征
4. 腕腱鞘炎
5. 旋前圆肌综合征
6. 骨间前神经综合征
7. 桡神经麻痹
8. 后骨间神经综合征
9. 桡浅神经病（感觉异常性手痛）
10. 腕管综合征
11. 腕部尺神经卡压
12. 掌屈肌腱鞘炎
13. Dupuytren 挛缩

髋

1. 大粗隆滑囊炎
2. 髂腰肌滑囊炎
3. 坐骨滑囊炎
4. 梨状肌综合征
5. 感觉异常性股痛
6. 尾骨痛

膝

1. 腘窝囊肿（Baker 囊肿）
2. 鹅足滑囊炎
3. 髌前滑囊炎
4. 内侧滑膜皱襞综合征
5. 腘肌肌腱炎
6. Pellegrini–Stieda 综合征
7. 膝盖髌骨肌腱炎
8. 四头肌肌腱和髌腱断裂
9. 腓神经麻痹
10. 髌骨疼痛综合征患者

踝和足

1. 跟腱炎
2. 跟腱破裂
3. 皮下跟腱滑囊炎
4. 跟后滑囊炎
5. 足底筋膜炎
6. 胫后肌腱炎
7. 胫后肌腱断裂
8. 腓骨肌脱位和肌腱炎
9. 小趾囊炎
10. 锤状趾
11. 跖骨痛
12. 平足
13. 高弓足
14. Morton 神经瘤
15. 跗管综合征

原因有与年龄相关的血管减少和肩袖退行变，由于高龄和使用减少引起的肩袖肌强度降低。肩锁关节下部骨赘或肩的急性创伤也能导致肌腱炎。炎性过程，如类风湿关节炎，也可引起肩袖肌腱炎，而与撞击无关。

治疗包括休息和热疗、超声治疗或冷敷，在能耐受的限度内尽早进行特异性运动范围锻炼。NSAIDs 通常有效。然而最常用的治疗方法是向肩峰下囊注射皮质类固醇，肩峰下囊的底部与肩袖相邻[7]。

肩袖撕裂

外伤引起的急性肩袖撕裂（rotator cuff tear）很容易识别。外伤可能叠加在一个已经退变甚至部分撕裂的肩袖上。外伤，特别是跌倒导致的肩袖撕裂，应考虑有无肱骨头骨折或肩脱臼。但是至少一半肩袖撕裂的患者回忆无外伤，在这种情况下，肩袖退变逐渐出现，导致完全撕裂。肩袖撕裂可分为轻（＜1 cm）、中（1～3 cm）、重（3～5 cm）和极重（＞5 cm）[8]。不同程度的肩痛，外展无力和功能丧失，从严重疼痛和轻度无力到没有疼痛和明显无力都可能出现。在重度和极重度肩袖撕裂的情况下，有臂坠落征阳性，即肩被动外展 90°时，无法主动维持在这一位置。对年轻患者应进行外科修补。

轻度、慢性完全（全层）或部分（不完全或非全层）肩袖撕裂不容易诊断。这两种肩袖撕裂都可以有

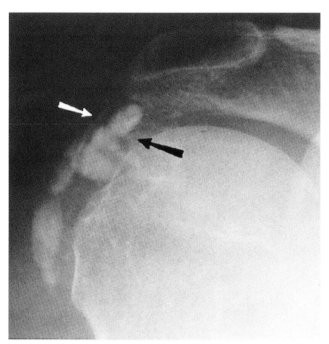

图 3D-1 一个 44 男性的右肩，显示冈上肌肌腱（白色箭头）和三角肌下囊（黑色箭头）大量钙质沉着

外展时疼痛、夜间痛和无力，不能外展和压痛。然而，尽管有小的完全性撕裂，也可有很好的外展功能。慢性炎症，如类风湿关节炎，也引起肩袖撕裂，这种情况下常伴有肩周囊性肿胀。

磁共振成像是检查撕裂的快速敏感的影像技术[9]。也可用超声检查进行诊断。确诊肩袖撕裂需关节造影术，异常关节造影片显示盂肱关节和肩峰下囊相通。在肩袖不完全撕裂时，肩袖组织仍然把关节腔和肩峰下囊分开，在关节造影片上可看到溃疡样内陷。轻度完全和不完全撕裂可保守治疗，采用休息、理疗和 NSAIDs 药物。肩峰下注射皮质类固醇可减轻疼痛，尽管它的作用尚未经仔细研究所证实。

二头肌腱炎和二头肌腱近端断裂

该病表现为疼痛，常位于肩前部，有时更为弥散。疼痛可急性发作，但通常为慢性疼痛，与肩峰压挤二头肌腱有关。二头肌长头腱鞘炎出现时，可能有肌腱磨损和纤维化。触诊显示二头肌沟有压痛，因为该肌腱在正常情况下也有压痛，患侧的触诊应和对侧触诊相比较。在某些病例中，前臂抗阻力旋后（Yergason征）、克服阻力屈肩（Speed 试验）或伸肩时，二头肌腱处的疼痛可重现。二头肌腱炎和肩袖肌腱炎可同时存在。二头肌腱炎的治疗包括休息、热敷、超声，疼

痛减退后进行先被动后主动的 ROM 运动。NSAIDs 药物可能是有帮助的，有时腱鞘内注射皮质类固醇可能是有益的。近端肌腱断裂出现在二头肌沟的上缘。肌腱长头完全断裂在肌腹的侧面产生特征性的球状膨大。这种情况通常采取保守治疗。

粘连性关节囊炎

粘连性关节囊炎（acdhesive capsulitis）也被称为冻结肩（frozen shoulder）、肩凝症、五十肩或囊周围炎，囊周围炎伴随疼痛、压痛，且在所有运动平面上严重丧失主动和被动运动。它很少发生在 40 岁以前，可继发于任何类型的肩部问题。疾病早期可出现肌肉萎缩。不是任何引起肩部僵硬和疼痛的疾病都是粘连性关节囊炎。炎性关节炎和糖尿病也可以是粘连性关节囊炎的病因。其他因素如制动、痛阈低、抑郁，以及忽略和不恰当的初始治疗也促使冻结肩的产生。然而，许多病例都是特发性的。关节囊粘连到肱骨颈上，腋皱襞黏在一起，引起活动受限，关节囊变厚并收缩。

关节照相术可用以确定诊断，它显示肩关节囊容积减少，正常腋窝陷凹消失，二头肌腱鞘不显影。正常肩关节的容量为 28～35 ml，冻结肩的关节囊只能容纳 0.5～3.0 ml 的染料，偶尔可达 10 ml。冻结肩最好采取综合疗法治疗，包括肩关节和肩峰下囊内注射 NSAIDs 和皮质类固醇[10]、理疗（包括冷敷、超声波、经皮电神经刺激），以及轻柔的 ROM 锻炼-以钟摆运动和用手攀墙开始，最后主动 ROM 锻炼和增力训练。对少见的难治性病例，操作应在麻醉下进行。

肩胛上神经病

肩胛上神经支配冈上肌和冈下肌，可因肩外伤、活动过度、局部腱鞘囊肿和肩胛骨骨折而受到损害。神经可在肩胛切迹处被挤压。肩胛上神经病（suprascapular neuropathy）临床表现为肩外展和外旋转时无力。在慢性病例中可见冈上肌和冈下肌萎缩。电诊断研究有助于确诊。治疗通常包括理疗和向肩胛切迹区域局部注射皮质类固醇。对慢性病例需进行外科减压术治疗。

胸长神经麻痹（long thoracic nerve paralysis）

胸长神经受损引起前锯肌无力，导致翼状肩胛。疼痛出现在颈基底部并沿肩胛骨和三角肌区向下扩展，伴抬臂无力。当患者双臂伸展推墙时，翼状肩胛变得

更明显。外伤和糖尿病似乎是该病的常见原因，但它常是特发性的、自限性的。

臂神经丛病

臂神经丛病（brachial plexopathy）表现为快速出现的肩深部锐痛，外展或旋转时疼痛加重，继之出现上肢带无力。肌电图有助于确诊，受累肌肉的肌电图显示阳性正锐波和纤维性颤动。病变恢复需 1 个月至几年。臂神经丛病可由外伤、肿瘤、放射、疫苗接种后神经炎、糖尿病、感染或心脏外科手术时所做的正中胸骨切开所引起，它也可以是特异性的。

胸廓出口综合征

胸廓出口综合征（thoracic outlet syndrome）包括一组症状，因神经血管束在胸廓出口受压挤所致，胸廓出口是臂丛和锁骨下动静脉从锁骨和锁骨下肌肉下面出来的地方。神经血管束的上面是第一肋骨，前面是前斜角肌，后面是中斜角肌。临床表现取决于哪部分被挤压——神经、血管或二者都有。在大部分患者中，神经症状较显著。疼痛、感觉异常和麻木是主要的症状，从颈和肩向臂和手放射，特别是分布在环指和小指，活动时症状加重。后期受累肌肉出现无力和萎缩。血管症状包括皮肤变色、温度改变和雷氏现象（Raynaud's phenomenon）。

应进行细致的神经检查和评估动静脉功能不足和姿势异常。让患者深吸气，憋住气，伸颈，然后下颚转向被检侧，若桡动脉变得极弱甚至消失，即为阳性（Adson 试验）。虽然许多正常人有这种现象，但是，如果该试验重现了患者症状，它还是很有意义的。用过度外展手法检测：当患者举手过头时，监测桡动脉。桡动脉波动减弱提示动脉受压。同样在正常人中，这个试验也可能为阳性。摄胸部 X 线片以便寻找颈肋，C7 横突延长，或愈合的骨折和（或）外生骨疣。因很难测定受累神经的传导速度，这些试验结果有时相互矛盾，但在有经验人手中，它们能提供额外的辅助信息。躯体感觉诱发电位也被成功地用于诊断。对疑有动脉或静脉受压的病例应做血管造影或静脉造影。

胸廓出口综合征通常采用保守治疗。强调要有良好姿势。牵伸斜角肌和胸肌，同时运动肩胛骨，强化上肢带肌群都是有益的。若发现触发点，向前斜角肌注射局麻药物也是有帮助的。对于顽固或严重病例，可切除第一肋骨和斜角肌。

肘部病变

鹰嘴滑囊炎

鹰嘴皮下囊常容易患滑囊炎，滑囊炎可继发于外伤或为特发性。黏液囊特征性表现是肿胀和压痛，但疼痛轻微，一般不影响活动。穿刺可获取清亮的或微带血性的、黏度较低的液体或明显的血性液体。单纯穿刺和预防外伤就足以解决这个问题。可注射小量皮质类固醇，但有引起感染、皮肤萎缩或局部慢性疼痛的风险，后者明显由于亚临床皮肤萎缩所致[11]。炎性鹰嘴滑囊炎（olecranon bursitis）可由痛风、RA 或焦磷酸钙沉积病所致。鹰嘴滑囊炎也可见于进行血透的尿毒症患者。对于化脓性鹰嘴滑囊炎，黏液囊处红肿、热是主要的线索。常有疼痛和培养阳性。可行穿刺、引流和抗生素治疗。偶尔需要外科切除。

外上髁炎

外上髁炎（lateral epicondylitis）或称网球肘，其在手臂活动过度的人中很常见。本病的标志是在外上髁或其稍前部有局限性压痛。疼痛可出现在握手、举起公文包或其他类似活动时。可能只有不足 10% 的患者是由打网球所致。工作和娱乐活动（包括园艺工作和其他体育活动）是常见的病因。病理学上显示指总伸肌腱，特别是桡侧腕短伸肌退行变。因为表现为退行性，而不是炎症，所以 Nirschl 提倡用"血管成纤维细胞性肌腱病"这个术语[12]。

治疗针对改变活动方式和过度使用前臂肌肉群。冷敷、热疗和 NSAIDs 都有一定益处。可使用前臂支具。用 25 号针头向外上髁局部注射皮质类固醇常可产生满意的初始疗效。等长增力锻炼作为康复方案的初始部分是很重要的。Alvarez 和 Canoso 在循证医学的报告中综述了外上髁炎的治疗[13]。

对慢性病例的评估应包括 X 线片，以便检查有无钙化、外生骨疣或其他骨异常。肌腱断裂有时是慢性病例的病因。被称为"桡管综合征"的肘部神经卡压也可引起该处不适和模糊性疼痛，并有中指伸展无力。抗阻力前臂用力旋后时，神经卡压疼痛加重程度比外上髁炎大，在外上髁炎中，抗阻力伸腕会加重疼痛。

内上髁炎

内上髁炎（medial epicondylitis），也称高尔夫球

肘，主要累及桡侧腕屈肌肌腱附着处，比外上髁炎少见，且症状较轻。内上髁有局部疼痛和肿胀，抗阻力腕屈活动会加重疼痛。该病可由工作或休闲活动所引起，也可由体育运动，包括高尔夫球和投掷运动，所引起。一般不需用 MRI 来进行诊断，但 MRI 的 T1 和 T2 加权像上都显示屈肌总肌腱增厚和信号强度增高 [14]。改变活动方式和用 NSAIDs 药物可缓解本病，偶尔需要向内上髁处注射皮质类固醇。

肌腱病变，远端二头肌附着部完全和部分断裂

二头肌远端肌腱附着部的肌腱（腱膜）病变可引起肘窝钝痛 [15]。二头肌腱的触诊可证实疼痛的来源，可见轻度肿胀。抗阻力的屈肘和旋后可加重疼痛。对于这种情况，热敷、NSAIDs、休息、偶尔局部注射皮质类固醇都是有益的。远端二头肌腱完全断裂很少见，若发生这种情况，一般是一个中年男性，在他主动收缩二头肌时突然受到一个使之强制伸展的力 [16]。患者有一种"弹出"的感觉，伴随突然疼痛以及屈肘和旋后无力。在肌腱插入点的近端会出现球状畸形和淤血。可触及肌腱缺损。MRI 可证实诊断，需外科修复。在远端二头肌腱部分断裂时，有急性疼痛，屈肘和前臂旋后无力，但仍可触及肌腱，无淤血和肿胀。保守治疗可能有效，有时需外科修复。

肘窝滑囊炎

肘窝滑囊炎（cubital bursitis）（肱二头肌桡骨滑囊炎）表现为肘窝肿胀和有时压痛伴某种程度的旋前受限。它常见于 RA 或其他炎性关节炎，也可继发于外伤和使用过度。在远端二头肌腱部分撕裂中也可见到。MRI 和诊断性超声可证实诊断。该病可保守治疗，包括影像学指导下穿刺吸液和注射皮质类固醇。

三头肌肌腱炎和三头肌肌腱断裂

在三头肌肌腱病变中，疼痛位于肘后，伸肘时，特别是抗阻力伸肘时，疼痛加重。肌腱附着点处有压痛和肿胀。这个综合征是过度使用肘和手臂，特别是投掷和抡锤等活动的结果，也可直接由外伤所致。一般保守治疗。鹰嘴肌腱附着处三头肌肌腱断裂很少见，断裂通常由外伤所致，一些病例与向鹰嘴滑囊内注射皮质类固醇有关，还有的和大量使用蛋白同化的皮质类固醇有关。如发生断裂，可出现急性疼痛，伸肘无力。肌腱肿胀，压痛，可触到裂隙。通常需要外科修复。

尺神经卡压

肘部尺神经卡压产生小指及环指邻近小指侧麻木和感觉异常以及肘内侧疼痛。可有手动作不灵活。当位于内上髁下后方的尺神经沟被压迫时可引出压痛。小指感觉减退，外展和屈曲时无力。通过把手臂放在头上的方法使手举高 1 分钟可产生感觉异常。在长期病例中，出现手部尺神经支配的肌肉萎缩。Tinel 征常为阳性（在肘部叩击神经而引出）。同样的症状可由神经半脱位引起。尺神经卡压有多种病因，包括由于职业工作而引起的外部压迫、麻醉时压迫、外伤、长期卧床、早期骨折和炎性关节炎。神经传导试验有助于确定诊断，该试验显示尺神经运动和感觉传导减慢，近端潜伏期延长。避免压挤肘部和反复屈肘是改善症状所需的全部方法。对严重持续的病例需外科纠正。

腕和手的疾病

腱鞘囊肿

腱鞘囊肿（ganglion）是起源于关节和腱鞘的囊性膨胀物，常见于腕的背侧。它内衬滑膜，含有胶样液体。腱鞘囊肿通常病因不明，但可继发于外伤和长期腕部伸展。通常唯一的症状是肿胀，但有时在伸腕时，大的腱鞘囊肿会产生不适的感觉。如需要治疗，可穿刺抽液，注入（或不注入）皮质类固醇。用夹板固定可预防复发。对严重病例，可手术切除整个囊肿。

De Quervain 腱鞘炎

在腕部活动的同时用拇指拿捏东西，这样的反复动作可导致 De Quervain 腱鞘炎（De quervain's tenosynovitis）。据报道它作为妊娠的并发症常出现在新妈妈中。在过去，它被认为是由于使用安全别针反复处理尿布所致，但也可以是举起婴儿时腕部受伤的结果 [17]。症状是疼痛、压痛，有时桡骨茎突肿胀。病理显示围绕拇长展肌和拇短伸肌的腱鞘发炎和狭窄。通常 Finkelstein 试验阳性：使患者拇指放在拳心，握拳时，检验者使拳被动偏向尺侧疼痛会加重。但在第一腕掌关节骨关节炎时该试验也可阳性，因而必须鉴别。

治疗包括夹板固定、局部注射皮质类固醇，必要

时给予 NSAIDs[13,18]。影像技术引导，如超声波引导，可增加注射的准确度。极少情况下需外科切除发炎的腱鞘。

交叉综合征

交叉综合征（intersection syndrome）比 De Quervain 综合征少见，因两者都出现在腕的桡侧，故需鉴别。该综合征累及桡侧腕长伸肌和桡侧腕短伸肌与拇长展肌和拇短伸肌的交叉处，该处距腕约 4 cm。临床表现为疼痛，向桡侧或扭转活动时加剧。该处有肿胀和压痛，触诊时有捻发音。它由于在许多运动中使用过度所致，这些运动包括球拍运动、滑雪、划独木舟和举重。若诊断不确定，则 MRI 有助于诊断[19]。保守治疗通常有效，包括相对休息（夹板固定拇指）、NSAIDs、冷敷和局部注射皮质类固醇。

腕部腱鞘炎

除 Quervain 腱鞘炎和交叉综合征所累及的肌腱外，腱鞘炎还可出现在腕部其他伸肌和屈肌肌腱中[20]。伸肌侧易受伤害的肌腱有拇长伸肌、示指固有伸肌、小指伸肌和尺侧腕伸肌，屈肌侧有桡侧腕屈肌、尺侧腕屈肌、指浅屈肌和指深屈肌。受累肌腱不同，临床表现也不同。常有局部疼痛和压痛，有时有肿胀。做阻抗运动时疼痛常出现。腱鞘炎可被误认为是腕部关节炎。该病归因于反复使用、外伤、炎性关节炎，但也可能是特发性的。治疗包括避免使用过度、夹板固定和 NSAIDs。腱鞘内局部注射皮质类固醇常是有益的，但应避免直接注入肌腱本身。

旋前圆肌综合征

旋前圆肌综合征（pronator teres syndrome）不常见，诊断较困难，因为它的症状与腕管综合征相似。在旋前圆肌综合征中，正中神经在旋前圆肌处被压挤。患者主诉前臂掌侧疼痛、拇指和示指麻木、拇指持物无力和书写痉挛。最特殊的发现是旋前圆肌近端压痛，前臂抗阻力旋前时压痛加重。压迫旋前肌 30 秒时，常产生感觉异常。在一些病例中，旋前圆肌近端缘可出现 Tinel 征阳性。与腕管综合征不同，无夜间痛醒或早晨麻木。旋前圆肌综合征被因为是由反复抓握或旋前等使用过度、外伤和占位病变所致。

电诊断研究发现除旋前圆肌外，正中神经支配的前臂肌群去神经支配，但电诊断研究常不能确定病变部位。如果随时间推移及改变活动方式仍不能改善病情，应进行外科探察，查看有无纤维或肌腱带状物或旋前肌肥厚。

骨间前神经综合征（anterior interosseous nerve syndrome）

骨间前神经在其从正中神经分叉处受压会导致拇长屈肌、指深屈肌和旋前方肌无力，它不影响感觉。因为拇指指间关节和示指远端指间关节运动功能丧失，所以患者不能用拇指和示指形成 "O" 字。肌电图有助于证实诊断。反复过度使用、外伤和纤维束是主要的病因。预防外伤可使病情改善，如不然，需行外科探查。

桡神经麻痹

最常见的桡神经麻痹是桡神经沟综合征或新郎麻痹，在该病中，肱骨前面的桡神经受到压迫。最突出的临床表现是垂腕伴掌指关节屈曲和拇指内收。可有指蹼麻痹以及从前臂背侧到拇指、示指和中指的感觉减退。如果由于不适当的应用拐杖或手臂长时间靠在椅背上（星期六夜晚麻痹），桡神经近端受到压挤，可出现三头肌和肱桡肌无力。挤压性损伤通常在几周内可愈。在恢复期间用夹板固定手腕可防止麻痹的肌肉和韧带过度伸展。电诊断研究有助于找到压挤的特出部位。

骨间后神经综合征（posterior interosseous nerve syndrome）

骨间后神经在桡管内被卡压引起前臂近端侧面不适。手指在掌指关节处不能伸展。骨间后神经是桡神经的分支，主要是运动神经，故感觉异常少见。职业或娱乐性的反复活动时的强力旋后、伸腕或抗阻力桡屈可能是病因。直接外伤和非外伤性疾病如腱鞘囊肿也被认为是病因。有趣的是该病也见于 RA，由滑膜压迫神经所致，必须与伸肌腱断裂相鉴别[21]。

桡浅神经病（感觉异常性手痛）

这种感觉神经病比以前认为的要多，它可引起手背桡侧、拇指和示指灼烧或刺痛，有时麻木和麻刺感。过度旋前和尺侧腕屈是激发因素。可有针刺感减弱和 Tinel 征阳性。电反应诊断研究有助于诊断。手铐或表带紧紧束缚腕部是常见的病因。外伤、手腕反复运动、糖尿病、腱鞘囊肿、静脉穿刺和局部外科手术也可能原因。随时间推移，神经病变可痊愈。治疗包括夹板固定、NSAIDs、局部注射皮质类固醇或在某些病例中外科神经松解术。

腕管综合征（carpal tunnel syndrome）

腕管综合征是手感觉异常和麻木的最常见原因。正中神经和屈肌腱在腕部通过一个共同的管道，僵硬管壁的背部和两侧由腕骨构成，掌侧是腕横韧带（图3D-2）。任何侵犯这个管道的进程都会压迫正中神经，它支配鱼际肌（功能是屈曲、对掌和外展）、桡蚓状肌和手掌桡侧皮肤、拇指、示指、中指和环指的桡侧。

症状多种多样，但手部发作性灼痛和刺痛常见，常在夜间出现，手用力摇动和活动可获缓解。麻木常影响示指、中指和环指桡侧，偶尔累及拇指。有些患者仅感麻木，而较少疼痛。开车或拿书时易出现麻木。患者可能感到手肿胀，但实际上看不到肿胀。偶尔疼痛越过腕部，上达前臂，甚或肘上和上臂。双侧同时受累常见。

Tinel 征和 Phalen 征阳性。Phalen 试验是让患者屈腕 90°，保持 1 分钟。患者会感到示指、中指和环指桡侧感觉丧失。在慢性病例中，会逐渐出现大鱼际无力和萎缩。在电诊断研究中，证实有远端潜伏期延长可确认诊断。

许多疾病可引起腕管综合征，包括妊娠水肿、外伤、骨赘、和腱鞘相关的腱鞘囊肿、脂肪瘤和可压迫正中神经的异常的肌肉、肌腱、血管。腕管综合征在多种感染中（如结核病、组织胞浆菌病、孢子丝菌病、球孢子菌病和风疹）可以见到。RA、痛风、假性痛风

和其他腕部炎性疾病可引起正中神经受压。原发的或伴随多发性骨髓瘤的淀粉状蛋白沉积物可见于这个部位，腕管综合征可是该病的最初表现。有报道腕管综合征可出现在黏液性水肿和肢端肥大病中。然而在许多病例中，无病因可寻，或为非特异性腱鞘炎。许多特发性腕管综合征可能是职业造成的。

在轻度病例中，用夹板把腕固定在正中位可缓解症状[22]。用 25 号针头向腕管内局部注射皮质类固醇对非特异性或炎性腱鞘炎都有益。疗效可能只是一时性的，取决于受压程度和受损神经的可逆性。如保守治疗失败，松解腕横韧带、除去压迫正中神经的组织的外科解压术常是有效的。然而，即便手术治疗，症状有时会复发。

腕部尺神经卡压

在腕部，尺神经可在 Guyon 管近端、远端被卡压或被 Guyon 管本身所卡压[23]。Guyon 管粗略者，由内侧的豌豆骨，外侧的钩骨钩，上面的腕掌侧韧带（豌豆骨钩骨韧带）下面的腕横韧带所界定。因为尺神经进入 Guyon 管后分为浅支和深支，所以临床症状多种多样，有的仅有感觉神经症状，有的仅有运动神经症状，或者二者兼有。

全部临床症状有小鱼际疼痛、麻木和感觉异常，动作不灵活和握拳无力，包括用拇指捏挟物体困难。在钩骨的钩处压迫尺神经可引起麻感或疼痛。可有小鱼际和内在肌群萎缩。由于第 3 和第 4 蚓状肌无力，可看到小指和环指爪形变。小鱼际区感觉丧失。

如果仅浅支受累，则只有麻木、疼痛和感觉丧失。深支受压只产生尺神支配的肌肉无力。运动无力的部位取决于神经受压的精确部位。比如神经受压部位在浅支的远端和小鱼际支的近端，则小鱼际肌和内在肌不受影响，只引起拇收肌、拇短屈肌深头和第一背侧骨间肌无力和萎缩。腕部尺神经病的原因有外伤、腱鞘囊肿、骑自行车、关节炎、尺侧腕屈肌肥厚、骨折、神经瘤、脂肪瘤和糖尿病。

电诊断学研究有助于诊断，该研究显示腕部尺神经远端潜伏期延长及尺神经支配的肌肉去神经支配。治疗包括停止诱发本病的活动、夹板固定或局部注射皮质类固醇，然而外科探查和解压可能是必要的。

扳机指（掌侧屈肌腱鞘炎）

掌部指浅屈肌和指深屈肌腱鞘炎很常见，但常常

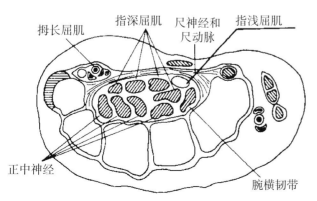

图 3D-2 腕部横切面显示腕横韧带的位置（屈肌支持带）和骨 - 纤维性腕管的内部结构

不被认识。在手指屈曲时掌部可感到疼痛，但在一些病例中，疼痛可放射到近端指间关节和掌指关节的背侧，因此容易误导检查者。通过触诊和鉴定掌腱鞘局部压痛和肿胀可确定诊断。中指和示指最常受累，但环指和小指也可受影响。一个纤维组织组成的结节常可在手掌近掌指关节处被触到。结节影响肌腱正常滑动，引起触发和锁扣 [扳机指（trigger finger）]，后者可以是间歇性的，会产生不适的感觉。类似情况可见于拇指屈肌肌腱。掌腱鞘炎可以是炎性疾病（如 RA、银屑病关节炎或磷灰石结晶沉积病）的一种表现。它时常与手的 OA 并存。重要的是要指出掌腱鞘炎可以不伴有扳机指，扳机指可能是其后期表现。掌腱鞘炎的最常见原因是手的过度使用（手抓握增加对屈肌肌腱的牵拉）。向腱鞘内注射长效皮质类固醇通常可减轻病情 [24-25]，顽固病例需对腱鞘进行外科处理。

手的腱鞘感染需要引流和抗生素。有药瘾和糖尿病的人患这类感染的风险高。非结核性杆菌和真菌感染也会引起慢性手的腱鞘炎。海分枝杆菌是常见的致病菌，这种菌常见于被感染的鱼、甲壳动物、鱼塘和游泳池 [26]。

Dupuytren 挛缩

在 Dupuytren 挛缩（Dupuytren contracture）中，掌腱膜变厚变短。在确定的病例中诊断是很显然的，典型的粗索状浅表纤维组织可在手掌被触到，它通常引起环指挛缩。小指、中指和示指受累频率依次减低。最初，掌腱膜上一个轻度压痛的纤维结节可能是唯一的发现，易与屈肌腱鞘炎相混淆。使受累腱膜的皮肤凹陷或褶皱有助于辨别 Dupuytren 挛缩。最初的结节可能来自一个增殖的成肌纤维细胞的收缩，该细胞是诱导成纤维细胞的细胞因子作用的结果 [27]。肌腱和腱鞘没有受累，但真皮常常受累，最终固定在腱膜上。疾病的进程各种各样，从多年很少或没有变化，到很快进展，一个或多个手指完全屈曲挛缩。

病因不明，但是有遗传倾向性。有些患者伴有足底腱膜炎、指节垫和阴茎纤维化。该病男性患病率是女性的 5 倍多，主要累及高加索人种，常见于欧洲。发病率随年龄增加而增加。Dupuytren 挛缩与慢性酒精中毒、癫痫和糖尿病相关联。

治疗完全依病情严重程度而定。对早期病例，热疗、牵拉、超声波和病灶内注射皮质类固醇可能有帮助。当挛缩已经出现，理想的方法是外科干预。在大部分患者中，有限的筋膜切除术是有效的，但根治的方法（包括手指截除）有时也是需要的。掌腱膜切开术是有用的和更良性的疗法，但如疾病持续活动，则有可能复发。

髋部疾病

转子滑囊炎

转子滑囊炎（trochanteric bursitis）很常见，但常不能获得确诊。它主要见于中老年人，在一定程度上女性多与男性。主要症状为转子区和大腿外侧疼痛。走路、各种活动以及躺在病侧都会使疼痛加重。起病可以很急，但更多的是逐渐起病，症状持续几个月。在慢性病例中，患者也许不能恰当的定位和描述疼痛，或者医生未能发现症状或正确解释症状。偶尔疼痛具有假神经根病的特征，沿大腿外侧向下放射。在很少的病例中，疼痛如此严重，以至患者不能行走，主诉整个大腿弥漫性疼痛。

诊断转子滑囊炎的最好方法是触压转子区，引发压痛点。除深压转子区引发特殊压痛点外，沿大腿肌外侧还有其他压痛点。在抗阻力外旋和外展时疼痛加重。Trendelenburg 征常为阳性。虽然一般认为滑囊炎是主要问题，但该病更可能起源于臀中肌和臀小肌肌腱附着部 [28]。局部外伤和退行变在发病中起一定作用。在某些病例中可见转子囊钙化。引发转子滑囊炎的情况包括腰椎和髋部 OA、下肢不等长和脊柱侧弯，它们很明显都是通过增加转子区的压力起作用的。治疗包括局部注射皮质类固醇，用 22 号 -3½″（88.9 mm）针头以保证达到滑囊部位 [29]。注射对比剂，在 X 线检查的引导下能提高注射的准确性。NSAIDs、减肥、强化和牵拉臀中肌和髂胫束对治疗都有帮助。

髂腰肌（髂耻）滑囊炎

髂腰肌滑囊在髂腰肌之后，髋关节的前面，股血管的外侧。在 15% 的髂腰肌滑囊炎（iliopsoas bursitis）病例中，髂腰肌滑囊与髋关节相通。当滑囊受累时，腹股沟和股前出现疼痛。当髋关节被动过伸，有时屈曲时，特别是抗阻力屈曲时疼痛会加重。在受累滑囊处可触到压痛。患者会使髋关节保持在屈曲和外旋位以减少疼痛，可能跛行以防止伸展过度。如果能看到囊性团块，诊断就一目了然，约 30% 的病例有囊性团块，然而应排除其他原因引起的股区囊性肿胀。滑囊团块可引起股静脉闭塞和股神经受压。和其他大部分滑囊炎一样，急性或反复的外伤以及炎性疾病（如 RA）可能是病因。用 X 线平片和向滑囊内注射对比剂，或 CT、超声、MRI 可证实诊断。髂腰肌滑囊炎通常对保守疗法有反应，包括在影像引导下注射皮质类固醇。对反复发作的病例，需外科切除滑囊。

坐骨（臀大肌坐骨）滑囊炎

坐骨滑囊炎（ischial bursitis）由外伤或久坐在硬的表面上所致，正如病名"织布工的屁股"所显示的那样。当坐着或躺下时疼痛常常很剧烈。因为臀大肌坐骨囊位于坐骨结节的表面，把臀大肌和结节分开，疼痛可沿股背侧向下放射。坐骨结节处有压痛点。MRI 和超声检查可用来确定诊断。用缓冲垫和局部注射皮质类固醇对病情有帮助。

梨状肌综合征

梨状肌综合征（piriformis syndrome）尽管在 1928 年就被报道过 [30]，但并未被充分认识和了解。主要的症状是臀部疼痛，像坐骨神经痛一样，沿腿的背部向下放射。受累侧跛行。女性更易受累。外伤起主要作用。直肠或阴道检查发现梨状肌压痛有助于诊断。髋屈曲、内收和内旋时受累臀部疼痛明显 [31]。另一个检查方法是让患者躺在健侧，患膝放在检查床上。当患膝抬离床面几厘米时，臀部疼痛出现。当抗阻力外展和外旋时也可出现疼痛和无力。在透视引导下局部梨状肌内注射利多卡因和皮质类固醇是有益的。

感觉异常性股痛

股外侧皮神经（L2—L3）支配大腿的前外侧，是一个感觉神经。压迫该神经引起特征性的间歇性灼痛和感觉减退，有时伴大腿前外侧麻木。大腿伸展和外展、长时间站立和行走可使症状加重，而坐着使症状减轻。大腿前外侧的触觉和针刺觉减低。在髂前上棘紧内侧压迫腹股沟韧带可引出疼痛。感觉异常性股痛（meralgia paresthetica）多见于糖尿病患者、孕妇和肥胖者。直接外伤、紧身衣压迫或下肢不等长可能是病因。神经传导速度测定有助于确诊。减肥、鞋后跟矫正和随时间推移通常可缓解症状。因为卡压常发生在髂前上棘的紧内侧，在这一部位注射皮质类固醇是有益的。

尾骨痛

尾骨痛（coccydynia）是当按压尾骨时，尾骨区域出现疼痛。坐位时疼痛最明显。患者扭动臀部以减轻压力，从而减轻疼痛，常常选择坐在垫子上。症状可是慢性的和严重的。这种情况可能与尾骨摔伤、跌坐在硬椅子上或尾骨其他外伤有关。但有时找不到明显的原因。女性最常受累，可能与脊柱前凸常见于女性有关，脊柱前凸可使尾骨更容易受外伤。尾骨触诊时发现局部压痛可确立诊断。X 线平片可用以排除尾骨骨折和脱位。局部注射长效皮质类固醇和 2% 的利多卡因 2 ml 是非常有效的 [32]。尾骨痛的病理本质尚未被研究过，但推测是骨擦伤。

膝部疾病

腘窝囊肿

腘窝囊肿（popliteal cysts），也被称为 Baker 囊肿，并不少见，医生应熟知它可能剥离和破裂。最初可能只是一个囊性肿物，伴轻度不适或无不适。但随着囊肿进一步扩张，就更清楚地感知并出现不适的感觉，特别是在膝充分伸展或屈曲时。患者直立，从后面检查，囊肿就会被更清楚地看到。任何有滑膜渗出的膝关节病都会并发腘窝囊肿。在膝关节和半膜肌-腓肠肌滑囊之间可能有自然出现的通道，滑囊位于腓肠肌内侧头的下面。由于膝关节渗液的压力，在关节和滑囊之间有单方向的瓣膜样机制在起作用。一个尸解系列显示 40% 的人有膝关节-滑囊通道。

腘窝囊肿最常继发于 RA、OA 和膝关节内紊乱。有少数报道继发于痛风和反应性关节炎。囊剥离到小腿或囊破裂可产生类似于血栓性静脉炎的综合征。症状包括小腿弥散性肿胀、疼痛，有时踝部红斑和水肿。关节造影可证实囊肿和囊肿剥离或破裂。超声检查被广泛用于诊断和病情的监测。膝关节渗出病史常提示 Baker 滑囊剥离是患者腿肿胀的原因。多普勒超声检查可排除同时有血栓性静脉炎的可能性。与炎性关节炎有关的囊肿可用关节内及囊腔中注射皮质类固醇治疗，这种疗法常能解决问题。如果囊肿由骨关节炎或膝关节内紊乱所致，为预防囊肿复发，需要外科修复关节病变。

鹅足滑囊炎

鹅足滑囊炎（anserine bursitis）主要见于具有粗腿和膝 OA 的中老年女性，它可在膝内侧关节缘下 2″（50.8 mm）处引起的疼痛和压痛。上楼梯时疼痛加重。鹅足（拉丁语'鹅脚'的意思）由缝匠肌、股薄肌和半腱肌肌腱联合形成。鹅足滑囊位于肌腱和胫侧副韧带之间。根据在滑囊处可引出剧烈疼痛和局部注射皮质类固醇疼痛减轻的现象可诊断该病。治疗包括休息、对内收肌和四头肌进行牵拉训练和滑囊内注射皮质类固醇。

鹅足滑囊炎常被忽略，因为它常与膝 OA 并存，而膝 OA 常被假定为疼痛的原因。然而，在一些二者并存的病例中，鹅足滑囊炎是疼痛的主要原因。

髌前滑囊炎

髌前滑囊炎（prepatellar bursitis）表现为膝盖表面肿胀。髌前滑囊炎由外伤所致，比如经常跪着，因而有"女佣膝"之称。髌前滑囊位于髌骨下半部的前面和髌韧带的上半部。疼痛通常轻微，除非直接压挤滑囊。髌下囊位于髌韧带和胫骨之间，也容易受外伤和肿胀。通过保护膝不受外伤达到治疗慢性髌前滑囊炎的目的。

当发现这一部位肿胀时，也应考虑到化脓性髌前滑囊炎。症状通常有红斑、热、压痛和疼痛。病史包括膝刺破伤或滑囊表层皮肤擦伤。应抽取并培养滑液，一旦确定为感染，就开始适当的抗生素治疗。

滑膜皱襞综合征（plica syndrome）

皱襞是膝关节内的滑膜襞，发现有髌下、髌上和内侧皱襞。内侧皱有时可引起膝部症状[33]。髌骨痛是主要的主诉，可有膝扳机和弹响（膝不稳定的感觉）和膝的假扣锁。膝的任何外伤和炎症都可使滑膜襞出现症状。可用关节镜进行诊断和治疗，在关节镜检查下可见变粗的、炎性的、有时是纤维化的内侧皱，形成弓弦样突起。

腘肌肌腱炎

膝后外侧疼痛可继发于腘肌肌腱炎（popliteal tendinitis）（腘绳肌和腘肌）。屈膝 90°，触诊时可发现压痛。直腿抬高可引起疼痛。跑步下坡增加腘肌的劳累，会导致肌腱炎。这种情况适合于休息和保守治疗。

偶尔注射皮质类固醇可能是有益的。

Pellegrini-Stieda 综合征

Pellegrini-Stieda 综合征（Pellegrini–Stieda syndrome）包含膝侧副韧带钙化。该综合征常见于男性，被认为是外伤的结果。外伤后进入一个无症状期，之后进入症状期，症状有膝内侧痛和进行性活动受限。症状期和内侧副韧带开始钙化在时间上相吻合，后者在 X 线片上显示为长的无定型的阴影[34]。疼痛是自限性的，通常在几个月内可获改善。

髌骨肌腱炎

髌骨肌腱炎（patellar tendinitis）或跳跃者的膝主要见于从事反复跑步、跳跃或踢球的运动员。髌骨肌腱处有疼痛和压痛。超声波检查有助于确定诊断[35]。治疗包括：休息、NSAIDs、冷敷、膝关节支具和股四头肌和腘绳肌牵拉和强化锻炼。因有肌腱断裂的风险，禁用皮质类固醇注射。某些慢性病例需手术治疗。

股四头肌肌腱和髌腱断裂

当髌骨周围肌腱断裂时，50% 的机会是累及股四头肌腱，否则是髌腱受累。股四头肌肌腱断裂通常由屈膝时股四头肌突然暴力收缩所致。继之出现膝关节积血。髌腱断裂常与特殊的外伤、反复运动损伤和系统性疾病有关。有报道慢性肾衰竭、RA、甲状旁腺功能亢进、痛风和用皮质类固醇的系统性红斑狼疮患者有自发性股四头肌肌腱断裂。患者突然感到剧痛，小腿不能伸直。X 线片显示一个高位髌骨，MRI 或超声检查可证实诊断。肌腱通常被发现呈退行变，需外科修复。

腓神经麻痹

在腓神经麻痹（peroneal nerve palsy）中，常有明显的无痛性足下垂和跨阈步态。小腿下部外侧和足背痛觉轻度减低。直接外伤、股骨下部或胫骨上部骨折、腓骨头压迫神经和牵张性损伤都是该麻痹症的原因。通常腓总神经被压，影响腓浅神经支配（它支配外翻肌）的肌肉和腓深神经（它支配足部和足趾背屈肌）支配的肌肉。肌电图有助于证实神经传导速度减慢。治疗包括去除神经受压的原因（如果只有一个原因）和踝 - 足矫形器（必要时）。偶尔需外科探查。

髌骨疼痛综合征

髌骨疼痛综合征（patellofemoral pain syndrome）在膝部有疼痛和咿轧音[36]。长时间坐着会出现僵硬感，活动可使之缓解。涉及屈膝的过度活动，特别是在负重情况下（如爬楼），会加重疼痛。检查时，当对着股骨髁压迫髌骨，或把髌骨推向外侧时会出现疼痛。关节渗出液不常见，通常量很少。髌骨疼痛综合征的症状常是双侧的，发生于年轻人群。该综合征由各种膝部问题所致，如高位髌骨、股四头肌角度异常和外伤。髌骨软骨软化（chondromalacia patellae）被用来表示这个综合征，但许多人偏爱髌骨疼痛综合征这个术语。治疗包括镇痛药、NSAIDs、冷敷、休息和避免膝使用过度。四头肌等长肌力训练是有益的。在某些患者中，应尝试手术重新构建力线。

踝和足部疾病

跟腱炎

跟腱炎（achilles tendinitis）通常由外伤、过度运动或后帮较硬的不合适的鞋所致，也可由炎症病变如强直性脊柱炎、反应性关节炎、痛风、RA 和二水焦磷酸钙结晶沉着病引起。它也可与用氟喹诺酮类药物治疗有关。疼痛、肿胀和压痛可出现在跟腱附着处或其周围。活动时有咿轧音，足背屈时感疼痛。超声波检查术有助于诊断。治疗包括 NSAIDs、休息、穿矫形鞋、锻炼时用足跟部鞋垫、轻度牵张，有时用夹板把足固定在轻度跖屈位。因为有跟腱炎时跟腱容易断裂，所以过去感到注射皮质类固醇会使情况变得更糟，但这种观点受到了挑战，X 线透视引导下的皮质类固醇注射可顺利完成[37]。

跟腱撕裂

跟腱自发断裂已为人熟知，它发生在足强力背屈时，伴随突发性疼痛。可听到"砰"声响，继之行走困难，不能用足趾站立。跟腱处出现肿胀和水肿。可用 Thompson 试验进行诊断。在这个试验中，患者跪在椅子上，足伸到椅子边缘，检查者紧握腓肠肌并把它推向膝的方向。正常情况下应产生跖屈，但肌腱破裂时不出现跖屈。跟腱撕裂通常由体育活动，或由跳跃或跌落引起的外伤所致。在以往有跟腱疾患或用皮质类固醇的人中，跟腱容易撕裂。应请整形外科会诊，根据情况选用固定或外科治疗。

皮下跟腱滑囊炎

在没有系统性疾病的情况下，跟腱表面的滑囊可变得肿胀。皮下跟腱滑囊炎（subcutaneous achilles bursitis）主要见于女性，由鞋的挤压所致，虽然也可由外生骨疣所致。除了舒缓鞋的压力，无需其他治疗。

跟后滑囊炎

跟后滑囊位于跟腱的前面和跟骨之间。滑囊的前壁是纤维软骨性的，它贴在跟骨上面，而后壁与跟腱腱鞘混在一起。跟后滑囊炎（retrocalcaneal bursitis）的表现包括足后跟痛，跟腱前面有压痛，足向背侧弯曲时疼痛。局部肿胀，跟腱两侧鼓胀。跟后滑囊炎也可以和跟腱炎同时存在。临床上有时二者很难鉴别。然而超声波检查术和 MRI 对诊断很有帮助。该病可继发于 RA、脊柱炎、反应性关节、痛风和外伤。治疗包括 NSAIDs、休息和仔细地向滑囊内注射皮质类固醇。

足底筋膜炎

足底筋膜炎（plantar fasciitis）主要见于 40～60 岁的人，以跟部足底疼痛为特征。起病徐缓，或在外伤或过度使用之后，过度使用源自一些活动如体育、长途行走、穿不合适的鞋或足跟被某些力撞击。足底筋膜炎可以是特发性的，也可能在年轻的脊椎关节炎患者中看到。疼痛特征性的出现在刚起床时，最初走几步时最痛。疼痛改善后，下午又加重，特别在久站或行走后。疼痛是灼痛、酸痛，偶尔剧痛。触诊可发现在跟骨结节内侧突的前内侧有压痛，跟骨结节内侧突是足底筋膜的起始部。治疗包括相对休息、减少应激活动、使用 NSAIDs、用足跟垫或足跟杯状矫形器、拱形支架以及对跟腱和足底筋膜做伸展锻炼。用 25 号针头局部注射皮质类固醇常常有效。

胫后肌腱炎

在胫后腱鞘炎（posterior tibial tendinitis）中，疼痛和压痛出现在内踝后面。它可由外伤、过度旋前、RA 或脊柱关节病引起。关节伸屈都正常，但抗阻力内翻或被动外翻时出现疼痛。运动后不适程度加重，可有肿胀和局部压痛。治疗通常包括休息、NSAIDs 以及局部注射皮质类固醇。有时需用夹板固定。

胫后肌腱断裂

胫后肌腱断裂不常被认识，是进行性扁平足的原因[38]。外伤、肌腱慢性退化或 RA 可引起该病。沿胫后肌腱走向，紧靠内踝在其远端可察觉起病隐袭的疼痛和压痛，同时伴有足后部内侧肿胀。单侧后足外翻畸形和前足外展是重要的发现。从后面可以很好地看到前足外展，和正常相比，从这个位置可看到更多足趾。单足跟抬高试验阳性，即当患者对侧脚离开地面时，受累足不能前脚撑地站立。应请矫形外科会诊以确定肌腱断裂用 NSAIDs 和石膏保守治疗还是外科修复。

腓骨肌腱脱位和腓骨肌腱炎

腓骨肌腱脱位可因受直接打击、外伤或足突然背屈和外翻所引起。在脱位时偶可听到腓骨肌腱弹响。其他患者可主诉在外踝的肌腱处有严重疼痛和压痛。这种情况可以和急性踝扭伤向混淆。用固定方法保守治疗通常可获满意效果，因为腓骨肌腱常可自行复位。如果支撑肌腱的支持带破裂，则需外科矫治。腓骨肌腱炎也可出现，表现为外踝局部压痛。可保守治疗。

拇外翻

在拇外翻（hallux valgus）中，拇趾向外偏离中线，第一跖骨向内偏斜。跖骨头处出现拇滑囊肿（摩擦囊），常引起疼痛、压痛和肿胀。拇外翻常见于女性。它可由遗传倾向性或穿尖头鞋所致，也可能继发于 RA 或全身性 OA。可将鞋撑大、用拇滑囊肿垫或手术治疗。第一跖骨内翻，即第一跖骨向内侧成角可伴发或继发于拇外翻畸形。

小趾囊炎

小趾囊炎（Bunionette），或缝纫工人拇滑囊肿（tailor's bunion），是第 5 跖骨头部的突起，由滑囊或局部胼胝形成。第 5 跖骨向外偏斜（外翻）。

锤状趾

在锤状趾（hammer toe）中，远端趾间关节屈曲，趾尖向下。第 2 趾最常受累。由于受到鞋的压挤，在趾尖和趾间关节背侧可形成胼胝。锤状趾可以是先天

性的或继发于拇外翻以及由不合适的鞋类所致。当跖趾关节过度伸展时，这种畸形被称为足趾翘起，常见于 RA。

跖骨痛

疼痛来自跖骨头，也称跖骨痛（metatarsalgia），是由各种情况引起症状。站立时痛，或触压跖骨头时痛。通常跖骨头有胼胝。跖骨痛的原因很多，包括足部劳损、穿高跟鞋，足外翻、外伤、籽骨炎、拇外翻、关节炎、应力骨折、足部手术或足纵弓高。足底横弓变平，内在肌无力导致体重在前脚分布不均。治疗包括用矫形器提高足底横弓的中部，强化内在肌，减轻体重和用跖骨垫或跖骨脊。

扁平足

扁平足（pes planus）或平足，常无症状，但可引起足肌疲乏和酸痛，不能耐受长久步行和站立。内侧纵弓降低，舟骨和距骨头突起。跟骨外翻，行走时可见趾朝外。发生这种情况的趋向大部分是遗传性的，常伴随全身性运动过度。托马斯足跟垫、硬底鞋和抓握练习以强化内在肌肉是有益的。更多的患者需要鞋式矫形装置。无症状扁平足可不治疗。

高弓足

与扁平足相反，高弓足（Pes Cavus）或爪形足以内侧弓过高为特征，在严重病例中，一个高纵弓导致足缩短。这个异常的高弓进一步导致伸肌韧带缩短，引起近端趾间关节背曲和跖屈，使足趾形成爪样外观。足底筋膜也可缩短。通常高弓足有遗传倾向，在大部分病例中有潜在的神经疾患。虽然高弓足可引起足疲乏、疼痛、跖骨头压痛伴愈伤组织形成，它也可能是无症状的。足趾的背侧通常出现胼胝。跖骨垫或跖骨脊是有益的，通常需进行足趾伸肌的伸展训练。严重病例需手术矫正。

Morton 神经瘤

Morton 神经瘤（Morton's neuroma）常见于中年女性，是趾间神经受压性神经病变，一般出现在第 3 和第 4 趾之间。第四趾出现感觉异常、灼烧感和疼痛。走在硬路面上或穿狭窄的鞋或高跟鞋会加重症状。触诊第 3 和第 4 跖骨头可引出压痛。偶尔神经瘤位于第 2 和第 3 趾之间。趾间神经被跖横韧带或跖趾间黏液

囊或滑膜囊肿压迫是神经卡压的原因。治疗通常包括跖骨脊或趾蹼内注射皮质类固醇。最终可能需要外科切除神经瘤和部分神经。

跗管综合征

在跗管综合征（tarsal tunnel syndrome）中，后胫神经在屈肌支持带处受压。神经在紧靠屈肌支持带远端处分为足底内侧神经、足底外侧神经和跟后神经。屈肌支持带位于内踝后下方。足趾和足底的麻木、灼痛和感觉异常向近端扩延达内踝区域。症状夜间加重，患者活动腿、足和踝可减轻症状。叩击内踝后部可引出 Tinel 征阳性。针刺感和两点辨距觉可能消失。女性较男性更常受累。足外伤，特别是骨折、足外翻畸形、运动过度和职业因素都可能与跗管综合征的产生有关。电反应诊断试验显示运动和感觉潜伏期延长，神经传导速度变慢。此外，阳性止血带试验和压迫屈肌支持带可诱发症状。有报道一个新的试验是有价值的，该试验是：使踝关节最大限度地被动外翻和背屈，同时所有跖趾关节最大限度地背屈。保持这种姿势 5 ～ 10s，在阳性病例中，踝关节出现麻木和（或）疼痛、压痛加重[39]。穿矫正鞋和跗管内注射皮质类固醇是有益的，但常需手术减压。

前胸壁疾病

肌肉骨骼来源的胸壁痛相当常见。它必须与心脏病引起的胸痛向鉴别（这常是主要关心的问题），或者与肺或胃肠引起的疼痛向鉴别。颈椎或胸椎疾病引起疼痛也可发射到胸部。常伴随胸痛的肌肉骨骼综合征包括 Tietze 综合征和肋软骨炎。二者都以一个或多个肋软骨压痛为特征，其名称有时可互换。然而，根据 Tietze 综合征有局部肿胀，而肋软骨炎没有可将二者分开[40]。

Tietze 综合征比肋软骨炎少，病因不明。Tietze 综合征可逐渐起病或突然起病，常伴第 2 和第 3 软骨肿胀。疼痛可轻可重，可放射到胸部，因咳嗽、打喷嚏、吸气或影响胸壁的各种活动而加重。触诊可引起压痛，约 80% 的患者有单一部位疼痛。

肋软骨炎最常见，伴有胸痛和压痛而无肿胀。压痛常出现在一个以上的肋骨软骨交界处，触诊可复制所描述的疼痛。在一个针对 100 例非心源性胸痛患者的研究中，69% 有触痛，16% 触诊可引出典型的疼痛[41]。肋软骨炎的其他名称有前壁综合征、肋胸骨综合征、胸骨旁软骨痛和胸壁综合征。一些胸壁痛的患者被发现有纤维肌痛或局限性肌筋膜痛。胸壁痛可并发心肺疾病，所以它的存在不能排除更严重的问题。

剑状软骨综合征或剑突痛，也称过敏性剑突或剑突痛，以剑突区域疼痛和压痛为特征。疼痛可以是间歇性的，进食过多、各种扭曲活动可引发疼痛。

这三种情况常呈自限性。治疗包括：安慰患者，热疗，伸展胸壁肌肉，或局部注射利多卡因、皮质类固醇，或二者合用。

此外，其他几种疾病可以起胸壁痛。胸肋锁骨骨肥厚表现为锁骨或肋骨疼痛性肿胀，可以是复发性的。它伴有血沉增快、手掌和足底脓疱和胸部病变处进行性骨化。锁骨致密性骨炎是一个少见的原因不明的良性疾病，主要累及孕龄女性。它以锁骨内端硬化而不累及胸锁关节为特征。有疼痛和局部压痛。

任何累及胸锁关节的疾病，包括脊柱关节病、OA 和感染都可以引起胸壁痛。肋骨应力骨折、咳嗽骨折、胸部带状疱疹和肋间臂神经卡压常是胸壁痛的其他原因。

对胸壁应进行全面触诊，包括胸锁关节、肋骨软骨交界处、胸骨和胸壁肌肉。手臂在胸前交叉内收和从外展 90° 位向后伸展有助于阐明胸痛是否来源于骨骼肌肉系统。影像学研究应包括肋骨，特别是胸锁关节 X 线平片、断层照片和骨扫描。CT 和 MRI 能提供更详细的胸锁关节像。

（吴东海 译　卢 昕 校）

参考文献

1. Hazleman B, Riley G, Speed C. Soft tissue rheumatology. Oxford: Oxford Medical Publications; 2004.

2. Khan KM, Cook JL, Bonar F, et al. Histopathology of common tendinopathies. Update and implications for clinical management. Sports Med 1999;27:393–408.

3. Genovese, MC. Joint and soft-tissue injection. A useful adjuvant to systemic and local treatment. Postgrad Med 1998;103:125–134.

4. Kisner C, Colby LA. Therapeutic exercise: foundations and techniques, 3rd ed. Philadelphia: FA Davis; 1996.

5. 5.Biundo JJ, Hughes GM. Rheumatoid arthritis rehabilitation: practical guidelines. J Musculoskeletal Med 1991; 8:85–96.

6. Neer CR. Impingement lesions. Clin Orthop 1983;173: 70–77.

7. Goupille P, Sibilia, J. Local corticosteroid injections in the treatment of rotator cuff tendinitis (except frozen shoulder and calcific tendinitis). Clin Exp Rheumatol 1996;14:561–566.

8. Frieman BG, Albert TJ, Fenlin JM Jr. Rotator cuff disease: a review of diagnosis, pathophysiology and current trends in treatment. Arch Phys Med Rehabil 1994;75:604–609.

9. Naredo AE, Aguado P, Padron M, et al. A comparative study of ultrasonography with magnetic resonance imaging in patients with painful shoulder. J Clin Rheumatol 1999;5:184–192.

10. Dacre JE, Beeney N, Scott DL. Injections and physiotherapy for the painful stiff shoulder. Ann Rheum Dis 1989;48:322–325.

11. Weinstein PS, Canoso JJ, Wohlgethan JR. Long-term follow-up of corticosteroid injection for traumatic olecranon bursitis. Ann Rheum Dis 1984;43:44–46.

12. Kraushaar BS, Nirschl RP. Tendinosis of the elbow (tennis elbow). Clinical features and findings of histological, immunohistochemical, and electron microscopy studies. J Bone Joint Surg Am 1999;81:259–278.

13. Alvarez-Nemegyei J, Canoso JJ. Evidence-based soft tissue rheumatology: epicondylitis and hand stenosing tendinopathy. J Clin Rheumatol 2004;10:33–40.

14. Kijowske R, DeSmet AA. Magnetic resonance imaging findings in patients with medial epicondylitis. Skeletal Radiol 2005;34:196–202.

15. Tomaino MM, Towers MD. Clinical presentation and radiographic findings of distal biceps tendon degeneration: a potentially forgotten cause of proximal radial forearm pain. Am J Orthop 2004;33:31–34.

16. Hamilton W, Ramsey ML. Rupture of the distal tendon of the biceps brachii. U Penn Orthop J 1999;12:21–26.

17. Skoff HD. "Postpartum/newborn" deQuervain's tenosynovitis of the wrist. Am J Orthop 2001;30:428–430.

18. Anderson BC, Manthey R, Brouns MC. Treatment of de Quervain's tenosynovitis with corticosteroids. Arthritis Rheum 1991;34:793–798.

19. Costa CR, Morrison WB, Carrino JA. MRI features of intersection syndrome of the forearm. AJR Am J Roentgenol 2003;181:1245–1249.

20. Stern PJ. Tendinitis, overuse syndromes, and tendon injuries. Hand Clinics 1990;6:467–475.

21. Kishner S, Biundo JJ. Posterior interosseous neuropathy in rheumatoid arthritis. J Clin Rheumatol 1996;2:1080–1084.

22. Burke DT, Burke MM, Stewart GW, Cambré A. Splinting for carpal tunnel syndrome: in search of the optimal angle. Arch Phys Med Rehabil 1994;75:1241–1244.

23. Wu JS, Morris JD, Hogan GR. Ulnar neuropathy at the wrist: case report and review of the literature. Arch Phys Med Rehabil 1985;66:785–788.

24. Anderson B, Kaye, S. Treatment of flexor tenosynovitis of the hand ("trigger finger") with corticosteroids. Arch Intern Med 1991;151:153–156.

25. Nimigan AS, Ross DC, Gan BS. Steroid injections in the management of trigger fingers. Am J Phys Med Rehabil 2006;85:36–43.

26. Williams CS, Riordan DC. Mycobacterium marinum infections of the hand. J Bone Joint Surg Am 1973;55:1042–1050.

27. Cordova A, Tripoli M, Corradino B, et al. Dupuytren's contracture: an update of biomolecular aspects and therapeutic perspectives. J Hand Surg 2005;30:557–562.

28. Alvarez-Nemegyei J, Canoso JJ. Evidence-based soft tissue rheumatology III: trochanteric bursitis. J Clin Rheumatol 2004;10:123–124.

29. Shbeer MI, O'Duffy D, Michet CJ Jr, et al. Evaluation of glucocorticosteroid injection for the treatment of trochanteric bursitis. J Rheumatol 1996;23:2104–2106.

30. Wyant GM. Chronic pain syndromes and their treatment. III. The piriformis syndrome. Can Anaesth Soc J 1979;26:305–308.

31. Fishman LM, Dombi GW, Michaelsen C, et al. Piriformis syndrome: diagnosis, treatment, and outcome—a 10 year study. Arch Phys Med Rehabil 2002;83:295–301.

32. Ramsey ML, Toohey JS, Neidre A, et al. Coccygodynia: treatment. Orthopedics 2003;26:403–405.

33. Galloway MT, Jokl P. Patella plica syndrome. Ann Sports Med 1990;5:38–41.

34. Wang JC, Shapiro MS. Pellegrini–Stieda syndrome. Am J Orthop 1995;24:493–497.

35. Peers KH, Lysens RJ. Patellar tendinopathy in athletes: current diagnostic and therapeutic recommendations. Sports Med 2005;35:71–87.

36. Papagelopoulos PJ, Sim FH. Patellofemoral pain syndrome: diagnosis and management. Orthopedics 1997;20:148–157.

37. Gill SS, Gelbke MK, Mattson SL, et al. Fluoroscopically guided low-volume peritendinous corticosteroid injection for Achilles tendinopathy. A safety study. J Bone Joint Surg Am 2004;86:802–806.

38. Churchhill RS, Sferra JJ. Posterior tibial tendon insufficiency. Its diagnosis, management, and treatment. Am J Orthop 1998;27:339–347.

39. Kinoshita M, Okuda R, Morikawa J, et al. The dorsiflexion-eversion test for diagnosis of tarsal tunnel syndrome. J Bone Joint Surg Am 2001;83:1835–1839.

40. Calabro JJ. Costochondritis. N Engl J Med 1997;296:946–947.

41. Wise CM, Semble L, Dalton CB. Musculoskeletal chest wall syndromes in patients with noncardiac chest pain: a study of 100 patients. Arch Phys Med Rehabil 1992;72:147–149.

肌肉骨骼的体征和症状

E. 纤维肌痛综合征

Dina Dadabhoy, MD   Daniel J. Clauw, MD

■ 纤维肌痛（fibromyalgia，FM）是一种软组织疼痛的综合征，大约有 4% 的美国人患病。

■ 美国风湿病学会制定的 FM 的分类标准是：有全身多个部位（身体的左、右侧，腰的上、下部）及中轴骨骼的广泛慢性疼痛病史，并在体格检查时的 18 个触诊点中必须至少有 11 个发生触痛。

■ FM 常出现一些非特异性的症状，包括：易疲劳（活动后加重），感觉异常，肠易激综合征，偏头痛，注意力不集中和记忆力减退。

■ 患者的教育是治疗 FM 的一个基本的组成部分。患者可以从很多网站上获得相关信息。

■ 运动是治疗中的一个很关键的元素。一套科学规律的运动方法是药物治疗过程中不可或缺的。

■ 三环类抗抑郁药，例如环苯扎林和阿米替林，通常是一线治疗用药。

纤维肌痛（FM）在美国是引起慢性全身性疼痛的最常见的病因。FM 的鉴别诊断很复杂，因为类似的弥漫性疼痛还可能发生在其他许多疾病中（表 3E-1）。对于弥漫性疼痛患者的诊断取决于症状的持续时间以及相关的病史和体格检查。弥漫性疼痛持续多年则应考虑 FM，尤其是合并有易疲劳、记忆力下降和睡眠紊乱，并且体格检查发现有软组织的触诊压痛。这时，也只需进行最基本的检查。相反，如果患者的疼痛只持续了几周或几个月，则需考虑自身免疫性疾病、内分泌疾病以及神经系统疾病等一系列疾病。

询问现病史时，还应关注疼痛的起病和特征，伴随症状以及可能引起该症状的原因。是否使用过处方药或非处方药尤其重要。同时还应进行更深入的调查，如有无肌病的家族史，有无癌症病史，有无无法解释的体重下降和发热，有无关节炎的相关症状（晨僵，关节的红肿热痛）。

检查时应针对肌肉骨骼和神经系统详细检查。如果出现炎症的体征（如滑膜炎）或者神经系统的异常体征（如客观存在的衰弱）就应考虑其他病因而不是 FM。

对于出现全身广泛慢性疼痛的患者至少应行全血细胞计数、肝肾功能检查、促甲状腺激素水平、红细胞沉降率和 C 反应蛋白等检查。再加上仔细的病史采集以及体格检查，通常可以不需要过多的放射学及其他检查即可诊断。X 线片、横断层面成像、核医学检查、肌电图和神经传导速率等应该谨慎应用，这些检查应该在病史和体格检查时发现有临床意义时才使用。

流行病学

FM 影响了约 4% 的美国人。根据美国风湿病学会（American College of Rheumatology，ACR）于 1990 年颁布的 FM 分类标准，FM 患者必须有慢性弥漫性的全身疼痛（身体的左、右侧，腰的上、下部及中轴骨骼），同时在体格检查时 18 个触诊点必须有 11 个发生触痛（图 3E-1）[1]。但这个标准对于每个患者来说，不是诊断标准，因为至少有一半的临床诊断为 FM 的患者并不满足 ACR 的分类标准。

临床特征

FM 的临床特征主要是慢性广泛的疼痛和压痛。这种疼痛时强时弱，还有可能转移。在一些病例中患者

表 3E-1　弥漫性疼痛和（或）疲劳的鉴别诊断

过度劳损

药物
　他汀类和贝特类
　抗疟药

内分泌疾病
　甲状腺功能减退
　甲状腺功能亢进
　库欣综合征
　糖尿病

神经系统疾病
　多发性硬化症
　重症肌无力

恶性肿瘤

感染
　丙型肝炎病毒
　人类免疫缺陷病毒（human immunodeficiency virus，HIV）
　莱姆病

风湿性疾病
　类风湿关节炎（RA）
　系统性红斑狼疮（SLE）
　Sjögren 综合征
　强直性脊柱炎
　风湿性多肌痛
　炎性肌病

代谢性肌病

骨软化症

类固醇减量

局部疼痛综合征

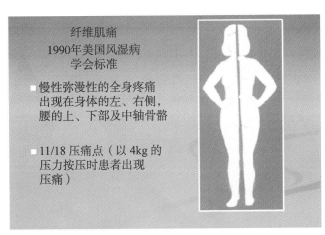

纤维肌痛
1990年美国风湿病
学会标准

■ 慢性弥漫性的全身疼痛
出现在身体的左、右侧，
腰的上、下部及中轴骨骼

■ 11/18 压痛点（以 4kg 的
压力按压时患者出现
压痛）

图 3E-1　美国风湿病学会纤维肌痛综合征分类标准

表现为周身疼痛，而另外一些病例中患者表现为多个部位的慢性疼痛。在这种情况下，局部的肌肉骨骼疼痛，包括中轴骨的疼痛和（或）触痛，就可以诊断为局部的问题（例如：腰背部疼痛，单侧的上髁炎）。

　压痛定义为在压痛点上用 4 kg 的压力按压时患者出现压痛（检查者按压时指甲变白时的压力就约为 4 kg）。随着 ACR 分类标准的出版，我们对压痛点的了解逐渐加深。研究发现 FM 患者并不只是在一些分散的区域出现压痛，而是连续着遍布全身[2]。而女性患者较男性患者有更多的压痛点。然而压痛点多少与患者的心理因素（如烦恼忧伤）有关而与压痛本身无关。因此，在临床诊断中严格地按照 ACR 的分类标准来诊断就可能误诊一些有较多烦恼痛苦的女性患者。

　除了疼痛和压痛之外，一些非特异性症状的发生率在许多 FM 患者中也很高，而这些非特异性症状并不是由器质性病变引起（图 3E-2）。疲劳感就是要最常见的一种症状，而且往往在活动后加剧。感觉异常也很常见，尤其是对于那些同时伴有注意力难以集中和记忆力减退的患者，同时感觉异常没有固定的皮区分布和神经症状。

　与 FM 有关的一系列躯体症状可导致一些综合征，包括慢性疲劳综合征、肠易激综合征以及多重化学物质过敏症。同时也常常和另外一些慢性疼痛的情况相重叠，比如紧张性头痛、偏头痛和颞颌关节病。

　除了能发现压痛点，FM 患者体格检查往往没有明显的发现。如前所述，压痛是广泛的，而且不仅仅局限于压痛点。以前的控制点的概念已经弃用，它是指身体没有压痛的区域。实验室检查主要用于排除一些与 FM 有相似表现的疾病（表 3E-1）。不主张试探性的进行实验室检查。

　尽管 FM 患者的症状可能会在一些自身免疫疾病的早期出现，但一般不需要做血清学检查如抗核抗体（antinuclear antibodies，ANA）和类风湿因子等，除非有明显的证据证明有自身免疫性疾病。这类检查对于疾病的诊断价值不高。

与自身免疫性疾病的重叠

　应特别留意 FM 与自身免疫性疾病的重叠。很多症状在 FM 和自身免疫性疾病中都可以出现，这些症状不仅仅包括关节痛、肌肉痛和易疲劳，还包括了晨

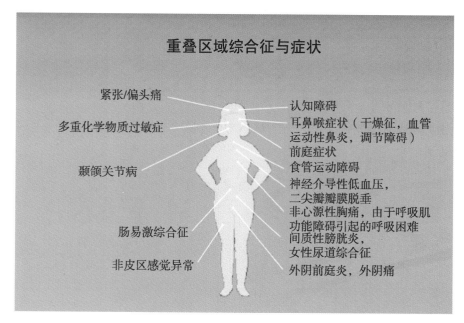

图 3E-2　重叠区域综合征与症状

僵和主观上感觉自己手脚肿胀的病史。另外，和雷诺现象相似的症状（和真正的雷诺现象相比，会出现整个手的苍白和红斑，而不是特异的几个手指）、面颊潮红（和面颊的皮疹不同）和网状青斑在 FM 病中都很常见，有可能误导医生考虑自身免疫性疾病。

患有自身免疫性疾病的患者也有可能出现 FM 的一些症状。研究显示至少 25% 有全身炎症性反应的患者，比如 SLE、RA 和强直性脊柱炎患者，都一定程度上符合 ACR 对于 FM 的分类标准。这是因为炎症反应和非炎症反应都能引起相关的症状，而一个自身免疫性疾病的患者如果炎症指标正常或者对于抗炎治疗无效，其主诉症状持续存在则应考虑 FM。当患者从大剂量的糖皮质激素逐渐减量时 FM 症状会变得尤其显著（可能是由于糖皮质激素对于睡眠周期的一些影响），这种现象以前称之为"假风湿病"。

病因及发病机制

基因和环境因素

越来越多的证据证明了 FM 受到了遗传基因的影响。直系亲属中患有 FM 的人是常人患 FM 概率的 8 倍[3]。虽然目前没有发现有明确的联系，但是 5-HT2A 受体（T/T 表型），5- 羟色胺的转运物，多巴胺 4 受体

以及儿茶酚胺转甲基酶等物质在 FM 患者中检测到高表达[4]。显然，这些物质的多样性影响了单胺类物质在体内的代谢和转运，而单胺类物质在人体的感觉和应激应答过程中是一种很重要的化合物。

除了基因的影响之外，一些外部因素也可能让症状加重。对于很多患者，应激可以短暂的让 FM 或慢性疲劳综合征发展：比如外伤（尤其是涉及中轴骨和躯干），感染（丙型肝炎病毒，EB 病毒，细小病毒和莱姆病），情绪紧张，身体其他部位的疼痛或者自身免疫性疾病。

疼痛和感觉异常

一旦易感者患了 FM，表现的症状往往都是疼痛和感觉异常。许多关于疼痛的实验证明，FM 患者对于电刺激、压力或者热刺激不比常人更敏感，但是这些刺激对于他们引起疼痛或不适的阈值更低。对于异常疼痛的理解是多方面的，但是最关键的一点是疼痛中枢，或者说这种很强的受到伤害的感觉是由于疼痛中枢得到了强化。因为一些外周的疼痛（如受伤或炎症引起的）可以引起中枢疼痛感觉的放大，所以说可能 FM 患者这种外周的疼痛传入是导致中枢疼痛感觉放大的很重要的因素。这也在一定程度上解释了为什么很多自身免疫性疾病患者发展成了 FM。

研究者做了疼痛传导途径的试验以了解中枢疼痛

感觉放大的神经传导机制究竟是什么。正如免疫系统有促炎和抗炎因子一样，疼痛处理系统也有相关的化合物可以促进疼痛（即增加疼痛的感觉）或者镇痛。

对 FM 患者体内的样本行生化检测，结果证明了 FM 患者的病理过程中正是有促疼痛化合物的高水平表达和（或）镇痛化合物的低水平表达。有四项研究都表明 FM 患者脑脊液（cerebrospinal fluid，CSF）中 P 物质含量比正常人高出很多 [5]。P 物质是一种参与痛觉传递的多肽，储存在感觉神经元内的分泌颗粒内，在神经元轴突受到刺激就释放出来。P 物质增高对 FM 并不具有特异性，因为其他慢性疼痛患者也可见到，而且似乎是一种慢性疼痛的生物标记。

当然也有一些证据表明 FM 可能是由于镇痛途径的活性降低所导致的 [6]。镇痛途径从前脑边缘结构或皮质下结构开始，直接或间接的传导至脊髓，它可以产生一种强化作用，从而抑制了正常状况下疼痛从外周向中枢传导。

两种主要受到抑制的镇痛途径可能是阿片类镇痛途径和混合性 5- 羟色胺能 - 去甲肾上腺素能途径。但目前的证据表明 FM 患者体内的阿片镇痛系统已经发挥了最大的效能。所以，抑制的应该是 5- 羟色胺能 - 去甲肾上腺素能途径。对 FM 患者使用抑制去甲肾上腺素和 5- 羟色胺重吸收的药物可以取得一定的疗效。相反，并没有随机对照的实验来证明阿片类药物在这种情况下是有效的。

下丘脑 - 垂体和自主功能障碍

很多证据表明部分 FM 或相关疾病的患者下丘脑 - 垂体轴和自主神经系统出现改变 [7]。尽管研究普遍认为下丘脑 - 垂体 - 肾上腺轴和自主神经系统过度活跃，但也有一些相反的研究结果。最近的研究发现这些改变为躯体症状的产生创造了环境，而不是直接激发症状的发生。

心理和行为因素

一直以来关于精神、心理和行为因素在 FM 发病中的作用都存在着争议。大样本人群的调查已经证明了烦恼可以导致疼痛，而疼痛也可以导致烦恼。在后者的情况下，FM 患者的疼痛和其他症状会导致他们在其他各方面的表现都不好。他们可能和家人或者同事之间相处困难，这也会加重他们的病情，同时会引起他们一些病态的行为，比如不再做一些能让人感到高兴的事，减少活动和锻炼。最糟糕的是患者处于一种残疾状态，只是一个决定就能让他们的病情再也无法改善。心理因素不能直接影响患者对疼痛程度的体验，不只针对 FM 患者而言，对于所有的风湿病患者，心理因素对于症状的影响有着很显著的作用。

一些研究小组通过阐明 FM 的生物心理社会学的本质证明了积极的心理和认知因素可以减轻神经生物学的因素导致的疼痛和苦恼。心理和认知因素的作用，目前猜测是影响了棘突处的疼痛调节途径，包括了内在局部的控制感（即患者感觉自己能够做些什么来控制自己的疼痛）或者放任其恶化（即对于他们的疼痛采取一种消极的观点）两种 [8]。这些发现强调了对疾病采取积极反应的价值以及解释了为什么认知行为疗法（cognitive behavioral therapy，CBT）会对 FM 患者的生理和心理功能的改善起到一定效果 [9]。

治疗

随着对 FM 了解的深入，目前对于该病的治疗方案也有了多种选择。经过临床实践，目前治疗方法主要有对患者的教育、药物治疗、行为认知疗法和加强运动等一系列治疗方案（图 3E-3）。

诊断结果的告知

一旦患者被诊断为 FM，医生需要考虑什么时候告知患者合适。对于大多数的患者，知道疾病的名称可以帮助他们理解他们的症状和治疗方案。另一方面，对部分患者而言告知患者所患疾病后可能对他们的病情不利 [10]。医生在处理这类问题时应具体情况具体分析。

医生应该制订一个长期的或者一系列的随访计划。随访对于患者及医生都有好处。可以让医生及时准确地了解到是什么在困扰着患者，同时可以帮助患者了解治疗的目标以及治疗的方法。

患者教育

对于所有 FM 患者而言，关于疾病本质的教育是很重要的。一些只有轻微症状的 FM 患者只想被告知这是一种良性的，不会进展恶化的疾病。所以医生应尽可能用一些能让患者感到舒服安全的词汇来描述这种疾病，同时介绍给他们一些可以获取疾病相关信息的权威渠道（如关节炎基金会），一些可以对患者提供

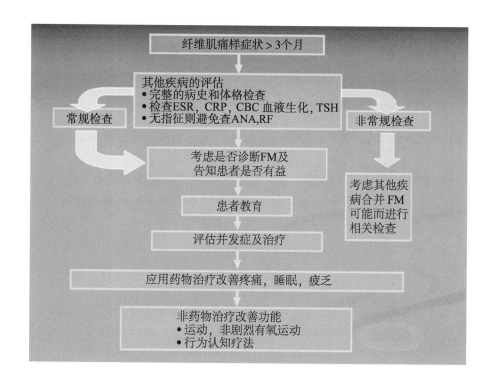

图 3E-3 纤维肌痛综合征评估和治疗模式

帮助的国家机构（如国家纤维肌痛协会，美国纤维肌痛综合征协会，美国纤维肌痛综合征联盟），或者一些权威的网站。

药物治疗

三环类化合物（三环类抗抑郁药；TCA），尤其是阿米替林和环苯扎林研究得最为深入，已充分证明了其对于 FM 的治疗是有效的[9]。为了增加对环苯扎林和阿米替林的耐受，应该在睡前几小时服用，从小剂量开始（10 mg 或更少），然后慢慢增加（每 1～2 周加 10 mg）直到产生最佳效果的剂量（环苯扎林为 40 mg，或者阿米替林为 50～100 mg）。

由于三环类抗抑郁药有副作用，近来开始研究人体更易耐受的一些化合物，尤其是 5- 羟色胺重吸收抑制剂（specifically serotonin reuptake inhibitor，SSRI）和二元受体抑制剂（5- 羟色胺能 - 去甲肾上腺素重吸收抑制剂和去甲肾上腺素 -5- 羟色胺重吸收抑制剂（SNRI 和 NSRI）。很多专家都认为对于 5- 羟色胺和去甲肾上腺素途径都有作用的药物比只作用于 5- 羟色胺的药物更有效。对于 SSR Ⅰ 类药物评估得最仔细的是氟西汀。大量数据说明了氟西汀在使用大剂量时是最有效的，因为它同时抑制了去甲肾上腺素和 5- 羟色胺

的重吸收，所以一般是将氟西汀和 TCA 在睡前一起服用。

现在可用的 SNRI 包括文拉法辛和度洛西汀。曾有一项关于文拉法辛治疗 FM 的随机对照试验，但是开放性试验中的数据表明文拉法辛可能需要比随即对照试验（即 75 mg 的缓释片一天服用 2 次）中更大的剂量。由于在这类药物使用的早期会出现恶心症状，因此应从小剂量开始服用（每天 37.5 mg）并逐渐增加。在多中心试验中，度洛西汀对于改善疼痛、疲劳等症状有效，服用剂量为 60 mg，每天 1 或 2 次。度洛西汀对于患者症状的影响与改善患者的情绪两者之间是独立的，这也说明了这类药物对 FM 患者的镇痛及其他药效并不仅仅是通过治疗抑郁而产生的。

抗惊厥药也被用于 FM 的治疗中。最近的实验显示普瑞巴林在改善疼痛、疲劳、睡眠和情绪方面有重要的作用（尤其是按 450 mg/d 服用）。尽管未经过随机对照试验，一些人认为加巴喷丁也有改善这些症状的作用。由于它有镇静作用，因此如果按一天 3 次服用，晚上服用的剂量比例稍大的话，可以有更好的药物耐受和改善睡眠的作用。另一种抗惊厥药氯硝西泮及多巴胺激动药如普拉克索，也有着一定改善症状的作用，尤其对有并发症或不安腿综合征的患者。

去甲肾上腺素和（或）多巴胺机制的复合物（如安非他酮、萘发扎酮以及匹莫林）或许可以应用到临床，尤其是应用于那些白天有疲劳感和认知障碍的患者。其他一些药物有助于改善 FM 某些症状，但不一定能全面缓解病情。比如曲马朵就是很好的镇痛药。治疗对三环类抗抑郁药不耐受导致的失眠，睡前服用曲唑酮和唑吡坦可能有效。对于自主功能障碍的患者，比如直立不耐受，血管舒缩不稳定或者心悸，增加液体量和钠钾摄入量同时减少 β- 受体阻断药的用量可能有效。

行为认知疗法

行为认知疗法（CBT）是制订方案来教会患者一些可以用来改善他们病情的技巧。CBT 对几乎每一个慢性内科患者（包括 FM 患者）都可以改善他们的预后，但必须在不同的情况下制订不同的方案。CBT 中与改善疼痛有关的技巧包括放松训练、调整活动速度、合理的活动安排、视觉成像技巧、分散注意力、焦点和视觉注意力分散、认知重建、解决问题和制定目标。

有氧运动

有氧锻炼可以改善 FM 的预后，尤其是改善机体功能的预后。在制订有氧锻炼的方案时，需周密的计划以保证患者能耐受同时还要能长期坚持。尤其是 FM 患者在锻炼后可能立即出现症状的恶化，从而害怕任何形式的锻炼都会加剧他们的病情。为了减轻运动带来的疼痛，不剧烈的运动，比如水中运动、慢走、游泳或者原地的骑自行车锻炼，这些都可以采用。就和用药一样，"缓慢地开始，缓慢地进行"是最有效的，然后锻炼的强度逐渐加量，同时还应长期地坚持下去。

辅助治疗

FM 还有几种不同的辅助治疗方法。一些是物理治疗，比如触发点注射，肌筋膜放松疗法（或其他实用的方法），针灸和脊柱推拿术。这些疗法都有相关的数据来证明其有效性。一些其他疗法，如营养补充、节食、应用仪器等，则未能证明其有效性。

由于很少有对这些补充疗法的实验证据可供临床医生参考，目前只有一些大致的原则。医生首先应该评估治疗的安全性，并指出任何可能的风险。其次医生要考虑治疗方案是否有不合理的地方，例如，一种需要延长睡眠的治疗方案或者隔离治疗，是否反而会对患者产生伤害。如果治疗既不会有害也不会不合理，医生可以建议患者在其自己身上做试验（就像做"多选一"试验一样）。这样患者就开始了一种独立的治疗（控制了其他所有的变量）并且自己来判断治疗是否有效。如果患者觉得治疗有效，那么就需要确定停下来后症状有没有恶化。如果治疗方案经受住了这种测试，那么就排除了安慰作用的可能。但实际在临床实践中，是否成功往往难以判定。

（柏千苹 译 方勇飞 校）

参考文献

1. Wolfe F, Smythe HA, Yunus MB, et al. The American College of Rheumatology 1990 Criteria for the Classification of Fibromyalgia. Report of the Multicenter Criteria Committee. Arthritis Rheum 1990;33:160–172.
2. Granges G, Littlejohn G. Pressure pain threshold in pain-free subjects, in patients with chronic regional pain syndromes, and in patients with fibromyalgia syndrome. Arthritis Rheum 1993;36:642–646.
3. Arnold LM, Hudson JI, Hess EV, et al. Family study of fibromyalgia. Arthritis Rheum 2004;50:944–952.
4. Buskila D, Neumann L. Genetics of fibromyalgia. Curr Pain Headache Rep 2005;9:313–315.
5. Russell IJ, Orr MD, Littman B, et al. Elevated cerebrospinal fluid levels of substance P in patients with the fibromyalgia syndrome. Arthritis Rheum 1994;37:1593–1601.
6. Julien N, Goffaux P, Arsenault P, Marchand S. Widespread pain in fibromyalgia is related to a deficit of endogenous pain inhibition. Pain 2005;114:295–302.
7. Crofford LJ. Neuroendocrine abnormalities in fibromyalgia and related disorders. Am J Med Sci 1998;315:359–366.
8. Gracely RH, Geisser ME, Giesecke T, et al. Pain catastrophizing and neural responses to pain among persons with fibromyalgia. Brain 2004;127:835–843.
9. Goldenberg DL, Burckhardt C, Crofford L. Management of fibromyalgia syndrome. JAMA 2004;292:2388–2395.
10. Hadler NM. Fibromyalgia, chronic fatigue, and other iatrogenic diagnostic algorithms. Do some labels escalate illness in vulnerable patients?. Postgrad Med 1997;102:161–166, 171.

第 4 章

免疫及免疫性疾病的分子细胞基础

Kevin Elias, MD　　*Richard Siegel, MD, PHD*　　*John J. O'Shea, MD*

■ 免疫系统可分为固有免疫系统和适应性免疫系统，它们的不当活化会导致自身炎性和自身免疫性疾病。许多风湿性疾病的发生由二者共同参与。

■ 固有免疫系统是由识别病原相关分子模式的特定受体活化，继而激活涵盖数百个基因的炎症反应。

■ 参与适应性免疫系统的细胞包括：树突状细胞，自然杀伤（natural killer，NK）细胞，肥大细胞，嗜酸性粒细胞和嗜碱性细胞。它们活化并调节适应性免疫应答，直接对抗病原体，对变应原发生应答。

■ 适应性免疫应答依赖于 T 和 B 细胞识别抗原，其细胞表面受体对环境中各种危害具有高度可变性。通常，适应性免疫细胞对自身抗原耐受。

■ T 淋巴细胞的不同亚群包括辅助性 T 细胞，细胞毒性 T 细胞和调节性 T 细胞，可调节免疫应答，从而有效地对抗病原体，并限制自身免疫性。在自身免疫性疾病中常见 T 细胞功能调节障碍。

■ 产生抗体的 B 细胞识别并呈可溶性抗原。自身免疫性抗体在自身免疫性疾病的发生中有重要作用。

在脊椎动物中，免疫系统可保护机体免受多种多样的病原体侵袭，包括细菌、病毒、真菌和寄生虫。然而，这种超乎寻常的多功能性则是以自身免疫性和自身免疫性疾病为代价，累及约 1/30 的个体。本章将简要地回顾免疫系统的主要分子和细胞特征，包括病原识别和应答的分子基础、耐受机制和免疫记忆。免疫系统的知识对于理解风湿性疾病至关重要。尽管一些重大自身免疫性疾病的详细病生理仍不清楚，但遗传免疫性疾病和新生物靶向治疗的疗效为探讨免疫性疾病的机制提供了新的见解。

免疫系统概述

免疫系统可分为固有免疫和适应性免疫系统（图 4-1）。固有免疫（innate immunity）包括物理屏障，如皮肤和黏膜，单核髓系的巨噬细胞，自然杀伤（NK）淋巴细胞，以及血清成分如补体。固有免疫系统通过数以亿万年来进化的受体识别各种病原体。相反，T 淋巴细胞和 B 淋巴细胞的受体来自重组酶和体细胞突变酶作用后不同基因片段的重组。两种免疫系统共同协助宿主防御系统，是造成免疫相关疾病的主要原因。当适应性免疫系统通过 T 淋巴细胞和 B 细胞介导的效应引起病变，即称为自身免疫性疾病。固有免疫系统也能引起不当炎症，而不激活适应性免疫系统，称为自身炎性疾病。如下所述，许多风湿性疾病由两者共同介导。

免疫系统的干细胞来源于胚胎卵黄囊，定位于骨髓、脾和肝。在成年动物中，骨髓是淋巴细胞和单核髓系前体细胞的主要来源。B 细胞在骨髓中发育成熟，T 细胞则在胸腺中发育成熟，单核细胞在外周不同部位发育。淋巴器官，包括胸腺、脾、淋巴结、肠相关淋巴组织（gut-associated lymphoid tissue，GALT）和黏膜相关淋巴组织（mucosa-associated lymphoid tissue，MALT）（图 4-2）。脾是淋巴细胞与血液来源的抗原相遇的主要部位，也是清除循环中衰老红细胞和异物的主要脏器。

免疫功能最终取决于细胞定位于特定组织以及彼此相互配合的能力。在正常的体内稳态和炎症中，趋化性细胞因子（趋化因子）及其天然受体对于细胞在体内的迁移提供了便捷通道。通过作用于趋化因子或其受体的药物限制淋巴细胞迁移是抑制免疫的策略之一。以这种方式作用的药物有芬戈莫德（fingolimod），一种鞘氨醇 1- 磷酸受体激动剂。

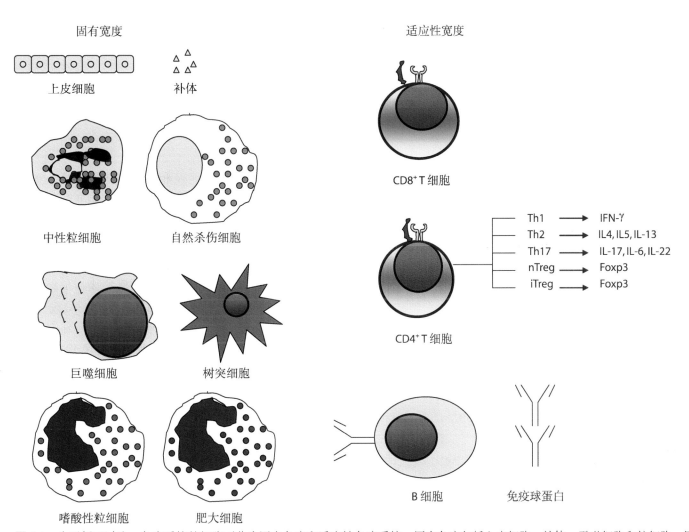

图 4-1 为了便于讨论，免疫系统的细胞可分为固有免疫和适应性免疫系统。固有免疫包括上皮细胞、补体、吞噬细胞和粒细胞。固有免疫细胞有模式识别分子，使得它们可以对病原体产生快速应答。固有免疫系统的信号活化适应性免疫系统，包括 T 细胞核 B 细胞。T 细胞可分为 CD8+ T 细胞（细胞毒性 T 淋巴细胞）和 CD4+ T 细胞（辅助性 T 细胞）。根据独特的细胞因子和转录因子特性，CD4+ T 细胞可进一步分成多个亚群。B 细胞分泌免疫球蛋白。

固有免疫

　　固有免疫是机体对抗病原体的第一屏障。吞噬细胞，即巨噬细胞，树突状细胞（dendritic cell，DC）和中性粒细胞可识别病原体的病原相关分子模式（pathogen-associated molecular pattern，PAMP）。PAMP，如病毒 RNA 和脂多糖（lipopolysaccharide，LPS），是微生物存活的关键分子，因而限制了结构的重大改变。细胞通过病原识别受体（pathogenrecognition receptor，PRR）识别 PAMP，如 Toll 样受体（Toll-like receptors，TLR）是一种在植物和动物间进化保守的古老结构[1-2]。其他 PRR 包括 NLR（NOD 样受体）和 RLR（RIGI 样受体）（表 4-1）。

　　PRR 可激活一系列信号通路，从而诱发炎症。NF-κB 信号通路可被大多数 TLR 激活，最终转录活化数百个促炎症基因，包括许多促炎症细胞因子如 IL-1、IL-6、肿瘤坏死因子（tumor necrosis factor，TNF）和趋化因子，如 IL-8，以趋化更多的固有免疫细胞。NLR 活化导致蛋白水解信号复合体的形成，称为"炎症小体"，能处理上述部分细胞因子，导致 IL-1 和

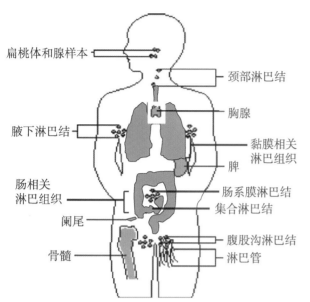

图 4-2 免疫组织分布于全身，包括较大的脏器，如脾和骨髓，以及沿着黏膜表面聚集的淋巴组织

图中标注：扁桃体和腺样本、颈部淋巴结、胸腺、腋下淋巴结、黏膜相关淋巴组织、脾、肠相关淋巴组织、肠系膜淋巴结、集合淋巴结、阑尾、腹股沟淋巴结、骨髓、淋巴管

IL-18 的分泌[3]。

TNF-α 受体拮抗剂，如依那西普、英夫利昔单抗和阿达木单抗，对 RA 的疗效，证实了促炎症细胞因子在风湿性疾病中的重要性。相反，TNF 受体（TNF receptor，TNFR1）显性突变导致自身炎症疾病 TRAPS（TNFR 相关的周期性综合征）。炎症小体组分的突变可引起一系列疾病，如家族性地中海热（familial Mediterranean fever，FMF）和新生儿发病的多器官炎症疾病（neonata onset multiorgan inflammatory disorder，NOMID）[4]。后者可采用 IL-1 受体拮抗剂阿那白滞素治愈。识别胞内病原体的蛋白突变，如 NLR NOD2/CARD15，与克罗恩（crohn）病有关。

固有免疫细胞

促炎症细胞因子的释放激活固有免疫和适应性免疫系统的其他组分，而 DC 对于两者间的联系至关重要（图 4-3）[5]。DC 来自骨髓，定居于外周组织。目前认为许多脏器都拥有自身 DC，作为监测病原体的哨兵发挥作用。一旦活化，它们立即迁移到淋巴结和脾，随后在共刺激分子的协助下将抗原提呈给 T 细胞。佐剂可通过活化 DC 和其他吞噬细胞来增强疫苗的免疫原性。DC 能产生一系列细胞因子，包括 IL-12 和 IL-23，活化和调节淋巴细胞。相反，DC 和其他吞噬细胞可被淋巴细胞的产物活化，如细胞因子 IFN-γ。DC 亚群之一浆细胞样树突状细胞，是机体产生 I 型 IFN 的主要来源[6]。IFN 对于宿主的病毒防御十分关键，但是 IFN 的过度产生是风湿性疾病的一个特点，如系统性红斑狼疮（SLE）。

自然杀伤细胞是淋巴细胞的一个亚群，可分类到固有免疫系统中，因为 NK 细胞缺乏重排的抗原受体。在 NK 细胞表达的受体中，一部分可感知应激或损伤的细胞。例如，NK 细胞能裂解病毒感染的细胞和缺少主要组织相容性复合物（major histocompatibility class，MHC）I 类分子的肿瘤细胞。NK 细胞还能产生大量细胞因子，如 IFN-γ，进而影响 T 细胞的发育。NKT 细胞是 T 细胞的一个独特亚群，具有 NK 细胞的特性，通过一组限制性的 T 细胞受体识别 CD1d 分子提呈的脂质抗原。NKT 细胞对于某些真菌、原生动物、细菌和病毒感染的防御似乎必不可少[7]。

嗜酸性粒细胞、嗜碱性粒细胞和肥大细胞是固有免疫系统的细胞组分，常与过敏性疾病相关，但这些细胞在免疫应答的其他方面也有积极作用[8]。嗜酸性

表 4-1 人类及动物实验中证实的受体识别类型

PRR 家族	家族成员	PAMP 例子	相关的免疫疾病例子
Toll 样受体	TLR1-13	酵母聚糖，脂多糖，CpG 寡核苷酸	麻风、动脉粥样硬化、哮喘，炎性肠病
NOD 样受体	NOD 1-5，NALP 1-14，CIITA，IPAF，NAIP	低细胞内钾单钠尿酸盐肽聚糖	Crohn 病，Muckle Wells 综合征
RIG-1 样受体	RIG1，MDA5，LGP2	双链 RNA	家族性地中海热

在人类和动物实验中已证实许多受体识别类型（PRR），虽然每种受体识别的病原体相关的分子类型（PAMP）并未被完全阐明，但 PRR 的突变与人类许多疾病相关，它们包括遗传的突变可导致炎症小体的过渡活化（如 NALP3 和 Muckle-Wells 综合征）和慢性炎症而感性的增加（如 NOD2 和 Crohn 病）。通过 PRR 途径持续刺激天然免疫系统来对慢性风湿病的发生起重要作用。这就是 etanercept 药物，通过阻断 TNF-α（一种 PRR 信号通路的靶细胞因子）而达到治疗关节炎的基本原理。

图 4-3 树 突 状 细 胞（dendritic cell，DC）分布于外周组织，负责监察环境中的病原体。接触抗原后 DC 向局部淋巴结迁移，激活适应性免疫应答。DC 感知病原体的方式有多种。一种是通过病原相关分子模式（pathogen-associated molecular pattern，PAMP）激活胞外和胞内病原相关受体（pattern recognition receptor，PRR）信号通路。树突状细胞也能摄取病原体，将其裂解成肽段，然后在主要组织相容性复合物（major histocompatibility complex，MHC）分子作用下提呈给 T 细胞。此外，补体可与病原体的表面结合，吞噬细胞通过补体受体识别补体 - 病原体聚合体。提呈抗原后，DC 通过直接的细胞接触形成免疫突触或细胞因子信号活化适应性免疫应答细胞。T 细胞和 B 细胞依次分泌细胞因子，向 DC 提供反馈，改变 DC 分泌的细胞因子类型，调节DC 存活。适应性免疫细胞彼此间也相互传递信号，或以自分泌方式接受刺激

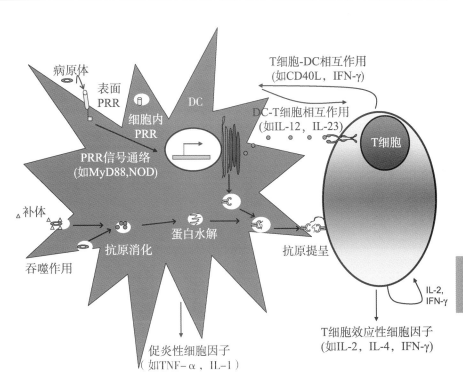

粒细胞在胃肠道寄生虫的防御中有重要作用，分泌细胞因子，调节 B 细胞和 T 细胞功能，在黏膜表面发挥强有力的作用。嗜碱性粒细胞和肥大细胞均表达高亲和力 IgE 受体，并释放组胺。嗜碱性粒细胞通过释放 IL-4 和 IL-13 影响 CD4$^+$ T 细胞，并可通过 CD40 配体活化 B 细胞。肥大细胞是经过终末分化的长寿命细胞，最终定位于血管丰富的组织。它们表达 TLR，分泌对抗病原体的毒素，对变应原产生应答，并分泌细胞因子影响 CD4$^+$ T 细胞活性。虽然已知肥大细胞参与过敏和哮喘的发病机制，但它们在关节炎的发生中似乎也有关键作用。

补体

补体系统由 30 余种血清和细胞表面膜蛋白组成，充当可溶性固有免疫受体，放大抗体应答效应。补体系统的组分，如 C1q、C3 和甘露糖结合凝集素（MBL），可结合微生物的细胞和亚细胞组分以及内源性细胞死亡释放的 DNA、RNA 和膜片段。经典补体途径由免疫球蛋白复合物活化 C1q 启动，而替代补体途径由硫酯活化 C3 启动。补体覆盖微生物的表面。然后吞噬细胞的受体与补体结合，促进微生物的摄取（调

理作用）。补体还能通过活化补体受体诱导吞噬细胞分泌细胞因子，并影响 TLR 信号转导。此外，补体结合启动的炎症级联反应可募集更多吞噬细胞和肥大细胞到受损组织，并促进细胞因子的分泌，激活适应性免疫应答。补体的另一功能是通过形成 C5 ～ C9 组成的膜攻击复合物（membrane attack complex，MAC）直接裂解微生物。

有趣的是，补体突变和补体调节蛋白基因缺陷与一些自身免疫性疾病和炎症疾病有关，包括 SLE[9]。补体 H 缺陷增加了溶血性尿毒症综合征和黄斑退化症的患病率。C1 抑制剂缺陷引起遗传性血管性水肿。C3 缺陷导致严重的病原微生物感染，而 C5 ～ C9 缺陷则易发生奈瑟菌感染。MBL 突变的患者也是免疫缺陷的。C4 缺陷患者最易发生 SLE 及相关自身免疫性疾病，可能与适应性免疫细胞上的免疫复合物功能失调有关。

抗原提呈和主要组织相容性分子

抗原可被定义为引起免疫应答的物质。适应性免疫细胞与固有免疫细胞的区别在于 B 细胞和 T 细胞在其胞膜表面表达独特型、高度抗原特异性受体的能力。这些受体使单个的 B 细胞或 T 细胞扩增成一个针对病

原体抗原的淋巴细胞克隆。识别宿主抗原而非病原体抗原的淋巴细胞扩增是自身免疫性疾病的发病机制之一。

尽管 T 细胞和 B 细胞产生抗原特异性受体的机制相似，但它们对抗原的识别大有不同。B 细胞识别可溶性肽、蛋白、核苷酸、多聚糖、脂质和合成的小分子。这些抗原可直接结合 B 细胞抗原受体（B-cell antigen receptor，BCR），免疫球蛋白的一种膜相关形式。最终，B 细胞无需抗原提呈细胞。相反，T 细胞需要细胞提呈抗原，即 T 细胞抗原受体（T-cell antigen receptor）只能识别与其他细胞表面 MHC 分子结合的抗原片段。

MHC 分子有两类，Ⅰ类和Ⅱ类，是最具多态性的人类蛋白，可表达与自身免疫性疾病易感性相关的不同 MHC 等位基因。人体 MHC，又称为组织相容性位点抗原（histocompatibility locus antigen，HLA），由染色体 6p 上的 3.6 Mbp DNA 序列组成。它是人类基因组中基因分布最密集的唯一区域。与特定疾病相关的 HLA 等位基因包括脊椎关节病相关性 HLA-B27 和类风湿关节炎相关性 HLADRB1。

两类 MHC 分子的三维结构均形成凹槽，接纳抗原肽，并被 T 细胞识别。每个 MHC 分子结合一种肽，但全 MHC 分子库可结合大量肽。MHC 分子与多肽的结合由 MHC 分子的一级和二级结构决定。每类 MHC 分子结合的抗原类型截然不同：MHC Ⅰ类分子通常提呈内源性多肽。除了神经元和红细胞外，Ⅰ类分子几乎分布于所有细胞，而Ⅱ类分子仅限于 B 细胞、巨噬细胞、DC、活化的 T 细胞和活化的内皮细胞。通过 MHC Ⅱ类分子向 T 细胞提呈抗原的细胞称为抗原提呈细胞（antigen presenting cell，APC）。

尽管大多数 T 细胞可识别多肽，γδT 细胞，约占外周血 T 细胞的 5%，只能识别非肽类抗原，如分枝杆菌的异戊烯焦磷酸衍生物。其中一个亚群，称为 Vδ2$^+$T 细胞，不需要 APC 识别抗原，很多细胞本身可作为 APC 控制其他 T 细胞应答。

MHC Ⅰ类分子

主要组织相容性复合物Ⅰ类分子在内质网（endoplasmic reticulum，ER）内合成和组装。MHC Ⅰ类分子由两个蛋白组成。α链由 HLA 基因座（HLA-A，HLA-B，HLA-C）编码，与非 MHC 基因编码的蛋白

β$_2$ 微球蛋白结合。Ⅰ类分子结合长度为 9 ~ 11 个氨基酸的肽。胞内病原体的肽，如病毒和正常细胞蛋白在蛋白酶体内降解，然后经 TAP 转运体（也由 MHC 基因座编码）运输至 ER。这些内源性肽在 ER 内与新组装的 MHC Ⅰ类分子结合。此外，某些外源性多肽也可经 MHC Ⅰ类分子交叉提呈，如内涵体与 ER 的融合。这多见于活化的 DC。MHC Ⅰ类分子 - 多肽复合物转移至胞膜，与 T 细胞相互作用。T 细胞辅助分子 CD8 与Ⅰ类分子结合；因此，CD8$^+$ T 细胞是Ⅰ类分子限制性的。

MHC Ⅱ类分子

主要组织相容性复合物Ⅱ类分子结合胞外多肽。相比Ⅰ类分子，Ⅱ类分子由不同 MHC 基因（HLA-DR，HLA-DQ 和 HLA-DP）编码的两条链组成。表达 MHC Ⅱ类分子的 APC 分三步处理抗原：摄取胞外抗原，内化和蛋白水解（图 4-3）。MHC Ⅱ类分子在 ER 内合成和组装，但它们不能与内源性抗原结合，因为 MHC Ⅱ类分子与一种称为恒定链的分子结合。在离开高尔基复合体后，恒定链在蛋白酶体和 HLA-DM 的作用下解离。含有所摄取的胞外多肽的内涵体，与从高尔基体分离的含有 MHC Ⅱ类分子的囊泡融合。这一作用使胞外来源的、经过处理的抗原得以与 MHC Ⅱ类分子结合。T 细胞辅助分子 CD4 结合Ⅱ类分子；因子，CD4$^+$ T 细胞是Ⅱ类分子限制性的。裸淋巴细胞综合征（bare lymphocyte syndrome，BLS）是 MHC Ⅱ类分子表达缺陷导致的原发性免疫缺陷。

T 细胞

T 细胞受体和抗原识别

抗原识别和信号转导元件在胞膜处聚集形成 T 细胞受体（T-cell receptor，TCR）复合物。TCR 基因可编码 α、β、γ 和 δ 四个亚基，负责识别抗原。这些 TCR 基因属于免疫球蛋白超家族成员。像其他免疫球蛋白基因一样，TCR 基因经过多变（variable，V）、差异（diversity，D）、连接（joining，J）和恒定（constant，C）片段的 DNA 基因重排。基因片段的重组是通过一些酶的作用来实现的，包括重组激活酶基因 RAG-1 和 RAG-2。重排的基因经转录和翻译，产生

蛋白亚基。这些亚基组合成异二聚体，形成 αβ 或 γδ 受体，发挥 T 细胞抗原识别单位的功能。在外周血、淋巴结和脾中的大部分 T 细胞表达 αβ 受体。

这种多样性产生的机制使人体可产生 10^{16} 种抗原特异性 αβ T 细胞受体。可变区基因片段具有高度多态性，不同 V、D 和 J 片段的重组有可能产生相当多样性的抗原受体。末端脱氧核苷酸转移酶可在基因片段的连接处随机插入数个核苷酸，进一步扩充了受体库。

T 细胞受体基因具有等位排斥性，即如果一条染色体进行重排并产生一条功能性受体链，则另一条染色体上的基因不能进行重排。因此，每个 T 细胞克隆只能表达一种抗原受体，在未免疫或初始个体中抗原特异性 T 细胞的发育不依赖于抗原暴露。以后的抗原暴露导致具有适当抗原受体的淋巴细胞扩增或克隆选择。克隆选择可改善免疫应答的效力，并产生免疫记忆。

V（D）J 重组的遗传装置突变与多种严重联合免疫缺陷症（severe combined immunodeficiency，SCID）有关[10]。RAG-1 或 RAG-2 缺陷实际上引起所有成熟 T 和 B 淋巴细胞缺乏，而 RAG-1 和 RAG-2 功能部分缺陷产生组织细胞性网状细胞增多综合征（Omenn syndrome）表型。另一重组酶基因 ARTEMIS 突变引起 RS-SCID，表现为体内没有成熟的 B 细胞和 T 细胞，NK 细胞正常，放射敏感性增强。TCR 基因的重排需要基因组双链断裂，毛细血管扩张性共济失调突变（ataxia telangiectasia mutated，ATM）激酶调节这一具有潜在风险的过程。ATM 缺陷将产生毛细血管扩张性共济失调（ataxia–telangiectasia，A-T），一种常染色体隐性遗传的基因组不稳定综合征。

T 细胞受体信号转导

T 细胞受体的 αβ 或 γδ 亚基为抗原识别的问题提供了一个简洁的答案，但这些亚基并不能传递活化信号。抗原识别亚基结合非多态性的信号转导亚基，称为恒定链，包括 CD3 家族分子（γ、δ 和 ε）和 ζ 链（图 4-4）[11]。这些亚基含有免疫受体酪氨酸活化基序（immune tyrosine-based activation motif，ITAM），也存在于 B 细胞和 Fc 受体上。ITAM 被蛋白酪氨酸激酶（protein tyrosine kinase，PTK）磷酸化，募集其他信号分子。一些淋巴细胞受体含有免疫受体酪氨酸抑制基序（immunoreceptor tyrosine-based inhibitory motif，ITIM），募集磷酸酶，减弱信号转导。在静息 T 细胞，

PTK 与酪氨酸磷酸酶之间的动力学平衡使 TCR 信号保持在一个较低的基础水平。

当 TCR 与 APC 上的 MHC- 抗原复合物相互作用，TCR 周围的胞膜重排使细胞表面附近的 PTK 和酪氨酸磷酸酶的相对分布改变；信号分子的这种重新分布称为免疫突触（图 4-4）[11]。TCR 信号转导的第一步是受体亚基及接头蛋白，如 LAT（活化 T 细胞连接分子）和 SLP-76 的酪氨酸残基磷酸化。这一过程经一系列 PTK 介导，包括 Lck（与 CD4 和 CD8 分子结合的一种 PTK）、Zap-70（分子量为 70KDa 的 ζ 相关蛋白）和 Tec 家族成员。然后引起胞内钙浓度升高，激活钙依赖磷酸酶。钙依赖磷酸酶使 NFAT（活化 T 细胞核因子）脱磷酸，并转移至核内。免疫抑制剂环孢霉素和他克莫司通过抑制钙调磷酸酶和 NFAT 活化发挥作用；相反，抑制钙离子通道功能的突变导致原发性免疫缺陷。TCR 信号还能活化其他转录因子，如 NF-κB、Fos 和 Jun，对 T 细胞功能相关的细胞因子、受体和其他蛋白的编码基因的表达进行调节。

其他细胞或 T 细胞自身产生的一些细胞因子也能激活 T 细胞。许多细胞因子，但并非全部，与细胞因子受体超家族的成员结合，激活 JAK 信号通路。JAK 信号的一类重要底物是 STAT（信号转导和转录活化因子），这一家族由 7 种功能各异的转录因子组成，但均在宿主防御中发挥关键作用。细胞因子信号受到细胞因子信号转导抑制因子的负调控，包括含有 SH2 的磷酸酶（SH2-containing phosphatases，SHP），活化 STAT 的蛋白抑制剂（protein inhibitors of activated STAT，PIAS）和细胞因子信号抑制剂（suppressors of cytokine signaling，SOCS）。在小鼠模型中，SHP1、SOCS1 或 SOCS3 缺失与全身自身免疫性疾病有关。相反，JAK3 或其相关受体亚基（共同 γ 链）突变的患者由于 IL-2、IL-4、IL-7、IL-15 和 IL-21 信号障碍发生 SCID。作为一种新的免疫抑制剂，JAK3 靶向药物正在研究中[12]。

协同刺激

仅占据 T 细胞受体并不能引起 T 细胞活化；其他协同刺激分子对于提供完全活化信号必不可少[13]。只收到 TCR 信号的 T 细胞可能出现无反应性或无法完全活化。提供协同刺激的受体包括：CD28、ICOS（诱导的协同刺激分子）、PD-1 和黏附分子（CD11a/CD18、CD2 等）。ICOS 突变是引起常见变异型免疫缺陷病

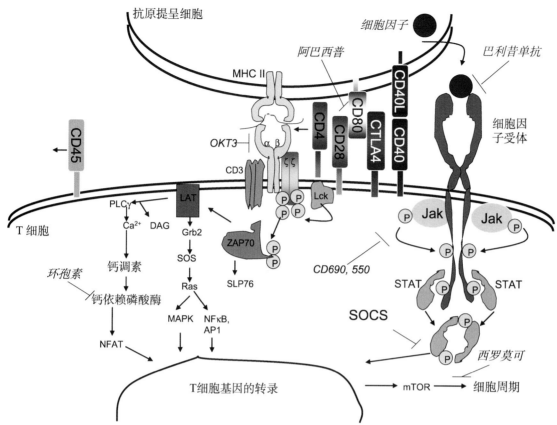

图 4-4 CD4⁺ T 细胞与 APC 细胞在免疫突触处相互作用。T 细胞受体由 αβ 亚基、CD3 恒定链和 CD4 共受体组成，与 MHC- 肽复合物作用。协同刺激信号的转导通过一系列分子完成，包括 CD28 和 CD40L。MHC- 肽复合物将与 CD4 连接的酪氨酸激酶 Lck 募集到 αβ 亚基和 CD3 近端，同时阻止磷酸酶 CD45 的接近。Lck 磷酸化 CD3 的免疫受体酪氨酸活化基序（immune tyrosine-based activation motif，ITAM），并启动磷酸化级联反应，最终活化转录因子，包括 NFAT 和 NF-κB，结合 DNA，调节基因表达。APC 也可通过细胞因子，尤其是 JAK/STAT 信号通路活化 T 细胞。阻断 T 细胞活化的药物用斜体字表示

（common variable immunodeficiency，CVID） 的原因之一。许多 TNF 受体家族的成员也可发挥淋巴细胞协同刺激功能。CD28 是 CD80 和 CD86 的对应受体，表达于 APC。用药物阿巴西普阻断 CD28 依赖性协同刺激可有效治疗类风湿性关节炎。CD28 相关性分子 CTLA-4，也与 CD80 和 CD86 结合，能下调免疫应答；其缺陷与小鼠致死性自身免疫性疾病有关。

T 细胞发育

前体 T 细胞来自骨髓的造血干细胞，然后迁移至胸腺。随着发育成熟，T 细胞从胸腺皮质向髓质迁移。最不成熟的 T 细胞，即双阴性（double-negative，DN）T 细胞，细胞表面缺少 CD4 和 CD8 的表达；这些细胞不能表达成熟 TCR，但可表达 pre-T 细胞受体，由 β 链、pre-T α 恒定蛋白、CD3 和 ζ 蛋白组成。这些细胞发育成双阳性（double-positive，DP）T 细胞，表达 CD4 和 CD8，进行 α 链重排，形成 TCR αβ 异二聚体。DP 胸腺细胞继续发育成为单阳性（single-positive，SP）胸腺细胞，表达 CD4 或 CD8，以及完整的 TCR。成熟的 SP T 细胞从胸腺髓质迁出，进入外周淋巴组织。

T 细胞的发育取决于胸腺基质提供的信号，可调控多能干细胞向 T 系分化。FOXN1 是一种在胸腺器官发生中必不可少的转录因子，可促进造血干细胞向胸腺迁移。在人和小鼠中，FOXN1 突变均可产生"裸"表型，表现为无胸腺和秃发症。另一个重要的基质信号是 Notch1 信号；Notch1 突变可引起 T 细胞发育阻滞。

胸腺内产生的绝大多数前体 T 细胞在胸腺内死亡。胸腺内的很多 T 细胞死亡归因于程序性细胞死亡（凋亡）。T 细胞在 DP 阶段必须先产生可识别自身 MHC 分子的 TCR 才能存活，这一过程称为养性选择。缺乏适当受体的细胞被"忽略致死"，即它们不能从胸腺基质获得进一步的成熟信号。在继续发育的 SP 胸腺细胞中，一部分可与自身 MHC 分子和自身肽发生高亲和力结合。这些潜在的自身反应性 T 细胞也被清除，这一过程称为阴性选择或克隆清除。在胸腺清除可能有害的 T 细胞称为中枢耐受。当然，并非所有可能的自身肽都表达于胸腺。这一问题通过一个转录因子——自身免疫性调节因子（autoimmune regulator，AIRE）得以阐述，它能诱导器官特异性非胸腺素在胸腺上皮的异位表达[14]。AIRE 突变的患者出现自身免疫性疾病 APECED（自身免疫性多内分泌腺病 - 念珠菌病 - 外胚层发育不良）综合征，原因在于对组织特异性抗原有反应的 T 细胞不能发生阴性选择。

CD4⁺ T 细胞分化

介于 CD4⁺ T 细胞具有促进其他免疫细胞的功能，它也被称为辅助性 T 细胞。传统上认为 CD4⁺ T 细胞可分化为两种主要的效应细胞之一：1 型辅助性 T 细胞（T-helper 1，Th1）和 2 型辅助性 T 细胞（T-helper 2，Th2）（图 4-1）。T 系分化究竟如何发生这一课题正受到广泛研究，但确定的是 DC 和巨噬细胞分泌的细胞因子在其中有重要作用。巨噬细胞和树突状细胞通过分泌 IL-12 促进初始 CD4⁺ T 细胞向 Th1 分化。此外，T 细胞转录因子，如 Stat6、GATA3、Stat4 和 T-bet 也至关重要[15]。

Th1 细胞分泌的细胞因子可促进细胞免疫。Th1 产生的主要细胞因子是 IFN-γ，增强吞噬细胞杀伤已吞噬的病原体的能力，上调许多细胞表面 MHC Ⅰ类分子的表达，并抑制 Th2 应答。影响 IL-12/IFN-γ 轴的突变导致胞内病原微生物感染，尤其是非典型分枝杆菌。转导 IL-12/IFN-γ 信号的 Jak 激酶 Tyk2 突变是引起高 IgE 综合征（HyperIgE syndrome，HIES）的原因之一。

Th2 细胞在抗寄生虫感染和变态反应中发挥重要作用。IL-4 促进初始 CD4⁺ T 细胞向 Th2 分化，分泌 IL-4、IL-5、IL-10 和 IL-13。这些细胞因子促进体液应答和变态反应。IL-4 抑制巨噬细胞活化，阻断 IFN-γ 效应，促进肥大细胞生长，并诱导 B 细胞分泌 IgE。IL-5 诱导嗜酸性粒细胞增多，IL-10 抑制巨噬细胞提呈

抗原，并下调 MHC Ⅰ类分子的表达。IL-10 敲除小鼠发生严重自身免疫性疾病体现了 IL-10 的重要性。

近来有研究发现其他类型的 CD4⁺ T 细胞不产生 IFN-γ 或 IL-4，但分泌其他炎症细胞因子，引发了 Th1 和 Th2 是否简单对立的问题。所谓的 Th17 细胞分泌 IL-17、IL-6、IL-22、G-CSF（粒细胞 - 集落刺激因子）和 TNF-α[16]。转化生长因子 TGF-β1、IL-6 和 IL-23 促进 Th17 细胞分化和维持，而 IFN-γ 和 IL-4 均发挥抑制作用。在小鼠小肠固有层富含 Th17 细胞，在抗胞外菌感染中发挥重要作用。在许多自身免疫性和自身炎症疾病中均会过度产生 IL-17，提示它似乎有重要致病作用。此外，尽管小鼠各个 T 细胞趋于产生上述一类细胞因子，人 T 细胞可产生广谱细胞因子，采用上述标准不易分类。

调节性 T 细胞和外周耐受的维持

CD4⁺ T 细胞的另一亚群，称为调节性 T 细胞（Treg）对于限制免疫应答有重要作用，如外周耐受[17]。Treg 能显著抑制效应 T 细胞的增殖和细胞因子的产生，其机制目前尚不清楚。转录因子 FoxP3 对于 Treg 功能是充分且必要的。天然 Treg（Natural Tregs，nTreg）在胸腺中产生，表达一些通常仅限于活化 T 细胞的分子，如 CD25 和 GITR。此外，在细胞因子 TGF-β1 的作用下，初始 T 细胞可分化为诱导的 Treg（iTreg）。在小鼠和人类中，FoxP3 突变会产生 scurfy 表型和 IPEX（免疫失调，多内分泌腺病，肠病，X- 连锁）综合征，两者的特点是多脏器受到 T 细胞攻击和产生自身抗体。

尽管至关重要，但 Treg 细胞并不是外周耐受的唯一调控因素。另一个机制是通过反复刺激清除活化 T 细胞。反复刺激的 CD4⁺ T 细胞通过 TNF 配体 FasL 及其受体 Fas/CD95 之间的相互作用发生自分泌细胞死亡。自身免疫淋巴细胞增殖性综合征（Autoimmune lymphoproliferative syndrome，ALPS），表现为淋巴结病，外周累积 CD4⁻CD8⁻ 双阴性 T 细胞以及频繁的自身免疫性疾病，在多数情况下由 Fas 胚系基因的显性负突变引起。在缺乏适当的共刺激时，仅通过 TCR 活化初始 T 细胞也能引起无反应性，是外周免疫耐受的一种更为短暂的形式。由于对自身 MHC 的阳性选择，现认为大多数外周 T 细胞不断从外周的自身肽 -MHC 复合物接收低水平的活化信号，也可调节 T 细胞应答。

CD8⁺ T 细胞

CD8⁺ T 细胞也称为细胞毒性 T 淋巴细胞（cytotoxic T lymphocyte，CTL），识别与 MHC I 类分子结合的抗原。由于 MHC I 类分子提呈靶细胞合成的抗原，CTL 在抗胞内病原体感染中发挥显著作用，尤其是病毒、原生动物和细菌，以及癌症。在初次感染时，抗原特异性 CTL 克隆快速扩增，在应答高峰时占 T 细胞总数的相当比例。在去除感染后，这些最初快速扩增的细胞随即被快速清除，可能因为生长因子的供应已不能满足其生长需要（图 4-5）。一小群 CD8⁺ T 细胞成为记忆性 T 细胞，在再次发生特定抗原感染时可快速扩增，增强应答。尽管导致记忆形成的确切事件尚不清楚，但细胞因子，包括 IL-2、IL-7 和 IL-15 对于 CD8⁺ 记忆性细胞的产生和维持有重要作用[15]。在 CD8⁺ T 细胞的初次刺激中，辅助性 CD4⁺ 细胞或 IL-2 缺陷可促进 PD1 和 TRAIL 分子的表达，前者对增殖发挥负调控作用，后者可诱导凋亡，并阻断有效地记忆性细胞的形成。这种情况见于慢性感染，如人类免疫缺陷病毒（human immunodeficiency virus，HIV）感染。

细胞毒性 T 淋巴细胞有数种机制介导细胞杀伤。像 NK 细胞一样，CTL 可通过穿孔素和颗粒酶直接杀伤靶细胞。穿孔素是补体成分 C9 的一种同源物，可在胞膜上形成孔，便于 CTL 在胞膜上插入颗粒酶，可快速激活靶细胞的凋亡。CTL 也可直接分泌 FasL，与靶细胞上的凋亡诱导受体 Fas 结合。CTL 分泌一些细胞因子，如 TNF-α 和 IFN-γ，吸引吞噬细胞到感染部位。病毒可通过下调 MHC I 类分子侵袭 CD8⁺ T 细胞；幸运的是，MHC I 类分子的丢失时活化 NK 细胞的信号。CTL 还可通过细胞毒性活性调节自身。这种情况见于家族性噬血细胞淋巴组织细胞增生症，一种致命的常

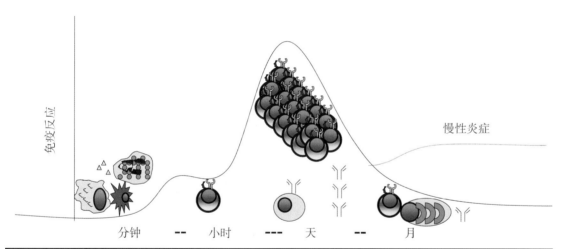

免疫进程	补体活化、吞噬,PRRs参与,炎性小体活化	抗原提呈细胞迁移至淋巴结，CD8克隆扩增，分泌 IgM及淋巴特型转换	CD8细胞凋亡，记忆性 T细胞和浆细胞的建立，炎症反应减轻
主要参与细胞	巨噬细胞、树突状细胞,中性粒细胞，NK细胞	B细胞，T细胞	B细胞，T细胞
疾病案例	慢性肉芽肿性疾病、C3缺乏，TRAPS，FMF	X-相关的SCID，JAK3缺乏，高IgM综合征，XLA	RA,SLE,ALPS

图 4-5　当固有免疫系统的细胞和补体与病原体接触时，免疫应答开始启动。随着病原体被中和，固有免疫细胞分泌细胞因子，增加感染部位吞噬细胞的数量。APC 也向淋巴组织迁移，并刺激 T 细胞和 B 细胞的克隆扩增。随着免疫应答的进行，反应特异性增强。B 细胞通过体细胞高频突变和类别 / 同种型转换对其免疫球蛋白进行加工完善。CD8⁺ T 细胞裂解感染的细胞，CD4⁺ T 细胞辅助 B 细胞应答，增强吞噬细胞中和病原体的能力。随着感染的清除，免疫应答减弱，伴随 T 细胞克隆的凋亡和固有免疫细胞的失活。记忆性细胞形成，在再次遇到病原体时可产生快速应答。初次免疫应答消退障碍会产生慢性炎症，即固有免疫细胞活化和适应性免疫细胞反应的一种持续状态

染色体隐性遗传病，病因是穿孔素或其他与细胞毒性颗粒形成有关的分子突变。这些患者的 CTL 活化不受控制，产生过多的炎症细胞因子。

B 细胞和免疫球蛋白

适应性免疫应答的另一重要组成部分是 B 淋巴细胞。B 细胞在骨髓中产生，成熟后可产生免疫球蛋白或抗体。B 细胞还有抗原提呈功能，具有固有免疫细胞的某些特征。免疫球蛋白可作为 B 细胞上的抗原受体，还能以分泌形式存在，在宿主防御中发挥重要作用。此外，免疫球蛋白是介导免疫性疾病的重要因素。

免疫球球蛋白分子包括 4 条多肽链：2 条相同的轻链（light chains，L）和 2 条相同的重链（heavy chains，H），都含有可变区和恒定区。四条链在结构上形成一个 Y 形分子。可变区与抗原结合，不同于 T 细胞的是，它包含多种类型的分子，包括蛋白、脂质、碳水化合物、核酸甚至药物。H 链的恒定区形成免疫球蛋白分子的所谓 Fc 片段。免疫球蛋白的许多效应功能，如结合补体和吞噬细胞上的受体（Fc 受体），依赖于 H 链的恒定区免疫球蛋白 L 链分为 2 类：κ 和 λ 链，H 链分为 5 类：μ、γ、δ、ε 和 α 链。5 种类型或亚型分别表示 IgM、IgG、IgD、IgE 和 IgA。IgG（γ1、γ2、γ3、γ4）和 IgA（α1 和 α2）还有亚类之分。B 细胞的抗原受体是 IgM 或 IgD 的膜结合形式。在 T 细胞辅助下遭遇抗原后，B 细胞增殖并分泌不同类别的免疫球蛋白，这一过程称为重链类别或同种型转换。IgM 分子的分泌形式是由 5 个 Y 形的免疫球蛋白单体通过 J 链组成的多聚体。IgA 分子形成二聚体，在上皮组织表面发挥功能，分泌时与一个分泌片结合。

B 细胞发育和免疫球蛋白基因重排

像其他造血细胞一样，B 细胞首先在胎肝内发育，随后在骨髓产生；与 T 细胞相似，细胞因子环境对于干细胞和 B 前体细胞的增殖有重要作用。与 T 细胞发育一样，成功的 B 细胞发育取决于免疫球蛋白基因重排和功能性抗原受体的形成。如同 T 细胞，B 细胞发育需要 V、D 和 J 基因重组；形成适当的 B 细胞受体库依赖于重组机制。B 细胞前体首先组装重链（14 号染色体）D 和 J 基因，随后将 DJ 复合物与 V 区结合，

形成 μ 链。之后 μ 链重排终止。还未开始免疫球蛋白重排的 B 前体细胞称为原 B 细胞，表达 H 链的前体细胞称为前 B 细胞。在前 B 细胞中，μ 链大多数位于胞内，一部分与替代轻链结合形成前 B 细胞受体表达于细胞表面。这一受体信号介导前 B 细胞的增殖及其轻链的 V 和 J 片段重排（κ 链和 λ 链基因座分别位于 2 号和 22 号染色体上）。一旦 B 前体细胞的 H 和 L 链重排成功，这一过程立即停止，细胞表面表达免疫球蛋白，被称为未成熟 B 细胞。成熟 B 细胞膜表面表达 IgM 和 IgD。

H 和 L 链重排的组合可能产生 10^{11} 抗原受体和免疫球蛋白分子。许多前体细胞的重排不成功或不能表达功能性前 B 细胞受体，导致凋亡。一般而言，任何损害 H 链重排或表达的突变将会阻断 B 细胞发育。

B 细胞活化和分化

B 细胞受体信号与 TCR 相似，不同于 TCR 的是它有两重功能。它即可启动信号活化 B 细胞增殖，也可结合并内化抗原。抗原处理后，负载到 MHC II 类分子上，提呈给 CD4+ T 细胞。BCR 结构由 1 个膜结合 IgM 与 2 个跨膜蛋白 Igα 和 Igβ 结合形成。类似于 TCR 相关分子，Igα 和 Igβ 含有 ITAM，可被 PTK 磷酸化，如 Lyn、Blk 和 Fyn。致使其他 PTK 磷酸化，包括 Syk 和 Btk，并活化下游信号通路。Btk 突变引起 X 连锁丙种球蛋白缺乏症。B 细胞跨膜蛋白 CD19 可增强 BCR 信号，其缺陷可引起常见变异型免疫缺陷病（common variable immunodeficiency，CVID）。这些患者的免疫球蛋白水平异常，可采用静脉内免疫球蛋白置换法治疗。

一旦 B 前体细胞表面表达免疫球蛋白，即可对外源性和自身抗原产生应答。然而，未成熟 B 细胞的 BCR 与抗原结合并不能激活细胞，而是诱导细胞应答产生自身耐受。多价自身抗原更易诱导程序性细胞死亡，而单价自身抗原使未成熟 B 细胞对进一步的刺激耐受。这样的细胞通过重排另一 L 链基因、改变自身 BCR 特异性和去除自身反应性来逃避无反应性，这一过程称为受体编辑。

B1 细胞是 B 细胞的一个亚群，发生于个体发育的早期，主要分布于腹腔。其抗原受体多样性十分有限。大多数循环 IgM 来自于 B1 细胞，对细菌的碳水化合物产物应答强烈。

BCR 无自身反应性的成熟 B 细胞进入外周淋巴组

织，如脾和淋巴结，其间遭遇外来抗原。大体上，B细胞抗原可被分为胸腺依赖性（TD）和胸腺非依赖性（TI）抗原。TD 抗原是典型的可溶性蛋白抗原，需要MHC Ⅱ类分子介导的 T 细胞辅助才能产生抗体，而TI 抗原不需要这些辅助。TI 抗原常为多价化合物，例如细菌脂多糖。一般而言，TI 应答产生的免疫记忆较弱，几乎不能诱导生发中心反应（如下），但可促进IgG2 分泌。对 TI 抗原应答的 B 细胞位于脾的边缘区，表型不同于一般的 B 细胞。在脾切除的婴儿和成人，只能依靠这些脾 B 细胞对脂多糖抗原产生微弱应答，因为边缘区 B 细胞在约 2 岁前尚未发育成熟。就疫苗而言，通过将脂多糖与蛋白载体偶联启动 TD 应答来克服这一缺陷。

在脾中，抗原活化的 B 细胞向富含 T 细胞的动脉周围淋巴鞘区迁移，以寻求 T 细胞的辅助。若不能获得 T 细胞的辅助，则可导致无反应性，但成功的 B 细胞 /T 细胞协作可产生短暂的单克隆增殖灶（分别来源于数个 B 细胞）。病灶内许多 B 细胞分泌 IgM，发生同种型转换，某一抗原特异性的 IgM 抗体可转化成 IgG、IgA 或 IgE。这种转换直接依赖于 T 细胞提供的协同刺激信号，如 CD40 配体 /CD40 之间的相互作用以及 T 细胞来源的细胞因子如 IL-2、IL-4、IL-6、IL-10 和 IL-21。CD40 或 CD40L（TNF/TNFR成员，分别位于 T 细胞和 B 细胞）突变产生高 IgM综合征。这些患者由于缺少 T 细胞刺激使 B 细胞类别转换受损，生发中心缺失。目前正在研究如何通过干扰 CD40/CD40L 之间的相互作用治疗自身免疫性疾病。

增殖灶内的部分 B 细胞向初级滤泡迁移，进入生发中心途径。在初级滤泡内，B 细胞单克隆扩增形成暗区。最后，这些细胞向明区迁移，与辅助性 T 细胞和滤泡样树突状细胞相互作用，识别其摄取并结合在细胞表面的抗原。在这些环境下，B 细胞可变区基因片段的突变进一步改变了抗体亲和力，这一过程称为体细胞高频突变，而 T 细胞受体可变区基因则无此突变。随机高频突变的结果是具有高亲和力BCR 的 B 细胞得以存活，而其他亲和力较低的 B 细胞死亡。在体细胞突变中产生的自身反应性 B 细胞也被清除。

经过生发中心反应后，B 细胞分化为浆细胞前体细胞和记忆性 B 细胞，并离开生发中心。浆细胞表面不表达免疫球蛋白和 B 细胞的众多标记，如 CD20，

利妥昔单抗的作用靶点[18]。相反，浆细胞只高表达CD38。浆细胞分泌大量免疫球蛋白。尽管骨髓中有长寿命细胞，但它们一般寿命较短，需要不断地补充以维持高水平的免疫球蛋白。这些也许可以解释记忆性免疫球蛋白的维持[19]。记忆性 B 细胞属于长寿命细胞，携带体细胞突变的 V 基因，与初始 B 细胞的形态迥异。再次刺激后，记忆性 B 细胞产生快速抗体应答反应。

综上所述，B 细胞分化的滤泡外和生发中心途径共同作用，既可快速产生低亲和力抗体，也可随后产生大量高亲和力抗体，共同组成体液应答。细胞因子如 IL-2、IL-10、IL-6 和 IL-21 可促进向浆细胞分化，而 CD40/CD40L 相互作用促进记忆性细胞的形成，并抑制浆细胞的产生。细胞因子对同种型类别转换也有作用。IL-4 促进 IgE 向 IgG4 转换；IL-10 促进向 IgG1、IgG3 和 IgA 转换；TGF-β 促进向 IgA 转换。活化诱导的胞嘧啶脱氨酶（activation-induced cytidine deaminase，AID）参与受体编辑、类别转换和体细胞高频突变，是 B 细胞应答多样性的关键因素。AID 缺陷是高 IgM 综合征的另一原因。

自身免疫性和免疫性疾病的发病机制

免疫应答的一个重要方面是识别和清除病原体以及 MHC 不匹配的外来抗原，但机体一般不攻击自身组织。这种不反应状态称为自身耐受，如下所述，自身 / 非自身的识别发生在多个层面。固有免疫细胞通过 PRR 识别非自身抗原；与之相似，替代补体途径识别病原微生物的产物。PRR 对自身抗原的交叉反应性可能是自身免疫性的一个进化固有方面。例如，识别某些哺乳动物的 DNA 或 RNA 序列可能对这些广泛表达分子的自身抗体靶向非常重要。类似的，适应性免疫细胞 T 和 B 细胞识别的抗原库是高度特异且数量巨大的，但 T 细胞的内在自身反应性和 B 细胞的高频突变需要其他机制如 Tregs，来维持外周免疫耐受。Fas介导的活化 T 细胞清除是另一个维持自身耐受的稳态机制。此外，细胞因子如 IL-10 和 TGF-β1 可控制免疫应答。负调控分子也能抑制大多数免疫活化事件，如pyrin 抑制炎症小体活化，CTLA4 抑制 T 细胞活化，SOCS 蛋白抑制细胞因子信号。这些负调控蛋白在小鼠中的基因敲除或人体中的突变很多引起自身免疫性或自身炎症疾病。

传统上，根据最突出的免疫病理损害对免疫性疾病的特点进行描述。分类包括：IgE（如过敏和过敏反应）引起的速发型超敏反应，争对固定或循环细胞的抗体引起的超敏反应（如自身免疫性血小板减少症，Good-pasture 综合征），免疫复合物疾病（如 SLE，脉管炎）；和迟发型超敏反应。尽管这种分类具有实用性，但同样重要的是记住免疫系统的组分彼此间具有高度依赖性。

一些自身免疫性疾病可归类为适应性免疫介导的，如自身抗体攻击特定组织的疾病，而其他一些疾病明确限于固有免疫系统，如通风和遗传性周期性发热。多数介于二者之间，是固有免疫和适应性免疫之间正反馈致病的结果。例如，在类风湿关节炎中，巨噬细胞分泌细胞因子，如 TNF 和金属蛋白酶，损害关节结构，但需要共同浸润滑膜的 T 细胞提供的细胞信号和细胞因子。为了完成反馈环路，活化的巨噬细胞产生细胞因子如 IL-12，加强 T 细胞来源的细胞因子的产生，如 IFN-γ。在类风湿关节内，自身反应性 B 细胞产生含有类风湿因子的免疫复合物，继而通过补体和固有免疫细胞的 Fc 受体增强固有炎症反应。这样一个整合的模型可以解释为何同时针对固有免疫（如抗细胞因子）和适应性免疫（如抗共刺激，抗 B 细胞）系统的治疗对这种疾病有效。最近，采用以特定分子为靶向的生物制剂，在治疗风湿性疾病方面发生可卓越进步，同时可能有益于发病机制的探讨，为将来研发更好的治疗方案奠定了基础。

总结

人体免疫应答由固有免疫细胞和高度抗原特异性的适应性免疫细胞相互配合形成。通常，这种构架能有效抵抗病原微生物的侵袭，但并不总是这样。免疫系统不同组成部分的功能失调均可引起免疫性疾病。对外来病原或损伤组织产生免疫应答，其副作用可也引起免疫病。不同于少数的单基因疾病，可以阐明某个特定分子在免疫系统中的作用，常见风湿性疾病的遗传易感性可能来自免疫系统的多个独立基因的多态性或多种突变，而这些基因座目前正在鉴定中。未来的挑战在于利用对免疫系统的这些探索设计更好方案治疗风湿性疾病。

（刘霞译　卢昕校）

参考文献

1. Creagh EM, O'Neill LA. TLRs, NLRs, and RLRs: a trinity of pathogen sensors that co-operate in innate immunity. Trends Immunol 2006;27:352–357.
2. Akira S, Uematsu S, Takeuchi O. Pathogen recognition and innate immunity. Cell 2006;124:783–801.
3. Ogura Y, Sutterwala FS, Flavell RA. The inflammasome: first line of the immune response to cell stress. Cell 2006;126:659–662.
4. Stojanov S, Kastner DL. Familial autoinflammatory diseases: genetics, pathogenesis and treatment. Curr Opin Rheumatol 2005;17:586–599.
5. Steinman RM, Bonifaz L, Fujii S, et al. The innate functions of dendritic cells in peripheral lymphoid tissues. Adv Exp Med Biol 2005;560:83–97.
6. Stetson DB, Medzhitov R. Type I interferons in host defense. Immunity 2006;25:373–381.
7. Brigl M, Bry L, Kent SC, Gumperz JE, Brenner MB. Mechanism of CD1d-restricted natural killer T cell activation during microbial infection. Nat Immunol 2003;4:1230–1237.
8. Prussin C, Metcalfe DD. IgE, mast cells, basophils, and eosinophils. Allergy Clin Immunol 2006;117(Suppl):S450–S456.
9. Wen L, Atkinson JP, Giclas PC. Clinical and laboratory evaluation of complement deficiency. J Allergy Clin Immunol 2004;113:585–593.
10. Kovanen PE, Leonard WJ. Cytokines and immunodeficiency diseases: critical roles of the gamma(c)-dependent cytokines interleukins 2, 4, 7, 9, 15, and 21, and their signaling pathways. Immunol Rev 2004;202:67–83.
11. Davis SJ, van der Merwe PA. The kinetic-segregation model: TCR triggering and beyond. Nat Immunol 2006;7:803–809.
12. O'Shea JJ, Husa M, Li D, et al. Jak3 and the pathogenesis of severe combined immunodeficiency. Mol Immunol 2004;41:727–737.
13. Chikuma S, Bluestone JA. CTLA-4 and tolerance: the biochemical point of view. Immunol Res 2003;28:241–253.
14. Villasenor J, Benoist C, Mathis D. AIRE and APECED: molecular insights into an autoimmune disease. Immunol Rev 2005;204:156–164.
15. Laky K, Fowlkes BJ. Receptor signals and nuclear events in CD4 and CD8 T cell lineage commitment. Curr Opin Immunol 2005;17:116–121.
16. Weaver CT, Harrington LE, Mangan PR, Gavrieli M, Murphy KM. Th17: an effector CD4 T cell lineage with regulatory T cell ties. Immunity 2006;24:677–688.
17. Kronenberg M, Rudensky A. Regulation of immunity by self-reactive T cells. Nature 2005;435:598–604.
18. Edwards JC, Cambridge G. B-cell targeting in rheumatoid arthritis and other autoimmune diseases. Nat Rev Immunol 2006;6:394–403.
19. Kalia V, Sarkar S, Gourley TS, Rouse BT, Ahmed R. Differentiation of memory B and T cells. Curr Opin Immunol 2006;18:255–264.

推荐阅读

Abbas AK, Lichtman AH, Bell E, Bird L, eds. Cellular and molecular immunology. 5th ed. Philadelphia, PA: Saunders; Nature, 2005;435:583–627.

Janeway C. Immunobiology: the immune system in health and disease. 6th ed. New York: Garland Science; 2005.

Diamond B, Davidson A. Autoimmune diseases. N Engl J Med 2001;345:340–350.

McGonagle D, McDermott MF. A proposed classification of the immunological diseases. PLoS Med 2006;3:e297. Available at: http://medicine.plosjournals.org/perlserv/?request=get-document&doi=10.1371/journal.pmed.0030297.

Nature insight: autoimmunity 435:583–627. Available at: http://www.nature.com/nature/supplements/insights/autoimmunity/index.html.

第 5 章

遗传与疾病

James Kelley, PhD   Robert P. Kimberly, MD

■ 大多数风湿性疾病是由于基因和环境因素共同引起，遗传变异可能引起对疾病易感或形成保护，环境因素启动并维持疾病状态。

■ 基因的遗传变异可以表现为编码区或非编码区的单核苷酸多态性，产生不同的等位基因。点突变很罕见，低于1%最小等位基因频率。长短不一的片段缺失、插入、重复序列，复制次数的多态性都造成了基因的变异。

■ 单体型是多态性同时遗传，比机会变异更常见。可

■ 用于鉴定疾病相关的变异，提供关于重组，种群结构和进化压力的相关信息。

■ 可通过连锁研究或相关性研究来研究基因与疾病的相关性。相关性研究可以确定某一特殊的基因变异与特殊疾病间的比值，但需要大样本的患者和对照人群。

■ 连锁研究最常用于高外显性，可获得家族信息的单基因病研究。如某一特定基因仅仅具有微效应，连锁研究应用将会受到限制。

一直以来都存在疾病与基因有关的假说。某一疾病与基因的相关性可以回溯到西方医学苏格拉底时代，当时的学者认为癫痫症是与生物物质的遗传单位异常有关。然而，随着科技发展和人类基因组序列的完成[1]，科学家现在可以将特殊的基因变异与临床疾病联系起来。遗传的相关性为新的诊断和治疗提供了线索。了解遗传学研究的基本原则将会成为临床医生一项重要的技能（表5-1）。

疾病产生的原因

在大多数情况下疾病不是由基因或环境单一因素所引起，而是由二者共同作用所致。相对于整个人群而言，特殊个体基因的变异可能引起对于疾病的易感或防御的效应。以这种形式，遗传变异使个体倾向于某一种特定的转归，而环境因子，例如感染、化学因素、吸烟和饮食，实际上是在遗传变异存在的前提下启动和维持疾病状态[2]。遗传和环境因素对于疾病的相互作用可以用滑尺表示（图5-1）。在刻度的一侧，一些情况基本完全由于环境造成，例如车祸。在另一侧，主要是遗传因素起作用，例如囊性纤维化或血红蛋白病。而大多数临床疾病，从心脏疾病、类风湿关节炎到普通感冒，都是由个体的遗传背景和环境因素

共同作用所致。例如，基因可能使某些人易于罹患 II 型糖尿病，而饮食和运动习惯则最终导致疾病的发生。认知这一特点，就能更好地了解应用遗传研究去研究健康和疾病的优点和局限性。无论是遗传还是环境因素都不能割裂开来评价。

当想确定遗传与疾病的相关性时，就有一个问题：是一个基因还是许多基因导致了疾病？孟德尔或者单基因疾病，例如亨廷顿病或囊性纤维变可由单基因突变引起。然而，大部分疾病都是复杂性疾病，因为他们的遗传构成是由许多遗传变异共同在作用，而每一个变异都会产生不易觉察的、附加的、个体化的作用。复杂疾病的不同变异基因解释了某种特定条件下可能出现的不同临床表现，例如 SLE 可能的诊断标准有 11 个，只要符合 4 个就可诊断[3]。

遗传变异的类型

疾病的遗传构成可归因于人群中受侵犯个体的遗传变异的存在或缺失。通过对群体中一些个体的基因组序列测定来探测最高频率等位基因和在该位点的任何变异，从而可发现遗传变异。单核苷酸多态性（single nucleotide polymorphism，SNP），是最常见的遗传变异类型，单个位点不止一个核苷酸时出现。非

表 5-1 选择的遗传术语表

术语	定义
混合	来自特定人群遗传的某一个体存在的遗传变异总数
等位基因	某一特定位点发生变异时可能出现的遗传形式
祖先信息标记	不同人群间变异等位基因频率的多态性
复杂疾病或特征	涉及多个基因
单体型	位于一条染色体特定区域的一组相互关联，并倾向于以整体遗传给后代的单核苷酸多态的组合。
连锁不平衡（Linkage disequilibrium，LD）	两个或更多的多态性作为单体型的部分同时遗传的可能性
位点（loci）	基因组特定的位点
最小等位基因频率（Minor allele frequency，MAF）	给定人群中的不常见的等位基因发生频率，
外显率	特征表达的倾向
多态性	遗传变异
种群结构	某一群体由于类似的和孤立的进化史具有共同的遗传背景和独特的遗传变异
重组	由于减数分裂的交换期出现了核苷酸序列中断和重组导致等位基因重排

同义替换 SNP 出现于编码区会改变蛋白质序列，而同义 SNP 在外显子区则不会改变蛋白质序列。出现于非编码区和内含子区的 SNP 也可以影响蛋白质功能，其通过改变剪切位点影响转录因子结合，改变启动子位点，影响基因的表达。

点突变是罕见的变异，位于单个碱基对，最小等位基因频率（minor allele frequency，MAF）低于 1%，（SNP 高于 1% 的 MAF）。相较 SNP 而言，如没有大样本，点突变更难建立与疾病的相关性，而理论上很难收集到大样本 [2]。人群中变异出现的频率很重要，因为人群中高发的疾病应该与人群中遗传变异高相关。这就是常见疾病 - 常见变异的假说 [4]，提示研究者哪一种多态性更有可能与疾病相关。

缺失或插入的多态性（Deletion/insertion polymorphism，DIP 或 indel）是由核苷酸移除或插入基因组序列中所致。当大部分 DIP 均出现在外显子区域时，就可能因为影响基因的表达而造成疾病复杂的特性。

重复序列或是重复元件是基因变异的另一种形式。几乎占据人类基因组序列一半 [1] 的散在重复序列是 DNA 复制的片段并随机分布于整个基因组。衔接重复元件，例如微卫星（如：CACACACACA）本身源自重复序列，以唯一的形式复制并迅速易位。然而一旦出现，衔接重复元件以稳定的形式遗传，这种唯一的衔接重复元件模式提供了遗传学标志，在后代种群中保持特异性和一致性。

当整个基因组或基因片段被复制或某个基因缺失时，复制序列的数目多态性就出现了。整个基因复制导致新的基因进化产生新的功能，同时备份原始的祖先基因的功能 [5]。复制数目的多态性可见于 NK 细胞

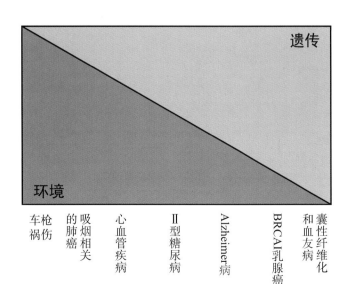

图 5-1 疾病相关的遗传和环境因素。每一种疾病是由不同程度的遗传和环境因素造成

受体家族及 MHC 家族[6]，这两个区域在临床免疫学中起重要作用。

变异间的相关性：单倍体和连锁不平衡

单倍体型是多态性"域"，往往同时遗传超过预期频率。这种遗传变异的域经常被高重组区分隔开。在相关性研究中，单倍体型往往用于识别引起疾病的变异并提供关于重组、种群结构，进化压力的信息。因为单倍体型是对同时出现的多态性群的定义，研究中获得的一种多态性信息往往可以提供在单倍体型内其他多态性的信息。因而，要研究疾病相关的遗传变异，就可以测定单倍体型的一个或某一部分的多态性，这一过程被称为单倍体型标签，可以节约时间和资源[7]。

需要实验数据来确定单倍体的多态性。基因组中有一半的变异不能划为单倍体[8]。种群中的多重样本测序用以鉴定在该种群中多态性可能的组合和频率，研究者可进一步推测哪一种多态性是同时遗传的且属于一种常见的单倍体型。单倍体型的确定是基于统计学的预测，并不是绝对肯定的。因此，即使被分配到同样的单倍体型中的多态性也不可能在所有的个体中一起遗传。

同一单倍体中多态性同时出现的可能性称作连锁不平衡（linkage disequilibrium，LD）。在完全或强连锁不平衡时，这些连锁的等位基因在一个基因组信息片段内同时遗传。因此，任何由于进化压力或疾病原因导致一个连锁的等位基因变异将会引起同样单倍体型所有多态性都存在变异。在弱的连锁不平衡中，变异是独立遗传的，由于重组，影响某一个等位基因的遗传事件不会影响其他的等位基因。

最常使用统计量 D' 和 $r^{[2]}$ 来衡量连锁不平衡。这些统计量的值在 0～1，0 表示弱的连锁不平衡，1 表示强的或完全的连锁不平衡。总而言之，在确定的单倍体之内多态性是指相关系数或 r^2 值至少为 0.8。为了描述怎样从实验数据得到连锁不平衡和单倍体的结论，计算两个位点之间 D' 的公式见下

$$D= P_{AB}- (P_A \times P_B) \quad D_{max} = P_{AB} \quad D' = |D/D_{max}|$$
$$D' =1 \rightarrow \text{Complete LD}$$

D 值的计算等于两个多态性同时出现在一个个体（P_{AB}）的可能性减去只有一个多态性出现于一个个体的可能性（例如 P_A 是指多态性 A 出现的可能性）。请注意，上述提到的可能性等同于由于试验所获得的数据所决定的适当的等位基因频率。例如，80%的样本中同时出现两个多态性，单一多态性分别在 10%的样本中出现，那么 D 值等于 0.8-（0.1×0.1）=0.79。D' 等于 D/D_{max} 的绝对值，D_{max} 等于两种多态性同时出现在同一样本中的可能性。在这种情况下，D'=|0.79/0.8|=0.9875，表明在两个位点之间有强的连锁不平衡。上述情况凭直觉也可判断存在强的 LD，因为两种变异同时出现于 80% 的样本。

种群结构—鉴于种族差异

引起遗传变异的因素反映了种群的发展、迁移和结构。由于人类的历史，每一个种群曾暴露于不同的环境中，可能产生不同的进化压力来维持或剔除基因组中的遗传变异[9]。基因组多态性交叉种群研究显示约鲁巴非洲人（尼日利亚）相较于欧洲和亚洲人而言，单倍体型较短，变异则更多[8]。非洲人遗传多样性较广泛是由于人类起源于那里，只有小部分祖先（即遗传变异的亚型）迁移到其他大陆，因此非洲具有更多的遗传变异演变。

常见于某一种群而不是所有的物种的遗传变异称为种群结构。这种种群特异性的变异能产生表型改变，包括一些与疾病相关的表型改变。在疾病相关位点等位基因频率以及疾病的发病率上的遗传差异常被报道，例如非裔 SLE 患者的发病率增加，原住民尼印第安人较高加索人 RA 的发病率高。由于存在种族特异性的遗传学作用，病例和对照组种族匹配有助于防止种群结构所导致的错误的遗传相关性[10]。

除了自我鉴定以外，按种群分离的样本可以按人群混合进行经验型的检验。人群混合是一种测量进化史上毫无关联的两个种群的等位基因频率差异的方法。因此，混合量化个体基因组所占的比例是独一无二的，归因于某一种族背景（如 20% 的欧洲血统）。当直系祖先不再保持隔离时种群结构变异很大，如拉美裔和非裔美国人。通过比较进化稳定的微卫星可以衡量混合，微卫星是一个特定人群所唯一的[11]，或通过评估祖先的信息标记（ancestry informative marker，AIM）。AIM 是多态性（或基因含有这种多态性）的，在不同的种群之间的等位基因频率差别很大。

决定疾病遗传的相关因素

两种类型的研究用于鉴定导致疾病的基因：连锁研究和相关性研究。连锁研究应用标准的遗传学标记，不一定会表型效应，该标记遍及整个基因组，可检测疾病相关变异所在区域。此类研究依赖于标记物和疾病相关的变异。连锁研究最适用于单基因病，例如亨廷顿病和囊性纤维化。

虽然连锁研究便于早期观察复杂疾病的遗传相关因素，但是现在相关性研究应用越来越多来确定涉及复杂的疾病的变异，如 SLE、RA 和其他自身免疫性疾病。相关性研究在适当数量的患者与相匹配的对照人群中比较某个变异发生的频率。相匹配的对照也有类似的年龄、种族和背景，以尽量减少来自种群结构的误差。虽然这些研究揭示某一种变异与某一表型发生相关，他们不一定提供任何引起疾病在功能上差异的信息[12]。在相关性研究中，全基因组扫描可以测定特定的多态性，相比正常人而言，这种多态性在疾病组更常见。应用高通量技术可以分析患者与对照的数以千计的常见等位基因的多态性差异。规模较小的关联研究技术用于筛选和测定候选基因。候选基因选择意味着某一特定疾病与一个基因的可能存在生理学上的联系，从而重点研究该基因及其变异[13]。

统计学方法有利于解释和设计相关性研究。相对危险（relative risk，RR）衡量某一个具有遗传变异的个体发展（或不会发展）为相关疾病的可能性（即拥有的变异的个体相对于没有变异的个体的危险性）。RR=1.5 是指拥有相关变异的个体可能出现表型是其他个体的 1.5 倍。RR 可在相关性研究中通过统计量比值（odds ratio，OR）估计。OR 可用公式计算：$(A \times B) / (C \times D)$，其中 A 等于有变异和发病的样本数，B 等于既不具有变异也未发病的样本数，C 等于具有变异但不发病的样本数，D 等于没有变异但发病的样本数量（见图 5-2）。基本上，OR 值代表了同时存在 / 缺乏疾病和变异与仅出现疾病或变异的比例。

相关性研究的统计效能，是指遗传变异相关性真实存在的可能性。效能的功能包括：估计能保证相关性有意义的待测定样本数量、变异的 MAF、遗传特征存在（例如，显性 / 隐性等位基因）或 OR 值。OR 值的设置取决于疾病和研究人员希望观察到的效能水平。一项研究，测定样本太少可能导致假阳性结果，尤其是当测定低频变异时。

连锁和相关研究各有其优缺点。连锁研究更适合于样本是来自家系、测定单基因特性，高外显性。当一个变异仅产生微小的表型改变，连锁研究会受限。在这种情况下，相关研究能更好地分析相关性；但是由于疾病相关性的统计学分析需要大样本，但大样本

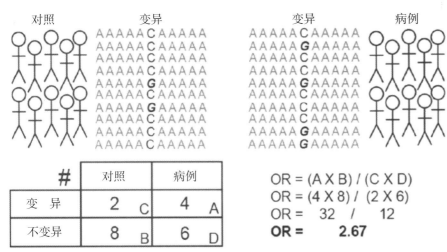

OR = (A X B) / (C X D)
OR = (4 X 8) / (2 X 6)
OR = 32 / 12
OR = 2.67

#	对照	病例
变　异	2　C	4　A
不变异	8　B	6　D

图 5-2　基因变异与疾病的关联。从一组受累的病例中抽取样本和相匹配的对照组，用来确定等位基因。注意，并非所有的患病个体都具有所研究的变异，也不是所有具有变异的个体都发病。在以上病例中，变异是 G 等位基因位于位点 6。通过计算各组发生变异的频率，可确定变异与疾病的关联的可能性。这种关联性是根据比值（OR）来计算

的获得将会是一个挑战。相关性研究的表型测定往往变异很大，尤其是在风湿性疾病，使结果的解释变得复杂。例如，系统性红斑狼疮患者可出现各种症状，因此，引起某一个体患病的遗传变异可能同另一个体患者不同。因此，相关性的研究应考虑良好的临床亚组，防止遗漏阳性相关。复制，即另一个收集样本中或其他人群中发现阳性相关，也可以混淆相关性研究的结果。在复制研究中，当测定较大的样本或者由于不同的进化历史和人群中存在其他遗传变异而测定其他人群时，可能丢失阳性的相关性。认识这些问题在解释遗传学研究是非常重要的。因为一些假阳性可能是由于文献的发表偏倚造成；因为研究证实的相关性论文更可能发表，而那些阴性结果则不被发表 [14]。

主要组织相容性复合物

科学家发现来自全基因组的遗传学变异导致复杂疾病，基因组的一个区域——主要组织相容性复合物（MHC）比其他区域与更多的疾病相关，包括风湿性疾病，表 5-2 列举了一些与风湿性疾病相关的 MHC 编码基因 [6]。

MHC 是位于 6 号染色体的 6p21.3 分布超过 260 个基因的密集群，包含高比例的免疫相关的基因，尤其是高度多态性的人类白细胞抗原（human leukocyte antigen，HLA）基因，其在抗原提呈中起作用。MHC 分布于基因组各个区域，从端粒到着丝粒，分别是：Ⅰ 类扩展区、Ⅰ 类区（*HLA-A*，*HLA-B*，*HLA-C*，等等）、Ⅲ 类区（*C4*，*TNF*，*LTA* 等）、Ⅱ 类区（*HLA-DR*，*HLA-DQ*，*HLA-DP* 等）以及 Ⅱ 类扩展区。Ⅳ 类区或炎症区位于 Ⅲ 类区之内，包含有编码炎症介质的（见第 6B 章）基因。由于 MHC 包含有高度遗传变异及强 LD 区域，在人类基因组中密集，因此可能与很多疾病有关 [6]。

随着遗传与疾病的相关性得到越来越多的认识，以及新的基于遗传学的技术应用于临床，遗传学将会在医学未来发展中起到越来越重要的作用。在 MHC 和整个基因组水平了解遗传对某种疾病所起的作用，将会使医生和研究人员能够寻找到诊断和预防疾病的新的标记，发展新的诊断手段评估新的药物疗法，并能预测疾病发生的生物学功能异常基础。

（谢瑶译　卢昕校）

表 5-2　一些风湿病相关的主要组织相容性复合物

基因	疾病
HLA	系统性硬化症
HLA-B	强直性脊柱炎
HLA-B	白塞病
HLA-B	结节病
MICA	白塞病
MICA	类风湿关节炎
TNF	强直性脊柱炎
TNF	类风湿关节炎
NFKBIL1	类风湿关节炎
BTNL2	结节病
HLA Ⅱ 类	青少年型强直性脊柱炎
HLA Ⅱ 类	系统性红斑狼疮 [a]
HLA Ⅱ 类	系统性硬化症
HLA-DRB1	类风湿关节炎
HLA-DRB1	结节病
HLA-DRB1	干燥综合征
HLA-DRB1	大动脉炎
TAP2	类风湿关节炎
TAP2	干燥综合征
TAP2	系统性红斑狼疮

[a] 与 HLA Ⅱ 类基因特殊相关性（*HLA-DQ* 和 *HLA-DR*）有种族的变异

Examples were taken from the Online Mendelian Inheritance in Man database（http://www.ncbi.nlm.nih.gov/sites/entrez?db=omim）and the Genetic Association Database（http://geneticassociationdb.nih.gov）。注意是 MHC 编码基因而不是 HLA 与疾病相关

参考文献

1. Finishing the euchromatic sequence of the human genome. Nature 2004;431:931–945.
2. Hunter DJ. Gene-environment interactions in human diseases. Nat Rev Genet 2005;6:287–298.
3. Hochberg MC. Updating the American College of Rheumatology revised criteria for the classification of systemic lupus erythematosus. Arthritis Rheum 1997;40:1725.
4. Reich DE, Lander ES. On the allelic spectrum of human disease. Trends Genet 2001;17:502–510.
5. Ohno S. Evolution by gene duplication. Berlin: Springer; 1970.
6. Kelley J, Trowsdale J. Features of MHC and NK gene clusters. Transpl Immunol 2005;14:129–134.

7. Johnson GC, Esposito L, Barratt BJ, et al. Haplotype tagging for the identification of common disease genes. Nat Genet 2001;29:233–237.

8. Gabriel SB, Schaffner SF, Nguyen H, et al. The structure of haplotype blocks in the human genome. Science 2002;296:2225–2229.

9. Bamshad M, Wooding SP. Signatures of natural selection in the human genome. Nat Rev Genet 2003;4:99–111.

10. Clayton DG, Walker NM, Smyth DJ, et al. Population structure, differential bias and genomic control in a large-scale, case-control association study. Nat Genet 2005;37: 1243–1246.

11. Patterson N, Hattangadi N, Lane B, et al. Methods for high-density admixture mapping of disease genes. Am J Hum Genet 2004;74:979–1000.

12. Daly AK, Day CP. Candidate gene case-control association studies: advantages and potential pitfalls. Br J Clin Pharmacol 2001;52:489–499.

13. Risch NJ. Searching for genetic determinants in the new millennium. Nature 2000;405:847–856.

14. Ioannidis JP, Trikalinos TA, Ntzani EE, Contopoulos-Ioannidis DG. Genetic associations in large versus small studies: an empirical assessment. Lancet 2003;361:567–571.

类风湿关节炎

A. 临床和实验室表现

Christopher V. Tehlirian, MD   *Joan M. Bathon, MD*

- 类风湿关节炎可以累及所有人种，女性发病率是男性的 2.5 倍，RA 患病率占总人口的 1% ~ 2%。
- 常见的首发表现有逐渐加重的疲劳感、晨僵、关节肿痛，尤其是肢体远端小关节的对称性肿痛（包括腕关节、掌指关节、近端指间关节和跖趾关节）。
- 类风湿关节炎通常来说是一种慢性进行性疾病，如果不经过正规治疗，将导致关节破坏和功能丧失。预后不良的预测因素包括疾病严重程度、血清抗体阳性、经济状况不佳、教育程度低下以及关节功能障碍。

- 体格检查最常发现的体征包括：关节肿胀、畸形、压痛或关节活动度减少。关节外表现多见于血清抗体阳性患者，包括类风湿结节、继发干燥综合征、肺间质病变及血管炎等。
- 支持类风湿关节炎诊断的实验室检查包括红细胞沉降率和 C 反应蛋白的升高，类风湿因子和抗环状瓜氨酸多肽抗体阳性。贫血和低白蛋白血症提示慢性炎症。X 线检查可以发现关节周围的骨质疏松、关节间隙变窄、关节侵蚀和畸形。关节磁共振成像和超声检查对早期关节炎诊断的敏感性更高。

类风湿关节炎（rheumatoid arthritis，RA）是一种慢性系统性自身免疫性炎性疾病，全球各人种都有患病。女性发病率是男性的 2.5 倍。该病可发生在任何年龄，而高发年龄在 40 ~ 50 岁。RA 在美国的年发病率在 0.05% 左右[1]。RA 的患病率为 1% ~ 2%，而 70 岁女性的患病率可高达 5%[2]。在不同的人种中，RA 的患病率不同，非洲农村人群的患病率仅有 0.1%，而皮玛族（Pima）或齐佩瓦族印第安人（Chippewa Indians）患病率可达 5%[3]。许多因素均可导致 RA 的发病，在接下来的章节中会详细阐述（见第 6B 章）。

患者病史

详细询问关节症状的病史对 RA 的诊断最为关键，尤其要关注起病的缓急、受累关节的表现以及一天内症状的变化。我们必须牢记 RA 是一种系统性疾病，因此患者可能会有发热、体重下降、乏力等症状，但关节症状还是最突出的临床表现。

通常来说，RA 是隐袭起病的，关节肿痛症状在数周至数月内逐渐发展[4]。但也有小部分患者会出现

突发的多关节炎症状。另一部分患者出现一过性的单关节炎或多关节炎表现，呈自限性，持续数日至数周，被称为复发性风湿病。大约 50% 的复发性风湿病患者最终会发展为 RA，而仅有 15% 的该病患者在 5 年后仍没有任何临床症状。RA 患者偶尔会表现为单关节炎起病，但这种情况下需要首先除外感染性及晶体性关节炎可能。

类风湿关节炎是最常见的累及可动关节的炎性关节病。在疾病早期，腕关节、掌指关节、近端指间关节及跖趾关节等小关节最常受累。随着疾病的进展，踝、膝、肘及肩等大关节也常受累。颞下颌关节、胸锁关节及颈椎的受累相对少见，而远端指关节及胸腰椎几乎不受累。

RA 的关节受累常呈对称性，而大于 1 小时的晨僵是 RA 的标志性表现。新发的 RA 患者常常会比平时早起 1 ~ 2 小时以使身体放松。患者通常会描述晨起后需要洗个热水澡或是把双手放在热水中浸泡从而使晨僵缓解。双手及手腕小关节的肿胀会导致转动门把手、开瓶或系纽扣时感觉疼痛。跖趾关节的炎症会让患者起床时感觉脚趾疼痛，并需要增大鞋的尺码以增

加前脚空间避免疼痛。颈部的疼痛和僵直感发生在疾病的较晚期，可能提示第一颈椎横韧带（该韧带的作用是稳固第 2 颈椎齿状突）的腱鞘炎。双侧对称的小关节炎（尤其是疾病早期）被纳入了美国风湿病学会（American Rheumatism Association，ACR）1987 年的 RA 分类诊断标准之中（表 6A-1）。

除了关节症状外，早期 RA 患者还会有一些由于全身炎症所导致的症状，比如低热、乏力、不适感、肌痛、食欲下降以及体重下降等。在某些患者中，其全身症状甚至会掩盖关节症状。病程较长的患者除了关节压痛外还会有脏器受累表现：常发生在肘部、跟腱及手指的坚实的非触痛性肿块（即类风湿结节）；肺及胸膜受累所致的气短或胸痛；巩膜炎所致的眼红、眼痛；继发干燥综合征所致的口干、眼干。40% 左右的 RA 患者会有关节外表现。其他脏器的受累表现会在本章稍后部分介绍。

通常来说，RA 是一种慢性进展性疾病，如果未经过正规治疗或治疗不当，容易出现关节破坏和慢性疼痛。预后不良的预测因子包括女性、近亲家族史、人类白细胞抗原（human leukocyte antigen，HLA）-DR4 易感基因阳性（见第 6B 章节）、肿胀或压痛关节数目较多、患者关节功能的自我评价工具即健康评估量表（Health Assessment Questionnaire，HAQ）高评分、高滴度类风湿因子（rheumatoid factor，RF）和抗环状瓜氨酸多肽（cyclic citrullinated peptide，CCP）抗体阳性、

经济状况不佳、教育程度低下、心理疾病以及放射学检查提示有关节侵蚀表现。一些研究发现诊断 RA 1 年后 HAQ 量表的高评分是预测 5 年后功能障碍的最佳预测因子。其他的预后不良预测因子包括红细胞沉降率（erythrocyte sedimentation rate，ESR）和 C 反应蛋白（C-reactive protein，CRP）的升高、HAQ 量表持续高评分及关节持续性疼痛。

体格检查

怀疑或已确诊的 RA 患者均需要在最初接受全面的体格检查以了解关节及关节外受累情况。每 2 ～ 4 个月应对患者进行一次随访，从而监测疾病活动情况及对治疗的反应情况。随访频率取决于患者病情严重程度和治疗方案。

关节检查

体格检查时最常发现的异常无疑就是 RA 患者的关节表现。通常都能发现对称性的关节肿胀和压痛。RA 主要表现为关节肿胀和滑膜肥厚，而原发性或继发性骨关节炎所造成的骨赘也可导致关节肥大，为了与 RA 鉴别，需要仔细触诊关节表面。有时滑膜炎的表现并不明显，早期确定比较困难。但随着疾病的进展，关节肿胀、发热、发红等症状愈发明显。关节肿胀通常出现在关节囊内（与痛风相反，它也可以引起关节

表 6A-1　1987 年 ACR 修订的 RA 分类标准 [a]

标准	定义
1. 晨僵	关节及其周围的僵硬感，在获得最大改善前至少持续 1 小时
2. 至少 3 个以上关节部位的关节炎	医生观察到至少 3 个以上关节区（有 14 个关节区可能累及：双侧近端指间关节、掌指关节及腕、肘、膝、踝及跖趾关节），同时有软组织肿胀或积液（不是单纯骨性肥大）
3. 手部关节的关节炎	腕、掌指或近端指间关节至少 1 处关节肿胀
4. 对称性关节炎	身体双侧相同关节区同时受累（近端指间关节、掌指关节及跖趾关节受累时，不一定完全对称）
5. 类风湿结节	医生观察到在关节伸侧、关节周围或骨突出部位的皮下结节
6. 类风湿因子（rheumatoid factor，RF）阳性	所用方法在正常人群中的阳性率小于 5%
7. 放射学改变	在手和腕有典型的类风湿关节炎放射学改变，包括骨侵蚀，或受累关节及其邻近部位有明确的骨质疏松

[a] 符合以上 7 项中的 4 项或 4 项以上者可分类为 RA。其中第 1 ～ 4 项需要持续 6 周以上

SOURCE: From *Arthritis and Rheumatism*，1988；31：315–324，with permission.

周围的水肿）。最初体检时需详细记录关节受累部位、是否对称及关节的肿胀程度等，并在以后的随诊中再次进行上述检查以了解患者对治疗的反应。检查者还需要明确患者是否在主动和（或）被动活动时出现关节疼痛症状、每个关节的活动程度以及是否存在关节畸形等。关节肿胀提示存在滑膜炎，而关节畸形、活动度降低、关节不能伸直及关节脱位等异常提示关节的破坏。

　　近端指间关节的梭型肿胀是 RA 最早期的表现之一（图 6A-1）。后期出现手关节的畸形，包括手指尺偏畸形、掌指关节半脱位伴近端指间关节过伸［天鹅颈畸形（Swan neck）］或近端指间关节过屈［纽扣花畸形（boutonniere deformity）］（图 6A-2）。腕和肘关节的肿胀也很常见，因其位置表浅，查体时容易触及。滑膜炎或软骨损伤可能导致腕和肘关节的伸直受限，因此治疗应在早期关节滑膜炎阶段，恢复关节之前正常的伸展状态，而不要在发生软骨破坏后再开始治疗。肘关节滑膜炎可压迫尺神经造成感觉神经损伤，而腕关节滑膜炎可压迫正中神经导致"腕管综合征"。因此，如果患者有神经感觉异常主诉时应仔细进行神经系统检查。

　　肩关节位置较深且起病时肩关节囊肿大得并不明显，因此查体时肩关节炎很难被发现。如果肩袖出现完全撕裂，盂肱关节出现炎性渗出导致肩峰下滑囊炎，肩关节炎体征就会明显一些。肩关节滑膜炎易引起肩关节囊挛缩从而导致关节活动程度迅速下降，因此需

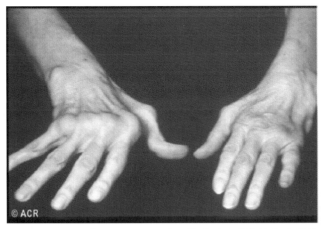

图 6A-2　（也见彩图 6A-2）左手尺偏畸形及掌指关节半脱位。双手肌肉萎缩（From the ACR slide collection on the rheumatic diseases，3rd ed. Slide 19（#9105030），with permission of the American College of Rheumatology.）

要积极、主动的治疗。约有 20% 的 RA 患者有髋关节受累。髋关节与肩关节一样位置较深，查体时触诊及视诊很难发现异常，因此询问患者相关症状就显得尤为重要。典型髋关节炎能导致腹股沟、大腿、臀部、下腰或同侧膝盖的疼痛，但早期的髋关节炎可以没有临床症状。RA 患者的膝关节受累很常见，且在体格检查时容易发现积液。关节腔积液量较大时，可致关节内容物透过软骨区，形成腘窝囊肿（Baker 囊肿）。若囊肿破裂，关节液可渗漏至小腿，导致小腿疼痛、肿胀、水肿和踝关节周围肿胀（"新月征"）。深静脉血栓也可出现上述症状，超声检查可以鉴别。胫距关节（影响屈曲和伸展）及后足关节（影响踝关节的外翻和内翻）的炎症可导致踝关节的滑膜炎。疾病早期胫距关节的活动程度通常良好，而外翻和内翻的程度降低。踝关节的滑膜增生可压迫跗管内神经，引起神经压迫症状。腱鞘炎和后距肌腱的断裂在 RA 患者中比较常见，导致足外翻功能障碍和慢性疼痛。跖趾关节查体可以发现关节压痛、足前部尤其是脚趾的肿大。随着疾病的进展，跖趾关节半脱位导致的锤状趾畸形及拇外翻畸形也很常见。

　　颈椎受累早期表现为颈部的僵直感，主要是第一颈椎横韧带的腱鞘炎所致，而第一颈椎横韧带的主要作用是维持第二颈椎齿状突的稳定性。随着疾病的进展，齿状突的破坏和（或）横韧带的断裂可导致脊髓病变。颈部疼痛的症状与脊髓病变严重程度并不平行。因此，进行细致的神经系统查体，有助于明确视诊或

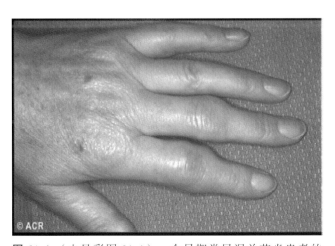

图 6A-1　（也见彩图 6A-1）一个早期类风湿关节炎患者的近端指间关节肿胀表现（From the ACR slide collection on the rheumatic diseases，3rd ed. Slide 17（#9105020），with permission of the American College of Rheumatology.）

触诊无法发现的、颈椎关节病变所导致的脊髓病变。

关节外检查

约 50% 的 RA 患者在其病程中会出现关节外表现（表 6A-2）[5]，因此需要定期对患者进行针对各脏器的查体。RA 最常见的关节外表现是继发性干燥综合征，几乎占 RA 患者的 35%，表现为眼干（干眼症）和口干（口干燥症）。类风湿结节也是一个常见的 RA 关节外表现，报道的病例约占 RA 患者的 25%。类风湿结节好发于身体常受摩擦的部位，比如双肘、跟腱、手指、头皮及坐骨结节等（图 6A-3）。类风湿结节质硬、无压痛，常与皮下的骨膜粘连，并通常与类风湿因子阳性有关。有一半的 RA 患者在尸检时发现胸膜增厚，但通常都没有临床症状。25% 的患者可有双侧胸腔积液和胸膜炎的表现。胸腔积液化验多有白细胞轻到中度升高、葡萄糖含量降低、乳酸脱氢酶明显升高和蛋白含量增高等表现。30% 的 RA 患者合并肺间质病变，包括肺类风湿结节（通常无临床症状）和（或）弥漫性肺间质病变，后者包括特发性肺间质纤维化、闭塞性细支气管炎、支气管扩张和闭塞性细支气

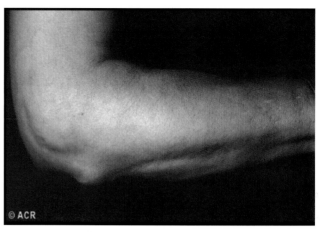

图 6A-3 （也见彩图 6A-3）前臂伸侧近肘关节处的巨大皮下结节（From the ACR slide collection on the rheumatic diseases, 3rd ed. Slide 37 (#9105190), with permission of the American College of Rheumatology.）

管炎伴机化性肺炎（bronchiolotis obliterans organizing pneumonia，BOOP）。RA 心脏受累的最常见表现是心包炎，类似于胸膜病变，它通常不引起临床症状，多为尸检发现。RA 患者出现致死性和非致死性心血管事件（心肌梗死和脑卒中）的概率高于普通人群。这可能与慢性系统性炎症和（或）血管炎症加速动脉粥样硬化有关。血液系统方面，绝大多数 RA 患者都有贫血，主要原因是慢性炎症导致的贫血，而使用 NSAIDs 引起胃肠道出血从而导致的缺铁性贫血也是原因之一（见第 41 章）。RA 患者出现小血管炎相对少见，多发生在指端和甲皱襞，可引起周围神经病变和多发单神经炎，表现为足和腕的下垂。

实验室检查

初次就诊时进行常规的实验室检查非常重要，根据检查结果，医生能了解患者目前的全身炎症情况，能排除一些可能对病情有干扰的因素，还能指导用药，尤其是那些有脏器损伤的药物。常规检查包括：血常规检查、生化代谢检查及炎性标记物（如 ESR 和 CRP）。RA 患者的肝、肾功能和电解质检查通常正常。肝功能异常导致经肝代谢药物（如甲氨蝶呤和来氟米特）的使用受到限制。同样，肾功能异常的患者使用 NSAIDs 也受到限制。对有些患者来说，炎症反应活跃可使肝合成白蛋白减少（低白蛋白血症）和 B 细胞生

表 6A-2 RA 患者的器官受累情况

皮肤	类风湿结节（25% ~ 50%）
血液系统	正细胞正色素性贫血（25% ~ 30%），血小板增多症，血小板减少[a]，淋巴结病变[a]
Felty 综合征	脾大合并中性粒细胞减少，淋巴结肿大，血小板减少[a]
肝	非特异性转氨酶升高
肺	胸膜肥厚，胸膜渗出，肺结节，弥漫性肺间质病变，闭塞性细支气管炎伴机化性肺炎（BOOP），类风湿尘肺（Caplan 综合征），环杓关节炎（肺动脉炎、肺动脉高压及肺萎缩[a]）
心脏	心包炎，动脉粥样硬化加速发展，瓣膜炎[a]
眼	干眼症（10% ~ 15%），巩膜外层炎，巩膜炎，葡萄膜炎[a]，角膜溃疡[a]
神经系统	外周神经病变，颈椎半脱位造成的中枢病变
肌肉	肌肉萎缩，炎性肌炎[a]
肾	低度的膜性肾小球病变，反应性淀粉样变
血管	小血管炎，系统性血管炎[a]

[a] 小于 5%
括号内百分比代表已有报道中 RA 患者该器官受累比例

成的 γ 球蛋白增加（高 γ 球蛋白血症），导致血清中非白蛋白的蛋白成分增加（所谓蛋白间隙或 γ 带）。这些患者必须与单克隆 γ 球蛋白升高的疾病相鉴别。在 RA 患者中，血清蛋白电泳通常可以发现多克隆升高的 γ 球蛋白带。因为慢性炎症的缘故，约 25% 的 RA 患者存在正细胞正色素性贫血。如果实验室检查发现缺铁性贫血，需要进一步检查以明确有无胃肠道出血，尤其是那些长期口服 NSAIDs 的患者。RA 患者出现白细胞减少或血小板减少很少见，可能原因是 Felty 综合征（长期重度 RA 合并脾大及白细胞减少）或是药物因素。

临床工作中最常用的炎性标记物是 ESR 和 CRP。绝大部分的 RA 患者在疾病活动期时上述炎性标记物会升高，经治疗后会逐渐降低。因此除了患者症状和关节检查外，上述两个炎性标记物也可用于监测患者疾病活动度。起病时 ESR 和 CRP 值明显升高提示疾病活动度高，同时也提示疾病预后不良。

除了上述的常规实验室检查项目外，怀疑 RA 的患者还应进行 RF 和抗 CCP 抗体这两个抗体的检测。RF 是针对 IgG 的 Fc 段的抗体，有 IgM、IgG、IgA 等亚型，其中 IgM 是最常检测的类型。不同实验室检测方法不同，因此 RF 的阳性界定值不同，但公认的阳性值是使用酶联免疫吸附法（enzyme-linked immunoabsorbent assay，ELISA）或激光比浊法大于 45 IU/ml，或使用乳胶颗粒凝集法滴度大于 1∶80。同样，抗 CCP 抗体的阳性界定值也不尽相同，但公认的阳性值是≥ 80 IU/ml。

75% ~ 85% 的 RA 患者在病程中可以检测到 RF 阳性。其中 50% 的患者在起病 6 个月内 RF 阳性，而起病 2 年后 85% 的患者 RF 阳性。某些感染性和非感染性因素也可造成 RF 的低滴度阳性，例如细菌性心内膜炎、丙型病毒性肝炎合并冷球蛋白血症及原发性胆汁性肝硬化等；但高滴度的 RF 阳性往往提示 RA 诊断。在 RA 患者中，高滴度 RF 阳性预示关节破坏较重，易出现关节功能障碍，以及容易出现类风湿结节和肺部受累等关节外表现。RF 对 RA 诊断的敏感性和特异性分别在 66% 和 82% 左右。

抗 CCP 抗体识别瓜氨酸化蛋白，可以在很多 RA 患者的血清中检测到。瓜氨酸不是一种天然存在的氨基酸，是精氨酸残基通过肽酰基精氨酸脱亚氨酶的脱亚氨基作用形成的。而利用脱亚氨基作用及重组聚丝蛋白衍生的肽链是检测该类自身抗体的有效方法。抗 CCP 抗体的敏感性和 RF 类似，在 70% 左右，但其特异性高达 95%，明显高于 RF。此外，有 35% 的 RF 阴性患者检测抗 CCP 抗体阳性 [6]。因此，联合检测 RF 和抗 CCP 抗体对 RA 的可疑病例诊断性更强。与 RF 一样，高滴度抗 CCP 抗体阳性预示着骨破坏较重，易出现关节功能障碍，以及容易出现关节外表现。

有趣的是，在某些 RA 患者出现关节症状前 10 年，其血中即可检测到 RF 及抗 CCP 抗体，且抗 CCP 抗体比 RF 更早出现（图 6A-4）[7]。这一重要发现提示人们可以针对 RA 高危人群进行筛查，并在 RA 患者出现临床症状之前进行预防性的治疗。目前正有多家研究中心对这些创新性理念进行研究。

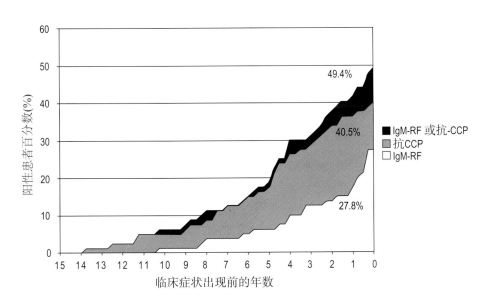

图 6A-4　RA 患者有关节症状前，出现血清 RF-IgM 和（或）抗 CCP 抗体阳性的累积比例（From Nielen M，van Schaardenburg D，Reesink H，et al. Arthritis Rheum 2004；50：380-386，by permission of *Arthritis and Rheumatism.*）

一小部分的 RA 患者在病程中血清抗体会持续阴性。20% ～ 30% 的 RA 患者会出现抗核抗体的阳性。RF 高滴度阳性和存在关节外表现的 RA 患者更容易出现抗核抗体的阳性。与系统性红斑狼疮出现补体降低不同，RA 患者的补体水平正常或升高，因为补体也是一种急性时相反应物。

怀疑 RA 的患者进行关节滑液检查对诊断也很有帮助。尽管滑液的检查缺乏 RA 特异性的标志，但对除外感染性及晶体性关节炎很有帮助。RA 患者合并化脓性关节炎概率升高（主要是葡萄球菌和链球菌感染），滑液革兰氏染色及细菌培养可以协助诊断。滑液白细胞计数大于 2000/mm³ 提示炎性关节病，而白细胞计数大于 50 000/mm³ 则倾向于感染性关节炎。中性粒细胞比例高低常可以鉴别是感染性还是非感染性关节炎。滑液中发现晶体或细菌提示 RA 之外的其他诊断可能。常规不推荐进行滑膜活检，除非是怀疑结核性关节炎诊断。

影像学检查

影像学异常对 RA 的诊断和治疗帮助很大。X 线下 RA 的最早期表现是手、足小关节周围的骨含量减少，但其表现多变而不特异，不能作为诊断依据。RA 更典型的 X 线改变是关节周围的骨侵蚀和对称性关节间隙变窄。这些改变在发病的半年到 1 年间可以出现，如果没能有效控制 RA 病情活动，上述改变可逐渐发展。骨侵蚀主要发生于关节面，关节面的中央和边缘以及周围骨骼均可受累。X 线下 RA 晚期的表现是关节的半脱位和关节屈曲，其原因除了骨与软骨的破坏外，还包括关节周围肌腱和韧带的松弛和断裂。随着疾病的进展，也可出现一些关节退行性变的 X 线表现，例如骨赘形成。尽管骨侵蚀、对称性关节间隙变窄、关节半脱位等表现不是 RA 所特有，但它们是炎性关节病的表现，提示其需要立刻评估和治疗。初次诊断 RA 的患者均应进行手、腕、足等部位的 X 线检查，并定期进行复查以确保在进行有效治疗期间没有出现影像学进展。对手、腕、足等小关节进行 X 线检查比对大关节进行 X 线检查能更有效地评估患者疾病进展情况，因为前者评估的关节数目远多于后者，而且小关节骨骼纤细，相比膝关节等大关节，能更早、更容易发现骨侵蚀的征象。

磁共振成像和超声检查已被证实在发现早期骨侵蚀方面比 X 线更敏感。而且这些检查手段能获取软组织的影像，因此可以发现腱鞘炎和肌腱断裂等病变；磁共振成像还能用于测定软骨含量。当怀疑患者患早期 RA，而又难以进行关节查体时（如肥胖人群），磁共振成像对确定滑膜渗出和滑膜病变的帮助很大。磁共振成像和超声检查在很大程度上已经取代了传统的关节 X 线检查，尤其是在确诊腘窝囊肿破裂时。

鉴别诊断

对初诊患者进行详细的评估，包括人口统计学特点、关节和关节外表现特点、细致的体格检查等，能为鉴别诊断及接下来的实验室和影像学检查提供指导。最易与 RA 混淆的对称性多关节炎的病因包括：其他系统性结缔组织病、银屑病关节炎和病毒性关节炎，尤其是细小病毒 B19 及丙型肝炎病毒相关的关节炎。

能导致类风湿样多关节炎的其他结缔组织病包括：系统性红斑狼疮、系统性硬化症、混合性结缔组织病及干燥综合征等。通常情况下，出现雷诺现象及皮疹等关节外表现，抗 CCP 抗体阴性，而抗核抗体等抗体阳性，能帮助鉴别这些疾病。值得注意的是，绝大多数结缔组织病均可出现 RF 阳性，尤其是干燥综合征。结缔组织病患者如果出现了破坏性的关节炎需要考虑重叠综合征的诊断，例如 "rupus" 是指 RA 和 SLE 重叠。

丙肝病毒性肝炎合并冷球蛋白血症的诊断更加具有挑战性，因为冷球蛋白血症经常会出现 RF 阳性。因此，在评估有类风湿样关节炎症状合并 RF 阳性的患者时，需要考虑该患者是否存在罹患丙型病毒性肝炎的危险因素。细小病毒 B19 性多关节炎的关节受累症状与 RA 非常类似，但是炎症反应相对较轻，且大多数该病患者在数周至数月内可未经治疗而自行缓解。细小病毒 B19 的 IgM 型抗体阳性可以确诊该病。

银屑病通常在出现关节症状之前先出现皮肤病变，这为诊断银屑病关节炎提供了线索。与 RA 不同的是，典型的银屑病关节炎受累关节是远端指间关节，且缺乏对称性。其他能导致关节炎的疾病其关节病变缺乏对称性，多为少关节或单关节炎，包括晶体性关节病（痛风和假痛风）、感染性关节炎和 HLA-B27 相关脊柱关节病等。出现单关节炎，需首先考虑感染性关节炎可能，直到能完全除外该诊断为止。这种情况下需要进行关节腔穿刺，抽取滑液进行革兰氏染色、细菌培养及晶体检查。细菌感染性关节炎随着感染时间的延长，通常表现为化脓性关节炎，影像学检查可见骨侵蚀。慢性单关节炎伴影像学上的关节破坏改变提示分枝杆菌和真菌感染的可能，此时应进行滑膜活检培养以确定诊断。青年女性出现关节炎需考虑淋球菌感染的可能，皮肤病变（脓疱、水泡和血管炎）和异常白带病史为该诊断提供线索。如果怀疑该诊断，除了滑液培养外，应进行阴道和口腔分泌物培养。当患者表现为少关节炎时，需考虑脊柱关节病的诊断，包括强直性脊柱炎、银屑病关节炎（上文已讨论）、反应性关节炎以及炎症性肠病相关性关节炎。此类疾病的共同表现包括骶髂关节受累、外周关节不对称受累、葡萄膜炎及跟腱炎等。莱姆病相关性关节炎也属于一种反应性关节炎，通常在急性感染数周至数月后发病，多表现为单关节炎或少关节炎，膝和（或）踝受累常见。若怀疑该诊断，应询问患者蜱叮咬病史并进行莱姆病相关抗体检测。痛风和假性痛风常表现为剧烈的炎症反应和皮下水肿，容易和蜂窝织炎混淆。若治疗不当，痛风可进展成慢性痛风石样多关节炎，可能与RA混淆。

非炎性疼痛的疾病因其不出现晨僵症状且关节肿胀少见，不难与RA鉴别，比如纤维肌痛综合征、过度使用综合征、退行性关节炎及骨关节炎（译者注：此概念值得商榷，越来越多的证据显示骨关节炎是一炎症性疾病，伴炎性疼痛）。与RA不同，骨关节炎常累及远端指间关节，出现骨性肿大（Heberden 结节及Bouchard 结节），而不是RA常见的软组织肿胀。纤维肌痛综合征表现为弥漫性骨骼肌肉疼痛而关节查体通常没有异常。恶性肿瘤在某些情况下也能出现多关节炎但并没有真正意义上的滑膜炎。比如，肺癌能导致肥大性关节病。此外，如果患者检查出现宽大蛋白条带，应进行血清蛋白电泳寻找是否存在单克隆γ球蛋白带。某些代谢性疾病，比如甲状腺功能亢进或甲状腺功能减退也能引起多关节痛症状。而甲状旁腺功能亢进和其他引起高钙血症的疾病能诱导假性痛风的发生。

为了及时有效地进行治疗，早期诊断RA非常关键。治疗的目标是缓解疼痛和炎症，预防长期的关节功能障碍，以及减少关节外表现的发病率和死亡率（见第6C章）。

（刘 田 译　穆 荣 校）

参考文献

1. Drosos A. Epidemiology of rheumatoid arthritis. Autoimmun Rev 2004;3(Suppl 1):S20–S22.
2. Symmons D, Barrett E, Bankhead C, et al. The occurrence of rheumatoid arthritis in the United Kingdom: results from the Norfolk Arthritis Register. Br J Rheumatol 1994;33:735–739.
3. Hochberg M, Spector T. Epidemiology of rheumatoid arthritis: update. Epidemiol Rev 1990;12:247–252.
4. Jacoby R, Cosh J, Jayson M. Onset, early stages, and prognosis of rheumatoid arthritis: a clinical study with 100 patients with 11 years of follow-up. Br Med J 1973;2:96–100.
5. Turesson C, O'Fallon W, Crowson C, et al. Extra-articular disease manifestations in rheumatoid arthritis: incidence trends and risk factors over 46 years. Ann Rheum Dis 2003;62:722–727.
6. Schellekens G, Visser H, de Jong B, et al. The diagnostic properties of rheumatoid arthritis antibodies recognizing a cyclic citrullinated peptide. Arthritis Rheum 2000;43:155–163.
7. Nielen M, van Schaardenburg D, Reesink H, et al. Specific autoantibodies precede the symptoms of rheumatoid arthritis: a study of serial measurements in blood donors. Arthritis Rheum 2004;50:380–386.

6

类风湿关节炎

B. 流行病学、病理和发病机制

Jean-Marc Waldburger, MD, PHD　　*Gary S. Firestein, MD*

■ 遗传因素，包括人白细胞抗原（human leukocyte antigen，HLA）共同表位、激素、吸烟及感染原等环境因素的暴露均可增加类风湿关节炎（rheumatoid arthritis，RA）的发生风险。

■ RA 的靶器官是滑膜，主要表现为细胞种类和血管的增加以及免疫炎性细胞的浸润。

■ RA 患者体内可出现多种自身抗体，包括：类风湿因子及抗环状瓜氨酸多肽抗体。抗 B 淋巴细胞治疗有效，证实体液免疫是 RA 发病机制中的重要环节。

■ T 细胞也参与 RA 发病过程，T 细胞存在于滑膜组织中，并且与 HLA 关系密切，可分泌多种细胞因子。抗 T 淋巴细胞治疗 RA 有效。

■ 细胞因子在 RA 的致病中起重要作用。虽然许多其他细胞因子也在 RA 中扮演着重要角色，但针对促炎因子如肿瘤坏死因子 α、白介素（interleukin，IL）1 及 IL-6 的治疗已被证实极为重要。

■ RA 可出现关节软骨及骨的破坏，导致关节畸形及功能受损。

类风湿关节炎是最常见的炎性关节病之一。患者主要表现为慢性关节疼痛及功能损伤，伴死亡率增加。虽负重大关节及四肢关节均可受累，但 RA 主要累及手足远端小关节。少数患者可出现关节外表现及全身症状。RA 是一种病情轻重不一、治疗反应预测性差的异质性疾病。现已证实遗传及环境因素参与其发病。虽然 RA 目前的治疗方法仍不能满足临床需求，但多种基础研究进展已被转化为新的靶向治疗手段。

流行病学及危险因素

RA 的患病率估计在欧洲及北美人群中在 0.5% ~ 1%。本病在世界范围内广泛分布，但亚洲包括中国和日本的研究提示其患病率较低（0.2% ~ 0.3%）。在一些美国原住民中，其患病率甚高（高于 5%），这可能与某种尚未阐明的遗传因素相关。

遗传因素

遗传背景在 RA 的易感性中扮演着重要角色，RA 患者一级亲属的患病率比普通人群高 1.5 倍。单卵双胎共患病的概率为 12% ~ 15%，而双卵双胎则为 3.5%。

现进一步证实除环境因素外，基因在 RA 的发病中起着决定性的作用。通过双胞胎的研究提示，RA 的遗传率可高达 50% ~ 60%。

HLA-DR 的作用及共同抗原表位假说

RA 最强的遗传风险是某些主要组织相容性复合体（major histocompatibility complex，MHC）或称人类白细胞抗原（human leukocyte antigen，HLA）等位基因（见第 4 章）。MHC 的早期研究主要借助于血清或细胞 HLA 分型技术，最初仅能鉴定出部分等位基因变异。据报道，在大多数西欧国家人群中 RA 患病率的增加与 DR4 等位基因相关，而在西班牙、巴斯克及以色列等其他人群则与 DR1 相关。现在 HLA 分型已可发现核酸水平的基因变异，并且证实在 RA 患者中广泛存在共同的保守氨基酸序列。这段序列被定位于 DR β 链第三高变区第 70 ~ 74 位氨基酸。共同抗原决定表位（shared epitope，SE）[1] 为谷氨酸 - 亮氨酸 - 精氨酸 - 丙氨酸 - 丙氨酸（glutamine-leucine-arginine-alanine-alanine，QKRAA），这段 SE 的存在与 RA 易感性的增加及疾病的严重度相关。

目前，有多种理论阐述共同表位在 RA 发病中的作用。易感基因可以：①与自身抗原或病原微生物来源的关节源性肽更为有效地结合；②影响胸腺中自身免疫性 T 细胞的阳性或阴性选择；③导致调节性 T 细胞数量不足；④因 QKRAA 与某些与 RA 发病相关的病原如大肠埃希菌 DnaJ 或 EB 病毒（Epstein–Barr virus，EBV）分子结构相似，其本身亦可被 T 细胞识别。

另一假说认为，SE 本身与 RA 的发生并无特殊相关性，但与某些自身抗体尤其是抗环状瓜氨酸多肽（cyclic citrullinated peptide，CCP）抗体的产生有关，从而提示抗 CCP 抗体而非 SE 在遗传环节中起着重要作用。假说认为，SE 将一正电荷加载于 MHC Ⅱ 类分子的抗原肽结合槽，从而阻止了其与含精氨酸的抗原肽结合。肽酰基精氨酸脱亚氨酶（peptidylarginine deiminases，PADI）将精氨酸转化为不带电荷的瓜氨酸，从而使抗原与 MHC 分子结合并被递呈给自身反应性 T 细胞。PADI 四种异构体之一的 PADI-4 可能通过此作用参与了 RA 的发病，但这种现象可能主要出现在亚洲人群而非西欧人群中。

其他遗传危险因素

虽然不同研究所得数据尚不一致，但其他多种基因的多态性也被认为与 RA 的易感性增加相关。目前认为细胞因子、趋化因子及其受体在其中起着重要作用。

随着全基因扫描的应用，RA 遗传易感性的研究得到了迅速的发展[2]。譬如，应用这一技术新发现的易感基因 R620W，即是细胞内蛋白酪氨酸磷酸化酶 N22（protein tyrosine phosphatase N22，PTPN22）的一个功能性变异体。携带这一基因杂合子的人群患 RA 的风险是普通人群的 2 倍，而其纯合子则高达 4 倍。PTPN22 变异体也与其他自身免疫病包括 1 型糖尿病、系统性红斑狼疮等相关。这一基因的产物是细胞内一种对 T 细胞活性具有负性调节作用的酪氨酸磷酸酶。R620W 等位基因引起酶活性增加，进而改变 T 细胞受体（T-cell receptor，TCR）信号转导的阈值。理论上，由 R620W 引起的 TCR 信号转导缺陷可通过影响胸腺的阴性选择而产生自身免疫。PTPN22 也可调节其他细胞的作用，目前已证实其可表达于髓样细胞及 B 细胞中。

非遗传危险因素

性别

女性患 RA 的风险为男性的 2 ~ 3 倍。激素如雌、孕激素水平的差异可部分解释不同性别患者患病率的不同。雌激素可通过抑制 B 细胞凋亡，特别是增加自身反应性 B 细胞克隆而致病。激素也在维持不同 T 细胞各亚群的平衡中起着复杂的影响，这些细胞亚群可分泌不同的细胞因子。举例来说，在动物模型中应用雌激素可或增强或抑制 1 型 T 辅助（T-helper 1，Th1）细胞所介导的免疫，其具体作用根据激素作用时间及剂量而异。然而，RA 高发于女性的具体机制，及其中性激素的作用仍未完全阐明。

妊娠期的生理变化为研究性别如何影响 RA 发病提供了良好的机会。75% 患 RA 的孕妇出现病情的自发缓解，虽然在分娩后几周内病情可再次复发。胎盘释放的可溶性介质如转化生长因子 β、白介素（interleukin，IL）-10 或甲胎蛋白可能参与这一现象的发生。孕妇的免疫系统呈 Th2 偏向，可能抑制了 RA 典型的 Th1 免疫应答（见 T 细胞亚型，本书第 112 页）。

母体循环中存在的胎儿细胞携带具有同种异体反应性的父系 HLA 分子，可能参与妊娠期间的免疫调节。产生针对母体 MHC 分子的抗体，或胎儿来源的肽类与母体自身抗体竞争结合 MHC 分子，可能是导致疾病缓解的主要机制。一项研究指出，多数病情缓解的孕妇存在与婴儿不同的 HLA Ⅱ 类分子结构，而在未出现病情改善的孕妇中，母婴 HLA 不匹配现象则发生较少。然而这一理论在其他研究中并未得到证实，因此母 - 婴 HLA 不匹配在 RA 发病中的作用仍不清楚。

吸烟

许多环境因素可增加 RA 的发病风险，吸烟是其中最为明确的因素之一。有趣的是，在具有 SE 的患者中，吸烟可增加其患抗 CCP 抗体阳性 RA 的风险[3]。吸烟引起抗 CCP 抗体的产生可能是通过促进气道内炎症及天然免疫活化，从而诱导抗原肽环瓜氨酸化。在遗传易感性高的人群中（如具有 SE 的人群），吸烟的反复刺激导致环瓜氨酸肽长期暴露，可导致抗 CCP 抗体及其他抗体如类风湿因子（rheumatoid factor，RF）的产生。虽然自身抗体的产生并不总是诱导 RA 的发生，却可在非相关刺激引起关节内天然免疫激活时，增强滑膜的炎症反应。

细菌及其产物

虽未确定 RA 与何种特殊感染相关，长期以来感染仍被认为是触发 RA 的主要因素之一。应用敏感的聚合酶链式反应可在滑膜组织中检测到细菌的 DNA，然而细菌种类并不统一，且在许多其他关节病中也可被发现。在无活动性感染的 RA 关节中还可发现其他的微生物成分，如肽葡聚糖。细菌肽葡聚糖与原核细胞 DNA 一样可激活 Toll 样受体，从而诱导滑膜天然免疫反应的发生。即使是非特异性的细菌产物也可通过刺激细胞因子网络，或增强获得性自身免疫反应而在滑膜炎的发生中起到重要作用。这些现象已在动物模型中详细描述：通过注射纯化的细菌产物，尤其是脂多糖（lipopolysaccharide，LPS）或分枝杆菌提取物，可诱导或加重关节炎症。重要的是，LPS 与 IL-1 共用一个信号传导通路，可在抗体诱导性关节炎小鼠模型中发挥与 IL-1 相同的作用。

病毒

某些病毒可能是 RA 的致病因素。很多研究提示，RA 的发生与 EB 病毒感染相关。EB 病毒是 B 淋巴细胞的多克隆激活物，可增加 RF 的产生。RA 患者体内 EB 病毒载量异常升高，滑膜也可表达病毒 RNA。EB 病毒的 gp110 蛋白也包含同源序列 QKRAA，可通过分子模拟机制诱导抗内源性抗原的异常自身免疫应答。细小病毒 B19 也被认为是 RA 的一种致病因素。虽然仅有 5% 新诊断为 RA 的患者有近期细小病毒感染，在 RA 患者的关节中，B19 DNA 检出率明显升高。B19 可能使被感染的成纤维细胞样滑膜细胞侵袭性增加，从而诱导滑膜炎发生。

最近的研究证据表明，在 RA 患者关节中检出的细菌产物或病毒核酸并不提示活动性感染，但可能通过刺激遗传易感个体的天然免疫系统进而放大获得性免疫，间接参与关节炎的发生。

滑膜病理

滑膜（synovium）是 RA 受累的首要部位。通过系统对比 RA 与其他关节疾病及正常人的滑膜形态及功能，使得对 RA 的认识更为深刻。在临床研究中，连续活检的广泛应用使得对 RA 病理机制研究达到了分子层面。

正常滑膜

正常滑膜可分为两层：内面朝向关节腔的部分，是一层不连续的内膜衬里层，正常情况下由 1～2 层细胞组成，无明显的基膜；下方的衬里下层由血管、淋巴管、神经及脂肪组织组成，分布于细胞较少的纤维基质中。内膜衬里层由两种不同细胞所组成，分别为巨噬细胞样滑膜细胞（即 A 型滑膜细胞）以及成纤维样滑膜细胞（即 B 型滑膜细胞）。这两种细胞所占比例大致相同。B 型滑膜细胞主要合成细胞外基质蛋白，包括胶原、纤维连接蛋白、透明质酸及其他辅助关节表面润滑及功能的分子。A 型细胞则具有吞噬功能，可表达单核 - 巨噬系的各种表面标记。

RA 滑膜

RA 患者滑膜组织复杂的结构变化是一个动态过程，是整合了各种分子信号（趋化因子、黏附分子、细胞因子及生长因子）和细胞事件（凋亡、增殖、细胞迁移及存活）作用的结果。A 型和 B 型滑膜细胞数目增多，衬里层变厚，有时可达到 10 个细胞层厚，同时衬里下层可见单个核细胞浸润（图 6B-1）。内膜衬里层是炎性细胞因子及蛋白酶的主要来源，与活化的软骨细胞及破骨细胞一起参与了关节的破坏。增生的滑膜绒毛状突起向关节腔内伸出，侵袭下方的软骨和骨，这些增殖组织被称为血管翳（pannus）。滑膜衬里下层的组织水肿、血管增殖和细胞增多导致组织容量

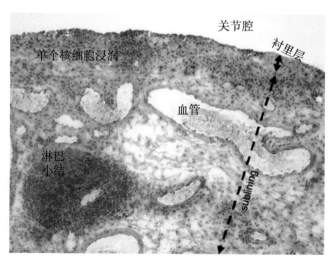

图 6B-1 （也见彩图 6B-1）RA 的滑膜组织。图中所示滑膜衬里层仅轻度增生，其衬里下层内单个核细胞的浸润、淋巴小结和血管增殖明显

明显增加。

RA 患者的滑膜中聚集着 T、B 淋巴细胞、浆细胞、指突状树突状细胞和滤泡树突状细胞以及自然杀伤（natural killer，NK）细胞，弥漫分布于整个衬里下层及淋巴小结。其中的主要成分 CD4$^+$ T 细胞多为表达 CD45RO$^+$的记忆细胞表型，同时表达经典的 Th1 细胞趋化因子受体 CXCR3 和 CCR5。CD4$^+$ T 细胞主要聚集于淋巴小结中，而 CD8$^+$ T 细胞则主要存在于淋巴小结周围，或分散于整个衬里下层。在 15% ~ 20% 的患者中可见典型的次级淋巴滤泡结构。T 细胞、B 细胞浸润并非 RA 的典型表现，其同样可见于许多其他慢性炎症性关节病中。

RA 滑液

正常人关节腔内可有少量滑液，起到润滑关节面的作用。在 RA 患者中，因滑膜微血管渗透性增加，滑膜液可显著增多。其主要细胞成分为中性粒细胞，主要为多形核细胞（polymorphonuclear leukocyte，PMN），除此之外也可见淋巴细胞、巨噬细胞、NK 细胞和成纤维细胞。PMN 顺着趋化因子如 C5a 和白三烯 B4 的梯度进入关节腔内。中性粒细胞表面黏附分子的表达低于单个核细胞，故易迁移至组织外，可大量进入关节腔，而单个核细胞则保留在组织内部。滑液中的多形核细胞可被免疫复合物和细胞碎片等激活，进而脱颗粒、产生氧代谢产物、代谢花生四烯酸，并释放蛋白酶和细胞因子。滑液中各淋巴细胞成分的比例与滑膜组织本身不同：滑液中 CD8$^+$ T 细胞数目较多，而滑膜组织则以 CD4$^+$ T 细胞为主。

RA 的自身免疫和自身抗体

自身免疫在 RA 中的作用最早被提出是因为在患者血清中发现了自身抗体，如 RF。这一发现提示了自身反应性 B 细胞的存在。而 SE 导致患病风险增加也证实获得性免疫参与了 RA 的发生。针对 B 细胞和 T 细胞的治疗方法的出现进一步证实获得性免疫参与 RA 致病（见第 6C 章）。

B 细胞自身免疫和自身抗体

在 RA 患者血中常可检测到针对关节特异性和全身系统性抗原的自身抗体。关节内的免疫复合物沉淀中也有这些自身抗体的存在。这些抗体可通过激活补体从而导致局部炎症的发生。在关节炎的小鼠模型中，

注射针对关节特异性蛋白（如 II 型胶原的纯化抗体）或非特异结合于关节软骨的泛在蛋白的纯化抗体，均可诱导滑膜炎的发生。虽然抗体可诱发关节炎，但注射外源性抗体诱导的关节炎持续时间常较短。而内源性自身抗体的产生和疾病的持续则需要 T 细胞的辅助。自身抗体及免疫复合物致病的观点催生和带动了 B 细胞靶向清除疗法在 RA 治疗中的应用（见第 6C 章）[4]。

类风湿因子

RF 是针对 IgG Fc 段的自身抗体[5]。1940 年在患者血清中首次检出 RF，提示体液免疫在 RA 的发病中起重要作用。高达 90% 的 RA 患者中可检出 IgG 和 IgM 型的 RF。IgM 型 RF 用于检测 RA 的敏感性为 70%，特异性可达 80%。但这些自身抗体也可见于慢性感染、恶性肿瘤、多种炎症及自身免疫疾病患者，此外在 1% ~ 4% 的健康人和高达 25% 的 60 岁以上健康人中也可检到。血清 RF 于 RA 发病前 10 年即可被检出，临近出现临床症状时其检出率更高（见第 6A 章）。RF 的产生并不足以引起关节炎症状，但可用于评价 RA 患者的预后。血清 RF 阳性患者其疾病进展快，而血清阴性患者则较少出现严重关节炎，骨侵蚀也较轻。

从 RA 患者滑膜中分离出的 B 细胞可分泌 RF，提示这 RF 产生于关节局部。RA 患者体内 RF 轻链的可变域包含有编码高亲和力抗体的体细胞突变，提示抗原驱动的 B 细胞参与了 RA 的发病。相比之下，健康个体产生的 RF 与 IgG Fc 段的亲和力则弱数个数量级，且其主要包含种系来源的正常序列。

抗环状瓜氨酸多肽抗体

抗环状瓜氨酸肽类抗体是 RA 中另一重要的自身抗体谱。抗 CCP 抗体用于检测 RA，敏感性 80% ~ 90%，特异性 90%。当联合 IgM 型 RF 用于检测 RA 时，特异性可高达 95% 以上（见第 6A 章）。抗 CCP 抗体偶尔出现于其他炎性疾病，如银屑病关节炎、自身免疫性肝炎及肺结核。与 RF 相似，抗 CCP 抗体阳性也提示疾病严重，并在疾病早期即可出现。

瓜氨酸化时，PADI 将精氨酸转化为瓜氨酸。在 4 种异形体中，PADI2 和 PADI4 在炎症滑膜中的表达最多。RA 的蛋白瓜氨酸化主要发生于炎症滑膜中，关节中存在多种瓜氨酸化的蛋白，包括纤维蛋白原、胶原

和纤维连接蛋白，驻留的 B 细胞可产生针对这些瓜氨酸化蛋白的抗体。抗 CCP 抗体在 RA 发病中的具体作用仍未完全阐明，然而目前已知这种自身抗体可与胶原诱导性关节炎小鼠的关节内抗原结合，加重关节损伤。

其他自身抗体

在 RA 患者血清中还可检测到其他多种的自身抗体，提示在 RA 中存在针对多种自身抗原的异常免疫应答。有趣的是，抗 II 型胶原抗体可诱导建立一种关节炎的小鼠模型。RA 患者滑膜 B 细胞可产生锚定补体的抗胶原抗体，但其血清滴度升高仅见于少数患者。

T 细胞自身免疫

T 细胞在滑膜中广泛存在，与 MHC II 类分子联系密切。从 RA 患者体内分离出的滑膜 T 细胞可对某些关节特异性蛋白和泛细胞抗原如热休克肽类进行应答。在动物模型中，T 细胞可在不同水平参与实验性关节炎的发生及发展。目前多种关节炎模型的建立均依赖于针对关节抗原（如 II 型胶原的主动免疫实验流程），而这一过程则需要 T 细胞的辅助参与。在一种小鼠模型中，一种与 TCR 信号传导相关的信号转导蛋白的突变可引起异常的胸腺内选择，导致关节炎性 T 细胞的产生，参与关节炎的发生。虽然以上多种证据提示 T 细胞参与了 RA 的发病，但早期 T 细胞靶向治疗的疗效不佳。最近一种阻断 T 细胞共刺激的生物制剂 CTLA4-Ig，即阿贝西普已被证实可有效治疗 RA，T 细胞靶向治疗再次成为 RA 治疗的研究热点（见第 6C 章）[6]。

T 细胞亚型

幼稚 CD4$^+$ T 细胞可分化为包括 Th1 和 Th2 在内的多种效应细胞。体外实验表明，前体细胞可受抗原的性质、抗原递呈细胞的特征及所处的细胞因子环境等影响，向不同表型分化。Th1 细胞在控制和清除细胞内感染的病原微生物中发挥着十分重要的作用，已被证实参与了许多自身免疫病的发生。Th2 细胞主要在针对寄生虫的宿主防御中发挥作用，同时也参与过敏反应及哮喘的发生。细胞所处的细胞因子环境可诱导其向不同方向分化（总的来说 IL-12 促进细胞向 Th1 方向、IL-4 促进细胞向 Th2 方向分化），已分化细胞分泌不同的效应性细胞分子，Th 细胞分泌干扰素（interferon，IFN）-γ 及 IL-2，Th2 细胞分泌 IL-4

及 IL-10，IFN-γ 及 IL-2 可进一步抑制 Th2，而 IL-4 及 IL-10 可抑制 Th1 的作用。

此外，前体细胞在其他细胞因子的作用下还可向其他亚型分化，例如：在 IL-6、TGF-β 或 IL-23 作用下，前体细胞可分化产生转化生长因子（transforming growth factor，TGF）-β 的 Th3 细胞和产生 IL-17 的 Th17 细胞。调节性 T 细胞（regulatory T cells，Tregs）是 T 细胞的另一种亚型，在多种实验模型中均可抑制关节炎的发生。Tregs 同时表达表面标志 CD25 及 CD4，并可通过细胞间接触抑制其他 T 细胞发挥作用，其具体机制尚未阐明。从 RA 患者体内分离出的 CD4$^+$CD25$^+$ Tregs 细胞可能存在功能受损，抗肿瘤坏死因子（tumor necrosis factor，TNF）-α 治疗效果不佳。

T 细胞源性细胞因子

滑膜组织中浸润的 CD4$^+$ T 细胞多为 Th1 表型，但 RA 滑膜中 Th1 类细胞因子水平却极为低下。IFN-γ 可在多数 RA 患者中被检出，但其浓度显著低于其他 Th1 细胞介导疾病。另一经典的 Th1 型细胞因子 IL-2 在 RA 中也表达极少，而促进细胞向 Th1 分化的细胞因子如 IL-12 则较易检出。

在参与 RA 发病的其他 T 细胞因子中，IL-17 尤为重要。其在体外可与 IL-1 及 TNF-α 协同作用，诱导成纤维细胞和巨噬细胞产生炎性细胞因子，并活化破骨细胞。在动物关节炎模型中，敲除或阻断 IL-17 可显著减少关节炎症状及细胞外基质的破坏。IL-17 可在 RA 患者的滑膜中检出，但其功能尚不清楚。

因 Th2 类细胞因子可拮抗 Th1 细胞的作用，并且对关节炎动物模型有治疗作用。也曾有人检测 RA 患者 Th2 类细胞因子如 IL-4 及 IL-10 的水平。RA 滑膜中 Th2 水平通常极低，这可能与 Th1 偏移相关。在目前已知的 Th2 类细胞因子中，IL-10 可被持续检出，但一项针对该因子的临床试验未能证实其有显著疗效。

RA 中的巨噬细胞和成纤维细胞因子

细胞因子网络

巨噬细胞和成纤维细胞是 RA 滑膜中细胞因子的主要来源。滑膜巨噬细胞及成纤维细胞在关节中产生多种促炎因子，参与细胞因子网络（图 6B-2），这些因子包括 IL-1、IL-6、IL-8、IL-12、IL-15、IL-16、

IL-18、IL-32、TNF-α、粒细胞 - 巨噬细胞集落刺激因子（granulocyte-macrophage colony-stimulating factor，GM-CSF）及多种趋化因子[7]。这些细胞因子可参与旁分泌及自分泌网络，引起迁延的滑膜炎症。如内膜衬里下层的巨噬细胞和成纤维细胞可激活邻近细胞，邻近细胞产生炎症介质，进一步刺激其相邻细胞使炎症扩散。滑膜衬里层细胞为中心的细胞因子网络学说带动了抗细胞因子治疗的产生。

虽然促炎因子的作用可被滑膜衬里层巨噬细胞及成纤维细胞产生的抑制性细胞因子（IL-10，TGF-β）、可溶性受体（TNF-α）、结合蛋白（IL-18）和天然受体拮抗剂（IL-Ra）等拮抗，人体内这些因子的天然浓度均低于其抑制炎症所需的浓度。虽然细胞因子网络复杂庞大，但在许多患者中单纯抑制一种细胞因子即可使疾病得到控制，TNF-α 抑制剂即是其中的最佳代表。高达 1/3 ~ 1/2 应用 TNF-α 抑制剂的患者可见显著的临床疗效（见第 6C 章）。

如下我们列出了数种 RA 中由巨噬细胞及成纤维细胞产生的细胞因子。随着认识的不断深入，这一细胞因子网络日趋复杂完善。还有一些近期新发现的促炎因子在此未作相应阐述。

肿瘤坏死因子超家族

TNF-α 是一种膜结合蛋白，可被 TNF 转化酶（TNF convertase，TACE）蛋白水解后释放，发挥促炎作用。TNF-α 和类似的一组细胞因子被合称为 TNF 超家族，除 TNF-α 外，其他多种细胞因子也可产生于 RA 关节中，负责调控滑膜下微结构（淋巴毒素和 LIGHT）、参与细胞凋亡（TRAIL、Fas 配体）或激活破骨细胞（RANKL、NF-κB 配体的受体激活物）。

RA 中 TNF-α 主要由滑膜巨噬细胞产生。其刺激信号尚不清楚，但 Toll 样受体（一组识别特殊分子模式并激活天然免疫系统的受体）和某些细胞因子（如 IL-15）可参与其作用的发挥。TNF-α 可与两种泛表达的受体 TNF-RⅠ、TNF-RⅡ结合，从而诱导成纤维细胞释放细胞因子及金属蛋白酶、减少软骨细胞合成蛋白多糖，并促进在 RANKL 作用下单核细胞向破骨细胞分化。TNF-α 抑制剂可改善 RA 的症状和体征，并减缓由其他细胞因子及破骨细胞所引起的骨侵蚀的进程。然而，TNF-α 除在 RA 发病中起重要作用外也是某些感染中宿主防御反应的重要分子，因此机会性感染如潜伏结核的再发，或在肿瘤发生中免疫监视功能

6

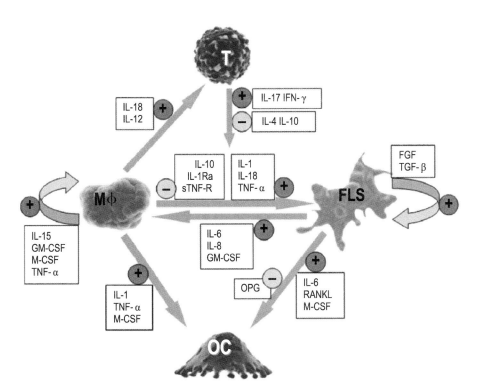

图 6B-2 细胞因子网络图。巨噬细胞（Mφ）、成纤维样滑膜细胞（FLS）及滑膜 T 细胞可产生促炎因子（用"+"标示），这些炎症因子或可通过自分泌环（蓝色箭头）激活其本身，或通过旁分泌环（橙色箭头）激活关节内的其他相邻细胞。同时，这些细胞也可分泌抑制性细胞因子（用"−"标示），在一定程度上起到抑制炎症的作用。细胞因子也可刺激在骨破坏中起主要作用的破骨细胞（OC），FLS 和 T 细胞产生的 NF-κB 激活受体的配体（RANKL，图中未标）即可激活类风湿关节内的破骨细胞

的缺陷可能是 TNF-α 抑制剂潜在的副作用。

白介素 1 家族

白介素 1

IL-1 可增加 IL-6、多种趋化分子、GM-CSF、前列腺素及胶原酶的合成，在 RA 的炎症反应中扮演着重要角色，并在许多炎性关节炎动物模型的建立中起着至关重要的作用。IL-1 存在两种形式：IL-1β 被分泌于细胞外，而 IL-1α 则表达于细胞内部。IL-1β 的生物活性形式是由半胱氨酸蛋白酶 caspase-1，即 IL-1 转化酶（interleukin 1 converting enzyme，ICE），从一蛋白前体中裂解而来，IL-1 通过 I 型 IL-1 受体发挥作用。2 型 IL-1 受体是一种诱捕受体，并不参与细胞内信号的转导。巨噬细胞是类风湿滑膜中 IL-1 的主要来源。多种炎症因子包括 TNF-α、GM-CSF、免疫球蛋白 Fc 段、胶原片段及少数免疫复合物均可诱导 IL-1 的产生。

白介素 18

IL-18 是 IL-1 家族的另一促炎因子成员，其可在 TNF-α 和 IL-1 的刺激下由滑膜成纤维细胞及巨噬细胞表达，并可诱导滑膜巨噬细胞产生 IFN-γ、IL-8、GM-CSF 及 TNF-α。IL-18 也可促进 T 细胞向 Th1 表型分化从而偏移免疫应答。抑制 IL-18 可显著减缓小鼠胶原诱导性关节炎的发生。目前已有一种人 IL-18 结合蛋白可体外抑制 IL-18 的活性，可能是 RA 的潜在治疗手段。

白介素 1 受体拮抗蛋白

白介素 1 受体拮抗蛋白（interleukin 1 receptor antagonist protein，IL-1Ra）是存在于 RA 关节内的一种天然 IL-1 抑制剂。但因其浓度过低，并不足以对抗 IL-1 的作用。外源性 IL-1Ra 的摄入可有效控制 IL-1 相关疾病如全身型青少年特发性关节炎、成人斯蒂尔氏病及家族性寒冷自身炎症综合征。IL-1Ra 与其他针对 IL-1 的治疗手段如 caspase-1 拮抗剂及结合 IL-1 的工程蛋白联合应用可在 RA 的治疗中发挥一定作用。以上数据表明，IL-1 可能是一种调控 RA 滑膜炎症的主要细胞因子。

白介素 6 家族

IL-6 是一种具有多种效应的细胞因子，可通过影响造血及免疫系统多种细胞而引起全身性炎症反应。IL-6 可能是刺激肝合成 C 反应蛋白等急性时相蛋白的主要因子。RA 患者滑膜液中 IL-6 水平极高，其主要来源于 B 型滑膜细胞。IL-6 同时参与内皮细胞的活化，并通过刺激破骨细胞成熟加重骨侵蚀。应用 TNF 抑制剂治疗的 RA 患者 IL-6 水平较治疗前明显下降。IL-6 抑制剂的临床试验提示其疗效与 TNF-α 抑制剂相当（见第 6C 章）。

其他重要细胞因子

RA 中，由巨噬细胞及成纤维细胞产生的其他细胞因子及生长因子数目众多，在此不再逐一详述。举例来说，滑膜组织可产生许多 C-C 和 C-X-C 趋化因子，这些趋化因子参与募集单个核细胞和多形核细胞进入关节腔。IL-15 是一种巨噬细胞来源的细胞因子，可激活 T 细胞并增加内源性 TNF-α 的产生。某些巨噬细胞产物如 IL-12，可影响 T 细胞分化并促进其表达 Th1 表型。衬里层巨噬细胞及成纤维细胞可产生集落刺激因子（如 M-CSF 及 GM-CSF），分别促进破骨细胞的分化及巨噬细胞的活化。

关节损伤机制

血管生成及细胞迁移

增生的滑膜需要新生血管供养，因此新生血管的出现是滑膜炎发生过程中的早期事件。组织增长最终将超出血管生成能力；滑膜液中的氧气张力较低，并与 pH 值低下及高乳酸水平有关。组织缺氧可有效刺激滑膜组织的血管生成及多种促进血管生成的因子如血管内皮生长因子（vascular endothelial growth factor，VEGF）、IL-8、血管生成素 -1 的表达。多种抗血管生长的治疗在动物模型中均可有效减轻其关节炎。针对增殖血管所表达的整合素 α-v β-3 及 1 型 VEGF 受体的靶向治疗均被证实可有效控制 RA 的临床表现及其组织学进展。

前炎性细胞因子可诱导毛细血管及毛细血管后小静脉表达特异性受体，从而调控炎症细胞向滑膜组织迁移。E、P 选择素可介导白细胞滚动，血管黏附分子 -1 及细胞间黏附分子 1 可调节白细胞运动并使细胞进入组织，这些黏附分子均表达于有炎症的 RA 滑膜内皮。白细胞进入组织后可通过表面受体黏附于基质，其生存及增殖受所在细胞因子环境的调控。

成纤维样滑膜细胞的作用

活化的 B 型滑膜细胞是 RA 炎性介质和金属蛋白酶的主要来源。滑膜细胞可在体外生长并用于细胞信号转导通路的研究。目前已知的几种细胞内通路包括 NF-κB、有丝分裂原活化蛋白激酶（mitogenactivated protein kinase，MAPK）及信号转导子与转录激活子通路，其作用各不相同而又相互重叠。如 p38 MAPK 可调控滑膜细胞产生 IL-6，而 c-Jun 氨基末端激酶则在实验性关节炎中被证实是一种可诱导胶原酶表达并影响关节破坏的重要 MAPK。以上研究提示，针对调节滑膜细胞及巨噬细胞活化的信号分子的靶向治疗可能是一种 RA 潜在的治疗手段。

RA 患者滑膜中的成纤维细胞样细胞呈现独特的强侵袭性。将 RA 患者的滑膜细胞注入已提前植入人软骨移植物的严重联合免疫缺陷的小鼠体内，发现人软骨移植物出现侵蚀破坏，而正常人或骨关节炎患者的滑膜成纤维细胞无此作用。RA 滑膜细胞凋亡不充分可导致滑膜衬里层的增生，抗凋亡基因的低表达、p53 等抑癌基因功能异常等多种机制参与了这一过程的发生。RA 滑膜细胞也表达多种原癌基因，并具有某些低分化的特征，如表达 Want 家族的胚胎基因等。

细胞外基质的破坏

软骨破坏

血管翳中强侵袭性的滑膜细胞、细胞因子激活的软骨细胞及多形核细胞可导致软骨破坏。在 IL-1、TNF-α、IL-17 及免疫复合物的刺激下，这些细胞可释放破坏性酶类。软骨一旦受损，机械应力更加加速软骨的破坏。基质金属蛋白酶（matrix metalloproteinases，MMP）（包括胶原酶、明胶酶及基质溶解素）、丝氨酸蛋白酶（胰蛋白酶、糜蛋白酶）及组织蛋白酶等多种酶类（见第 11B 章）参与了关节细胞外基质的降解。破坏早期表现为可逆性蛋白多糖的丢失，这一改变可能是由细胞因子的分解代谢作用、基质溶解素和人蛋白聚糖酶的产生引起的。而幼稚的 II 型胶原被胶原酶裂解则造成了软骨的永久性破坏。

RA 关节中也存在着蛋白酶抑制剂。与内源性细胞因子拮抗剂相似，他们的作用被大量产生的降解酶的作用所覆盖。除可保护基质外，丝氨酸蛋白酶抑制剂还可以通过有限的蛋白水解消化作用抑制 MMP 的激活。衬里层及衬里下层滑膜细胞可表达金属蛋白酶组织抑制剂（tissue inhibitors of metalloproteinase，TIMP），抑制活性 MMP 的作用。与骨关节炎相比，RA 患者 MMP 和 TIMP 间的平衡被打破（MMPs > TIMPs），长期应用低剂量甲氨蝶呤治疗可纠正这一平衡失调。

骨破坏

局灶性骨侵袭是 RA 的特征性表现，在疾病早期即可出现。由于软骨下骨及皮质骨的破坏，可有较高的致残率。RA 也可出现炎症关节周围的骨量丢失及全身性的骨量减少，增加了四肢及中轴骨的骨折风险。

软骨破坏与局灶性骨侵袭的细胞及分子机制各异：滑膜细胞、软骨细胞及中性粒细胞是前者发病过程中主要的效应细胞；而后者主要由巨噬细胞前体来源的破骨细胞引起[8]，他们主要存在于血管翳和骨的连接面及软骨下骨髓区。

NF-κB 的激活受体（receptor activator of NF-κB，RANK）及其 NF-κB 的激活受体配体（receptor activator of NF-κB ligand，RANKL）构成了 RA 中调控骨质再吸收最为重要的一对受体及配体。RANK 由破骨细胞表达，主要调控其成熟及活化。TNF-α、IL-1 和 IL-17 等细胞因子可促进 RANKL 在 T 细胞及成纤维细胞样滑膜细胞中的表达。RANK-RANKL 系统的作用可被骨保护素（osteoprotegerin，OPG）这种可溶性诱骗受体拮抗。OPG 可与 RANKL 结合，在动物模型中注射 OPG 或敲除 RANKL 基因可起到抑制骨破坏的作用，但并不能抑制炎症。有趣的是，抗 TNF-α 治疗可减缓 RA 骨侵蚀的进展，但患者临床症状改善可能并不明显。提示 RA 炎症及骨破坏可能存在两种不同的机制。

结论

RA 的发病是一个非常复杂的过程，多种相互联系的细胞及分子通路参与其中，最终引起关节炎症及破坏[9]。天然及获得性免疫的相互作用可解释 RA 的多种表现（图 6B-3）。目前基础及临床研究均未能将参与 RA 发病的多种致病通路根据其致病中的重要性进行等级排序，针对细胞因子、T 细胞或 B 细胞的靶向治疗均显示类似疗效。RA 的自稳机制使其对目前的治

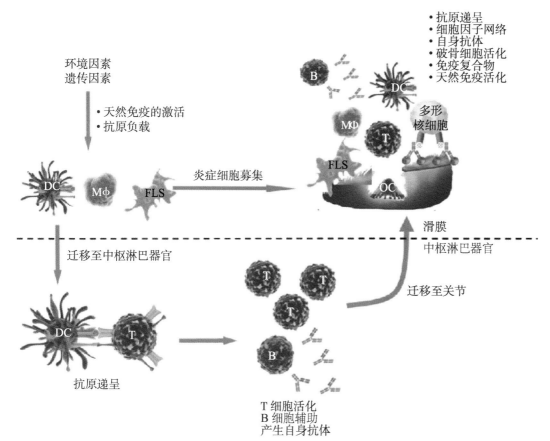

图 6B-3　天然免疫与获得免疫均参与 RA 发病。遗传易感性可使个体罹患 RA 的风险增加，其中可能存在异常 T 细胞筛选、细胞因子产生增多或蛋白瓜氨酸化倾向增强等机制。一些随即事件，如环境暴露，可使个体免疫反应性增强，并可打破免疫耐受。由环境暴露或内源性配体（如 Toll 样受体等）的刺激引起的非特异性炎症也可间接导致细胞因子生成增加，活化滑膜细胞及分泌趋化因子的巨噬细胞，并募集淋巴细胞对局部抗原产生应答。组织处的树突状细胞加工炎症组织来源的自身抗原，并迁移至中枢淋巴器官活化 T 细胞。被活化的 B 细胞及 T 细胞随后可再次返回关节局部。晚期局部细胞因子网络效应放大，在关节内维持一个自稳定的炎症环路，可引起局部抗原递呈并进一步形成次级淋巴小结。基质降解酶及破骨细胞的活化可引起不可逆的关节破坏。PMN：多形核细胞；Mφ：巨噬细胞；FLS：成纤维样滑膜细胞；OC：破骨细胞；DC：树突细胞

疗方法反应不佳。即使已达到病情完全缓解，停止治疗后多又出现疾病复发。希望通过对 RA 上述问题的进一步深入了解，我们未来可以找到在 RA 不可逆关节损害发生前早期控制疾病进展的诊断及预后手段。

（杨月译 穆荣校）

参考文献

1. Gregersen PK, Silver J, Winchester RJ. The shared epitope hypothesis. An approach to understanding the molecular genetics of susceptibility to rheumatoid arthritis. Arthritis Rheum 1987;30:1205–1213.

2. Gregersen PK. Pathways to gene identification in rheumatoid arthritis: PTPN22 and beyond. Immunol Rev 2005; 204:74–86.

3. Klareskog L, Stolt P, Lundberg K, et al. A new model for an etiology of rheumatoid arthritis: smoking may trigger HLA-DR (shared epitope)-restricted immune reactions to autoantigens modified by citrullination. Arthritis Rheum

2006;54:38–46.

4. Cambridge G, Edwards JC. B-cell targeting in rheumatoid arthritis and other autoimmune diseases. Nat Rev Immunol 2006;6:394–403.

5. Dorner T, Egerer K, Feist E, Burmester GR. Rheumatoid factor revisited. Curr Opin Rheumatol 2004;16:246–253.

6. Kremer JM. Selective costimulation modulators: a novel approach for the treatment of rheumatoid arthritis. J Clin Rheumatol 2005;11(Suppl):S55–S62.

7. Arend WP. Physiology of cytokine pathways in rheumatoid arthritis. Arthritis Rheum 2001;45:101–106.

8. Walsh NC, Crotti TN, Goldring SR, Gravallese EM. Rheumatic diseases: the effects of inflammation on bone. Immunol Rev 2005;208:228–251.

9. Firestein GS. Evolving concepts of rheumatoid arthritis. Nature 2003;423:356–361.

6

类风湿关节炎

C. 治疗和评估

Alyce M. Oliver, MD, PHD   E. William St. Clair, MD

- 类风湿关节炎（rheumatoid arthritis，RA）的评估应包括疼痛和肿胀关节的评价、急性时相反应物（血沉、C反应蛋白）、疼痛和总体疾病活动度的主观评价、功能受限和影像学。
- RA治疗的目标是早期有效地控制滑膜炎，以防止关节损伤、残疾及继发慢性炎症性病变（如心血管疾病）的发生。
- 非甾类抗炎药（nonsteroidal anti-inflammatory drugs，NSAIDs）和糖皮质激素可以缓解关节疼痛和肿胀。

- 改善病情抗风湿药（disease-modifying antirheumatic drugs，DMARDs），如甲氨蝶呤，应该在最初的3～6个月内加用，大多数患者需要使用一种以上的DMARDs才能有效控制病情。
- 如果一种或多种传统DMARDs治疗不能控制病情，应加用生物制剂如肿瘤坏死因子拮抗剂。
- 需要了解药物不良反应并合理的监测来有效管理RA患者。

类风湿关节炎的病情评估

类风湿关节炎（rheumatoid arthritis，RA）的病情评估包括临床症状、（关节）功能状态、生化和影像学指标等多个方面。仔细询问病史及体格检查对任何RA患者均非常重要。病史应当包括受累关节的部位及有无关节疼痛、肿胀。关节晨僵是另一需要记录的非常重要的症状。虽然RA主要侵犯关节，但是它也可以导致系统受累，包括乏力、雷诺现象、口眼干燥（继发干燥综合征）、间质性肺病、胸膜炎、心包炎、周围神经系统受累和血管炎等。因此，应详细询问病史以评价可能的关节外表现。另外，病史对评价患者残疾程度非常重要，包括疾病对日常活动、家庭生活、休闲生活和工作的影响。

在骨骼肌肉检查中，应仔细视诊每个关节有无肿胀，触诊有无压痛及检查关节活动度。炎性关节有典型的疼痛和肿胀，可伴明显积液。关节疼痛或活动受限也是滑膜炎的临床表现。其他发现也应记录，如与类风湿因子（rheumatoid factor，RF）及抗环状瓜氨酸多肽抗体（cyclic citrullinated peptide，CCP）相关的伸

侧面皮下结节等。

一些患者的主诉也可在临床中协助评价疾病活动度。例如晨僵时间超过1小时常提示滑膜炎，并且和炎症程度相关（晨僵时间越长，疾病活动度越高）。视觉模拟评分可用来评价患者的疼痛和乏力程度。健康评估问卷指数（Health Assessment Questionnaire Disability Index，HAQ-DI）通过不同角度的问题来评价患者关节功能，对评价患者病情进展及患者对治疗的反应都非常有用。

实验室检查

一旦患者确诊为血清阳性的RA，不需要监测RF及抗CCP抗体来评价疾病活动度。应采用急性时相反应物，如红细胞沉降率（erythrocyte sedimentation rate，ESR）和C反应蛋白（C-reactive protein，CRP）来评价炎症程度。ESR或CRP升高常提示疾病活动，如在病程中不断升高，预示疾病进展的风险大。

放射学检查

手足连续的放射学检查可用来监测疾病进展及药

物治疗效果。骨侵蚀或关节间隙变窄提示对目前的缓解病情的抗风湿药（disease-modifying antirheumatic drugs，DMARDs）或生物制剂治疗反应不足，可能需要调整治疗方案。目前，用于量化关节损伤程度的评分系统，如 van der heijde 改良的 Sharp 评分等已应用于 DMARDs 及生物制剂的临床试验中。磁共振成像（magnetic resonance imaging，MRI）和超声也被用于早期 RA 的诊断，这两种方法比常规 X 线影像的敏感性高，且可以看到滑膜及邻近软组织的结构。但它们目前大多数仍作为研究工具，尚未常规应用于临床。

疾病活动指数

RA 的疾病活动度是通过临床、实验室及放射学检查综合评判的。在临床实践中，关节疼痛数和肿胀数是评价疾病活动度的主要指标。但治疗决策并不严格依赖关节受累数，还可能受一些其他因素的影响。例如大关节的滑膜炎可能需要更积极的治疗，因为它们对生理功能的影响更大。为平衡治疗的风险和益处，患者的年龄和职业等个人背景也常需考虑。患者对疼痛的整体评价、功能障碍的程度、急性时相反应物的水平和疾病的放射学进展等均是影响疾病活动度评价的重要指标。基于此基础的疾病活动度评分（disease activity score，DAS28）包括 28 个关节的疼痛和肿胀关节数、患者疾病活动度的自我评价（视觉模拟评分）和 ESR 或 CRP 水平等指标，该指标已在临床广泛用于监测疾病活动度，指导治疗方案，并逐渐作为试验终点用于临床试验。

类风湿关节炎的治疗

RA 早期治疗和强化治疗的理念逐渐被公认，主要的理论基础是关节的损伤和残疾在最初的几年里进展最快。强化治疗的实现得益于过去几十年中治疗手段的迅速进展。RA 治疗的药物包括以下几类：NSAIDs 和选择性环氧化酶 -2（cyclooxygenase-2，COX-2）抑制剂、DMARDs、生物制剂和糖皮质激素。NSAIDs 和 COX-2 抑制剂可以缓解疼痛症状，可与其他治疗联合应用达到抗炎止痛作用（见第 41 章）。DMARDs 可以减轻关节的症状和体征，并阻止关节损伤的放射学进展，是控制 RA 的核心，几乎每例患者均应使用。这类药物具有阻止病变进展或缓解病情的作用，因此

称作缓解病情的抗风湿药。生物制剂是通过组织工程学设计的、特异性针对致病分子的药物（如单克隆抗体）。通常，生物制剂也被认为是 DMARDs 的一种，因为大型的临床试验提示，它们也可显著地抑制关节损伤的进展。另一类 RA 治疗药物糖皮质激素有强效抗炎作用（见第 42 章），在多种临床情况下可用来控制疾病活动度。但其使用因长期不良反应的影响而受到限制。上述不同种类药物联合应用可组成多种治疗方案，以达到对不同患者个体化治疗、实现最佳疾病控制的目的。

RA 治疗中，有一些重要原则。首先，治疗决策基于对疾病活动度的精确评价。RA 的最佳治疗方案无特殊标准，但是通过上述疾病活动度指标评价治疗结果，提供了患者是否达到理想的治疗反应的依据，用以决定是否需要调整治疗方案。治疗方案的决策取决于临床的经验性判断、预期提高疾病控制程度的可能性以及与药物不良反应风险的平衡。治疗目标是减少或消除关节疼痛和肿胀，阻止关节损伤，减少致残，并且维持工作能力。目前，治疗决策主要根据临床经验制定，缺乏可靠的生物学标志物来制定个体化的治疗方案。因此，不同的 RA 患者常使用相同的药物。

缓解病情的抗风湿药物的治疗

在病程早期 3 ~ 6 个月内加用 DMARDs 是目前 RA 的标准治疗。最常选用的 DMARDs 为甲氨蝶呤（methotrexate，MTX），它临床益处显著，长期疗效肯定，不良反应明确，并且可以有效地联合大多数其他 DMARDs，因此应用最为广泛。另外，柳氮磺胺吡啶（sulfasalazine，SSZ）和羟氯喹（hydroxychloroquine，HCQ）可以用于轻症 RA。在疾病早期，糖皮质激素可以快速控制 RA 的症状和体征，并且作为 DMARDs 起效前的桥梁药物。

缓解是治疗的最终目标，但通常不能通过标准的 DMARDs 单药治疗实现，二联或三联 DMARDs 治疗 RA 较 MTX 单药治疗更为有效。例如，最常用的 DMARDs 药物联合治疗方案为 MTX+HCQ+SSZ[1]。MTX 也常与肿瘤坏死因子 α（tumor necrosis factor，TNF-α）拮抗剂联合应用，如依那西普、英夫利昔单抗或阿达木单抗。MTX 作为核心药物联合其他 DMARDs 较 MTX 单药更有效。还有一点非常重要，通过目前药物最佳的、经验性的治疗方案并不能使患

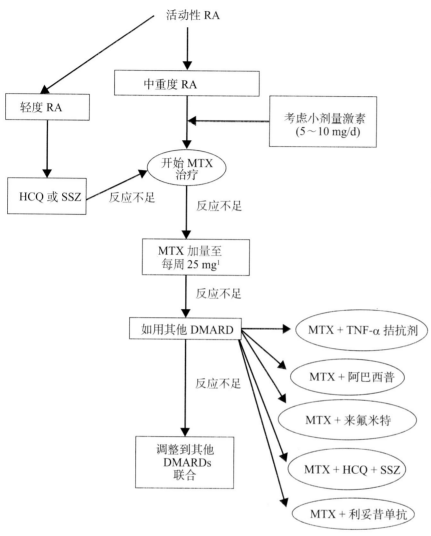

图 6C-1 活动期 RA 的治疗方法演示。通常,中到重度 RA 应用甲氨蝶呤(MTX)作为初始治疗。而轻度 RA 的初始治疗方案可为和羟氯喹(HCQ)或柳氮磺吡啶(SSZ),根据临床反应和疾病进展决定是否升级到 MTX 治疗。MTX 剂量可以根据患者的耐受程度从每周 10 mg 增加到每周 25 mg 以控制疾病活动度。MTX 单药治疗效果不佳的患者应用缓解病情的抗风湿药(DMARDs)联合治疗。患者不能从 MTX 治疗中得到任何益处或不能耐受,可以调整 MTX 为其他 DMARDs,如来氟米特或抗肿瘤坏死因子拮抗剂(在图中没有显示)

[1] MTX 口服每周一次治疗反应不足,可以调整为皮下注射来提高生物利用度

者病情达到完全缓解。其中一种经验方案被称作上阶梯方法,即逐渐加用 DMARDs 直到临床症状及体征完全控制(图 6C-1)。MTX 通常作为 RA 治疗的初始 DMARDs,当加用其他 DMARDs 或生物制剂加强临床疗效时,通常继续应用。如果患者不能达到部分临床缓解或不能耐受不良反应,需停用 MTX。相反,下阶梯治疗可先用 2 ~ 3 种 DMARDs 达到最佳临床疗效。这种方法的缺点是有些预后良好的患者可能被过度治疗而承受不必要的药物不良反应。通过下阶梯治疗,患者在达到持续的临床缓解后撤掉部分药物以少量药物维持疾病的缓解。这种方式也被称作是诱导治疗,它的理论基础是早期强化治疗可以改变疾病的自然进程。有一个 52 周的研究观察早期 RA 患者应用 SSZ(每天 2 g)、泼尼松(每天 60 mg)和 MTX(每周 7.5 mg)的疗效。接受联合治疗的患者 52 周时关节损伤显著低于单用 SSZ 治疗的患者[2]。有趣的是,对疾病进展的抑制在接受联合治疗的患者中持续 5 年以上。诱导治疗的安全性和有效性有待进一步研究[2-3]。

RA 的成功治疗依赖于对不同药物的详尽了解,包括药代动力学、与其他药物的相互作用、不良反应和监测方法(表 6C-1 和图 6C-2)。本章不详尽讨论上述内容,但列举 DMARDs 和生物制剂的一些重要信息。在 DMARDs 治疗 RA 的临床试验中,治疗反应通常以

表 6C-1　缓解病情的抗风湿药在 RA 治疗中的不良反应、监测和其他注意事项

DMRADs	临床重要的不良反应	筛查 / 监测	其他警告和注意事项
甲氨蝶呤	恶心、呕吐、口腔炎、乏力、脱发、肝酶升高、骨髓抑制、肺炎、感染风险增加	CBC、肾功能、肝酶（每 8 ~ 12 周）	乙型肝炎病毒及丙型肝炎病毒筛查；肾病禁忌（肌酐 ≥ 2 mg/dl），致畸
来氟米特	恶心、呕吐、皮疹、脱发、肝酶升高	CBC、肾功能、肝酶（每 8 ~ 12 周）	乙型肝炎病毒及丙型肝炎病毒筛查；致畸
羟氯喹	恶心、呕吐、皮肤色素沉着、视网膜病变（罕见）	每年眼科检查[a]	肾功能不全者调整剂量
柳氮磺吡啶	恶心、腹胀、皮疹、粒细胞减少	CBC、肝酶（每 8 ~ 12 周）	筛查 G6PD 缺乏；肾功能或肝功能不全调整剂量
注射金制剂	口腔炎、蛋白尿、骨髓抑制	CBC，每次用药前尿检	
口服金诺芬	胃肠道不适、口腔炎、蛋白尿、骨髓抑制	CBC，每 8 ~ 12 周尿检	
米诺环素	皮肤色素沉着、皮疹、恶心、药物诱导的狼疮		避免日晒
环孢素	恶心、腹痛、神经毒性、高血压、多毛症、感觉异常、震颤、牙龈增生、感染风险增加	CBC、肾功能	同时应用酮康唑、钙离子拮抗剂和 H2 拮抗剂增加环孢 A 浓度；抗惊厥药物和利福平降低环孢 A 浓度；肾功能不全禁用

缩写：DMARDs：缓解病情的抗风湿药；CBC：全血细胞计数；G6PD，葡萄糖 -6- 磷酸脱氢酶
[a] 美国眼科学会推荐 50 岁以上患者每年进行一次眼科检查

6

表 6C-2　生物制剂在 RA 治疗中的不良反应、监测和其他注意事项

生物制剂	临床重要的不良反应	监测	其他警告和注意事项
TNF 拮抗剂 依那西普 英夫利昔单抗 阿达木单抗	注射部位反应、注射反应、潜在结核感染的复发、严重细菌感染和机会感染风险的增加、可能增加淋巴瘤的风险、罕见的脱髓鞘病变和狼疮样综合征	定期监测 CBC	既往结核暴露史和结核菌素实验的筛查；避免用于 NYHA 分级 Ⅲ ~ Ⅳ 级心衰
阿那白滞素	注射部位反应、中性粒细胞减少、增加严重细菌感染的风险		结核菌素实验的筛查
阿巴西普	注射部位反应、增加严重细菌感染的风险		结核菌素实验的筛查；小心用于 COPD 患者（可能增加这组患者不良事件和严重感染的风险）；避免活疫苗
利妥昔单抗	注射部位反应，增加感染风险	定期监测 CBC	筛查乙型肝炎病毒

缩写：TNF：肿瘤坏死因子；CBC：全血细胞计数；COPD：慢性阻塞性肺病；NYHA：纽约心脏病学会；TB：结核

美国风湿病学会（American College of Rheumatology, ACR）标准评判。这些标准综合了各种临床评价方法，包括疼痛和肿胀关节数、患者对疼痛的自我评价、患者对功能残疾的自我评价和急性时相反应物（ESR 或 CRP）。例如，ACR20 缓解定义为关节疼痛和肿胀指数达到 20% 的改善，此外其他 5 个临床指标中有 3 项达 20% 缓解。ACR20 是区别药物和安慰剂的最小的改善。

类似的，ACR50 和 70 指治疗反应达到 50% 和 70% 的病情改善，改善更明显，因此更具临床意义。

甲氨蝶呤

如前所述，RA 治疗的 DMARDs 药物主要为 MTX。MTX 抑制二氢叶酸还原酶——DNA 合成所

必需的酶。它的治疗作用主要为抑制淋巴细胞增殖。虽然目前机制不清，MTX 的疗效主要依赖于它的抗炎作用。在细胞内，MTX 转化为多聚谷氨酸形式抑制 5- 氨基咪唑 -4- 甲酰胺核苷酸（5-aminoimidazole-4-carboxamidoribonucleotide，AICAR）转甲酰酶。这个酶的阻断导致 AICAR 在细胞内聚集，腺苷释放至细胞外。腺苷结合到淋巴细胞、单核细胞、中性粒细胞表面的特异性受体，下调炎性通路。MTX 还可以抑制新生血管形成，降低中性粒细胞活性和黏附，抑制外周血单核细胞产生白细胞介素（interleukin，IL）-1 和 IL-8，抑制外周 T 细胞产生 TNF。

MTX 可以口服或皮下注射。因用药方便常首选口服，但皮下注射可提高胃肠道的耐受性和生物利用度。MTX 的起始剂量为每周 7.5 ～ 15 mg，逐渐加量至每周 25 mg 以达最佳疗效。在随机对照试验中，MTX 每周 1 次可以减少关节的症状和体征，并减慢放射学进展 [4-5]。MTX 单药治疗的 ACR20 的有效率达 60%[6]。MTX 也可以减少 RA 的放射学进展。MTX 有致畸作用，育龄期妇女必须采取合适的避孕手段。MTX 部分从肾清除，血肌酐大于 2.0 mg/dl 的患者应避免应用。骨髓抑制在肾功能不全的患者中更易出现。另外，MTX 可以导致转氨酶升高，但肝纤维化罕见。所有接受 MTX 治疗的患者均应定期监测全血细胞计数和肝酶（见附件 II）。

来氟米特

来氟米特（leflunomide，LEF）1997 年被批准用于 RA 的治疗，成为 MTX 的替代药物之一。它抑制多种酶类，包括嘧啶合成酶和乳清酸脱氢酶。LEF 每天口服 1 次，剂量为 10 mg/d 或 20 mg/d。LEF 代谢产物的半衰期长达 15 ～ 18 天，是其药代动力学非常重要的特征。在双盲、随机试验中，LEF 优于安慰剂，ACR20 反应率与 MTX 或 SSZ 相当，可减少关节损伤 [7-8]。但其使用受到胃肠道不良反应及潜在致畸作用的限制。与 MTX 相似，LEF 治疗可能导致转氨酶升高，应定期监测肝酶。

羟氯喹和柳氮磺吡啶

HCQ 和 SSZ 均有临床试验证明可减轻 RA 的症状和体征，常用于轻症 RA 的治疗，或与其他 DMARDs 药物联合应用。HCQ 的作用机制不详，它在细胞内聚集，主要集中在酸性胞浆颗粒中。在溶酶体中，HCQ 的聚集可提高颗粒内的 PH 值，从而妨碍自身抗原肽的提呈 [9]。在一项病程小于 5 年的轻症 RA 患者的随机、对照试验中，HCQ 的临床疗效得到了证实 [10]。但目前为止，没有研究显示单用 HCQ 可以减少 RA 的结构损伤。

基于几十年前"RA 是一感染性疾病"的理念，SSZ 最初为抗生素磺胺嘧啶和抗炎成分 5- 氨基水杨酸（5-aminosalicyclic acid，5-ASA）的合剂。约 30% 的 SSZ 从胃肠道吸收，其他成分在肠道降解为磺胺嘧啶和 5-ASA，大部分磺胺嘧啶由肠道吸收，而大部分 5-ASA 分泌到粪便中。SSZ 抑制各种淋巴细胞和白细胞的功能，和 MTX 相似，抑制 AICAR 转甲酰酶，导致腺苷释放至细胞外 [11]。在一个随机、双盲、安慰剂对照的试验中，接受 SSZ 治疗 24 周的患者 ACR20 反应率可达 56%，而安慰剂对照组只有 29%[8]。SSZ 也可减少关节损伤的进展。

其他抗风湿药物

数项严谨的对照研究均证实米诺环素和多西环素治疗 RA 有效，但更适用于轻症患者。目前还没有这些药物的大规模临床试验，也没有被批准用于 RA 的治疗。四环素的作用机制不详，体外实验证明它们可以抑制胶原酶活性和氧化亚氮的产生。米诺环素可上调抗炎细胞因子 IL-10 的合成。米诺环素和多西环素可以减轻 RA 的症状和体征，但对放射学进展的影响不详 [12]。

金制剂目前应用很少，因为它们不良反应高，并且存在其他耐受性好的药物。目前有两种注射金制剂——硫代苹果酸金钠和硫基代丁二酸金钠，以及一种口服制剂金诺芬。临床试验提示，注射金和 MTX 疗效相似，但金制剂因不良反应而停药的比例更高 [13]。金诺芬比注射金的不良反应少，但起效慢、缺乏持续临床疗效及胃肠道耐受差等缺陷限制了它的临床应用。

临床试验提示，环孢素可以缓解 RA 的关节症状，同时减慢关节侵蚀的发展。此外，和 MTX 合用可有协同作用，增加疗效 [14-15]。微乳剂型的环孢素（新环孢素）比标准口服剂型生物利用度高，且吸收率高。环孢素的作用途径可能是减少 IL-2 产生和抑制 T 细胞的激活和增殖。肾不良反应是限制其长期应用的主要因素。

肿瘤坏死因子拮抗剂

依那西普 (etanercept)、英夫利昔单抗 (infliximab) 和阿达木单抗 (adalimumab) 是被批准的用于 RA 的 TNF-α 拮抗剂，是生物工程合成的药物，可特异性抑制关节炎症的重要介质 TNF-α。生物制剂显著缓解 RA 临床症状和体征，并可阻止关节损伤的放射学进展，对类风湿关节炎的治疗是革命性的进步。TNF-α 是关键的致炎性因子，并可调节其他致炎性细胞因子的产生，如 IL-1 和 IL-6 (见第 6B 章)；TNF-α 也可以激活内皮细胞，上调黏附分子的表达，促进基质金属蛋白酶的释放和刺激破骨细胞生成，所有这些通路均为类风湿关节炎发病的重要通路。

依那西普为 TNF-α 可溶性受体融合蛋白，可以与可溶性 TNF-α 结合，中和其生物活性。英夫利昔单抗是嵌合的单克隆抗体，既可与可溶性 TNF-α 结合，也可与膜结合 TNF-α 结合，而阿达木单抗是与英夫利昔单抗具有相似结合特性的全人源化的单克隆抗体。依那西普和阿达木单抗皮下注射给药，而英夫利昔单抗静脉注射给药。临床试验显示所有这些 TNF-α 拮抗剂联合 MTX 后，ACR20 的反应率均可以提高至 50% ~ 70%。对早期 RA 患者，ACR50 的反应率可提高至 40% ~ 50%。虽然依那西普和阿达木单抗也可以单药治疗，但与 MTX 联合后才是最有效地阻止放射学进展的方案。

TNF-α 拮抗剂也有一些不良反应。依那西普和阿达木单抗可出现注射部位反应，但通常不重，不致停药。英夫利昔单抗可以引起各型注射反应，表现从荨麻疹等皮疹到发热不等，但严重过敏反应罕见。英夫利昔单抗可诱导产生中和性抗体而影响疗效，并易于产生过敏反应。另一不良反应是严重细菌感染及机会性感染的概率增加，特别是潜伏结核感染的复燃。依那西普治疗 RA 的长期研究显示，严重感染的发生率稳定为每年 4.2/10 万[16]。德国生物制剂注册数据库显示，英夫利昔单抗治疗严重感染的相对风险为 3.0[17]。另外，最近一项临床试验的 Meta 分析提示，接受抗 TNF-α 抗体治疗的 RA 患者严重感染的风险增加 2 倍[18]。2001 年 FDA 数据显示，接受依那西普或英夫利昔单抗

治疗的患者结核感染率为 8.2/10 万，大多数为接受英夫利昔单抗治疗的病例。也有一些个案报道经阿达木单抗治疗后出现结核感染的病例。由于可导致潜伏结核感染复燃的风险增加，所有拟接受 TNF-α 拮抗剂治疗的患者均应常规筛查既往结核感染情况及皮肤试验，可使得结核感染率下降。

TNF-α 拮抗剂的使用可导致淋巴增殖性疾病（淋巴瘤）的风险增加。但是二者之间的相关性不肯定，因为 RA 本身也可导致淋巴瘤发生的风险增加，并随着疾病活动度的增加而增加。RA 患者淋巴瘤的标准化发生率 (standardized incidence ratio，SIR) 为 1.9。临床试验资料提示，应用英夫利昔单抗或依那西普治疗的患者淋巴瘤的 SIR 分别增加到 2.6 和 3.8[19]。临床试验的 Meta 分析显示，英夫利昔单抗和阿达木单抗治疗的患者发生恶性肿瘤的合并比值比为 3.3，包括皮肤癌等，提示 TNF-α 拮抗剂可能增加实体肿瘤的发生[19]。

其他罕见的不良反应包括脱髓鞘病变和药物诱导的狼疮。TNF-α 拮抗剂可能会加重心力衰竭，因此不能用于纽约心脏病学会分级 III 到 V 级心力衰竭的患者。

阿那白滞素

阿那白滞素 (anakinra) 是被批准用于 RA 的人重组抗 IL-1 受体拮抗剂。以 100 mg/d 皮下注射可以改善 RA 患者的症状和体征。但在随机对照试验中，阿那白滞素的 ACR20 反应率仅为 38%[20]。虽然和对照组相比，阿那白滞素组关节的放射学进展也有轻度延缓[21]，但总体来讲阿那白滞素的临床疗效弱于 TNF-α 拮抗剂。因此，阿那白滞素仅限于难治性 RA 患者使用。

阿巴西普和利妥昔单抗

阿巴西普 (abatacept) 和利妥昔单抗 (rituximab) 是近期被批准可用于中到重度 RA 的生物制剂，用于其他 DMARDs 治疗反应不足或 TNF-α 拮抗剂治疗失败的活动期 RA 患者。阿巴西普 (CTLA-4Ig) 是由人类细胞溶解性 T 细胞抗原 (CTLA-4) 的细胞外区域和人 IgG1 Fc 区融合的蛋白。阿巴西普可结合抗原提呈细胞表面的 CD80/CD86，影响它们与 T 细胞表面的 CD28 结合，阻止 T 细胞激活的第二信号。一项针对抗 TNF-α 治疗失败的活动期 RA 的随机双盲对

6

照试验显示，阿巴西普治疗的 ACR20 反应率为 50%，而对照组仅为 19%[22]。阿巴西普对 MTX 治疗反应不足的患者同样有效。特别是 MTX 和阿巴西普联合使用的患者放射学进展较对照组显著减少[22]。

利妥昔单抗为嵌合型抗 CD20 单克隆抗体，于 1997 年被批准用于非霍奇金淋巴瘤的治疗，目前被批准用于中 - 重度 RA 的治疗。利妥昔单抗清除表达 CD20 的 B 细胞。它的作用机制并未完全明朗，但可能是通过减少 B 细胞的抗原提呈作用或减少 B 细胞来源的细胞因子而抑制 T 细胞活化。利妥昔单抗可使外周 B 细胞的清除率高达 97% 以上，而免疫球蛋白的水平通常保持在正常水平。RF 也可能下降，但是临床症状的改善通常早于 RF 滴度的下降。利妥昔单抗用法为静脉注射 1000 mg，并于 2 周后重复使用。

利妥昔单抗最早用于 MTX 治疗失败的患者。在一项为期 24 周的临床研究中，患者被分为 MTX 单药组、利妥昔单抗单药组、MTX 联合利妥昔单抗组、利妥昔单抗联合环磷酰胺组。ACR20 的缓解率分别为 38%、65%、73% 和 76%[23]。用利妥昔单抗时，常同时静脉输入甲泼尼龙以减少输液反应。研究显示，甲泼尼龙对疗效无影响，但可以减少输液反应的严重性和发生率[24]。利妥昔单抗治疗的个体，B 细胞清除时间常超过 3 个月。B 细胞再生平均为 8 个月，且再生的 B 细胞主要为幼稚 B 细胞[25]。重复利妥昔单抗治疗仍有效。利妥昔单抗治疗除了不同程度的输液反应外，耐受性良好。目前重复输入利妥昔单抗治疗的长期疗效不详。

伴随疾病

骨质疏松是 RA 的主要伴随疾病，可以由疾病本身和应用糖皮质激素导致。大多数患者应常规使用钙和维生素 D 以预防骨质疏松。应常规以双能 X 线衍射法检测骨密度，并根据骨质疏松的危险程度评分来判断是否需要加用双膦酸盐或选择性雌激素受体阻滞剂。

心血管疾病是 RA 的主要死因。事实上，RA 本身也是心血管疾病的危险因素。目前尚不清楚强化治疗是否降低这种风险，但可靠数据显示 MTX 和 TNF-α 拮抗剂联合治疗可减少心血管事件的发生率。年龄大于 50 岁的患者应加用小剂量阿司匹林作为心血管疾病的初级预防。定期检测胆固醇水平，必要时加用降脂药物。应根据常规推荐治疗其他心血管危险因素，如高血压、糖尿病和肥胖。

总结

RA 的病情判断依赖于详细的病史和体格检查，包括详细的病变关节计数来判断疾病活动度。疾病活动度的水平决定治疗策略。DMARDs 是控制疾病活动度和关节损伤的主要药物。DMRADs 药物和生物制剂的联合应用可以有效地控制病情。RA 的治疗仍在不断地发展，越来越多的证据显示持续关节炎症可导致不可逆的关节损伤和残疾。因此，应以 DMARDs 联合治疗控制病情从而避免关节损伤。

（李春译　穆荣校）

参考文献

1. O'Dell J, Haire CE, Erikson N, et al. Treatment of rheumatoid arhtritis with methotrexate alone, sulfasalazine and hydroxychloroquinne, or a combination of all three medications. N Engl J Med 1996;334:1287–1291.
2. Boers M, Verhoeven AC, Markusse HM, et al. Randomised comparison of combined step-down prednisolone, methotrexate and sulphasalazine with sulfasalzine alone in early rheumatoid arthritis. Lancet 1997;350:309–338.
3. Landewé RB, Boers M, Verhoeven AC, et al. COBA combination therapy in patients with early rheumatoid arthritis: long-term structural benefits of a brief intervention. Arthritis Rheum 2002;46:347–356.
4. Andersen PA, West SG, O'Dell JR, et al. Weekly pulse methotrexate in rheumatoid arthritis. Clinical and immunologic effects in a randomized, double-blind study. Ann Intern Med 1985;103:489–496.
5. Weinblatt ME, Polisson R, Blotner SD, et al. The effects of drug therapy on radiographic progression of rheumatoid arthritis. Results of a 36-week randomized trial comparing methotrexate and auranofin. Arthritis Rheum 1993;36:613–619.
6. Bathon JM, Martin RW, Fleischmann RM, et al. A comparison of etanercpt and methotrexate in patients with early rheumatoid arthritis. N Engl J Med 2000;343:1586–1593.
7. Strand V, Cohen S, Schiff M, et al. Treatment of active rheumatoid arthritis with luflunomide compared with placebo and methotrexate. Arch Intern Med 1999;159:2542–2550.
8. Smolen JS, Kalden JR, Scott DL, et al. Efficacy and safety of leflunomide compared with placebo and sulphasalazine in active rheumatoid arthritis: a double-blind, randomised, multicentre trial. Lancet 1999;353:259–266.

9. Fox RI. Mechanism of action of hydroxychloroquine as an antirheumatic drug. Semin Arthritis Rheum 1993;23: 82–91.

10. Clark P, Casas E, Tugwell P, et al. Hydroxychloroquinne compared with placebo in rheumatoid arhtritis. A randomized controlled trial. Ann Intern Med 1993;119: 1067–1071.

11. Gadangi P, Langaker M, Naime D, et al. The anti-inflammatory mechanism of sulfasalazine is related to adenosine release at inflamed sites. J Immunol 1996;156:1937–1941.

12. Alarcon GS. Minocycline for the treatment of rheumatoid arthritis. Rheum Dis Clin North Am 1998;24:489–499.

13. Lehman AJ, Esdaile JM, Klinkhoff AV, et al. A 48-week, randomized, double-blind, double-observer, placebo-controlled multicenter trial of combination methotrexate and intramuscular gold therapy in rheumatoid arthritis: results of the METGO study. Arthritis Rheum 2005;53: 1360–1370.

14. Marchesoni A, Battafarano N, Arreghini M, et al. Radiographic progression in early rheumatoid arthritis: a 12-month randomized controlled study comparing the combination of cyclosporin and methotrexate with methotrexate alone. Rheumatology 2003;42:1545–1549.

15. Gerards AH, Landewe RB, Prins AP, et al. Cyclosporin A monotherapy versus cyclosporin A and methotrexate combination therapy in patients with early rheumatoid arthritis: a double blind randomised placebo controlled trial. Ann Rheum Dis 2003;62:291–296.

16. Moreland LW, Weinblatt ME, Keystone EC, et al. Etanercept treatment in adults with established rheumatoid arthritis: 7 years of clinical experience. J Rheumatol 2006; 33:854–861.

17. Listing J, Strangfeld A, Kary S, et al. Infections in patients with rheumatoid arhtritis treated with biologic agents. Arthritis Rheum 2005;52:3403–3412.

18. Bongartz T, Sutton AJ, Sweeting MJ, et al. Anti-TNF antibody therapy in rheumatoid arthritis and the risk of serious infections and malignancies. JAMA 2005;295: 2275–2285.

19. Wolf F, Michaud K. Lymphoma in rheumatoid arthritis: the effect of methotrexate and anti-tumor necrosis factor therapy in 18,572 patients. Arthritis Rheum 2004;50:1740–1751.

20. Cohen SB, Moreland LW, Cush JJ, et al. A multicentre, double blind, randomised, placebo controlled trial of anakinra (Kineret), a recombinant interleukin 1 receptor antagonist, in patients with rheumatoid arthritis treated with background methotrexate. Ann Rheum Dis 2004;63: 1062–1068.

21. Bresnihan B, Newmark R, Robbins S, et al. Effects of anakinra monotherapy on joint damage in patients with rheumatoid arthritis. Extension of a 24-week randomized, placebo-controlled trial. J Rheumatol 2004;31:1103–1111.

22. Genovese MC, Becker JC, Schiff M, et al. Abatacept for rheumatoid arthritis refractory to tumor necrosis factor alpha inhibition. N Engl J Med 2005;353:1114–1123.

23. Edwards JC, Szczepanski L, Szechinski J, et al. Efficacy of B-cell targeted therapy with rituximab in patients with rheumatoid arthritis. N Engl J Med 2004;350:2572–2581.

24. Emery P, Fleischmann R, Filipowicz-Sosnowska A, et al. The efficacy and safety of rituximab in patients with active rheumatoid arthritis despite methotrexate treatment: results of a phase IIb randomized, double-blind, placebo-controlled, dose-ranging trial. Arthritis Rheum 2006;54: 1390–1400.

25. Leandro MJ, Cambridge G, Ehrenstein MR, et al. Reconstitution of peripheral blood B cells after depletion with rituximab in patients with rheumatoid arthritis. Arthritis Rheum 2006;54:613–620.

6

幼年特发性关节炎

A. 临床特征

Daniel J. Lovell, MD, MPH

■ 幼年特发性关节炎（juvenile idiopathic arthritis，JIA）是儿童关节炎中最常见的类型，也是儿童慢性病中较常见的一种类型。

■ JIA 是慢性关节炎所共有的一系列疾病的统称。

■ JIA 诊断需要结合病史、体格检查及实验室检查。

■ 绝大多数的 JIA 的患儿，他们的免疫遗传相关性、临床过程及转归都和成人起病的类风湿关节炎患者有很大区别。

幼年特发性关节炎（juvenile idiopathic arthritis，JIA）是儿童关节炎中最常见的，也是儿童慢性病中较常见的一种疾病。如它的名称所提示，该病病因未明。实际上，JIA 是慢性关节炎所共有的一系列疾病的统称。该病的诊断需要结合病史、体格检查和实验室检查。绝大多数的 JIA 的患儿，他们的免疫遗传相关性、临床过程及转归都和成人起病的类风湿关节炎（rheumatoid arthritis，RA）患者有很大区别。然而，5% ~ 10% 的 JIA 患儿（即类风湿因子阳性的多关节炎型患儿）较其他类型的 JIA，更像成人的起病的 RA。JIA 这一命名在很大程度上代替了儿童期慢性特发性关节炎的旧标准 - 幼年类风湿关节炎（juvenile rheumatoid arthritis，JRA）。此两种分类法的区别及相似点将在下面讨论。事实上，这是"幼年特发性关节炎"这一术语首次被用于本书。

流行病学

在年龄小于 16 岁的人群的研究中，JIA 的患病率是 57/10 万 ~ 220/10 万 [1-8]。在一项包括医院及诊所的研究的 Meta 分析中，报道的患病率是 132/10 万 [95% 的可信区间（95% CI）119/10 万 ~ 145/10 万] [9]。在一项来自瑞典的人口调查研究中，Andersson-Gäre 和 Fasth 曾报导 50% 的 JIA 患儿有疾病活动并且将持续到成人期 [5]。许多已发表的流行病学调查不包括那些已经成为成人的 JIA 患者，因而导致了患病率被低估。在美国和北欧的人口学调查中 [1,9-10]，其发病率在 7/10 万 ~ 21/10 万。所有关于 JIA 发病率和患病率的研究都有很大的可信区间，这是由于 JIA 的患者相对罕见，即使在大样本的研究中，实际调查到的病例数目仍很小。这就导致了实际的 JIA 的患病率高低之间有很多差异。最常被引用的数据是在美国 16 岁以下人群中，针对 70 000 ~ 100 000 的 JIA 患儿（包括病情活动和不活动的）的研究 [11]。依据 Andersson-Gäre 和 Fasth 关于此病持续到成人期的报道，在美国 16 岁以上的人群中估计有 35 000 ~ 50 000 名活动性的 JIA 患儿 [5]。

在美国，幼年特发性关节炎相比成人起病的 RA，影响到的人群要小的多。然而，比起其他儿童起病的慢性病，JIA 相对常见，患病的儿童数目和儿童糖尿病差不多，至少是镰刀形红细胞贫血或囊性纤维化患儿数目的 4 倍以上，是血友病、急性淋巴细胞性白血病、慢性肾衰或肌营养不良的 10 倍以上 [6]。

临床特点

JIA 的诊断标准包括 16 岁以前起病，一个或多个关节炎持续至少 6 周以上，并且除外其他原因引起的关节炎 [7,11-12]。以下 4 个要点中缺少的 1 个或多个，经常则会导致误诊：①关节炎必须客观存在，即关节肿胀、渗出，或是有以下几点中的两点以上—关节活动受限、压痛、活动时疼痛或关节表面皮温升高（如仅有关节痛是不够的）；②关节炎必须持续存在至少 6 周；③其他的 100 多种引起儿童慢性关节炎的病因需要被排除；④没有特异的实验室检查或其他检查能确定 JIA 的诊断，也就是说，它是一种除外诊断。

幼年特发性关节炎被分为 7 类：全身型、类风湿因子阳性的多关节型、类风湿因子阴性的多关节型、少关节型（持续型和扩展型）、银屑病性关节炎、与附着点炎相关的关节炎和未分化的关节炎（表 7A-1）[11-12]。这些亚类都有其特有的临床表现、免疫遗传相关性和临床病程（表 7A-2）。JIA 的分类标准是互相排斥的，

因此对某一类型的诊断标准也可用做其他类型的排除标准。对于那些不止适用于一种标准的或是不满足任何标准的类型，可采用未分化关节炎的标准。无论是旧的 JRA 的诊断标准，还是现在的 JIA 的诊断标准，这一类疾病均用一个术语来概括以区别于其他类型的慢性关节炎[11-12]。JIA 的标准是通过临床及免疫遗传的方法去进行不断验证，来评估诊断标准的同质性和稳定性，如有必要，对于已发表的诊断标准可做更改[12]。

除了诊断标准，每一种类型的 JIA 的排除标准用

表 7A-1 幼年特发性关节炎分类标准（SECOND REVISION，EDMONTON，2001.）

分类	描述	发病率
全身型	出现关节炎的同时或之前有至少 2 周的持续发热，其中至少 3 天的弛张热，同时满足下面至少一项：风湿性皮疹、弥漫性淋巴结肿大、肝脾大和浆膜炎 排除标准：a、b、c、d	2%～17%
少关节型，持续性	在起病初期及病程中受累关节 ≤ 4 个 排除标准：a、b、c、d、e	12%～29%
少关节型，扩展性	在病初的 6 个月受累关节 ≤ 4 个，但之后受累关节数目 ≥ 5 个 排除标准：a、b、c、d、e	12%～29%
多关节型，RF 阴性	在病初的 6 个月受累关节 ≥ 5 个且 RF 阴性 排除标准：a、b、c、d、e	10%～28%
多关节型，RF 阳性	在病初的 6 个月受累关节 ≥ 5 个，间隔 3 月以上查 RF，至少两次阳性 排除标准：a、b、c、e	2%～10%
与附着点炎症相关的关节炎	关节炎伴有附着点炎（enthesitis），或关节炎或附着点炎，伴下列情况中至少 2 项： （1）骶髂关节压痛或炎症性腰骶部 （2）HLA-B27 阳性 （3）由医生诊断的一级或二级亲属患有 HLA-B27 相关性疾病 （4）无症状的前葡萄膜炎 （5）6 岁以上发病的男性关节炎或附着点炎患儿 排除标准：a、d、e	3%～11%
银屑病性关节炎	关节炎伴有银屑病或关节炎合并以下中的 2 项： （1）家族史中一级亲属有银屑病 （2）指（趾）炎（dactylitis） （3）指甲凹陷或指甲脱离 排除标准：b、c、d、e	2%～11%
未分化型	不符合上述任何一项或符合上述两项以上类别的关节炎。 无适用的排除标准	2%～23%

SOURCE：Data from Petty RE，Southwood TR，Manners P，et al. J Rheumatol 2004；31；390–392，*Journal of Rheumatology.*

排除标准：

（a）患者或其一级亲属患有银屑病；

（b）6 岁以上的 HLA-B27 阳性的男性关节炎患儿；

（c）一级亲属中患有强直性脊柱炎、与附着点炎症相关的关节炎、炎症性肠病引起的骶髂关节炎、反应性关节炎或者急性前葡萄膜炎；

（d）两次 IgM 型类风湿因子阳性，两次间隔 3 个月以上；

（e）全身型的 JIA

表 7A-2　幼年特发性关节炎各分类的特征

特征	sJIA	poJIA RF+	poJIA RF-	oJIA 持续性	oJIA 扩展性	pJIA	eJIA	uJIA
起病时受累关节数目	因人而异	≥ 5	≥ 5	≤ 4	≥ 5	因人而异	因人而异	因人而异
性别比例（女∶男）	1∶1	3∶1	3∶1	4∶1	4∶1	1∶1	1∶1	1∶1
出现葡萄膜炎的比例（在其 JIA 亚类患者所占的百分率）	0%～2%	3%～10%	3%～10%	30%～50%	15%～20%	5%～20%	≤ 25%（急性的）	••
在病初的 6 个月中至少 2 次 RF⁺ 的比例（在其 JIA 亚类患者所占的百分率）	0%	100%	0%	0%	0%	0%	0%	3%～5%
病程中受累关节数目 ≥ 5 个的比例（在其 JIA 亚类患者所占的百分率）	50%	100%	100%	0%	100%	6%～55%	50%	••
在最后的 F/U 中临床缓解的百分率	33%～80%	0～15%	23%～46%	43%～73%	12%～35%	—	—	—
在最后的 F/U 中为 Steinbroker 功能分级的Ⅲ或Ⅳ级的百分率	0～65%	5%～38%	3%～41%	0～7%	36%～43%	—	—	—
在最后的 F/U 中有关节破坏的影像学证据的百分率	14%～75%	75%～77%	40%～43%	5%～27%	25%～33%	—	—	—

缩写：eJIA，与附着点炎症相关的 JIA；F/U，已发表研究中的最后一次随访；JIA，幼年特发性关节炎；oJIA，少关节炎型的 JIA；pJIA，银屑病性关节炎；poJIA，多关节炎型的 JIA；RF，类风湿因子；sJIA，全身型 JIA；uJIA，未分化的 JIA

ᵃ 数据来自于对已发表的关于 JIA 和 JRA 人群的研究所做的 Meta 分析 [17]

下面列出的标准提示出来：

　　(a) 患儿或其一级亲属患有银屑病；

　　(b) 6 岁以上的人类白细胞抗原（human leukocyte antigen，HLA）-B27 阳性的男性关节炎患儿；

　　(c) 一级亲属中患有强直性脊柱炎、与附着点炎相关的关节炎、炎性肠病性骶髂关节炎、反应性关节炎或急性前葡萄膜炎；

　　(d) 至少两次 IgM 型类风湿因子阳性，间隔 3 个月以上；

　　(e) 全身型的 JIA。

幼年特发性关节炎，全身型

　　2%～17% 的 JIA 患儿是全身型的幼年特发性关节炎（systemic JIA，sJIA）[12]。sJIA 诊断标准需要满足患儿至少持续 2 周的发热，其中至少 3 天为每日热

（即弛张热，即一天中体温峰值 ≥ 39℃，两个峰值之间体温可降至 37℃ 或更低），并且满足以下中的至少 1 条：a. 易消失的、位置不定的红色斑疹；b. 弥漫性淋巴结肿大；c. 肝大和（或）脾大；d. 浆膜炎（心包炎、胸膜炎或腹膜炎）。如果排除标准列表中的 a、b、c 或 d 存在的话，则可以除外 sJIA。

　　95% 的病例其特征性的皮疹是淡粉色、发白的、短暂的（持续数分钟或几小时）、不伴瘙痒的小的斑疹或斑丘疹。sJIA 的患儿常常出现生长延迟、骨量减少、弥漫性淋巴结病、肝脾大、心包炎、胸膜炎、贫血、白细胞增多、血小板增多和急性期炎性反应物升高。类风湿因子阳性和葡萄膜炎罕见。关节外的表现是轻度到中度严重，且大多数常常是自限性的。当出现发热时，大多数的全身症状也会出现；然而，sJIA 患者也可能发展成心包填塞、继发性的消耗性凝血障碍引起的严重的血管炎以及巨噬细胞活化综合征

（macrophage activation syndrome，MAS），这些都需要大量的激素治疗。

sJIA 的长期预后是由关节炎的严重程度决定的，其常常伴随发热和全身表现而出现，但是一些患者在发热数周至数月仍没有关节炎表现。sJIA 可能在低于 16 岁的任意年龄发病，但是发病高峰是 1 ～ 6 岁。男孩和女孩均易发病。

幼年特发性关节炎，类风湿因子阳性和阴性的多关节型

多关节型幼年特发性关节炎（polyarthritis juvenile idiopathic arthritis，poJIA）的特征是在起病最初 6 个月，患儿有 5 个以上的关节炎。要分类为 poJIA，必须不能存在除外标准中的 a、b、c 和 e。在病初的前 6 个月，间隔 3 个月以上查 RF，至少两次阳性才考虑为 RF 阳性型。2% ～ 10% 的 JIA 患儿是类风湿因子阳性的多关节型（poJIA RF$^+$），10% ～ 28% 的是类风湿因子阴性的多关节炎型（poJIA RF$^-$）[12]。poJIA RF$^+$ 的患儿常常是女孩，较晚起病（最少 8 岁），HLA-DR4 通常是阳性的，有对称性的小关节炎，比 RF$^-$ 的患儿更容易发生骨质破坏、结节和功能障碍。poJIA RF$^+$ 比其他类型的 JIA 更像成人的 RA。这两种 poJIA 的临床表现和结局，包括疲劳、食欲减退、蛋白质 - 热量营养不良、贫血、生长迟滞、性成熟延迟和骨量减少等，都是大不相同的。poJIA 在低于 16 岁均可发病，poJIA 的女孩患者发生率与男孩患者发病率的比例是 3∶1。

幼年特发性关节炎，少关节型

少关节型幼年特发性关节炎（oligoarthritis juvenile idiopathic arthritis，oJIA）的特征是在病初的前 6 个月患儿有 4 个或更多的关节发生关节炎。其排除标准是 a、b、c、d 和 e。oJIA 的患儿被分成两类：持续型和扩展型。持续型的 oJIA 在病程中受累的总关节炎数目不超过 4 个，而扩展型的 oJIA 患儿在病初的 6 个月以后，病程中受累的总关节炎数目是 5 个或更多。oJIA 是 JIA 分类中最常见的（占所有 JIA 患者的 24% ～ 58%）[12]。持续型的 oJIA 在所有的 JIA 分类中其关节结果是最好的。有一半的 JIA 患者证实是膝关节的单关节受累[13]。这些患者的关节症状通常是很轻微的，正常的或接近正常的躯体功能，膝关节的肿胀和活动受限都不少见。

有 50% 的 oJIA 患儿会发展为扩展型的，其中 30% 会在起病 2 年内发展为扩展型的。在发病初期的前 6 个月进展为扩展型（即更广泛、严重的关节受累）的危险因素是腕部、手和踝关节炎；对称性的多关节炎；红细胞沉降率（erythrocyte sedimentation rate，ESR）升高和抗核抗体（antinuclear antibodies，ANA）阳性[13]。oJIA 患儿通常较年幼（1 ～ 5 岁起病），更可能是女孩发病（女∶男为 4∶1），多是 ANA 阳性，发展为慢性眼睛炎症的危险性最大[7]。oJIA 患儿 30% ～ 50% 有眼睛受累[7,13]。炎症反应主要累及眼睛前房，任何轻微表现都算的话，超过 80% 的患儿有眼睛受累。因为严重的、不可逆的眼睛病变，包括角膜薄翳、白内障、青光眼和部分或全部的视力丧失都可能发生，所以患者应定期随诊，并由有经验的眼科大夫治疗（表 7A-3）。

对于 oJIA 的亚类来说，患有持续的关节炎的危险性是各异的。在一项研究中，75% 的持续型 oJIA 患者到成人期得到缓解，仅有 12% 的患者发展为扩展型的 oJIA。

幼年特发性关节炎，银屑病性关节炎

与 JRA 不同的是，关节炎患者伴随银屑病则被归为 JIA。≤ 16 岁的患儿出现慢性关节炎和银屑病就是银屑病性特发性关节炎（psoriatic juvenile idiopathic arthritis，pJIA）。然而，典型的银屑病皮疹可能在关节炎出现后的很多年都不出现。据报道，33% ～ 62% 的患者在关节炎出现之前及出现的同时，没有任何需

表 7A-3 美国儿科学会制订的用于幼年特发性关节炎的眼睛随诊的指南

疾病分类	随访频率
除了 sJIA 以外的，任一分类的 ≤ 6 岁起病的，ANA$^+$ 的 JIA 患儿	病初的前 4 年每 3 ～ 4 个月随访一次，其后的 3 年每 6 个月一次，之后 1 年一次
除了 sJIA 以外的，任一分类的 ≤ 6 岁起病的，ANA$^-$ 的 JIA 患儿	病初的前 4 年每 6 个月随访一次，之后 1 年一次
除了 sJIA 以外的，任一分类的 ≥ 7 岁起病的，ANA$^{+/-}$ 的 JIA 患儿	病初的前 4 年每 6 个月随访一次，之后 1 年一次
sJIA	每年一次

SOURCE: Adapted from Cassidy J, Kivlin J, Lindsley C, Nocton J, Pediatrics 2006；117：1843–1845, by permission of *Pediatrics*.

缩写：JIA，幼年特发性关节炎；sJIA，全身型 JIA

要皮肤用药的表现。仅有 10% 的患者关节炎和皮疹同时发生。在其余患者中（33% ~ 67%），首先出现皮疹[7]。因此，在 JIA 的标准中，如果患儿符合以下 3 条标准中的至少 2 条，则被归为银屑病关节炎：指（趾）炎、指（趾）甲凹陷或指甲松离或一级亲属患银屑病。必须由医生来做出银屑病的诊断。相关的排除标准是 b、c、d 和 e。指（趾）炎（dactylitis）是指一个或多个指（趾）肿胀，肿胀常常是不对称分布，超过关节界限；指（趾）甲凹陷是指任何时候 1 个或多个指（趾）甲至少有 2 个凹陷。指（趾）甲松离在 JIA 中没有专门定义，指的是指（趾）甲部分或全部从甲床分离。pJIA 占全部 JIA 的 2% ~ 11%[12]。

在绝大多数的 pJIA 患者中，其关节炎是外周性的、非对称的，常常累及膝关节、踝关节和手足的小关节。指（趾）炎（香肠指 / 趾）不仅是足趾或手指小关节发炎，也包括腱鞘发炎。尽管指（趾）炎有明显的肿胀和指（趾）关节活动受限，但是令人吃惊的是，它没有症状。70% 的 pJIA 患者在起病时有 4 个或 4 个以上关节炎。在纵向研究中，约 40%（范围为 11% ~ 100%）的 pJIA 患者有骶髂关节受累[7]。

在 20% 的患者中，其出现的无症状的慢性前葡萄膜炎和 oJIA 患者的葡萄膜炎不易鉴别[7,13]。因此，正如表 7A-3 描述的那样，pJIA 患者同样需要规律的眼睛裂隙灯检查。

幼年特发性关节炎，与附着点炎症相关的

这一分类表明了儿童脊柱关节病中轴型的临床表现可能许多年都不明显这一事实。患儿既有关节炎又有附着点炎，或是仅有关节炎或附着点炎同时有以下 5 条中的任意 2 条表现：①骶髂关节压痛和（或）炎症性腰骶部疼痛；② HLA-B27 阳性；③ ≥ 6 岁发病的男孩关节炎患儿；④急性（有症状的）前葡萄膜炎；⑤一级亲属患有强直性脊柱炎、与附着点炎症相关的关节炎、伴炎症性肠病的骶髂关节炎、反应性关节炎或急性前葡萄膜炎，则归为附着点相关的幼年特发性关节炎（enthesitis JIA，eJIA）。相关的除外标准是 a、d 和 e。约 10% 的 JIA 患者是 eJIA[12]。

附着点炎（enthesitis）是指肌腱、韧带、关节囊或筋膜插入骨头处的炎症。最常见的表现是附着点处的疼痛和压痛，也会有肿胀。附着点炎不是 eJIA 所

特有的，其他类型的 JIA、系统性红斑狼疮（systemic lupus erythematosus，SLE）和健康儿童也可以出现[7]。附着点炎最常见于髌骨上方、髌骨下方胫骨粗隆处、跟骨附着处、足背（跖腱膜附着于跟骨处）以及足底跖骨头处[7]。

和 JRA 标准不同的是，既有关节炎又有炎症性肠病的患儿如果入选标准及除外标准均满足的话，则归为 eJIA。在炎症性肠病的患儿中，其关节受累可能比胃肠道（gastrointestinal，GI）炎症早出现几个月或几年。胃肠道受累的线索包括疲劳、体重减轻、生长障碍、夜间肠蠕动、口腔溃疡、结节性红斑、脓性坏疽和贫血（要比常见的关节炎引起的症状严重）。

eJIA 的患者也会有其他部位受累。25% 的患者可能发生急性葡萄膜炎，其特征是间断发作的眼睛发红、畏光和疼痛等眼睛炎症表现（常为单侧）。大动脉受累及动脉瓣关闭不全很少见于 eJIA 患儿[7]。

在刚起病时，大约 80% 的 eJIA 是外周关节受累，仅有 25% 的患者有骶髂关节或腰椎的症状或体征。在 85% 的患者中，有 4 个或 4 个以上关节受累。由于 eJIA 的标准相对较新，并且脊柱中轴的表现进展很缓慢，所以没有关于 eJIA 的专门的纵向研究数据。旧的诊断标准的研究数据可以用来观察随时间变化而出现中轴受累的危险性。那些诊断为血清反应阴性的附着点炎和关节炎综合征（SEA syndrome）的患儿，经过 11 年的随访，其中 65% 的患者临床出现了中轴严重受累。在诊断为幼年强直性脊柱炎的患儿中，超过 90% 的患者最终出现临床严重的腰椎和（或）骶髂（sacroiliac，SI）关节受累[7]。

在 eJIA 患者中，ANA 和 RF 是阴性的，常规 X 线片在很多年里都不能显示出骶髂关节和腰椎的特征性的病变。骨扫描也很少有帮助，因为由于骨骼的生长，所有儿童在骶髂关节及和腰椎的放射性同位素的吸收都是显著增加的。计算机断层扫描（CT）及磁共振成像（MRI）是有用的，但是要由熟悉儿童脊柱影像学的放射科医生来解读影像片。没有特异性的实验室检查。

幼年特发性关节炎，未分化型

如果患者的表现不符合任一分类的诊断标准或是符合一种以上分类的诊断标准，则被归为未分化的幼年特发性关节炎（undifferentiated juvenile idiopathic arthritis，uJIA）。在已发表的数据中，2% ~ 23% 的 JIA 患者属于 uJIA。在那些 uJIA 患者中，其中的 60% 不符合任一的 JIA 分类，而 40% 符合一种以上的 JIA 分类[12]。在那些满足一种以上分类患者中，最常见的是同时满足 poJIA RF 范畴和 eJIA 或 pJIA 的标准。一些患儿是同时满足 oJIA 和 eJIA 或 pJIA 的分类标准[12]。应进行纵向的研究来确定 uJIA 患者的最终诊断，来观察有多少患者仍是 uJIA，有多少进展为 JIA 的其他分类，或是不是 JIA 而是其他病。

幼年特发性关节炎中的眼睛受累

JIA 的独特表现是慢性眼葡萄膜炎。对于已发表的 21 个关于 JIA 患儿葡萄膜炎的研究做了 Meta 分析，其中包括 4598 名患儿[13]。这项研究证实由于地理分布的不同，JIA 患儿的眼葡萄膜炎发病率有明显不同。在对斯堪的那维亚人（Scandinavian）的研究中，18.5% 的患儿患有眼葡萄膜炎，在美国是 14.5%，在东亚仅有 4.5%。眼葡萄膜炎患病率因 JIA 亚类不同而不同——12% 的 oJIA、4.3% 的 poJIA 和 1.8% 的 sJIA 会发展为慢性葡萄膜炎。其他研究已经证实 20% 的 pJIA 患儿和 oJIA 患儿的眼葡萄膜炎在临床表现、疾病的慢性程度及眼睛受累的后果上都是一样的[7]。

JIA 患儿的统一的早期规律随诊的指导方针已经形成，并且最近（2006 年）由美国儿科学会的眼科学和风湿病学分会进行了更新（表 7A-3）[14]。这些改进是基于已知的使 JIA 患儿发展为葡萄膜炎概率升高的相关因素：关节特征、关节炎的发病年龄、疾病的持续时间和 ANA 阳性。引起 JIA 发生葡萄膜炎的这些相关因素应按照表 7A-3 那样进行监测。尽管广泛地对葡萄膜炎进行定期筛查和及时的治疗，但慢性葡萄膜炎的 JIA 患儿出现严重并发症的概率仍然很高，让人难以接受。在这项 Meta 分析中，在葡萄膜炎的 JIA 患儿中，20% 的患者发展为白内障，19% 发展为青光眼，16% 发展为带状角膜病[13]。目前来说，找到 JIA- 相关葡萄膜炎的有效治疗方法，来避免或最大限度地减轻由于长期激素治疗及眼睛慢性炎症引起的眼睛损害，是很重要的，也是尚未解决的难题。

结论

近期对已发表的 21 项儿童慢性特发性关节炎的

研究做了 Meta 分析，其中仅有 2 项采用了 JIA 的分类标准[15]。在这些已发表的摘要中，超过 30% 的儿童起病的慢性特发性关节炎（大多数归为 JRA 的亚类中的一类）在 10 年或更长时间的随访后出现明显的功能障碍[16]。12% 患者在发病 3 ~ 7 年后属于 Steinbroker 功能分级中的 III 级（自理能力下降）或 IV 级（不能下床活动或必须使用轮椅），但是 48% 的患者在起病 16 年或更长时间后属于 III 级或 IV 级[7]。起病 10 年后 30% ~ 55% 的患者仍有活动性滑膜炎[16]。由儿科风湿病医生参与的一项关于 JIA 患者的纵向研究中发现，在病初的 6 个月的随访中，28% 的 pJRA、54% 的 poJRA 和 45% 的 sJRA 患者证实存在影像学的关节破坏或关节腔狭窄[16]。一项针对 1994 年以后发表的研究分析指出，这些研究曾被认为至少可以反映出近年治疗上的一些改进，但是发现仅有 40% ~ 60% 的 JIA 患者病情不活动或是有缓解，平均有 10% 的患者有严重的功能受限（Steinbroker 功能分级中的 III 级或 IV 级）[17]。

JIA 死亡率估计是 0.29% ~ 1.10%。这是美国同年龄人群标准死亡率的 3 ~ 14 倍[16]。

在过去的几十年，患有葡萄膜炎的 JIA 患者的眼睛结局已经有了显著改善，但是仍有令人难以接受的高的眼睛并发症的比例。在一项最近的眼睛结局的研究中，自眼病出现后平均随访 9.4 年，发现 85% 的患者视力正常，15% 有明显的视力缺失，其中视力缺失患者中 10% 的至少一个眼睛失明[7]。

总结

幼年特发性关节炎是儿童最常见的慢性关节炎，也是最常见的慢性炎症风湿性疾病，是引起儿童高患病率和死亡率增加的原因之一。任一的 JIA 分类都有其独特性的临床表现、并发症及结局。熟悉 JIA 的不同分类，将有助于做出早期诊断、意识到潜在的问题并做出合适的治疗。

（李彩凤 译 卢昕 校）

参考文献

1. Singsen BH. Rheumatic diseases of childhood. Rheum Dis Clin North Am 1990;16:581–599.
2. Towner SR, Michet CJJ, O'Fallen WM, Nelson AM. The epidemiology of juvenile arthritis in Rochester, Minnesota. Arthritis Rheum 1983;26:1208–1213.

3. Hochberg MC, Linet MS, Sills EM. The prevalence and incidence of juvenile rheumatoid arthritis in an urban black population. Am J Public Health 1983;73:1202–1203.

4. Andersson-Gäre BA, Fasth A. Epidemiology of juvenile chronic arthritis in Southwestern Sweden—5-year prospective population study. Pediatrics 1992;90:950–958.

5. Andersson-Gäre BA, Fasth A. The natural history of juvenile chronic arthritis: a population based cohort study. II. Outcome. J Rheumatol 1995;22:308–319.

6. Gortmaker S. Chronic childhood disorders. Prevalence and impact. Pediatr Clin North Am 1984;31:3–18.

7. Cassidy JT, Petty RE, Laxer RM, Lindsley CB. Textbook of pediatric rheumatology, 5th ed. Philadelphia: Elsevier Saunders; 2005.

8. Borchers AT, Seemi C, Chema G, Keen CL, Sheonfeld Y, Gershwin ME. Juvenile idiopathic arthritis. Autoimmune Rev 2006;5:279–298.

9. Oen KG, Cheang M. Epidemiology of chronic arthritis in childhood. Semin Arthritis Rheum 1996;26:575–591.

10. Berntson L, Andersson-Gäre B, Fasth A, et al. Incidence of juvenile idiopathic arthritis in Nordic countries. A population based study with special reference to the validity of ILAR and EULAR criteria. J Rheumatol 2003;30:2275–2282.

11. Petty RE, Southwood TR, Manners P, et al. International League of Associations for Rheumatology classification of juvenile idiopathic arthritis: second revision, Edmonton, 2001. J Rheumatol 2004;31:390–392.

12. Hofer M, Southwood TR. Classification of childhood arthritis. Best Pract Res Clin Rheumatol 2002;16:379–396.

13. Weiss JE, Ilowite NT. Juvenile idiopathic arthritis. Pediatr Clin N Am 2005;52:413–442.

14. Cassidy J, Kivlin J, Lindsley C, Nocton J. Ophthalmologic examination in children with juvenile rheumatoid arthritis. Pediatrics 2006;117:1843–1845.

15. Adib N, Silman A, Thomson W. Outcome following onset of juvenile idiopathic inflammatory arthritis: I. Frequency of different outcomes. Rheumatology 2005;44:995–1001.

16. Levinson JE, Wallace CA. Dismantling the pyramid. J Rheumatol 1992;19:6–10.

17. Ravelli A. Toward an understanding of the long-term outcome of juvenile idiopathic arthritis. Clin Exp Rheum 2004;22:271–275.

幼年特发性关节炎

B. 病因和发病机制

Patricia Woo, BSc, MBBS, PhD, MRCP, FRCCP, CBE

■ 幼年特发性关节炎（JIA）是一组异质性疾病的统称，包括多种类型。

▨ 各种 JIA 亚型的 T 细胞和细胞因子都不同。

■ 除了全身型 JIA，各种亚型的 JIA 都与 6 号染色体人类白细胞抗原（HLA）区域的基因突变有关。

幼年特发性关节炎（juvenile idiopathic arthritis，JIA）是指一组儿童时期不明原因的持续 6 周以上的异质性关节炎，由国际风湿病学会联盟（International League of Associations for Rheumatology，ILAR）提出[1]，并定义了各亚型的临床特征。即使是同一种亚型，其严重程度和持续时间不尽相同。其中，部分可以通过遗传标记 / 易感基因来进行区分。本章通过病理学和遗传学的角度来研究各个亚型之间的共性与特异性。

少关节型幼年特发性关节炎

受累关节在 4 个或 4 个以下的患儿属于少关节型 JIA。按临床表现可分为 2 个亚型：持续型少关节炎（persistent oligoarthritis，PO）和扩展型少关节炎（extended oligoarthritis，EO）。少关节型患者的病症较轻且部分有自限性，然而可能会伴发虹膜睫状体炎。

滑膜和滑膜液

滑膜组织学的角度，JIA 与成人关节炎并无区别，均有淋巴细胞，单核细胞和大量的中性粒细胞浸润。但是各类 JIA 亚型的 T 细胞和细胞因子均不同。

通过对各型 JIA 患者的滑膜进行免疫组织化学分析，发现 T 细胞产生的细胞因子可引起 I 型免疫反应[2]。在对滑膜液中促 T 细胞生成因子的进一步研究中发现，临床较轻微的 PO 型患者的滑膜液中存在一种调节 T 细胞。这也符合了当前对较轻的临床表现通

常与更平衡的免疫系统相联系的假设[3]。

化验结果

单关节炎或病情轻微的 PO 患者一般不会有明显的急性血清学反映，如 ESR 或者 CRP 升高。在更严重的患者或 EO 患者中，ESR 和 CPR 则明显升高。尽管未发现类风湿因子，但经常可以出现抗核抗体低滴度阳性，除此之外没有发现其他自身抗体。

虹膜炎

JIA 患儿的虹膜炎绝大部分为无痛性并且主要影响前色素层。通过裂隙灯检查可在前房发现细胞。尽管发病的病理机制尚不清楚，但是这种炎症在临床表现上与其他葡萄膜炎如结节病，白塞病或其他的感染有关的葡萄膜炎不同。研究表明，ANA 阳性可能是一个危险因素或相关原因。但是对 ANA 采用更敏感的测试（如 Hep2 细胞测试），则相关性有所减弱。

炎性细胞因子和关节损伤

当前有很多研究致力于测试少关节型患者的血清和关节液中炎性细胞因子和抗炎性细胞因子的含量。这些研究往往受限于提取采样和检测的技术问题：白细胞介素 1（interleukin 1，IL-1）和肿瘤坏死因子（tumor necrosis factor，TNF）极易发生体外降解，而在血液凝结的过程中 IL-6 和 TNF 的含量又会大大提升。即使如此，还是有一些一致的发现，在

关节液中发现 TNF 及其天然抑制剂可溶性 TNF 受体（TNF receptors，TNFR），以及 IL-6、IL-18 和其他趋化因子如巨噬细胞抑制蛋白 -1α（macrophage inhibitory protein-1 alpha，MIP-1 alpha）。这些都会导致淋巴细胞，单核细胞，中性粒细胞在滑膜聚集。PO 型患者相对多关节型患者的关节损伤往往较轻，一个可能的猜想是由于对炎性细胞因子的抑制不足会延长疾病的发生时间，从而导致更大的伤害。与此假设相一致的是 Rooney 及其同事在研究中发现，PO 型患者血清中的 sTNFR/TNF 比（sTRNF 是 TNF 的一种天然抑制剂）要高于多关节型患者[4]。

JIA 患者常会出现软骨和骨质破坏，导致骨骺的生长速度不一致，最终导致发育畸形。但 PO 患者从影像学上看，这种破坏的发生率和程度均较轻。

遗传倾向

有足够的证据表明少关节型 JIA 有明显的基因倾向。在最大一项对 JIA 病患的同胞（affected sibling pairs，ASP）的调查中发现，53% 的少关节型 ASP 发病症状类似。不仅如此，ASP 一般还有明确的家庭史。这些发现都表明基因因素在这类疾病中起到很重要的作用[5]。约有 17% 的 JIA 发病被认为与 HLA 所在的 6 号染色体的影响有关[5]。在少关节型 ASP 具有相同的 HLA-DR 等位基因，其发病病程、类型则表现一致[6]。HLA 基因一般与自身免疫性疾病有较强的关联，在不同人群中疾病的发生表明上文所提到基因很可能是通过影响自身免疫反应来影响病理。这主要通过这些 HLA 分子产生免疫系统（B 淋巴细胞与 T 淋巴细胞）的效应臂所对应的蛋白序列来激活，分裂和复制淋巴细胞进一步分化。其他对 ASP 的研究表明，除了该区域的基因，其他区域的基因也对 JIA 有所影响[7]。

与少关节型 JIA 有联系的非 HLA 抗原，包括蛋白酪氨酸磷酸酶 N22（PTPN22）[8]，一种单体 TNF[9]，SLC11A1[10] 和一种能决定巨噬细胞抑制因子（macrophage inhibitory factor，MIF）产生的 MIF 的遗传变异体[11]。IL-10 是一种可以抑制炎症细胞因子表达的细胞因子，它的产生由一种特异的 IL-10 遗传变异决定。Crawley 的研究表明这种遗传性变形与 EO 亚型有联系[12]，并且 EO 患者体内 IL-10 产量较低是遗传自他们的父母[13]。由此可见，遗传因素会给患儿带来不同的患病风险，并且造成程度和类型

上的差异。

病因

普遍接受的假设是：在特定的自身免疫基因的背景下，各种外界刺激会诱导发病。许多 JIA 患者在发病之前曾发生过上呼吸道感染或疫苗注射。复杂的基因背景会决定患者关节炎的严重程度。各个基因组的具体影响还有待研究，但还没有某个单一因素会导致少关节型 JIA。

全身型幼年特发性关节炎

在高加索人种中，约有 10% 的 JIA 为全身型。在其他人种中如日本人或中国人，这个比例会更高。疾病的严重程度差别很大。

实验室检查

全身型 JIA（systemic JIA，sJIA），没有特异的化验检查，但仍有很多典型的异常指标：如显著增高的 CRP、ESR、中性粒细胞、血小板和低色素小细胞性贫血。较重的患者还可能会有肝酶和凝血功能异常，以及各种并发症如巨噬细胞活化综合征（macrophage activation syndrome，MAS）。MAS 最特异性诊断的因素包括血小板及纤维蛋白原降低，血清铁蛋白增高，肝酶上升和血白细胞减少[14]。可以通过骨髓穿刺和活检来确诊 MAS。JIA 患者的血清中不含自身抗体或类风湿因子，血清补体的含量一般正常或偏高。免疫学上的异常包括血清和血浆中的多克隆高丙种球蛋白血症，炎性细胞因子如 IL-1，IL-6，IL-18 和 TNF 升高，以及趋化因子如 IL-8（CXCL18）升高[15-17]。小部分急性 sJIA 可表现出 MAS，多关节炎以及中型动脉的动脉瘤，可通过血管照影发现。

除去严重的关节损伤外，其他严重的临床症状还包括合并 MAS，全身骨质疏松，生长迟缓 / 不生长，淀粉样变性。这些都表明全身型 JIA 会对全身机体都造成损伤，而不仅仅只针对关节。

发病机制

普遍认为感染可诱发该病，但是从生物学和病毒学角度并不能确定某个病原体可单独致病。事实上，由于诊断 sJIA 需要除外败血症，sJIA 并未被定义为传

染性疾病。MAS 作为常见并发症这一点很不同寻常，目前为止的研究发现，sJIA 患者在 NK 细胞活性和穿孔基因表达上有可逆的缺陷[18-19]。这些缺陷可能是感染诱发 sJIA 原因的一部分，包括 NK 细胞功能异常在内的机体免疫功能下降导致机体不能有效的消灭这些传染性病原体。

有限的证据表明遗传因素也是导致 sJIA 的原因之一。来自北美的一份大的 JIA 同胞样本中只有极少的同胞是 sJIA[5]。尽管在某些小样本的研究中，sJIA 与 HLA 的等位基因有一定的相关性，但是这种相关性在其他的病例对照研究中并没有被报道。在英国的大样本研究中，与其他类型的 JIA 往往有多分报道表明与 HLA 有所联系形成鲜明反差的是，sJIA 与 HLA 没有任何关联[20]。

与此相对应的是，非 HLA 基因如控制巨噬细胞迁移抑制因子（migration inhibitory factor，MIF）的基因与所有类型的 JIA 都有联系[10]。特别的是，一种可以导致血清和关节液中 MIF 含量偏高的 MIF 单核苷酸被认为与 sJIA 有直接联系[21]。另外，一种非 HLA 基因可导致血清 IL-6 含量过高的 IL-6 的 174G 等位基因也被认为是可能导致 sJIA 的一种遗传因素[22-23]。这些基因都与促炎蛋白有关，因此很多假设认为这些基因导致患者会对病原体等刺激产生更强烈的免疫反应。sJIA 患者另一种炎性因子 IL-1β 的分泌也过高[24]。小样本临床试验显示阻断 IL-1 和 IL-6 的表达取得了令人鼓舞的结果[24-26]。这些基因失衡与最近在自身炎症性综合征上发现的先天免疫系统和抗炎途径上的基因缺陷相一致。这些自身炎症性综合征包括家庭性地中海热（familial Mediterranean fever，FMF），高 IgD 和家庭性荷兰热，Muckle-Wells 综合征（Muckle-Wells syndrome，MWS），慢性婴儿神经皮肤关节综合征（chronic infantile neurological cutaneous arthropathy syndrome，CINCA），家庭性爱尔兰热或（tumor necrosis receptor-associated periodic fever syndromes，TRAPS）。从一般炎症的临床角度或与致炎及抗炎变异基因的联系来看，sJIA 都可以被看做是一种自身炎症性综合征。

多关节型幼年特发性关节炎

多关节型 JIA 通常起病较慢且病情较重，需要更个体化的治疗方案。根据 ILAR 的定义可分为两种亚

型：RF⁻ 和 RF⁺。

RF⁺ 多关节型 JIA 与成人的类风湿关节炎（RA）相似，均有严重的大范围的关节骨质破坏。幼年与成年 RA 的相似处包括类风湿因子以及其他特定抗体，如抗环瓜氨酸肽（anti-cyclic citrullinated peptides，anti-CCP），anti-Bip，以及与一些 HLA 基因的联系。在诊断这类患儿的时候必须十分小心，因为感染也可导致类风湿因子升高，ILAR 明确规定只有两次至少相隔 3 个月以上的诊断结果均为阳性才能确诊。

RF⁻ 多关节型 JIA 是目前最常见的 JIA，发病年龄广且症状多样。与少关节型 JIA 相似，患者通常患有虹膜睫状体炎以及 ANA 阳性。滑膜的组织成分也与少关节型患者相似，但在 T 细胞亚型[3]和细胞因子产物[4]的含量上有微小差别。

感染可能诱使发病，但是一般情况下没有明显外部诱因。因此，病因同样与遗传因素有关。一份对北美 ASP 的研究发现 HLA-DRB1*0801 基因被发现与多关节型和少关节型 JIA 都有联系，以及一些其他的基因的影响[20]。这些都是一些初步的数据，需要通过全世界 JIA 研究者来解决这些问题。

附着点炎相关的关节炎和银屑病性关节炎

这些使用临床标准分类的关节炎的发病机制不明。在与附着点炎相关的关节炎（ERA）亚型中，部分患者在青春期末期或者成年期会发展成骶髂关节炎和脊柱炎。这些患者的 HLA-B27 一般呈阳性，与成人强直性脊柱炎有很强的联系。当前对 ERA 发病机制的假设是由于 HLA-B27 导致肠道微生物缺陷而影响免疫系统[27]。其他非 HLA 基因包括 IL-1 基因簇在内也会引发相应的临床表现[28-29]。

目前尚不清楚银屑病性关节炎的发病机制。遗传因素更多地体现在银屑病本身，即 HLA-Cw6[30]。少部分银屑病患者会同时伴有关节炎的原因以及决定发病年龄的因素都还在研究当中。

总结

除了全身型 JIA，所有 JIA 都与 6 号染色体上 HLA 区域的基因突变有关系。这些基因变异在各种 JIA 亚型上都不一致并且导致了临床表现上的巨大差

异，与此同时非 HLA 基因变异同样能导致临床表现的不同。目前为止，病理学和基因角度上的研究都表明全身型 JIA 应被归类为自身炎症性综合征：由于炎性系统内部的基因变异导致患者处于促炎性状态。

（李彩凤 译　卢昕 校）

参考文献

1. Petty RE. Growing pains: the ILAR classification of juvenile idiopathic arthritis. J Rheumatol 2001;28:927–928.

2. Murray KJ, Grom AA, Thompson SD, Lieuwen D, Passo MH, Glass DN. Contrasting cytokine profiles in the synovium of different forms of juvenile rheumatoid arthritis and juvenile spondyloarthropathy: prominence of interleukin 4 in restricted disease. J Rheumatol 1998;25:1388–1398.

3. de Kleer IM, Wedderburn LR, Taams LS, et al. CD4(+)CD25(bright) regulatory T cells actively regulate inflammation in the joints of patients with the remitting form of juvenile idiopathic arthritis. J Immunol 2004;172:6435–6443.

4. Rooney M, Varsani H, Martin K, et al. Tumour necrosis factor alpha and its soluble receptors in juvenile chronic arthritis. Rheumatology (Oxford) 2000;39:432–438.

5. Glass DN, Giannini EH. Juvenile rheumatoid arthritis as a complex genetic trait. Arthritis Rheum 1999;42:2261–2268.

6. Prahalad S, Ryan MH, Shear ES, Thompson SD, Giannini EH, Glass DN. Juvenile rheumatoid arthritis: linkage to HLA demonstrated by allele sharing in affected sibpairs. Arthritis Rheum 2000;43:2335–2338.

7. Thompson SD, Moroldo MB, Guyer L, et al. A genome-wide scan for juvenile rheumatoid arthritis in affected sibpair families provides evidence of linkage. Arthritis Rheum 2004;50:2920–2930.

8. Hinks A, Barton A, John S, et al. Association between the PTPN22 gene and rheumatoid arthritis and juvenile idiopathic arthritis in a UK population: further support that PTPN22 is an autoimmunity gene. Arthritis Rheum 2005;52:1694–1699.

9. Zeggini E, Thomson W, Kwiatkowski D, Richardson A, Ollier W, Donn R. Linkage and association studies of single-nucleotide polymorphism-tagged tumor necrosis factor haplotypes in juvenile oligoarthritis. Arthritis Rheum 2002;46:3304–3311.

10. Runstadler JA, Saila H, Savolainen A, et al. Association of SLC11A1 (NRAMP1) with persistent oligoarticular and polyarticular rheumatoid factor-negative juvenile idiopathic arthritis in Finnish patients: haplotype analysis in Finnish families. Arthritis Rheum 2005;52:247–256.

11. Donn R, Alourfi Z, Zeggini E, et al. A functional promoter haplotype of macrophage migration inhibitory factor is linked and associated with juvenile idiopathic arthritis. Arthritis Rheum 2004;50:1604–1610.

12. Crawley E, Kay R, Sillibourne J, Patel P, Hutchinson I, Woo P. Polymorphic haplotypes of the interleukin-10 5' flanking region determine variable interleukin-10 transcription and are associated with particular phenotypes of juvenile rheumatoid arthritis. Arthritis Rheum. 1999;42:1101–1108.

13. Crawley E, Kon S, Woo P. Hereditary predisposition to low interleukin-10 production in children with extended oligoarticular juvenile idiopathic arthritis. Rheumatology (Oxford) 2001;40:574–578.

14. Ravelli A, Magni-Manzoni S, Pistorio A, et al. Preliminary diagnostic guidelines for macrophage activation syndrome complicating systemic juvenile idiopathic arthritis. J Pediatr 2005;146:598–604.

15. de Jager W, Wedderburn LR, Rijkers GT, Kuis W, Prakken BJ. Simultaneous detection of 30 soluble mediators in plasma and synovial fluid of patients with JIA. Clin Exp Rheumatol 2004;22:538.

16. Mangge H, Gallistl S, Schauenstein K. Long-term follow-up of cytokines and soluble cytokine receptors in peripheral blood of patients with juvenile rheumatoid arthritis. J Interferon Cytokine Res 1999;19:1005–1010.

17. Woo P. Cytokines and juvenile idiopathic arthritis. Curr Rheumatol Rep 2002;4:452–457.

18. Wulffraat NM, Rijkers GT, Elst E, Brooimans R, Kuis W. Reduced perforin expression in systemic juvenile idiopathic arthritis is restored by autologous stem-cell transplantation. Rheumatology (Oxford) 2003;42:375–379.

19. Grom AA, Villanueva J, Lee S, Goldmuntz EA, Passo MH, Filipovich A. Natural killer cell dysfunction in patients with systemic-onset juvenile rheumatoid arthritis and macrophage activation syndrome. J Pediatr 2003;142:292–296.

20. Thomson W, Barrett JH, Donn R, et al. Juvenile idiopathic arthritis classified by the ILAR criteria: HLA associations in UK patients. Rheumatology (Oxford) 2002;41:1183–1189.

21. De Benedetti F, Meazza C, Vivarelli M, et al. Functional and prognostic relevance of the -173 polymorphism of the macrophage migration inhibitory factor gene in systemic-onset juvenile idiopathic arthritis. Arthritis Rheum 2003;48:1398–1407.

22. Fishman D, Faulds G, Jeffery R, et al. The effect of novel polymorphisms in the interleukin-6 (IL-6) gene on IL-6 transcription and plasma IL-6 levels, and an association with systemic-onset juvenile chronic arthritis. J Clin Invest 1998;102:1369–1376.

23. Ogilvie EM, Fife MS, Thompson SD, et al. The -174G allele of the interleukin-6 gene confers susceptibility to systemic arthritis in children: a multicenter study using simplex and multiplex juvenile idiopathic arthritis families. Arthritis Rheum 2003;48:3202–3206.

24. Pascual V, Allantaz F, Arce E, Punaro M, Banchereau J. Role of interleukin-1 (IL-1) in the pathogenesis of systemic onset juvenile idiopathic arthritis and clinical response to IL-1 blockade. J Exp Med 2005;201:1479–1486.

25. Woo P, Wilkinson N, Prieur AM, et al. Open label phase II trial of single, ascending doses of MRA in Caucasian children with severe systemic juvenile idiopathic arthritis: proof of principle of the efficacy of IL-6 receptor blockade in this type of arthritis and demonstration of prolonged clinical improvement. Arthritis Res Ther 2005;7:R1281–R1288.

26. Yokota S, Miyamae T, Imagawa T, et al. Therapeutic efficacy of humanized recombinant anti-interleukin-6 receptor antibody in children with systemic-onset juvenile idiopathic arthritis. Arthritis Rheum 2005;52:818–825.

27. Colbert RA. The immunobiology of HLA-B27: variations on a theme. Curr Mol Med 2004;4:21–30.

28. Brown MA, Brophy S, Bradbury L, et al. Identification of major loci controlling clinical manifestations of ankylosing spondylitis. Arthritis Rheum 2003;48:2234–2239.

29. Timms AE, Crane AM, Sims AM, et al. The interleukin 1 gene cluster contains a major susceptibility locus for ankylosing spondylitis. Am J Hum Genet 2004;75:587–595.

30. Korendowych E, McHugh N. Genetic factors in psoriatic arthritis. Curr Rheumatol Rep 2005;7:306–312.

7

幼年特发性关节炎

C. 治疗和评估

Philip J.Hashkes, MD, MSC   Ronald M.Laxer, MD, FRCPC

■ 大部分幼年特发性关节炎患儿病情没有得到缓解，并且没有进行长期的治疗

■ 根据诊治指南对幼年特发性关节炎的一些亚型进行诊治是有效的

■ 发现并应用一些新疗法可改善幼年特发性关节炎的预后，如甲氨蝶呤和生物制剂

■ 评估工具改进个体资料与临床试验结果

目前药物治疗的原理

幼年特发性关节炎的治疗药物在过去的 15 年里已经发生了很大的变化。这些变化归因于有数据显示大部分幼年特发性关节炎的患儿病情并没有得到长期的缓解，并且给患儿、家庭甚至社会造成了很大的负担。直到 1990 年，在对幼年特发性关节炎象牙塔式治疗的基础上，开始尝试应用各种非甾类抗炎药 (nonsteroidal anti-inflammatory drugs，NSAIDs) 和糖皮质激素，并渐渐地开始应用其他的药物治疗。20 世纪 80 年代末期的研究表明，过去对幼年特发性关节炎病程和预后的假设是错误的。先前认为幼年特发性关节炎关节破坏在病程的后期才会在影像上表现出来，并且出现关节破坏的大部分是病程 2 年以内的全身型和多关节型，及病程 5 年以内的少关节型患儿[1]。但磁共振成像 (magnetic resonance imaging，MRI) 检查可发现早期的软骨破坏，通常是在患病第一年。

幼年特发性关节炎的患儿长到成人，疾病可自愈的假设也是错误的。研究显示，50% ~ 70% 的多关节型或全身型关节炎患儿以及 40% ~ 50% 的少关节型患儿在成人时期疾病仍然持续活动。仅有一部分患儿在经过长期的药物治疗后，达到缓解[1-3]。30% ~ 40% 的患儿会发展成非常严重的长期关节功能丧失，包括失业，25% ~ 50% 的患儿需要外科治疗，包括关节置换[2]。

幼年特发性关节炎的死亡率为 0.4% ~ 2%，平均死亡率大约是美国人口死亡率的 3 倍。全身型，淀粉样变性型（除了欧洲）和巨噬细胞活化综合征是幼年特发性关节炎患儿死亡的主要原因，且大部分死亡患儿的死亡原因都是因为这些因素[1]。

葡萄膜炎的结局在近年已经得到了极大的改善，但眼部并发症和失明的发生率仍然很高。5% ~ 16% 的患儿有严重的弱视，甚至是失明，16% ~ 26% 的患儿患有白内障，14% ~ 24% 的患儿患有青光眼，11% ~ 22% 的患儿患有带状角膜病变[4]。

通过检测提示预后较差的检查指标，可明确哪些患者需要早期进行积极治疗。多关节型，类风湿因子 (rheumatoid factor，RF) 阳性，抗环瓜氨酸氨酸酶抗体 (antibodies to cyclic citrullinated peptides，anti-CCP) 阳性，人类白细胞抗原 -DR4（HLA-B27）阳性，皮下小结和早期以对称性小关节受累起病的幼年特发性关节炎预后均不良。糖皮质激素依赖型（即需要糖皮质激素控制全身症状），和在疾病治疗后 6 个月血小板计数仍大于 600 000 的全身型幼年特发性关节炎预后较差。

幼年特发性关节炎的内科疗法药物治疗

非甾类抗炎药

仅有 25% ~ 33% 的幼年特发性关节炎患儿，并且主要是少关节型患儿，应用 NSAIDs 效果较好[5]。幼

年特发性关节炎患儿应用 NSAIDs 治疗时，必须用药达 4 ~ 6 周方能评估药物的疗效。NSAIDs 并不能改变疾病的病程，也不能阻止关节破坏，它们主要用来缓解疼痛，僵硬和治疗全身型的发热。尚没有发现有哪一种 NSAIDs 较另一种 NSAIDs 在治疗关节炎方面具有明确的优势。有些患儿对这种 NSAIDs 无效，可能对另一种 NSAIDs 有效（表 7C-1 和表 7C-2）。

NSAIDs 是美国食品与药品管理局批准的治疗幼年特发性关节炎的药物，目前美国市场上的 NSAIDs 包括萘普生、布洛芬、美洛昔康和托美丁钠，前三种有临床可应用的液体制剂。NSAIDs 每日仅需给药 1 次或 2 次，因此患儿的依从性是比较好的。而阿司匹林每日需给药 3 次，并且需监测血药浓度和阿司匹林相关的莱耶综合征（Reye's syndrome），因此在治疗幼年特发性关节炎方面，阿司匹林被其他 NSAIDs 所取代。

NSAIDs 严重的胃肠道副作用较少见，但很多患儿会出现胃肠道症状。为了避免这些副作用，建议吃饭时服用 NSAIDs。且可通过不断更换 NSAIDs，或者应用 H2 阻滞药或质子泵抑制药治疗胃肠道症状。非甾类抗炎药导致轻度转氨酶升高也很常见。NSAIDs 的其他副作用包括假卟啉症，大部分与在金头发的高加索人中应用萘普生有关，对中枢神经系统的影响包括头痛和定向力障碍，特别是在应用吲哚美辛时。在儿童中对肾的副作用不常见，但在同时应用 2 种或 2 种以上 NSAIDs 时较常见。尚未对心血管副作用进行正式研究，但目前尚无幼年特发性关节炎应用 NSAIDs 治疗出现心血管问题的报道。

糖皮质激素

由于很多副作用，特别是对骨骼和生长的影响，减少了对幼年特发性关节炎患儿行全身性糖皮质激素治疗。并且也没有证据说全身应用糖皮质激素可改善病情。全身性应用糖皮质激素的主要指征是难以控制的发热，浆膜炎和全身型并发的巨噬细胞活化综合征。另一个用药指征是作为一种桥接疗法，等待其他药物起效。对于一些患儿，采用周期性静脉糖皮质激素冲击治疗（每个剂量为 30 mg/kg，最大量为 1 g/kg）取代高剂量的口服糖皮质激素治疗。但是尚没有对照研究显示哪一种疗法对患儿的副作用更少。

研究显示，关节腔内糖皮质激素注射治疗是很有效的，但主要应用在少关节型幼年特发性关节炎患儿。但也有一些研究显示，70% 的少关节型患儿对为期至

表 7C-1　幼年特发性关节炎主要治疗药物及适应证

治疗药物	幼年特发性关节炎类型	适应证
NSAIDs	所有类型	症状：疼痛，僵硬
关节腔内糖皮质激素注射疗法	所有类型，主要为少关节炎型	几个肿胀关节注射
全身应用糖皮质激素	全身型，多关节炎型	发热，浆膜炎，桥接疗法，巨噬细胞活化综合征
甲氨蝶呤	所有类型，全身型效果不明显	改善病情
柳氮磺胺吡啶	少关节炎型，多关节炎型 肌腱附着点炎相关型	改善病情
来氟米特	多关节炎型	改善病情
环孢素 A	全身型	巨噬细胞活化综合征，激素效果不明显
沙利度胺	全身型	可能抗肿瘤坏死因子
抗肿瘤坏死因子（依那西普，英夫利昔，阿达木单抗）	多关节炎型，肌腱附着点炎相关型（全身型效果不明显）	生物学改善
抗 IL-1（阿那白滞素）	全身型	生物学改善
抗 IL-6（托珠单抗）	全身型	生物学改善（目前尚未进行临床应用）
IVIg	全身型	激素效果不明显

缩写：IL，白介素；IVIg，静脉注射免疫球蛋白；NSAIDs，非甾类抗炎药，TNF，肿瘤坏死因子
羟氯喹、浓缩大麻和青霉胺对幼年特发性关节炎无效。阿巴他塞、利妥昔单抗和米诺环素尚无治疗幼年特发性关节炎的研究

表 7C-2　治疗幼年特发性关节炎的主要药物的剂量及不良反应

治疗药物	剂量	主要不良反应
NSAIDs		GI，转氨酶，头痛，间质性肾炎
萘普生	7.5 ~ 10 mg/kg（最大量 500 mg）每日 2 次	同上，假卟啉症
布洛芬	10 ~ 15 mg/kg（最大量 800 mg）每日 3 ~ 4 次	同上
美洛昔康	0.25 ~ 0.375 mg/kg（最大量 15 mg）每日 1 次	同上
甲氨蝶呤	每周 10 ~ 15 mg/m^2（非口服给药 > 12.5 mg/ m^2）	GI，口腔溃疡，转氨酶，血细胞减少
柳氮磺胺吡啶	15 ~ 25 mg/kg（最大量 1500 mg）每日 2 次	GI，皮疹，血细胞减少
来氟米特	< 20 kg：10 mg 隔日 1 次 20 ~ 40 kg：每日 10 mg > 40 kg：每日 20 mg	GI，转氨酶
依那西普	0.4 mg/kg（最大量 25 mg）SC 注射每周 2 次	注射部位反应，UR 症状，感染
阿达木单抗	24 mg/ m^2（最大量 40 mg）SC 注射每隔 1 周 1 次	注射部位反应，UR 症状，感染
英夫利昔	3 ~ 6 mg/kg，静脉注射在第 0、2 和 6 周，然后每 6 ~ 8 周 1 次	输液反应（过敏），感染
阿那白滞素	每日 1 ~ 2 mg/kg（最大量 100 mg）SC 注射	注射部位反应，UR 症状，感染
己曲安奈德	大关节 1 mg/kg（最大量 40 mg）IA 注射	皮下萎缩

缩写：GI，胃肠道；IA，关节腔内；NSAIDs，非甾类抗炎药；SC，皮下注射；UR，上呼吸道

少 1 年的关节腔内注射治疗无效，40% 的少关节型患儿对为期 2 年以上的关节腔内注射治疗无效[6]。MRI 研究显示关节腔内注射治疗可显著降低关节腔积液，而对关节软骨没有影响。也有一项研究显示，极少一部分人在较早的应用关节腔内注射治疗时，出现两下肢长短不一[7]。关节腔内糖皮质激素注射疗法对于其他亚型的幼年特发性关节炎患儿疗效很小，特别是对于全身型患儿。

关节腔内注射副作用较少。其中一个可见的副作用是关节腔周围皮肤萎缩。关节腔内注射糖皮质激素后，注射少量生理盐水并加压按压注射部位可有效预防关节腔周围皮肤萎缩。尚未发现对同一关节反复进行关节腔内注射而出现关节或软骨破坏。

一些对照研究，包括一项同时注射双侧受累关节的研究，发现长效己曲安奈德比较有效，并且比其他类型的关节腔内糖皮质激素注射治疗作用时间更长[8]。小患儿和需要多部位腔内注射治疗的患儿在关节腔内注射治疗的过程中常常需要镇静。

甲氨蝶呤

对于大部分幼年特发性关节炎和多关节型关节炎的患儿来说，应用甲氨蝶呤（methotrexate，MTX）是治疗药物计划的基础[9]。MTX 的初始剂量是 10 mg/m^2/周，口服或胃肠道外途径给药。如果此剂量无效，可加量至 15 mg/m^2/周且胃肠道外途径给药[10]。但更大的剂量没有额外的好处。

MTX 对各型幼年特发性关节炎的治疗效果不同，最有效的是扩展型少关节型，而效果最不明显的是全身型[11]。对比研究证实，MTX 可减慢放射学上关节破坏的进展速度。

食物可降低 MTX 的生物利用度，因此建议空腹服用 MTX。MTX 剂量 ≥ 12 mg/m^2 时应胃肠外给药，而口服并不能很好地吸收那么大剂量的 MTX。

为了降低应用 MTX 引起恶心，口腔溃疡和转氨酶活性异常的发生，服用 MTX 24 小时后服用叶酸（每日 1 mg）或亚叶酸，为 MTX 剂量的 25% ~ 50%。

恶心和其他胃肠道症状是常见的不良反应。减轻这些副作用的措施包括睡觉前服用 MTX，更换服药方式（口服和非胃肠道用药交替）和服用抑制呕吐的药物。一些患儿服用 MTX 后出现恶心、胃肠不适是由于心理作用，通过教患儿放松或自我调整，可减轻患儿的心理作用。

经验显示，幼年特发性关节炎患儿长期应用 MTX

还是相当安全的。为监测 MTX 的毒性作用，必须至少每 3 个月检查 1 次全血细胞、转氨酶和肾功能[12]。在对幼年特发性关节炎患儿应用 MTX 的过程中，常常会出现转氨酶轻度增高，尚未发现严重病例，也没有 MTX 导致不可逆性肝纤维化的报道。因此，并不推荐常规行肝活组织检查[13]。在儿童中发生肺毒性及严重感染极其罕见。患儿在接受 MTX 治疗的过程中应避免使用活疫苗，但推荐接种可接受的其他疫苗和季节性流感疫苗。如果情况允许的话，儿童在应用 MTX 之前应该接种水痘疫苗。在急性感染时，应暂停应用 MTX，特别是 EB 病毒（Epstein-Barr virus，EBV）感染。尚未有 MTX 引起淋巴瘤的报道，目前的数据不支持服用 MTX 的患儿比一般儿童更易患恶性肿瘤的观点。某些淋巴瘤的形成与 EB 病毒感染相关。

其他改变病情的抗风湿药和免疫抑制剂

柳氮磺胺吡啶和来氟米特或许可以取代 MTX。一项对照研究显示，柳氮磺胺吡啶对少关节型和多关节型幼年特发性关节炎是有效的，疗效会持续到停药后的数年[14]。柳氮磺胺吡啶可减慢影像学上关节破坏的进程[15]。柳氮磺胺吡啶对少关节型的老年男性最有效，也许，这意味着它对儿童肌腱附着点炎相关的关节炎也是有效的。柳氮磺胺吡啶常见的不良反应有皮疹，胃肠道症状，白细胞减少症，这些也是常常需要停药的原因。对于全身型的患儿来说，不良反应可能会更重。一项对照研究发现，较多的患儿对 MTX 有效，但是来氟米特对治疗多关节型患儿也是有效的[16]。

环孢素 A（Cyclosporine A）可能在控制发热、减少皮质激素的剂量方面较有效，治疗全身型起病的患儿的关节炎，但可能在治疗巨噬细胞活化综合征上更有效。沙利度胺可能对治疗难治性全身型幼年特发性关节炎是有效的，无论是控制全身症状还是关节炎症状。沙利度胺除了致畸的副作用，在临床用药中也应仔细观察是否并发了周围神经病变[17]。

大部分关于儿童的对照研究并没有证实羟氯喹，口服浓缩大麻，青霉胺，或者硫唑嘌呤对治疗幼年特发性关节炎是有效的[5]。没有应用米诺环素的对照研究，也没有联合应用改变病情抗风湿药物治疗（包括使用或不使用 MTX 治疗）幼年特发性关节炎的对照研究。

生物制剂

抗肿瘤坏死因子抑制剂

近来研究显示这些药物对多关节型患儿是很有效的，包括 MTX 治疗失败的患儿。临床上有 3 种抗肿瘤坏死因子制剂，包括 3 种可溶性肿瘤坏死因子受体（依那西普）和 2 种抗肿瘤坏死因子抗体（鼠源性蛋白英夫利昔以及人源化蛋白阿达木单抗）。3 种制剂的试验结果显示疗效接近，但是目前依那西普是美国食品药品管理局（FDA）批准应用的唯一药物[18]。50% 以上的患儿应用这 3 种制剂后疗效达到美国风湿病协会（ACR）制订的儿科 70（Pediatric 70 level）缓解。抗肿瘤坏死因子制剂在治疗肌腱附着点炎相关的关节炎（幼年脊柱关节病）方面也是很有效的，但在治疗全身型方面效果不明显[19]。英夫利昔在治疗幼年特发性关节炎相关的葡萄膜炎方面较依那西普更有效[20-21]。现在仍不清楚，是抗肿瘤坏死因子与 MTX 合用更有效，还是单独使用药物更有效，但先前的资料支持联合使用两种药物。抗肿瘤坏死因子制剂可能会减慢影像学关节破坏的进展，并且可能会增加骨密度。

依那西普的不良反应较轻，依那西普和阿达木单抗的主要不良反应是注射部位发炎，英夫利昔单抗的主要不良反应是与输液相关的过敏反应。为预防或减少英夫利昔过敏反应的发生，可在应用英夫利昔之前应用对乙酰氨基酚，苯海拉明，有时也应用氢化可的松。生物制剂其他较轻微的不良反应包括上呼吸道感染和头痛。然而，一些患儿会出现严重的不良反应包括神经系统病变（脱髓鞘疾病），精神症状，严重感染（特别是发生相关的水痘），皮肤脉管炎，全血细胞减少症和形成其他自身免疫性疾病[18-19]。有报道在应用抗肿瘤坏死因子治疗幼年特发性关节炎的过程中并发肺结核和组织胞浆菌病。儿童应用生物制剂尚无并发恶性肿瘤的报道。儿科采用成人结核筛查指南进行筛查，即在应用抗肿瘤坏死因子治疗前，行 PPD 检查。

其他生物制剂

白介素 -1 受体拮抗剂

最初应用阿那白滞素（IL-1 受体拮抗剂）预期的效果是，治疗全身型和关节症状，包括对抗肿瘤坏死因子治疗无效患儿。IL-1 好像是全身型炎症反应一个主要的介质[22]。阿那白滞素治疗多关节型患儿方面疗效不如抗肿瘤坏死因子。

白介素 -6 受体拮抗剂

IL-6 也是全身型发病中一个重要的细胞因子。一项公开研究显示，将 29 名全身型患儿分为 2 组，静脉应用抗白介素 -6 受体抗体，在应用 2 个疗程后都很快的明显地改善了大部分患儿的病情[23]。目前尚在研究阶段。

静脉注射免疫球蛋白

两项对照研究并没有发现应用静脉注射免疫球蛋白（intravenous immunoglobulin，IVIg）可有效治疗全身型和多关节型的幼年特发性关节炎。应用静脉注射免疫球蛋白可较有效的治疗全身型的全身症状。

其他药物

没有报道或研究发现新的治疗幼年特发性关节炎的药物，包括利妥昔单抗（抗 CD20，成熟 B 细胞抗体）或阿巴西普（抗 CD28，刺激性 T 细胞抗体）。

自体干细胞移植

对长期治疗无效的全身型和多关节型幼年特发性关节炎患儿自体干细胞移植（autologous stem-cell transplantation，ASCT）也是一种选择[24]。然而，自体干细胞移植死亡率很高（15%），因此自体干细胞移植仍然只能作为幼年特发性关节炎的实验性治疗。

幼年特发性关节炎亚型治疗的循证指南

幼年特发性关节炎（JIA）的治疗建议根据已发表的基于对照研究的系统评价的结果为指南[25]。目前总共有 36 个对照研究发表，其中 30 个研究是双盲研究。指南强调治疗应根据 JIA 的亚型给予每个患儿个体化的治疗。

少关节炎

只有极少数的患儿在 NSAIDs 治疗后可完全缓解。对于 NSAIDs 无效的患儿或存在关节挛缩的患儿，关节腔内糖皮质激素尤其是曲安奈德注射对大多数患儿有效。对关节腔内注射糖皮质激素无效的患儿，或有扩展的少关节炎，或小关节受累的患儿可按照多关节炎处理。

多关节炎

非甾类抗炎药不如改善病情抗风湿药物有效，常作为改善症状的治疗。甲氨蝶呤（MTX）应在疾病的早期即开始使用，初始剂量为每周 10 mg/m^2，如无效增加至每周 15 mg/m^2，胃肠外给药。其他治疗方案包括柳氮磺吡啶和来氟米特，如果无效，应考虑给予抗 TNF-α 的治疗。

全身型关节炎

对全身型 JIA 的治疗缺乏有效的证据。NSAIDs 和全身使用糖皮质激素对改善症状（如发热，浆膜炎）有效。相比其他亚型的 JIA 而言，关节腔内注射糖皮质激素，MTX 和抗 TNF-α 治疗对全身型的 JIA，不管是系统症状还是关节症状，疗效都不是十分显著。在目前的可选择的药物中，IL-1 拮抗剂可作为减少激素使用量的一线治疗药物。IVIg 对系统性症状可能有效，可作为减少激素使用量的药物。对巨噬细胞活化综合征的治疗包括大剂量静脉注射糖皮质激素，如不能快速改善症状，应考虑加用环孢素。托珠单抗治疗全身型 JIA 的疗效仅在临床试验中得到证实，可能有一定的作用。

附着点相关的关节炎

柳氮磺吡啶可能有效，尤其是对伴发有外周关节炎的大龄男性患儿。而抗 TNFα 是最有效的药物。

银屑病关节炎

尚未有针对幼年银屑病关节炎的临床试验。银屑病关节炎既可以是少关节型，也可以是多关节型或附着点相关关节炎，在有效证据出来前，应按照这些 JIA 亚型的治疗方案给予相应的处理。

虹膜炎

虹膜炎的治疗应参考有经验的眼科医生的意见，并由有经验的儿童风湿病专科医生指导免疫抑制剂和生物制剂的使用。通常，初始的治疗可以使用含糖皮质激素的滴眼液。结膜下糖皮质激素注射也有疗效。对病情严重的患儿或对糖皮质激素依赖的患儿应尽早开始使用免疫抑制剂。MTX 是最常用的药物[21,26]。对 MTX 无效的患儿，英夫利昔而不是依那西普可能有效[19-20]。

幼年特发性关节炎治疗的其他方面

最重要的是 JIA 的药物治疗仅是治疗的一个方面。儿童风湿病医生、眼科医生、整形科医生、牙科医生、康复科医生、营养师、社会工作者、心理医生和教育顾问等均应参与到 JIA 的治疗中。

很多患儿尽管应用药物后疾病得到了控制，但仍有持续的疼痛，并且这种疼痛未得到充分的控制。患儿应当接受充分的抗疼痛治疗，如果有必要，可以使用包括麻醉剂在内的止痛治疗。同时，还应考虑到其他的疼痛治疗方法，包括物理治疗（如冷或热疗法），夹板固定、矫形器、针灸和按摩，以及各种减少动作和压力的方法等。

治疗方案的另一个重要组成部分是物理治疗。物理治疗的主要目的是保持受累关节的活动范围，提高肌肉力量，防止畸形，并纠正或最大限度地减少关节的破坏和功能丧失。使用的方法包括对活动范围，肌肉力量锻炼，夹板固定，矫形器和各种减轻疼痛的方法的指导和家庭锻炼计划。水上运动较陆地上的锻炼患儿更容易耐受，尤其是对有下肢关节炎的患儿。夹板固定用于膝关节屈曲挛缩的患儿。一部分存在持续性关节挛缩的患儿可从连续锻炼中获益。矫形器通常用于有踝关节和距关节炎或有足畸形的患儿，以帮助减少走路时的疼痛，改善步态，如用于扁平足的拱形支撑，可减少跗骨的压力，防止假骨形成或足趾半脱位，两腿长短不一致的患儿可以在短的腿上使用增高鞋等。

职业治疗的作用是维持和改善正常生活功能，方法包括：手的练习，手腕、手和手指夹板，教授保护关节的方法，学习使用日常活动中各种辅助工具。各种方法的采用取决于疾病的状态，包括辅助写字，穿衣（穿鞋），饮食工具，辅助洗浴工具，以及其他为关节炎患儿配备的家庭辅助设备等（如手杖，学步车，轮椅等帮助行动的辅助设备）。使用暖水袋或暖水瓶和洗热水澡有助于减轻晨僵。

治疗中还可能需要饮食咨询，因为一部分有明显关节炎的患儿有食欲减退和生长发育不充分，原因可能包括疾病活动，颞颌关节炎以及药物（如 NSAIDs 和 MTX）的影响等。对于使用糖皮质激素的患儿，膳食咨询也很重要，建议补充充足的钙和维生素 D，可帮助预防体重过度增加、高血压和骨质流失。

鼓励患儿活动，但应根据关节炎的程度和受累关节的情况量身定做每个患儿的活动方式。鼓励患儿设定符合自身情况的运动极限，但应避免会引起关节疼痛的活动。一般而言，活动应是低负重的，如游泳和骑自行车是首选。大多数没有身体接触的体育活动（但不包括足球，曲棍球，摔跤，拳击等）是可以耐受的。有颈部关节炎的患儿需限制如跳水或跳跃类型的活动，因为这类运动可能导致颈椎损伤。

如果有必要，应和患儿、患儿家庭以及校方讨论就学问题。通常情况下，JIA 患儿可以达到与健康学生相似的学习成绩。然而，JIA 患儿经常因疾病复发、感染、就医或其他治疗而缺课。有时患儿因为晨僵可能迟到。体育课、行走于不同教室、写作等可能会因行动迟缓而受到影响。由于视力的问题，葡萄膜炎的患儿可能需要学校做出一些调整，这些调整包括：允许使用电梯，在课间和写作方面给予患儿更多的时间，也可以提供电脑和两套书籍，以及调整体育课内容等对患儿起到帮助。在美国，有残疾人法案（504 计划）强制规定每一个孩子都有在最少的环境限制中接受教育的权利。对一些严重的病例，可以采用一个正式的个性化教育计划（individualized educational plan，IEP）（见第 7D 章）。

对任何慢性疾病，尤其是需要长期使用药物治疗的患儿，往往需要心理支持。鼓励患儿和家属寻求危险发生前的早期支持。这种支持包括考虑治疗药物带来的可能副作用，如使用糖皮质激素后体形的变化，应用 MTX 引起的恶心，以帮助增加服药的依从性（见第 7D 章）。社会工作者可以辅助由于疾病和药物花销给家庭带来的财务负担。

一个重要的问题是如何使患儿过渡到成年，包括转移患儿给成人风湿科医生，教育和职业规划。这些问题应该在患儿 18 岁以前开始讨论和做好计划。有数据显示如提前做出好的计划，在将患儿过渡到成人健康保健后，病情可控制得很好[27]。过渡政策已为初级医疗保健组（美国儿科学会，美国家庭医师协会和儿科学会医师和美国医师协会）所接受[28]，对成长为青年的 JIA 患者有专科的医疗支持。

患者保护团体，如幼年关节炎联盟，由关节炎基金会赞助，也可以给予 JIA 患儿相应的支持。关节炎基金会支持各种地区和国家的会议、关节炎营、教育材料、简报和关节炎论坛（http://www.arthritis.org）。其他重要的 JIA 的教育材料的来源包括美国风湿病学会（http://www.rheumatology.org）和儿科风湿病国际试验组织（PRINTO；http://www.printo.it）。后者网站上关于 JIA 的信息被翻译成 30 多种语言。

幼年特发性关节炎预后的评估

已经建立的几个评估工具可用于 JIA 患儿的疾病评估，包括可用于临床试验和预后评估的评价方法（表 7C-3）。这些评估工具涉及对 JIA 的各方面的评价，但仍缺乏有效的疾病整体活动性的评估工具。疾病活动性的评估通常包括关节活动的个数（关节肿胀或压痛的个数 / 因疼痛导致关节活动受限的个数），关节活动受限的个数和急性期反应物，如红细胞沉降率（erythrocyte sedimentation rate，ESR）和 C 反应蛋白（C-reactive protein，CRP）。但很重要的是，应注意到许多有关节活动的患儿急性期反应物是正常的。主观的但有效的疾病整体活动性的评估包括医生和家长的对疾病活动性的视觉模拟尺度评分。

已经开发的功能评估工具 [29] 包括儿童健康评估问卷（Childhood Health Assessment Questionnaire，CHAQ），幼年关节炎功能评估报告（Juvenile Arthritis Functional Assessment Report，JAFAR）和幼年关节炎功能状态指数（Juvenile Arthritis Self-Report Index，JASI）。这些工具均经过验证是可靠和敏感的，这些评估工具的内容适用于所有年龄的患儿，并且易于使用（除了 JASI，该方法适用于年龄＞8 岁的患儿，但内容较冗长）。大多数评估方法可由家长和（或）患儿自己完成。这些评估工具通过打分，可提供了一个整体的评价，并能确定特殊的功能障碍。CHAQ 已被翻译成超过 30 种语言，是最常用的功能评估工具。多项研究显示各评估工具间无显著性差异，无论在临床实践还是临床试验中均是有效的。但几个功能评估工具有一定的局限性，尤其是在病情轻微的少关节炎患儿和有轻微的功能障碍的患儿中可能会产生天花板效应。

大多数功能评估工具不能反映患儿的整体生活质量（overall quality of life，QOL），尤其是与 JIA 相关的一般健康和心理社会方面 [29]。在 JIA 中常用的工具包括幼年关节炎生活质量问卷（Juvenile Arthritis Quality of Life Questionnaire，JAQQ）和儿童健康问卷（Childhood Health Questionnaire，CHQ）。CHQ 还可用于对不同疾病进行比较的研究中，它已被翻译成超过

表 7C-3　JIA 治疗和预后的评估工具

评估内容	评估工具
疾病活动度	关节活动的个数，急性期反应物
总体评估	医生和患儿的视觉模拟尺度评分
功能评估	儿童健康评估问卷（CHAQ），幼年关节炎功能评估报告（JAFAR），幼年关节炎功能状态指数（JASI）
生活质量评估	儿童健康问卷（CHQ），儿童生活质量（QOL）- 风湿病范畴，疼痛视觉模拟尺度评分
放射学损伤	Poznanski，Dijkstra 评分
疾病相关的不可逆的损伤	儿童关节炎损伤指数（JADI）
临床试验预后指标	儿科 ACR30，无疾病活动性或临床缓解的标准

30 种语言，是目前应用最广泛的功能评估工具。在美国，儿科通用的生活质量问卷和风湿病模块（Pediatric Quality of Life generic questionnaire and the rheumatology module，PedsQL-RM）也被广泛使用。

直到最近，仅有的放射学评估工具是 Poznanski 评分，可以通过比较腕骨到第二掌骨长度的比值评估腕关节的损伤。荷兰专家组 [15] 正在开发和验证更多的评估工具。Dijkstra 综合评分是评估炎症（肿胀，骨质疏松），损伤（关节间隙变窄，囊肿，骨侵蚀）和 19 个关节或关节组的生长异常。

最近的临床试验中使用非常有效的儿科 ACR 30 评分作为 JIA 治疗有效的主要研究终点 [30]。该方法建立于 1997 年，将患儿分为治疗有效或无效两种情况。该工具被用于一些快速起效的生物制剂的撤药临床试验中，可有效定义疾病的复发，也就是，在进入开发试验阶段，初始治疗有效的患儿被随机分组到继续用药组或安慰剂组。由于生物制剂的应用，风湿科医生不再仅仅关心病情的改善，而是希望达到诱导疾病缓解。在大样本的研究中，已经定义和验证了所有 JIA 亚型的临床缓解和撤药的初步标准 [3,31]。

疾病整体损伤评估工具 - 幼年关节炎损伤指数（juvenile arthritis damage index，JADI）是近期发展和经验证的一个预后评估方法 [32]。JADI 包括两个组成部

分。JADI-A 用于评估最近 6 个月患儿 36 个关节或关节组出现的非关节活动性病变所致的关节挛缩，畸形和需要外科手术的关节持久性损伤。JADI-E 用于评估关节外的损伤，包括眼、皮肤、关节外的骨骼肌肉系统、内分泌系统和继发的淀粉样变。

总结及未来的研究方向

新的治疗方案显著地提高了 JIA 的治疗疗效。事实上，有证据显示，与晚期治疗相比，对 JIA 患儿早期积极的使用 MTX 和（或）生物制剂可明显改善病情。但是，近期的研究也显示，对多数患儿无法做到长时间的停药。同时对一些 JIA 亚型也缺乏更多的循证医学的证据。需要开展治疗全身型关节炎的新药包括抗 IL-6 受体单克隆抗体，抗 IL-1，沙利度胺或其他联合治疗的对照研究。治疗类风湿关节炎的新型药物如阿巴西普和利妥昔单抗在 JIA 多关节亚型中的疗效需要进一步研究。

最首要进行的研究应是调查早期积极的治疗对 JIA 病程的影响，包括诱导缓解的治疗方法，各种联合用药的方法，如对多关节型或全身型 JIA 的糖皮质激素联合 MTX 和生物制剂的使用，以及后期减量长期维持治疗的用药方法。短期治疗的疗效需要经过长期的随访进行验证，并评价药物不良反应的影响。这些研究结果应基于循证医学的证据，并确保关节炎患儿得到最好的治疗。新的预后评估工具可以帮助我们观察长期使用改善病情风湿药 MTX 和生物制剂对病情的缓解率，放射学改善，功能改善和预防不可逆的关节和关节外损伤的影响。

（李彩凤 译 卢昕 校）

参考文献

1. Wallace CA, Levinson JE. Juvenile rheumatoid arthritis: outcome and treatment for the 1990s. Rheum Dis Clin North Am 1991;17:891–905.
2. Oen K, Malleson PN, Cabral DA, et al. Disease course and outcome of juvenile rheumatoid arthritis in a multicenter cohort. J Rheumatol 2002;29:1989–1999.
3. Wallace CA, Huang B, Bandeira M, et al. Patterns of clinical remission in select categories of juvenile idiopathic arthritis. Arthritis Rheum 2005;52:3554–3562.
4. Carvounis PE, Herman DC, Cha S, et al. Incidence and outcomes of uveitis in juvenile rheumatoid arthritis, a synthesis of the literature. Graefes Arch Clin Exp Ophthalmol 2006;244:281–290.
5. Giannini EH, Cawkwell GD. Drug treatment in children with juvenile rheumatoid arthritis. Pediatr Clin North Am 1995;42:1099–1125.
6. Padeh S, Passwell JH. Intraarticular corticosteroid injections in the management of children with chronic arthritis. Arthritis Rheum 1998;41:1210–1214.
7. Sherry DD, Stein LD, Reed AM, et al. Prevention of leg length discrepancy in young children with pauciarticular juvenile rheumatoid arthritis by treatment with intraarticular steroids. Arthritis Rheum 1999;42:2330–2334.
8. Zulian F, Martini G, Gobber D, et al. Triamcinolone acetonide and hexacetonide intra-articular treatment of symmetrical joints in juvenile idiopathic arthritis: a double-blind trial. Rheumatology 2004;43:1288–1291.
9. Giannini EA, Brewer EJ, Kuzmina N, et al. Methotrexate in resistant juvenile rheumatoid arthritis: results of the U.S.A.-U.S.S.R. double-blind, placebo-controlled trial. N Engl J Med 1992;326:1043–1049.
10. Ruperto N, Murray KJ, Gerloni V, et al. A randomized trial of parenteral methotrexate comparing an intermediate dose with a higher dose in children with juvenile idiopathic arthritis who failed to respond to standard doses of methotrexate. Arthritis Rheum 2004;50:2191–2201.
11. Woo P, Southwood TR, Prieur AM, et al. Randomized, placebo-controlled, crossover trial of low-dose oral methotrexate in children with extended oligoarticular or systemic arthritis. Arthritis Rheum 2000;43:1849–1857.
12. Passo MH, Hashkes PJ. Use of methotrexate in children. Bull Rheum Dis 1998;47:1–5.
13. Ortiz-Alvarez O, Morishita K, Avery G, et al. Guidelines for blood test monitoring of methotrexate toxicity in juvenile idiopathic arthritis. J Rheumatol 2004;31:2501–2506.
14. van Rossum MA, Fiselier TJ, Franssen MJ, et al. Sulfasalazine in the treatment of juvenile chronic arthritis: a randomized double-blind placebo-controlled, multicenter study. Arthritis Rheum 1998;41:808–816.
15. van Rossum MA, Boers M, Zwinderman AH, et al. Development of a standardized method of assessment of radiographs and radiographic changes in juvenile idiopathic arthritis: introduction of the Dijkstra composite score. Arthritis Rheum 2005;52:2865–2872.
16. Silverman E, Mouy R, Spiegel L, et al. Leflunomide or methotrexate for juvenile rheumatoid arthritis. N Engl J Med 2005;352:1655–1666.
17. Lehman TJ, Schechter SJ, Sundel RP, et al. Thalidomide for severe systemic onset juvenile rheumatoid arthritis. J Pediatr 2004;145:856–857.
18. Lovell DJ, Giannini EH, Reiff A, et al. Etanercept in children with polyarticular juvenile rheumatoid arthritis. N Engl J Med 2000;342:763–769.
19. Quartier P, Taupin P, Bourdeaut F, et al. Efficacy of etanercept for the treatment of juvenile idiopathic arthritis according to the onset type. Arthritis Rheum 2003;48:1093–1101.
20. Smith JA, Thompson DJ, Whitcup SM, et al. A randomized, placebo-controlled double-masked clinical trial of etanercept for the treatment of uveitis associated with juvenile idiopathic arthritis. Arthritis Rheum 2005;53:18–23.

7

21. Saurenmann RK, Levin AN, Rose JB, et al. Tumor necrosis factor inhibitors in the treatment of childhood uveitis. Rheumatology 2006;45:982–989.

22. Pascual V, Allantaz F, Arce E, et al. Role of interleukin-1 in the pathogenesis of systemic onset juvenile idiopathic arthritis and clinical response to IL-1 blockade. J Exp Med 2005;201:1479–1486.

23. Woo P, Wilkinson N, Prieur AM, et al. Open label phase II trial of single, ascending doses of MRA in Caucasian children with severe systemic juvenile idiopathic arthritis: proof of principle of the efficacy of IL-6 receptor blockade in this type of arthritis and demonstration of prolonged clinical improvement. Arthritis Res Ther 2005;7:R1281–R1288.

24. De Kleer IM, Brinkman DM, Ferster A, et al. Autologous stem cell transplantation for refractory juvenile idiopathic arthritis: analysis of clinical effects, mortality, and transplant related morbidity. Ann Rheum Dis 2004;63:1318–1326.

25. Hashkes PJ, Laxer RM. Medical treatment of juvenile idiopathic arthritis. JAMA 2005;294:1671–1684.

26. Foeldvari I, Wierk A. Methotrexate is an effective treatment for chronic uveitis associated with juvenile idiopathic arthritis. J Rheumatol 2005;32:362–365.

27. McDonough JE, Southwood TR, Shaw KL. The impact of a coordinated transitional care programme on adolescents with juvenile idiopathic arthritis. Rheumatology 2006;46:161–168.

28. American Academy of Pediatrics, American Academy of Family Physicians, American College of Physicians-American Society of Internal Medicine. A consensus statement on health care transitions for young adults with special health care needs. Pediatrics 2002;110:1304–1306.

29. Duffy CM. Measurement of health status, functional status, and quality of life in children with juvenile idiopathic arthritis: clinical science for the pediatrician. Pediatr Clin North Am 2005;52:359–372.

30. Giannini EH, Ruperto N, Ravelli A, et al. Preliminary definition of improvement in juvenile arthritis. Arthritis Rheum 1997;40:1202–1209.

31. Wallace CA, Ruperto N, Giannini E, et al. Preliminary criteria for clinical remission for select categories of juvenile idiopathic arthritis. J Rheumatol 2004;31:2290–2294.

32. Viola S, Felici E, Magni-Manzoni S, et al. Development and validation of a clinical index for assessment of long-term damage in juvenile idiopathic arthritis. Arthritis Rheum 2005;52:2092–2102.

幼年特发性关节炎

D. 特殊情况

Carol B. Lindsley, MD

■ 患有幼年特发性关节炎（JIA）的儿童需要对其生长的异常情况进行特别注意，包括局部及全身的情况，同时也需关注骨质减少的情况。

■ 仅遵守医疗常规还不是对于此病最好的处理方式，除此之外，应该还要关注平日宣教，进行合理的组织管理，采取积极的行动才可以达到最佳的效果

■ 对于患有 JIA 儿童的处理需要包括心理指导及健康教育，向成人的转变会最大程度的改善预后。

许多发生在成人的风湿性疾病同样影响着儿童，虽然发生率较低。此外，某些疾病，比如全身型或少关节型 JIA，在儿童中的发生是很常见的。在所有的这些疾病中，它们的临床表现常常影响着孩子的生长发育。

体格检查

对于一个生病的或者是处于疼痛中的孩子来说进行有效的全面的体格检查是很困难的。然而，如果要进行正确的诊断一个准确的检查是必需的。对处于不同年龄段以及不同发育水平的孩子进行体检的方式是不同的。对于不同年龄段的孩子来说，风湿性疾病的临床表现也不尽相同。因此，在脑中记住某个诊断的标准是很有帮助的。患儿每次前来就诊就可以获得他们的身高及体重的值，然后可以将这些生长参数绘制到合适的生长曲线表上。若疾病没有得到很好的控制或者是药物产生了副作用，都会影响孩子正常的生长。

对于婴幼儿，观察技能尤其重要。若是患儿在追物过程中会引起疼痛或易激怒，那就说明孩子的某些关节缺少运动，患儿可以通过这项检查，使医生在对患儿进行其他检查前了解患儿更多的情况。使用玩具、说话或双眼注视着孩子可以有助于减少孩子的恐惧感。如果让患儿坐在家长的膝盖上或是让家长协助，那么可以使孩子的检查更充分更顺利。对于圆胖的孩子水肿不易发现，需要认真关注孩子活动的范围，这对于发现水肿很重要。单一的肿胀手指也许会是关节炎的唯一表现。

许多学龄期儿童会很积极地参加体检，特别是当他们穿着舒服的衣服（如 T 恤衫及短裤）时。通常先进行一般检查及非痛区的肌肉骨骼部分检查，最后检查疼痛的区域是最好的。除了关节查体外，仔细关注患儿的步态、腿长及肌力也是很重要的。让患儿坐起或爬楼梯的活动可以有助于肌力减弱程度的判定。

对于青少年来说，体格检查本身不难，但是需要患者的配合。所以需要再次强调在检查过程中尽可能让患儿舒适是很重要的，这样不仅可以使医生与患儿家长建立良好的关系，同时也与患儿建立了良好的关系。若家长非常强势，那么要求让家长离开可能会有助于检查的进行。作为骨骼肌肉系统检查的一部分，体检的内容需要包括脊柱侧凸的检查。

生长发育

JIA 是一个慢性疾病，同时会长期影响孩子的生长发育。在历史上，是 Still 在 1897 年开始注意到这种影响的，然后在 1932 年由 Kuhns 进行描述。它发生的原因是多方面的，包括疾病本身、药物副作用、营养及活动的障碍。生长激素及胰岛素样生长因子的地位逐渐明了，下文将有所阐述。

一般情况

很清楚的是：了解患儿 JIA 发病的亚型十分重要，比如少关节型 JIA 对于孩子的生长只有很小的影响，或者没有影响。但是，这一型在炎症所在部位会有一些局部的生长受限，特别是腿长不一致及下颌骨不对称。

多关节型及全身型 JIA 且从未接受过糖皮质激素治疗的患儿会有生长发育受限，其与疾病的严重程度及疾病持续时间的长短有关。一项研究表明，在对多关节型及全身型 JIA 患者的 14 年随访中，1/4 的患者失去了多于 1 个 Z 值[1]。[Z 值 $= (X_1 - X_2)/SD$，$X_1=$ 受试组的数据，$X_2=$ 同年龄同性别对照组的数据，$SD=$ 对照组的均数的标准差]。除了一小部分全身型 JIA 的患儿，生长发育的损害通常不严重。青春期儿童的生长速度也特别容易受影响。若生长发育受到影响，之后能恢复弥补的程度是不可预知的。

另一个针对 64 个青春前期初发的轻型少关节型及多关节型 JIA 儿童的研究发现，在疾病确诊后的第一年这些儿童的生长速度是降低的，经过治疗和 4 年的随访调查后生长速度可以升高至正常水平。许多患有严重多关节型 JIA 的儿童，其生长速度受到的影响最大。在这项研究中，只有 2 例全身型 JIA[2]。在对患有 JIA 且接受了糖皮质激素治疗的成人患者进行长期随访，结果显示他们的身高降低，两臂伸展距离缩短[3]。

局部情况

局部生长受限是炎症及血管增多的结果，这可导致受累骨过长或生长受限。举几个局部发育异常的例子：①在 JIA 中髋关节是易受累的关节之一，髋关节的受累偶尔会导致小股骨头及大髋臼的情况发生。在 5 名患者中存在着这种情况，他们已进行了髋关节成形术。这种外形的变小会引起关节软骨的继发性损伤[4]。众所周知，在 3 岁以前所有患者都会有疾病发生。②膝关节是 JIA 最易受累的关节，长期滑膜炎，特别是那种非对称型可以引起严重的腿长不等。股骨远端骨骺大约占股骨生长总长的 70%，所以在那些骨骺还未闭死的儿童受累部位因为受到长期的炎症刺激可以引起过度生长。股骨中间部占优势者可以引起额外的膝外翻。若增加关节内类固醇的用药可

以减低此风险同时可以减少药物副作用[5]。③小颌畸形及咬合不正都是 JIA 常见的后遗症。若为单侧关节受累可以导致下颌偏离中线。69% 的多关节型及全身型患儿都有牙齿咬合异常[6]。多关节型患者常因其未发育完全的下颌骨而表现为小短脸。这些由于颞颌关节（temporomandibular joint，TMJ）炎所导致的结果在临床上都很难治疗。MRI 可以在早期发现其改变。可以让患者去牙科正畸部门进行咨询以拟定进一步的治疗计划。对于某些患者可以应用皮质类固醇注射的方法进行治疗，对于某些关节严重受累的患者，可以进行肋骨软骨的移植。④其他常见受累部位包括腕关节（尺骨头发育不全）及脊椎骨（颈椎骨的发育不全）。

骨质减少和骨质疏松症

骨质减少指的是骨实质的量低于这个骨龄所对应的正常骨实质的量，JIA 患儿很有可能在其青春后期不能拥有足够的骨质。双能 X 线吸收测量法（dual-energy x-ray absorptiometry，DXA）的引入可以很好地评估骨量减少的程度，而且可以让人意识到问题的严重程度。四肢骨的骨皮质及轴向的骨小梁都会受到影响，但是骨皮质受累的程度会重些。骨质减少的表现与疾病的活动性及严重程度相关[7]。其他因素，包括体育活动的减少、制动、日光照射减少、钙剂及维生素 D 摄入的减少都是影响因素。在青春期骨峰值常常可以达到正常，这对于之后减少骨质疏松症及骨折的发生很重要。通常，JIA 患者的骨密度值不能达到青春期正常孩子所能达到的增长数值。多关节型患者常可见到明显的腰椎及股骨颈轴向的骨质减低[8]。一个为期 2 年的前瞻性对照研究中，对于早期 JIA（包括 JRA、银屑病性关节炎和强直性脊柱炎）的患儿进行对照研究，骨量增加的数值及骨更新的速度都缓慢降低，同时全部的身体包块清晰可见[9]。

治疗包括负重运动，适当的营养摄入。钙剂及维生素 D 的补充，最重要的是，适度的抗炎症治疗。对于双膦酸盐治疗风湿性疾病患儿的早期研究显示其治疗效果很好但是存在副作用[10]。在增加钙剂摄入方面行为干预也具有一定帮助[11]。

除了广泛的骨质减低外，近受累关节处可见局限的去矿化作用，这种情况有时甚至在早期的影像学检查中就可以发现。患者可以在选定的复查期间通过 DXA 对这种情况进行监测，以早期发现。

内分泌因素

骨钙素

在具有活动性炎症的孩子中会发现有骨钙素低水平，同时伴有骨矿化度的减低，但是在处于非活动期病程中的患儿，所有的参数都是正常的[12]。身高低于第三百分位的患者骨钙素的水平低于正常值，此提示成骨细胞的活性降低[13]。在此项研究中，骨钙素水平与胰岛素样生长因子1（insulin-like growth factor 1, IGF-1）水平的减低相关。然而，这些患者也接受皮质类固醇激素的治疗，而皮质类固醇能够降低骨钙素的水平。

胰岛素样生长因子 1

胰岛素样生长因子 1 是在肝生成的肽，它是生长激素主要的周围介质。它可以促进胶原的形成。在关于 JIA 的众多研究中都提示 JIA 患者血清中 IGF-1 的水平有所降低，特别是全身型的患者[14]。它的水平与炎症的严重程度相关，炎症反应的轻重可以由急性期反应物来衡量。在一项研究中显示，应用重组生长因子（recombinant growth hormone，rGH）可以使其水平升至正常。

白介素 6

白介素 6（IL-6）细胞因子在全身型 JIA 中水平会有明显的升高，且它的水平与炎症的严重程度相关。对转基因小鼠的研究提示 IL-6 会引起 IGF-1 生成的减少，这可能就是慢性炎症反应影响生长的机制[15]。

血管内皮生长因子

血管内皮生长因子（vascular endothelial growth factor，VEGF）是作用于血管内皮细胞的一种促细胞分裂剂，也是血管通透性的中介物。在多关节型 JIA 患者中，其水平与疾病的活动度相关，且其水平可能会在炎症反应中起到重要作用，而这种炎症反应正是影响生长发育的原因[16]。

生长激素

患有 JIA 且身材矮小的患儿通常人类生长激素（human growth hormone，hGH）为低分泌状态，有些患者对于外源性 hGH 要么是不适应，要么是无反应，这提示一个反应途径的附加缺陷或者是生长激素不敏

感[17]。其他研究显示生长激素的水平较对照组无显著差异[13]。

生长激素治疗

在一项研究中，14 名 JIA 患儿接受了皮质类固醇激素的治疗，每周 1.4 IU rGH/kg，有局部的反应。身高的平均增长速度从每年 1.9 cm 增至每年 5.4 cm，同时瘦体重（lean body mass）也有 12% 的增长。然而，在一年的最后期间身高的增长速度降至治疗前的水平[18]。

另一项研究显示，在应用 rGH 进行治疗的期间内，它有助于提高身高的增长速度（平均每年 3.1 cm），但是长期的影响未知。生长激素的分泌与 rGH 的治疗效果无相关性，可以将这个问题认为是靶细胞的缺乏或是周围缺乏生长激素相关的中介物。在这项研究中 50% 的孩子的热量摄取为正常下限或者是低于正常[13]。生长激素的治疗对于某些患者是有益的，但是效果是不可预知的。针对患有多关节型或是全身型 JIA 且进行生长激素及皮质类固醇激素的治疗的患儿进行了一项长达 4 年的研究，结果显示，与对照组相比，骨矿含量提高了一个标准差[19]。

甲状腺疾病

其他内分泌疾病可以影响患者的症状及生长发育。Stagi 和他的同事们发现在 JIA 的患儿中，发生自身免疫性甲状腺炎、亚临床甲减及乳糜泻的概率会增加[20]。在另一项单独的研究中发现，与一般人群相比，患有关节炎特别是少关节型的患儿在体内发现抗甲状腺素抗体的概率增加[21]。这些结果提示对于有关节炎的患儿认真监测甲状腺功能具有指导意义。

营养

足够的营养，包括热量及蛋白质，对于促进 JIA 患儿生长发育具有决定性作用。高达 30% 的 JIA 患儿存在生长发育的异常[22]。应用人体测量的方法，高达 40% 的患儿营养状况及肌肉的质量常常很差。蛋白质及其他特殊的营养物质，包括铁、硒、维生素 C、锌也都处于低水平[23]。在最近的一项研究中显示，16% 的患有关节炎的患儿，包括那些少关节型的患儿，存在营养不良的情况[24]。炎性因子，比如 IL-1、IL-6、肿瘤坏死因子（tumor necrosis factor，TNF）可以在一定程度上调节营养状况的异常。除此之外，还有一些患者有机械性喂养的问题，主要是与下颌或上肢末端

受累有关。早期积极的治疗，应用新型生物制剂，比如抗-TNF制剂，可以很好地改善患者自身的营养状况及生长发育情况。然而，长期研究的结果还未得到。

在患者进行临床随访过程中连续监测患儿的重量应该成为常规检查项目。饮食记录、营养分析、向营养学家进行咨询，对于一个体重长期增长缓慢的患儿来说是非常重要的。营养的补充及行为疗法都是有益于患者的。

眼病

炎症性眼病，特别是葡萄膜炎，在患有关节炎的患儿中发生率较高。据报道，发病率在5%～50%不等，但是最近的研究显示发病率在12%～25%[25-26]。已明确的危险因素包括发病年龄小于6岁，少关节型，抗核抗体阳性。对于这种眼病所需要进行的眼科检查很频繁，当前的指南可以起到指导作用[27]。由于在关节炎发病后葡萄膜炎可以继续进展，所以对于葡萄膜炎的持续监测是非常重要的。对于那些孩童时起病的成人患者长期的预后仍然很差，视力损伤者占40%，视力减弱者20%，视力完全缺失者10%[28]。目前关节炎的最佳治疗方法，特别是甲氨蝶呤和抗TNF制剂，对葡萄膜炎的治疗也是很有效的。因此，在过去5～10年发病的葡萄膜炎患者的预后要比现今所报道的结果要好得多（第7A章有更多信息）[29]。

依从性

儿童风湿性疾病的最佳治疗方案常常为综合治疗措施，这种综合治疗对患者及其家属常常是既难懂又费时的。这种治疗措施需要让患者进行的所有日常活动达到一个协调状态，这些日常活动包括按时服药、进行多种运动、饮食的多样化、按时门诊复查及进行实验室的监测，对于某些孩子还需要带治疗夹板。对于依从性好的患者常常会有延迟效益的这个事实是复杂的。非常容易理解为什么坚持这些治疗方案常常是困难的。事实上，估计只有50%～54%的慢性儿科疾病的患者一直坚持着最适合他们的治疗方案[30]。在JIA患者，发现药物治疗能够坚持者的比例与上述相似，38%～59%[31]。在一项针对患有系统性红斑狼疮（SLE）或是皮肌炎且进行泼尼松治疗的患儿进行的研究中发现，依从性为33%～78%，这个数据与之前报

道的儿童肿瘤患者依从性的数据相似[32]。非常惊奇地发现，在对泼尼松进行的研究中，2/3的患者存在着过度医疗，特别是当他们自觉很虚弱的时候。坚持做运动的依从性要比坚持服药的依从性差，根据父母提供的信息依从性为47%～67%[33]。而一个人是完全没有坚持还是周期性的没有坚持，二者也是不同的。

未坚持治疗的患者，其预后有多种，这里所指的预后不只针对患者本身也针对保健系统。依从性差的患者发生并发症及长期后遗症的危险常常会增加。若患者与医生或是医疗服务人员之间的沟通过少或是内容不真实同样会使二者之间的关系紧张，会导致不必要的药物更换或是进行不必要的检查。所有的这些都是无效的，会导致医疗费用的增加。

影响依从性的因素

多种因素会导致患者不能坚持治疗。这些因素通常被归为3类：①与疾病本身相关；②与患者及其家庭相关；③与治疗方案相关。没有那种一点也不配合的患者，也没有谁能够一直与各种人口因素保持一致。然而，据报道某些原因可以导致患者的依从性差[33]，列于表7D-1和表7D-2。

与治疗方案相关的因素

医疗服务人员可以通过将患者的治疗方案尽可能的简化来提高患者的依从性，除此之外，还可以预测一些已知的消极因素，包括药物味道不佳，服药过于

表 7D-1 依从性：与患者/家庭相关的因素

1. 孩子的负面反应，包括抱怨，拒绝，不适，窘迫，或更多的反抗行为
2. 对于疾病及其治疗缺乏理解，特别是年龄相对小的患者
3. 对于疾病及其治疗的误解
4. 缺乏自主权，低自尊心
5. 对于医疗服务人员或者是治疗措施不满意
6. 家庭资金不足
7. 语言障碍
8. 家庭不稳定或是意见不统一
9. 其他家庭成员的需要，比如父母亲的需要
10. 家长对于疾病的愤怒及或怨恨
11. 家庭的处理应对能力及策略

表 7D-2　依从性：与疾病相关的因素

1. 持续性病程，长期不愈，常常会有不可预知的发作，随着时间的延长，依从性逐渐降低

2. 起病年龄，越小的孩子依从性越差

3. 无症状阶段。当一个患者无症状或者处于缓解阶段，因为其自觉良好，常常会想终止服用药物。药物治疗的效果常常会在服药后几天或是几周才表现出来，停药后的反应也会延迟出现（症状的复发），这些情况会使得依从性更差

4. 疾病的严重程度，与配合程度没有明确的相关性

频繁，遗忘（锻炼与服药），药物剂量过大，治疗方案复杂，治疗的效果延迟及运输问题。制订锻炼方案可能是一个较特殊的问题，因为孩子在运动过程中会感到不舒服，然后向家长发脾气，从而导致依从性较差。

患有慢性疾病的儿童可能会被要求改变他们的生活方式，比如说限制他们的运动爱好，限制同年龄相关的社会活动或者减少他们的业余时间。对于好动的小孩及青少年来说，这样的改变是很困难的。父母的监管及适当活动的参与对于满足这些孩子所需要的支持是很重要的。若较晚获得或是缺乏专业的护理及未能履行适合自己的治疗方案也有可能会导致预后不佳，功能受到影响。

依从性的评估

依从性的评估可以通过直接的或间接的方式进行。间接的方式包括：父母的观察、自己的记录、药物日志，药物的补充及现已存在或是可预知出现的副作用。直接方式包括：药物的数量，实验室参数的测量（比如血清中药物水平），用电子仪器来记录和储存药箱打开的时间及日期[34]。

依从性的改善

用于改善依从性的方法可以分为三类：宣教、组织管理和付诸行动。这三种方法可以逐一进行，也可以联合应用[33]。

宣教的方法包括提供信息，帮助患者把事情按优先顺序排好，再次教育，书写讲义，提醒系统，社区及国家资源，正反馈，适当的惩罚方式。信息应该适合相应的年龄，文化，语言，同时应该重视孩子的认知能力。在疗程的初始阶段不要给予家庭太多的压力是很重要的。

组织管理的方法包括咨询服务，增加对孩子的监督管理，减少治疗方案的复杂性，减少花费，增加药物的可口程度。制订的方案需要尽可能的适合家庭的日常生活。治疗性的运动和游戏常常可以结合使用。

付诸行动的方法包括通过自我管理训练来增加自尊，教会家长如何处理孩子的反抗行为，监测依从性，为增加依从性可以实行反复加强的方法或者是奖励的模式。强化项目是很耗时的且需要父母的指导训练，但是对于改善依从性是有帮助的[33]。奖赏模式在实践过程中是很成功的，在奖赏模式中有特权的人才可以进行钱币的兑换。随着孩子逐渐长大，孩子在完成治疗方案过程中所应尽的责任也随之增多，但是父母不能对孩子完全不管。

定期的门诊复查是很重要的，通过它可以对患者进行再教育，强化治疗方案的实行，逐渐适应治疗的内容。这种定期的门诊复查也有助于使医生与患者之间建立并保持一个合作的相互信任的关系。这种复查需要足够的时间来进行依从性的讨论同时强化依从性的重要性并认真执行。应用于监测依从性的好的文件仍然很重要。医生需要多与孩子接触，因为他们都是治疗过程中的重要参与者。审判的态度无任何用处。一个多学科的工作模式是最理想的。今后的研究需要着重研究那些因没能坚持治疗而处于高风险的儿童和其家庭的评估鉴定，进一步明确那些成功家庭对于此种情况的应对机制以便对其他人进行教育及强化，同时为改善依从性进行治疗方案的评估。

社会心理学及教育问题

慢性疾病对于患儿及其家庭无论是发展还是日常功能都有着重要的影响。不幸的是，对于这种影响及其相关因素只有极少的研究报道，而且这些研究的结果还常常是相互矛盾的。不同的研究方法，不同的研究人数，混杂的疾病类型特别是 JIA，都会得到不同的结果。一些流行病学的研究发现，JIA 患儿发生心理问题会较其他人有更大的风险[35-36]。通过一个应用自我报告式量表结合面谈的方式进行的对照研究来了解患有关节炎的儿童（7～11 岁）及青少年（12～16 岁）的情况[37]。自尊、胜任感、身体意象与健康的对照组相似。关节炎的患者很虚弱以至于不能参加社会活动，但同时青少年患儿会从家人、同龄人、专家中得到更

7

多的情感支持。所获得的支持度应与疾病的严重程度相关。其他研究发现慢性疾病的患儿没有相对高的心理障碍的发生率，而且在心理测试分数与疾病功能性测量值之间无任何关联[38]。

家庭作用

总体来讲，长期的心理问题的预后还是很好的。在一个长达 9 年的随访研究中患有 JIA 的患儿会因为慢性的家庭负担而产生心理方面的问题，而它的出现与疾病的严重程度无关[39]。在随访过程中最常见的精神病学的障碍为焦虑症。没有孩子有抑郁症，15% 有轻至中度的精神损伤[39]。

积极的家庭因素在帮助孩子建立起处理慢性疾病的能力中起到了重要的作用。一项研究显示，成长在具有高度凝聚力的家庭中的 JIA 患儿会有很高的社会适应能力[37]。若孩子成长的环境是灵活性的、自由的、强调自主的，那么这种环境对于慢性疾病患儿来说才是最理想的。家庭的应对能力可以通过一些组织的宣教得到加强，比如那些关节炎基金会的赞助商，也可以通过复查或是参加一些专家讲演的学习班得到加强[40]。这样也可以减少家庭的负担，改善父母与患儿之间的关系。

疼痛

不适当的关注常常会给关节炎患儿带来疼痛。小孩子通常不会唠叨自己不舒服或疼痛，甚至年龄稍大点的孩子会变得习惯或者可以忍受一定程度的疼痛。某些仪器对于临床医生确定患儿对疼痛的感觉很有帮助，可以用于连续的测量。疼痛应对问卷（The Pain Coping Questionnaire）在儿童及青少年中已经得到验证，其对于评估儿童的疼痛应对能力很有帮助。而且它对于广泛年龄段的群体都适用而且很简单[41]。应对的效果减小是与强烈的疼痛相关的。儿科疼痛问卷视觉类比量表（the Visual Analogue Scale of Pediatric Pain Questionnaire）也是一个可以用于监测门诊高危患者疼痛程度的简单的工具。患者感知到的疼痛程度越高，那么抑郁及焦虑的症状就越重，二者是有相关性的[42]。

学校及教育成就

许多因素都可以影响孩子上学，但是对于许多重症患者来说，他们其实很想上学。在一项研究中显示学校的缺席程度与是否坚持进行理疗及是否存在心理障碍相关，而与年龄及疾病的持续时间无关[43]。关节炎患儿上学的问题包括：写字，开门，迟到，上体育课，拿书，疲劳，缺席，老师及同学的不理解。学校的成就对于孩子的正常发展起着决定性的作用，学校的状态及教育过程在门诊看病时应该被评估为正常的有规律的。对起病后 25 年的 44 名成年 JIA 患者进行随访的对照研究，结果显示，在教育程度、收入和保险责任范围等方面，患病组和对照组都具有相同的水平，但是相较于对照组患病组就业率、日常的能级和运动耐量降低[44]。

在过去的十年，儿童风湿性疾病患儿总体预后已经开始稳步地改善了。然而，仍然需要考虑给予这些患儿最佳的治疗，并对他们的预后进行关注。

（李彩凤译　卢昕校）

参考文献

1. Polito C, Strano CG, Olivieri AN, et al. Growth retardation in non-steroid treated juvenile rheumatoid arthritis. Scand J Rheumatol 1997;26:99–103.
2. Saha MT, Verronen P, Liappala P, Lenko HL. Growth of prepubertal children with juvenile chronic arthritis. Acta Paediatr 1999;88:724–728.
3. Zak M, Muller J, Karup-Pedersen F. Final height, armspan, subischial leg length and body proportions in juvenile chronic arthritis. A long-term follow-up study. Horm Res 1999;52:80–85.
4. Hastings DE, Orsini E, Myers P, Sullivan J. An unusual pattern of growth disturbance of the hip in juvenile rheumatoid arthritis. J Rheumatol 1994;21:744–747.
5. Sherry DD, Stein LD, Reed AM, Schanberg LE, Kredich, DW. Prevention of leg length discrepancy in young children with pauciarticular juvenile rheumatoid arthritis by treatment with intraarticular steroids. Arthritis Rheum 1999;42:2330–2334.
6. Ronchezel MV, Hilario MO, Goldenberg J, et al. Temporomandibular joint and mandibular growth alterations in patients with juvenile rheumatoid arthritis. J Rheumatol 1995;22:1956–1961.
7. Cassidy JT. Osteopenia and osteoporosis in children. Clin Exp Rheumatol 1999;17:245–250.
8. Kotaniemi A. Growth retardation and bone loss as determinants of axial osteopenia in juvenile chronic arthritis. Scand J Rheumatol 1997;26:14–18.
9. Lien G, Selvaag AM, Flato B, et al. A two-year prospective controlled study of bone mass and bone turnover in children with early juvenile idiopathic arthritis. Arthritis Rheum 2005;52:833–840.
10. Cimaz R. Osteoporosis in childhood rheumatic diseases: prevention and therapy. Best Pract Res Clin Rheumatol 2005;16:397–340.
11. Stark LJ, Janicke DM, McGrath AM, Mackner LM, Hommel KA, Lovell D. Prevention of osteoporosis: a randomized clinical trial to increase calcium intake in

12. Reed A, Haugen M, Pachman LM. Abnormalities in serum osteocalcin values in children with chronic rheumatic diseases. J Pediatr 1990;116:574–580.

13. Davies UM, Jones J, Reeve J, et al. Juvenile rheumatoid arthritis. Effects of disease activity and recombinant human growth hormone on insulin-like growth factor 1, insulin-like growth factor binding proteins 1 and 3, and osteocalcin. Arthritis Rheum 1997;40:332–340.

14. Cimaz R, Rusconi R, Cesana B, et al. A multicenter study on insulin-like growth factor-I serum levels in children with chronic inflammatory diseases. Clin Exp Rheum 1997;15:691–696.

15. DeBenedetti F, Alonzi T, Moretta A, et al. Interleukin 6 causes growth impairment in transgenic mice through a decrease in insulin-like growth factor-I. A model for stunted growth in children with chronic inflammation. J Clin Invest 1997;99:643–650.

16. Maeno N, Takei S, Imanaka H, et al. Increased circulating vascular endothelial growth factor is correlated with disease activity in polyarticular juvenile rheumatoid arthritis. J Rheumatol 1999;26:2244–2248.

17. Hopp RJ, Degan J, Corley K, Lindsley CB, Cassidy, JT. Evaluation of growth hormone secretion in children with juvenile rheumatoid arthritis and short stature. Nebr Med J 1995;80:52–57.

18. Simon D, Touati G, Prieur AM, Ruiz JC, Czernichow P. Growth hormone treatment of short stature and metabolic dysfunction in juvenile chronic arthritis. Acta Paediatr Suppl 1999;88:100–105.

19. Bechtold S, Ripperger P, Hafner R, Said E, Schwarz HP. Growth hormone improves height in patients with juvenile idiopathic arthritis: 4-year data of a controlled study. J Pediatr 2003;143:512–519.

20. Stagi S, Giani T, Simonini G, Falcini F. Thyroid function, autoimmune thyroiditis and celiac disease in juvenile idiopathic arthritis. Rheumatology (Oxford) 2005;44: 517–520.

21. Apigiani MG, Cerboni M, Bertini I, et al. Endocrine autoimmunity in young patients with juvenile chronic arthritis. Clin Exp Rheumatol 2002;20:565–568.

22. Henderson CT, Lovell DJ. Assessment of protein energy malnutrition in children and adolescents with JRA. Arthritis Care Res 1989;2:108–113.

23. Bacon MC, White PH, Raith DJ, et al. Nutritional status and growth in JRA. Semin Arthritis Rheum 1990;20: 97–106.

24. Cleary AG, Lancaster GA, Annan F, Sills JA, Davidson JE. Nutritional impairment in juvenile idiopathic arthritis. Rheumatology (Oxford) 2004;43:1569–1573.

25. Berk AT, Kocak N, Unsal E. Uveitis in juvenile arthritis. Ocul Immunol Inflamm 2001;9:243–251.

26. Kodsi SR, Rubin SE, Milojevic D, Ilowite N, Gottlieb B. Time of onset of uveitis in children with juvenile rheumatoid arthritis. J AAPOS 2002;6:373–376.

27. Cassidy J, Kivlin J, Lindsley C, Nocton J, Section of Rheumatology, Section of Opthalmology. Opthalmologic examinations in children with juvenile rheumatoid arthritis. Pediatrics 2006;117:1843–1845.

28. Ozdal PC, Vianna RN, Deschenes J. Visual outcome of juvenile rheumatoid arthritis-associated uveitis in adults. Ocul Immunol Inflamm 2005;13:33–38.

29. Paroli MP, Speranza S, Marino M, Pirraglia MP, Pivetti-Pezzi P. Prognosis of juvenile rheumatoid arthritis-associated uveitis in adults. Eur J Ophthalmol 2003;13:616–621.

30. Rapoff MA, Belmont J, Lindsley C, Olson N, Morris J, Padur J. Prevention of nonadherence to nonsteroidal anti-inflammatory medications for newly diagnosed patients with juvenile rheumatoid arthritis. Health Psychol 2002; 21:620–623.

31. Rapoff MA. Compliance with treatment regimens for pediatric rheumatic diseases. Arthritis Care Res 1989; 2(Suppl):40–47.

32. Pieper KB, Rapoff MA, Purviance MR, Lindsley CB. Improving compliance with prednisone therapy in pediatric patients with rheumatic disease. Arthritis Care Res 1989;2:132–135.

33. Rapoff MA. Adherence to pediatric medical regimens. New York: Kluwer Academic/Plenum Publishers; 1999.

34. Rapoff MA, Belmont JM, Lindsley CB, Olson NY. Electronically monitored adherence to medications by newly diagnosed patients with juvenile rheumatoid arthritis. Arthritis Rheum 2005;53:905–910.

35. Gortmaker SL, Walker DK, Weitzman M, Sobol AM. Chronic conditions, socio-economic risks and behavioral problems in children and adolescents. Pediatrics 1990;85: 267–276.

36. Vandvik IH. Mental health and psychosocial functioning in children with recent onset of rheumatic disease. J Child Psychol Psychiatry 1990;31:961–971.

37. Huygen ACJ, Kuis W, Sinnema G. Psychological, behavioural, and social adjustment in children and adolescents with juvenile chronic arthritis. Ann Rheum Dis 2000;59: 276–282.

38. Frank RG, Hagglund KJ, Schopp LH, et al. Disease and family contributors to adaptation in juvenile rheumatoid arthritis and juvenile diabetes. Arthritis Care Res 1998; 11:166–176.

39. Aasland A, Flato B, Vandvik IH. Psychosocial outcome in juvenile chronic arthritis: a nine-year follow-up. Clin Exp Rheumatol 1997;15:561–568.

40. Hagglund KJ, Doyle NM, Clay DL, Frank RG, Johnson JC, Pressly TA. A family retreat as a comprehensive intervention for children with arthritis and their families. Arthritis Care Res 1996;9:35–41.

41. Reid GJ, Gilbert CA, McGrath PJ. The pain coping questionnaire: preliminary validation. Pain 1998;76:83–96.

42. Varni JW, Rapoff MA, Waldron SA, Gragg RA, Bernstein BH, Lindsley CB. Chronic pain and emotional distress in children and adolescents. J Dev Behav Pediatr 1996;17:154–161.

43. Sturge C, Garralda ME, Boissin M, Doré CJ, Woo P. School attendance and juvenile chronic arthritis. Br J Rheumatol 1997;36:1218–1223.

44. Peterson LS, Mason T, Nelson AM, O'Fallon WM, Gabriel SE. Psychosocial outcomes and health status of adults who have had juvenile rheumatoid arthritis: a controlled, population-based study. Arthritis Rheum 1997; 40:2235–2240.

7

银屑病关节炎

A. 临床特征

Dafna D. Gladman, MD, FRCPC

- 约 26% 银屑病患者存在银屑病关节炎（PsA），银屑病关节炎发生率为 0.3% ～ 1%。
- PsA 临床表现多种多样，包括：远端关节病、关节残毁、少关节炎（小于等于 4 个关节）、类风湿关节炎样多关节炎和脊柱炎。
- 其他的骨骼肌肉表现：指（趾）炎［腊肠指（趾）］、腱鞘炎、附着点炎。
- PsA 患者还常有虹膜炎、尿道炎、非特异性结肠炎及心血管病变表现。
- 根据患者的银屑病皮肤、头皮或指甲改变以及临床表现作出诊断。类风湿因子为阴性。

银屑病关节炎（psoriatic arthritis，PsA）是一种与银屑病相关的炎性关节病[1]。银屑病是一种炎性皮肤疾病，为好发于体表伸面的一种红色鳞屑样皮疹，皮损也可发生于头皮、手掌、足底等[2]。常引起针尖样指（趾）甲改变或者指（趾）甲剥离。多达 1/3 银屑病患者可发展为炎性关节病（受累关节存在疼痛和晨僵）。无论银屑病还是 PsA，男女发病率是相同的。20 世纪中叶类风湿因子（rheumatoid factor，RF）的发现将 PsA 区别于类风湿关节炎（rheumatoid arthritis，RA）这种典型的炎性关节病。85%RA 患者 RF 阳性，而 PsA 常为 RF 阴性。早期研究使用乳胶凝集试验检测，多达 15%PsA 血清 RF 阳性[3]，但是更多近期的研究使用比浊法或酶联免疫吸附法（enzyme linked immunosorbent assay，ELISA）检测，其阳性率仅为 4% ～ 5%[4]。

许多临床表现有利于 PsA 区别于 RA，包括男女发病率相近、关节受累的情况、累及脊柱和特异的影像学改变。因为 PsA 患者存在血清 RF 阴性、脊柱受累及其他关节外表现，且也与 HLA-B27 相关，所以 PsA 是血清阴性脊柱关节病的一种类型。

银屑病关节炎的流行病学

银屑病关节炎的患病率

PsA 确切患病率不详，估计为 0.1% ～ 1%[5-6]。该差异可能与缺乏统一诊断标准和各研究采用的疾病定义不同有关。此外，由于一些研究基于政府机构的数据库，一些采用人群普查，还有一些采用住院患者或门诊就诊患者的临床观察。所以 PsA 发病率数据有很多，其价值有待评估。

银屑病患者中 PsA 的患病率波动在梅奥医学中心研究的 6%[7] 到欧洲观察的 30% 之间（表 8A-1）[8]。值得一提的是梅奥医学中心的研究基于政府机构的数据库，并接受该数据库中银屑病的诊断数据，而欧洲观察研究则仅在银屑病协会中实施。一项最近的研究通过美国国家银屑病基金会的定义发现，所有银屑病患者中 PsA 患病率为 11%，但是当银屑病受累面积超过 10 个手掌大小，该数值增加到了 56%[9]。在一项意大利的研究中，皮肤科医师和风湿科医师一起作出诊断，发现 33% 的患者为银屑病[10]。如表 8A-1，银屑病患者中 PsA 平均发病率估计在 26%。如果银屑病患病率在 1% ～ 3%，那么 PsA 患病率很可能在 0.3% ～ 1%。该病的确切患病率还有待进一步明确该病的诊断标准。

分类标准

尽管有些 PsA 的诊断标准只基于临床数据，现在仍有很多关于 PsA 的分类标准[11]。Taylor 研究团队[12]对比了很多关于 PsA 的分类标准。大多数标准具有高敏感性和特异性，但是 Fournie 标准[11]需要 HLA 分型，因此 24% 患者未被分类。CASPAR（银屑病关节

表 8A-1　银屑病患者中 PsA 的发生率 *

作者（年）	中心	研究患者人数	PsA 比例（%）
Leczinsky（1948）[64]	瑞典	534	7
Vilanova（1951）[65]	巴塞罗那	214	25
Little（1975）[66]	多伦多	100	32
Leonard（1978）[67]	诺切斯特	77	39
Green（1981）[68]	南非	61	42
Scarpa（1984）[10]	那不勒斯	180	34
Stern（1985）[69]	波士顿	1285	20
Zanelli（1992）[70]	温斯顿 - 塞勒姆	459	17
Falk（1993）[71]	凯于图凯努（挪威）	35	17
Barisic-Drusko（1994）[72]	奥西耶克地区（克罗地亚）	553	10
Salvarani（1995）[73]	瑞乔艾米利亚（意大利）	205	36
Shbeeb（2000）[7]	梅奥医学中心	1056	6.25
Brockbank（2001）[74]	多伦多	126	31
Alenius（2002）[75]	瑞典	276	48
Zachariae（2003）[8]	丹麦	5795	30
Gelfand（2005）[9]	美国	601	11

* 注：PsA，银屑病关节炎

炎分类）工作组汇集分析了历年 PsA 的分类标准，近期也完成了 PsA 分类标准的研究 [4]。其提出 PsA 新的分类标准具有 99% 的特异性和 92% 的敏感性（表 8A-2）。

银屑病关节炎的临床特点

银屑病关节炎亚型

PsA 可累及外周关节和中轴骨骼。Wright 和 Moll 对 PsA 临床特点进行了描述 [1]，包括：①主要为远端关节病：占其研究患者的 5%，但在其他研究中该比例有所不同 [3,10,13-21]；②毁损性关节炎：关节结构的毁损破坏，5% 患者被证实存在，但可能还潜在更多患者；③少关节炎：4 个或以下关节受累，占观察患者的 70%，常为非对称性分布；④多关节炎：不易与 RA 区分，出现于 15% 患者；⑤脊柱关节炎：5% 患者单独发生，但可能有 40% 的患者与上述其他类型伴随出现。目前认为，这些不同类型对患者早期诊断有帮助，并且随着时间推移会发生变化 [17,22-23]；此外，认为所谓关节的对称性实际上反映的是受累关节的数目多少。大多数 PsA 患者表现为多关节炎。

除单独脊柱关节病外，我们观察到不同类型 PsA，如远端关节病、少关节炎、多关节炎单独或合并脊柱关节病 [3,19]。毁损性关节炎可发生在任何一组群中，而不单独定义为一个组群。这种分类法具有 97% 的敏感性和 99% 特异性 [12]。多伦多大学 PsA 临床中心回顾性地观察了 705 名患者后发现 3.7% 患者主要存在远端关节病，50% 以上远端关节累及的患者合并有其他临床表现。毁损性关节炎被定义为至少一个完全残毁的关节，观察人群中有 19.5% 患者存在，另有 8.2% 患者存在 5 个或以上的关节毁损（表 8A-3）。

银屑病关节炎的外周关节炎

PsA 的关节炎本质是炎症，受累关节存在疼痛、肿胀、晨僵。任何关节都可被累及。在疾病早期过程中，关节炎趋向为少关节炎，可逐渐发展为多关节炎。无论其整体症状如何，PsA 外周关节炎具有一些统一的临床特征。PsA 关节压痛不及 RA [25]。这一点对于患者和医生发现、诊断和治疗关节炎具有重要的临床意义。许多患者在疾病炎症过程中乃至已经发生关节变形和关节毁损时，并没有感觉到疼痛。炎症关节上出现淡蓝色或淡紫色皮损是血清阴性疾病的典型表现，包括 PsA，特别是缺乏明显的银屑病表现时，这可能有助于区别 PsA 和 RA [26]。受累关节的分布也是 PsA 的另一典型临床表现。然而，RA 常累及同一水平对称

表 8A-2　CASPAR 标准

炎性关节病（关节、脊柱、肌腱端）

3 个或以上症状：

1. 银屑病证据 （a，b，c 中的一项）	a. 现患银屑病 *	由风湿科医师或皮肤科医师诊断存在银屑病皮肤或头皮病变
	b. 银屑病个人史	患者、家庭医生、皮肤科医师、风湿科医师或其他有资质的医务人员提供患者有银屑病史
	c. 银屑病家族史	患者一级或二级亲属有银屑病史
2. 银屑病性指甲营养不良		体格检查发现典型的银屑病指（趾）甲营养不良表现，包括指（趾）甲剥离、凹陷性病斑和角化过度
3. 类风湿因子阴性		通过除乳胶法外（最好是 ELISA 法、比浊法）的检测结果在当地实验室参考范围内
4. 指（趾）炎（a，b 中的一项）	a. 现存	整个手指肿胀
	b. 既往史	既往被风湿科医生诊断指（趾）炎
5. 关节旁新骨形成的影像学证据		手或脚 X 线平片提示关节附近边缘边界不清的骨化（但须排除骨赘形成）

SOURCE：The CASPAR Study Group，Arthritis Rheum 2006；54：2665–2673，with permission of *Arthritis and Rheumatism*.

特异性，98.7%；敏感性，91.4%

* 现患银屑病为 2 分，其他情况为 1 分

表 8A-3　PsA 特点

患者人数	705 人·(%)	
皮肤发病年龄（SD）	28.8（14.4）	
关节发病年龄	36.1（13.2）	
性别	男性 57%，女性 43%	
就诊年龄	43.7（13.3）	
关节炎数目	10.2（9.6）	
损坏关节数 临床 影像学	 3.2（7.5） 4.8（8.1）	

特点	现存 （%）	访视中发生 （%）
远端	3.7	1.6
寡关节炎	14.7	8.5
多关节炎	39.3	30.6
背部受累	2.4	1.4
背部 + 远端	2.6	1.1
背部 + 寡关节炎	7.4	10..1
背部 + 多关节炎	29.9	45.7
缓解	0	1.1
关节毁损 ≥1 个关节具有影像学 4 期损伤 ≥5 个关节具有影像学 4 期损伤	 19.5 8.2	 36.4 18.2

ᵃ Data from the University of Toronto Clinic，Toronto，Ontario，Canada.

PsA，银屑病关节炎

分布的关节（所有的掌指关节、近端指间关节），PsA 受累关节常为单数、呈典型的放射状非对称分布。因此，远端关节炎症和放射状分布的特征常为 PsA 的重要特点（图 8A-1）。

银屑病脊柱关节病

PsA 脊柱受累包括骶髂关节炎和脊柱小关节炎。PsA 分布常为非对称性，可为单侧骶髂关节受累或影像学上双侧骶髂关节病变程度不同。同样，脊柱受累常为非对称性，呈跳跃性病变（图 8A-2）。但是，全

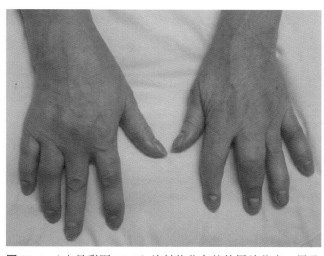

图 8A-1 （也见彩图 8A-1）放射状分布的外周关节炎。累及左手第 2、3 和 5 指，其中第 3 指完全受累

脊柱均可受累。PsA 脊柱病变的患病率差异很大，部分原因在于研究人员采用的定义不尽相同。若将影像学检查应用于每一个患者，可发现大多数患者存在骶髂关节炎。一项研究报道 78% 患者存在骶髂关节炎[30]。通过 10 年的观察，多伦多大学 PsA 临床中心患者数据显示，50% 患者存在骶髂关节炎和（或）韧带骨赘等脊柱病变。然而，仅部分患者存在疼痛或晨僵的临床症状。实际上，银屑病性脊柱关节病患者不同于强直性脊柱炎，患者不一定有疼痛的主诉，也不一定有明显脊柱活动受限[31]。除了病情本身比较轻，可能还与患者痛阈普遍较低有关，因为银屑病性脊柱关节病患者比强直性脊柱炎患者少有存在 4 级骶髂关节病变，且很少有韧带骨赘形成[31]。

银屑病关节炎其他关节表现

指（趾）炎

指（趾）炎或腊肠指（趾）是 PsA 的典型临床表现。可能由于腱鞘炎，也可能由手指关节的滑膜炎所致，屈肌腱明显受累[32-33]。指（趾）炎最常累及足趾，也可累及手指[34]。急性指（趾）炎被证实相对无指（趾）炎者更易导致指侵袭性损伤，因此指（趾）炎可预测疾病预后不良。指（趾）炎也可呈慢性过程，所以受累部位在无治疗干预下，可不红不痛，仅是慢性指肿胀。Helliwell 和他的团队[35] 提出指（趾）炎评估法可能在临床试验和队列研究的临床观察中有用。目前，极度肿胀被认为是 PsA 的特点之一[36]。这种外周性水肿的确切机制不明，但是淋巴水肿和腱鞘炎可能参与其中[37]。

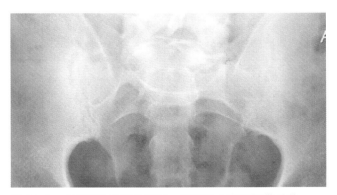

图 8A-2　非对称性骶髂关节炎，跳跃性分布的韧带骨赘

腱鞘炎

肌腱炎或腱鞘炎常发生在 PsA 患者。除与 RA 常累及部位常为尺侧腕伸肌外，炎症还可累及手指屈肌腱。跟腱炎作为足趾筋膜炎常见。这些均可影响受累部位功能甚至导致残疾。PsA 中，腱鞘炎可能与肌腱小瘤和显著的功能受限有关。

附着点炎

位于骨与肌腱连接处的附着点炎是 PsA 另一种典型特征。附着点炎可位于任何肌腱附着端，最常见的是足底筋膜炎、跟腱炎、肩膝关节附着点、骨盆骨。有人提议出现附着点炎的银屑病可归为 PsA[38]。实际上，CASPAR 标准规定存在包括附着点炎在内的任何骨骼肌炎症特点，并伴有其他标准 3 条即可分类为 PsA[4]。

银屑病关节炎的关节外表现

皮肤病变

皮肤银屑病是诊断 PsA 的必备条件。银屑病临床表现多种多样[2]。寻常型银屑病是最常见的类型，且最易合并 PsA。常累及如肘、膝关节部位的伸面。除了肛隙，寻常型银屑病也可累及头皮、臀沟。银屑病也可隐匿首发于面屈，如果是这种情况除非仔细询问很可能被遗漏，或仅当进行仔细的全面体格检查时才能被发现。点滴状银屑病也可与 PsA 有关，但是较寻常型少见[6]。最严重的类型是红皮病性银屑病。

皮肤病变和关节病变关系多样化[39-40]。皮肤和关节病变同时发生的患者这两种症状的相关性可能更强[40]。值得注意的是 PsA 临床试验中皮肤病变的程度较银屑病临床试验中轻。PsA 患者指甲病变的发生率高于无并发症银屑病患者[41]。可能与远端指关节病有关。

其他关节外表现

虹膜炎是所有脊柱关节病中常见的关节外表现，PsA 患者也不例外。7% 的 PsA 患者存在虹膜炎，而且虹膜炎也可存在于无关节病变的银屑病患者[3,41]。

尿道炎也是血清阴性疾病的特点之一。相对于其他脊柱关节病，PsA 很少出现。

PsA 患者可累及肠道，常表现为非特异性结肠炎[42-43]。

据报道，心脏病变也可见于 PsA 患者，包括强直性脊柱炎发生的主动脉根部扩张。近期，越来越多的报道提示 PsA 患者具有心血管疾病的风险[44]。这可能与 PsA 相关的代谢异常有关。同肥胖和吸烟等生活习惯因素一样，这些异常代谢包括高脂血症、高尿酸血症等[44-45]。

银屑病关节炎的诊断

PsA 的诊断应该是患者在银屑病基础上存在炎性关节病。然而，不是所有存在关节炎的银屑病患都有 PsA。PsA 须与 RA 相鉴别。银屑病占人群的 1% ～ 3%，而 RA 占 1%，有万分之一的人同时具有 RA 和银屑病。如果一个既有银屑病又有炎性关节病的患者存在类风湿结节，那么很可能的是 RA 合并银屑病。另一方面，若 RF 阴性且有远端指关节病和指甲损害，尽管患者存在对称性多关节炎，但更可能被诊断为 PsA。脊柱关节病的存在对于 PsA 具有指向性。因为累及远端关节，PsA 需与骨关节炎相鉴别。骨关节炎最初并非炎性疾病。因此，远端指间关节炎合并关节红肿，特别是有指甲损害，患者更可能是 PsA。存在单关节炎或少关节炎时需与痛风相鉴别。因为 PsA 患者可有血清尿酸堆积，所以关节滑液晶体分析对鉴别相应的病理生理过程更为重要。存在炎性脊柱关节病的患者需与其他脊柱关节病相鉴别。银屑病可与克罗恩病（Crohn's disease，CD）相关，后者也与其他脊柱炎相关，因此难以鉴别。然而，累及脊柱的 PsA 常为非对称性，而强直性脊柱炎和炎性肠病脊柱关节炎常对称累及。指甲损伤的存在也支持 PsA 的诊断。

银屑病关节炎的病程和转归

在过去，PsA 患者被认为较 RA 轻。然而，在过去的 20 年间，该疾病被认识到比预想的严重。一项观察了 220 例 PsA 患者的研究证实，类似于既往 RA 报道，67% 患者就诊时关节存在毁损性改变，20% 患者有严重的关节炎。发病 5 个月内就诊的 PsA 患者，47% 在 2 年内出现毁损病变。PsA 患者被证实随着时间进展病情恶化，许多患者发展为多关节炎，临床和影像学上损伤的关节逐渐增加。早期损伤可被影像学证实，临床损伤可在访视期观察到并被记录。

疾病进展的预测因素

临床疾病进展的预测因素包括就诊时的多关节炎表现和需要使用大剂量药物治疗。每次访视时活动性关节炎数目可以预测以后随访中临床骨质损伤的进展。HLA 标记也可以影响疾病转归（见第 8B 章）。然而仍有 17.6% 的 PsA 患者维持持续缓解，定义为患者持续至少 1 年无活动性关节炎症。平均缓解期为 2.6 年，临床上常见于那些男性、就诊时疾病活跃程度和严重程度低的患者。

银屑病关节炎患者生活质量

PsA 患者生活质量和功能均较正常人群减低[55-56]。实际上，PsA 患者生活质量类似于 RA 患者[57]。PsA 患者较 RA 患者病情表现得更为活动，全身疼痛更甚[58]。虽然 28% 的患者在 10 年内不会发生致残，但是女性和老龄患者较易致残，不过病程长并不会使致残率增加[59]。

银屑病关节炎的死亡率

PsA 患者死亡风险较普通人群增高。尽管死因类似于普通人群[60]，但就诊时疾病的活动度和严重度是 PsA 患者早期死亡的预测因素。PsA 患者存活率较过去 30 年有所提高，最近的标准化死亡率比值从 1.62 下降至 1.36[62]。这可能是由于更积极的治疗能够改善患者的存活情况[63]。近期研究证实超过 25 年随访，PsA 患者肿瘤发生的风险并未增加。

总结

PsA 是银屑病相关的炎性关节病，RF 常为阴性。该病存在许多临床特点。PsA 可能导致严重残疾且增加死亡风险。PsA 患者应早诊断早治疗，以阻止疾病进展改善预后。

（刘毅译　卢昕校）

参考文献

1. Wright V, Moll JMH. Psoriatic arthritis. In: Seronegative polyarthritis. Amsterdam: North Holland Publishing; 1976:169–223.
2. Langley RGB, Krueger GG, Griffiths CEM. Psoriasis: epidemiology, clinical features and quality of life. Ann Rheum Dis 2005;64:18–23.
3. Gladman DD, Shuckett R, Russell ML, et al. Psoriatic arthritis (PSA)—an analysis of 220 patients. Q J Med 1987;62:127–141.

4. Taylor W, Gladman D, Helliwell P, Marchesoni A, Mease P, Mielants H; CASPAR Study Group. Classification criteria for psoriatic arthritis: development of new criteria from a large international study. Arthritis Rheum 2006; 54:2665–2673.

5. Gladman DD. Epidemiology. Psoriatic arthritis. In: Gordon GB, Ruderman E, eds. Psoriasis and psoriatic arthritis: an integrated approach. Heidelberg: Springer-Verlag; 2005:57–65.

6. Madland TM, Apalset EM, Johannessen AE, Rossebo B, Brun JG. Prevalence, disease manifestations, and treatment of psoriatic arthritis in Western Norway. J Rheumatol 2005;32:1918–1922.

7. Shbeeb M, Uramoto KM, Gibson LE, et al. The epidemiology of psoriatic arthritis in Olmsted County, Minnesota, USA, 1982–1991. J Rheumatol 2000;27:1247–1250.

8. Zachariae H. Prevalence of joint disease in patients with psoriasis: implications for therapy. Am J Clin Dermatol 2003;4:441–447.

9. Gelfand JM, Gladman DD, Mease PJ, et al. Epidemiology of psoriatic arthritis in the United States population. J Am Acad Dermatol 2005;53:573–577.

10. Scarpa R, Oriente P, Pulino A, et al. Psoriatic arthritis in psoriatic patients. Br J Rheumatol 1984;23:246–250.

11. Fournie B, Crognier L, Arnaud C, et al. Proposed classification criteria of psoriatic arthritis. A preliminary study in 260 patients. Rev Rheum Engl Ed 1999;66:446–456.

12. Taylor WJ, Marchesoni A, Arreghini M, et al. A comparison of the performance characteristics of classification criteria for the diagnosis of psoriatic arthritis. Semin Arthritis Rheum 2004;34:575–584.

13. Kammer GM, Soter NA, Gibson DJ, et al. Psoriatic arthritis: clinical, immunologic and HLA study of 100 patients. Semin Arthritis Rheum 1979;9:75–97.

14. Helliwell P, Marchesoni A, Peters M, et al. A reevaluation of the osteoarticular manifestations of psoriasis. Br J Rheumatol 1991;30:339–345.

15. Torre Alonso JC, Perez AR, Castrillo JMA, et al. Psoriatic arthritis (PA): a clinical, immunological and radiological study of 180 patients. Br J Rheumatol 1991;30: 245–250.

16. Veale D, Rogers S, Fitzgerald O. Classification of clinical subsets in psoriatic arthritis. Br J Rheumatol 1994;33: 133–138.

17. Jones SM, Armas JB, Cohen MG, et al. Psoriatic arthritis: outcome of disease subsets and relationship of joint disease to nail and skin disease. Br J Rheumatol 1994;33:834–839.

18. Salvarani C, Macchioni PL, Zizzi F. Clinical subgroups and HLA antigens in Italian patients with psoriatic arthritis. Clin Exp Rheumatol 1989;7:391–396.

19. Scarpa R, Biondi OC, Oriente P. The classification of psoriatic arthritis: what will happen in the future? J Am Acad Dermatol 1997;36:78–83.

20. Marsal S, Armadans-Gil L, Martinez M, Gallardo D, Ribera A, Lience E. Clinical, radiographic and HLA associations as markers for different patterns of psoriatic arthritis. Rheumatology (Oxford) 1999;38:332–337.

21. Kane D, Stafford L, Bresnihan B, FitzGerald O. A classification study of clinical subsets in an inception cohort of early psoriatic peripheral arthritis—"DIP or not DIP revisited". Rheumatology (Oxford) 2003;42:1469–1476.

22. Khan M, Schentag C, Gladman D. Clinical and radiological changes during psoriatic arthritis disease progression: working toward classification criteria. J Rheumatol 2003;30:1022–1026.

23. McHugh NJ, Balachrishnan C, Jones SM. Progression of peripheral joint disease in psoriatic arthritis: a 5-yr prospective study. Rheumatology (Oxford) 2003;42:778–783.

24. Helliwell PS, Hetthen J, Sokoll K, et al. Joint symmetry in early and late rheumatoid and psoriatic arthritis: comparison with a mathematical model. Arthritis Rheum 2000;43:865–871.

25. Buskila D, Langevitz P, Gladman DD, et al. Patients with rheumatoid arthritis are more tender than those with psoriatic arthritis. J Rheumatol 1992;19:1115–1119.

26. Jajic I. Blue coloured skin in psoriatic arthritis. Clin Exp Rheumatol 2001;19:478.

27. Lambert JB, Wright V. Psoriatic spondylitis: a clinical and radiological description of the spine in psoriatic arthritis. Q J Med 1977;46:411–425.

28. Hanly J, Russell ML, Gladman DD. Psoriatic spondyloarthropathy: a long term prospective study. Ann Rheum Dis 1988;47:386–393.

29. Salvarani C, Macchioni P, Cromones T, et al. The cervical spine in patients with psoriatic arthritis: a clinical, radiological and immunogenetic study. Ann Rheum Dis 1992;51:73–77.

30. Ballistone MJ, Manaster BJ, Reda DJ, et al. The prevlance of sacroiliitis in psoriatic arthritis: new perspectives from a large, multicenter cohort. Skeletal Radiol 1999;28: 196–201.

31. Gladman DD, Brubacher B, Buskila D, et al. Differences in the expression of spondyloarthropathy: a comparison between ankylosing spondylitis and psoriatic arthritis. Genetic and gender effects. Clin Invest Med 1993;16: 1–7.

32. Kane D, Gearney T, Bresnihan B, Gibney R, Fitzgerald O. Ultrasonography in the diagnosis and management of psoriatic dactylitis. J Rheumatol 1999;25:1746–1751.

33. Olivieri I, Barozzi L, Favaro L, et al. Dactylitis in patients with seronegative spondyloarthropathy. Arthritis Rheum 1996;39:1524–1528.

34. Brockbank J, Stein M, Schentag CT, et al. Characteristics of dactylitis in psoriatic arthritis (PsA). Ann Rheum Dis 2005;62:188–190.

35. Helliwell PS, Firth J, Ibrahim GH, et al. Development of an assessment tool for dactylitis in patients with psoriatic arthritis. J Rheumatol 2005;32:1745–1750.

36. Cantini F, Salvarani C, Olivieri I, et al. Distal extremity swelling with pitting edema in psoriatic arthritis: a case-control study. Clin Exp Rheumatol 2001;19:291–296.

37. Salvarani C, Cantini F, Olivieri I, et al. Distal extremity swelling with pitting edema in psoriatic arthritis: evidence of 2 pathological mechanisms. J Rheumatol 1999;26: 1831–1834.

38. Salvarani C, Cantini F, Olivieri I, et al. Isolated peripheral enthesitis and/or dactylitis: a subset of psoriatic arthritis. J Rheumatol 1997;24:1106–1110.

39. Cohen MR, Reda DJ, Clegg DO. Baseline relationships between psoriasis and psoriatic arthritis: analysis of 221 patients with active psoriatic arthritis. J Rheumatol 1999; 26:1752–1756.

8

40. Elkayam O, Ophir J, Yaron M, Caspi D. Psoriatic arthritis: interrelationships between skin and joint manifestations related to onset, course and distribution. Clin Rheumatol 2000;19:301–305.

41. Gladman DD, Anhorn KB, Schachter RK, et al. HLA antigens in psoriatic arthritis. J Rheumatol 1986;13:586–592.

42. Williamson L, Dockerty JL, Dalbeth N, et al. Gastrointestinal disease and psoriatic arthritis. J Rheumatol 2004;31:1469–1470.

43. Scarpa R, Manguso F, D'Arienzo A, et al. Microscopic inflammatory changes in colon of patients with both active psoriasis and psoriatic arthritis without bowel symptoms. J Rheumatol 2000;27:1241–1246.

44. Peters MJ, van der Horst-Bruinsma IE, Dijkmans BA, et al. Cardiovascular risk profile of patients with spondylarthropathies, particularly ankylosing spondylitis and psoriatic arthritis. Semin Arthritis Rheum 2004;34:585–592.

45. Bruce IN, Schentag C, Gladman DD. Hyperuricemia in psoriatic arthritis (PsA) does not reflect the extent of skin involvement. J Clin Rheumatol 2000;6:6–9.

46. Gladman DD. Clinical aspects of spondyloarthropathies. Am J Med Sci 1998;316:234–238.

47. Coulton BL, Thomson K, Symmons DPM, et al. Outcome in patients hospitalised for psoriatic arthritis. Clin Rheumatol 1989;2:261–265.

48. Kane D, Stafford L, Bresniham B, et al. A prospective, clinical and radiological study of early psoriatic arthritis: an early synovitis clinic experience Rheumatology 2003;42:1460–1468.

49. Gladman DD, Stafford-Brady F, Chang CH, et al. Longitudinal study of clinical and radiological progression in psoriatic arthritis. J Rheumatol 1990;17:809–812.

50. Siannis F, Farewell VT, Cook RJ, et al. Clinical and radiological damage in psoriatic arthritis. Ann Rheum Dis 2006;65:478–481.

51. Gladman DD, Farewell VT, Nadeau C. Clinical indicators of progression in psoriatic arthritis (PSA): multivariate relative risk model. J Rheumatol 1995;22:675–679.

52. Queiro-Silva R, Torre-Alonso JC, Tinture-Eguren T, et al. A polyarticular onset predicts erosive and deforming disease in psoriatic arthritis. Ann Rheum Dis 2003;62:68–70.

53. Gladman DD, Farewell VT. Progression in psoriatic arthritis: role of time varying clinical indicators. J Rheumatol 1999;26:2409–2213.

54. Gladman DD, Ng Tung Hing E, Schentag CT, et al. Remission in psoriatic arthritis. J Rheumatol 2001;28:1045–1048.

55. Blackmore M, Gladman DD, Husted J, et al. Measuring health status in psoriatic arthritis: the Health Assessment Questionnaire and its modification. J Rheumatol 1995;22:886–893.

56. Husted J, Gladman DD, Long JA, Farewell VT, Cook R. Validating the SF-36 health questionnaire in patients with psoriatic arthritis. J Rheumatol 1997;24:511–517.

57. Sokoll KB, Helliwell PS. Comparison of disability and quality of life in rheumatoid and psoriatic arthritis. J Rheumatol 2001;28:1842–1846.

58. Husted JA, Gladman DD, Farewell VT, et al. Health-related quality of life of patients with psoriatic arthritis: a comparison with patients with rheumatoid arthritis. Arthritis Care Res 2001;45:151–158.

59. Husted JA, Brian T, Farewell VT, et al. Description and prediction of physical functional disability in psoriatic arthritis (psa): a longitudinal analysis using a Markov model approach. Arthritis Rheum 2005;53:404–409.

60. Wong K, Gladman DD, Husted J, et al. Mortality studies in psoriatic arthritis. Results from a single centre. I. Risk and Causes of Death. Arthritis Rheum 1997;40:1868–1872.

61. Gladman DD, Farewell VT, Husted J, et al. Mortality studies in psoriatic arthritis. Results from a single centre. II. Prognostic indicators for mortality. Arthritis Rheum 1998;41:1103–1110.

62. Ali Y, Tom B, Schentag C, et al. Did mortality rate improve in psoriatic arthritis (PsA) patients in the last decade? J Rheumatol 2006;33:386.

63. Chandran V, Schentag CT, Gladman D. A Reappraisal of the effectiveness of methotrexate (MTX) in psoriatic arthritis (PsA): a clinic experience. Arthritis Rheum 2005;52(Suppl 9):S638.

64. Leczinsky CG. The incidence of arthropathy in a ten-year series of psoriasis cases. Acta Derm Venereol 1948;28:483–487.

65. Vilanova X, Pinol J. Psoriasis arthropathica. Rheumatism 1951;7:197–208.

66. Little H, Harvie JN, Lester RS. Psoriatic arthritis in severe psoriasis. Can Med Assoc J 1975;112:317–319.

67. Leonard DG, O'Duffy JD, Rogers RS. Prospective analysis of psoriatic arthritis in patients hospitalized for psoriasis. Mayo Clin Proc 1978;53:511–518.

68. Green L, Meyers OL, Gordon W, Briggs B. Arthritis in psoriasis. Ann Rheum Dis 1981;40:366–369.

69. Stern RS. The epidemiology of joint complaints in patients with psoriasis. J Rheumatol 1985;12:315–320.

70. Zanelli MD, Wilde JS. Joint complaints in psoriasis patients. Int J Dermatol 1992;31:488–491.

71. Falk ES, Vandbakk Ø. Prevalence of psoriasis in a Norwegian Lapp population. Acta Derm Venereol (Stockh) 1993;182:6–9.

72. Barišic-Druško V, Dobric I, Pašic A, et al. Frequency of psoriatic arthritis in general population and among psoriatics in department of dermatology. Acta Derm Venerol (Stockh) 1994;74(Suppl 186):107–108.

73. Salvarani C, Socco GL, Macchioni P, et al. Prevalence of psoriatic arthritis in Italian patients with psoriasis. J Rheumatol 1995;22:1499–1503.

74. Brockbank JE, Schentag C, Rosen C, et al. Psoriatic arthritis (PsA) is common among patients with psoriasis and family medical clinic attendees. Arthritis Rheum 2001;44(Suppl 9):S94.

75. Alenius GM, Stenberg B, Stenlund H, et al. Inflammatory joint manifestations are prevalent in psoriasis: prevalence study of joint and axial involvement in psoriatic patients, and evaluation of a psoriatic and arthritic questionnaire. J Rheumatol 2002;29:2577–2582.

银屑病关节炎

B. 病理和发病机制

Christopher Ritchlin, MD

■ 银屑病关节炎（PsA）组织病理学不同于类风湿关节炎，滑液血管系统特征的差异最显著。

■ 银屑病关节炎由遗传和环境因素触发，最初的症状出现于皮肤和（或）肠道。

■ 细胞免疫和细胞因子，包括肿瘤坏死因子 α（TNF-α）是 PsA 最重要的调节介质。

■ 破骨细胞是银屑病关节炎骨重建失衡最重要的调节细胞。

银屑病关节炎（psoriatic arthritis，PsA）是一种类风湿因子（rheumatoid factor，RF）常为阴性的炎性关节病。炎症可靶向作用于多部位的骨骼肌肉结构，包括中轴骨骼、外周关节、韧带附着点、关节囊附着骨的起止点（肌腱末端）和腱鞘。大部分患者关节症状较轻较局限，但是部分患者也可出现广泛炎症和损伤导致功能显著减退。此外，如前面章节所讨论，许多 PsA 亚型（对称性多关节炎、非对称性少关节炎、脊柱炎、毁损性关节炎和远端指关节病），这些显著不同的临床表现是否由相同的发病机制所致仍未知。关节功能减退逐渐增加，不仅是由骨质吸收软骨降解所致，还可能与弥漫性软组织炎症［指（趾）炎］和以骨膜炎或骨强直为表现的新骨形成有关。

病理学

外周关节组织学改变与类风湿关节炎（rheumatoid arthritis，RA）类似，但有本质区别。其中一个显著特点是滑膜血供明显增多，肉眼可见膨大弯曲的血管，显著不同于 RA 的平滑线性血管分布[1]。在组织学和超微结构水平，银屑病滑膜血管系统呈现内皮细胞肿胀、炎性细胞浸润并且密集分布于血管壁[2]。PsA 滑膜下单核细胞浸润较 RA 少。PsA 免疫病理学特点相对 RA 更常见，表现为血供增加、中性粒细胞为主的细胞浸润、滑膜中 CD163 标记的成熟单核细胞表达增高[3]。CD4+ T 淋巴细胞主要浸润于滑膜组织，而

CD8+ T 细胞主要分布于滑液[4-5]。银屑病患者滑膜中还可见异位集合淋巴结。表现为少关节炎或多关节炎的 PsA 之间没有明显的病理学差别，银屑病的滑膜组织学改变与 RA 相比更类似于其他类型的脊柱关节病（spondyloarthropathies，SpA)[6]。

包含成纤维细胞、活化的巨噬细胞的炎症滑膜或血管翳具有很强的侵袭损害能力。当基质金属蛋白酶（matrix metalloproteases，MMP）-9 聚集于血管壁时，成纤维细胞释放降解软骨的 MMP-1、2、3 [7]。破骨细胞出现在骨 - 血管连接处深部吸收小凹。肌腱末端炎症部位活检可见软骨下 CD8+ T 细胞和肌腱端巨噬细胞浸润[8-9]。关于 PsA 中轴受累患者的骨和滑膜研究尚未进行，但影像学提示存在肌腱端炎病理改变伴有明显的肌腱下骨的骨炎（图 8B-1)[10]。指趾炎常表现为屈肌腱鞘炎，虽然目前还没有累及手指的病理学研究报道。

发病机制

目前认为，PsA 是由遗传和环境因素相互作用而触发。鉴于其与银屑病的相关性，易感个体中源于皮肤的涉及先天和获得免疫的起始致病反应扩展至关节很可能是其发病机制。最近的研究强调炎性细胞因子在关节炎症和关节毁损中的中心地位。直接针对这些分子的干预治疗措施既提供了有效的治疗选择又发现了新的发病机制。

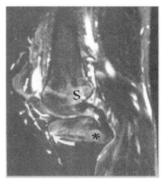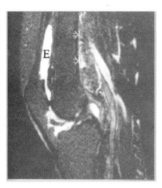

图 8B-1 PsA 和 RA 脂抑制 T2 加权像 MRI 扫描图像。左图中，银屑病膝关节可见三处范围较大的骨髓内水肿：髌骨前（直箭头），后交叉韧带上方（S），胫骨平台软骨下骨髓水肿特别是髌骨韧带附着点（弯箭头）和后交叉韧带下方（*）。由图中类风湿关节炎膝关节见关节积液（E）和股骨下局部血管增多（短箭头）（Modified from McGonagle D et al., Arthritis Rheum 1998；41：694–700，with permission of *Arthritis and Rheumatism* and Wiley Periodicals，Inc.）

银屑病关节炎的遗传基础

Moll 和 Wright 发现 5.5%PsA 患者的一级亲属中较银屑病患者具有更高的关节炎遗传风险[11]。银屑病和 PsA 的易感性涉及许多基因位点，但是最相关的是主要组织相容性复合体（major histocompatibility complex，MHC）的等位基因。除 HLA-B13 和 -B17（B57）之外，早期的 PsA 遗传相关性研究还关注于 HLACw6。这些相关性提示，在 MHC Ⅱ 类抗原区，HLA-Cw6 和 HLA-B57 以 及 HLA-Cw6 和 HLA-B13 具有强连锁不平衡。个别 PsA 中 HLA-Cw6 相关性较银屑病差。小部分人与 HLA-B27 相关，主要是脊柱受累为主的患者。HLA-B27 伴 HLA-DR7 及 HLA-DR7 缺乏 HLA-DQw3 是疾病进展的预测因素，而 HLA-B22 则是保护性因素。其他报道也提到 HLA-B38 和 -B39 关系也和其他连锁不平衡的等位基因一样。HLA-DR*04 共同表位与严重的放射损伤有关[12-13]。

MHC Ⅰ 类分子可通过将致关节炎肽呈递至 CD8[+] T 淋巴细胞或者通过选择皮肤和关节中的自身反应性 T 细胞受体库来促进 PsA 的发生。最近另有机制证实自然杀伤细胞（natural killer，NK）的活化通过杀伤免疫球蛋白样受体（killer immmunoglobulinlike receptors，KIR）和 MHC Ⅰ 类分子基因特别是 Cw6 的相互作用来调控。PsA 患者具有可以降低 NK 活化阈值的 KIR 等位基因遗传背景[14]。最近两个研究

还报道，白细胞介素 -1（Interleukin，IL-1）和肿瘤坏死因子（tumor necrosis factor，TNF）的等位基因和 PsA 相关[15-16]。

需要强调的是，绝大多数此类研究基于银屑病诊断明确的个案或家系。因此，若要解析疾病与关节炎的特异相关性，必须对两个独立的银屑病患者组群（有或无关节炎）的特征性和基因型加以分析。此外，鉴于相关 HLA Ⅰ 类分子等位基因仅在不到 50% 的 PsA 患者中存在，提示非 HLA 基因也可能参与其致病机制。

环境因素

有力的证据表明，创伤和感染参与 PsA 发病过程。发生于创伤部位的银屑病损伤被称为 Koebner 现象，24%～52% 银屑病患者可见[17]。有提议将在关节创伤基础上发生的 PsA 称为深部 Koebner 现象。多伦多一项纵向队列观察中发现，203 名患者中有 50 名（24.6%）诊断 PsA 前有过创伤[18]。尽管还没有相关正式的研究，亚临床创伤也可能导致远端指关节炎、指（趾）炎和附着点炎。同样需要注意的是只有少部分患者被报道有创伤史。

许多研究提示细菌可能和银屑病及 PsA 有关。儿童点滴状银屑病和前期咽部链球菌感染及扁桃体炎紧密相关[19]。PsA 患者外周血中高滴度的微生物肽聚糖循环抗体和升高的 A 型链球菌 16S RNA 浓度都提示革兰氏阳性菌感染和 PsA 相关[20]。链球菌和葡萄球菌超抗原能促进银屑病患者未受累皮肤的炎症反应并上调角质细胞 TNF 水平。但其他炎症皮肤病中没有这些现象。这些发现提示在银屑病的发病机制中这一新免疫路径可能具有潜在的重要性[21]。

银屑病关节炎的细胞活化和细胞因子途径

近期发现天然免疫系统的细胞早期可直接参与 PsA 症。自然应答的效应细胞包括胶质细胞、树突状细胞、中性粒细胞、单核细胞/巨噬细胞和自然杀伤细胞。在 PsA 鼠模型中，角质细胞特异性 JunB 和 c-Jun（参与细胞分化和增殖的 AP-1 转录因子成分）敲除，可引起银屑病样皮损伴有以关节破坏和新骨形成特征的后续关节炎[22]。该模型证实破坏胶质细胞功能可提高皮肤炎症应答，发展至关节，其机制包括 T 细胞和 TNF 信号途径。在银屑病皮肤斑块中检测出活化的浆细胞样和单核细胞样的树突状细胞（dendritic cell，

DC），这些树突细胞还可从 PsA 的关节液中分离出来[23]。如前面所提到的，中性粒细胞和单核细胞在银屑病皮肤和滑液中浸润非常明显。NK 细胞在 PsA 中的作用还未被阐明，但是研究发现 NK 细胞受体相关的特殊等位基因与银屑病和 PsA 易感性相关，这提示它们可能参与了银屑病的发病过程[14]。此外，银屑病滑液中检测到了包括天然免疫应答的细胞因子，包括 IL-1、IL-8、IL-25 和 TNF-α[24]。

许多研究证明 TNF-α 是 PsA 症中的关键细胞因子。首先，关节液和银屑病滑液上清液中均检测出 TNF-α 水平明显增高[24]。其次，免疫组化证实银屑病滑膜和皮肤中 TNF-α 水平明显上调[25-26]。第三，通过对使用 TNF-α 拮抗剂治疗的 PsA 患者滑膜组织进行组织病理学分析发现，通过治疗后血管数量、滑膜厚度及单核细胞浸润都明显减少（图 8B-2）[27-28]。第四，临床试验发现，通过抗 TNF-α 药物治疗可显著减少皮肤斑块、附着点炎、屈肌腱和中轴骨骼的炎症（见第 8C 章）[29]。

获得免疫应答在银屑病关节病中的作用不甚明确，但是 PsA 与 MHC Ⅰ类分子的紧密关系提示 CD8+ T 淋巴细胞可能是发病机制的关键。但是，免疫组织学研究发现在滑膜中主要是 CD45RO+ 记忆细胞浸润[30]。相反，CD8+ T 细胞是滑液中主要淋巴细胞，其中一些

细胞具有多克隆性 T 细胞受体（T-cell receptor，TCR）B 链扩增的特性，提示存在抗原驱动的免疫应答[5]。其他一些支持 T 淋巴细胞参与的研究发现银屑病滑膜植体组织比同样培养的骨关节炎和 RA 滑膜组织产生更多的 T 辅助淋巴细胞 1（helper-T-lymphocyte，Th1）因子 IL-2 和干扰素 γ（interferon gamma，INF-γ）[24]。相反，IL-4 和 IL-5 未被发现。这种 Th1 细胞因子分泌模式存在于银屑病和 RA。通过免疫组化技术，银屑病滑膜显示了相似的细胞因子产生模式[25]。

银屑病关节炎骨重建失调

关于骨，银屑病关节活检发现大量的多核破骨细胞存在于骨 - 血管翳交界处深部的吸收凹[31]。破骨细胞生成（破骨细胞分化）是一个由骨髓中成骨细胞和间质细胞介导的接触依赖过程（图 8B-3）[32]。这些细胞释放两种破骨细胞前体（osteoclast precursor，OCP）分化所需的不同信号。OCP 源于 CD14+ 单核细胞群，分化为破骨细胞。首先是巨噬细胞集落刺激因子（macrophage colony-stimulating factor，M-CSF），其次是 TNF 超家族成员 NF-κB 的激活受体配体（receptor activator of NF-κB ligand，RANKL）的受体活化，结合位于 OCP 和破骨细胞表面的 RANK。该受体 - 配体相互作用刺激 OCP 增殖和分化，并活化破骨细胞。因为骨微环境中有一定水平的 M-CSF 表达，所以推测 RANKL 的相关表达和其天然拮抗剂骨保护素（osteoprotegerin，OPG）最终调控破骨细胞生成有关。有趣的是，在炎症关节的滑膜内层，RANKL 也通过滑膜成纤维细胞和浸润的 T 细胞表达。

银屑病滑膜组织中邻近滑膜衬里细胞中 RANKL 蛋白显著上调，OPG 表达显著降低。贯穿软骨下骨的切片中可发现破骨细胞，提示 PsA 中存在双向骨破坏[31]。另外，PsA 患者外周血中循环 CD14+ 单核细胞来源的 OCP 明显高于健康对照人群。通过抗 TNF 药物治疗的患者循环中 OCP 显著减低，因此支持 TNF-α 对于产生该前体细胞群的重要作用。

PsA 新骨构建的应答机制尚不明确。转化生长因子（transforming growth factor，TGF）β 和血管内皮生长因子（vascular endothelial growth factor，VEGF）在该过程中具有重要作用，因为强直性脊柱炎患者分离的滑膜组织中 TGF-α 呈高表达并且动物模型中 TGF-α 协同 VEGF 介导骨形成[33-34]。笼养的雄性 DBA/1 小鼠发生强直性附着点炎和 PsA 损害非常相似，骨形成蛋

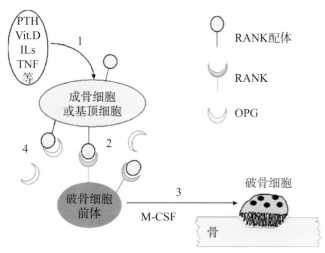

图 8B-2 在英夫利昔单抗治疗基线和 48 小时后，银屑病滑膜组织 CD3+ 和 CD68+ 免疫组化染色和 TUNEL 分析的模式图。浸润的 CD3+ T 细胞和 CD68+ 巨噬细胞明显减少。TUNEL 测定治疗和细胞凋亡增加无关（From Goedkoop AY et al., Ann Rheum Dis 2004；63：769-773, with permission of *Annals of the Rheumatic Diseases*.）缩写：PTH, 甲状旁腺素；Vit.D, 维生素 D；ILs, 白介素；TNF, 肿瘤坏死因子；RANK, 核因子 κB 受体活化因子；OPG, 骨保护素；M-CSF, 巨噬细胞集落刺激因子

图中标注：PTH Vit.D ILs TNF 等；成骨细胞或基顶细胞；RANK配体；RANK；OPG；破骨细胞前体；M-CSF；破骨细胞；骨；1；2；3；4

图 8B-3（也见彩图 8B-3）破骨细胞分化：对各种刺激应答，破骨细胞和间质细胞表达 RANKL。在炎症关节中，成纤维细胞样衬里细胞和浸润的 T 淋巴细胞表达 RANKL。RANKL 结合 RANKL 受体表达于 OCP 和 OC。 在 M-CSF 和 RANKL 存在下，OCP 分化成熟为 OC，并具有骨吸收能力。OPG 为生理性诱饵分子，可以结合 RANKL 并抑制 OC 分化和活化。缩写：RANKL，NF-κB 受体活化剂配体；OCP，破骨细胞前体；M-CSF，单核细胞集落刺激因子；OPG，骨保护素

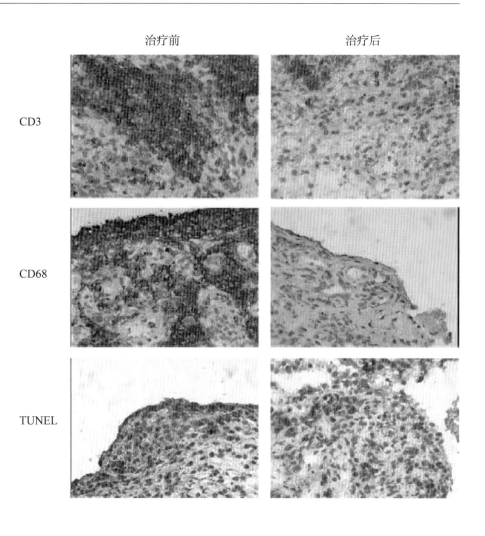

治疗前　　　　治疗后

CD3

CD68

TUNEL

白（bone morphogenetic proteins，BMP）2 和 7 在新骨形成病理部位表达上调[35]。另外，在跟腱炎和骨膜炎患者的跟骨新骨形成区可见 BMP 信号途径下游的重要信号分子磷酸化 Smad1 和 Smad5 高表达。

银屑病关节炎关节外症状的发病机制

肠道和眼受累是 PsA 患者的一组表现。通过肠镜检查 64 名 PsA 患者中有 16% 存在亚临床肠道炎症，但这部分人群仅限于少关节炎和脊柱关节病的患者，多关节炎患者未见[36]。而且，相比对照组，PsA 患者患炎性肠病的风险增加。无论是单侧还是双侧葡萄膜炎，PsA 均可发生，特别是脊柱病亚型患者。此外，葡萄膜炎和炎性肠病均对抗 TNF 治疗有效。临床观察提示 PsA 患者的炎性肠病、脊柱炎和眼病可能与 TNF 介导的某个部分有关。另一种观点认为银屑病是一个系统疾病，可以累及同一患者的不同解剖学部位[37]。

综上所述，证据显示遗传易感的个体在创伤或感染时触发 PsA 发病，病变可能最初发生于皮肤导致单核细胞和 T 细胞活化（图 8B-4）。脊柱炎亚型中，早期病变可能发生在肠道。部分银屑病患者关节局部病变通过单核细胞活化伴 TNF-α 和 RANKL 高表达来促进血管生成。循环 OCP 与活化的内皮细胞结合后进入关节导致破骨细胞生成和骨吸收。BMP 和 VEGF 聚集产生致使新骨构建，同时滑膜衬里细胞释放的基质金属蛋白酶降解软骨并促进血管重塑。据推测，特别是 TNF 等致炎因子持续释放将导致永久性滑膜炎、附着点炎，以及进行性细胞基质降解。致使慢性单核细胞流入关节和持续致炎症细胞因子释放的原因仍有待阐明。

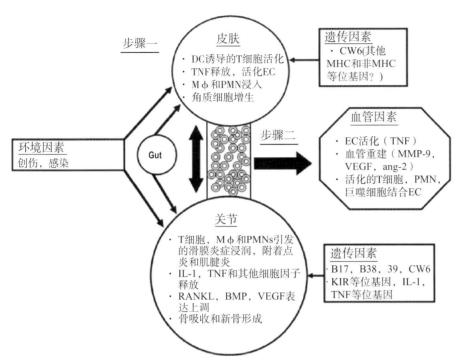

图 8B-4 PsA 发病机制模式。PsA 大多始于皮肤（步骤 1）延伸至关节（步骤 2）。皮肤或关节病的相关遗传因素并不相同。在第 1 步中，外伤、感染或其他信号触发 DC 引起 T 细胞活化。活化的 T 细胞增进单核细胞进入真皮并释放 TNF 和其他细胞因子以致角质细胞增生和 PMN 浸润。第 2 步中，活化的单核细胞和 T 细胞与内皮细胞结合后离开皮肤进入受到创伤或感染的关节。VEGF，MMP-9 和 ang-2 导致血管重建。这些浸润的细胞释放 TNF 和其他细胞因子驱使滑膜细胞增生。衬里细胞通过表达 RANKL 促进破骨细胞生成及后续的骨吸收。衬里细胞还能释放 MMP 介导软骨降解。软骨下骨炎症导致附着点炎和骨炎。BMP 的活化导致新骨形成。缩写：EC，内皮细胞；Mφ，单核细胞 / 巨噬细胞；MHC，主要组织相容性复合物；MMP，基质金属蛋白酶；ang-2，血管生成素 2；VEGF，血管内皮生长因子；PMN，中性粒细胞；BMP，骨形成蛋白；KIR，杀伤免疫球蛋白受体；TVF，肿瘤坏死因子；DC，树突状细胞

（刘 毅 译 卢 昕 校）

参考文献

1. Reece RJ, Canete JD, Parsons WJ, Emery P, Veale DJ. Distinct vascular patterns of early synovitis in psoriatic, reactive, and rheumatoid arthritis. Arthritis Rheum 1999;42:1481–1484.

2. Espinoza LR, Vasey FB, Espinoza CG, Bocanegra TS, Germain BF. Vascular changes in psoriatic synovium. A light and electron microscopic study. Arthritis Rheum 1982;25:677–684.

3. Baeten D, Kruithof E, De Rycke L, et al. Infiltration of the synovial membrane with macrophage subsets and polymorphonuclear cells reflects global disease activity in spondyloarthropathy. Arthritis Res Ther 2005;7:R359–R369.

4. Smith MD, O'Donnell J, Highton J, Palmer DG, Rozenbilds M, Roberts-Thomson PJ. Immunohistochemical analysis of synovial membranes from inflammatory and non-inflammatory arthritides: scarcity of CD5 positive B cells and IL2 receptor bearing T cells. Pathology 1992;24:19–26.

5. Costello PJ, Winchester RJ, Curran SA, et al. Psoriatic arthritis joint fluids are characterized by CD8 and CD4 T cell clonal expansions appear antigen driven. J Immunol 2001;166:2878–2886.

6. Kruithof E, Baeten D, De Rycke L, et al. Synovial histopathology of psoriatic arthritis, both oligo- and polyarticular, resembles spondyloarthropathy more than it does rheumatoid arthritis [see comment]. Arthritis Res Ther 2005;7:R569–R580.

7. Kane D, Jensen LE, Grehan S, Whitehead AS, Bresnihan B, Fitzgerald O. Quantitation of metalloproteinase gene expression in rheumatoid and psoriatic arthritis synovial tissue distal and proximal to the cartilage-pannus junction. J Rheumatol 1274;31:1274–1280.

8. Laloux L, Voisin MC, Allain J, et al. Immunohistological study of entheses in spondyloarthropathies: comparison in rheumatoid arthritis and osteoarthritis. Ann Rheum Dis 2001;60:316–321.

9. McGonagle D, Marzo-Ortega H, O'Connor P, et al. Histological assessment of the early enthesitis lesion in spondyloarthropathy. Ann Rheum Dis 2002;61:534–537.

10. McGonagle D, Gibbon W, O'Connor P, Green M, Pease

C, Emery P. Characteristic magnetic resonance imaging entheseal changes of knee synovitis in spondyloarthropathy. Arthritis Rheum 1998;41:694–700.

11. Moll JM. Psoriatic spondylitis: clinical radiological and familial aspects. Proc Roy Soc Med 1974;67:46–50.

12. Gladman DD, Farewell VT, Kopciuk K, et al. HLA markers and progression in psoriatic arthritis. J Rheumatol 1998;25:730–733.

13. Korendowych E, Dixey J, Cox B, Jones S, McHugh N. The Influence of the HLA-DRB1 rheumatoid arthritis shared epitope on the clinical characteristics and radiological outcome of psoriatic arthritis. J Rheumatol 2003; 30:96–101.

14. Martin MP, Nelson G, Lee JH, et al. Cutting edge: susceptibility to psoriatic arthritis: influence of activating killer Ig-like receptor genes in the absence of specific HLA-C alleles. J Immunol 2002;169:2818–2822.

15. Rahman P, Sun S, Peddle L, et al. Association between the interleukin-1 family gene cluster and psoriatic arthritis. Arthritis Rheum 2006;54:2321–2325.

16. Rahman P, Siannis F, Butt C, et al. TNFalpha polymorphisms and risk of psoriatic arthritis. Ann Rheum Dis 2006;65:919–923.

17. Stankler L. An experimental investigation on the site of skin damage inducing the Koebner reaction in psoriasis. Br J Dermatol 1969;81:534–535.

18. Langevitz P, Buskila D, Gladman DD. Psoriatic arthritis precipitated by physical trauma. J Rheumatol 1990;17: 695–697.

19. Rasmussen JE. The relationship between infection with group A beta hemolytic streptococci and the development of psoriasis. Pediatr Infect Dis J 2000;19:153–154.

20. Wang Q, Vasey FB, Mahfood JP, et al. V2 regions of 16S ribosomal RNA used as a molecular marker for the species identification of streptococci in peripheral blood and synovial fluid from patients with psoriatic arthritis. Arthritis Rheum 1999;42:2055–2059.

21. Travers JB, Hamid QA, Norris DA, et al. Epidermal HLA-DR and the enhancement of cutaneous reactivity to superantigenic toxins in psoriasis [comment]. J Clin Invest 1999;104:1181–1189.

22. Zenz R, Eferl R, Kenner L, et al. Psoriasis-like skin disease and arthritis caused by inducible epidermal deletion of Jun proteins. Nature 2005;437:369–375.

23. Jongbloed S, Lebre M, Fraser A, et al. Enumeration and phenotypical analysis of distinct dendritic cell subsets in psoriatic arthritis and rheumatoid arthritis. Ann Rheum Dis 2005;8:R14.

24. Ritchlin C, Haas-Smith SA, Hicks D, Cappuccio J, Osterland CK, Looney RJ. Patterns of cytokine production in psoriatic synovium. J Rheumatol 1998;25:1544–1552.

25. Danning CL, Illei GG, Hitchon C, Greer MR, Boumpas DT, McInnes IB. Macrophage-derived cytokine and nuclear factor kappaB p65 expression in synovial membrane and skin of patients with psoriatic arthritis. Arthritis Rheum 2000;43:1244–1256.

26. Austin LM, Ozawa M, Kikuchi T, Walters IB, Krueger JG. The majority of epidermal T cells in psoriasis vulgaris lesions can produce type 1 cytokines, interferon-gamma, interleukin-2, and tumor necrosis factor-alpha, defining TC1 (cytotoxic T lymphocyte) and TH1 effector populations: a type 1 differentiation bias is also measured in circulating blood T cells in psoriatic patients. J Invest Dermatol 1999;113:752–759.

27. Canete JD, Pablos J, Sanmarti R, et al. Antiangiogenic effects of anti-tumor necrosis factor therapy with infliximab in psoriatic arthritis. Arthritis Rheum 2004;50: 1636–1641.

28. Goedkoop AY, Kraan MC, Teunissen MB, et al. Early effects of tumour necrosis factor alpha blockade on skin and synovial tissue in patients with active psoriasis and psoriatic arthritis. Ann Rheum Dis 2004;63:769–773.

29. Mease PJ, Antoni CE. Psoriatic arthritis treatment: biological response modifiers. Ann Rheum Dis 2005; 64(Suppl 2):ii78–ii82.

30. Costello P, Bresnihan B, O'Farrelly C, Fitzgerald O. Predominance of CD8+ T lymphocytes in psoriatic arthritis. J Rheumatol 1999;26:1117–1124.

31. Ritchlin CT, Haas-Smith SA, Li P, Hicks DG, Schwarz EM. Mechanisms of TNF-alpha- and RANKL-mediated osteoclastogenesis and bone resorption in psoriatic arthritis. J Clin Invest 2003;111:821–831.

32. Gravallese EM. Bone destruction in arthritis. Ann Rheum Dis 2002;61(Suppl 2):ii84–ii86.

33. Braun J, Bollow M, Neure L, et al. Use of immunohistologic and in situ hybridization techniques in the examination of sacroiliac joint biopsy specimens from patients with ankylosing spondylitis. Arthritis Rheum 1995;38:499–505.

34. Peng H, Wright V, Usas A, et al. Synergistic enhancement of bone formation and healing by stem cell-expressed VEGF and bone morphogenetic protein-4. J Clin Invest 2002;110:751–759.

35. Lories RJ, Derese I, Luyten FP. Modulation of bone morphogenetic protein signaling inhibits the onset and progression of ankylosing enthesitis. J Clin Invest 2005;115: 1571–1579.

36. Schatteman L, Mielants H, Veys EM, et al. Gut inflammation in psoriatic arthritis: a prospective ileocolonoscopic study. J Rheumatol 1995;22:680–683.

37. Scarpa R, Ayala F, Caporaso N, Olivieri I. Psoriasis, psoriatic arthritis, or psoriatic disease? J Rheumatology 2006; 33:210–212.

银屑病关节炎

C. 治疗和评估

Philip J. Mease, MD

■ 很多量化工具可用于银屑病和银屑病关节炎（PsA）皮肤、关节和生活质量的评估。

■ 皮肤和关节的管理经常使用类似的方法。

■ 毁损性关节炎常用传统抗风湿药物或生物疗法。

■ 迄今，肿瘤坏死因子拮抗剂治疗 PsA 疗效显著。

治疗银屑病关节炎（psoriatic arthritis，PsA）的框架是通过正确诊断和评估 PsA 疾病活动性来构成，包括不同活动程度的外周关节炎、附着点炎、指（趾）炎、脊柱炎和皮肤指甲损伤。这些方面的疾病活动程度以及个体背景因素（年龄、性别、心理和社会经济因素、并发症等）决定了疾病对病患生活质量、功能和预期寿命的影响。

通常，患者在相应关节炎发生之前很长时间就存在皮肤病变。15% ~ 25% 患者可同时或紧接着出现关节炎症状[1-2]。很多患者会在皮肤科医生或初级保健医生（Primary Care Physicians，PCP）指导下治疗皮肤病变。因此，应仔细问诊骨骼肌肉疼痛症状和僵硬感。银屑病中 PsA 发生高达 30%，这取决于确诊的方法和银屑病的严重程度（见第 8A 章）。因为银屑病患者可能出现如骨关节炎（osteoarthritis，OA）、类风湿关节炎（rheumatoid arthritis，RA）、其他脊柱关节病和痛风（见第 8A 章）等其他关节炎，谨慎起鉴皮肤科医生和 PCP 通过风湿科医生会诊结论来确定患者究竟存在哪一种类型关节炎、补充患者及其家庭的健康教育、根据疾病诊断和严重性制定相应的治疗方案[3]。

尽管本章节的重点是 PsA 的药物治疗，但是最佳的治疗方案还包括非药物治疗如患者及其家庭对疾病过程和治疗的健康教育、锻炼、营养、心理咨询、物理治疗和矫形外科治疗。尽管没有针对这些治疗方式对 PsA 的价值和实用性的研究，但是很多研究是关于普通关节炎特别是 RA，因此我们可以延展推测其对于

PsA 的价值和实用性。风湿病医生和风湿科工作人员的关键作用之一就是选择这些辅助治疗方式。

疾病活动性和疗效评估

在临床试验和实践中评价疾病严重性和治疗有效性，需要类似于 RA 和银屑病的评估方法改编而来的评估方法（表 8C-1）[4-9]。这些方法应用于临床试验和临床注册的患者。除与对照组区别以外，这些方法能有效评估外周关节和皮肤的症状、体征、功能、生活质量和疲劳程度。评估附着点炎、指（趾）炎和脊柱受累的方法还在进展中。近期许多临床试验采用改编自 RA 的评估方法来评估 PsA 的影像学改变[7-8]，这提示 PsA 虽不同于 RA，但其评估方法还是互相接近的。大量研究证实超声和磁共振成像（MRI）除了检测 PsA 患者结构性损伤外，还可检测到关节炎症和附着点炎[8]。

银屑病治疗

在 PsA 发生之前，银屑病治疗需根据皮肤受累程度个体化。例如，轻型者：体表面积（body surface area，BSA）受累范围小于 5%、不伴有严重硬结和鳞屑、未影响重要功能或累及如手、头皮及其他外观可见的皮肤，除紫外线（ultraviolet，UV）治疗外还可采用局部使用皮质类固醇和（或）维生素 D 或维生素 A 类似物[10-12]。中重度皮损者除紫外线治疗外，需用

表 8C-1　临床试验常用评价银屑病关节炎转归的指标

关节炎应答
　　美国风湿病协会应答标准
　　　　（包括 DIP 和 CMC 关节）
　　银屑病关节炎应答标准（PsARC）
　　疾病活动度评分（DAS，DAS 44，DAS 28）

影像学评估
　　修改的夏普评分（针对 PsA）
　　修改的 van Der Heijde/ 夏普评分（针对 PsA）

皮肤应答
　　银屑病面积和严重指数（Psoriasis Area and Severity Index，PASI）
　　靶向损伤评分
　　医师对银屑病全面评估（Physician Global Assessment，PGA）

生活质量 / 功能改善
　　健康调查简表（Short-Form 36 Health Survey，SF-36）
　　健康评定问卷（Health Assessment Questionnaire，HAQ）残疾指数
　　皮肤生活质量指数（Dermatology Life Quality Index，DLQI）
　　慢性病治疗功能评估（Functional Assessment of Chronic Illness Therapy，FACIT）

SOURCE：Data from references 4 through 9.
缩写：CMC，腕掌的；DIP，远端指间的

甲氨蝶呤、环孢素、阿维 A 等药物系统治疗，常循环使用以达最大疗效和最小副作用 [10–17]。当银屑病皮损好转且未留下后遗损伤时，典型的皮肤科治疗会在银屑病皮损消除后停止直到复发。根据皮损的严重程度，制订了间歇性或联合给药的一些治疗方案，以达最佳疗效 [17]。当 PsA 进展时，制订治疗方案需要考虑之前系统用药的耐受性和有效性。

基于抗肿瘤坏死因子药物（依那西普、英夫利昔单抗、阿达木单抗）[18-20] 以及 T 细胞调节剂（阿来法塞和依法珠单抗）[21-22] 成功的临床研究，近年来，越来越多的生物反应调节剂被用于银屑病的治疗，所有药物均采用肠胃外给药。依那西普、英夫利昔单抗和依法珠单抗已在美国和欧洲被批准用于银屑病治疗，阿来法塞在美国也被批准用于银屑病。这些药物治疗银屑病的临床研究和临床经验，包括安全性和耐受性问题，均有详细的研究 [9-10,13,17,23–25]。美国第一个获批准的生物制剂是 T 细胞调节剂阿来法塞和依法珠单抗，因其对银屑病发病机制中的 T 淋巴细胞有非常重要的作用 [26]。阻断 T 淋巴细胞活化，阿来法塞促进记忆 T 细胞凋亡，依法珠单抗抑制淋巴细胞向炎症部位趋化，这

都可在临床减少皮肤活动性损伤和改善生活质量。抗 TNF 药物治疗银屑病可更快更多改善临床症状，此外疲惫感、生活质量也能改善，患者能更早恢复日常工作和社交活动。这些药物可替代其他系统疗法或耗时的紫外线治疗或局部疗法。

银屑病关节炎的治疗

非甾类抗炎药

非甾类抗炎药（non-steroidal anti-inflammatory drugs，NSAIDs）是大多数存在骨骼肌肉疼痛的 PsA 患者的治疗基础，或单用于轻症或与其他方法联用。通常情况下，患者可能已经使用了如布洛芬、萘普生等非处方药治疗，因此会对这些药物的效果和耐受性有所认识。非甾类抗炎药之间互相转换，目的是为治疗更便利、有效、更耐受。非甾类抗炎药治疗 PsA 有效性的评估研究较少 [27]，同临床经验一样主要来自治疗 RA 和 OA 的相关研究经验。有关于银屑病使用非甾类抗炎药后加重的散发报道，但并未导致严重后果 [27]。

非甾类抗炎药治疗强直性脊柱炎脊柱疼痛有效，据此可推测其可有效治疗 PsA 脊柱炎 [28]。

糖皮质激素

关节内注射糖皮质激素可有效改善症状，特别是对于单关节炎、少关节炎或多关节炎患者，在充分系统治疗后一个或几个关节炎症控制不佳者。选择性糖皮质激素注射也可改善附着点炎和肌腱炎。由于疗效是短期的，因此当该部位炎症反复发作时可以有限的进行较长期激素注射。然而，局部炎症呈一过性时，局部治疗十分有效。全身性糖皮质激素在本病使用中较其他炎性关节病要更谨慎，因为治疗结束后银屑病皮损可能因此严重复发 [27]。

传统的缓解病情抗风湿药物

治疗 PsA 的系统性缓解病情药物是通常参照它们在银屑病和 RA 治疗经验。传统药物包括：口服甲氨蝶呤、柳氮磺胺吡啶、环孢素。注射和口服金制剂及硫唑嘌呤也被认为是缓解病情药物，不过应用较少，以注射金制剂治疗为例，现在已经很少使用。

来氟米特，一种公认用于 RA 治疗的嘧啶拮抗剂，

被认为是本类药物的代表性药物。

甲氨蝶呤

甲氨蝶呤（Methotrexate，MTX）是 PsA 系统用药中最常见的药物，但对照试验证据显示其有效性不足。1984 年，Willkens 通过小样本对照试验比较了不同剂量 MTX（每周 7.5 mg 和每周 15 mg，当时认为这可能是合适的剂量）治疗炎性关节病的疗效[29]。该试验发现只有医师整体评估具有显著统计学差异，而压痛和肿胀关节计数都没有差别。皮肤改善效果中等。然而，临床经验的标准剂量是每周 15 ~ 20 mg，对大多数患者有效且依然是缓解病情药物（DMARDs）中最常用的一种。

人们越来越多地认识到 MTX 只能部分抑制 RA 结构损害的进展[30]。目前暂无对 PsA 前瞻性评价，一项进行为期 2 年的回顾性分析发现使用或未使用 MTX 的 PsA 患者在影像学进展评分上没有差异[31]。长期使用 MTX 治疗的患者需要定期监测血液指标（血细胞计数、肝功能和肾功能）。出现明显的肝功能异常增高或血细胞计数下降时需要调整治疗或停止治疗。基于既往肝活检研究，认为银屑病患者使用 MTX 远期肝毒性较 RA 患者明显[32]。因此，皮肤科医生常常限制长期使用 MTX，若需长期使用须通过定期肝活检来监测药物肝毒性[33]。而相对来说，风湿科医生常通过肝功能检查而非肝活检来监测药物肝毒性，并且常常长期使用或联用 MTX[34]。然而，随着越来越多的文献报道，基于 MTX 使用剂量进行定期肝活检的建议受到质疑[33-35]。

尽管 RA 使用 MTX 和 TNF 抑制剂治疗体现出优越的临床参数有效性，如抑制结构损伤[30]，但在 PsA 的治疗中还无相应评估。因此在 PsA 治疗的临床经验中，MTX 有时在使用生物制剂治疗后即停用，或在患者对单一生物制剂治疗应答不佳时再重新使用。治疗 PsA 患者脊柱关节病还无相关证据。MTX 治疗强直性脊柱炎并未被证明有益于控制脊柱病变活动性[28,36]。

柳氮磺胺吡啶

大量临床对照试验研究柳氮磺胺吡啶（sulfasalazine，SSZ）的应用[27]。其中最大的试验为 221 名 PsA 患者使用柳氮磺胺吡啶每天 2g 治疗了 36 周[37]。尽管复合关节炎评分提示治疗组改善具有统计学意义，但其实仅有患者个体全面评估有差异，效果也并不是很

强。另外，对皮肤无益和胃肠道耐受性也是一个问题。同 MTX 一样，脊柱病变未被评估，且该药用于强直性脊柱炎的对照试验也未在脊柱方面体现有效性[28]。

环孢素

尽管环孢素（Cyclosporine）能快速有效改善银屑病皮损，一些开放试验也提示其在治疗 PsA 某些方面有效，但环孢素的有效性还缺乏相关研究[27]。由于高血压和肾功能不全等不良反应，环孢素的使用受到限制。关于环孢素和 MTX 联用的研究，72 名对 MTX 应答不佳的患者被随机分配在安慰剂组和联用环孢素组[38]。第 48 周时，联合用药组患者的压痛和肿胀关节数、C 反应蛋白、银屑病损伤面积和严重性指数（psoriasis area and severity index，PASI）及滑膜超声评分都显著改善，但只有 PASI 和超声评分数据与单用 MTX 的对照组有统计学差异。

来氟米特

来氟米特（leflunomide，LEF）是一种嘧啶拮抗剂，在 RA 治疗中的批准剂量为每天 20 mg；通过 188 名 PsA 患者应用进行疗效评估。根据 PsA 治疗应答标准（The Psoriatic Arthritis Response Criteria，PsARC）作为治疗主要终点，来氟米特治疗组为 59%，而安慰剂组为 29.7%（$P < 0.0001$）。美国风湿病协会（American College of Rheumatology，ACR）20 缓解率分别为 36.3% 和 20%（$P = 0.0138$），PASI 75 分别为 17.4% 和 7.8%（$P = 0.048$）[39]。与 MTX 吟一样，肝功能异常需要注意并检测。来氟米特改善强直性脊柱炎脊柱病变效果不佳[28,36]。

肿瘤坏死因子 α 拮抗剂

与银屑病皮肤病一样，抗肿瘤坏死因子 α 药物（Tumor necrosis factor alpha inhibitors），如依那西普（Enbrel®）[40]、英夫利昔单抗（Remicade®）[41]、阿达木单抗（Humira®）[42] 均被批准用于 PsA 治疗。

依那西普

依那西普（Etanercept）是可溶性 TNF 受体，被批准用于 RA、PsA、银屑病和强直性脊柱炎。使用方法：皮下注射 25 mg 每周 2 次或 50 mg 每周 1 次。在依那西普治疗 PsA 三期临床安慰剂对照试验中

（n = 205），依那西普 25 mg 皮下注射一周两次，治疗组 ACR20 缓解率为 59%，而对照组为 15%（两组人群中使用 MTX 为基础用药率分别为 42% 和 41%，P < 0.0001）[43]。BSA 受累 > 3% 的患者中 PASI 评分提示，治疗 24 周后，皮肤病变缓解 75% 的患者比例分别为 23% 和 3%（P = 0.001）。在依那西普治疗组，患者躯体功能的评估指数 HAQ（健康评估问卷）改变 0.51 单位，这具有显著统计学差异和临床意义[44]。通过健康问卷简表（the Short Form 36，SF-36）评估，依那西普治疗组患者生活质量有明显改善。通过改良的夏普评分（modified total Sharp score，mTSS）评估患者关节间隙狭窄和毁损的进展，安慰剂组进展为 1 单位而依那西普组无明显改变（–0.03 个单位）（P = 0.001）。在该试验长达 2 年的开放延展研究中，关节治疗应答得以维持，且皮肤治疗应答评分 PASI 进一步提高到 38%。原安慰剂组患者在获得开放治疗后，关节和皮肤改善以及抑制进一步关节损伤的有效率相近[45]。该药具有良好的耐受性，除 RA 的临床试验和普遍临床经验外无新增安全性问题。

英夫利昔单抗

英夫利昔单抗（Infliximab）是一种嵌合的单克隆 TNF 抗体，被批准用于 RA、克罗恩病、PsA、银屑病和强直性脊柱炎。一项三期临床研究发现，接受英夫利昔单抗治疗（IMPACT Ⅱ）的 200 名 PsA 患者受益显著[46]。人口统计学和疾病活动度的基线水平与依那西普三期临床试验相似。治疗 14 周，英夫利昔单抗组患者 ACR20 缓解率达到 58% 而对照组为 11%（P < 0.001）。通过触诊跟腱和足底筋膜评估指趾炎和跟腱炎，英夫利昔单抗治疗组明显好转[46]。第 24 周采用 PASI75 进行皮肤评估，治疗组 64% 达到 PASI75，而对照组化 2% 达到 PASI 75（P < 0.001）。采用改良用于 PsA 的 van der Heijde- 夏普评分法（手脚）评估发现，治疗 24 周后，英夫利昔单抗治疗组患者关节病变进展获得有效抑制；但是与其他抗 TNFα 制剂临床试验的结果一样，PsA 的特异性影像学改变如笔套样改变和溶骨现象在组间无差异，这可能是因为这些病变更加稳定[47]。接受英夫利昔单抗治疗的患者 HAQ 评分改善 59%，对照组为 19%；同样治疗组关于包括身体和精神的 SF-36 评分也得到显著改善。这些改善都可持续 1 年[46]。

阿达木单抗

阿达木单抗（adalimumab）是一种全人源化的抗 TNF-α 单克隆抗体，已被批准用于 RA 和 PsA，使用方法：皮下注射，40 mg 隔周一次或每周一次。阿达木单抗治疗 PsA 的有效性研究（ADEPT）[48] 已完成三期试验（n = 313）。在为期 12 周的观察中，隔周注射阿达木单抗 40 mg 组有 58% 患者达到 ACR20 缓解，而对照组为 14%（P < 0.001）。缓解率在阿达木单抗联合 MTX 治疗组达 50%，与单用阿达木单抗组无统计学差异，与依那西普和英夫利昔单抗临床试验也很相似。阿达木单抗治疗的附着点炎和指（趾）炎也有改善，但相关数据无统计学意义。阿达木单抗治疗组 PASI 评分达到 PASI75 为 59% 而安慰剂组为 1%（P < 0.001）。通过改良的夏普评分评估治疗前后手足 X 线片改变，阿达木单抗治疗组能有效抑制影像学损伤进展[48]。平均 TSS 改变，治疗组为 –0.2，安慰剂组为 1.0（P < 0.001）。平均 HAQ 改变治疗组为 –0.4，安慰剂组为 –0.1（P < 0.001）。治疗组平均 SF-36 量表评分为 9.3，安慰剂组为 1.4（P < 0.001）。

由于这部分受试者临床表现的多样性，因此这些研究没有进行脊柱疾病的评估。然而，抗 TNF 治疗后中轴关节症状和体征显著缓解也印证本病和强直性脊柱炎密切相关[28,36,49]。鉴于 MTX、来氟米特和柳氮磺胺吡啶治疗强直性脊柱炎效果不佳，提示抗 TNF 治疗可用于这方面治疗。虽然据此推理用于 PsA 是合理的，但是否同样能有效控制 PsA 仍未知。

总的来说，迄今为止，抗 TNF-α 药物在治疗 PsA 各方面临床表现都体现了最好的疗效。这一大类药物在抑制关节病变活动、结构损坏、改善功能和生活质量上疗效均相似。在治疗皮肤损伤和附着点炎时可能存在差异，但均有显著疗效。在疗效显著的同时，这类药物体现出了良好的耐受性，且患者对于肠外给药的方式也很适应。关于一些安全性问题，如感染的风险，PsA 人群相对大宗临床试验研究的 RA 人群并没有新增风险的顾虑（见第 6C 章）。近期研究也在验证抗 TNF-α 治疗 PsA 的费用效益[50-52]。新的治疗 PsA 的抗 TNF-α 制剂（如塞妥珠单抗和戈里木单抗）具有无需频繁皮下注射的优越性。使用抗 TNF 药物治疗 RA 的经验提示，当因药物无效、失效或引起副作用而需更换时，相当一部分患者会对这类药物的其他制剂有效。

有趣的是，在 PsA 患者的管理中人们也注意到类似的情况。

其他生物制剂

阿来法塞

阿来法塞（Alefacept）是一种全人源化融合蛋白，可阻止 T 细胞 CD2 和抗原呈递细胞的 LFA-3 相互作用，或者通过引导自然杀伤淋巴细胞与 CD2 相互作用致特定 T 细胞凋亡[53]。阿来法塞批准用于银屑病[21,54]，给药方法：每周 15 mg，肌肉注射；为了使被去除的 CD4 细胞恢复，故治疗方案为用药 12 周停药 12 周的序贯给药。一项阿来法塞治疗 PsA 二期对照临床试验（$n = 185$）显示，经过 24 周治疗，阿来法塞联用 MTX 组 ACR20 缓解率为 54%，MTX 组为 23%（$P < 0.001$）。PASI 75 结果分别是 28% 和 24%[55]。

依法珠单抗

依法珠单抗（efalizumab）是一种针对 T 细胞上 LFA-1 的 CD11 亚单位的人源化单克隆抗体，从而干扰抗原呈递细胞和内皮细胞与 ICAM-1 的结合。该药干扰 T 淋巴细胞激活和细胞向炎症部位的迁移。依法珠单抗被批准用于 PsA，给药方法是：皮下注射，每周一次[22]。一项为期 12 周的依法珠单抗治疗 PsA 研究中，28%PsA 病情缓解达到 ACR20，而安慰剂组为 19%（$P < 0.2717$）。因为该结果不具有统计学意义，因此不被推荐用于关节炎的治疗[56]。

阿巴西普

阿巴西普（abatacept）（CTLA4-Ig）是一个重组的可与抗原呈递细胞上的 CD80/CD86 受体结合的人融合蛋白。从而可以阻断激活 T 细胞中 CD28 的第二信号途径。阿巴西普已被批准用于治疗 RA，给药方式是：静脉给药，每月 1 次[57]。用于银屑病的二期临床试验正在进行[58]。将来，该药可能用于 PsA 治疗。

其他潜在治疗

临床试验发现 IL-15 拮抗剂治疗 PsA 有效[59]。而 IL-1 拮抗剂（阿那白滞素）疗效不显著[60]。IL-6 受体的单克隆抗体（monoclonal antibody，MRA）正在进行治疗 RA 的三期临床研究，有可能用于尝试治疗

PsA[61]。正在用于银屑病的几个 IL-12 抑制剂治疗效果评估很好[62]，因此有可能用于 PsA。

结论

一些 PsA 的治疗药物，如 TNF-α 抑制剂，对疾病的各个方面都显示出了显著效果，包括抑制关节炎症、附着点炎、皮肤损害、抑制关节损伤影像学进展、改善生活质量和功能状态。传统的免疫调节药物也可有效改善这些方面。通过阻断细胞 - 细胞间的相互作用来抑制 T 细胞活化的药物对皮肤治疗有效，也可能对关节有效。观察这些药物的疗效有助于我们了解 PsA 和银屑病的发病机制，反过来可有利于采取更新更有效的干预措施。皮肤和关节的轻微病变，可使用抗炎药和局部用药治疗。靶向治疗的发展增进了对 PsA 确诊和评估的关注，这也有利于医疗机构及时开展适当治疗。在大多数患者中，银屑病皮肤损伤可以在关节损害前很长时间出现，皮肤科医生或 PCP 常最早接触患者，应接受相关教育来筛查有无早期关节损伤以便于早期诊断及与风湿科医生共同制定恰当的治疗方案，这样可以有效阻止疾病进展为结构性损伤。目前正在进行的一些研究将进一步制定和验证那些能够准确反映 PsA 自然病程和日益增加的治疗措施对患者功能和生活治疗的疗效的转归指标。

（刘　毅译　卢　昕校）

参考文献

1. Gladman D, Antoni C, Mease P, Clegg DO, Nash P. Psoriatic arthritis: epidemiology, clinical features, course, and outcome. Ann Rheum Dis 2005;64(Suppl 2):ii14–ii17.
2. Mease PJ, Goffe BS. Diagnosis and treatment of psoriatic arthritis. J Am Acad Dermatol 2005;52:1–19.
3. Gordon KB, Ruderman EM. The treatment of psoriasis and psoriatic arthritis: an interdisciplinary approach. J Am Acad Dermatol 2006;54(Suppl 2):S85–S91.
4. Gladman DD, Helliwell P, Mease PJ, Nash P, Ritchlin C, Taylor W. Assessment of patients with psoriatic arthritis: a review of currently available measures. Arthritis Rheum 2004;50:24–35.
5. Mease P, Antoni C, Gladman DD, Taylor W. Psoriatic arthritis assessment tools in clinical trials. Ann Rheum Dis 2005;64(Suppl 2):ii49–ii54.
6. Feldman SR, Krueger G. Psoriasis assessment tools in clinical trials. Ann Rheum Dis 2005;64(Suppl 2):ii65–ii68.

7. van der Heijde D, Sharp J, Wassenberg S, et al. Psoriatic arthritis imaging: a review of scoring methods. Ann Rheum Dis 2005;64(Suppl 2):ii61–ii64.

8. Mease P, van der Heijde D. Joint damage in psoriatic arthritis: how is it assessed and can it be prevented? Int J Adv Rheumatol 2006;4:38–48.

9. Mease PJ, Menter MA. Quality-of-life issues in psoriasis and psoriatic arthritis: outcome measures and therapies from a dermatological perspective. J Am Acad Dermatol 2006;54:685–704.

10. Lebwohl M. A clinician's paradigm in the treatment of psoriasis. J Am Acad Dermatol 2005;53(Suppl 1):S59–S69.

11. Lebwohl M, Ting P, Koo J. Psoriasis treatment: traditional therapy. Ann Rheum Dis 2005;64(Suppl 64):ii83–ii86.

12. Koo JY. New developments in topical sequential therapy for psoriasis. Skin Therapy Lett 2005;10:1–4.

13. Fairhurst DA, Ashcroft DM, Griffiths CE. Optimal management of severe plaque form of psoriasis. Am J Clin Dermatol 2005;6:283–294.

14. Naldi L, Griffiths CE. Traditional therapies in the management of moderate to severe chronic plaque psoriasis: an assessment of the benefits and risks. Br J Dermatol 2005;152:597–615.

15. Norris DA. Mechanisms of action of topical therapies and the rationale for combination therapy. J Am Acad Dermatol 2005;53(Suppl 1):S17–S25.

16. Krueger G, Ellis CN. Psoriasis–recent advances in understanding its pathogenesis and treatment. J Am Acad Dermatol 2005;53(Suppl 1):S94–S100.

17. Feldman SR, Koo JY, Menter A, Bagel J. Decision points for the initiation of systemic treatment for psoriasis. J Am Acad Dermatol 2005;53:101–107.

18. Leonardi CL, Powers JL, Matheson RT, et al. Etanercept as monotherapy in patients with psoriasis. N Engl J Med 2003;349:2014–2022.

19. Reich K, Nestle FO, Papp K, et al. Infliximab induction and maintenance therapy for moderate-to-severe psoriasis: a phase III, multicentre, double-blind trial. Lancet 2005;366:1367–1374.

20. Langley R, Leonardi CL, Hoffman R. Long-term safety and efficacy of Adalimumab in the treatment of moderate to severe chronic plaque psoriasis. Paper presented at: American Academy of Dermatology Annual Meeting; February 18–20, 2005; New Orleans, LA.

21. Krueger GG, Papp KA, Sough DB, et al. A randomized, double-blind, placebo-controlled phase III study evaluating efficacy and tolerability of 2 courses of alefacept in patients with chronic plaque psoriasis. J Am Acad Dermatol 2002;47:821–833.

22. Lebwohl M, Tyring SK, Hamilton TK, et al. A novel targeted T-cell modulator, efalizumab, for plaque psoriasis. N Engl J Med 2003;349:2004–2013.

23. Fiorentino D, Mease P. The skin in psoriatic arthritis. Int J Adv Rheumatol 2005;3:110–117.

24. Winterfield L, Menter A, Gordon KB, Gottlieb A. Psoriasis treatment: current and emerging directed therapies. Ann Rheum Dis 2005;64(Suppl 64):ii87–ii90.

25. Krueger G, Ellis CN. Psoriasis–recent advances in understanding its pathogenesis and treatment. J Am Acad Dermatol 2005;53(Suppl 1):S94–S100.

26. Krueger JG. The immunologic basis for the treatment of psoriasis with new biologic agents. J Am Acad Dermatol 2002;46:1–23; quiz 6.

27. Nash P, Clegg DO. Psoriatic arthritis therapy: NSAIDs and traditional DMARDs. Ann Rheum Dis 2005;64(Suppl 2):ii74–ii77.

28. Braun J, Baraliakos X, Godolias G, Bohm H. Therapy of ankylosing spondylitis–a review. Part I: Conventional medical treatment and surgical therapy. Scand J Rheumatol 2005;34:97–108.

29. Willkens RF, Williams HJ, Ward JR, et al. Randomized, double-blind, placebo controlled trial of low-dose pulse methotrexate in psoriatic arthritis. Arthritis Rheum 1984;27:376–381.

30. van der Heijde D, Klareskog L, Rodriguez-Valverde V, et al. Comparison of etanercept and methotrexate, alone and combined, in the treatment of rheumatoid arthritis: two-year clinical and radiographic results from the TEMPO study, a double-blind, randomized trial. Arthritis Rheum 2006;54:1063–1074.

31. Abu-Shakra M, Gladman DD, Thorne JC, Long JA, Gough J, Farewell VT. Long-term methotrexate therapy in psoriatic arthritis: clinical and radiological outcome. J Rheumatol 1995;22:241–245.

32. Whiting-O'Keefe QE, Fye KH, Sack KD. Methotrexate and histologic hepatic abnormalities: a meta-analysis. Am J Med 1991;90:711–716.

33. Roenigk HH Jr, Auerbach R, Maibach H, Weinstein G, Lebwohl M. Methotrexate in psoriasis: consensus conference. J Am Acad Dermatol 1998;38:478–485.

34. Kremer JM, Alarcon GS, Lightfoot RW Jr., et al. Methotrexate for rheumatoid arthritis. Suggested guidelines for monitoring liver toxicity. American College of Rheumatology. Arthritis Rheum 1994;37:316–328.

35. Thomas JA, Aithal GP. Monitoring liver function during methotrexate therapy for psoriasis: are routine biopsies really necessary? Am J Clin Dermatol 2005;6:357–363.

36. Braun J, Baraliakos X, Brandt J, Sieper J. Therapy of ankylosing spondylitis. Part II: biological therapies in the spondyloarthritides. Scand J Rheumatol 2005;34:178–190.

37. Clegg DO, Reda DJ, Mejias E, et al. Comparison of sulfasalazine and placebo in the treatment of psoriatic arthritis. A Department of Veterans Affairs Cooperative Study. Arthritis Rheum 1996;39:2013–2020.

38. Fraser AD, van Kuijk AW, Westhovens R, et al. A randomised, double blind, placebo controlled, multicentre trial of combination therapy with methotrexate plus cyclosporin in patients with active psoriatic arthritis. Ann Rheum Dis 2005;64:859–864.

39. Kaltwasser JP, Nash P, Gladman D, et al. Efficacy and safety of leflunomide in the treatment of psoriatic arthritis and psoriasis. Arthritis Rheum 2004;50:1939–1950.

40. Enbrel® (etanercept) prescribing information. Thousand Oaks, CA: Immunex Corporation; 2003.

41. Remicade (infliximab) prescribing information. Malvern, PA: Centocor Inc; 2003.

42. Humira™ (adalimumab) prescribing information. North Chicago, IL: Abbott Laboratories; 2003.

43. Mease P, Kivitz A, Burch F, et al. Etanercept treatment of psoriatic arthritis: safety, efficacy, and effect on disease progression. Arthritis Rheum 2004;50:2264–2272.

44. Mease P, Ganguly L, Wanke E, Yu E, Singh A. How much improvement in functional status is considered important by patients with active psoriatic arthritis: applying the outcome measures in rheumatoid arthritis clinical trials (OMERACT) group guidelines. Ann Rheum Dis 2004;63(Suppl 1):391.

45. Mease PJ, Kivitz AJ, Burch FX, et al. Continued inhibition of radiographic progression in patients with psoriatic arthritis following 2 years of treatment with etanercept. J Rheumatol 2006;33:712–721.

46. Antoni C, Krueger GG, de Vlam K, et al. Infliximab improves signs and symptoms of psoriatic arthritis: results of the IMPACT 2 trial. Ann Rheum Dis 2005;64:1150–1157.

47. van der Heijde D, Kavanaugh A, Beutler A, et al. Infliximab inhibits progression of radiographic damage in patients with active psoriatic damage in patients with arthritis: results from IMPACT 2 trial. Ann Rheum Dis 2005;64(Suppl 3):109.

48. Mease P, Gladman D, Ritchlin C. Adalimumab in the treatment of patients with moderately to severely active psoriatic arthritis: results of ADEPT. Arthritis Rheum 2005;58:3279–3289.

49. Zochling J, van der Heijde D, Dougados M, Braun J. Current evidence for the management of ankylosing spondylitis: a systematic literature review for the asas/eular management recommendations in ankylosing spondylitis. Ann Rheum Dis 2006;65:423–432.

50. Bansback N, Barkham N, Ara R, et al. The economic implications of TNF-inhibitors in the treatment of psoriatic arthritis. Arthritis Rheum 2004;50(Suppl 9): S509.

51. Guh D, Bansback N, Nosyk B, Melilli L, Anis A. Improvement in health utility in patients with psoriatic arthritis treated with adalimumab (Humira). Ann Rheum Dis 2005;64(Suppl 3):401.

52. Marra CA. Valuing health states and preferences of patients. Ann Rheum Dis 2005;64(Suppl 3):36.

53. Kraan MC, van Kuijk AW, Dinant HJ, et al. Alefacept treatment in psoriatic arthritis: reduction of the effector T cell population in peripheral blood and synovial tissue is associated with improvement of clinical signs of arthritis. Arthritis Rheum 2002;46:2776–2784.

54. Lebwohl M, Christophers E, Langley R, Ortonne JP, Roberts J, Griffiths CE. An international, randomized, double-blind, placebo-controlled phase 3 trial of intramuscular alefacept in patients with chronic plaque psoriasis. Arch Dermatol 2003;139:719–727.

55. Mease PJ, Gladman DD, Keystone EC. Alefacept in combination with methotrexate for the treatment of psoriatic arthritis: results of a randomized, double-blind, placebo-controlled study. Arthritis Rheum 2006;54:1638–1645.

56. Papp KA, Caro I, Leung HM, Garovoy M, Mease PJ. Efalizumab for the treatment of psoriatic arthritis. J Cutan Med Surg 2007;11:57–66.

57. Kremer JM, Westhovens R, Leon M, et al. Treatment of rheumatoid arthritis by selective inhibition of T-cell activation with fusion protein CTLA4Ig. N Engl J Med 2003; 349:1907–1915.

58. Abrams JR, Lebwohl M, Guzzo C. CTLA4Ig-mediated blockade of T cell co-stimulation in patients with psoriasis vulgaris. J Clin Invest 1999;103:1243–1252.

59. McInnes IB, Gracie JA. Interleukin-15: a new cytokine target for the treatment of inflammatory diseases. Curr Opin Pharmacol 2004;4:392–397.

60. Gibbs A, Gogarty M, Veale D, Bresnihan B, Fitzgerald O. Efficacy of anakinara (Kineret) in psoriatic arthritis, a clinical and immunohistological study. Ann Rheum Dis 2006;65(Suppl 2):216.

61. Nishimoto N, Yoshizaki K, Miyasaka N, et al. Treatment of rheumatoid arthritis with humanized anti-interleukin-6 receptor antibody: a multicenter, double-blind, placebo-controlled trial. Arthritis Rheum 2004;50:1761–1769.

62. Krueger C, Langley R, Leonardi C, Lebwohl M. Results of a phase II study of CNTO 1275 in the treatment of psoriasis. J Am Acad Dermatol 2006;54: AB10.

8

强直性脊柱炎

A. 临床特征

Désirée Van Der Heijde, MD, PHD

■ 强直性脊柱炎（ankylosing spondylitis，AS）是血清阴性脊柱关节病的原型。后者是一组疾病，表现为骶髂关节和脊柱的慢性炎症，以及眼、肠道和心脏等脊柱外受累。

■ AS 在不同人群中的患病率为 0.1% ~ 6.0%，大多数人群的数据接近上述范围的低值。

■ 人类白细胞抗原（human leukocyte antigen，HLA）-B27 是 AS 的一项强遗传学危险因素。然而，该基因既非导致 AS 发病的必然因素，也非充分因素。

■ AS 的主要肌肉骨骼病变包括骶髂关节炎、滑膜炎和附着点炎（肌腱与骨附着处的炎症）。

■ 骶髂关节炎是 AS 最常见的初始病变，可导致臀区疼痛。其典型特点为左右交替加重。

■ 如出现滑膜炎，最常累及的是髋、膝、踝和跖趾关节。

■ 急性前葡萄膜炎是 AS 的典型眼部病变，单侧发作者更具特征性。临床表现为眼部充血、疼痛和畏光。

■ 相当一部分（10% ~ 15%）AS 患者可出现典型的炎性肠病。

■ 常规骶髂关节 X 线检查通常是最有用的诊断工具。对于早期病变，磁共振成像上的发现可具诊断价值。

强直性脊柱炎（ankylosing spondylitis，AS）是一种累及骶髂关节和脊柱的慢性炎性疾病，可伴有眼、肠和心脏等脊柱外病变。AS 多于青壮年起病。其自然病程表现为脊柱的进行性僵硬，约 2/3 患者在数年后出现脊柱强直（数个乃至全部椎体的融合）。长期病情严重的 AS 患者出现较早死亡的风险增加，但总体而言 AS 患者的生存期与常人无异。AS 与银屑病关节炎、炎性肠病和反应性关节炎具有许多共同特点，有时被统称为血清阴性脊柱关节病（血清阴性指它们与类风湿因子无关）[1]。典型的脊柱炎也可见于任一其他脊柱关节炎。

流行病学

AS 的患病率在不同人群中的差异很大：某些非洲人和爱斯基摩人的 AS 患病率为 0.1%，英美白种人为 0.5% ~ 1.0%，加拿大北部的印第安人约为 6%。患病率通常可反映 HLA-B27 在不同人群中的阳性率，但并不确切。由于这方面的人群调查并不多，所以大部分现有数据来自基于医院的选择性研究以及其他相关脊柱关节炎的资料。

AS 多见于男性，男女患病率比例约为 2 : 1。临床表现可能有轻微男女差异，但较早的报道夸大了这种差异进而低估了女性 AS 患者的病情，导致不少女性 AS 患者的诊断被不必要地延误[2]。一些研究者指出，如果基于人群调查，其实际男女比例接近 1。

病因学

虽然近年来 AS 的研究取得了显著的进展，但其发病原因仍不清楚。多基因遗传因素作用明显，而 HLA-B27 仍是几乎所有人群中的最强相关因素[3]。动物及实验室研究提示 HLA-B27 分子本身起关键作用，而 Ⅰ 型主要组织相容性复合体（MHC）抗原参与的微生物多肽递呈是发病机制的核心[4]。

感染机制也曾被提及。然而，除反应性关节炎（另一种脊柱关节炎）患者发生的脊柱炎外，尚无明确证据表明感染在 AS 发病中的作用。根据 HLA-B27 的分子模拟机制和临床研究，肺炎克雷白菌被认为与 AS 发病相关，但确切机制仍不清楚。许多 AS 患者确实出现了大肠和小肠的亚临床黏膜炎症，这一发现为脊柱疾病的免疫或感染机制提供了基础。

临床特点

AS 的主要肌肉骨骼病变是附着点炎和滑膜炎，出现骶髂关节炎时也累及邻近骨组织。炎性眼部病变、心肌病变、肠黏膜受累和皮肤病变是 AS 散发但具特征性的表现。

临床表现

AS 的脊柱受累很少在 16 岁前出现。此前，儿童和青少年患者可出现少关节炎，典型表现为单膝关节或跖趾关节肿胀，有时伴有虹膜炎和（或）附着点炎[5]。值得注意的是幼年 AS 不累及脊柱。通常，AS 多于 20 ~ 30 岁早期发病，平均发病年龄为 26 岁。虽然本病很少在 40 岁以后发病，但在发病数年后才确诊、甚至晚于 40 岁后确诊的病例也不少见。AS 的早期症状常较轻、易被忽视或并未被当做 AS 临床表现的一部分。

AS 的常见症状是炎性下腰痛，表现为隐匿起病、持续 3 个月以上、休息时加重而活动后减轻。夜间痛常见。骶髂关节炎是最常见的初始病变，可导致臀区疼痛，典型表现为左右侧交替加重。这种疼痛有时向大腿放射，但从不达膝关节以下。虽然依靠体格检查诊断骶髂关节炎的可靠性低，但对于某些患者，可通过患者俯卧位时用双手按压骶骨诱发臀区疼痛。小部分患者表现为少关节炎、附着点炎（尤其是足跟）或源自严重滑膜炎的髋关节痛。疲劳是一种常见而痛苦的症状，大部分原因可能来自疼痛和僵硬感所导致的睡眠质量下降。其他全身表现包括发热和体重下降。隐性或亚临床抑郁，可伴有性欲减退和工作能力下降，也会导致生活质量下降。

脊柱不适和僵硬感典型者数年内沿脊柱自下而上发展，导致脊柱疼痛和活动受限进行性加重。早期临床表现之一是腰椎前突消失。上述病变累及肋椎关节导致呼吸受限；累及颈椎导致颈部活动受限。累及胸椎可导致前胸部疼痛和胸 / 肋软骨压痛，并使患者极

度痛苦。骨质疏松（通过适当治疗可预防）可导致日后脊椎或其他部位骨折[6]。椎体骨折在病情严重伴僵直的患者中更为常见。无菌性椎间盘炎也可见于 AS 患者，尤以胸椎多见。

附着点炎

AS 的主要特点是附着点炎，即韧带、肌腱附着于骨处的炎症。这些炎性病变最初表现为影像学上的骨量减少或溶骨性改变，而接下来出现的反应性骨改变形成了新的、更表浅的附着点，表现为影像学上可见的骨性增生或骨刺[7]。累及脊柱的附着点炎见于关节囊和韧带附着处及椎盘关节、肋椎关节和肋横关节，也可累及椎间韧带和椎旁韧带的骨附着处。

附着点炎是引起疼痛、僵硬以及骶髂关节和其他脊柱关节活动受限的主要原因。该现象也可发生于脊柱外部位，导致各种恼人的症状。最常受累部位为跖底筋膜和跟腱的跟骨附着处，导致足跟疼痛并影响功能。跖底筋膜炎常在发病 6 ~ 12 个月后出现影像学可见的跟骨绒样骨刺。类似病变也可见于骨盆、肋软骨结合部、胫骨隆突以及其他部位，导致明显的局部压痛。更广泛弥漫的附着点炎可导致隐匿的僵硬感和全身不适。胸骨和肋软骨处疼痛也可源自局部附着点炎和胸椎放射痛的叠加。这种原因引起的胸痛须与心肌缺血相鉴别。

骶髂关节炎

骶髂关节的炎症最常发病于 10 多岁后期或 20 ~ 30 岁，导致双侧或偶尔单侧的臀区疼痛，多于静息后加重，有时于负重后加重。病变主要累及骶髂关节的前下部（滑膜关节部），伴关节附近的骨量减少和骨炎。上述病变导致影像学上所见的骶髂关节增宽。骨炎导致的软骨内骨化在影像学上表现为沿骶髂关节下部的侵蚀改变。如磁共振成像（MRI）所见，骨炎表现为临近骨质中水成分增多。MRI 对于评价骶髂关节和脊柱炎症很有价值，常被作为确定早期诊断的重要辅助工具。关节囊的附着点病变也可见于关节长轴的前后面，导致骨化鞘形成并最终使关节在常规 X 线片上完全模糊，这种情况即骶髂关节强直。

滑膜炎

AS 外周滑膜炎的特殊性在于受累关节的分布特征

9

而非组织学改变。滑膜炎从组织学和免疫组织化学上与典型的类风湿关节炎无法区分。外周关节的滑膜炎可早于、伴随或晚于脊柱症状发生。髋、膝、踝和跖趾关节最常受累。除肩关节外，其他上肢关节几乎不受累，在没有银屑病时尤其如此。与类风湿关节炎进一步对比显示，AS 的外周关节滑膜炎常为少关节炎，多不对称，间歇发作而非持续性。关节侵蚀，尤其在累及跖趾关节时，可导致关节半脱位和变形。AS 的外周关节受累与其他脊柱关节炎很难鉴别。颞颌关节可受累并导致张口受限和咀嚼不适。指（趾）炎可导致 1 个或多个指（趾）持续数月的疼痛。

眼部受累

约 1/3 的 AS 患者会在病程中出现急性前葡萄膜炎（虹膜炎），可反复发作（图 9A-1）。其典型特点是交替单侧发作，伴疼痛、眼红、流泪、畏光和视物模糊。通常眼炎与关节炎并不同步发作。未经治疗或治疗不当的虹膜炎可导致瘢痕化快速进展、瞳孔不规则和视力受损。AS 患者若出现眼红、疼痛、砂粒感或视物模糊，应行急诊眼科检查。

炎性肠病

骶髂关节炎见于 6% ～ 25% 的克罗恩病或溃疡性

急性前葡萄膜炎

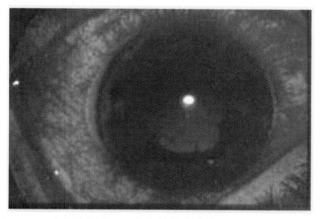

图 9A-1 （也见彩图 9A-1）急性前葡萄膜炎，典型者呈单侧病变，伴眼红、眼痛和畏光

结肠炎患者，常表现为单侧骶髂关节炎，可伴有外周关节炎和附着点炎。炎性肠病也可在已出现 AS 症状的患者中出现或进展。实际上，约 60% 的 AS 患者有亚临床的大肠或小肠病变[8]。有人推测这些病变可能与 AS 的发病机制相关，但其实际意义尚不确切。即使某些 AS 病变与克罗恩病非常类似，但这些病变大部分从未出现临床症状。仅有 10% ～ 15% 的 AS 患者出现有症状的溃疡性结肠炎或克罗恩病。AS 和炎性肠病间并无直接联系，二者炎症活动度的变化也相互独立。然而，一名 AS 患者如出现肠道习惯改变、腹泻和腹部不适，不管有无血便或黏液便，都应对其进一步检查。

小部分有结肠炎和外周关节炎的 AS 患者在全结肠切除术后外周关节病变减轻。然而与之相反的是，许多患者在术后出现纤维肌痛样症状，即轻度但广泛的不适感。活动性炎性肠病增加了骨质疏松的危险及严重程度。克罗恩病伴广泛的小肠受累也会导致维生素 D 吸收障碍和骨软化症，从而导致定位不清的肌肉骨骼疼痛和行走困难。

心血管受累

文献报道极少数 AS 患者出现了心脏传导异常和心肌功能障碍[9]。约 1% 的患者出现了伴主动脉环扩张和主动脉反流的主动脉炎。发生主动脉功能不全和心脏传导异常的风险随着年龄、病程、HLA-B27 阳性和外周关节受累的存在而增加。

肺受累

约 1% 患者出现进行性的上肺叶纤维化[10]。胸壁僵硬可导致肺不能完全扩张和轻度限制性肺功能障碍。由于膈肌的代偿性运动增多，肺通气不全很少发生。

神经系统受累

AS 的神经系统受累多与脊柱骨折后脊束或神经根损伤相关。神经根疼痛可源于颈椎，尤其见颈部有明显屈曲畸形时。长神经束病变，包括四肢麻痹，可能因相对微小的外伤导致的椎体骨折错位，还可并发自发性寰枢关节半脱位。半脱位也可导致严重的枕部头痛。下肢无力的出现偶与马尾综合征相关，后者与 MRI 上显示的硬脊膜扩张尤为相关。

皮肤受累

不同的研究结果显示，10% ~ 25% 的典型 AS 患者伴有银屑病皮疹。

肾受累

长期 AS 病史引起的继发淀粉样变性已见详细报道，本病现今罕见。

影像学

放射学上的脊柱和中轴关节损伤是 AS 患者的主要特点。根据定义，所有符合修订纽约标准的 AS 患者在放射学上显示为骶髂关节炎。但约有 30% 的 AS 患者不出现放射学上可见的脊柱损伤。如果患者在一定病程后（约 10 年）仍未见脊柱损伤，很可能不会出现脊柱的放射学异常。另一方面，具有脊柱损伤的患者容易出现更多的损伤。

常规 X 线检查是应用最广的影像学技术。然而，MRI 和超声的使用也越来越普遍。骶髂关节炎的特征性 X 线表现包括关节间隙的假性增宽、骨硬化、骨侵蚀和骨强直（图 9A-2）。到疾病晚期，骶髂关节完全强直。由于骶髂关节的解剖学结构复杂且不规则，计算机断层扫描（CT）通过提供关节间隙的逐层影像而有助于诊断可疑的骶髂关节炎。脊柱可见多种 AS 相关病变，最常见的包括椎体方形变、骨硬化、骨侵蚀、骨赘、骨桥和椎间盘炎（图 9A-3 和图 9A-4）。

骨赘以轴样增生为特征，可导致骨桥形成。常规 X 线检查仍是诊断骨赘的优先选择。但若高度怀疑 AS 而 X 线持续正常时，骶髂关节和脊柱的 MRI 将提供额外的诊断信息。与常规 X 线检查相比，MRI 检查可更

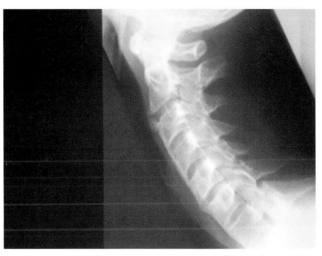

图 9A-3 颈椎侧位像，显示几乎累及所有脊柱的广泛架桥样骨赘形成

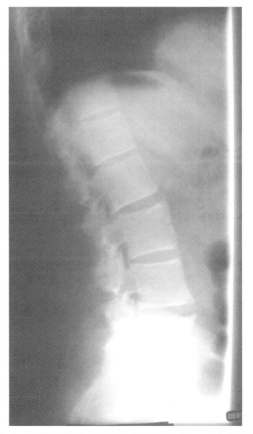

图 9A-4 腰椎侧位像 显示 L1 方形变及 L3 ~ L5 骨赘形成

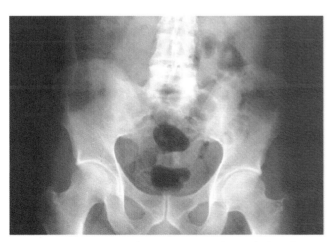

图 9A-2 骨盆的前后位像，显示双侧骶髂关节完全强直及下腰椎骨赘形成

9

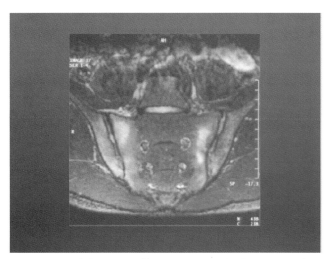

图 9A-5 骶髂关节 STIR 像，显示累及双侧关节骶骨和髂骨侧的广泛炎症（白色）

好地显示炎症，而不仅仅是炎症所致骨损伤的最终结果。在显示炎症的各种 MRI 技术中，STIR 技术更受青睐（图 9A-5）。MRI 也适用于显示附着点炎，例如足跟的附着点或跟腱插入点。

诊断

如同许多其他病因未明疾病（例如，分离出某种特殊的致病病原体），AS 的诊断必须结合临床特点、影像学检查和实验室检查。目前还没有明确的 AS 诊

表 9A-1 修订的强直性脊柱炎纽约标准

标准
1. 下背痛持续至少 3 个月，疼痛随活动改善，但休息后不减轻
2. 腰椎在矢状面和额状面的活动受限
3. 扩胸度低于相应年龄、性别人群的正常值
4a. 单侧骶髂关节炎 3～4 级
4b. 双侧骶髂关节炎 2～4 级
肯定的强直性脊柱炎为 4a 或 4b 加上任一条临床标准 [1-3]

SOURCE：From Van der Linden et al.，Arthritis Rheum 1984；27：361–368，with permission of *Arthritis and Rheumatism.*

表 9A-2 AMOR 脊柱关节炎分类标准

A 临床症状或病史	得分
1 夜间腰背痛、腰椎晨僵或背痛	1
2 非对称性少关节炎	2
3 臀区痛	1
交替性臀区痛	2
4 腊肠指（趾）	2
5 足跟痛或其他部位明确的附着点炎	2
6 虹膜炎	1
7 非淋菌性尿道或宫颈炎，在关节炎发作前一个月内发生	1
8 急性腹泻，在关节炎发作前 1 个月发生	1
9 银屑病、龟头炎或炎性肠病（溃疡性结肠炎或克罗恩病）	2
B 影像学表现	
10 骶髂关节炎（双侧＞ 2 级或单侧＞ 3 级）	3
C 遗传背景	
11 HLA-B27 阳性和（或）有强直性脊柱炎、反应性关节炎、虹膜炎、银屑病或炎性肠病家族史	2
D 治疗反应	
12 在使用 NSAIDs 治疗后 48 小时内症状明显改善或者在停药 48 小时内迅速复发	2

SOURCE：From Amor B et al.，Rev Rheum Mal Ostéoart 1990；57：85–89，by permission of *Revue du rheumatisme et des maladies ostéo-articulaires.*

缩写：NSAIDs，非甾类抗炎药
总分 6 分以上的患者可归类为脊柱关节炎

断标准。而另一方面，已出现以对研究中患者进行分类为目的的分类标准。最广为使用的 AS 分类标准是修订的纽约标准（表 9A-1）[11]。虽然纽约标准对于确诊疾病十分有用，但对骶髂关节炎影像学表现的高度依赖限制了其在疾病早期的应用。

虽然脊柱关节炎的分类标准并不以诊断为目的，但在临床上常被用来辅助诊断非典型或未分化病例。Amor 标准（表 9A-2）[12] 和欧洲脊柱关节炎工作小组标准（Table 9A-3）[13] 常被用于此目的。目前的研究在于评价分类标准在 AS 早期诊断方面的应用。

HLA-B27 在 AS 确诊中的作用仍在研究之中。多年来，HLA-B27 并未被推荐作为 AS 的确诊试验。然

表 9A-3 欧洲脊柱关节炎工作组标准

炎性脊柱疼痛

或

滑膜炎（不对称，以下肢关节受累为主）

和（1 条以上）

- 家族史：一级或二级亲属中有强直性脊柱炎、银屑病、急性虹膜炎、反应性关节炎或炎性肠病
- 过去或者目前被医生诊断的银屑病
- 过去或目前被医生诊断并被放射学或内镜所证实的溃疡性结肠炎和克罗恩病
- 过去或目前交替性臀区疼痛
- 过去或目前插入点自发性疼痛或体格检查时的压痛 - 跟腱或者跖底筋膜（附着点炎）
- 关节炎发病 1 个月内的腹泻发作
- 关节炎发病 1 个月内的非淋球菌尿道炎或宫颈炎
- 骶髂关节炎双侧 2 ~ 4 级或单侧 3 ~ 4 级 [0 级，正常；1 级，可能；2 级，轻度；3 级，中度；4 级，完全融合（强直）]

SOURCE: From Dougados M et al., Arthritis Rheum 1991; 34：1218–1230, by permission of *Arthritis and Rheumatism* and Wiley Periodicals，Inc.

而，当临床上中度到高度怀疑脊柱关节炎时，HLA-B27 检查将起重要作用[14]。目前，只有放射学上的骶髂关节炎被纳入各种分类标准。然而，有关 MRI 研究证实早于放射学损伤存在的炎症可有助于早期诊断。

（韩茜译 朱剑校）

参考文献

1. Khan MA. An overview of clinical spectrum and heterogeneity of spondyloarthropathies. Rheum Dis Clin N Am 1992;18:1–10.
2. Kidd B, Mullee M, Frank A, et al. Disease expression of ankylosing spondylitis in males and females. J Rheumatol 1988;15:1407–1409.
3. Wordsworth P. Genes in the spondyloarthropathies. Rheum Dis Clin North Am 1998;24:845–863.
4. Gonzalez S, Martina-Barra J, Lopez-Larrea C. Imnumogenetics. HLA-B27 and spondyloarthropathies. Curr Opin Rheumatol 1999;11:257–264.
5. Burgos-Vargas R, Vasquez-Mellado J. The early recognition of juvuenile onset ankylosing spondylitis and its differentiation from juvenile rheumatoid arthritis. Arthritis Rheum 1995;38:835–844.
6. Will R, Palmer R, Bhalla A, et al. Osteoporosis in early ankylosing spondylitis: a primary pathological event? Lancet 1989;2:1483–1485.
7. Vernon-Roberts B. Ankylosing spondylitis; pathology. In: Klippel JH, Dieppe PA, eds. Rheumatology. 2nd ed. London: Mosby; 1998:6.18.1–6.18.6.
8. Leirisalo-Repo M, Repo H. Gut and spondyloarthropathies. Rheum Dis Clin North Am 1992;18:23–35.
9. O'Neill TW, Bresnihan B. The heart in ankylosing spondylitis. Ann Rheum Dis 1992;51:705–706.
10. Rosenow E, Strimlan CV, Muhm JR, et al. Pleuropulmonary manifestations of ankylosing spondylitis. Mayo Clin Proc 1977;52:641–649.
11. Van der Linden SM, Valkenburg HA, Cats A. Evaluation of diagnostic criteria for ankylosing spondylitis: a proposal for modification of the New York criteria. Arthritis Rheum 1984;27:361–368.
12. Amor B, Dougados M, Mijiyawa M. Critères de classification des spondylarthropathies. Rev Rhum Mal Ostéoart 1990;57:85–89.
13. Dougados M, Van der Linden S, Juhlin R, et al. The European Spondylarthropathy Study Group preliminary criteria for the classification of spondyloarthropathy. Arthritis Rheum 1991;34:1218–1230.
14. Rudwaleit M, van der Heijde D, Kahn A, et al. How to diagnose axial spondyloarthritis early? Ann Rheum Dis 2004;63:535–543.

9

强直性脊柱炎
B. 病理和发病机制

Juergen Braun, MD

■ 人类白细胞抗原（human leukocyte antigen，HLA）-B27 是强直性脊柱炎（ankylosing spondylitis，AS）、反应性关节炎、银屑病关节炎、炎性肠病相关性脊柱关节炎及孤立性急性前葡萄膜炎的主要遗传学危险因素。

■ 这类疾病由于常有以下表现而相互关联：累及附着点（肌腱及韧带附着于骨的部位）和中轴骨骼的炎症以及显微镜下或肉眼可见的肠道炎症，即便不伴有明显的胃肠道症状。

■ HLA-B27 转基因大鼠出现脊柱关节病。

■ HLA-B27 阳性见于 90% 以上的 AS 患者和 50% ~

75% 的其他类型脊柱关节病患者。然而普通人群中 HLA-B27 的阳性率仅 5% ~ 15%。

■ HLA-B27 对 AS 易感性的贡献率据估计达 30%。

■ 不到 5% 的 HLA-B27 阳性个体出现脊柱关节病。

■ HLA-B 类分子决定了抗原结合槽的结构，其中 HLA-B27 有一个独特的 B 袋，后者可能影响了肽链的抗原决定簇。

■ HLA-B27 有 30 余种亚型，部分亚型之间只有一个氨基酸的不同。而仅有少数几种亚型与 AS 相关。

■ HLA-B27 分子的胞内错误折叠可导致细胞表面异常表达 B27 二聚体，从而可能影响抗原递呈过程。

强直性脊柱炎（Ankylosing spondylitis，AS）和其他类型的脊柱关节病（spondyloarthritides，SpA）特征性表现为中轴骨及附着点的炎症和新骨形成，也可累及外周关节和其他器官如眼、皮肤、心脏、肠道等。AS 及其他 SpA 的发病机制仍不清楚，但自从发现 HLA-B27 以来，近 30 年人们对其有了更多的认识。HLA-B27 是一种主要组织相容性复合体（major histocompatibility complex，MHC）Ⅰ类分子等位基因，是这类相互关联疾病的主要遗传学因素。HLA-B27 不仅见于多数 AS 患者，也见于其他类型 SpA，如反应性关节炎（reactive arthritis，ReA），银屑病 PsA，炎性肠病（inflammatory bowel disease，IBD）相关性 SpA，及孤立性急性前葡萄膜炎。

与 AS 和相关疾病有关的一些重要观点源自各种临床发现。首先，SpA 患者较其他风湿病患者更容易出现附着点及中轴骨骼受累；其次，SpA 患者更易出现显微镜和肉眼可见的肠道炎性[1]，胃肠道对致病菌甚或正常菌群的免疫反应可能在发病过程中发挥作用。

HLA-B27 分子具有的一些有趣特征可能参与了

SpA 的发病机制。本章就以下各点详加阐述：

1. HLA-B 类分子决定了抗原结合槽的结构，其中 HLA-B27 有一个独特的 B 袋，后者可能影响了肽链的抗原决定簇。

2. HLA-B27 有 30 余种亚型，部分亚型之间只有单个氨基酸的差异。仅有少数几种 HLA-B27 亚型与 AS 相关。

3. HLA-B27 基因的胞内错误折叠可导致细胞表面异常表达 B27 二聚体，从而可能影响抗原递呈过程。

4. HLA-B27 可作为自身抗原被 HLA-Ⅱ类分子递呈，可能被 CD_4^+ T 细胞识别。

5. HLA-B27 转基因大鼠可出现 SpA 样疾病。

6. 有数据显示 HLA-B27 转染细胞系的胞内处置微生物的方式发生了改变。

遗传及非遗传因素共同参与 AS 的发病。目前有一些假说认为，除了 HLA-B27 及其他 MHC 相关遗传因素以外，固有免疫及获得性免疫也参与了该发病过程。例如，衣原体、耶尔森菌、沙门菌和其他菌属直接导致 ReA 的发病；而自身抗原如蛋白聚糖 G1 区与

AS 相关。

人类白细胞抗原 -B27

发现 HLA-B27 与 AS 之间的联系曾对理解 AS 的发病机制产生重大贡献[2]。HLA-B27 阳性见于 90% 以上的 AS 患者和 50% ~ 75% 的其他类型脊柱关节病患者。而普通人群中 HLA-B27 的阳性率仅 5% ~ 15%，且不同人群的比率有所不同。HLA-B27 对 AS 易感性的贡献率据估计达 30%，但该基因既非患 AS 的充分条件亦非必要条件。不到 5% 的 HLA-B27 阳性个体会发展为 SpA，而有阳性 SpA 家族史的人患病的危险性

更高（图 9B-1）[3]。HLA-B27 在 AS 中的主导地位使得 AS 与其他风湿性疾病相比更显与众不同。但目前也已清楚，其他一些基因也是 AS 的危险因素。

HLA-B27 属于 MHC Ⅰ 类分子，参与抗原递呈过程。HLA-B27 与辅助分子 β-2 微球蛋白相结合，后者帮助重链维持正确的空间构象。来自人及动物模型的遗传学数据显示 HLA-B27 有一种或多种可促进炎症反应的特性。在 HLA-B27 阳性个体中，该蛋白广泛且非常充足地表达于抗原递呈细胞，如巨噬细胞和树突状细胞（DC）。促炎介质可上调 HLA-B27 的表达。HLA-B27 及 MHC Ⅰ 类分子递呈的肽链通常来源于自身蛋白，而当细胞受到病毒或其他胞内病原体的侵袭

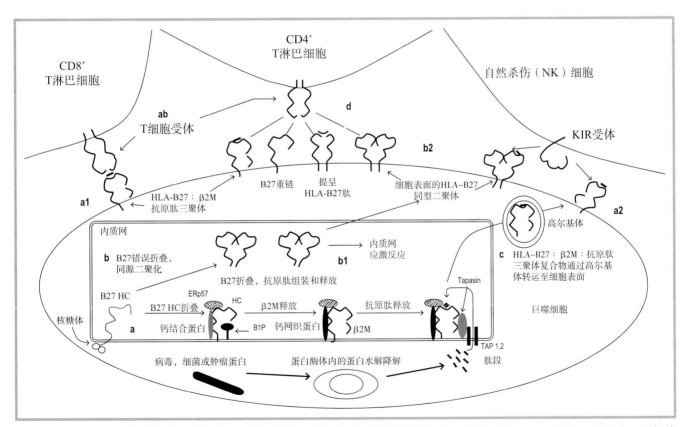

图 9B-1　HLA-B27 独特的细胞内和细胞外功能可能影响了脊柱关节炎的易感性。（a）HLA-B27 分子的重链（HC）由巨噬细胞内的核糖体翻译，并由分子伴侣钙结合蛋白及 ERp57 固定于内质网。ERp57 是二硫化蛋白异构酶，可分解和氧化二硫键。然后 HLA-B27 折叠成三级结构并与 β-2 微球蛋白（β2M）结合。钙结合蛋白将上述复合体释放后，后者接下来与钙网织蛋白结合。经由 TAP 蛋白和甲硫蛋白，钙网质蛋白辅助抗原肽结合于 B27 复合体上，形成 B27 重链、β-2 微球蛋白、抗原肽三聚体。继而该三聚体复合物（HLA-B27：β2M：抗原肽）转运至细胞表面，在此将抗原肽递呈给 CD8+ T 细胞或自然杀伤（NK）细胞。（b）HLA-B27 的重链在内质网内发生错误折叠，形成 B27 同型二聚体及其他异常折叠物，这些产物可能（b1）聚集于内质网中促发炎性内质网应激反应；（b2）迁移至细胞表面成为自身抗原，或将抗原肽递呈给其他炎症细胞的受体。（c）病毒或胞内细菌损害了胞内多肽加工和 HLA-B27 装载多肽的能力，进而对免疫应答造成选择性损害。（d）HLA-B27 三聚体复合物可将处理过的多肽通过 T 细胞受体递呈给 CD4+ T 细胞，或者游离的 HLA-B27 重链或 HLA-B27 二聚体作为抗原被 T 细胞受体识别，或者处理过的 HLA-B27 分子中具抗原性的片段被递呈给 CD4+ T 细胞的 T 细胞受体

时，外源多肽就会被递呈。

装载了抗原肽的 MHC Ⅰ 类分子可被几种不同类型的免疫细胞受体识别。表达于细胞毒性 CD8+ T 细胞表面的 T 细胞受体（TCR）可识别 MHC Ⅰ 类复合物并区分不同分子或由相同分子递呈的不同多肽（如病毒抑或自身抗原肽），这种能力在针对病毒的获得性免疫应答中发挥了重要作用。

关于 HLA-B27 在 AS 中作用机制的假说可从两个不同的方面进行思考：其一，表达于细胞表面的 HLA-B27 可促进免疫识别，不论是通过 B27 重链、抗原肽、β-2 微球蛋白构成的典型三分子复合物抑或是不含 β-2 微球蛋白的 B27 重链构成的二聚体或可能的单体。其次，由于 HLA-B27 的错误折叠[4]或该分子表达所造成的尚未被认识到的结果，HLA-B27 的胞内作用影响了杀灭细菌的过程（表 9B-1）。与错误折叠发病机制的潜在联系包括内质网（endoplasmic reticulum，ER）应激和激活未折叠蛋白反应，而细菌生存能力的增强可能导致了感染的持续。这些假说的不同之处还在于将基本异常归类于获得性免疫（致关节炎肽）还是固有免疫（免疫受体识别、错误折叠和细菌生存能力改变）。

表 9B-1　与 HLA-B27 相关的脊柱关节病发病机制的四个主要理论概览

致关节炎肽假说
　　HLA-B27 与一类特殊的抗原肽（细菌或自身抗原）结合，导致 HLA-B27 限制性细胞毒性 T 细胞针对这种多肽的反应。这种多肽由与疾病相关的 HLA-B27 亚群递呈，而非其他 HLA Ⅰ 类分子。

自身相关性 HLA-B27 分子
　　HLA-B27 的一个独有特性在于其重链可形成二聚体，后者依赖 α-1 区第 67 位半胱氨酸之间形成二硫键。二聚体是 B27 在内质网内错误折叠的产物。错误折叠蛋白的积聚可导致促炎性细胞内应激反应。B27 二聚体可迁移至细胞表面，自身成为抗原或将多肽递呈给其他炎症细胞。

HLA-B27 改变了对微生物的胞内加工
　　HLA-B27 导致细胞清除微生物（如沙门菌）的能力下降，且伴有细胞因子生成增多。

HLA-B27 作为自身抗原被识别
　　HLA-B27 可作为自身抗原被 HLA Ⅱ 类（DR、DQ 和 DP）异源二聚体分子递呈，进而被 CD4+ T 细胞识别。这也是经典的分子模拟假说的一部分，该假说认为 HLA-B27 分子的肽链与细菌来源的多肽有高度同源性。

致关节炎肽

该概念的基础即分子模拟，也就是说，递呈自身肽段的 HLA-B27 重链 /β-2 微球蛋白复合物成为自身免疫性 CD8+ T 细胞攻击的靶标，原因是该复合物与微生物的多肽相似[5]。在这一模型中，细胞毒性 T 细胞及特异性结合于 HLA-B27 上的独特肽段是引起慢性炎症的主要因素。在 ReA 和 AS 患者的关节滑液及外周血中均曾检出特异性针对细菌或可能的自体多肽的 HLA-B27 限制性 CD8+ T 细胞克隆。已从 ReA 患者的关节液中检测到与 HLA-B27 结合、源自耶尔森菌和衣原体的多肽，后者可能与 CD8+ T 细胞反应有关。这样的免疫应答对患者有益还是有害还不清楚。目前尚未找到被这些 T 细胞识别、可起自身免疫反应的自体肽段。

一项间接证据表明致关节炎肽可能促发了炎性反应。采用 TCR β 链光谱分析对 TCRβ 的抗原决定簇进行分析后发现，同患 AS 的 HLA-B27 阳性双胞胎中，其 CD4+ 及 CD8+ T 细胞亚群的 T 细胞寡克隆性均增多，从而表明传统的 T 细胞抗原参与了 AS 的发病。

尽管诱发 AS 的细菌感染因素还不明确，人们已对一些与 HLA-B27 结合的候选多肽进行了研究。以肽段 LRRYLENGK 为例，已知其既是 HLA-B27 重链也是肠菌蛋白的组成部分。同健康对照组相比，该肽段更容易被来自 AS 患者的 HLA-B27 限制性 CD8+ T 细胞所识别。

异常的细胞表面重链

人白细胞抗原 -B27 重链可在细胞表面异常表达。纯化的 HLA-B27 分子在体外可不与 β-2 微球蛋白结合而进行再折叠，而通过重链第 67 位的未配对半胱氨酸残基（Cys67）形成的二硫键结合而成的 B27 二聚体是有功能的。当细胞表面的重链缺失 β-2 微球蛋白并进行胞内体再循环（endosomal recyling）时，这类二聚体形成增多。此外，细胞表面也存在相对稳定的 HLA-B27 重链单体[6]。因此，白细胞上的 MHC Ⅰ 类分子受体通过某种特殊模式识别异常形式的 HLA-B27 分子，致使白细胞功能发生变化。目前还不清楚其他哪些等位基因也能形成细胞表面二聚体。

细菌清除能力减弱

HLA-B27 与 ReA 高度的相关性引出了这样一个问

题：HLA-B27 是否会影响胞内细菌的侵袭及其处理过程？有报道称，经 DNA 转染后表达 HLA-B27 的单核细胞及成纤维细胞对细胞内沙门菌感染的清除能力下降。HLA-B27 的作用可能依赖于 45 位的谷氨酸残基，该残基可能是 HLA-B27 发生错误折叠的决定因素。然而有关该观点的数据并不能作为定论，因为其他实验并未显示 HLA-B27 在滑膜细胞的表达影响了对沙门菌的清除。

蛋白错误折叠与内质网应激

有关节 HLA-B27 折叠出现异常的证据数年前即见诸报道。HLA-B27 重链，包括在正常生理状况下表达的 HLA-B27，在合成后不久都会经历内质网相关性降解（ER-associated degradation，ERAD）。ERAD 是细胞用来处理未能有效折叠蛋白的一种质控途径。在内质网中已发现了异常折叠的 HLA-B27 复合物，这种异常与链间和链内形成异常的二硫键有关。

在正常细胞中，内质网中形成的二聚体不会对细胞表面分子的数量造成影响。约有 25% 新合成的 HLA-B27 重链在 ER 形成二硫化复合物，而细胞表面的二聚体仅占 6%。重链与内质网分子伴侣 BiP 的结合时间延长是形成错误折叠的另一重要原因。在其他 MHC I 类分子中尚未发现错误折叠现象。HLA-B27 的错误折叠与细胞表面二聚体的形成是一种特有的过程。

HLA-B27 发生错误折叠的倾向与构成多肽结合槽 B 袋中的残基有关。多肽诱导的构象变化促进了 HLA-B27 的折叠，而 B 袋可减弱这一作用，从而导致 HLA-B27 装载抗原肽的能力下降。HLA-B27 重链以未折叠的构象形式长时间滞留在内质网中可导致异常二硫键的形成，这一过程可能会影响第 67 位的非配对半胱氨酸残基（Cys^{67}）。异常形成的二硫键可能促进了与 BiP 结合的重链发生聚积。HLA-B27 中最妨碍有效折叠的氨基酸残基是 B 袋中的 45 位谷氨酸，这一点并不令人惊讶。一些错误折叠的蛋白不能被有效清除，从而通过激活一个被称为未折叠蛋白反应的过程而导致内质网应激。

人类白细胞抗原-B27：动物疾病模型的诱发因素

HLA-B27 的免疫功能是结合胞浆中降解蛋白的多肽并将其呈现在细胞表面，从而供 CD8$^+$T 细胞识别。在转基因动物模型中，表达了 HLA-B27 和人 β-2 微球蛋白的小鼠并不出现关节炎性疾病。在其他 HLA-B27 转基因小鼠模型中，有报道出现了较高频率的强直性附着点病变，但这种病变也见于野生型小鼠。

HLA-B27 在疾病的病理生理过程中发挥直接作用的最强实验证据来自转基因大鼠。过度表达 HLA-B27 及人 β-2 微球蛋白的转基因大鼠出现了胃肠道和关节的自发性炎症[7]。这种转基因大鼠的皮肤及指甲损伤与银屑病 HLA-B27/ 人 β-2 微球蛋白转基因（B27-Tg）大鼠相似，后者以大肠炎起病，并逐渐出现其他部位的炎症。大鼠出现的疾病表型取决于其特定的基因背景。在完全无菌条件下饲养的 B27-Tg 大鼠不会发病。胃肠道中有正常菌群定殖（如拟杆菌属）足以促发炎症反应。B27-Tg 大鼠并不会出现精确的人类 AS 表型，因为这种大鼠不会出现中轴骨骼的强直，此外，B27-Tg 大鼠的大肠炎也较人类 AS 患者更显著。

微生物与肠道的作用

业已阐明几种胃肠道或泌尿生殖道病原体是 HLA-B27 相关 ReA 的促发因素，包括弯曲杆菌、衣原体、沙门菌和志贺菌。在关节滑液标本中，通过聚合酶链反应（polymerase chain reaction，PCR）检测到这些病原体的 DNA，也检测到沙门菌、耶尔森菌、志贺菌的脂多糖（lipopolysaccharide，LPS）。关节中出现细菌产物显示了 ReA 中肠道感染与关节炎症的潜在联系[1]。超过 2/3 的 SpA 患者存在显微镜下肠道病变，包括回肠绒毛及隐窝的多形核细胞浸润以及黏膜固有层的粒细胞、淋巴细胞和浆细胞浸润。有明显炎症肠道疾病的患者更易出现活动性 AS 症状，而患肠道炎症的 SpA 患者发展为 AS 的危险性更高。

无胃肠道症状的幼年 AS 患者中，放射性核素标记显示几乎半数患者的淋巴细胞向肠道归巢。肠道放射性核素扫描阳性见于活动性关节炎患者，也与活检所见的肠道黏膜非特异性炎症相关。因此，亚临床肠道炎症在发病机制中可能起重要作用。另外，SpA 和克罗恩病患者的肠道黏膜中 CD163$^+$ 巨噬细胞过度表达，而溃疡性结肠炎不会出现这种情况。以上发现皆强调了肠道炎症与 SpA 中关节炎的密切关系。

9

人类白细胞抗原-B27 亚型

HLA-B27 是已知的最显著 AS 危险因素。然而 HLA-B27 并不是单一的分子，目前已确定了 30 余种不同的亚型（http://www.ebi.ac.uk/imgt/hla/）。多数亚型之间只有几个氨基酸的差异，但上述差异可能足以改变 HLA-B27 结合多肽的能力。

HLA-B*2705 见于所有人群，可能是最初的或亲本 HLA-B27 分子。其余亚型多数可能从 3 个途径发展而来，取决于第一区（α-1）和第二区（α-2）的氨基酸置换形式（图 9B-2，图 9B-3）。HLA-B27 在人群中的亚型分布有很强的地理因素。最常见的亚型—HLA-B*2705，HLA-B*2702，HLA-B*2704，B*2707 均 与 SpA 明确相关。

HLA-B27 亚型在世界各地分布并不均匀，比如 HLA-B*2709 主要分布在撒丁尼亚及意大利大陆地区，而 HLA-B*2706 常见于印度尼西亚原著人群。虽然 HLA-B*2709 与 HLA-B*2706 皆未见与 AS 相关，但有报道在未分化 SpA（uSpA）患者中发现 -B*2709。

与 HLA-B27 亚型相关的临床表型的变化很可能与抗原结合槽的 B 袋中氨基酸的不同有关，后者改变了 HLA-B27 递呈多肽的特性。其他亚型与 AS 相关主要亚型的唯一区别在于 116 号的天冬氨酸残基转变为组

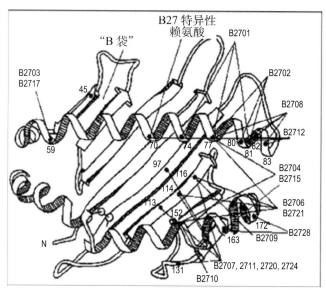

图 9B-2 HLA-B27 的晶体结构，显示 HLA-B27 亚型中氨基酸被替换的位置

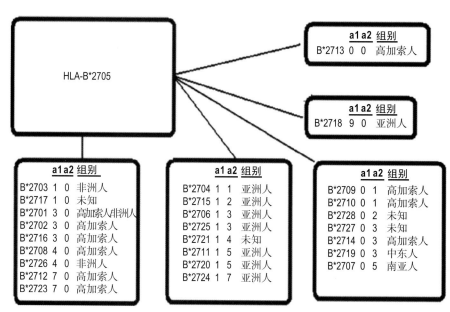

图 9B-3 HLA-B27 亚型从亲本 HLA-B*2705 演变的可能途径。本图显示了 3 个主要 HLA-B27 亚型家族与亲本亚型 HLA-B*2705 的关系（据推测 HLA-B*2713 和 HLA-B*2718 是单独转化而来）。图中标出了 B*2705 一区（α-1）和二区（α-2）的氨基酸替代数目，也标出了各亚型的主要分布人群。例如 HLA-B*2704 在 α-1 及 α-2 区各出现了一个氨基酸替代。值得一提的是，在编写本文前几个月刚刚发现了 4 种 HLA-B27 亚型（B*2729-B*2732），但尚不明确其结构序列

氨酸残基。116 号位残基处于抗原结合槽内 F 袋的底部，对固定抗原肽的羧基末端起关键作用。其余 HLA-B27 亚型分布过于稀少，尚不足以确定其临床联系，但已有个案报道在 AS 患者中可出现了 -B*2701、-B*2703、-B*2704、-B*2707、-B*2708、-B*2710、-B*2714、-B*2715 和 -B*2719。

直到最近，这些亚型之间唯一已知的差异是他们结合肽段的特异性有所不同。人们用上述发现来支持下述观点，即多肽递呈的差异导致了 AS 发病。以肽段 VIP1R$_{400-408}$ 为例，它既可被 -B*2705 递呈，也可被 -B*2709 递呈，很显然它不能诱发疾病。-B*2706 与其他一些与疾病相关的等位基因存在一些很有意思的区别。通过比较 -B*2704、-B*2705、-B*2706、-B*2709 后发现，-B*2706 是唯一不能与肽段装载复合体正确相互作用的亚型。-B*2706 的重链折叠速度也快于其他亚型 [8]。由于突变增加了 -B*2705 的正确折叠率而减少了错误折叠，因而 -B*2706 发生错误折叠并导致内质应激的可能性减少。如果这可以解释 -B*2706 与疾病无关的原因，那么 -B*2709 与疾病不相关尚需另寻解释。

其他主要组织相容性复合体基因与强直性脊柱炎的易感性

人白细胞抗原 -B27 仅占 SpA 所有危险因素的一部分。HLA-B27 阳性的普通人群中不到 5% 会发展为某种 SpA。而 AS 患者 HLA-B27 阳性的亲属中 20% 会发展为某种 SpA。家系研究显示 HLA-B27 对 SpA 整体遗传学危险性的贡献度不足 40%，而另一方面，MHC 的整体作用约占 50%。

由于 MHC 基因内部存在很强的连锁不平衡，寻找其他与 AS 易感性相关的 MHC 基因过程往往十分复杂。尽管如此，一些针对单个 MHC 基因的研究仍然发现非 B27 的其他 MHC 基因在 AS 患者中起了一定的作用。这些基因列于表 9B-2 中。

非主要组织相容性复合体基因与强直性脊柱炎的易感性

B27 与 AS 的高度相关性以及 MHC 与 AS 的关联在过去几十年掩盖了其他基因的作用。B27 阳性的异卵双胞胎共患病的概率（23%）明显低于同卵双胞胎共患病的概率（63%），该事实清楚地表明存在非 B27

表 9B-2　可能参与强直性脊柱炎发病机制的基因

主要组织相容性复合物（MHC）
HLA-B27
HLA-B60
HLA-B38，-B39
MICA
MHC II 类分子，包括 HLA-DRB1*01 和 DRB1*04
TAP 等位基因
小分子蛋白质体 -2 和 -7
肿瘤坏死因子 α（TNF-308 多态性）

非主要组织相容性复合物
白细胞介素 1 复合物
白细胞介素 6
白细胞介素 10
转化生长因子 β
α/β T 细胞受体
细胞色素 P450 基因 异喹胍 4- 羟化酶（CYP2D6）
CARD15
血管内皮生长因子（VEGF）多态性
TLR4，CD14，NFKB1，MMP3，PTPN22，α-1- 抗胰蛋白酶，分泌型基因，同种异型免疫球蛋白
Ank（细胞外无机焦磷酸盐）

易患因素 [9]。

与 AS 相关的基因总数尚不清楚，但家系再发风险模型提示这一基因数目有限。AS 患者远亲的共患病概率下降的程度由相关基因的数量及基因间的相互作用所决定。尽管基因位点之间存在巨量的相互作用，目前已建立了一个具可操作性的 AS 寡基因模型。

一项复杂的分离研究显示，非主要组织相容性复合体基因也对疾病严重程度产生显著作用 [10]。SpA 的疾病活动度和功能程度均有高度的家族遗传性，据估计其遗传性分别达 51% 和 68%。影像学严重程度同样被证实有高度的遗传性。由于参与研究的患者都为 HLA-B27 阳性，很显然该遗传倾向源自非 B27 因素。

全基因组连锁研究显示 16 号染色体长臂（16q）与 AS 和 SpA 有强连锁性 [11]。已发现存在中度连锁性的其他区域有 3、10、19 号染色体。3 号染色体的峰连锁位点为 202cM，而 10 号染色体为 127cM。既往研究发现染色体 2q（编码 IL-1 的基因簇）及 22q（CYP2D6）上的位点与 AS 相关，而一篇 Meta 研究表明这两个位点呈正常连锁 [12]，从而从统计学上进一步支持二者参与了 AS 的易感性。

9

一项含 151 对共患病同胞的家庭全基因组分析发现，染色体 11q、16p、18p 和 20q 与疾病活动度相连锁，染色体 11q 与发病年龄相连锁，而染色体 2q 与功能状态相连锁[12]。染色体 3p、11p、11q、16p、18p 上的五个区域与一种以上临床表型相连锁，因此上述发现为某种巧合的可能性很低。MHC 基因与 SpA 的易感性相关，但与病性活动度或发病年龄无关。

不同人群的相关性研究显示罹患 AS 与 IL-1 基因家庭各成员的变异有关。IL-1 基因复合体位于 2 号染色体上，包含编码 IL-1α 和 IL-1β 的基因、二者的天然抑制物——IL-1 受体阻断剂（IL-1RA），以及其他 6 个同源基因（IL-1F5 ～ 10）。这些细胞因子都是参与炎症性疾病的较强候选因子，存在于 AS 连锁研究发现的染色体 2q 峰值区域中。几项大型研究一致表明：IL-1A/B 基因的变异与 AS 病因高度相关，但尚未找到关键性的变异。用 IL-1 抑制剂——阿那白滞素治疗 AS 的不同研究得出的结论相互矛盾。基于现有的遗传学研究结果，我们还需要对这种疗法在 AS 中的意义进行更深入的研究。

强直性脊柱炎的组织病理学

AS 患者最常见的炎症部位有骶髂关节、附着点、椎体靠近椎间盘处、外周关节、胃肠道和眼睛。上述病变组织多数不易获取，因而关于其组织病理学的了解还很局限。SpA 患者早期骶髂关节的免疫组织化学研究观察到伴有黏液样骨髓改变的滑膜炎、血管翳形成和肉芽组织。局部 CD4+、CD8+ T 细胞及 CD68+ 巨噬细胞浸润，伴成纤维细胞增殖及新生血管形成。还观察到肿瘤坏死因子 α（TNFα）的过度表达和转化生长因子 β（TGFβ）mRNA 的表达。骨破坏部分被软骨内成骨修复并导致骨性强直。

对外周关节滑膜炎（并不局限于 AS 患者）的研究显示，滑膜组织中血管增多、内皮细胞活化、黏附分子及趋化因子表达增加。浸润细胞中包括活化的 T 细胞（CD4+ T 细胞远多于 CD8+ T 细胞）、自然杀伤细胞（NK 细胞）、B 细胞及 CD68+ 巨噬细胞。尽管 SpA 患者 CD68+ 巨噬细胞的总数量没有变化，但是滑膜组织和结肠黏膜中巨噬细胞表达的血红蛋白清道夫受体 CD163 增多。表达 CD163 的细胞产生较多 TNFα 和较少 IL-10，呈现出辅助性 T 细胞（Th1）型免疫应答。

附着点炎是 SpA 的标志，特征是伴有大量破骨细胞的炎症病变以及骨髓浸润。在确诊病例中发现 CD4+ 和 CD8+ T 淋巴细胞浸润。而在早期附着点炎，CD68+ 巨噬细胞占主导地位。

就关节炎症而言，SpA 和其他类型炎性关节炎的相似之处多于不同。巨噬细胞在疾病早期发挥了重要作用，而 T 细胞的作用也很明确。固有免疫和获得性免疫在 SpA 中可能都发挥了作用。骶髂关节内的 TNFα 过度表达为应用 TNF 抑制剂提供了强有力的依据，该药物对于 SpA 非常有效。

强直性脊柱炎的细胞因子表达

也有研究通过检测细胞因子对 AS 及 SpA 的炎症状况状加以评价。采用酶联免疫吸附试验（Enzyme-linked immunosorbent assay，ELISA）可检测血清细胞因子水平，荧光活化细胞分选技术（fluorescent-activated cell sorting，FACS）则用于检测外周血中产生细胞因子的细胞比例。由于外周血中细胞因子的半衰期较短且各不相同，检测血清中的细胞因子并不容易。测定血清 TNFα 水平似乎在临床上用处不大，而 IL-6 却不一样。IL-6 在 AS 患者中水平增高，与其他疾病活动度指标相关，并可反映患者对治疗的反应。

多数有关 SpA 患者 T 细胞的研究显示产 Th1 细胞因子的细胞减少。HLA-B27+ 患者和 HLA-B27+ 健康人 T 细胞产生的 TNFα 及 γ- 干扰素（interferon gamma，IFN-gamma 或 IFNγ 水平低于 HLA-B27- 健康人。Th1 免疫应答受损可阻止对胞内病原体的清除而导致慢性感染。当然，所有 HLA-B27+ 个体皆出现原发性 Th1 缺陷不大可能，也不清楚其是否见于多数活动性 SpA 患者。某些 TNF 抑制剂治疗后可改善这种 Th1 缺陷，但其他药物不能[13]。

抗原递呈细胞（如巨噬细胞和树突状细胞）产生的细胞因子在介导获得性免疫应答中起了关键的作用。Toll 样受体（Toll-likereceptors，TLR）家族是一个重要的识别系统，可通过活化 NF-κB 诱导诸如 TNFα 及 IL-6 等细胞因子的产生。因此，TLR 位于固有免疫和获得性免疫的交汇点，在此将微生物入侵从非特异炎症反应转化为抗原特异性炎症反应。这在 SpA 的发病机制中可能非常关键。

新骨形成

AS 骨的重塑导致椎体的方形变是急性和慢性脊

柱炎的结果。炎性过程导致椎体的皮质骨及松质骨发生骨破坏且同时伴有骨重建。而破坏性骨炎和骨修复的复合过程是椎体发生方形变的基础。自发性关节炎模型 DBA/1 小鼠的关节强直部分源自胚胎期软骨内成骨。骨形态发生蛋白（BMP）信号通路是参与该病理过程的重要分子通路。头蛋白（noggin）是 BMP 的拮抗剂，转入头蛋白基因可干扰附着点处祖细胞的增殖，从而对该小鼠模型进行有效地预防及治疗[14]。采用免疫组织化学方法对 SpA 患者附着点活检标本的磷酸化 smad 蛋白 1/5 进行染色，发现在类似的靶细胞中存在活化的 BMP 信号通路。上述研究表明 BMP 参与了 AS 的发病机制。

AS 患者往往接受非甾类抗炎药（NSAIDs）治疗，包括选择性环氧合酶（COX）-2 抑制剂。COX-2 是一种诱导酶，可将花生四烯酸转化为前列腺素 E2，后者是一种骨代谢调节剂。持续服用 NSAIDs 放射学进展的抑制可能源自 NSAIDs 抑制了前列腺素的合成。几项动物实验及体外实验均显示 NSAIDs 可减弱骨修复过程。骨修复过程包括炎性反应、骨吸收和新骨形成。已证实前列腺素诱导并参与了炎性反应、增强破骨细胞的活性继而促进骨吸收、提高成骨细胞活性并促进新骨形成。由于 NSAIDs 抑制 COX 并减少了前列腺素的生成，NSAIDs 在抗炎的同时可能抑制了新骨的形成。

（李 凌 译　朱 剑 校）

参考文献

1. Mielants H, Veys EM, Goemaere S, et al. Gut inflammation in the spondyloarthropathies: clinical, radiologic, biologic and genetic features in relation to the type of histology. A prospective study. J Rheumatol 1991;18:1542–1551.
2. Brewerton DA, Hart FD, Nicholls A, et al. Ankylosing spondylitis and HL-A 27. Lancet 1973;1:904–907.
3. Van der Linden SM, Valkenburg HA, de Jongh BM, et al. The risk of developing ankylosing spondylitis in HLA-B27 positive individuals. A comparison of relatives of spondylitis patients with the general population. Arthritis Rheum 1984;27:241–249.
4. Mear JP, Schreiber KL, Munz C, et al. Misfolding of HLA-B27 as a result of its B pocket suggests a novel mechanism for its role in susceptibility to spondyloarthropathies. J Immunol 1999;163:6665–6670.
5. Scofield RH, Kurien B, Gross T, et al. HLA-B27 binding of peptide from its own sequence and similar peptides from bacteria: implications for spondyloarthropathies. Lancet 1995;345:1542–1544.
6. Allen RL, O'Callaghan CA, McMichael AJ, et al. HLA-B27 can form a novel beta-2-microglobulin-free heavy chain homodimer structure. J Immunol 1999;162:5045–5048.
7. Hammer RE, Maika SD, Richardson JA, et al. Spontaneous inflammatory disease in transgenic rats expressing HLA-B27 and human b2-m: an animal model of HLA-B27-associated human disorders. Cell 1990;63:1099–1112.
8. Brown MA, Wordsworth BP, Reveille JD. Genetics of ankylosing spondylitis. Clin Exp Rheumatol 2002;20(Suppl 28):S43–S49.
9. Brown MA, Kennedy LG, MacGregor AJ, et al. Susceptibility to ankylosing spondylitis in twins: the role of genes, HLA, and the environment. Arthritis Rheum 1997;40:1823–1828.
10. Hamersma J, Cardon LR, Bradbury L, et al. Is disease severity in ankylosing spondylitis genetically determined? Arthritis Rheum 2001;44:1396–1400.
11. Brown MA. Non-major-histocompatibility-complex genetics of ankylosing spondylitis. Best Pract Res Clin Rheumatol 2006;20:611–621.
12. Brown MA, Brophy S, Bradbury L, et al. Identification of major loci controlling clinical manifestations of ankylosing spondylitis. Arthritis Rheum 2003;48:2234–2239.
13. Zou J, Rudwaleit M, Brandt J, et al. Upregulation of the production of tumour necrosis factor alpha and interferon gamma by T cells in ankylosing spondylitis during treatment with etanercept. Ann Rheum Dis 2003;62:561–564.
14. Lories RJ, Derese I, Luyten FP. Modulation of bone morphogenetic protein signaling inhibits the onset and progression of ankylosing enthesitis. J Clin Invest 2005;115:1571–1579.

强直性脊柱炎

C. 治疗和评估

John C. Davis, Jr., MD, MPH

- 强直性脊柱炎（ankylosing spondylitis，AS）的治疗方式多样，包括物理治疗、患者教育、非甾类抗炎药（nonsteroidal antiinflammatory drugs，NSAIDs）、糖皮质激素、改善病情抗风湿药（diseasemodifying antirheumatic drugs，DMARDs）及抗肿瘤坏死因子（anti–tumor necrosis factor，TNF）制剂。
- AS 治疗要求多种方法联合应用以缓解症状、改善功能并潜在地改变病情进展。
- 在临床试验中评估患者结局时，常用强直性脊柱炎疾病活动指数（BASDAI）评估疾病活动度，BASDAI 包括 6 个问题：疲劳、背及髋痛的整体情

况、外周关节炎、附着点炎、晨僵持续时间及强度，并由患者回答。
- 无论采用何种治疗，物理治疗及伸展练习是 AS 治疗的基础。
- 吲哚美辛是治疗 AS 最常用的 NSAIDs，但其他的 NSAIDs 在效用及安全性方面可与吲哚美辛相媲美。
- TNF 抑制剂（依那西昔、英夫利昔单抗、阿达木单抗）对大部分 AS 患者治疗效果显著。
- 对于伴发炎症性肠病的 AS 患者而言，应用 TNF 抑制剂单克隆抗体（无论是英夫利昔单抗还是阿达木单抗）更合适。

强直性脊柱炎（Ankylosing spondylitis，AS）是一组称为脊柱关节炎（spondyloarthropathies，SpA）的脊柱慢性炎症疾病的原型。患者表现为明显的炎性背痛，严重病例可进展至整个脊柱融合。AS 还可影响外周关节、附着点和非关节部位（如肠道和眼前房）。因此，在对患者进行评估及治疗时应将这些表现也考虑在内。近来 AS 的治疗目标已经从仅仅缓解症状进展为获得良好的临床效果及潜在的病情改善的益处。有多种治疗方式可供选择，包括物理治疗、患者教育、非甾类抗炎药（nonsteroidal anti-inflammatory drugs，NSAIDs）、糖皮质激素、改善病情抗风湿药（disease-modifying antirheumatic drugs，DMARDs）及抗肿瘤坏死因子（anti–tumor necrosis factor，TNF）制剂（表 9C-1）。没有一种单一方法能治疗 AS 患者的所有症状。常需联合治疗以缓解症状、改善功能并潜在地改变病情进展。

疾病活动度及临床评估

除了完整的病史和体格检查，国际脊柱关节炎评价工作组（Assessments in Ankylosing spondylitis Working group，ASAS）推荐使用一套核心评价方法在临床环境中对患者进行监测（表 9C-2）[1]。其中包括物理功能、疼痛、脊柱活动度、患者整体评价、晨僵持续时间、外周关节及附着点受累情况、急性期反应物和疲劳。疾病整体活动度主要通过强直性脊柱炎疾病活动指数（Bath Ankylosing spondylitis Disease Activity Index，BASDAI）进行评估，包括 6 个由患者回答的问题，即疲劳、背和髋痛的整体状况、外周关节炎、附着点炎、晨僵的持续时间及程度（表 9C-2）。另外，医生整体评价考虑了临床、实验室和影像学数据，可通过视觉模拟表或者数据等级表进行记录。

表 9C-1 强直性脊柱炎治疗总结

药物	作用
NSAIDs	缓解症状，可能减轻炎症；可能影响影像学进展
肌松药	可能减轻晨僵、但无临床试验评价
糖皮质激素	口服对外周关节炎有效 注射糖皮质激素可能对脊柱病变、附着点炎、外周关节炎有效 局部用药对 AAU 有效
MTX	作用有限或无证据证明有效
SSZ	作用有限，减轻血沉及晨僵；可能对外周关节炎有效
沙利度胺	小型临床试验证明其可改善临床症状
帕米磷酸二钠	小型临床试验证明其可改善临床症状
依那西普	有临床试验支持，可能影响疾病进展；MRI/DXA
英夫利昔单抗	有临床试验支持，可能影响疾病进展；MRI/DXA
阿达木单抗	有临床试验支持，其对疾病进展的影响有待研究
来氟米特	无有效证据
阿那白滞素	无有效证据

缩写：AAU，急性前葡萄膜炎；DXA，双能 X 线吸收法；ESR，红细胞沉降率；MRI，磁共振成像；MTX，甲氨蝶呤；NSAIDs，非甾类抗炎药；SSZ，柳氮磺胺吡啶

表 9C-2 疾病活动度评估

ASAS 用于日常医疗的核心内容	
项目	推荐评价工具
物理功能	BASFI 或 Dougados 功能指数
疼痛	VAS——过去一周背痛和夜间痛的整体情况
脊柱活动度	扩胸度、Schober 试验、枕墙距和腰椎侧弯度
患者整体评价	VAS——过去一周
晨僵	过去一周晨僵持续时间
外周关节炎和附着点炎	肿胀关节数、附着点炎评分（如 San Francisco，Maastricht 或 Berlin 评分）
急性时相反应物	ESR 或 CRP
疲劳	VAS 或 BASDAI 中关于疲劳的问题
BASDAI	第 5 与 6 个问题平均值，再与第 1-4 个问题得分相加，取平均值 疲劳或劳累的 VAS 整体情况； AS 颈、背、髋痛的 VAS 整体情况； 除颈、背、髋外其他关节肿/痛的 VAS 整体情况； 任何部位触痛或压痛不适的 VAS 严重程度； 从苏醒初始的晨僵的 VAS 整体状况； 从苏醒初始的晨僵的强度及持续时间（长至 120 分钟）

缩写：ASAS，国际脊柱关节炎评价工作组；BASDAI，Bath 强直性脊柱炎功能指数（BASFI）；CRP，C 反应蛋白；ESR，红细胞沉降率；VAS，视觉模拟评分法（VAS 可由数字评价量表代替）

物理治疗、锻炼及患者教育

所有患者治疗的基础包括物理治疗、锻炼及患者教育，并与各种药物治疗相结合。然而何种方法最合适，这方面的数据有限且有的数据间还相互冲突[2]。一项 Meta 分析结果显示，以医院为基础的群组锻炼较以家庭为基础的锻炼更有效[3]。在标准的药物治疗和群组物理锻炼之外增加 Spa 治疗可在临床反应和节省费用方面获得额外的好处[4-5]。脊椎活动度下降和驼背是导致病残的重要原因，规律、个体化的锻炼计划对保持脊柱功能及姿势至关重要。应尽量减少包括乘车或乘飞机旅行在内的需长时间静息不动的方式，在此期间应不时活动、保持躯体经常伸展。较好的睡眠方式是睡低枕头并以直立姿势平躺，还应强调深呼吸及避免吸烟或戒烟的重要性。患者协助组织，如美国脊柱关节炎协学会（http://www.spondylitis.org），在为患者提供教育及额外的有用资源等方面非常有益。

药物治疗

三环类抗抑郁药及肌松药

睡眠障碍及疲劳是 AS 患者的常见症状。一个为期 2 周的小型随机试验对阿米替林进行了研究，作者提出阿米替林改善了患者睡眠、减轻了疾病活动度且副作用少[6]。有严重僵硬感和肌肉痉挛的患者对于 NSAIDs（见下文）、镇痛药及肌松药联合治疗反应较好，尤其在开始物理治疗时。

非甾类抗炎药

非甾类抗炎药（NSAIDs）常作为一线处方药，已证明可有效缓解中轴及外周症状（包括关节炎及附着

点炎）。对 NSAIDs 快速反应（48 小时内）已被纳入 SpA 的分类标准。吲哚美辛是治疗 AS 时最常处方的 NSAIDs，但其他 NSAIDs 类药在疗效及安全性方面与吲哚美辛相当（患者在考虑某种 NSAIDs 较其他药物更有效时会有个人不同的选择，NSAIDs 在其他疾病中使用时也是如此）。一项随机试验结果显示 COX-2 选择性药物塞来昔布与非选择性药物酮替芬相比，二者在改善整体疼痛及脊柱疼痛方面的效果相似、均优于安慰剂 [7]。另外，该研究的试验后分析比较了塞来昔布连续用药与按需用药的情况，结果显示连续用药患者的影像学进展轻微降低 [8]。在得出某一患者对 NSAIDs 反应不佳的结论之前，应足量使用至少 2 种不同的 NSAIDs 数周。对于中到重度患者，NASIDs 更容易出现不良反应和不能控制疾病进展，此时需要联合其他药物治疗。选择性 COX-2 抑制剂适用于对传统 NSAIDs 存在禁忌而无心血管危险因素的患者。

糖皮质激素

口服糖皮质激素对 AS 患者疗效有限。口服糖皮质激素对中轴及外周关节肿痛短期有效，而长期使用可导致严重并发症，如骨质疏松和椎体骨折。有研究显示静脉滴注甲强龙（375 mg/d 或 1000 mg/d）3 天可改善晨僵、背痛和脊柱活动，效果长达 21 个月，但该试验未设对照、未说明两种剂量的疗效有无差异 [9-10]。关节局部注射糖皮质激素以及间断附着点糖皮质激素注射可使症状得到临时缓解，但可能引起副作用如肌腱断裂（不建议行肌腱糖皮质激素注射）。对少关节炎或单关节炎，局部注射比全身应用糖皮质激素效果好。一项双盲试验研究结果显示荧光镜或 CT 引导下骶髂关节注射可使症状缓解 [11]。急性前葡萄膜炎（AAU）对局部使用糖皮质激素治疗反应良好。及时对 AAU 进行评价并应用激素滴眼液和扩瞳药联合治疗对预防眼部后遗症（虹膜与晶状体粘连）至关重要。

帕米膦酸二钠和沙利度胺

帕米膦酸二钠是一种静脉注射用双膦酸盐。一些研究报道了双膦酸盐类在骨代谢、炎症及免疫调节方面的作用 [12-14]。开放及盲法研究表明：每月静注帕米膦酸二钠可降低疾病活动度并可改善功能、整体评价结果及脊柱活动度 [15-16]。该治疗最常见的副作用是首次注射时肌肉骨骼不适和一过性淋巴细胞减少。

沙利度胺是谷氨酸衍生物，具有抗炎及免疫调节作用，可减少 TNF 的产生 [17]。沙利度胺治疗 AS 的早期报告来自于法国的一项研究，该研究表明应用沙利度胺使临床症状减轻、急性时相反应物水平下降 [18]。两项开放研究总共报道了 43 名患者 [19-20]。一项对 30 名患者长达 1 年的研究表明，80% 达到临床改善（几项参数改善 20%）[20]。该研究也观察到次要观察结果，包括急性时相反应物水平下降。沙利度胺的最大作用在服药 6 ~ 12 个月后观察到，停药 3 个月后病情复发。另一项对严重难治性 AS 长达 6 个月的研究显示，10 名患者中，4 名得到显著改善，4 名达到中度改善 [19]。在不同的研究中沙利度胺的耐受性及副作用相差很大、可能与剂量有关。常见的副作用包括：嗜睡、便秘、头晕、头痛、恶心、呕吐、感觉异常。外周神经病变（常是不可逆的）是长期使用沙利度胺时需要关注的不良反应。

柳氮磺胺吡啶

柳氮磺胺吡啶（sulfasalazine，SSZ）是水杨酸衍生物，由 5- 氨基水杨酸与磺胺吡啶共价结合而成，被结肠细菌裂解。5- 氨基水杨酸仅被肠道壁吸收，对治疗炎性肠病有效。磺胺吡啶通过胃肠道壁吸收，在一些自身免疫病中全身起效 [21]。一项发表于 1990 年的荟萃分析对纳入 272 名患者的 5 项随机对照试验进行了总结 [22]。用药剂量 2 ~ 3 g/d，使用 3 ~ 11 个月。效果评价包括临床及实验室指标如晨僵的严重性及持续时间、疼痛程度。使用 SSZ 后，患者一般情况、急性时相反应物、脊柱活动度在 SSZ 组和安慰剂并无明显差别。在这次荟萃分析中，仅 1 项研究比较了外周及中轴症状反应率，结果显示外周症状得到改善但未达统计学显著性 [23]。

甲氨蝶呤

与甲氨蝶呤（methotrexate，MTX）治疗类风湿关节炎及银屑病关节炎已证实的长期有效性及耐受性相比，有限的关于 MTX 治疗 AS 的研究显示其对 AS 的治疗作用甚微。一项开放试验对 11 名患者（9 名患者对 NSAIDs 或者 SSZ 反应不好）应用 MTX（每周 7.5 ~ 15 mg）治疗，于第 24 周评价。这项小型研究显示以外周关节为主的患者应用 MTX 后关节肿胀数减少 [24]，2 名有显著关节外症状（附着点炎及虹膜睫状体炎）的患者因疾病持续活动而停用 MTX。一项 MTX 治疗 AS 的随机、安慰剂对照试验未发现 MTX

能改善中轴及外周关节炎症状，但显示了 MTX 能减轻外周症状的趋势[25]。一项新近的研究评估了应用 MTX 每周 7.5 mg 治疗 AS 24 周的效果[26]。该研究中应用 MTX 治疗的 17 名患者综合反应率超过 50%，而安慰剂对照组仅 17%（尽管该研究中 MTX 剂量相对较小）。尚无长期应用 MTX 治疗 AS 的数据。

生物制剂

到目前为止还没有证据表明已经讨论了许久的传统治疗方式可改变疾病进展。相比之下，越来越多的证据显示了 TNF 抑制剂的治疗效果。多个研究表明 TNF-α 促进 AS 炎症进展中起重要作用。患者骶髂关节、外周滑膜组织和血清中均发现 TNF-α 表达增加[27-31]。随着一系列随机对照临床试验的进行，三种 TNF-α 抑制剂——依那西普、英夫利昔单抗、阿达木单抗—都被证明可治疗 AS，有的研究还在进行。

依那西普

依那西普是一种可溶性融合蛋白，由人 IgG₁ 的 Fc 段与 TNF-α 受体 P75 的两个细胞外区域结合而成。其作用机制是与可溶性 TNF-α 相结合，从而阻止了细胞因子与细胞表面受体的结合。依那西普用法是 50 mg，每周 1 次皮下注射（或 25 mg，每周 2 次）。一项针对 40 名活动脊柱关节炎患者的双盲、安慰剂对照研究显示了依那西普的疗效[32]。实验对象为使用固定剂量的 NSAIDs、DMARDs 或糖皮质激素后病情仍呈中 - 重度活动的患者[33]。随机分到依那西普组的患者的 4 个主要观察终点（晨僵持续时间、夜间痛、患者整体评价和功能指数）均有迅速和持久的改善。许多次要观察终点如脊椎及胸廓活动度、附着点炎和急性时相反应物也得到改善。最常见的不良反应是注射部位反应和轻微感染，在两组间并没有统计学差异。此结果在一项较大型的针对中 - 重度患者的随机、安慰剂对照试验中得到证实。与安慰剂组相比，相当一部分患者 12 周、24 周达到了主要观察终点即 ASAS 工作组 20% 改善标准（ASAS20）。该研究将持续 2 年[34]。

使用 MRI 观察疗效的早期证据来源于 10 名活动性脊柱关节炎患者的非对照研究[35]。重复 MRI 检查显示用药 24 周后急性炎症性骨损伤有 86% 减少或吸收，而在此期间未发现新的骨损伤。这些结果在一项较大型的随机试验的 MRI 亚研究中得到证实，其结果显示

炎症性病变显著减少[36]。

英夫利昔单抗

英夫利昔单抗是一种嵌合型 IgG1 单克隆抗体，结合于可溶性及与细胞结合的 TNF-α。应用于 AS 患者的英夫利昔单抗剂量比类风湿关节炎患者稍高。AS 患者的用量是 5 mg/kg 静脉注射，输注时间是 0、2 和 6 周，此后每 6 周一次。一项早期研究比较了 5 mg/kg 英夫利昔单抗与安慰剂对照治疗病情活动的 AS 患者，时间为 3 个月[37]。与安慰剂组相比，有更多比例的患者 BASDAI 有所改善。有研究显示这种疗效可持续 3 年[38]。上述结果在一项为期 24 周的较大型随机安慰剂对照试验中得到证实[39]。与安慰剂组相比，更多比例的患者在 24 周达到了 ASAS20 反应标准。MRI 结果也显示炎症病变显著减少。

阿达木单抗

阿达木单抗是一个全人源化的 IgG₁ 单克隆抗体。常规剂量是 40 mg 皮下注射，隔周一次。一项阿达木治疗 AS 的小型开放试验结果显示疾病活动度、急性时相反应物、疼痛和晨僵均明显改善[40]。另一项大型随机安慰剂对照试验也表明应用阿达木单抗 24 周后 ASAS20 及许多次要观察指标均显示患者获得显著临床反应[41]。

治疗推荐及最佳临床指南

有研究通过系统文献回顾及 Deiphi 测试法对治疗 AS 的所有方法进行了评估并于近期发表（表 9C-3）[42]。另外，TNF-α 抑制剂治疗推荐已由 ASAS 发表，并由脊柱关节病研究和治疗网络（SPARTAN）为在美国使用进行了修订（表 9C-4）[43-45]。只要患者有症状，而不管其主要症状是外周关节炎、中轴关节炎还是附着点炎，应先后尝试给予至少 2 种 NSAIDs。中度及中度以上疾病活动度 [（BASDAI ≥ 4，医生整体评分至少 2 分（范围是 0 ~ 4）] 的患者应在此基础上给予其他治疗。对于有显著外周症状的患者，应考虑试用 SSZ 或者 MTX。对于单纯中轴症状的患者则无需尝试 SSZ 或者 MTX，而应使用 TNF-α 抑制剂。对于伴有炎性肠病的患者，应用单克隆抗体更合适。在开始 TNF-α 抑制剂治疗之前，应严格筛查和治疗潜在结核感染。另外，如果在治疗过程中有感染结核的体征 / 症状或近

表 9C-3　已批准的 TNF-α 抑制剂治疗强直性脊柱炎的总结

药物	描述	剂量	临床反应	病情改善情况
依那西普	TNF-α 受体和人 IgG1 Fc 段的融合蛋白	皮下注射 50 mg 每周 1 次或 25 mg 每周 2 次	ASAS 20/50/70；BASDAI 50；ASAS 5/6；部分缓解	腰椎 DXA 改善；MRI 急性改变减少；常规 X 线数据有限
英夫利昔单抗	含小鼠可变区的单克隆 IgG1 抗 TNF 抗体	静脉注射 5 mg/kg，输注时间是第 0、2、6 周，此后每 6 周 1 次	ASAS 20/50/70；BASDAI 50；ASAS 5/6；部分缓解	腰椎及髋关节 DXA 改善；软骨及骨代谢评测指标改善；MRI 急性改变减少；常规 X 线数据有限；对炎性肠病有效
阿达木单抗	完全人源化抗 TNFα 单克隆抗体	皮下注射 40 mg，隔周 1 次	ASAS 20/50/70；BASDAI 50；ASAS 5/6；部分缓解	MRI 急性改变减少；治疗炎性肠病数据有限

缩写：ASAS，国际脊柱关节炎评价工作组；BASDAI，Bath 强直性脊柱炎功能指数；DXA，双能 X 线吸收法；IBD，炎性肠病；MRI，磁共振成像；TNF，肿瘤坏死因子

数据来自参考文献 [33] 和 [39]

表 9C-4　应用 TNF-α 抑制剂治疗强直性脊柱炎的最佳临床应用指南

患者理解并接受长期应用或终身应用 TNF-α 抑制剂的风险和益处以及对妊娠、哺乳的未知效应

诊断和（或）相关特征
修订纽约标准或有诊断 SpA 的其他证据，如炎性背痛、持续升高的急性时相反应物、基线期常规 X 线损伤和（或）影像学快速进展、MRI 或超声发现的脊柱炎症

建议的疾病活动度
BASDAI ≥ 4（0～10）；
医生整体评价至少中度疾病活动度，基于 Lickert 等级（0～4）的评分≥ 2 或 VAS 评分≥ 4（0～10）

临床表现及关节外表现
三种临床表现：中轴、外周关节炎（髋关节除外）、附着点炎，主要症状决定了是否早期应用 TNF 治疗；
对于治疗中轴、外周关节炎（髋关节除外）、附着点炎：至少 2 种 NSAIDs 治疗失败，无论是因无效或毒副反应；
对于外周症状（如关节炎或附着点炎），NSAIDs 治疗失败且应用最大耐受剂量的甲氨蝶呤或柳氮磺胺吡啶治疗 3 个月失败；
对于中轴症状为主者：NSAIDs 治疗失败，无需 DMARDs 治疗失败；
根据临床指征进行关节内或附着点糖皮质激素注射

治疗有效
BASDAI 评分或医生整体评价下降至少 50%

起效时间
初始使用后 12 周内起效

制剂
依那西普：皮下注射 50 mg，每周 1 次
英夫利昔单抗：静脉注射 5 mg/kg，输注时间是第 0、2、6 周，此后每 6 周 1 次
阿达木单抗：皮下注射 40 mg，隔周 1 次

预防及禁忌证
活动性或复发感染，包括未治疗的潜在结核及新近结核暴露
系统性红斑狼疮或多发性硬化症状／病史
其他说明书列出的禁忌

缩写：BASDAI，Bath 强直性脊柱炎功能指数；DMARDs，改善病情抗风湿药；MRI，磁共振成像；MS，多发性硬化；NSAIDs，非甾类抗炎药；SLE，系统性红斑狼疮；SpA，脊柱关节炎；TB，结核；TNF，肿瘤坏死因子；VAS，视觉模拟评分

数据来自参考文献 [43-45]

期结核接触史，应进行筛查及评估。

手术干预

　　矫形外科的发展明显改善了 AS 患者的残疾状况（特别是疼痛严重的患者）。AS 常累及髋关节，而累及髋关节预示着病情更严重、预后更差。另外，驼背可导致严重的功能丧失及残疾。外科干预——全髋关节置换、关节切开和固定——可极大提高患者的活动范围及改善患者的生活质量。风湿病医生应在恰当的时机将患者推荐至整形外科医生。

　　致谢：该项工作得到了旧金山加利福尼亚大学罗瑟琳拉塞尔医学中心关节炎研究组的支持。

（周　博　译　朱　剑　校）

参考文献

1. van der Heijde D, Calin A, Dougados M, et al. Selection of instruments in the core set for DC-ART, SMARD, physical therapy, and clinical record keeping in ankylosing spondylitis. Progress report of the ASAS Working Group. Assessments in Ankylosing Spondylitis. J Rheumatol 1999;26:951–954.
2. Dougados M, Dijkmans B, Khan M, et al. Conventional treatments for ankylosing spondylitis. Ann Rheum Dis 2002;61(Suppl 3):iii40–iii50.
3. Dagfinrud H, Kvien TK, Hagen KB. Physiotherapy interventions for ankylosing spondylitis. Cochrane Database Syst Rev 2004;CD002822.
4. van Tubergen A, Hidding A. Spa and exercise treatment in ankylosing spondylitis: fact or fancy? Best Pract Res Clin Rheumatol 2002;16:653–666.
5. Van Tubergen A, Boonen A, Landewe R, et al. Cost effectiveness of combined spa-exercise therapy in ankylosing spondylitis: a randomized controlled trial. Arthritis Rheum 2002;47:459–467.
6. Koh WH, Pande I, Samuels A, et al. Low dose amitriptyline in ankylosing spondylitis: a short term, double blind, placebo controlled study. J Rheumatol 1997;24:2158–2161.
7. Dougados M, Behier J, Jolchine I, et al. Efficacy of celecoxib, a cyclooxygenase 2-specific inhibitor, in the treatment of ankylosing spondylitis: a six-week controlled study with comparison against placebo and against a conventional nonsteroidal antiinflammatory drug. Arthritis Rheum 2001;44:180–185.
8. Wanders A, van der Heijde D, Landewe R, et al. Nonsteroidal antiinflammatory drugs reduce radiographic progression in patients with ankylosing spondylitis: a randomized clinical trial. Arthritis Rheum 2005;52:1756–1765.
9. Peters ND, Ejstrup L. Intravenous methylprednisolone pulse therapy in ankylosing spondylitis. Scand J Rheumatol 1992;21:134–138.
10. Mintz G, Enriquez R, Mercado U, et al. Intravenous methylprednisolone pulse therapy in severe ankylosing spondylitis. Arthritis Rheum 1981;24:734–736.
11. Maugars Y, Mathis C, Berthelot J, et al. Assessment of the efficacy of sacroiliac corticosteroid injections in spondyloarthropathies: a double-blind study. Br J Rheumatol 1996;35:767–770.
12. Luckman SP, Hughes DE, Coxon F, et al. Nitrogen-containing bisphosphonates inhibit the mevalonate pathway and prevent post-translational prenylation of GTP-binding proteins, including Ras. J Bone Miner Res 1998;13:581–589.
13. Sansoni P, Passeri G, Fagnonoi F, et al. Inhibition of antigen-presenting cell function by alendronate in vitro. J Bone Miner Res 1995;10:1719–1725.
14. Pennanen N, Lapinjoki S, Urtti A, et al. Effect of liposomal and free bisphosphonates on the IL-1 beta, IL-6 and TNF alpha secretion from RAW 264 cells in vitro. Pharm Res 1995;12:916–922.
15. Maksymowych WP, Jhangri G, Fitzgerald A, et al. A six-month randomized, controlled, double-blind, dose-response comparison of intravenous pamidronate (60 mg versus 10 mg) in the treatment of nonsteroidal antiinflammatory drug-refractory ankylosing spondylitis. Arthritis Rheum 2002;46:766–773.
16. Maksymowych WP, Jhangri G, Leclercq S, et al. An open study of pamidronate in the treatment of refractory ankylosing spondylitis. J Rheumatol 1998;25:714–717.
17. Calabrese L, Fleischer AB. Thalidomide: current and potential clinical applications. Am J Med 2000;108:487–495.
18. Breban M, Gombert B, Amor B, et al. Efficacy of thalidomide in the treatment of refractory ankylosing spondylitis. Arthritis Rheum 1999;42:580–581.
19. Wei JC, Chan T, Lin H, et al. Thalidomide for severe refractory ankylosing spondylitis: a 6-month open-label trial. J Rheumatol 2003;30:2627–2631.
20. Huang F, Gu J, Zhao W, et al. One-year open-label trial of thalidomide in ankylosing spondylitis. Arthritis Rheum 2002;47:249–254.
21. Taggart A, Gardiner P, McEvoy F, et al. Which is the active moiety of sulfasalazine in ankylosing spondylitis? A randomized, controlled study. Arthritis Rheum 1996;39:1400–1405.
22. Ferraz MB, Tugwell P, Goldsmith C, et al. Meta-analysis of sulfasalazine in ankylosing spondylitis. J Rheumatol 1990;17:1482–1486.
23. Nissila M, Lehtinen K, Leirisalo-Repo M, et al. Sulfasalazine in the treatment of ankylosing spondylitis. A twenty-six-week, placebo-controlled clinical trial. Arthritis Rheum 1988;31:1111–1116.
24. Creemers MC, Franssen MJ, van de Putte LB, et al. Methotrexate in severe ankylosing spondylitis: an open study. J Rheumatol 1995;22:1104–1107.
25. Roychowdhury B. Is methotrexate effective in ankylosing spondylitis? Rheumatology (Oxford) 2002;41:1330–1332.
26. Gonzalez-Lopez L, Garcia-Gonzalez A, Vazquez-Del Mercado M, et al. Efficacy of methotrexate in ankylosing

spondylitis: a randomized, double blind, placebo controlled trial. J Rheumatol 2004;31:1568–1574.

27. Braun J, Bollow M, Neure L, et al. Use of immunohistologic and in situ hybridization techniques in the examination of sacroiliac joint biopsy specimens from patients with ankylosing spondylitis. Arthritis Rheum 1995;38:499–505.

28. Canete JD, Llena J, Collado A, et al. Comparative cytokine gene expression in synovial tissue of early rheumatoid arthritis and seronegative spondyloarthropathies. Br J Rheumatol 1997;36:38–42.

29. Grom AA, Murray KJ, Luyrink L, et al. Patterns of expression of tumor necrosis factor alpha, tumor necrosis factor beta, and their receptors in synovia of patients with juvenile rheumatoid arthritis and juvenile spondyloarthropathy. Arthritis Rheum 1996;39:1703–1710.

30. Toussirot E, Lafforge B, Boucraut J, et al. Serum levels of interleukin 1-beta, tumor necrosis factor-alpha, soluble interleukin 2 receptor and soluble CD8 in seronegative spondyloarthropathies. Rheumatol Int 1994;13:175–180.

31. Gratacos J, Collado A, Filella X, et al. Serum cytokines (IL-6, TNF-alpha, IL-1 beta and IFN-gamma) in ankylosing spondylitis: a close correlation between serum IL-6 and disease activity and severity. Br J Rheumatol 1994;33:927–931.

32. Gorman JD, Sack KE, Davis JC Jr. Treatment of ankylosing spondylitis by inhibition of tumor necrosis factor alpha. N Engl J Med 2002;346:1349–1356.

33. Davis JC Jr, van der Heijde D, Braun J, et al. Recombinant human tumor necrosis factor receptor (etanercept) for treating ankylosing spondylitis: a randomized, controlled trial. Arthritis Rheum 2003;48:3230–3236.

34. Davis JC, van der Heijde D, Braun J, et al. Sustained durability and tolerability of etanercept in ankylosing spondylitis for 96 weeks. Ann Rheum Dis 2005;64:1557–1562.

35. Marzo-Ortega H, McGonagle D, O'Connor P, et al. Efficacy of etanercept in the treatment of the entheseal pathology in resistant spondyloarthropathy: a clinical and magnetic resonance imaging study. Arthritis Rheum 2001;44:2112–2117.

36. Baraliakos X, Davis J, Tsuji W, et al. Magnetic resonance imaging examinations of the spine in patients with ankylosing spondylitis before and after therapy with the tumor necrosis factor alpha receptor fusion protein etanercept. Arthritis Rheum 2005;52:1216–1223.

37. Braun J, Brandt J, Listing J, et al. Treatment of active ankylosing spondylitis with infliximab: a randomised controlled multicentre trial. Lancet 2002;359:1187–1193.

38. Braun J, Brandt J, Listing J, et al. Persistent clinical response to the anti-TNF-alpha antibody infliximab in patients with ankylosing spondylitis over 3 years. Rheumatology (Oxford) 2005;44:670–676.

39. van der Heijde D, Dijkmans B, Geusens P, et al. Efficacy and safety of infliximab in patients with ankylosing spondylitis: results of a randomized, placebo-controlled trial (ASSERT). Arthritis Rheum 2005;52:582–591.

40. Haibel H, Rudlaweit M, Brandt HC, et al. Adalimumab reduces spinal symptoms in active ankylosing spondylitis: clinical and magnetic resonance imaging results of a fifty-two-week open-label trial. Arthritis Rheum 2006;54:678–681.

41. Van der Heijde D, Kivitz A, Schiff MH, et al. Efficacy and safety of adalimumab in patients with ankylosing spondylitis: results of a multicenter, randomized, double-blind, placebo-controlled trial. Arthritis Rheum 2006;54:2136–2146.

42. Zochling J, van der Heijde D, Burgos-Vargas R, et al. ASAS/EULAR recommendations for the management of ankylosing spondylitis. Ann Rheum Dis 2006;65:442–452.

43. Braun J, Davis J, Dougados M, et al. First update of the International ASAS Consensus Statement for the use of anti-TNF agents in patients with ankylosing spondylitis. Ann Rheum Dis 2005.

44. Braun J, Pham T, Sieper J, et al. International ASAS consensus statement for the use of anti-tumour necrosis factor agents in patients with ankylosing spondylitis. Ann Rheum Dis 2003;62:817–824.

45. Ward M, Bruckel J, Colbert R. Summary of the 2005 annual research and education meeting of the Spondyloarthritis Research and Therapy Network (SPARTAN). J Rheumatol 2006;33:978–982.

第 10 章

反应性关节炎和炎性肠病性关节炎

Robert D. Inman, MD

■ 在反应性关节炎（reactive arthritis，ReA）中，患者与感染源的接触会导致炎性关节炎的发生以及系统性疾病的其他表现，甚至在以后没有持续感染过程中也仍存在。

■ 通过病原体培养和血清学联合检测，大约 50% 的反应性关节炎和未分化的少关节炎可归因于某一特殊的病原体。主要的病原生物体包括衣原体、沙门菌、痢疾杆菌、耶尔森菌和弯曲杆菌等菌属。

■ 有研究报道 ReA 的年发病率为 28/10 万，可能超过类风湿关节炎的发病率。

■ 有一项研究报道 91 人感染食源性肠炎沙门菌后，有 17 人（19%）发生了反应性关节炎。而其他一些研究估计暴露于潜在的病原体后，大约有 10% 的患者发展为反应性关节炎。

■ 反应性关节炎的特点为累及下肢关节，表现为非对称性少关节炎。

■ 反应性关节炎典型的足部表现为腊肠趾。

■ 和其他血清阴性脊柱关节病一样，反应性关节炎经常表现有附着点炎（肌腱和韧带与骨头连接处的炎症）和前葡萄膜炎的表现。

■ 反应性关节炎皮肤表现包括：皮肤溢脓角化症、影响手掌和足底的丘疹鳞屑性红皮疹、指甲营养不良、环状龟头炎（特征表现为龟头或阴茎的浅溃疡）、无痛性口腔溃疡等。

■ 肠病性脊柱关节炎是一种常合并有溃疡性结肠炎或克罗恩病的炎性关节炎。

■ 肠病性脊柱关节炎的外周关节炎的典型表现是：少数关节、不对称性和游走性，常累及下肢关节。

■ 肠病性脊柱关节炎的中轴型表现和原发性强直性脊柱炎之间在临床上难以区别。

反应性关节炎

在不同类型的脊柱关节炎（spondyloarthritis，SpA）的发病机制中，感染作为触发因素的作用与 SpA 各亚型的程度变化有关。反应性关节炎（reactive arthritis，ReA）的确切定义是关节外感染后引起的无菌性滑膜炎 - 这个定义的特点明显涉及感染因素，介于化脓性关节炎和典型的自身免疫性风湿病（如类风湿关节炎）之间。病因学分类的方法为建立特定病原体与 ReA 间的联系提供了帮助。许多相关的研究存在着缺陷，即依靠血清学或细胞反应的间接证据来鉴定病原体，即使滑膜组织或滑膜液中并无直接证据证明病原体或其抗原的存在。然而，微生物学诊断的预测能力很大程度上依赖于大规模健康人群阳性患病率的调查[1]，这在 ReA 的病因学研究中是一个需要考虑的重要因素。

流行病学

ReA 的流行病学研究结果提供了出现肠道感染后发生这种并发症的频率。数据表明，借助标本培养和血清学联合检查，大约有 50% 的 ReA 和未分化少关节炎病例可归因于某一具体病原体感染，主要包括衣原体、沙门菌、痢疾杆菌、耶尔森菌和弯曲杆菌等菌种[2]。具有种属特异性的病原体血清反应分析可能会进一步增加检出率[3]。瑞典的一项有关炎性关节病年发病率的前瞻性研究表明 ReA 的年发病率为 28/10 万，高于类风湿关节炎的 24/10 万，强调了 ReA 在风湿病中的重要性[4]。针对偶发[5]和暴发流行性[6]的鼠伤寒沙门菌感染的研究进一步支持了沙门菌对 ReA 发病的触发作用。在这种情况下 ReA 的发病率在 10% 左右[6]。但有一项研究报道 91 人感染食源性肠炎沙门菌后，17 人（19%）发生 ReA，提示感染后发病率可能比以前认为的要高[7]。一个基于特定人群的研究发现，ReA 常发生于弯曲杆菌感染后，年发病率为 4.3/10 万[8]，毫无疑问这些发病率数据受到其所研究的特定人群特点的强烈影响：例如 ReA 在爱斯基摩人中发病率高[9]，而沙门菌暴发流行后 ReA 的发病率表现出儿童低于成人的情况[10]。

反应性关节炎的临床特点

ReA 的特点是下肢不对称的少关节炎，同时也可叠加其他关节病变。髋关节受累和单纯上肢关节受累是极为罕见的。典型的关节表现是关节发热、肿胀和压痛，类似于感染性关节炎，需要强调的是处理这种患者时必需要做滑液抽取和细菌培养。趾炎也并不少见。

附着点炎（肌腱和韧带于骨头连接处发生的炎症）是 ReA 的特征，跟腱炎及足底筋膜炎是最常见的，但也可以表现为髂嵴、坐骨结节和背部的疼痛，导致承重及行走能力受限。

腰背及臀部疼痛反映了骶髂关节的炎症，发生率可高达 50%，但进展为强直性脊柱炎（AS）的则不多见，后者与人类白细胞分化抗原 B-27（HLA-B27）强烈相关。

ReA 的关节外表现往往有助于诊断，特别是在难以确定是否有诱发感染的情况存在时。皮肤溢脓角化症是一种最常影响手掌和脚掌的丘疹鳞屑性红皮疹，从临床角度及组织病理学上很难与脓疱样银屑病相区别。ReA 可伴发指（趾）甲营养不良，进一步体现了其与银屑病关节炎在临床表现上的重叠。环状龟头炎表现为龟头及阴茎的浅表溃疡，呈斑块状且发生角化。尿痛和脓尿是一个重要的临床特点，因为尿道炎既可看作刺激性感染的线索（如衣原体尿道炎），也可作为痢疾后 ReA 的关节外表现。鉴别诊断在此是非常重要的，因为当出现生殖器官症状时，患者可能会十分担忧自己是否患上了性传播疾病，此时与患者（常包括配偶）的交流是医疗关怀的要点。当发生硬腭或舌的溃疡时，因通常无痛，可能不会引起患者注意。20%的患者在 ReA 疾病进程的某时发生急性前葡萄膜炎。在进展为 AS 的患者中，前葡萄膜炎究竟是由先前的感染引起的还是因遗传易感性导致的目前还不是很清楚。

反应性关节炎的发病机制

就 ReA 而言，最常见的引发泌尿生殖系统感染的病原体主要是泌尿生殖道病原体（衣原体）和肠道病原体（痢疾杆菌、沙门菌、耶尔森菌和弯曲杆菌）[11]。这些病原体，尤其是肠道病原体，存在着明显的地域差异[12]。衣原体被认为是最常引起 ReA 的病原体。在 ReA 患者的关节滑膜组织和外周血细胞中可以发现衣原体的 DNA、mRNA、rRNA 以及完整的衣原体样细胞[13-14]。学者从多个角度研究了衣原体持续存在以及宿主免疫防御抑制的机制。慢性疾病过程改变了衣原体的特定基因调控，表现为外膜蛋白的表达减少、热休克蛋白和脂多糖的表达增多。衣原体可以下调感染细胞表面的主要组织相容性复合体（major histocompatibility complex，MHC）的表达。衣原体还可通过产生肿瘤坏死因子（tumor necrosis factor，TNF）而诱导 T 细胞凋亡[15]。另有证据表明衣原体通过减少细胞色素 C 的释放和隔离生物体空泡膜上的蛋白激酶 C 来抑制宿主细胞凋亡，从而改变宿主对衣原体的反应[16]。较新的分析技术已被应用于检测曾经或当前滑液和组织中微生物感染的证据[17-18]。

既往的血清学研究提示，某些革兰氏阴性菌，尤其是肺炎克雷伯菌参与了 AS 的病理生理学过程，这暗示 AS 可能也是某种类型的 ReA。但最近的一项研究表明不管是体液免疫还是细胞免疫，均没有发现有任何证据支持肺炎克雷伯菌对 AS 的致病作用[19]。滑膜组织中的脂多糖可以刺激巨噬细胞，持续激活滑膜中的巨噬细胞从而诱发慢性炎症。另一不解之谜是，过去的感染究竟是通过何种机制，在没有现存生物体的情况下诱发炎症并引起关节侵蚀破坏。在 ReA 的病理过程中，滑膜成纤维细胞可能起一定作用，感染鼠伤寒沙门菌的滑膜成纤维细胞能介导破骨细胞的分化和激活[20]。

人类白细胞抗原 -B27（HLA-B27）与直接宿主 - 病原体相互作用

人类白细胞抗原 I 类分子如人白细胞抗原 -B27（human leukolyte antigen-B27，HLA-B27）的传统作用被认为是向 CD8+ 细胞毒性 T 淋巴细胞（cytotoxic T lymphocyte，CTL）呈递抗原肽段，但很难证明是 CTL 介导 SpA 的慢性炎症过程。HLA-B27 的两个作用可能与此相关：一是相对于对照组，HLA-B27 阳性细胞杀灭沙门菌的效率较低[21]；二是 LPS 的刺激能够更加显著地促进 HLA-B27 阳性细胞中 NF-κB 的活化和 TNF 的分泌[22]。

沙门菌更容易在细胞内复制的现象很可能依赖于 HLA-B27 独特的 B 型口袋结构，特别是 45 位上的谷氨酸残基[23]。相反，也有研究发现 HLA-B27 的表达不能改变沙眼衣原体的感染率或它在细胞系中的复制率[24]。在 HLA-B27 阳性患者的滑膜细胞中，可以观察到 HLA-B27 既不能直接帮助鼠伤寒沙门菌内化，也无细胞内杀伤作用[25]。质谱分析技术可用于检测经放射性标记的与 HLA-B27 分子特异结合的内源性多肽，通过该技术分离这些多肽并进行鉴定[26]。用此方法没有检测出被鼠伤寒沙门菌感染后的 HLA-B27 结合多肽的范围发生任何显著改变。但这个方法不能完全排除感染的 HLA-B27 阳性靶细胞可能有改变 CTL 识别的作用。

人白细胞抗原 -B27 与宿主的免疫反应

HLA-B27 与 SpA 的强关联性间接地提示微生物抗原特异性的 MHC Ⅰ类限制性的 CD8+ CTL 在这些疾病的发病中起一定作用。滑膜液中的 CD8+T 细胞能够表达不同的天然杀伤细胞（natural killer，NK）受体[27]，这些受体可调节 CD8+T 细胞的细胞毒作用并参与疾病的发病机制。T 细胞克隆的特异性分析表明，受耶氏菌 HSP60（而非其他耶尔森菌蛋白）刺激的靶细胞能被 CTLs 溶解，其溶解杀伤过程由 B-27 控制[28]。耶尔森菌 HSP60 上的 9 聚体是被 HLA-B27 识别的主要抗原表位。借助一项包含了 HLA-B27 结合基序和蛋白酶体生成基序的计算机生成算法，能够鉴定沙眼衣原体的主要免疫肽段[29]。有证据表明，使用这种方法鉴定出的 9 个多肽能刺激 CD8+T 细胞，且这些肽段能被 ReA 患者分化出的 CD8+T 细胞所识别。最近的一项研究成功地应用 HLA-B27 四聚体识别出由衣原体引起的反应性关节炎患者中的低度抗原特异性 T 细胞[30]，这种细胞可以在体外扩增，说明它的某些功能可能会引发关节炎。

分子模拟

微生物多肽是否与自体蛋白如 HLA-B27 有同源功能尚不清楚。在 SpA 中，有一些证据支持这种分子模拟的概念[31]。该理论认为，如果这种微生物抗原与宿主抗原存在某种程度的交叉反应性，感染将会引起自身免疫反应。但这里有几个重要问题需要说明，例如，血清阴性脊柱关节病的靶器官特异性仍未得到合理解

释，也没有临床理论基础能够证实显著高频的同源序列（即使在细菌中）能诱发关节炎。

小鼠自然感染鼠伤寒沙门菌后，其免疫优势抗原表位伴侣分子 GroEL（HSP60 蛋白家族的成员）能够被 CTLs 所识别[32]。这些 CTLs 与鼠源性的 HSP60 肽段有交叉免疫反应。源于 HLA-B27 胞浆段尾部的一个 12 聚体被认为是疾病相关 HLA-B27 亚型的天然配体，而不是非疾病相关 HLA-B27 亚型的配体。这种肽与沙眼衣原体的 DNA 引物酶区域表现出高度的同源性，说明 HLA-B27 来源的肽段和衣原体肽段之间，存在着一定的分子模拟[33]。一项对 B27 转基因动物体内 CTL 进行识别的研究[34]，观察到这些动物对 B27 DNA 免疫是耐受的，但是如果在体外将这些动物的脾细胞暴露于衣原体中，就会产生自身反应性 B27 特异性 CTLs。这表明在病原体和宿主 B27 之间，存在着一个对 ReA 发病机制具有重要意义的动态交互关系。这些相互作用可能导致自身免疫耐受被打破，或者发生在非自身生物体不完全识别基础上的不完全清除。

反应性关节炎的治疗

ReA 的一线治疗药物是非甾类抗炎药（nonsteroidal antiinflammatory drugs，NSAIDs），大多数病例证明 NSAIDs 足以控制急性滑膜炎和肌腱端炎。关节内注射糖皮质激素对治疗单关节炎有帮助。针对持久性滑膜炎的二线治疗药物包括柳氮磺胺吡啶和甲氨蝶呤，但尚缺乏对照试验来客观地评价其疗效。由于引起 ReA 的因素是感染，因此在 ReA 的治疗中，抗生素的应用格外受关注。有研究表明只有衣原体诱发的 ReA 对抗生素治疗有反应，这可能提示衣原体诱发的与肠道病原体诱发的 ReA 之间有根本性的不同。但如果这种不同真实存在，其细胞学基础也尚不清楚。

一项为期 3 个月的双盲随机对照研究发现（与安慰剂对照），环丙沙星对 ReA 和未分化关节炎的患者没有治疗优势[35]。不过在亚组分析中发现针对由衣原体导致的反应性关节炎，环丙沙星治疗效果优于安慰剂，但对其他病原体引起的 ReA 患者疗效欠佳。随后的一项研究表明赖氨甲四环素治疗衣原体引起的 ReA 可缩短急性关节炎炎症期，但对其他病原体诱导的 ReA 患者则没有这种作用[36]。这项研究对 17 例患者进行 10 年随访，1 例为强直性脊柱炎，3 例为放射学骶髂关节炎，3 例出现了外周关节的放射影像学变化，发

现长期服用赖氨甲四环素并没有改变疾病的自然病程。

另一项为期 3 个月的多西环素治疗慢性 SpA 试验表明，这种药物相对于安慰剂并没有减少关节疼痛或改善关节功能，但致病菌只在少数患者中得到了鉴定[37]。在一组未分化的 SpA 患者中，报道称尽管没有设计安慰剂组，多西环素和利福平的联合治疗优于单独使用多西环素[38]。一项持续 4～7 年的对早期 ReA 的随访试验表明如果早期使用安慰剂治疗，41% 患者发展为慢性关节炎，而相比之下，早期使用环丙沙星治疗，仅有 8% 的患者发展为慢性关节炎，这说明抗生素治疗可能对长期预后是有利的[39]。最近一项为期 3 个月观察 152 例 ReA 患者用安慰剂与阿奇霉素治疗的对照研究表明口服阿奇霉素 13 周，对 ReA 无效[40]。

肠病性脊柱关节炎

关节炎合并炎性肠病（inflammatory bowel disease, IBD）——克罗恩病（Crohn's disease, CD）和溃疡性结肠炎（ulcerative colitis, UC）——属于脊柱关节炎范畴，因为这类关节炎临床表现与其他类型的脊柱关节炎表现类似。虽然与 Whipple 病和乳糜泻相关的关节炎，也定义为肠病性关节炎，但一般不将它们归在脊柱关节炎的疾病谱。关节炎在 IBD 患者中的发生率为 10%～22%，且在克罗恩病中的发病率高于溃疡性结肠炎。在较长时间内，关节炎症状可能先于胃肠道（GI）症状出现，且可能被误认为是未分化脊柱关节病（undifferentiated spondyloarthropathies, uSpA）。Mielants 和 Veys 的研究证明，uSpA 甚至 AS 的患者可能出现亚临床型的肠道炎症，此炎症对关节炎的触发和延续起着重要作用[41]。一项持续 20 年的 IBD 患者随访研究报道 30% 的患者可出现骨骼肌肉的症状[42]。另 CT 扫描研究发现有背痛的 CD 患者中，有 45% 存在骶髂关节炎[43]。磁共振成像（MRI）是检测 IBD 的骶髂关节炎的最敏感方法，14% 的 IBD 患者可出现无症状的骶髂关节炎[44]。HLA-B27 阳性的 CD 患者发生 AS 的可能性更高。肠病性关节炎的类型可表现为外周关节型、中轴关节型、或两者均有的混合型。

外周关节炎

这类关节炎典型的表现为少关节型和不对称性，部分患者还可表现为游走性关节炎。有一项研究报道 6% 的未分化脊柱关节病患者在关节症状出现的 2～9 年后 CD 发作[45]。关节炎一般为非侵蚀性，间歇性发作，发作持续时间可长达 6 周，好发于下肢关节[46]。趾炎和附着点炎反复发作与脊柱关节炎密切相关。外周关节炎的活动度一般与肠道炎症的程度密切相关，特别是在溃疡性结肠炎。行结肠切除术控制溃疡性结肠炎病情后常导致关节炎的完全缓解，但对 CD 患者却并非如此。

中轴关节炎

尽管有研究认为脊柱活动受限的程度在 IBD 相关的脊柱炎中比在原发性 AS 中更高，但中轴型炎性肠病性关节炎和原发性 AS 在临床表现和放射学检查上均无法区别[47]。与 IBD 的外周关节炎不同，IBD 中轴病变和肠道病变活动性并不平行，可能先于肠道病变出现。另外，UC 和 CD 的手术疗法对脊柱炎没有影响。HLA-B27 与肠病性关节炎的中轴病变相关，而与外周病变无关。

炎症性肠病的关节外并发症

多达 25% 的患者可出现皮肤损害。结节性红斑常反映了肠道疾病活动并通常与外周关节炎的活动性平行。较严重但并不常见的是坏疽性脓皮病，伴有疼痛性皮肤深部溃疡。多达 11% 的患者会出现急性前葡萄膜炎，通常为单侧、短暂的眼炎发作，是脊柱关节炎眼部病变的特征表现。CD 也可与慢性肉芽肿型葡萄膜炎相关联，反复口腔溃疡可能反映了 CD 的潜在活动。

诊断性检查

贫血在肠病性脊柱关节病中很常见，与慢性病贫血和胃肠道失血两方面有关。疾病活动时红细胞沉降率和 C 反应蛋白升高。大多数患者类风湿因子和抗核抗体阴性。外周关节影像学检查一般无关节侵蚀破坏表现，但髋关节可出现进行性破坏。虽然有报道肠病性脊柱关节病的不对称性骶髂关节炎和椎关节突的关节强直发病率较高，但其骶髂关节和脊柱影像学的表现却通常与原发性 AS 相似[48]。

遗传学

IBD 外周关节受累与 HLA-B27 无相关性，而中轴关节受累与 HLA-B27 相关，虽然其相关性较原发性 AS 为弱（B27 阳性率，前者为 33%，而后者为 85%）。CD 与位于 16 号染色体上的 NOD2（CARD15）基因突变有关，*NOD2* 在 CD 的发病机制中非常重要，因为 *NOD2* 在机体对病原体的先天免疫中扮演了重要角色，间接提示了微生物对 IBD 的触发效应。但迄今为止并未发现 *CARD15* 和 SpA 之间有特殊的联系，说明这种基因并未增加原发性 AS 的发病风险。然而，在 CD 合并骶髂关节炎的患者中 *CARD15* 基因突变更为常见 [49]。

治疗

肠病性关节炎的治疗也同样遵循一般 SpA 的治疗原则。NSAIDs 是治疗中轴关节和外周关节炎症的一线用药。但因注意 NSAIDs 可能加重潜在的 IBD，特别是溃疡性结肠炎。NSAIDs 相关不良事件也可能会导致与 IBD 复发相类似的表现，处理较为复杂。NSAIDs 的使用应由风湿病专家和消化科专家共同决定。

柳氮磺胺吡啶对 IBD 的结肠炎症有治疗作用，对此类患者中出现的外周而非中轴的关节炎也有疗效。目前还没有关于甲氨蝶呤在肠病性关节炎外周关节炎症中疗效的研究。关节腔内糖皮质激素注射可用于治疗外周关节炎。布地奈德是具有肝代谢首过效应的糖皮质激素，全身性副作用较少，越来越多地被用来治疗克罗恩病，但目前为止尚无关于这种类固醇激素对肠病性关节炎作用的报道。在 RA 治疗中，没有发现布地奈德的疗效优于泼尼松 [50]。

肿瘤坏死因子拮抗剂给 IBD 和相关的关节病变的治疗带来了重大影响。不同类型的肿瘤坏死因子抑制剂治疗 IBD 时存在显著差异，英夫利昔（单克隆抗体）对许多 IBD 患者（尤其是 CD 患者）有效，而依那西普（可溶性的融合蛋白质）却无效 [51]。依那西普可以控制与 CD 相关的关节炎但对于肠道疾病本身则无效。英夫利昔可以诱导 CD 瘘的愈合，并有助于控制疾病。最近的研究表明英夫利昔对 CD 相关的中轴和外周关节炎都有治疗作用，疗效与治疗原发性 AS 的一样 [52]。

（王晓元 译　王轶 校）

参考文献

1. Sieper J, Rudwaleit M, Braun J, et al. Diagnosing reactive arthritis. Arthritis Rheum 2002;46:319–327.
2. Fendler C, Laitko S, Sorensen H, et al. Frequency of triggering bacteria in patients with reactive arthritis and undifferentiated oligoarthritis and the relative importance of the tests used for diagnosis. Ann Rheum Dis 2001;60:337–343.
3. Nikkari S, Puolakkainen M, Narvanen A, et al. Use of a peptide based enzyme immunoassay in diagnosis of *Chlamydia trachomatis* triggered reactive arthritis. J Rheumatol 2001;28:2487–2493.
4. Soderlin MK, Borjesson O, Kautiainen H, et al. Annual incidence of inflammatory joint diseases in a population-based study in southern Sweden. Ann Rheum Dis 2002;61:911–915.
5. Buxton JA, Fyfe M, Berger S, et al. Reactive arthritis and other sequelae following sporadic *Salmonella typhimurium* infection in British Columbia, Canada - a case control study. J Rheumatol 2002;29:2154–2158.
6. Hannu T, Mattila L, Siitonen A, Leirisalo-Repo M. Reactive arthritis following an outbreak of *Salmonella typhimurium* phage type 193 infection. Ann Rheum Dis 2002;61:264–266.
7. Locht H, Molbak K, Krogfelt KA. High frequency of reactive arthritis symptoms after an outbreak of *Salmonella enteritidis*. J Rheumatol 2002;29:767–771.
8. Hannu T, Mattila L, Rautelin H, et al. Campylobacter-triggered reactive arthritis: a population-based study. Rheumatol 2002;41:312–318.
9. Boyer GS, Templin DW, Bowler A, et al. Spondyloarthropathy in the community: clinical syndromes and disease manifestations in Alaskan Eskimo populations. J Rheumatol 1999;26:1537–1544.
10. Rudwaleit M, Richter S, Braun J, Sieper J. Low incidence of reactive arthritis in children following a salmonella outbreak. Ann Rheum Dis 2001;60:1055–1057.
11. Colmegna I, Cuchacovich R, Espinoza LR. HLA-B27-associated reactive arthritis: pathogenetic and clinical considerations. Clin Microbiol Rev 2004;17:348–369.
12. Soderlin MK, Kautiainen H, Puolakkainen M, et al. Infections preceding early arthritis in southern Sweden: a prospective population-based study. J Rheumatol 2003;30:425–429.
13. Gerard HC, Branigan PJ, Schumacher HR Jr, et al. Synovial *Chlamydia trachomatis* in patients with reactive arthritis/Reiter's syndrome are viable but show aberrant gene expression. J Rheumatol 1998;25:734–742.
14. Kuipers JG, Jurgens-Saathoff B, Bialowons A, et al. Detection of *Chlamydia trachomatis* in peripheral blood leukocytes of reactive arthritis patients by polymerase chain reaction. Arthritis Rheum 1998;41:1894–1895
15. Jendro MC, Fingerle F, Deutsch T, et al. *Chlamydia trachomatis*-infected macrophages induce apoptosis of activated T cells by secretion of tumor necrosis factor-alpha in vitro. Med Microbiol Immunol 2004;193:45–52.
16. Tse SML, Mason D, Botelho RJ, et al. Accumulation of diacylglycerol in the Chlamydia inclusion vacuole. Possible role in the inhibition of host cell apoptosis. J Biol Chem 2005;280:25210–25215.
17. Chen T, Rimpilainen M, Luukkainen R, et al. Bacterial components in the synovial tissue of patients with advanced RA or OA; analysis with gas chromatography-mass spectrometry and pan-bacterial polymerase chain reaction. Arthritis Rheum 2003;49:328–334.
18. Zhang X, Pacheco-Tena C, Inman RD. Microbe hunting in the joints. Arthritis Rheum 2003;49:479–482.
19. Stone MA, Payne U, Schentag C, Rahman R, Pacheco-Tena C, Inman RD. Comparative immune

10

responses to candidate arthritogenic bacteria do not confirm a role for *Klebsiella pneumoniae* in the pathogenesis of familial ankylosing spondylitis. Rheumatology 2004;43:148–155.

20. Zhang X, Aubin J, Kim TH, et al. Synovial fibroblasts infected with Salmonella enterica serovar typhimurium mediate osteoclast differentiation and activation. Infect Immun 2004;72:7183–7189.

21. Ekman P, Saarinen M, He Q, et al. HLA-B27-transfected and HLA-A2-transfected human monocytic U937 cells differ in their production of cytokines. Infect Immun 2002;70:1609–1614.

22. Pentinnen MA, Holmberg CI, Sistonen LM, Granfors K. HLA-B27 modulates NFkB activation in human monocytic cells exposed to lipopol/saccharide. Arthritis Rheum 2002;46:2172–2180.

23. Pentinnen MA, Heiskanen KM, Mohaptra R, et al. Enhanced intracellular replication of Salmonella enteritidis in HLA B27-expressing human monocytic cells. Arthritis Rheum 2004;50:2225–2263.

24. Young JL, Smith L, Matyszak MK, Gaston JS. HLA-B27 expression does not modulate intracellular *Chlamydia trachomatis* infection of cell lines. Infect Immun 2001;69:6670–6675.

25. Payne U, Inman RD. Determinants of synovocyte clearance of arthritogenic bacteria. J Rheumatol 2003;30:1291–1297.

26. Ringrose JH, Meiring HD, Spiejer D, et al. Major histocompatibility complex class I peptide presentation and *Salmonella enterica* serovar typhimurium infection assessed via a stable isotope tagging of the B27-presented peptide repertoire. Infect Immun 2004;72:5097–5105.

27. Dulphy N, Rabian C, Douay C, et al. Functional modulation of expanded CD8+ synovial fluid T cells-NK cell receptor expression in HLA-B27-associated reactive arthritis Int Immunol 2002;14:471–479.

28. Ugrinovic S, Mertz A, Wu P, et al. A single nonamer from the *Yersinia* 60-kDa heat shock protein is the target of HLA-B27-restricted CTL response in *Yersinia*-induced arthritis. J Immunol 1997;159:5715–5723.

29. Kuon W, Holzhutter HG, Appel H, et al. Identification of HLA-B27-restricted peptides from the *Chlamydia trachomatis* proteome with possible relevance to HLA-B27-associated diseases. J Immunol 2001;167:4738–4746.

30. Appel H, Kuon W, Wu P, et al. Use of HLA-B27 tetramers to identify low-frequency antigen-specifiv T cells in Chlamydia-triggered reactive arthritis. Arthritis Res Ther 2004;6:521–534.

31. Lopez-Larrea C, Gonzalez S, Martinez-Borra J. The role of HLA-B27 polymorphism and molecular mimicry in spondyloarthropathy. Mol Med Today 1998;4:540–549.

32. Lo WF, Woods AS, DeCloux A, et al. Molecular mimicry mediated by MHC class Ib molecules after infection with gram-negative pathogens. Nat Med 2000;6:215–218.

33. Ramos M, Alvarez I, Sesma L, et al. Molecular mimicry of HLA-B27-derived peptide ligand of arthritis-linked subtypes with chlamydial proteins. J Biol Chem 2002;277:37573–37581.

34. Popov I, Dela Cruz CS, Barber BH, Chiu B, Inman RD. Breakdown of CTL D, tolerance to self HLA-B*2705 induced by exposure to *Chlamydia trachomatis*. J Immunol 2002;169:4033–4038.

35. Sieper J, Fendler C, Laitko S, et al. No benefit of long-term ciprofloxacin treatment in patients with reactive arthritis and undifferentiated oligoarthritis: a three-month, multicenter, double-blind, randomized, placebo-controlled study. Arthritis Rheum 1999;42:1386–1396.

36. Laasila K, Lassonen L, Leirisalo-Repo M. Antibiotic treatment and long term prognosis of reactive arthritis. Ann Rheum Dis 2003;62:655–658

37. Smieja M, MacPherson DW, Kean W, et al. Randomised, blinded, placebo-controlled trial of doxycycline in chronic seronegative arthritis. Ann Rheum Dis 2001;60:1088–1094.

38. Carter JD, Valeriano J, Vasey FB. Doxcycline versus doxycycline and rifampin in undifferentiated spondyloarthropathy, with special reference to Chlamydia-induced arthritis. A prospective, randomized 9-month comparison. J Rheumatol 2004;31:1973–1980.

39. Yli-Kerttula T, Luukkainen R, Yli-Kerttula U, et al. Effect of a three-month course of ciprofloxacin on the late prognosis of reactive arthritis. Ann Rheum Dis 2003;62:880–884.

40. Kvien TK, Gaston JSH, Bardin T, et al. Three month treatment of reactive arthritis with azithromycin: a EULAR double-blind, placebo-controlled study. Ann Rheum Dis 2004;63:1113–1119.

41. Mielants H, Veys EM, Cuvelier C, De Vos M, Botelberghe L. HLA-related arthritis and bowel inflammation. Ileocolonoscopy and bowel histology in patients with HLA-B27 related arthritis. J Rheumatol 1985;12:294–298.

42. Veloso FT, Carvalho J, Magro F. Immune-related manifestations of inflammatory bowel disease—a prospective study of 792. J Clin Gastroenterol 1988;83:703–709.

43. Steer S, Jones H, Hibbert J, et al. Low back pain, sacroiliitis and the relationship with HLA-B27 in Crohn's disease. J Rheumatol 2003;30:518–522.

44. Turkcapar N, Toruner M, Soykan I, et al. The prevalence of extraintestinal manifestations and HLA association in patients with inflammatory bowel disease. Rheum Int 2005;34:387–391.

45. Mielants H, Veys EM, Cuvelier C, et al. The evolution of spondyloarthropathies in relation to gut histology. Relation between gut and joint. J Rheumatol 1995;22:2279–2284.

46. Palm O, Moum B, Jahnsen J, Gran JT. The prevalence and incidence of peripheral arthritis in patients with inflammatory bowel disease: a prospective population study. Rheumatology 2001;40:1256–1261.

47. Brophy S, Pavy S, Lewis P, et al. Inflammatory eye, skin and bowel disease in spondyloarthritis: genetic, phenotypic and environmental factors. J Rheumatol 2001;28:2667–2673.

48. Helliwell PS, Hickling P, Wright V. Do the radiologic changes of classic ankylosing spondylitis differ from the changes found in spondylitis associated with inflammatory bowel disease, psoriasis and reactive arthritis. Ann Rheum Dis 1998;57:135–140.

49. Peeters H, Van der Cruyssen B, Laukens D, et al. Radiologic sacroiliitis, a hallmark of spondylitis is linked with CARD15 gene polymorphisms in patients

with Crohn's disease. Ann Rheum Dis 2004;63:1131–1134.

50. Kirwan JR, Hallgren R, Mielants H, et al. A randomized, placebo-controlled 12-week trial of budesonide and prednisolone in rheumatoid arthritis. Ann Rheum Dis 2004;63:688–695.

51. Marzo-Ortega H, McGonagle D, O'Connor P, Emery P. Efficacy of etanercept for treatment of Crohn's-related spondyloarthroarthritis but not colitis. Ann Rheum Dis 2003;62:74–76.

52. Rispo A, Scarpa R, Di Girolamo E, et al. Infliximab in the treatment of extra-intestinal manifestations of Crohn's disease. Scand J Rheumatol 2005;34:387–391.

10

骨关节炎

A. 临床特征

Paul Dieppe, MD

■ 骨关节炎（osteoarthritis，OA）是人类最常见的关节疾病。

■ 颈椎及腰椎的骨突关节、手的指间关节、拇指的基底部、第一跖趾关节、髋关节及膝关节最常受累。

■ 骨关节炎与年龄密切相关。其他危险因素包括家族史、女性、肥胖及创伤。

■ 骨关节炎症状有疼痛、短暂的晨僵、关节弹响、关节肿胀、疲乏及功能受限。

■ 骨关节炎查体的特征为关节周围硬性肿胀、骨擦感及活动受限。

■ 一般通过病史，体格检查就可诊断骨关节炎，除此之外，影像学证实的关节间隙消失、骨赘形成、及软骨下骨的改变也具有诊断价值。

骨关节炎是人类最常见的关节疾病。早在几百年前这种疾病就存在于我们祖先的骨骼上。然而，直到 100 年前 [1]，当病理学及影像学联合研究证实了存在两种完全不同的滑膜关节的破坏类型时，才得以将它从其他关节炎中区分出来 [1]：一种是萎缩性关节炎，表现为关节旁骨质疏松、骨侵蚀改变及软骨丢失；另一种是增生性关节炎，表现为软骨丢失伴随着骨密度的增加及关节周围的骨形成。

萎缩性关节炎随后又被区分为多种关节炎包括类风湿关节炎在内的炎症状态和感染性关节炎。增生性关节炎就是我们现在所说的骨关节炎。骨关节炎也包含了各种不同的疾病状态，如各种不同的亚型，但目前对这方面尚缺乏全面的了解。因此骨关节炎这个名词是描述了有着相似的病理及影像学特征的一组异质性疾病状态。

流行病学

骨关节炎是一种与年龄密切相关的疾病。在 40 岁之前少见，但在 40 岁之后其发病率增长迅速。大多数人超过 70 岁后可能在没有症状的情况下他们的某些关节已经存在了骨关节炎的病理改变。

但是，如表所示，对于某个特殊关节的骨关节炎

来说某些危险因素可能比其他因素更为重要。例如，膝骨关节炎与女性及肥胖密切相关，在黑人中比白人更常见，相比之下髋的骨关节炎男女性别发病率相似，与肥胖的关联较小。中国人的髋骨关节炎少见。

临床特征

骨关节炎的定义是滑膜关节的疾病。它可能累及体内 200 个左右的滑膜关节中的任何一个，但实际上只有其中的一些关节较常受累，而其他关节很少受累。颈椎及腰椎的骨突关节、手的指间关节、拇指的基底部、第一跖趾关节、膝关节及髋关节是最常受累的部位。肩关节、踝关节及掌指关节是骨关节炎较少受累的部位。

骨关节炎也是关节的一种局限性病变。与炎症性关节病不同的是，它不总是影响整个关节。例如，在膝关节最常受累的部位是胫股关节的内侧及髌骨关节的外侧间隙，而髋关节的上极则是关节最可能被破坏的区域。

我们如何来解释这个现象？如果是机械因素驱动了骨关节炎的进展，那么用年龄相关的疾病进化来解释似乎是合理的 [2]。当人类的祖先用四条腿走路还不能抓握的时候，人类骨骼肌肉系统通过进化来适应上述状态。在进化时期，人类站起来并在相对短的时间

表 11A-1　骨关节炎的危险因素

年龄增加（所有部位）
女性或性别（某些部位，特别是膝和手）
种族（不同关节不同表现）
遗传因素（所有部位）
肥胖（大多数部位，特别是膝比其他部位更显著）
创伤和某些职业使关节反复活动（特殊部位）

内开始用手指抓取东西，以至于骨骼还没有时间来适应这些姿势及关节应用方面的变化。这样的后果之一是人类关节的某些部分的形状，例如，髋关节的上极，并不能很好的承受我们每日活动所呈递给它的机械压力。

病史

尽管骨关节炎被描述成为一种异质性的疾病，但其共有的临床特征将彼此联系在一起。骨关节炎两个主要的症状是与活动相关的疼痛及短暂的晨僵或静止后关节的胶化感。

目前对 OA 疼痛的原因了解得并不深入——无论是对患者关于疼痛的体验或是它的发病机制均是如此。大多数人描述这种疼痛会因关节的使用而加重，但是这种不适感通常在活动停止后会持续一段时间，慢慢的逐渐减弱。一些人在某个特定的运动或活动中会经历特别严重但短暂的疼痛发作，同时在另一些人中这样的疼痛会自发的发作。在其他人中疼痛可能在夜间发生，并中断睡眠。各种各样的形容词被用来描述这种疼痛或不适感。疼痛的经历的次数明显取决于患者的职业及他们能够避免特殊活动或运动的程度，这使得对骨关节炎疼痛程度的评估较为困难。

相似地，关节胶化现象是一种点难以理解的症状。在静止之后再开始活动关节变得困难是最常见的现象，像骨关节炎的老人常有坐下一会儿后才能"开始活动"的问题。目前并不知道这个现象的原因。OA 还可出现其他不同的症状，包括关节弹响（可听到捻发音）、关节绞锁、肿胀、乏力，以及每日活动的困难。

体格检查

骨关节炎的关节通常有轻到中度关节边缘的硬性肿胀，可触及活动时的摩擦感（捻发音），以及因疼痛所致的关节活动范围受限。这种肿胀通常是由于在骨边缘的软骨赘或骨赘的形成，可伴有压痛。而关节本身也可能有压痛。在一些病例中伴随着关节皮温升高及渗出提示存在轻度炎症。其他常见体征包括依附于关节活动的相关肌肉的无力及失用，及关节周围区域的压痛。在一些严重的病例中还可见到关节的变形及不稳。

检查

对于大多数病例，不需要依赖检查的结果，仅靠病史及临床症状就可诊断骨关节炎。这是一种局限性的疾病，没有任何系统性的症状，血液学检查结果均正常（血清中 CRP 可有小幅度升高）。但 X 线及 MRI 等关节影像结果异常，它反映了关节的病理改变。X 线片是最常用于证实临床诊断的检查方式。骨关节炎主要的影像学特点是关节间隙的狭窄（由于关节软骨的丢失）、骨赘的形成及软骨下骨的各种改变，包括囊性变、硬化、形状的改变及骨量的丢失（图 11A-1）[3]。

与类风湿关节炎患者的滑液相比，骨关节炎病变关节中的滑液相对较黏稠，呈半透明，这是因为类风

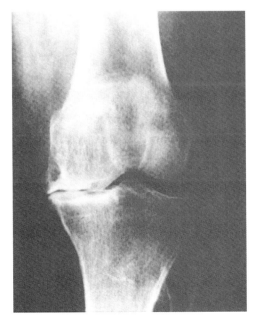

图 11A-1　典型的中度膝骨关节炎患者的 X 线平片。显示由于关节软骨的丢失所致关节间隙的狭窄，特别是标注的内侧间隙，还有其下软骨下骨的硬化及关节边缘的骨赘形成

11

湿关节炎的关节内炎症程度较重，与之相关的细胞数量的增多使其滑液相对稀薄且不透明。

目前骨关节炎较为受关注的另一个研究领域是寻找疾病的生物标记物，如来自关节中结缔组织成分的异常分解或合成的产物，但是这类检查的临床价值有限，它们与临床并没有相关性。

疾病类型及亚型

在 OA 疾病谱中很难再明确定义其疾病的亚型，这是骨关节炎研究中面临的主要困难。即使目前大量的基因分型研究，除非能够恰当地描述其表型，否则并不一定对 OA 有价值。

对 OA 亚型分类有提示意义的因素主要包括：

1. 有无明显的病因（原发性或继发性骨关节炎）。

2. 关节的分布及受累数量（局限性或全身性骨关节炎）。

3. 关节周围骨赘，或相反，骨磨损的程度（增生性还是萎缩性骨关节炎），以及有或无相关的弥漫性特发性骨肥厚症（DISH）。

4. 有无明显的炎症（炎症性骨关节炎）。

5. 有无软骨钙质沉积症（焦磷酸盐关节病）或碱性磷酸钙结晶沉积（磷灰石相关关节病）。

6. 进展的速度（快速进展的骨关节炎）。

然而，重要的是目前并没有找到可以用于区分 OA 亚型的最重要标记。面对骨关节炎患者，有些医生自然地将他们进行进一步的分型，例如全身炎症性骨关节炎、膝继发性骨关节炎或焦磷酸盐关节病，因为似乎这些关节病是明显不同的亚型。但是有大量的证据提示这类患者代表的是 OA 疾病谱的极端，而不是不同的疾病。例如，外伤后或半月板切除术后患继发性膝关节炎的概率取决于一系列危险因素，而这些危险因素与患原发或散发膝骨关节炎的危险因素相同[4]。同样，大多数骨关节炎患者在他们的关节液渗出物中会有一些晶体，这在有些 OA 患者中更明显，对于这类患者有可能就将他们诊断为焦磷酸盐关节病。

遗传学的研究可能有助于解决这方面的问题。例如，遗传性异常关节软骨的家族（如携带 COL2A1 异常基因或那些患黑尿病的患者），他们关节受累的特点与散发或全身性骨关节炎常累及的关节不同（例如肩关节），其胫股骨外侧较内侧更常受累。同样，某些骨

骺发育异常的类型中，由于软骨成分的遗传缺陷，例如 COL9A3 基因缺陷，可以导致特异的骨关节炎表型[5]。这提示大多数散发性骨关节炎可能不是由于关节软骨的异常所引起的。

典型的骨关节炎是一种中年或老年人缓慢起病的膝关节或髋关节的不适或僵硬感，通常伴随着腰背痛。这些患者关节损伤的主要部位是单侧或双侧髋关节或膝关节。部分患者病变最重的关节既往有外伤史。

然而，常规的临床实践中，还存在大量不同于 OA 疾病原型的患者，也属于骨关节炎，这些患者包括：

1. 绝经后女性、炎症性、结节性、全身性（或侵蚀性）骨关节炎。 像标题所描述那样，这种疾病可能是一个独特的类型，曾被冠以许多不同的名字。它最常见于女性，在绝经期左右开始发病，以手指间关节的进展性的疼痛、肿胀及炎症为特征（图 11A-2）。一个或多个关节同时起病并且常发红。疼痛及炎症可以缓解，只留下关节肿胀，有时会有关节变形及僵硬。关节也可出现骨侵蚀性改变，同时还可出现囊性肿胀，里边充满透明质酸。这些特点导致许多人推测这是一

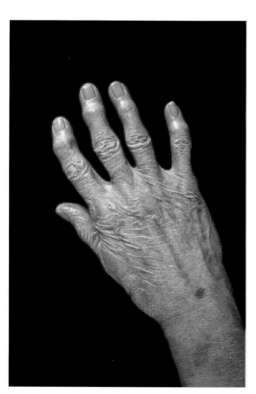

图 11A-2 （也见彩图 11A-2）结节性全身性骨关节炎患者的手关节照片：从图片可见典型的远端指间关节肿胀（Heberden 结节）及近端指间关节肿胀（Bouchard 结节），以及因骨关节炎所致拇指基底部方形变和第一腕掌关节半脱位

种炎症性的关节炎，并且尝试用在类风湿关节炎中应用的病情缓解药（DMARDs）来治疗这些患者。然而，这种疾病几乎总是在几年后自行缓解，也没有证据证明 DMARDs 的有效性。另外，这类疾病似乎与普通的膝及其他关节的骨关节炎存在密切联系。

2. 弥漫性特发性骨肥厚症（DISH）。这种疾病以脊椎边缘骨刺桥接的形成以及外周关节的骨赘形成为特征。这类患者常多患有骨关节炎[6]。受累关节常常"变硬"伴随明显的活动度受限。DISH 与代谢综合征相关，主要见于老年人、肥胖男性或糖尿病患者。

3. 神经病性关节病（夏科氏关节）。这类患者的关节去神经支配或失去疼痛的感觉，可能导致发展成破坏性骨关节炎，并伴随有关节周围广泛新骨的形成。此病最常见于晚期梅毒患者（伴膝关节病）。但目前常见的病因是糖尿病神经病变（足为主要受累部位）或脊髓空洞症（肩关节是最常受累的关节）。所谓的 Milwaukee 肩综合征或磷灰石相关的破坏性关节炎可能是这种疾病的变异（见第 25D 章）。

4. 快速进展的髋或膝骨关节炎。就像如下所述，骨关节炎的自然病程通常进展缓慢，但少部分患者会有关节破坏的快速进展期，常常伴随着比以往更明显的炎症和疼痛的加重。这些病例常会发展到需要行关节置换。引起这种快速进展的病因尚不明。

鉴别诊断

骨关节炎的诊断并不困难。主要的问题并不是要了解是否存在骨关节炎的特征性病理学改变，而是为了了解患者的疼痛及功能障碍是否是由这种病理改变所引起的。目前已经注意到，许多人有明显的病理改变却没有症状。同时骨关节炎关节的病理改变十分常见，以至于在老年人中见到也是正常的。所以不能认为所有的症状性疼痛都是骨关节炎病理改变的直接结果。疼痛可能是反应性的，可能是关节周的问题（例如髋关节周的大转子的滑囊炎，或膝关节周鹅掌状滑囊炎），或可能是疼痛敏感的结果，导致了对正常活动的异常感觉。心理因素例如焦虑及抑郁，及社会问题例如孤立及心理应对策略都可能对骨关节炎患者的疼痛产生影响[7]。

病程、预后及结局

骨关节炎通常被认为是一个慢性进展性疾病。它与年龄及关节软骨的丧失相关，后者是骨关节炎一个非常明显的病理特点——因此 OA 又被称为"退行性关节疾病"。这个名字带来的负面概念就是它将不可避免的恶化并且关节将会丧失功能。但事实并非如此。

骨关节炎是一个疾病谱，那些相对独特的临床类型是因为位于这个疾病谱的极端而被人所认识，包括进展性骨关节炎。快速进展的关节破坏显然是不常见的。流行病学研究的资料表明大多数骨关节炎是稳定的：40% 老年人在他们的髋关节或膝关节有典型的 X 线的骨关节炎证据，同时只有不到 5% 的老年人将需要关节置换术。这些数据提示在大多数人中不管是关节破坏和（或）是症状均不会进展。在经历一段时期之后大多数病例都是稳定的，只有部分患者会进展，同时另小部分患者又会自行改善（特别是髋骨关节炎)[8]。

骨关节炎似乎是一个关节活动和静止交差存在的病理过程[9]。或许较小程度的生物力学的变化就会触这种发病程的进展。病程本身可被看做是关节试图对于损伤的修补反应，因此，骨赘的形成及关节囊的增厚可被看做是试图对关节破坏的保护措施，而那些软骨下骨的改变，改变了的关节形态，可被看做是关节试图将承受的负荷转化为正常的反应。这些过程伴随着软骨的丢失（在此过程中假设软骨是无辜的旁观者），不可避免的导致了 X 线的改变，而不是症状的变化。然而，也可能是因为关节解剖的改变导致了疼痛的产生，伴随着外周及中枢疼痛的敏感度的改变，在这种情况下正常的活动就可能出现疼痛，甚至在病程处于静止的状态下，这种活动相关的疼痛（由于疼痛系统的增敏作用）也可能持续存在。这也许可以解释了 X 线与症状之间的不一致的原因，如图 11A-3 所概括。

骨关节炎，不一定是一个进展性疾病，其预后也不一定就是不可避免地变得更差。然而，骨关节炎是一个主要影响老年人的疾病，在他们身上增长的年岁及伴随疾病的共同作用使其健康状况下降。由于这些原因，许多（可能是绝大部分）骨关节炎的患者经历数年后的确病情每况愈下，甚至残疾，似乎显示骨关节炎进一步恶化。其实那些伴随疾病可能比骨关节炎更重要，例如骨关节炎患者的行走速度可能取决于否患有白内障等。

11

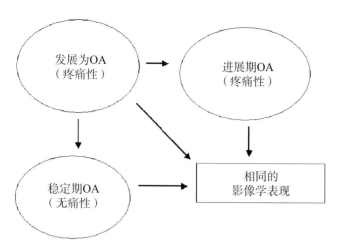

图 11A-3 骨关节炎 X 线与疾病进展之间关系。骨关节炎是一个对异常的关节生物力学的反应及尝试对关节进行修复的疾病过程。当疾病活动时，关节解剖学的改变可能导致直接伤害性的疼痛。疼痛可能在疾病静息期仍持续存在，这可能与疼痛的敏感性增强有关。不管疾病是否在演变、静止或进展、也不管是否疼痛是直接伤害性所致、还是关节周围的问题、或外周、中枢神经增敏的结果，OA 在 X 线平片检查所见的表现都是一样的

（梁　迪　译　郑　毅　校）

参考文献

1. Nichols E, Richardson F. Arthritis deformans. J Med Res 1909;21:149–221.
2. Lim K, Rogers J, Shepstone L, Dieppe P. The evolutionary origins of osteoarthritis: a comparative study of hand disease in two primates. J Rheumatol 1995;22:2132–2134.
3. Watt I, Doherty M. Plain radiographic features of osteoarthritis. In: Brandt K, Doherty M, Lohmander S, eds. Osteoarthritis. 2nd ed. Oxford, England: Oxford University Press; 2003.
4. Englund M, Lohmander S. Risk factors for symptomatic knee osteoarthritis fifteen to twenty-two years after menisectomy Arthritis Rheum 2004;50:2811–2819.
5. Nakashima E, Kitoh H, Maeda K, et al. Novel COL9A3 mutation in a family with multiple epiphyseal dysplasia. Am J Med Genet A 2005;132:181–184.
6. Sarzi-Puttini P, Atzeni F. New developments in our understanding of DISH (diffuse idiopathic skeletal hyperostosis). Curr Opin Rheumatol 2004;16:287–292.
7. Steultjens M, Dekker J, Bijlsma J. Coping, pain and disability in osteoarthritis. J Rheumatol 2001;28:1068–1072.
8. Perry G, Smith M, Whiteside C. Spontaneous recovery of the joint space in degenerative hip disease. Ann Rheum Dis 1979;31:440–448.
9. Kirwan J, Elson C. Is the progression of osteoarthritis phasic? Evidence and implications. J Rheumatol 2000;27:834–836.

骨关节炎

B. 病理和发病机制

Francis Berenbaum, MD, PhD

■ 骨关节炎组织病理学是以关节软骨及软骨下骨的改变为特征。

■ 骨关节炎是软骨细胞的细胞外基质降解与合成的平衡失调的结果。

■ 蛋白酶类参与加重了软骨崩解，例如基质金属蛋白酶。

■ 由软骨细胞及滑膜细胞合成的前炎症因子可能诱导产生软骨降解酶。其他炎症介质包括前列腺素及活性氧簇也参与了骨关节炎的致病过程。

■ 机械因素对于维持正常软骨稳态是必需的，机械压力在疾病的起始及发展中起了重要作用。

病理学

骨关节炎可以被定义为一个关节软骨的逐步丧失的过程，伴随着软骨下骨的增厚、关节边缘的骨赘形成及轻度的、慢性非特异的滑膜炎症。老化软骨与骨关节炎软骨的生理改变区别并不明显。但可区分出 3 个软骨阶段：阶段 I，正常软骨；阶段 II，老化软骨；阶段 III，骨关节炎软骨。

正常软骨

正常软骨有两个主要组分。一个是细胞外基质，其含有丰富的胶原（主要类型有 II，IX 及 XI 型胶原）及蛋白聚糖（主要是蛋白聚糖多聚体）。蛋白聚糖多聚体是指一个中央核心蛋白质与许多由硫酸软骨素及硫酸角质素组成的糖胺聚糖链结合，所有成分均有储存水分子的能力。第二个组分是孤立的软骨细胞，它们分散在基质中。这些基质成分负责软骨弹性并用以对抗施加于关节软骨的机械压力。

从正常软骨到老化软骨

在软骨老化中发展出的裂缝主要是因为胶原网络的应力性断裂。在老化过程中也可出现基质中非胶原成分参与在内的少数结构性的及生物力学的改变。这些变化改变了软骨的负重区域在分解压力时所需要的

生物力学性质。糖胺聚糖的性质发生了改变，当软骨老化时开始变短。在老化过程中 6 型硫酸角质素的浓度相对于有害的 4 型硫酸角质素是增加的。同时有报道在骨骼成熟后蛋白聚糖的合成总量的减少与年龄相关。这种减少可能或至少部分是因为软骨细胞随着年龄增长而减少。这些蛋白聚糖质及量上的改变使分子储水的能力下降。老化的一个突出特征是蛋白类经非酶的糖基化进行修饰并由此导致了晚期糖基化终末产物（advanced glycation end product，AGE）的积累。一旦它们形成了，AGE 就不能从胶原中移除并因此在关节软骨中逐渐积累。这种 AGE 在软骨中的积累导致了软骨力学性质变差。此外，软骨细胞能够表达与 AGE 结合的受体并调节细胞功能。最有特点的 AGE 受体被称为晚期糖基化终末产物受体（receptor for advanced glycation end products，RAGE）。因此，AGE 可激活软骨细胞上的 RAGE，导致软骨细胞分解活性增加使软骨降解[1]。最终，老化软骨含水量减少并因此改变了软骨的生物化学特性，软骨细胞减少导致了软骨合成基质的能力下降，同时胶原的性质也发生了改变。

骨关节炎的关节

骨关节炎的关节存在软骨及骨的异常改变，伴随着滑膜及关节囊的病变[2]。宏观上看，最典型的特征是关节间隙的减少，多位于关节边缘的骨赘（骨及软

骨的突起）的形成及软骨下骨的硬化。这些变化是一些组织学阶段的结果。

阶段 1：水肿及显微裂纹

骨关节炎中第一个可识别的改变是细胞外基质的水肿，主要在中层。软骨失去了其光滑的表面，并出现了显微裂纹。局部软骨细胞丢失区与软骨细胞增生区交替出现。

阶段 2：裂隙及小孔

在受力切线方向的显微裂纹垂直加深并伴随着胶原纤维被切割。垂直裂缝在软骨下骨的软骨表面形成。软骨细胞簇出现在这些裂缝周边及表面。

阶段 3：侵蚀

裂隙导致软骨碎片脱离并落入关节腔，形成骨软骨的游离体并暴露出软骨下骨，从而导致小囊变的产生。这些关节游离体导致了骨关节炎轻度的滑膜炎症。这种滑膜炎症常是局灶性的，但常同类风湿关节炎中的滑膜炎症一样严重。骨关节炎滑膜炎组织学上是以非特异性淋巴浆细胞及组织细胞浸润为特征的。

软骨下骨硬化是由小片状新骨的沉积形成。在此区域周围骨赘形成并在表面由纤维软骨所覆盖。随着疾病进展软骨下硬化随之增加。由于骨更新的加速造成了软骨下骨小梁结构的特异性改变。

发病机制

关节软骨的生理稳态是由合成胶原，蛋白聚糖及蛋白酶的软骨细胞所决定的。由于关节内软骨细胞功能失调，导致不能合成抗性及弹性好的基质，及细胞外基质的合成及降解之间的平衡失调，进而造成了骨关节炎。

由于软骨细胞分化过程中的变化导致了合成基质的性质的改变[3]。软骨细胞肥大化可能参与了骨关节炎的进展，包括以下影响，由于 Ⅱ 型胶原及蛋白聚糖多聚体的表达减少导致的基质修复失调，X 型胶原的表达增加，基质金属蛋白酶 13（MMP-13）的上调，及病理性钙化的增加。典型的骨关节炎软骨会出现局灶成熟细胞向肥大化分化[4]。在深部及钙化区域还出现了胚胎期骨骼发展史的重演，此区有肥大的软骨细胞-特异性 X 型胶原表达，并在中上层区域可检测到

Ⅲ 型胶原的表达。软骨细胞去分化现象也曾被描述过。在骨关节炎中主要的软骨细胞去分化的证据是存在 Ⅰ 型及 Ⅲ 型胶原，同时常常不在成人关节软骨中存在的软骨祖细胞黏接变异体 Ⅱ A 型胶原的产量比正常的 Ⅵ 型胶原总量还多。

细胞外基质的合成及降解的不平衡是由于降解胶原及蛋白聚糖多聚体的蛋白酶的合成增加造成的，同时这些蛋白酶的天然抑制剂的合成减少，像金属酶组织抑制剂（tissue inhibitor of metalloproteinases，TIMP）。由细胞因子、脂质介质（主要是前列腺素），自由基（NO，H_2O_2）及基质自身成分（如纤连蛋白片段）激活组织导致了软骨细胞合成的异常。活化的软骨细胞开始能够合成某些蛋白酶及前炎症因子。尽管软骨细胞的作用貌似是最基本的，但滑膜组织帮助维持了软骨细胞的活化。滑膜细胞吞噬了软骨释放到关节中的片段，从而导致了滑膜炎症。此后，骨关节炎滑膜细胞开始能够产生一系列的调节因子释放入关节腔，例如 MMP 及细胞因子，它们随之可以改变软骨基质并活化软骨细胞。最后软骨下骨也可能参与到软骨的降解中。从骨关节炎软骨下骨分离出的成骨细胞证实了存在表型的改变。与正常的成骨细胞相比，它们产生了更多的碱性磷酸酶、骨钙素、胰岛素样生长因子 -1（insulinlike growth factor，IGF-1）及尿激酶。骨关节炎成骨细胞的表型通过抑制软骨基质成分合成并增加关节软骨细胞 MMP 合成参与了软骨的降解过程[5]。

软骨降解中参与的酶类

主要参与骨关节炎中软骨破坏的酶类是 MMP[6]。这个含中性 Zn^{2+} 的金属蛋白酶类基因家族至少有 18 个成员。因为它们在中性 pH 值时有活性，MMP 在距离软骨细胞一定距离的软骨基质中仍有作用。它们可以在细胞因子作用下由软骨细胞及滑膜细胞合成。

蛋白聚糖酶是一种切割蛋白聚糖球间区上 Glu^{373}-Ala^{374} 连接键的酶，在基质的降解中也起了重要的作用。两种蛋白聚糖酶已被克隆出。它们属于 MMP 家族，特别是解聚素及带有凝血酶敏感蛋白基序金属蛋白酶（disintegrin and metalloproteinases with thrombospondin motifs，ADAMTS）家族。它们被称为蛋白聚糖酶 1（或 ADAMTS-4）及蛋白聚糖酶 2（或 ADAMTS-11）。

MMP 的活性是由特异性抑制剂化学当量计算的抑

制作用严格控制的。因此，在软骨中 MMP 及 TIMP 的量之间的平衡决定了软骨是否降解[7]。由软骨细胞产生并释放到细胞外基质的 MMP 由丝氨酸蛋白酶（纤溶酶原激活剂、纤溶酶原、纤溶酶）、自由基、组织蛋白酶及一些膜 - 型 MMP 所参与的酶级联瀑布反应激活。这个酶级联瀑布反应由天然抑制剂所调节，包括 TIMP 及纤溶酶原激活剂抑制剂。MMP-13 在骨关节炎关节组织中是升高的，特别是在关节软骨，同时在骨关节炎软骨的基质降解区域局部同时存在 Ⅱ 型胶原分解的抗原决定簇。其他可以降解 Ⅱ 型胶原及蛋白聚糖的酶有组织蛋白酶。它们只在低 pH 时有活性，它们通常存储在软骨细胞的溶酶体中并被释放入细胞周围微环境中，其中包含天冬氨酸蛋白酶（组织蛋白酶 D）及半胱氨酸蛋白酶（组织蛋白酶 B，H，K，L 及 S）。因为蛋白聚糖有非常丰富的碳水化合物链，糖苷酶可能也是重要的。尽管软骨中不存在透明质酸酶，其他糖苷酶可能参与到对蛋白聚糖的降解过程中。

细胞因子

　　尽管骨关节炎常常被归为非炎症性疾病，大量的研究已显示炎症因子提供了必要的生物力学信号以激活软骨细胞来释放软骨降解的酶类。软骨细胞及滑膜细胞合成的前炎症因子与软骨细胞的特异性受体结合。这些结合的细胞因子会导致 MMP 基因的转录，同时基因产物将以非活化的形式被运出细胞。通常认为白介素 -1（interleukin 1，IL-1）是骨关节炎关节炎症中释放的一个重要的细胞因子[8]。其他细胞因子也被释放，包括趋化因子（IL-8，GRO-α，MIP-1α 及 MIP-1β）。其中一些细胞因子及趋化因子可能是调节作用 [例如，IL-6，IL-8，淋巴细胞抑制因子（lymphocyte inhibitory factor，LIF）] 或抑制作用（例如，IL-4，IL-10，IL-13，IFNγ）。IL-1 受体拮抗剂，IL-4，IL-10 及 IL-13 可阻止一些 MMP 的分泌，同时可增加 TIMP 的合成。在更多的情况下，IL-4 及 IL-13 会拮抗 IL-1 的分解作用。最终，IL-1 通过减少 Ⅱ 型及 Ⅸ 型胶原的合成改变了软骨基质的性质，同时增加了 Ⅰ 型及 Ⅲ 型胶原的合成。

　　一个新的细胞因子家族，称为脂肪因子（因为这些因子由脂肪组织产生），最近认为其参与了骨关节炎的病理生理机制。脂肪因子例如瘦素、脂联素、抵抗素在来自骨关节炎患者的血浆及滑膜液中均可被检测到。从人骨关节炎受累关节中获得的不同组织，包括滑膜、髌下脂体、半月板、软骨及骨均释放瘦素及脂联素。脂肪因子在骨关节炎病理生理中的大部分作用仍不明确。

脂质介质

　　类花生酸类物质也参与了软骨细胞的活化[9]。前列腺素，是由磷脂酶 A2，环氧合酶（主要是环氧合酶 -2 亚型），前列腺素合成酶（主要是微粒体 PGE 合成酶 1）经前炎症因子活化后产生，通过特异性细胞或（和）核前列腺素受体活化细胞以帮助 MMP 的合成。在类花生酸类物质中，PGE2 似乎主要是由滑膜细胞、软骨细胞、软骨下成骨细胞产生的脂质介质，并参与了骨关节炎中软骨的降解。

活性氧簇

　　活性氧簇（Reactive oxygen species，ROS）在许多软骨细胞的基础活动的调节中起了重要作用，例如细胞活化、增殖及基质重塑。然而当 ROS 产量超过细胞抗氧化能力时，将发生一个氧化应激反应，并导致软骨结构性及功能性的破坏，如细胞死亡及基质降解[10]。

　　氧化亚氮（Nitric oxide，NO）是由通过 NO 合成酶（NO synthases，NOS）氧化 L- 精氨酸合成的一种气体。软骨细胞在细胞因子作用下上调了 iNOS 基因进而产生了大量 NO。大多数的体外实验提示 NO 在 IL-1 介导的抑制糖胺聚糖及胶原的合成过程中起了部分作用，并可能参与了 MMP 的活化。NO 也可以介导 IL-1 激活的 MMP mRNA 及蛋白质的合成，并可能通过干扰来自细胞外基质的生存信号的传导参与了软骨细胞的死亡的发生。然而 NO 可能在特定状态下对软骨还有同化及抗分解作用。因此，NO 在骨关节炎的降解过程中的实际作用仍不清楚[11]。

基质降解产物

　　基质降解产物，像纤连蛋白片段，可以通过整合素受体活化软骨细胞导致 MMP 的合成。这些产物还可刺激或活化其他因子，如可放大破坏反应的促分解的细胞因子。这种破坏，反过来又升高了降解产物本身的浓度，从而进入一个正反馈循环中。

机械应力

　　除了化学介质，生物物理介质也可能直接参与到骨关节炎软骨细胞的活化中。软骨上存在压迫性及剪

11

切性及拉伸性的压力。有趣的是，相当多的证据提示生物力学因子与前炎症介质之间的相互作用参与了骨关节炎的发生及进展[12]。在体试验中显示了在机械压力诱导的骨关节炎模型中关节的炎症因子及介质的浓度升高。在体外外植体研究中证实了机械压力对基质代谢、细胞发育及前炎症介质（例如 NO 及 PGE2）产生是一个潜在的调节因素。软骨细胞上有对机械压力应答的受体，其对直接的生物力学波动可通过上调合成活性或上调其他的关节组织产生炎症因子进行应答。软骨细胞表达少量整合素家族的成员，它们可作为纤连蛋白（α5β1），Ⅱ型及Ⅵ型胶原（α1β1，α5β1，α10β1），层粘连蛋白（α6β1），及波连蛋白及骨桥蛋白（αVβ3）的受体。这些受体中某些对于持续的压力变化是敏感的（机械感受器）。静态损伤或动态压缩刺激了蛋白聚糖的消耗同时破坏了胶原网络并减少了软骨基质蛋白的合成，然而低强度的动态压缩可增加基质合成的活性。特定类型的机械压力及软骨基质降解产物能够激活那些由 IL-1 及 TNF-α 介导的相同的信号通路。这些通路有激酶的级联瀑布反应的参与，包括应激活化蛋白激酶（stress-activated protein kinases，SAPKs）也被称作 JNKs、p38MAP 激酶、IκB 激酶、磷脂酰肌醇 -3′- 激酶（phosphatidylinositol-3′-kinase，PI-3K）及 NF-κB。因为这些通路也可能诱导编码这些细胞因子的基因表达，目前对于炎症因子在骨关节炎软骨破坏进展中是主要还是次要调节因子仍然存在争议。

修复软骨的尝试

有证据显示至少在骨关节炎的早期阶段，骨关节炎破坏的关节中有试图修复的过程，尤其是在软骨及软骨下骨[13]。生长因子参与了基质合成的生理过程，并在骨关节炎的软骨细胞，软骨下骨及滑膜组织中过量产生，例如血小板衍生生长因子（platelet-derived growth factor，PDGF）、IGF-1 及转化生长因子 β（TGF-β）。TGF-β、IGF-1 及基础成纤维生长因子对于基质合成有同化作用，还有抑制前炎症因子效应的作用，并对于软骨细胞具有促丝分裂的性质。这些生长因子也有高的基质亲和力。当它们被合成后，它们开始陷入软骨之中，以作为这些因子的存储库。当基质裂解，这些因子被释放，并用于修复病变。

目前大家相当关注软骨下骨在这个修复过程中发挥的作用。在骨关节炎中软骨下骨的代谢是增加

的，并因此产生了生长因子，例如骨形成蛋白 2（bone morphogenic protein 2，BMP-2）。实验显示这种蛋白可以修复软骨的缺损。然而，尝试修复软骨缺损的努力是徒劳的，原因如下：①软骨细胞分化过程的改变导致了合成的基质的生物力学特性差。②没有产生足够的生长因子及 TIMP 以抵抗细胞因子及蛋白酶的作用。③某种生长因子的生物利用度是下降的（例如，IGF-1 活性下降是因为过量的 GF 结合蛋白及受体灵敏度下降）。

骨关节炎的发病

骨关节炎的发病不是很好理解。它有局部、全身、基因及环境因素的参与。大量的机械因素可以直接或间接增加软骨的脆弱性。实验显示软骨上压力的增加可改变基质的结构，这可能解释了在肥胖人群中膝骨关节炎的高发病率的原因。关节周韧带随着年龄增加变得更松弛，并导致了关节的不稳定性及外伤。随着年龄增加，关节强度逐渐下降同时保护关节的外周神经反应也变慢。所有这些因素参与形成了软骨压力的不正常分布，并导致了切应力。

软骨下骨结构的变化也可能触发骨关节炎。这个假说是基于在某些患者中观察到软骨下骨硬化发生在软骨缺损之前。重复地影响关节的微创伤会激发软骨下骨的微裂缝形成，反过来可能改变这些微裂缝所在环境中软骨的生物力学性质。这些改变将导致骨生长因子的合成并能导致骨赘及骨硬化的产生。

绝经后女性骨关节炎发病率的流行病学研究提示一个或多个激素因素可能参与了骨关节炎的发病。软骨细胞上有雌激素受体，激活这些受体可触发生长因子的合成。绝经后血浆雌激素浓度下降，可能导致软骨细胞生长因子合成的减少。这个理论正处于被验证的过程中，特别是手及膝关节炎患者中，该人群中这两个部位较常受累。

结论

有一个简单的假说提供了一个更有趣的视角，其认为软骨的被动退化是骨关节炎的主要原因（表11B-1，表 11B-2）。目前清楚的是骨关节炎的发病机制是由于不同的自分泌及旁分泌信号通路介导的软骨细胞表型的改变，进而导致许多炎症介质的合成并通过降解过程改变了基质。此外，最近的实验研究强调

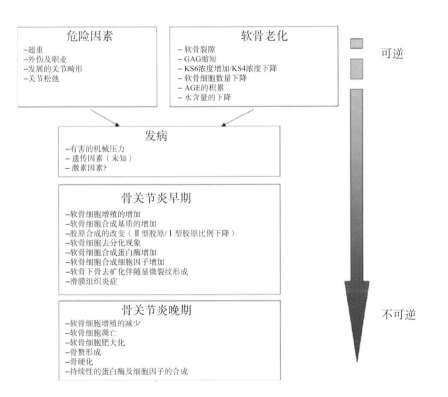

机械压力

配体/特异性
受体相互作用

• 细胞因子（包括趋化因子及脂肪因子）
• 前列腺素
• 活性氧簇
• RAGE配体
• 细胞外基质组分

MAPK，
NF-kB等

转录和转录后修饰

MMP
ADAMTS
细胞因子
活性氧簇
前列腺素

图 11B-1 通过分解代谢途径调节软骨细胞的活化。通过分解代谢介质结合特异性受体活化信号通路。这些信号通路活化的级联反应导致了一系列基因［MMP，糖胺聚糖酶（ADAMTS），细胞因子，NO，前列腺素］的转录及转录后修饰。其中一些因子可以反馈/调节或放大这些反应。这些分解代谢因子包括生化性（前炎症细胞因子，ROS，前列腺素，RAGE，细胞外基质组分）及生物物理性因素（机械压力）。

危险因素
–超重
–外伤或职业
–发展的关节畸形
–关节松弛

软骨老化
– 软骨裂隙
– GAG缩短
– KS6浓度增加/KS4浓度下降
– 软骨细胞数量下降
– AGE的积累
– 水含量的下降

可逆

发病
–有害的机械压力
– 遗传因素（未知）
– 激素因素？

骨关节炎早期
–软骨细胞增殖的增加
–软骨细胞合成基质的增加
–胶原合成的改变（Ⅱ型胶原/Ⅰ型胶原比例下降）
–软骨细胞去分化现象
–软骨细胞合成蛋白酶增加
–软骨细胞合成细胞因子增加
–软骨下骨去矿化伴随显微裂纹形成
–滑膜组织炎症

骨关节炎晚期
–软骨细胞增殖的减少
–软骨细胞凋亡
–软骨细胞肥大化
–骨赘形成
–骨硬化
–持续性的蛋白酶及细胞因子的合成

不可逆

图 11B-2 骨关节炎起病及维持的假说模型。在老化软骨上危险因素的累积触发了骨关节炎的起病。为了方便理解，描述了两个时期，早期 OA 及晚期 OA。但是从一个时期到另一个时期是进展性的并且通常持续许多年。OA 结构性治疗在早期比晚期可能更有效，因为早期软骨细胞保持一种高代谢活性，而晚期软骨细胞丧失了它们合成基质的能力。缩写：KS，硫酸角质素；AGE，晚期糖基化终末产物

了机械压力在软骨细胞活化中的重要作用。在未来十年进行的研究中很可能将对生物力学及软骨细胞的分子生物学之间的相互关系，及在骨关节炎发病机制中骨与软骨之间相互作用这些问题有进一步的了解。

（梁迪译 郑毅校）

11

参考文献

1. Loeser RF, Yammani RR, Carlson CS, et al. Articular chondrocytes express the receptor for advanced glycation end products: potential role in osteoarthritis. Arthritis Rheum 2005;52:2376–2385.

2. Pritzker KPH. Pathology of osteoarthritis. In: Brandt KD, Doherty M, Lohmander S, eds. Osteoarthritis. New York: Oxford University Press; 1998;50–61.

3. Goldring MB. The role of the chondrocyte in osteoarthritis. Arthritis Rheum 2000;43:1916–1926.

4. Cecil DL, Johnson K, Rediske J, Lotz M, Schmidt AM, Terkeltaub R. Inflammation-induced chondrocyte hypertrophy is driven by receptor for advanced glycation end products. J Immunol 2005;175:8296–8302.

5. Lajeunesse D, Hilal G, Pelletier JP, Martel-Pelletier J. Subchondral bone morphological and biochemical alterations in osteoarthritis. Osteoarthritis Cartilage 1999;7:321–322.

6. Cawston T. Matrix metalloproteinases and TIMPs: properties and implications for the rheumatic diseases. Mol Med Today 1998;4:130–137.

7. Dean DD, Martel-Pelletier J, Pelletier JP, Howell DS, Woessner JF Jr. Evidence for metalloproteinase and metalloproteinase inhibitor imbalance in human osteoarthritic cartilage. J Clin Invest 1989;84:678–685.

8. Jacques C, Gosset M, Berenbaum F, Gabay C. The Role of IL-1 and IL-1Ra in joint inflammation and cartilage degradation. Vitam Horm 2006;74:371–403.

9. Goldring MB, Berenbaum F. The regulation of chondrocyte function by proinflammatory mediators: prostaglandins and nitric oxide. Clin Orthop 2004;(Suppl):S37–S46.

10. Henrotin Y, Kurz B, Aigner T. Oxygen and reactive oxygen species in cartilage degradation: friends or foes? Osteoarthritis Cartilage 2005;13:643–654.

11. Abramson SB, Attur M, Amin AR, Clancy R. Nitric oxide and inflammatory mediators in the perpetuation of osteoarthritis. Curr Rheumatol Rep 2001;3:535–541.

12. Guilak F, Fermor B, Keefe FJ, et al. The role of biomechanics and inflammation in cartilage injury and repair. Clin Orthop 2004;17–26.

13. van der Kraan PM, van den Berg WB. Anabolic and destructive mediators in osteoarthritis. Curr Opin Clin Nutr Metab Care 2000;3:205–211.

骨关节炎

C. 治疗

Leena Sharma, MD

■ 骨关节炎的非药物治疗包括教育、控制体重及适当的运动，它们可能延迟疾病的进展、减轻症状并改善功能。

■ 在骨关节炎中像氨基葡萄糖及硫酸软骨素等营养支持治疗已在被研究，对于某些患者来说这种治疗可能有益并且毒性低。

■ 药物性治疗包括非麻醉性镇痛剂（例如对乙酰氨基酚）及非甾类抗炎药（NSAIDs）。

■ 关节腔注射糖皮质激素或透明质酸对于单个受累的关节可能是有用的。

■ 在合适的患者中进行关节置换手术可能减轻疼痛并改善功能，特别是髋关节及膝关节。

估计有 12% 的 25 ~ 75 岁的美国人有骨关节炎的临床症状及体征。症状性骨关节炎的发病率随着年龄增长而增加，目前缓解症状的治疗不足及缺乏改变病程的治疗，这些因素造成了骨关节炎的总体社会负担。考虑到类似骨关节炎症状的关节周综合征的频发性，尽可能的确定症状是骨关节炎本身引起的是重要的（见第 11A 章）。对于标准治疗方案的治疗反应的差异可能与骨关节炎临床症状的异质性及少数其他原因所引起的疼痛有关。

下肢骨关节炎的 4 个治疗指南包括非药物性治疗及药物性治疗的推荐：美国风湿病协会（ACR；表 11C-1）[1]、欧洲抗风湿病联盟工作组常务委员会（EULAR）（表 11C-2）[2-3]、肌肉骨骼疾病的诊断及治疗方法[4]及临床系统改善协会[5]。Pencharz 及其同事提供了对以上某些指南的批判性的评估[6]。

非药物治疗

有许多对骨关节炎的非药物干预方式，每个方法处于在不同的发展研究及应用阶段。骨关节炎非药物性治疗的分类包括：体力活动、锻炼、减肥、教育、楔形鞋垫、穿鞋方式、支架、超声治疗及脉冲性电磁场的治疗。对于这些治疗方法，多数均有必要进行进一步的研究以更好定义它们在骨关节炎治疗中的地位。

目前的研究提示针对膝关节松弛性、不稳定性、本体感受的灵敏性、肌肉功能、灵活性、自身功效的治疗，以及这类非药物的特殊联合治疗可能对膝骨关节炎非常有效，但这些治疗方法的疗效仍需要进一步的验证。

骨关节炎的某些非药物治疗方法可能起到二级预防的作用，即预防疾病的进展。这些方法主要是用于缓解症状及保持或改善功能。许多非药物干预方式花费少，联合患者自我管理方式并在家实施，这方式对公众健康有很大帮助。一些具体的建议见表 11C-3。

规律的体能活动及锻炼有利于症状、功能、生活质量的改善，这也是骨关节炎治疗的重要组成部分。骨关节炎的锻炼需要注意关节的活动范围、灵活性、有氧条件及肌肉功能的锻炼。通过肌肉强度锻炼和功能锻炼可以改善肌肉的耐力及运动控制性。每日锻炼日程——特别是针对肌肉强度的锻炼——须考虑到局部关节的病理及损伤状态，例如力线不良及关节的松弛状况等。理论上说，运动及活动对于骨关节炎的疼痛及功能的改善可能通过许多途径达到，包括强度、耐力、心血管健康、自身功效及减轻超重部分、抑郁及焦虑等方面。Van Baar 及其同事[7]以及 Baker 和 McAlindon[8]的综述提示单独的强度练习的效果较多种综合治疗（包括有氧运动，疼痛物理疗法及教育）的效果要差。一个小样本的研究提示本体感觉的灵敏性

表 11C-1　来自 ACR 的对膝骨关节炎的治疗推荐（2000 年）

骨关节炎的非药物治疗

患者教育

自我治疗计划（例如关节炎基金自我治疗计划）

个人通过电话联系得到社会支持

减轻体重（如果超重的话）

有氧运动计划

理疗

运动范围锻炼

肌肉强度的锻炼

带辅助装置的步行训练

髌骨叩击

穿合适的鞋子

外侧楔形鞋垫（对于膝内翻者）

支架

职业治疗法

关节保护及能量储存

每日生活活动（ADL）的辅助装置

骨关节炎的药物治疗

口服

对乙酰氨基酚

　COX-2 特异性抑制剂

非选择性 NSAIDs+ 米索前列醇或质子泵抑制剂

非乙酰化水杨酸

其他纯镇痛药（曲马朵、阿片类）

关节腔内用药

糖皮质激素

透明质酸

局部

辣椒碱

甲基水杨酸

SOURCE：From Altman RD，et al. Arthritis Rheum 2000；43：1905–1915，by permission of *Arthritis and Rheumatism*.

表 11C-2　来自 EULAR 对膝骨关节炎治疗推荐（2003 年）

膝骨关节炎的最佳治疗需要非药物与药物的联合治疗

膝骨关节炎的治疗必须根据以下因素进行调整：

膝关节的危险因素（肥胖、不良机械因素、体力活动）

全身性风险因素（年龄、并发症、合并用药）

疼痛强度及残疾水平

炎症的征象，例如渗出

局部及结构破坏的程度

膝骨关节炎的非药物治疗必须包括规律教育、锻炼、应用设备（手杖、鞋垫、支架）及减肥

对乙酰氨基酚是首选的口服镇痛药物，然后，如果有效，可以作为长期口服镇痛药

局部应用（NSAIDs，辣椒碱）有临床效果同时是安全的

当患者对对乙酰氨基酚无应答时必须考虑到 NSAIDs。在胃肠道风险增加的患者，非选择性的 NSAIDs 及有效的胃肠道保护剂，或选择性 COX-2 抑制剂可以应用

改变骨关节炎症状及病情的慢作用药（硫酸氨基葡萄糖、硫酸软骨素、ASU、双醋瑞因、透明质酸）对症状有效并可以改善结构

建议关节腔注射长效糖皮质激素应用于膝关节疼痛复发，尤其是伴随渗出的患者

关节替代治疗对于有膝关节炎影像学证据的患者及有顽固性疼痛及残疾的患者

SOURCE：From Jordan KM，et al. Ann Rheum Dis 2003；62；1145–1155，with permission from Annals of the Rheumatic Diseases.

可以通过运动或像橡胶套管那样简单的矫形器来改善。

目前有大量的流行病学证据提示超重增加了膝骨关节炎的发病风险。但关于体重对于骨关节炎进展的影响却了解较少，尚缺乏减轻体重对骨关节炎的结局的影响的相关试验性数据。尽管如此，目前认为体重超重的膝骨关节炎患者通过减轻体重可能延迟疾病进展、减轻症状、改善功能、并降低并发症的影响。

市场上不少营养产品都自荐对骨关节炎有效，但只有极少数经过严格的临床试验。在这些产品中，氨基葡萄糖及硫酸软骨素在临床试验中被评价过，但这些试验大部分得到了制造商的资助。一项 Meta 分析提示它们对于改善症状可能有益，但也指出文章发表的偏向性，提示药物的实际疗效可能比报道的要差[9]。

另外有关氨基葡萄糖研究的 Meta 分析也表明，有一些的临床试验的治疗组及安慰剂组之间没有或只存在非常轻微的差异。最近一项来自美国 NIH 的多中心实验提示氨基葡萄糖及软骨素（单药或联合）治疗膝骨关节炎在减轻疼痛方面没有显示出比安慰剂更好的作用，但进一步进行亚组分析提示联合治疗对于中到重度的膝关节疼痛可能有效[10]。

有流行病学研究的证据提示从饮食中摄入维生素 C 及维生素 D 可能减少膝骨关节炎进展的风险，同时一项用维生素 D 治疗膝骨关节炎的试验正在进行中。目前治疗剂量的维生素 C 或维生素 D 可预防或治疗骨关节炎方面的数据仍不充足。

骨关节炎的治疗中应重视患者的教育，而且患者教育应突出重点，例如放松和疼痛认知疗法、锻炼、或一个多组分计划。关节炎自我治疗计划（ASMP），

表 11C-3 对于骨关节炎非药物治疗的具体建议

心理社会因素
提高自我功效，应用个体化治疗 + 关节炎自我治疗疗程
关于 OA 的教育
改善应对技巧
预防 / 治疗焦虑及抑郁
改善社会支持
改善 / 保持有氧代谢能力、调节强度及 ADL 活动
增加体力活动
鼓励家庭锻炼（有氧 + 阻抗）
推荐物理及职业性治疗
提供辅助装置
局部因素
穿鞋校正
楔形插入 / 鞋垫
认识到个体病理性解剖后促进阻抗运动（例如，参考对于
轴线不准或不稳定膝关节的最佳的运动方式后进行体能
锻炼）
灵活性训练
对超重人群提供减肥计划

是每周集会上由经过培训的指导者进行教授，对患者教育的内容包括疾病进程、药物副作用、锻炼、认知行为技术，同时应学会如何获得家庭及朋友的支持[11]。很多的文献提示 ASMP 可以改善患者的症状、心理、无助状态的感觉、体力活动的水平、疼痛认知疗法技术的应用、自我治疗行为的应用，例如运动、与医生交流等。ASMP 集会是由美国国家关节炎基金会或其他来自加拿大或英国的组织发起和（或）组织的。ASMP 获得良好的影响的主要机制是提高了自我疗效，这在过去的流行病学研究中被证实是一个决定身体功能的关键因素。

矫正膝内翻实质上增加了随之带来的内侧胫股骨关节炎进展的可能性。许多年来，楔形截骨术用来减少膝内翻的膝关节内侧间隙的受力。应用外侧楔形鞋垫矫形器可降低内侧间隙的负荷并通过提高跟骨足外翻的矫正以减少外侧张力。大部分的小样本对照试验报道对膝关节症状有所改善，但更大型长期的临床试验尚在进行中。

Kerrigan 及其同事发现穿高跟鞋可导致内侧间隙及髌股骨间隙作用力显著增加[12]。尽管这种穿鞋方式的长期效应还不清楚，似乎较明智的做法还是尽量少穿高跟鞋。

在膝内翻的膝骨关节炎关节内侧卸载支架的目的是产生外展力矩来转移来自内侧受压关节接触产生的压力，但大多数研究提示这种办法对症状改善的效果是不确切的。系统回顾提示骨关节炎的超声治疗或脉冲性电磁场治疗的证据也不充分。

全身性药物治疗

典型骨关节炎的药物治疗是基于药物是缓解症状还是改善病程而进行分类。但目前尚没有充分的证据证明任何药物对骨关节炎有改善病程的作用。

非麻醉性镇痛药物治疗

最新的 ACR 对骨关节炎药物治疗指南认为，对乙酰氨基酚对于轻到中度疼痛是一种有效的初始治疗药物。最新的 EULAR 指南也同样推荐对乙酰氨基酚作为初始治疗药物及最好的长期用药的选择。但有研究显示对乙酰氨基酚与非甾类抗炎药（NSAIDs）的作用是相当的，也有研究提示 NSAIDs 可能更有效并为患者所喜欢。ACR 指南建议 NSAIDs 在中度到重度疼痛及有炎症体征的患者中可作为一种选择性治疗。然而考虑到对乙酰氨基酚有较高的安全性、非处方药性质及价格低廉，而 NSAIDs 有潜在的心血管及胃肠道影响，因此用常规剂量的对乙酰氨基酚作为初始治疗药物似乎是合理的。

对乙酰氨基酚的剂量不能超过 4000 mg/ 日，应使用最小的有效剂量。对乙酰氨基酚可能提高华法林的半衰期，那些使用大剂量对乙酰氨基酚的患者华法林的剂量可能需要调整。对乙酰氨基酚相关的肝毒性在治疗骨关节炎的剂量下较罕见，但是有肝疾病或酗酒的患者则可能发生。

麻醉性镇痛药物治疗

麻醉性镇痛药物只能用于存在严重骨关节炎并且经过规律剂量的非麻醉镇痛药物联合非药物治疗后仍有顽固性疼痛的患者。疼痛治疗的目标是要达到症状充分改善以允许进行适度的体力活动及锻炼，反过来可以帮助防止关节功能的丧失及发生残疾。治疗不足或过度治疗骨关节炎的疼痛均可能出现不良的后果，因此应考虑多学科联合的疼痛治疗，尤其是对于有严重骨关节炎但不适合或拒绝全关节置换术的患者。

11

非甾类抗炎药

如果应用非麻醉性镇痛药效果不佳，可以考虑用非选择性 NSAIDs 或 COX-2 选择性 NSAIDs（见第 41 章）。NSAIDs 抑制了产生前列腺素所必需的环氧合酶（cyclooxygenase，COX）的活性。这种酶存在两种亚型，其中 COX-2 亚型对于合成导致疼痛及炎症的前列腺素来说是最重要的。所有的 NSAIDs 均抑制 COX-2，而非选择性 NSAIDs 同时抑制了 COX-1 和 COX-2。非选择性及选择性 NSAIDs 对于症状的控制可能与它们镇痛作用及抗炎作用相关。

对于非选择性及 COX-2 选择性 NSAIDs，推荐开始时应用最小的治疗剂量，然后该剂量可以逐渐增加到达满意的治疗反应，或达到最大的推荐剂量，或患者开始出现不良反应。如果某种 NSAIDs 予以足量治疗后反应不佳，可以尝试换用另一种 NSAIDs。在临床试验中非选择性及 COX-2 选择性 NSAIDs 之间的疗效并没有本质上的差别。然而，不同 NSAIDs 在不同的患者中的疗效可能存在差异。另外，应用 2 种或 2 种以上的 NSAIDs 并不能增加疗效反而会增加毒性的风险。NSAIDs 与对乙酰氨基酚可以同时应用，这种联合用药比任何一种单独应用可能更有效。

应用 NSAIDs 时监测可能存在的不良反应。用药 2 周应检测血压、血常规及肝肾功能；用药每 4 ~ 6 个月检测要血压、血常规、肝肾功能、尿常规及便潜血。对于常规使用 NSAIDs 的骨关节炎患者，有增加上消化道毒性的风险（例如胃或十二指肠溃疡）及胃肠道出血。COX-2 选择性 NSAIDs 可能会减小这种风险。2000 年 ACR 对于骨关节炎药物治疗的指南中推荐，应用非选择性 NSAIDs 的患者存在胃肠道不良反应增加的风险时，可加用米索前列醇或质子泵抑制剂。在那些胃肠道不良反应风险低的患者中胃肠道保护治疗不是必须的。

应用 NSAIDs 的患者也可出现肾不良反应（例如肾功能不全，液体潴留，高钾血症）。非选择性的 NSAIDs 与血小板功能破坏相关，其机制与 COX-1 的抑制作用有关。而 COX-2 选择性 NSAIDs 则可能增加严重心血管事件。但最新的理念强调所有 NSAIDs 对心血管均有影响。鉴于非选择性及 COX-2 选择性 NSAIDs 相关的不良反应，对于骨关节炎药物治疗应考虑相关的并发症及个体的风险，谨慎地进行个体化治疗。

局部药物治疗

关节腔内注射糖皮质激素可减轻骨关节炎的关节疼痛，对有炎症体征的关节可能更有效。但疗效可能只持续几天，也可能持续数月。一年内同一个关节重复注射治疗不应超过 3 次。动物实验研究提示关节腔注射治疗可能加速软骨的丢失，因此不推荐高频率使用。但也有研究提示关节腔内注射皮质醇不会加速膝骨关节炎影像学的进展。关节注射激素对骨关节炎进展在 MRI 上的表现尚未见报道。糖皮质激素注射治疗不能作为主要的或规律的治疗方式，可作为其他药物或非药物治疗的一种辅助方式。

关节腔内注射透明质酸可以使症状得到适度改善。膝骨关节炎早期阶段应用此治疗疗效可能更好。每周输注一次，持续 3 ~ 5 周，可能的副作用是注射后会引起滑膜炎症或渗出。

在膝或手骨关节炎中局部应用辣椒素对疼痛有一定的缓解作用。要达到最好的疗效需要遵从推荐的治疗方法，即在疼痛的关节涂抹 3 ~ 4 次 / 天。在应用区域出现烧灼感可减少常规用量。辣椒碱可能会引起高度的黏膜激惹反应，洗手有助于防止其与其他皮肤黏膜的接触。

手术

对于有症状同时功能丧失，又对非手术药物治疗及非药物治疗无效的患者可以考虑手术治疗。在晚期骨关节炎伴随严重疼痛及功能减退的患者中，全关节置换术对其中绝大多数的患者是一个有效的治疗方式，特别是髋关节或膝关节的置换。目前其他关节部位的全关节置换术较髋关节或膝关节的预见价值较小。成功的关节手术不仅仅取决于手术方面，还取决于药物并发症的预防、手术前后理疗的质量。随着假体设计及固定技术的进步，术后关节稳固性维持的年数逐渐延长。然而，考虑到大多数假体有效期限制、植入技术及修正手术可能带来的更多并发症，应避免在较年轻的患者中进行全关节置换术。

理论上而言，截骨术有助于减少没有严重骨关节炎的力线不良的膝关节间隙的压力，从而阻止疾病的进展。然而，对于轻度至中度骨关节炎的关节截骨术的具体指征并不确切，加上去除关节周骨的概念不明确，使得这种治疗变得更为复杂。最近的研究提示关节镜下半月板清创术似乎不能改善膝骨关节炎的预后[13]。膝骨关节炎中半月板软骨病变清除的必要性尚需要进一步的研究。

（梁　迪　译　郑　毅　校）

参考文献

1. Altman RD, Hochberg MC, Moskowitz RW, Schnitzer TJ. Recommendations for the medical management of osteoarthritis of the hip and knee: 2000 update. Arthritis Rheum 2000;43:1905–1915.
2. Jordan KM, Arden NK, Doherty M, et al. EULAR recommendations 2003: an evidence-based approach to the management of knee osteoarthritis: report of a task force of the Standing Committee for International Clinical Studies Including Therapeutic Trials (ESCISIT). Ann Rheum Dis 2003;62:1145–1155.
3. Zhang W, Doherty M, Arden N, et al. EULAR evidence-based recommendations for the management of hip osteoarthritis: report of a task force of the EULAR Standing Committee for International Clinical Studies Including Therapeutics (ESCISIT). Ann Rheum Dis 2005;64:669–681.
4. Algorithms for the diagnosis and management of musculoskeletal complaints. Am J Med 1997;103:3S–6S.
5. Lee JA. Adult degenerative joint disease of the knee: maximizing function and promoting joint health: Institute for Clinical System Integration. Postgrad Med 1999;105:183–197.
6. Pencharz JN, Grigoriadis E, Jansz GF, Bombardier C. A critical appraisal of clinical practice guidelines for the treatment of lower-limb osteoarthritis. Arthritis Res 2002;4:36–44.
7. van Baar ME, Assendelft WJJ, Dekker J, Oostendorp RAB, Bijlsma WJ. The effectiveness of exercise therapy in patients with osteoarthritis of the hip or knee. Arthritis Rheum 1999;42:1361–1369.
8. Baker K, McAlindon T. Exercise for knee osteoarthritis. Curr Opin Rheumatol 2000;12:456–463.
9. McAlindon TE, LaValley MP, Gulin JP, Felson DT. Glucosamine and chondroitin for treatment of osteoarthritis: a systematic quality assessment and meta-analysis. JAMA 2000;283:1469–1475.
10. Clegg DO, Reda DJ, Harris CL, et al. Glucosamine, chondroitin sulfate, and the two in combination for painful knee osteoarthritis. N Engl J Med 2006;354:795–808.
11. Lorig K, Holman HR. Arthritis self-management studies: a 12 year review. Health Educ Quarterly 1993;20:17–28.
12. Kerrigan DC, Todd MK, O'Riley PO. Knee osteoarthritis and high-heeled shoes. Lancet 1998;351:1399–1401.
13. Moseley JB, O'Malley K, Petersen NH, et al. A controlled trial of arthroscopic surgery for osteoarthritis of the knee. N Engl J Med 2002;347:81–88.

痛风

A. 临床特征

N. Lawrenceedwards, MD

- 痛风（gout）是由于单钠尿酸盐晶体在关节内及关节周围组织沉积所引起的。
- 典型痛风的病程进展可分为三个不同的阶段：无症状高尿酸血症、急性间歇性痛风期和晚期痛风。
- 痛风的发病率随着年龄的增长及高尿酸血症的程度而增加。
- 绝大多数高尿酸血症患者不会出现尿酸过多的相关症状，如痛风性关节炎、痛风石或肾结石。
- 男性痛风的首次发作时间多在 40～60 岁。女性痛风发作的年龄相对更晚，且与数个因素相关，包括绝经年龄及噻嗪类利尿剂的使用。

- 痛风发作常表现为受累关节快速进展的发热、肿胀、红斑，以及疼痛。
- 痛风最常首先累及的关节是第一跖趾关节，即所谓的足痛风。
- 大约有 30% 的痛风患者在痛风急性发作的早期可出现高于 38℃ 的发热。
- 尽管有以痛风石为首发临床表现的病例报道，但通常认为晚期痛风（有时被认为是慢性痛风石痛风）常需经历 10 年甚至更长时间的急性痛风间歇性发作。
- 单钠尿酸盐形成痛风石的进展情况取决于高尿酸血症的持续时间及严重程度。

痛风是一种与高尿酸血症相关的临床疾病，由单钠尿酸盐结晶在关节内或者关节周围组织沉积所致。晶体沉积相关症状包括急性关节炎发作、慢性破坏性关节病，以及软组织内单钠尿酸盐结晶的聚积。痛风的非关节（软组织）的临床表现包括痛风石形成（图 12A-1）及晶体在肾集合管中沉积，从而导致尿石症。

典型痛风的分期

典型痛风的病程分为三个不同的阶段：无症状高尿酸血症、急性间歇性痛风期（acute intermittent gout）和晚期痛风（图 12A-2）。从无症状高尿酸血症进展为晚期痛风的速度因人而异，有赖于众多的内在及外在因素。

无症状高尿酸血症

高尿酸血症（asymptomatic hyperuricemia）是一种基于流行病学或生理学角度的、常见的生化异常。在细胞外液中，pH7.4 时，98% 的尿酸以尿酸盐的形式存在。在临床实验室检测中，高尿酸血症的定义是：血清尿酸水平高于年龄性别相匹配的健康人群的均值加两个标准差。依据该标准，正常血清尿酸的上限值多为 8.0～8.5 mg/dl。然而，从生理学角度来说，血清尿酸大于 6.8 mg/dl 即为高尿酸血症，因为该浓度已超过体液中单钠尿酸盐的溶解度。儿童期血清尿酸盐水平相对较低（2.0～4.0 mg/dl）。在男性中，这一数值从青春期开始大幅上涨、达峰，并维持整个成年期。在女性中，血清尿酸的水平在成年早期逐渐上升，直到绝经期后达峰。这种血清尿酸水平升高的时差，是导致痛风好发于男性的主要原因。

痛风的发病率随着年龄的增长及高尿酸血症的程度而增加。一项标准化年龄的研究显示，在尿酸水平为 7.0～8.0 mg/dl 的受试者中，痛风性关节炎的累计发病率为 3%；而在尿酸水平 9.0 mg/dl 及以上的受试者中，痛风性关节炎的 5 年累计发病率为 22%[1]。当然，绝大多数高尿酸血症患者并不会出现尿酸过多的相关症状，如痛风性关节炎、痛风石或肾结石。

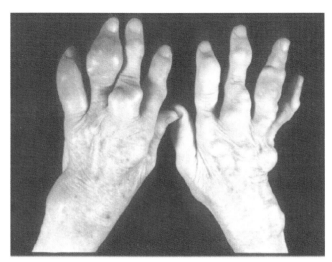

图 12A-1　晚期痛风患者所有手指及右侧第五掌指关节及双腕可见巨大的痛风石

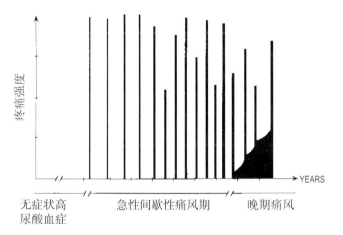

图 12A-2　经典痛风的疾病发展的三个阶段。无症状高尿酸血症持续数十年，紧接着是急性间歇性痛风期，伴无痛的间歇期，未经治疗的患者可出现进行性持续性疼痛及关节破坏，最终进展为晚期痛风

急性间歇性痛风期

　　急性痛风的首次发作常见于无症状高尿酸血症数十年后。17 世纪，著名医生 Thomas Sydenham 记录了其本人的痛风经历，生动的描述了急性痛风发作最初数小时的情形：

　　患者上床入睡时感觉良好。凌晨两点光景，他被痛醒；疼痛可发生于拇趾、足跟、小腿或踝关节。疼痛犹如骨头脱臼，受累部位好似冷水泼过一般；表现颤抖、冷战继而发热。疼痛初起尚和缓，随后愈演愈

烈，至深夜达到顶峰，转向跖骨和跗骨的骨骼及韧带。时而是韧带的剧烈牵拉撕裂痛，时而是噬咬般疼痛，时而是压迫感。与此同时，患处的感觉变得极为敏锐，以至于不能承受被子的重量和人在房间走动时的震动[2]。

　　这段经典的描述刻画了急性痛风性关节炎时的剧痛，提起痛风常常会想起这段临床描述。

　　对男性而言，痛风的首次发作时间多在 40 ～ 60 之间。而在女性，痛风发作的年龄相对更晚，且与数个因素相关，包括绝经年龄及噻嗪类利尿剂的使用。痛风发作前驱表现为受累关节快速进展的发热、肿胀、红斑，以及疼痛。经历 8 ～ 12 小时后，疼痛从最初微小的刺痛直至剧痛。初次发作通常为单关节，且半数患者发生于第一跖趾关节。第一跖趾关节的累及率在痛风患者中可高达 90%，即所谓足痛风（源于希腊语中的"足陷阱"；图 12A-3）。痛风初次发作常累及的其他关节包括足中段、踝关节、足跟、膝关节，其次为腕关节、指关节及肘关节。疼痛通常很剧烈，但可因人而异。就像 Sydenham 所观察到那样，当累及下肢关节时患者行走困难，甚至无法行走。

　　在痛风急性发作的早期约 30% 的患者可出现高于 38℃ 的发热[3]。痛风发作所致的皮肤红斑可越过受累关节范围，呈现出类似细菌性蜂窝织炎的表现（图 12A-3）。

　　未经治疗的急性痛风的自然病程不尽相同，从数小时即缓解的轻微疼痛（"小发作"）到持续 1 ～ 2 周

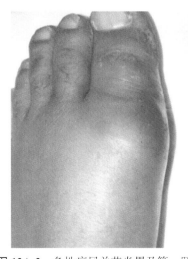

图 12A-3　急性痛风关节炎累及第一跖趾关节

的严重发作。在急性间歇性痛风的早期，急性关节炎不常发作，发作之间的间隔有时可长达数年。随着时间的推移，痛风发作的频率增高、持续时间延长、累及关节数增多。

急性间歇性痛风的间歇期与其急性发作一样有特征性。既往受累关节已无症状。尽管如此，其关节滑液检查却常可见尿酸盐晶体。一项研究显示，在既往曾有发作的 37 个膝关节滑液检查中，有 36 个存在尿酸盐晶体。关节滑液发现尿酸盐晶体者，其关节滑液的细胞计数均值亦高于无尿酸盐晶体者（449/mm³ vs. 64/mm³）[4]。这些精细的差异显示存在亚临床炎症。

晚期痛风

尽管有以痛风石为首发临床表现的病例报道，但通常认为晚期痛风（advanced gout）（有时被认为是慢性痛风石痛风）常需经历 10 年甚至更长时间的急性间歇性痛风期[5]。间歇期不再有无痛期是急性间歇性痛风进展为慢性痛风石痛风的标志。受累关节呈现持续性不适及肿胀，但程度比急性发作时要轻得多。在慢性疼痛基础上可有痛风发作，如不治疗，痛风甚至会每隔几周就发作一次。如果不采取正确的干预措施，这些慢性疼痛会随着时间的推移而逐步加重（图12A-2）。这一阶段初数年的痛风患者查体时不一定都可发现痛风石。但是，MRI 发现的关节周围痛风石以及通过关节镜发现的"微小痛风石"在该阶段早期肯定已经存在了[6]，实际上它们在急性间歇性痛风期的早期可能已经存在了。这一时期多关节受累更为常见。由于手足小关节常弥散性对称性受累，故慢性痛风石痛风易与类风湿关节炎的对称性多关节炎相混淆。

单钠尿酸盐形成痛风石的进展情况取决于高尿酸血症的持续时间及严重程度。Hench 发现未经治疗的痛风患者[7]，从首次急性痛风发作到出现痛风石平均需要 11.7 年[8]。一项纳入了 1165 例原发性痛风患者的研究显示，无痛风石的患者血清尿酸水平为 10.3±1.3 mg/dl，而有广泛痛风石沉积者的血清尿酸水平为 11.0±2.0 mg/dl。其他与痛风石形成相关的因素包括：早年起病的痛风、长期活动且未经治疗的痛风、平均每年发作 4 次，以及有明显的上肢及多关节受累的趋向者[9]。在未经治疗的患者中，从痛风初次发作到晚期关节炎或形成肉眼可见的痛风石之间的间隔时间差异较大，范围 3 ～ 42 年，平均为 11.6 年[10]。

皮下痛风石是晚期痛风最具特征性的损伤（图12A-3）。痛风石可发生在身体的任何部位，但最常见于手指、腕关节、耳郭、膝关节、鹰嘴囊，以及受压部位，如前臂尺侧和跟腱。对结节性骨关节炎患者而言，更易于在赫伯登结节中形成痛风石。痛风石亦可见于其他部位的结缔组织中，如肾锥体、心脏瓣膜及巩膜。类似结节亦可见于其他风湿病，如类风湿关节炎、多中心网状组织细胞增生症[11-12]。在降尿酸药物问世之前，50% 的痛风患者最终出现临床上或影像学可见的痛风石。而自别嘌醇及排尿酸药物应用以来，痛风石性痛风的发生率已经下降。

许多有关成熟的、多发分叶状痛风石形成过程的认识均来自 Sokoloff[13] 及 Schumacher[14] 的经典病理组织学的描述，以及 Palmer 及其同事近期的免疫组化研究[15]。图 12A-4 展示了假设的痛风石形成过程：无晶体的细胞团（巨噬细胞腺泡）通过晶体沉积、花冠状细胞肥大，以及最后晶体融合和细胞萎缩，最终形成临床上所见到的痛风石[7]。巨噬细胞腺泡

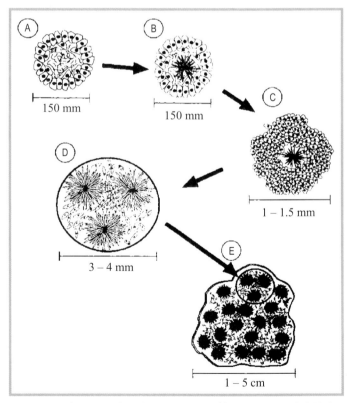

图 12A-4 痛风石形成的阶段。A. 无晶体的巨噬细胞腺泡是痛风石最早的结构形态。B. 在腺泡的无晶体中心出现尿酸盐晶体。C. 随着晶体团块的增大，其周边环绕的巨噬细胞冠也随之肥大。D. 晶体进一步形成，致使细胞冠变薄，直到纤维隔将晶体化了的胞窝彼此分开。E. 完全成熟的痛风石

（图 12A-4A）是痛风石形成过程中光学显微镜下可观察到的最早期结构形态。该腺泡具有非晶体、无定型物的核心，环绕以单核吞噬细胞，形成玫瑰花样外观。中心的无定形物被认为是单核细胞的碎片，而这些单核细胞的聚集是由于对某些刺激的反应所致。

在腺泡形成后的某些时候，在单核细胞来源的无定形物核心内会形成小的、偏心性的、放射状排列的单钠尿酸盐结晶（图 12A-4B）。巨噬细胞并不吞噬单钠尿酸盐晶体，但随着晶体团块逐渐膨胀，与周围细胞相接触。该核心外壳会从 1 ~ 2 个细胞的厚度增殖为 8 ~ 10 个细胞厚的环（图 12A-4C）。随着痛风石的成熟，细胞环消失并且被纤维间隔所取代（图 12A-4D），其内含成纤维细胞，偶见多核巨细胞。邻近的晶体沉淀融合形成直径 1 ~ 10 cm 的多发分叶状痛风石（图 12A-4E），其内交织着纤维丝，纤维丝含少许细胞，外被薄厚不一的纤维组织。通过 MRI 能够清晰的鉴别痛风石内的细胞及晶体成分（图 12A-5）。

罕见临床表现

早发痛风

3% ~ 6% 的痛风患者在 25 岁前发病。早发痛风（early-onset gout）是一类特殊的亚型：通常有遗传因素、疾病进展更快和需要更加积极的降尿酸治疗。在典型痛风的大规模流行病学研究中，有 25% ~ 30% 的患者有痛风和（或）肾结石的家族史。在早发痛风的患者中，有家族史者约占 80%。在这群年轻患者中，覆盖几代人的详尽问诊将为了解该病的遗传形式提供足够的信息（X 连锁或常染色体显性或隐性遗传）。

和典型痛风一样，早发痛风也可能是由于尿酸盐产生过度或者肾尿酸清除率下降所致。可导致儿童和青年人尿酸盐产生过多的疾病包括嘌呤代谢酶缺陷、糖原贮积症，以及血液病，如血红蛋白病和白血病。次黄嘌呤 - 鸟嘌呤磷酸核糖转移酶（HGPRT）完全缺失是一种 X 连锁遗传的先天性嘌呤代谢缺陷病，其典型的临床表现为 Lesch–Nyhan 综合征。如早期未予别嘌醇治疗，这些有严重神经系统异常的男孩在十余岁时就将罹患痛风及肾结石。HGPRT 部分缺失（Kelley-Seegmiller 综合征）可导致早发痛风或尿酸性肾结石，也同样具有 X 连锁特质。该综合征患者有轻微的或无神经系统异常。

糖原贮积症中的 I 型、III 型、V 型及 VII 型是常染色体隐性遗传病，均与早发痛风相关。在镰状细胞贫血、β 地中海贫血及非淋巴细胞白血病的年轻患者中可并发痛风性关节炎。

导致年轻患者尿酸排泄减少的疾病包括一种特异性肾小管异常，即家族性幼年高尿酸血症肾病[16]。这种常染色体显性遗传病使患者从很年轻时起即存在高尿酸血症，而且是在发现肾功能不全之前。至 40 岁，可导致进行性肾衰竭和终末期肾病。其他早发痛风相关的肾病包括多囊肾、慢性铅中毒、肾髓质囊性病、

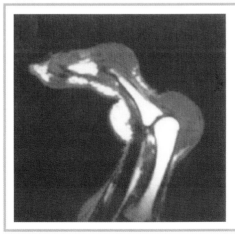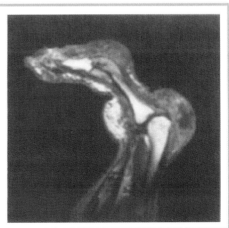

图 12A-5 （左）中线矢状位 MRI：痛风石导致手指关节畸形。（右）采用自旋回声技术加钆增强的 T1 加权像显示了深层软组织的解剖结构。近端趾间关节和远端趾关节背侧的结构不均匀的痛风石清晰可见。中心的晶体沉积仍为低信号强度，但周围组织被增加

局灶性小管间质疾病。

器官移植患者的痛风

在常规服用环孢素防止排异反应的心脏移植患者中，高尿酸血症的发病率为 75% ～ 80%[17]。而在肾移植和肝移植患者中其发病率相对低些（约 50%），推测可能是由于此类患者使用的环孢素剂量较低。在普通人群中，无症状高尿酸血症发展为痛风的概率是 1/30；而环孢素导致的高尿酸血症进展为痛风的概率高达 1/6[18]。环孢素 A 导致的痛风与原发性痛风之间的其他不同包括：无症状高尿酸血症期和急性间歇性痛风期显著缩短，痛风石迅速出现。无症状高尿酸血症期在典型痛风中常持续 20 ～ 30 年，但在环孢素 A 导致者仅持续 6 个月 ～ 4 年。同样，急性间歇性痛风期在移植患者中只持续 1 ～ 4 年，但在典型痛风中持续 8 ～ 15 年。

由于器官移植患者常需服用其他药物，如糖皮质激素及硫唑嘌呤，故其痛风症状相对于典型痛风而言，更不典型，很少有戏剧性变化。

女性痛风

和其他大多数风湿性疾病不同的是，痛风在女性中比男性中少见。大多数大型综述显示，在痛风患者中，女性仅占不足 5%。90% 女性患者的首次痛风发作是在绝经后。除首次痛风发作的时间在女性中比男性晚以外，绝经后痛风的临床表现及病程与经典痛风相似。与男性痛风患者相比，绝经后女性痛风更多的与以下情况相关：如使用利尿剂（95%）、高血压（73%）、肾功能不全（50%）和曾患关节疾患，如骨关节炎[20]。

绝经前痛风有很强的遗传倾向。大多数在绝经前发生痛风的女性有高血压及肾功能不全。对于那些罕见的肾功能正常的绝经前女性痛风患者，应该警惕常染色体遗传的家族性幼年高尿酸血症肾病[16]或者更加罕见的非 X 连锁先天性嘌呤代谢缺陷病[20]。

血尿酸正常的痛风

对于血尿酸水平正常者发作痛风的常见解释是：①痛风的诊断不正确，②患者实际上存在慢性高尿酸血症，只是在检测时血尿酸水平是正常的（对此种现象的解释见下文）。

一些关节疾患跟痛风极为相似，包括脱水焦磷酸钙（假性痛风）、碱性钙（磷灰石）及液态脂类引起的晶体性关节病[21]。其他可导致急性单关节病变的原因也应纳入考虑范围，如感染、结节病和外伤[22]。临床上疑似痛风者需进行关节滑液的晶体检查以确诊。如果无关节滑液分析结果，则诊断仍有疑问。

对于高尿酸血症定义的错误理解可导致误诊为血尿酸正常的痛风。血清尿酸持续高于 7.0 mg/dl 为尿酸盐晶体形成提供条件，但有急性和慢性痛风患者的尿酸水平可低于该生化定义规定的高尿酸血症[23]。事实上，约 1/3 急性痛风患者在剧痛时的血清尿酸水平低于 7.0 mg/dl。产生此种现象的可能原因是疼痛刺激引起的促肾上腺皮质激素释放及肾上腺素分泌促进了尿中尿酸排泄。急性痛风发作时血尿酸正常的现象在酗酒者中比非酗酒者更常见。除别嘌醇、丙磺舒、磺吡酮等常规降尿酸药物外，大剂量水杨酸、血管紧张素 II 受体拮抗剂、非诺贝特、糖皮质激素、华法林、愈创甘油醚及 X 线造影剂也可降低尿痛风患者的血尿酸水平，从而误认是尿酸水平正常的痛风。

Yu 报道，2145 例痛风患者在停用别嘌醇或者促尿酸排泄药后，1.6% 的患者血尿酸可持续正常达数月[24]。尽管有些痛风症状很轻的患者的血尿酸在一段时间内继续保持正常，但大多数这些患者会最终恢复高尿酸血症。

急性发作的诱因

对于为什么有些高尿酸血症患者会出现晶体聚积而另一些却没有的原因尚不明。当关节滑液的尿酸浓度处于稳态时，痛风患者的关节滑液比骨关节炎或类风湿关节炎患者的关节滑液更易形成结晶。许多滑液蛋白已被报道与促进或者抑制晶体核的形成相关。已知的重要的生理性成核剂还较少，代表性的有 I 型胶原和 γ 球蛋白亚片段[10]。

高尿酸血症的严重程度与痛风的发生呈正相关。但是关节滑液内尿酸浓度的急剧上升或者下降与急性痛风发作的关系更为紧密。血清尿酸水平的快速波动是外伤、酒精摄入及药物相关痛风的一个触发机制。

外伤常被报道是引发痛风急性发作的一个诱因。外伤可小到仅为一次长途行走，途中可无疼痛，但可引发关节内肿胀。一旦关节开始休息，关节滑液中的游离水分很快流失。其结果是导致关节滑液内尿酸水平的突然升高，从而引起尿酸盐结晶聚积及痛风发作。

这一机制可解释为何痛风发作常在夜间。

乙醇摄入可通过数种机制导致痛风。饮用铅污染的走私酒可造成慢性肾小管损伤导致继发性高尿酸血症及铅痛风［铅中毒（saturnine）在这里是指铅或与铅相关的，该词来自古代的观点，认为这种金属构成了土星（saturn）］。任何形式的乙醇摄入均可通过增加细胞内腺苷三磷酸的分解从而导致尿酸的增加。饮用啤酒对痛风有额外的影响[25]，因为啤酒内含有大量的可代谢为尿酸的鸟嘌呤核苷[26]。

药物可通过快速升高或者降低尿酸水平而引发痛风。噻嗪类利尿剂能选择性影响近曲小管的尿酸盐分泌。低剂量阿司匹林（每天低于 2 g）也能增高血尿酸盐水平，但更大剂量的阿司匹林却有促尿酸排泄作用，可降低血尿酸浓度。过快的增高或者降低血尿酸水平均可诱发痛风发作；别嘌醇就是此类情况的代表。这种矛盾现象的机制可能是当关节滑液内尿酸水平急剧改变时，滑液内的微小痛风石失稳态所致。当微小痛风石断裂的时候，晶体脱落入关节滑液，从而导致痛风发作[27]。

临床相关疾病

肾病

高尿酸血症造成的唯一持续性损伤的内脏是肾。高尿酸血症导致的肾病共三种，包括：①慢性尿酸盐肾病；②急性尿酸肾病；③尿酸肾结石。

慢性尿酸盐肾病是由单钠尿酸盐晶体在肾髓质及肾锥体沉积所致，伴有轻度蛋白尿。尽管慢性高尿酸血症被认为是尿酸盐肾病的病因，但是此类肾病基本上不发生在没有痛风性关节炎的患者身上。进行性肾衰竭在痛风患者中较常见，但由于痛风患者常伴发多种疾病，因此很难确定肾衰竭与慢性尿酸盐肾病之间的关系。正如以下所述，常与痛风伴发的疾病，如高血压、糖尿病、肥胖以及缺血性心脏病也是肾功能不全的危险因素。在很大程度上，高尿酸血症作为慢性肾实质疾病的独立危险因素这一说法仍然存在争议。高尿酸血症对肾的其他慢性影响可能不是晶体沉积所致，而是由于可溶性尿酸分子对肾小球入球小动脉的直接作用[28]。

急性肾衰竭可由急性肿瘤溶解综合征时的高尿酸血症所致。该综合征可在快速增殖的淋巴瘤及白血病患者接受化疗时产生。由于细胞溶解时释放大量嘌呤，致使尿酸在远曲小管及肾集合管内沉积。

急性尿酸肾病可引起尿少或无尿。通过随机尿或者 24 小时尿中尿酸与肌酐比值大于 1.0 可以将此种急性肾衰竭与其他形式的肾衰竭区分开来。

有 10% ～ 25% 的痛风患者患有尿酸肾结石。其发病率与血清尿酸水平强相关，当血清尿酸在 13 mg/dl 以上时发生肾结石的可能性达 50%。40% 的患者肾结石的症状先于痛风发作。含钙的肾结石在痛风患者身上的发生率比普通人高 10 倍。

高血压

25% ～ 50% 的痛风患者患有高血压，同时 2% ～ 14% 的高血压患者患有痛风。由于血清尿酸浓度与周围及肾动脉阻力直接相关，而肾血流量减少可以解释高尿酸血症与高血压的联系。肥胖及男性等因素也使高血压和高尿酸血症相关联[29-30]。

肥胖

不论男女，高尿酸血症及痛风均与体重十分相关，同普通人相比痛风患者经常是超重的。肥胖可能是高尿酸血症、高血压、高脂血症和动脉粥样硬化之间的联系因素。

高脂血症

血清三酰甘油增高占痛风患者的 80%。尽管在痛风患者中高密度脂蛋白水平通常要低些，但高尿酸血症和血清胆固醇之间的关系仍然存在争议。血清脂类的这些异常通常不是由于遗传，而是由于生活放纵所致。

影像学特点

在疾病的早期，痛风的影像学改变不显著。在急性痛风性关节炎时，影像学可仅见受累关节周围软组织肿胀。在大多数情况下，关节和骨的异常发生在病史多年者，提示存在尿酸盐晶体沉积。最常见的异常多呈不对称性，且多见于足、手、腕、肘及膝。

痛风骨侵蚀的影像学与其他炎性关节病的骨侵蚀改变截然不同。痛风所致的骨侵蚀通常稍偏离关节，而典型的类风湿骨侵蚀紧邻关节表面（图 12A-6）。典

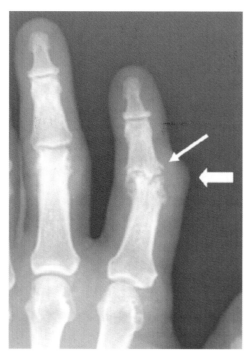

图 12A-6　晚期痛风的影像学改变包括有垂悬边缘的典型痛风侵蚀（白箭头）及痛风石导致的软组织肿胀

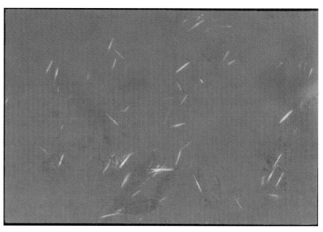

图 12A-7　偏振光显微镜下可见急性炎性关节滑液中典型的针状单钠尿酸晶体

型痛风骨侵蚀的特征是既有萎缩又有肥大，从而导致有垂悬边缘的侵蚀。痛风患者能保持其关节间隙直到疾病晚期。近关节处骨量减少这种类风湿关节炎常见的早期改变在痛风中罕见或者极轻微。

实验室检查及诊断

很久以来，增高的血尿酸水平被认为是痛风诊断的基石。事实上，这项实验室检查对痛风的诊断意义有限。大多数高尿酸血症的人并不会发展为痛风，而痛风发作期间其血清尿酸水平可正常[31]。大多数患者痛风的确诊有赖于临床三联征：单关节炎、高尿酸血症以及治疗后关节症状显著缓解。根据这些参数做出诊断仅仅是一种推测，但是医生应该对其他的可能保持警惕。

药物（如非甾类抗炎药或者糖皮质激素）治疗的临床反应尚可见于其他类型的关节炎，包括焦磷酸钙假性痛风及碱性磷酸钙（羟基磷灰石）肌腱炎。血清尿酸测定对随访抗高尿酸血症治疗的疗效是有帮助的并且是必要的。

确诊痛风只能通过抽取关节滑液并检查滑液或痛风石物质，证实有特征性的单钠尿酸盐晶体（图12A-7）。这些晶体通常为针状或者杆状。在补偿偏振光显微镜下，呈现明亮的双折光晶体：当与慢轴平行时呈现黄色（一级补偿）；而与慢轴垂直时则呈现蓝色。在痛风急性发作时晶体存在于细胞内，但是小的、粉碎状，细胞外晶体常见于发作减轻和间歇期。

关节滑液检查结果与中至重度炎性相一致。白细胞计数常波动于 5000 ~ 80 000 /mm³，平均为 15 000 ~ 20 000 /mm³。这些细胞主要是中性粒细胞。关节滑液需行培养，因为细菌感染可与痛风晶体同时存在。

24 小时尿液尿酸测定不是所有痛风患者所必需的。该检测对于考虑使用促尿酸排泄药（丙磺舒或磺吡酮）的患者或者需要探讨显著高尿酸血症（＞11 mg/dl）原因者。正常饮食下，24 小时尿尿酸排泄量超过 800 mg 提示尿酸生成过多。在儿童及年轻人中，这种尿酸生成过多可以是酶缺陷所致。在老年患者中，这一尿酸水平说明存在与细胞快速转化相关的疾病，如骨髓或者淋巴增殖性疾病。某些药物、造影剂和乙醇可干扰尿液尿酸的检测。因此，在检测前几天应予以避免。

（严淑敏　译　伍沪生　校）

参考资料

1. Campion EW, Glynn RJ, DeLabry LO. Asymptomatic hyperuricemia: risks and consequences in the Normative Aging Study. Am J Med 1987;82:421–426.
2. Sydenham T. The whole works of that excellent practical physician, Dr. Thomas Sydenham. 7th ed. Pechey J. trans. London: Feales; 1717:17.
3. Ho G, DeNuccio M. Gout and pseudogout in hospitalized patients. Arch Intern Med 1993;153:2787–2790.
4. Pascual E. Persistence of monosodium urate crystals and low-grade inflammation in the synovial fluid of patients with untreated gout. Arthritis Rheum 1991;34:141–145.
5. Wernick R, Winkler C, Campbell S. Tophi as the initial manifestation of gout: report of six cases and review of the literature. Arch Intern Med 1992;152:873–876.
6. Popp JD, Bidgood WD, Edwards NL. Magnetic resonance imaging of tophaceous gout in the hands and wrists. Semin Arthritis Rheum 1996;25:282–289.
7. Popp JD, Bidgood WD, Edwards NL. The gouty tophus. Rheumatol Rev 1993;2:163–168.
8. Hench PS. The diagnosis of gout and gout arthritis. J Lab Clin Med 1936;22:48–55.
9. Nakayama DA, Barthelemy C, Carrera G, et al. Tophaceous gout: a clinical and radiographic assessment. Arthritis Rheum 1984;27:468–471.
10. McGill NW, Dieppe PA. The role of serum and synovial fluid components in promotion of urate crystal formation. J. Rheumatol 1991;18:1042–1045.
11. Ziff M. The rheumatoid nodule. Arthritis Rheum 1984;27: 468–471.
12. Campbell DA, Edwards NL. Multicentric reticulohistiocytosis: systemic macrophage disorder. Clin Rheumatol 1991;5:301–318.
13. Sokoloff L. The pathology of gout. Metabolism 1957;6: 230/243.
14. Schumacher HR. Pathology of the synovial membrane in gout. Arthritis Rheum 1975;18(Suppl):771–782.
15. Palmer DG, Highton J, Hessian PA. Development of the gout tophus. A hypothesis. Am J Clin Pathol 1989;91: 190–195.
16. Moro F, Ogg CS, Simmonds HA, et al. Familial juvenile gouty nephropathy with renal urate hypoexcretion preceding renal disease. Clin Nephrol 1991;35:263–269.
17. Burack DA, Griffith BP, Thompson ME, et al. Hyperuricemia and gout among heart transplant recipients receiving cyclosporine Am J Med 1992;92:141–146.
18. Howe S, Edwards NL. Controlling hyperuricemia and gout in cardiac transplant recipients. J Musculoskel Med 1995;12:15–24.
19. Lally EV, Ho G, Kaplan SR. The clinical spectrum of gouty arthritis in women. Arch Intern Med 1986;146: 2221–2225.
20. Puig JG, Michan AD, Jimenez ML, et al. Female gout: clinical spectrum and uric acid metabolism. Arch Intern Med 1991;151:726–732.
21. Reginato AJ, Schumacher HR, Allan DA, et al. Acute monoarthritis associated with lipid liquid crystals. Ann Rheum Dis 1985;44:537–543.
22. Baker DG, Schumacher HR Jr. Acute monoarthritis. N Engl J Med 1993;329:1013–1020.
23. Urano W, Yamanaka H, Tsytani H, et al. The inflammatory process in the mechanism of decreased serum uric acid concentrations during acute gouty arthritis. J Rheumatol 2002;29:1950–1953.
24. Yu TF. Diversity of clinical features in gouty arthritis. Semin Arthritis Rheum 1984;13:360–368.
25. Puig JG, Fox IH. Ethanol-induced activations of adenine nucleotide turnover. Evidence for a role of acetate. J Clin Invest 1984;74:936–941.
26. Choi HK, Atkinson K, Karlson EW, et al. Alcohol intake and risk of incident gout in men and a prospective study. Lancet 2004;363:9417–9420.
27. Popp JD, Edwards NL. New insights into gouty arthritis. Contemp Intern Med 1995;7:55–64.
28. Mazzali M, Kanellis J, Han L, et al. Hyperuricemia induces a primary renal arteriopathy in rats by a blood pressure-independent mechanism. Am J Physiol Renal Physiol 2002;282:F991–F997.
29. Feig DI, Johnson RJ. Hyperuricemia in childhood primary hypertension. Hypertension 2003;42:247–252.
30. Feig DI, Nakagawa T, Karumanchi SA, et al. Hypothesis: uric acid, nephron number, and the pathogenesis of essential hypertension. Kidney Int 2004;66:281–287.
31. Schlesinger N, Baker DG, Schumacher HR Jr. How well have diagnostic tests and therapies for gout been evaluated? Curr Opin Rheumatol 1999;11:441–445.

痛风

B. 流行病学、病理和发病机制

HYON K. CHOI, MD, MPH, DRPH, FRCPC

- 痛风的患病率约为 2.7%，以男性及绝经后女性为主。
- 不论男性还是女性，原发性痛风的发病率在过去的 20 年里增加了一倍。
- 痛风的患病率随着年龄增长而增高，在 80 岁以上的老年男性中达 9%，女性达 6%。
- 在低收入家庭中痛风的患病率更高，这或许反映了痛风的危险因素更多，如肥胖、高血压和带有大量红肉的西式饮食结构。
- 现已知两种主要的基因突变可以导致痛风、尿石症

及其他疾病：5′- 磷酸核糖 -1- 焦磷酸盐（PRPP）合成酶基因的突变可造成该通路的过度活跃，从而导致 5′- 磷酸核糖 -1- 焦磷酸盐嘌呤、核苷酸及尿酸产生速度增快。次黄嘌呤 - 鸟嘌呤磷酸核糖转移酶编码基因的突变与儿童期从单纯的高尿酸血症到高尿酸血症合并神经系统和行为失常（Lesch–Nyhan 综合征）等的一系列疾病相关。
- 摄入的乙醇通过促进 ATP 分解为 AMP，后者再很快分解为尿酸，从而导致高尿酸血症。饮酒量、血尿酸水平与痛风风险之间存在强的剂量 - 效应关系。

痛风是由关节内尿酸晶体所引发的一种炎性关节炎[1]。急性痛风是以间歇发作为特征的，是人类最疼痛的疾病之一。慢性痛风石性痛风通常在急性间歇性痛风数年后发生。除与痛风本身相关的疾病外，该病同胰岛素抵抗综合征、高血压、肾病、酗酒及细胞转化增加等疾病均相关。痛风常与高尿酸血症相关。

流行病学

痛风主要发生在男性及绝经后女性中。该病很少发生在青春期前的男性及绝经前的女性身上。根据第三次全国健康及营养调查（1988—1994 年）显示，患者自述，经医生诊断的痛风患者约占美国成人的 2.7%。

痛风的患病率随着年龄增长而增高，在 80 岁以上的老年男性中达 9%，女性达 6%，男性血清尿酸浓度较女性平均增高约 1 mg/dl[2]，但绝经后女性血清尿酸水平与男性接近。两性尿酸水平的差异可能源自雌激素对肾小管处理尿酸能力的影响；绝经前女性的雌激素水平可使肾对尿酸的清除更为有效[2]。非裔美国

人痛风的患病率高于高加索人，可能反映了非裔美国人高血压的发病率较高[3]。由于主要在中年富有男性身上发病，所以痛风曾被认为是富裕病，一度被称为"贵族病"。然而，新近的流行病学资料显示，在低收入家庭中痛风的患病率更高，这或许反映了社会经济低的阶层有更多痛风危险因素，如肥胖、高血压和带有大量红肉的西式饮食结构。

原发性痛风是指痛风的发生无明确原因者（例如 Lesch-Nyhan 综合征或者使用利尿剂）。在过去二十年中，在两性中的发病率均增加了一倍[4]。饮食及生活习惯、肥胖者增多、代谢综合征、高血压、器官移植及某些药物使用的增加（如低剂量水杨酸盐及利尿剂）也许能解释痛风发病率的上升。

高尿酸血症及痛风的发病机制

人类是目前已知的唯一能自发罹患痛风的哺乳动物，其原因可能是由于高尿酸血症仅常见于人类[1]。在大多数鱼、两栖动物及非灵长类哺乳动物体内，嘌呤代谢产生的尿酸经过尿酸氧化酶的氧化代谢，生成

可溶性更好的尿囊素。在人体中，两种引入终止密码提前的基因突变使得尿酸氧化酶基因严重受损[1]。尿酸氧化酶的缺乏，以及滤过尿酸的广泛重吸收，导致人体血浆中的尿酸水平约 10 倍于其他大多数哺乳动物（0.5 ~ 1.0 mg/dl）。尿酸作为人血液内的主要抗氧化剂是人类进化的产物[1]。

尿酸的溶解度

尿酸是一种弱酸（pKa=5.8），其在生理 pH 时，主要以尿酸盐这一离子化形式存在。总体来说，尿酸过饱和以及晶体形成的风险与体液中尿酸盐的浓度相平行。群体研究显示血清尿酸水平与痛风的发病风险有直接的关系[5]。相反，尿酸水平的降低与痛风复发风险的降低相关，证实了尿酸水平与痛风性关节炎之间的因果联系[6]。尿酸在关节滑液中的溶解度也受其他因素的影响，包括温度、pH、阳离子浓度、关节内的水合状态及存在尿酸晶体可在其周围融合的成核因子（例如，非聚集的蛋白多糖、不可溶的胶原和硫酸软骨素）。

上述因素的变化可导致在特定尿酸水平下痛风发作风险的某些不同。而且，这些危险因素或许能解释痛风一些有趣的临床表现：①好发于第一跖趾关节，即所谓的足痛风（由于人体外周体温较低所致）；②倾向于发生在有骨关节炎的关节内（因为这些关节内存在成核碎片）；③常在夜间发作（可能是关节内脱水发生于夜间的结果）[1]。

尿酸的代谢

体内尿酸的数量有赖于饮食摄入、合成与尿酸排泄之间的平衡。高尿酸血症可由尿酸产生过多（占 10%）、尿酸排泄减少（占 90%）或者二者兼有所致。嘌呤前体物可分为外源性的（饮食）或者内源代谢性的（合成和细胞转化）。

饮食中嘌呤的摄入是血尿酸的重要来源。例如，数天完全无嘌呤饮食能够使正常人的尿酸从平均 5.0 mg/dl 降至 3.0 mg/dl[1]。食物内尿酸的生物利用率取决于其细胞构成以及细胞内容物的转录和代谢活性。然而，目前绝大多数食物中嘌呤的准确含量及性质还知之甚少，尤其是经过烹饪或加工后[1,7]。摄入的嘌呤前体物的消化需经过以下步骤：①核酸被胰核酸酶分解成核苷酸；②寡核苷酸在磷酸二酯酶的作用下分解为单核苷酸；③胰腺及黏膜上的酶去除核苷酸上的糖基及磷酸盐。将含嘌呤饮食添加到无嘌呤饮食中能够使血尿酸得到不同程度的增高，增高的程度取决于嘌呤的含量及成分[1,7]。例如，RNA 对尿酸浓度的影响大于等量的 DNA；核糖单核苷酸的影响比核苷酸大；腺嘌呤比鸟嘌呤影响大。

一项大型的前瞻性研究显示，食用肉类量占前 1/5 的男性发生痛风的风险要比食用肉类量占后 1/5 的男性高 41%；食用海产品量占前 1/5 的男性发生痛风的风险要比食用海产品量占后 1/5 的男性高 51%[7]。美国男性和女性为代表样本的研究显示，更多的食用肉类及海产品与更高的血清尿酸水平相关。痛风的风险随富含嘌呤的食物的不同而变化，这可用所含嘌呤的类型、含量及嘌呤代谢生成尿酸的生物利用率的不同来解释。实际上，这些数据显示对痛风或者高尿酸血症的患者采用限制嘌呤摄入的饮食时仅在限制动物源性嘌呤有效[8]，但是对于富含蛋白质、纤维素、维生素及矿物质的高嘌呤蔬菜来说却不适用。

同样，除鱼类摄入外，对痛风或高尿酸血症患者饮食建议的研究结果的内涵与新的健康饮食金字塔大体一致（图 12B-1）。可考虑使用植物源性 Ω-3 脂酸或二十碳五烯酸与二十二碳六烯酸补充剂代替鱼类消耗，以提供这类脂肪酸的益处而不增加痛风风险。

尿酸生成的途径及先天性代谢缺陷

尿酸生成途径的步骤涉及了高尿酸血症及痛风的发病机制，见图 12B-2。绝大多数内源性尿酸盐生成过多的患者系代偿性嘌呤升高，在增殖性和炎症性疾病（例如：血液恶性肿瘤及银屑病）中是由于细胞转化增快所致；药物可引起尿酸生成过多（例如：化疗）；或者组织缺氧。只有少数（10%）尿酸产生过多的患者存在先天性代谢病，如 PRPP 合成酶活性过强或者次黄嘌呤 - 鸟嘌呤磷酸核糖转移酶（HPRT）不足（图 12B-2）[2,7,9]。

PRPP 合成酶的基因突变造成该通路的过度活化。过度活化的 PRPP 合成酶使得 PRPP、嘌呤核苷酸、尿酸生成速度增快，从而导致痛风及尿石症。编码 HPRT 的基因突变与从单纯的高尿酸血症到高尿酸血症合并广泛的神经系统和行为失常（Lesch–Nyhan 综合征）等一系列疾病谱相关[2,7,9]。没有 HPRT，次黄嘌呤是不能够被再利用的，只能被降解成为尿酸盐。PRPP 的利用不足及次黄嘌呤核苷酸与鸟嘌呤核苷酸含量在补救途径中的下降均可通过反馈抑制嘌呤的从头

图 **12B-1** 饮食对痛风风险的影响及其在健康饮食金字塔上的含义。饮食与痛风风险之间关系的数据主要来自于近期的"健康人员随访研究"。向上的实心箭头代表痛风风险升高，向下的实心箭头代表风险降低，水平箭头代表对痛风风险无影响。虚线箭头代表对痛风风险可能有影响，但缺乏客观证据

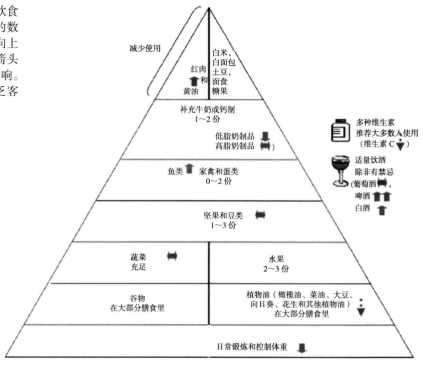

合成从而导致高尿酸血症。由于这两种酶缺陷均具有 X 连锁特质，因此男性纯合子会受影响。以外，绝经后痛风及尿路结石可见于女性携带者中。青春期前男孩的高尿酸血症常提示上述酶中某个酶的缺陷[2]。

饮酒及痛风

与净腺苷三磷酸（adenosine triphosphate，ATP）降解相关的疾病可导致腺苷二磷酸（adenosine diphosphate，ADP）和腺苷一磷酸（adenosine monophosphate，AMP）的积聚，并迅速降解为尿酸，从而造成高尿酸血症（图 12B-2，表 12B-1）。这些例子包括急性、严重疾病例如成人呼吸窘迫综合征、心肌梗死或者癫痫持续状态，导致组织缺氧，线粒体内 ADP 合成 ATP 不足。另一个例子与饮酒相关。酒精摄入通过净 ATP 降解为 AMP 增加尿酸生成。

与脱水及代谢性酸中毒相关的尿液尿酸排泄减少也可能在饮酒相关高尿酸血症中起作用。一项前瞻性研究证实了酒精摄入、尿酸水平与痛风的风险之间存在剂量-效应关系。

该项研究还发现痛风的风险随含酒精饮料种类的不同而变化：啤酒的风险大于白酒，但是适度的饮用红酒不增加痛风风险[9]。这些发现提示在酒精饮料中的某些非酒精成分也在尿酸代谢中扮演重要角色。啤酒中所含的嘌呤对血尿酸产生的影响足够增大酒精本身对高尿酸血症的影响，故发生痛风的风险要大于白酒和红酒[9]。

肥胖、胰岛素抵抗和高尿酸血症

逐渐增加的肥胖及胰岛素抵抗综合征均与高尿酸血症联系紧密[10]。身体质量指数、腰臀比、体重增加均与男性痛风有关，体重减轻与尿酸水平下降及痛风风险降低有关。体重的下降导致嘌呤的从头合成减少和血清尿酸水平降低。不论对健康人还是高血压患者来说，外源性胰岛素均能够降低肾对尿酸的清除，这给肥胖、胰岛素抵抗、2 型糖尿病与痛风提供了额外的联系。

胰岛素能够通过刺激尿酸-阴离子交换器 URAT1[12] 和（或）肾近曲小管刷状缘上 Na+ 依赖的阴离子协同转运体来促进肾尿酸的重吸收。一些研究者认为瘦素及增高的腺苷水平可能导致高尿酸血症。肥胖及胰岛素抵抗综合征的流行给预防和控制痛风带来了重要的挑战。

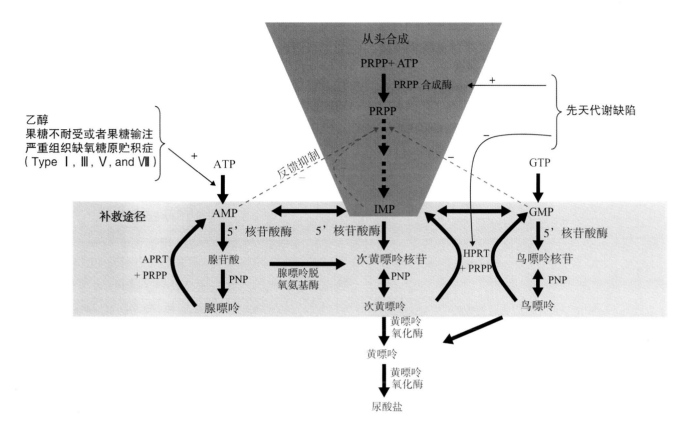

图 12B-2　参与高尿酸血症和痛风发病机制的尿酸盐生成途径。从头合成开始于 5′- 磷酸核糖 -1- 焦磷酸盐（5′-phosphoribosyl-1-pyrophosphate，PRPP），它由来自 ATP 的磷酸盐组加入到经过修饰的核糖 -5- 磷酸盐而产生。这一步反应是通过 PRPP 合成酶家族实现的。此外，来源于组织核酸的嘌呤碱基通过补救途径被再利用。次黄嘌呤 - 鸟嘌呤磷酸核糖转移酶将次黄嘌呤处理为次黄苷一磷酸盐（inosine monophosphate，IMP），将鸟嘌呤处理成为鸟苷一磷酸盐（guanosine monophosphate，GMP）。仅有一小部分尿酸产生过多的患者有典型的先天代谢病，如 PRS 活性过高和 HPRT 不足。此外，与净腺苷三磷酸（ATP）降解相关的疾病可导致腺苷二磷酸（ADP）和腺苷一磷酸（AMP）的积聚，并迅速降解为尿酸。图中左上角显示了这些疾病。"+"代表促进，"–"代表抑制。缩写：APRT，腺嘌呤磷酸核糖转移酶；PNP，嘌呤核苷酸磷酸化酶（Choi HK, et al.Ann Intern Med 2005；143：499–516, with permission from *Annals of Internal Medicine*.）

尿酸盐的肾转运

　　肾尿酸盐转运需要经过 1 个包含 4 个步骤的模型：①肾小球滤过，②滤过的尿酸盐几乎被完全重吸收，③再分泌，④在余下的近曲小管再进行分泌后重吸收。促尿酸排泄药的靶分子近来已被确定，是肾近曲小管负责重吸收滤过的尿酸盐的阴离子交换器[1,11]。作者利用人类基因组数据库，搜索有机阴离子转运分子（OAT）基因家族新的基因序列，并确认了 URAT1（SLC22A12），这是在近肾单位刷状缘顶端表达的一种新的运载体。尿酸 - 阴离子交换活动与 URAT1 相似，

最初发现于能重吸收尿酸盐的物种如大鼠和狗的刷状缘膜囊（BBMV）上，其后在人类肾中也证实了它的存在[11]。注射了 URAT1 编码的 RNA 的非洲爪蟾属卵母细胞可转运尿酸盐，而且呈现出的药理学特性与人 BBMV 资料相一致。上述以及其他实验均表明促尿酸排泄药（如丙磺舒、苯溴马隆、磺吡酮及氯沙坦）能够直接抑制肾小管细胞顶端边缘的 URAT1（即顺式抑制）。与此相反，抗尿酸排泄的物质（如吡嗪酰胺、烟酸盐、乳酸盐、丙酮酸盐、β- 羟基丁酸盐及乙酰乙酸）可作为细胞内的阴离子，从而刺激阴离子交换和尿酸盐的重吸收（即反式刺激）（表 12B-1）。

表 12B-1　高尿酸血症的原因及降尿酸药物

高尿酸血症的原因
尿酸盐生成过量
遗传性酶缺陷
HGRT 不足、PRPP 合成酶生成过量
细胞更新增加
骨髓增殖性及淋巴增殖性疾病、真性红细胞增多症、恶性肿瘤、溶血性疾病、银屑病
富含嘌呤的食物
肥胖
ATP 降解加速
乙醇、果糖、严重组织缺氧或者肌肉使用过度、糖原贮积症（Ⅰ、Ⅲ、Ⅴ、Ⅶ型）
增高尿酸的药物
细胞毒性药物、华法林、维生素 B_{12}（恶性贫血患者）、乙氨基 -1,3,4- 噻重氮、4- 氨基 -5- 咪唑羧酰胺核糖苷
尿酸排泄不足
与尿酸排泄不足相关的临床疾病
肾衰竭、高血压、代谢综合征、肥胖
某些肾病
铅中毒导致肾病、多囊肾、髓质囊性肾疾病、家族性幼年高尿酸血症肾病
通过反刺激 URAT1 增加尿酸重吸收的药物
吡嗪酰胺，水杨酸盐（低剂量），烟酸盐，乳酸盐，β- 羟基丁酸盐、乙酰醋酸盐
通过 URAT1 或其他机制降低肾尿酸盐排泄的药物，
利尿剂，乙醇，胰岛素，β– 阻滞剂
降尿酸药物
黄嘌呤氧化酶抑制剂
别嘌醇，非布索坦
尿酸氧化酶
通过直接抑制 URAT1 降低尿酸盐重吸收的药物
丙磺舒，磺吡酮，苯溴马隆，氯沙坦，水杨酸盐（高剂量）
通过抑制 URAT1 或者其他机制的排尿酸药
氨氯地平，非诺贝特，维生素 C，雌激素，血管紧张素Ⅱ，甲状旁腺素

缩写：ATP，腺苷三磷酸；HGRT，次黄嘌呤 - 鸟嘌呤磷酸核糖转移酶；PRPP，5′- 磷酸核糖 -1- 焦磷酸盐；URAT1，尿酸盐运载体 -1

尿酸盐运载体 -1 对尿酸盐的内稳态起着至关重要的作用：少数肾性低尿酸血症患者是由于编码 URAT1 的 *SLC22A12* 基因发生功能丧失性基因突变所致，表明该交换器对近曲小管的重吸收极为重要。此外，吡嗪酰胺、苯溴马隆和丙磺舒不影响 *SLC22A12* 功能丧失性基因突变纯合子个体的尿酸盐清除，这进一步说明了 URAT1 无论是对抗尿酸排泄药物还是促尿酸排泄药物作用的发挥都是必要的。

抗尿酸排泄药物通过刺激肾的重吸收而不是抑制肾小管的分泌来发挥作用[1]。其机制涉及肾尿酸盐重

吸收的启动，主要是通过近曲小管上皮细胞上 Na^+ 依赖的具有反式刺激尿酸盐重吸收的阴离子。近曲小管刷状缘上的运载体可以调节吡嗪酰胺、烟酸盐、乳酸盐、丙酮酸盐、β- 羟基丁酸盐及乙酰乙酸的 Na^+ 依赖的重吸收作用。上述物质均为单价阴离子，都可作为 URAT1 的底物。血浆中这些抗尿酸排泄阴离子浓度的增高导致其肾小球滤过增加以及近曲小管重吸收增多。反过来，上皮细胞内增高的阴离子浓度可以通过促进 URAT-1 依赖的阴离子交换而促进滤过尿酸盐的重吸收（反式刺激）[1]。

尿酸盐在近曲小管的重吸收表现为继发 Na^+ 依赖的方式，致使近曲小管细胞的 Na^+ 依赖的运载体刺激刷状缘尿酸盐的交换。尿酸盐本身不是 Na^+- 阴离子运载体的底物。相关的 Na^+ 依赖的阴离子协同运载体的分子定性还不明确。然而，目前认为，最可能的候选基因是 *SLC5A8*，该基因编码 Na^+ 依赖的乳酸盐和丁酸盐协同转运体。*SLC5A8* 编码蛋白也可能同时转运吡嗪酰胺和烟酸盐，这使得其可能在非洲爪蟾属卵母细胞内和 URAT1 一同表达来运输尿酸。

抗尿酸排泄机制能够解释长久以来临床的观察结果，高尿酸血症分别由糖尿病酮酸中毒时的 β- 羟基丁酸盐及乙酰乙酸、酒精中毒时的乳酸、烟酸和吡嗪酸盐治疗中的烟酸盐及吡嗪酸盐浓度增高的所致（表12B-1）。尿酸盐的沉积也可以是由于细胞外液量减少及血管紧张素Ⅱ、胰岛素及甲状腺激素分泌过多所致。URAT1 和 Na^+ 依赖的阴离子协同转运蛋白可能是这些刺激的靶点。

某些阴离子能够与 URAT1 相互作用，通过反式刺激或者顺式抑制近曲小管顶端的尿酸交换，增加或者减少肾尿酸盐排泄，从而具有双重作用。例如，低浓度的吡嗪酸盐能够通过反式刺激增加尿酸盐的重吸收。相反，更高浓度者却能够通过 URAT1 的细胞外反式抑制而减少尿酸盐的重吸收。对尿酸排泄的双向作用，即低剂量时抗尿酸排泄而高剂量时促尿酸排泄，亦见于水杨酸盐[1]。水杨酸盐顺式抑制 URAT1，可解释高剂量时的促尿酸排泄作用；低剂量时的抗尿酸排泄表明细胞内水杨酸盐作为 Na^+- 吡嗪酸盐运载体的底物可反式刺激 URAT1。

痛风的病理学

中性粒细胞滑膜炎是急性痛风发作的标志。急性

痛风关节炎表现为滑膜浅层及血管周围弥漫性多形核白细胞浸润，渗出液中含多形核嗜中性粒细胞及附着于滑膜表面的纤维素[13]。在急性痛风滑膜炎中还能观察到滑膜细胞的增殖，以及淋巴细胞、巨噬细胞的浸润，偶见浆细胞。

痛风石是痛风最典型的损害，既能在关节滑膜中发现，也能在其他部位发现。在关节滑膜及其他部位的痛风石内的晶体是针状的，通常放射状排列成簇[13]。痛风石的组织病理学显示为由单核和多核巨噬细胞、成纤维细胞及淋巴细胞围绕无定型团块或单尿酸钠盐（MSU）晶体组成的异物肉芽肿。其他组成痛风石的成分包括脂类、粘多糖和血浆蛋白。至少有些病例在首次痛风发作时即可在关节滑膜中观察到痛风石[13]。这些滑膜中的痛风石通常位于近关节表面，且包裹痛风石的壳非常脆弱，以至于轻微外伤或者晶体平衡的改变均可导致尿酸盐晶体释放入关节中引起痛风发作。

尿酸盐晶体引发的炎症

痛风急性发作时关节液内的尿酸盐晶体可能是来自关节滑膜内原有沉积的破裂或者新生沉积的产生[2]。然而，在无症状关节的滑液中发现晶体这一现象说明除晶体外的其他因素在调节炎症反应中起了重要作用[14]。

通过刺激体液及细胞介质的合成和释放，尿酸盐晶体启动、扩大，并维持炎性发作的强度。尿酸盐晶体通过两种广泛的机制来与吞噬细胞相互作用[1-2]。首先，它们通过调理作用和被吞噬颗粒激活细胞，诱发典型的溶酶体溶解，呼吸爆发，释放炎症介质等吞噬细胞反应。其他的作用机制涉及尿酸晶体的特性，通过对吞噬细胞细胞膜的干扰和膜糖蛋白的交联直接作用于膜脂质和蛋白。这种作用导致了几种信号传导通路的活化包括 G 蛋白质、磷脂酶 C 和磷脂酶 D、Src 酪氨酸激酶、分裂素活化的蛋白激酶 ERK1/ERK2、9c-Jun N 端激酶和 p38 分裂素活化蛋白激酶。上述步骤对单核细胞中晶体引起的白介素（IL）8 的表达起了重要作用，后者在中性粒细胞的积聚上发挥关键作用。近来，固有免疫反应包括 Toll 样受体（TLR）2 和 4 被证实参与软骨细胞及巨噬细胞信号传导。此外，骨髓细胞触发受体 1（TREM-1）的诱导表达被认为是参与急性痛风炎症加重的早期、诱导的固有免疫反应的另一个潜在机制[15]。

痛风的动物模型表明单核细胞与肥大细胞参与炎症早期阶段，中性粒细胞的浸润发生较晚[1]。来自无炎症的关节内的巨噬细胞可含有尿酸盐晶体。单核吞噬细胞的分化情况决定了是否晶体会触发炎症反应。在吞噬尿酸盐晶体后，未分化的单核细胞可诱导促炎因子（肿瘤坏死因子 α、IL-1β、IL-6、IL-8 及环氧化酶 2）的产生和内皮细胞的活化。而分化良好的巨噬细胞不能够诱导这些因子或者活化内皮细胞。这些发现说明单核细胞在刺激痛风急性发作上扮演了核心角色。相反，分化了的巨噬细胞则扮演了抗炎角色，有助于终止痛风发作并使其回归到无症状状态。此外，痛风的动物模型证实肥大细胞参与了晶体诱导的炎症的早期阶段。通过 C3a、C5a 及 IL-1 的作用，肥大细胞释放组胺及其他炎性介质。血管舒张、血管通透性增加和痛风典型的疼痛也受激肽类、补体分裂肽及其他血管活性前列腺素的调节。

中性粒细胞 - 内皮细胞的相互作用导致中性粒细胞涌入，是痛风炎症反应的核心事件，也是秋水仙碱发挥药理学作用的基础。中性粒细胞涌入被认为是由 IL-1、肿瘤坏死因子 α、IL-8、中性粒细胞趋化蛋白 1（MCP-1）及其他细胞因子与趋化因子所触发的，内皮细胞 - 中性粒细胞黏附所促进的。中性粒细胞的移行涉及中性粒细胞 - 内皮细胞相互作用，是由细胞因子诱导的簇集于内皮细胞上的 E 选择素所调节的。秋水仙碱通过改变内皮细胞和中性粒细胞上的选择素的数目和分布来干扰两者间的相互作用[15]。

一旦进入滑液组织中，中性粒细胞顺着化学趋化物如 C5a，白细胞三烯 B4，血小板活化因子，IL-1，IL-8 的浓度梯度流动[1]。在这些因子中，IL-8 及生长相关的基因趋化因子对中性粒细胞的侵入发挥了核心作用。例如，在尿酸晶体引发的人单核细胞反应中，仅 IL-8 就与约 90% 的中性粒细胞趋化活性相关。因此，中和 IL-8 或其受体为痛风的治疗提供了可能的靶位。其他的中性粒细胞趋化因子，包括钙粒蛋白家族成员 S100A8 及 S100A9，也参与了尿酸晶体诱导的中性粒细胞移行。

数个途径参与了急性痛风的自限特征的形成。在体外，分化了的巨噬细胞对尿酸晶体的清除作用被认为与白细胞和内皮活化的抑制相关。中性粒细胞的凋亡及其他凋亡细胞的清除代表了急性炎症缓解的基本机制。转化生长因子 β 大量出现在急性痛风的关节滑液内，可抑制 IL-1 受体的表达及 IL-1 源性细胞炎性反应。此外，尿酸盐晶体能够诱导过氧化物酶体增殖活化受体 -γ 受体（PPAR-γ）在人单核细胞中表达，促进中性粒细胞及巨噬细胞凋亡。与之相似，IL-10 的上调表达可限制实验性尿酸盐诱导的炎症，可能起到痛风炎症天然抑制剂的功能。蛋白水解分裂使炎症介质失活、趋化因子受体的交叉脱敏作用、脂氧素类的释放、IL-1 受体拮抗剂及其他的抗炎介质均有助于缓解急性痛风。由于血管通透性增高，大分子物质如载脂蛋白 B、E 及其他血浆蛋白进入滑液囊也有利于痛风的自发缓解[1]。

慢性痛风性关节炎通常发生在痛风发作数年后。参与尿酸盐诱导的急性炎症反应的细胞因子、趋化因子、蛋白酶类及氧化剂也参与了慢性炎症，导致慢性滑膜炎、软骨丢失和骨侵蚀[1]。即使在痛风发作的缓解期，由于白细胞在关节内吞噬晶体，轻度滑膜炎仍可能在受累关节持续存在。尽管高尿酸血症和急性痛风发作都得到了充分的治疗，但是关节镜下所见到的位于软骨表面的痛风石仍可能导致软骨溶解[16]。被覆的软骨细胞吞噬微晶体，产生活化的金属蛋白酶。此外，晶体 - 软骨细胞膜间的相互作用能够触发软骨细胞活化、IL-1β 和诱导型一氧化氮合成酶基因的表达，一氧化氮释放和基质金属蛋白酶，导致软骨破坏[17]。晶体还能够抑制 1,25- 二羟胆钙化醇诱导的碱性磷酸酶及骨钙素活性。因此，晶体能够通过减少成骨细胞的合成作用而改变其表型，从而导致近关节处的骨破坏[1]。

（严淑敏 译 伍沪生 校）

参考文献

1. Choi HK, Mount DB, Reginato AM. Pathogenesis of Gout. Ann Intern Med 2005;143:499–516.
2. Terkeltaub RA. Epidemiology, pathology, and pathogenesis. In: Klippel JH, ed. Primer on the rheumatic diseases, 12th ed. Atlanta: Arthritis Foundation; 2001:307–312.
3. Hochberg MC, Thomas J, Thomas DJ, et al. Racial differences in the incidence of gout. The role of hypertension. Arthritis Rheum 1995;38:628–632.
4. Arromdee E, Michet CJ, Crowson CS, O'Fallon WM, Gabriel SE. Epidemiology of gout: is the incidence rising? J Rheumatol 2002;29:2403–2406.
5. Campion EW, Glynn RJ, DeLabry LO. Asymptomatic hyperuricemia. Risks and consequences in the Normative Aging Study. Am J Med 1987;82:421–426.
6. Shoji A, Yamanaka H, Kamatani N. A retrospective study of the relationship between serum urate level and recurrent attacks of gouty arthritis: evidence for reduction of recurrent gouty arthritis with antihyperuricemic therapy. Arthritis Rheum 2004;51:321–325.
7. Choi HK, Atkinson K, Karlson EW, Willett WC, Curhan G. Purine-rich foods, dairy and protein intake, and the risk of gout in men. N Engl J Med 2004;350:1093–1103.
8. Emmerson BT. The management of gout. N Engl J Med 1996;334:445–451.
9. Choi HK, Atkinson K, Karlson EW, Willett WC, Curhan G. Alcohol intake and risk of incident gout in men—a prospective study. Lancet 2004;363:1277–1281.
10. Choi HK, Atkinson K, Karlson EW, Curhan G. Obesity, weight change, hypertension, diuretic use, and risk of gout in men—The Health Professionals Follow-Up Study. Arch Intern Med 2005;165:742–748.
11. Enomoto A, Kimura H, Chairoungdua A, et al. Molecular identification of a renal urate anion exchanger that regulates blood urate levels. Nature 2002;417:447–452.
12. Schumacher HR. Pathology of the synovial membrane in gout. Light and electron microscopic studies. Interpretation of crystals in electron micrographs. Arthritis Rheum 1975;18:771–782.
13. Pascual E, Batlle-Gualda E, Martinez A, Rosas J, Vela P. Synovial fluid analysis for diagnosis of intercritical gout. Ann Intern Med 1999;131:756–759.
14. Liu-Bryan R, Terkeltaub R. Evil humors take their toll as innate immunity makes gouty joints TREM-ble. Arthritis Rheum 2006;54:383–386.
15. Cronstein BN, Molad Y, Reibman J, Balakhane E, Levin RI, Weissmann G. Colchicine alters the quantitative and qualitative display of selectins on endothelial cells and neutrophils. J Clin Invest 1995;96:994–1002.
16. Terkeltaub R, Baird S, Sears P, Santiago R, Boisvert W. The murine homolog of the interleukin-8 receptor CXCR-2 is essential for the occurrence of neutrophilic inflammation in the air pouch model of acute urate crystal-induced gouty synovitis. Arthritis Rheum 1998; 41:900–909.
17. Liu R, Liote F, Rose DM, Merz D, Terkeltaub R. Proline-rich tyrosine kinase 2 and Src kinase signaling transduce monosodium urate crystal-induced nitric oxide production and matrix metalloproteinase 3 expression in chondrocytes. Arthritis Rheum 2004;50: 247–258.

痛风

C. 治疗

Robert A. Terkeltaub, MD

- 痛风综合治疗的三个主要考虑包括：①急性发作的治疗；②慢性痛风石痛风并发症的处理；③通过精心设计降尿酸药物治疗，预防疾病发作和长期的后遗症。
- 在没有禁忌证的情况下，非甾类抗炎药（NSAIDs）是急性痛风的一线治疗用药。
- 全身使用糖皮质激素也是急性痛风的有效治疗手段，同时对 NSAIDs 有禁忌的患者是一种很有效的治疗手段。
- 关节内糖皮质激素注射在急性痛风仅仅累及 1 个或者 2 个关节时也是有效的。
- 秋水仙碱（通常 0.6 mg，每天 1 ~ 2 次）是预防痛风发作的恰当选择。
- 两种标准的降尿酸疗法分别是别嘌醇（最常用）和促尿酸排泄药，例如：丙磺舒。
- 无症状高尿酸血症不需要治疗。
- 肾功能不全时别嘌醇的用量必须要减少。
- 非布索坦是一种相对较新的痛风治疗药物，尽管作用机制与别嘌醇不同，它也是通过抑制黄嘌呤氧化酶产生作用。

痛风的处理包括两个主要方面：①治疗和预防关节及关节囊的急性炎症；②降低血清尿酸水平，目的在于避免痛性炎症复发，抑制关节损伤的进展，防止尿石症的发生。时常，痛风性关节炎的治疗和尿酸水平的降低的现有策略多基于医生的个人偏好，而非循证医学[1]。

急性痛风关节炎的处理

痛风中抗炎及抗高尿酸血症治疗的选择将在以下进行阐述。

非甾类抗炎药及其他止痛药

急性痛风治疗的主要目的是快速、安全的缓解疼痛及恢复功能。由于急性痛风发作具有自限性，因此有关该病的临床试验结果值得斟酌。非甾类抗炎药（NSAIDs）通常能够在 24 小时内缓解大部分症状。如无禁忌证，NSAIDs 被认为是急性痛风的一线治疗。在治疗痛风时，没有哪种 NSAIDs 是明确优于其他 NSAIDs 的。例如足量布洛芬（如 800 mg，每天 4

次）与吲哚美辛（50 mg，每天 3 次）的疗效相当。不幸的是，NSAIDs 的胃肠道和肾毒性是许多患者用药时的主要顾虑。有关急性痛风的头对头试验证实依托考昔的疗效与吲哚美辛相似，提示选择性环氧化酶 -2（COX-2）抑制剂可作为非选择性 COX-2 抑制剂禁忌时的替代方法[2]。然而，对于选择性 COX-2 抑制剂的心血管安全性尚存在争议。在早期急性痛风治疗中阿片类也可作为辅助的镇痛剂，但是目前缺少对照临床试验对其进行评估[1]。

糖皮质激素及促肾上腺皮质激素

糖皮质激素（全身或局部）及促肾上腺皮质激素（ACTH）是治疗急性痛风确切有效的二线药物。此类药物的使用也因其潜在毒性而受限，尤其是可加剧高血糖。为有效地治疗急性痛风，常需全身使用相对大剂量的糖皮质激素，尤其是多关节炎时或者累及如膝关节等大关节时。在这种情况下典型的方案是泼尼松，初始剂量每天 30 ~ 60 mg（可分开服用），在 10 ~ 14 天逐步减停。口服甲基泼尼松的用药剂量方式在治疗急性痛风方面尚未被系统评估过。一些小的，开放研究证实了在累及 1 个或 2 个大关节的痛风患者中采用关节腔内注射糖皮质激素的疗效[1]。

对急性寡关节和多关节痛风而言，合成的 ACTH 可以在数小时内起效，而且一项对照临床试验显示合成的 ACTH 治疗急性痛风的效果优于吲哚美辛。一项针对急性痛风患者的对照研究显示，全身使用抗炎剂量的糖皮质激素所取得的疗效与 ACTH 相似。ACTH 的外周抗炎作用是由黑色素受体 3 活化调节的，发生在诱导肾上腺糖皮质激素释放之前，这可解释急性痛风中 ACTH 能够迅速起效的原因[1]。然而，ACTH 相对来说较昂贵，也不能够广泛获得。使用全身皮质激素或 ACTH 初治急性痛风时仍面临关节炎反跳性发作。因此，在使用全身糖皮质激素或 ACTH 的同时，预防性使用小剂量秋水仙碱是有效的辅助治疗。

秋水仙碱

秋水仙碱口服或者静注给药曾经是急性痛风的标准治疗方法。然而，由于口服秋水仙碱抑制发作所需的时间过长、治疗窗过窄以及静脉秋水仙碱潜在的严重毒性反应，现在已不再推荐用于急性痛风发作。对几乎全部急性痛风患者而言，NSAIDs、糖皮质激素或者 ACTH 提供了很好的可选择药物。如以下所讨论的，秋水仙碱在预防痛风发作上仍然发挥着重要的作用。

急性痛风性关节炎的预防治疗

低剂量秋水仙碱（如：0.5 mg 或 0.6 mg，口服每天 1 ~ 2 次）是十分适合用来预防急性痛风复发的。尽管秋水仙碱并非强力抗炎药，但是该药对预防痛风及脱水焦磷酸钙沉积病（calcium pyrophosphate dehydrate deposition disease，CPPD）等晶体诱导的炎症十分有效。即使是低浓度的秋水仙碱也能调控中性粒细胞与内皮细胞的黏附[3]。高浓度的秋水仙碱能够抑制尿酸晶体诱导的 NALP3 炎症体（inflammasome）的活化[4]。低剂量 NSAIDs 预防痛风发作的疗效是否可靠尚不清楚。

在降尿酸治疗的最初数月，痛风性关节炎是很常见的事件。标准的临床实践是抗高尿酸血症治疗的前 6 个月每天口服秋水仙碱（肾功能正常的患者 0.6 mg，口服，每天 2 次）。当肾功能不全或者年龄超过 70 岁时，应进一步减少预防性低剂量秋水仙碱的剂量[1]。

即便如此，在使用低剂量秋水仙碱的时候也应当保持警惕，注意可能产生的严重毒副作用，包括神经肌病和骨髓抑制。合并使用红霉素、他汀类药、吉非贝齐和环孢素时可减少秋水仙碱的清除，从而增加秋水仙碱的毒性[1]。由于透析不能清除秋水仙碱，因此在依靠透析维持的肾衰竭患者中不可使用秋水仙碱[1]。

降低尿酸的方法

在决定开始行降尿酸治疗痛风前需要进行全面的考虑，因为降尿酸药物具有多重潜在的药物间相互作用和毒性。不行降尿酸治疗痛风也并非总是进展，有些患者通过改变生活方式可使血清尿酸水平恢复正常。生活方式的改变可影响尿酸水平，如停止酗酒、降低体重、停用噻嗪利尿剂转用其他的抗高血压药。常规的限制嘌呤的饮食并不可口，且其降低血清尿酸的效果一般。根据患者情况制定的可口的、低热量的、低糖的饮食能够提升胰岛素的敏感度，减少高尿酸血症达 15% ~ 20%[5]。其他的饮食控制措施，如限制啤酒的摄入、增加低脂奶制品的摄入尚需进一步的验证。

抗高尿酸血症治疗的药理学

痛风患者采用缓慢降尿酸治疗的两个主要指征是肉眼可见的皮下痛风石和痛风性关节炎频繁发作（如每年 3 次或以上）。标准做法是在急性痛风的炎症阶段缓解之后方开始降尿酸治疗。这种做法出于担心降尿酸治疗可使尿酸晶体从重塑的微小及巨大痛风石中移出，从而加重急性痛风。通过这种机制促发急性痛风发作是开始降尿酸治疗最初数月的常见副反应[1,6]。

目前常用的降尿酸药物包括：①别嘌醇，这是一种黄嘌呤氧化酶抑制剂，能够降低尿酸的生成；②促尿酸排泄药物（以丙磺舒为例），能够增加肾尿酸盐排泄。丙磺舒和其他促尿酸排泄药通过抑制近曲小管的有机阴离子交换器 URAT1，从而抑制尿酸盐的重吸收。

在痛风传统评估中，依据 24 小时尿液尿酸排泄量将患者分成两组：尿酸产生过多者和尿酸排泄减少者。尿酸产生过多者是指每天尿液尿酸排泄量超过 800 mg 的痛风患者，绝大多数的痛风患者都属于该类型。然而，收集 24 小时尿液常给患者带来不便，容易不准确，并且无法辨别尿酸产生过多和尿酸排泄减少二者并存的情况。而且,当肌酐清除率 < 60 ml/min 时,24 小时尿液尿酸定量将不能可靠地辨别尿酸产生过多。测定随机尿液中的尿酸不能可靠的将尿酸产生过多与排泄减少相区分开。因此,在临床上,无论24 小时尿液尿酸排泄测定结果如何,一旦决定需要行降尿酸治疗时常用的治疗方法是别嘌醇。在无明显引起高尿酸血症的原因时,24 小时尿液尿酸测定可用于筛查尿酸产生过多。可引起高尿酸血症的原因包括肾衰竭、使用利尿剂或者骨髓增殖性疾病。该检查对于 30 岁前罹患痛风者或痛风合并尿石症者更为有用。降尿酸治疗的最佳目标是保持血清尿酸低于6.0 mg/dl,该浓度比尿酸盐在体外生理溶液中的溶解度低了约 1 mg/dl。

标准的临床方案是在治疗的最初数月,逐渐增加降尿酸药物的剂量使血清尿达到这一水平。然而,即便是降低血清尿酸至 6.0 mg/dl 以上,多数患者至少是部分临床有效[1]。当血清尿酸降低至相似水平时,别嘌醇和促尿酸排泄药促进痛风石缩小的速率相同。

别嘌醇是医生最常用的抗高尿酸血症药物,因为其每日一次服用方便,以及不论痛风患者高尿酸血症的原因如何,该药都可获得预期疗效。对大多数患者而言,别嘌醇的初始剂量应为每天 100 mg(对肾功能不全患者应减量,对肾功能健全的年轻患者可增加剂量)。根据血清尿酸水平,在数周内逐渐增加剂量。每天 300 mg 甚至更高剂量也可使用。限制别嘌醇有效使用的普遍原因是患者的依从性差,因此教育患者更好的按照长期目标进行降尿酸治疗是医生面临的挑战。

别嘌醇的副作用包括轻微过敏反应,如瘙痒和皮炎,发生于约 2% 的患者[1]。在小样本开放研究中,约半数有此轻微反应的患者成功脱敏[1]。但是,别嘌醇的毒性,包括肝损伤及严重过敏反应,可以变得很严重。重症别嘌醇过敏综合征具有剂量依赖性,死亡率约达 20%。其典型表现为重症皮炎,伴血管炎、发热、嗜酸性粒细胞增多、肝功能损伤及肾功能不全。肾功能不全及合用噻嗪类利尿剂可能是重症别嘌醇过敏综合征的易患因素。在中国汉族人中,人白细胞抗原(HLA)-B5801 与重症别嘌醇过敏综合征强烈相关[7]。幸运的是,重症别嘌醇过敏综合征并不常见,并且普遍认为按照肌酐清除率调整别嘌醇初始剂量能够降

低发生药物毒性的风险。由于别嘌醇具有剂量依赖性毒副作用,因此在晚期肾功能不全的患者中,使用别嘌醇过于激进的将血清尿酸降至 6.0 mg/dl 以下是极具风险的。

当需要使用促尿酸排泄药物的时候(例如别嘌醇过敏时),丙磺舒是常用的选择。丙磺舒能够增加肾尿酸清除,并且可用于肾尿酸排泄减低但肌酐清除率 ≥ 60 ml/min 的患者。为保证有效,促尿酸排泄药的使用要求肾功能良好。丙磺舒的起始剂量是 500 mg 每天两次,根据尿酸水平逐渐加量至最大剂量 1 g 每天两次(或直到达到目标血清尿酸水平)。服用丙磺舒的患者发生尿酸性尿石症的风险增高,故患者应有依从性,确保每天至少饮水 2 L 以减少尿石症风险。低剂量的阿司匹林能够减少肾尿酸排泄,但不会显著阻断丙磺舒的抗高尿酸血症的活性。其他强效促尿酸排泄药物有磺吡酮和苯溴马隆,但是这些药物由于毒性而受到限制,而且不能普遍获得。更弱的促进尿酸排泄的药物有血管紧张素 1(AT1)受体拮抗药(氯沙坦)、降脂药(阿托伐他汀和非诺贝特)。在这几个药中,非诺贝特的降尿酸能力最强。氯沙坦的促尿酸排泄效果持续性有限。使用氯沙坦、阿托伐他汀和非诺贝特作为降尿酸的主要用药还是辅助用药视所选择的患者而定。通常选择中等程度高尿酸血症患者,伴有痛风和其他并存疾患如高血压、代谢综合征和高脂血症。然而,此类药物在治疗中的地位尚未建立,而且与其他促尿酸排泄药一样,有发生尿酸性尿石症的风险。

对于痛风的并发症及无症状高尿酸血症的考虑

痛风患者医学管理的含义是指认识和合理治疗那些与痛风相关的可影响尿酸水平和寿命的疾病。这些疾病包括代谢综合征、高脂血症、高血压、酗酒、肾病及骨髓增殖性疾病。无症状高尿酸血症本身不会引发临床上显著的肾疾病。然而,高尿酸血症既是动脉粥样硬化的独立危险因素,又是缺血性心脏病不良事件的预测因子。血清尿酸与儿童血压成正相关,有关啮齿类动物的大量研究表明高尿酸血症可对动脉内皮细胞和平滑肌细胞产生直接的、有毒的和致动脉粥样硬化的作用,同样会对肾小球血管系统、肾功能及全身的血压带来毒性作用[8]。目前尚无证据支持对无症状高尿酸血症进行治疗。

器官移植患者的痛风

难治性痛风显著的例子常来自于主要器官移植患者。对这些患者，环孢素或者他克莫司是异体移植成功的关键[1]。在这种情况下，环孢素或者他克莫司引起的肾部病变和肾尿酸转运的改变可导致显著的高尿酸血症和显著加速的痛风石形成。因此，移植相关痛风一旦诊断几乎总是需要进行抗尿酸治疗的。对于主要器官移植受体来说，采用低剂量环孢素微乳剂以及发展非环孢素的免疫抑制剂能够降低此类医源性疾病的范围及广度。

难治性痛风患者的治疗：目前观点和药物新进展

降尿酸治疗受限常成为患者的主要临床问题。最常见的问题是对别嘌醇不耐受、肾功能不全或者尿石症（使促尿酸排泄药失效或者禁忌）以及广泛痛风石。以下将讨论一些新的具有潜在治疗痛风的药物，如奥昔嘌醇、非布索坦、尿酸氧化酶。

别嘌醇的局限性不只限于过敏反应及其他形式的药物不耐受。别嘌醇的主要代谢产物奥昔嘌醇以极高的亲和力跟还原型黄嘌呤氧化酶结合，但是不能有效地结合和抑制氧化型黄嘌呤氧化酶。这或许是一些患者即使在别嘌醇剂量高达每天 300 mg 时仍然缺乏有效性的原因[8]。一些别嘌醇过敏患者能够耐受奥昔嘌醇，但是奥昔嘌醇的口服吸收性比别嘌醇差，因此可能需要花更长的时间来调节奥昔嘌醇的用量，以取得满意的降尿酸效果。与别嘌醇的交叉反应以及依赖良好肾功能去有效清除奥昔嘌醇，使得奥昔嘌醇在治疗别嘌醇不耐受的难治性痛风时的使用受到了进一步的限制。

非布索坦能够通过不同于别嘌醇与奥昔嘌醇的机制来抑制黄嘌呤氧化酶，通过占据进入酶活性中心的通路来阻止底物与黄嘌呤氧化酶结合[9]。这使得它对黄嘌呤氧化酶的氧化型和还原型均有抑制作用，但是对于其他参与嘌呤与嘧啶代谢的酶的影响很小。此外，和目前使用的黄嘌呤氧化酶抑制剂不同，非布索坦代谢主要通过在肝中形成葡萄糖醛酸苷、氧化，并且在粪便与尿液中大致等量的排泄。一项以血清尿酸水平 < 6.0 mg/dl 的患者所占百分比为主要终点的 III 期临床研究显示，对于起始血清尿酸水平 > 8.0 mg/dl 的痛风患者，非布索坦（每天 80 ~ 120 mg）降低尿酸的疗效优于别嘌醇每天 300 mg 的疗效。然而，治疗 1 年后，痛风复发率的降低和痛风石体积的缩小在所有治疗组中结果相似[6]。

肝尿酸氧化酶，在人体中缺乏表达，可氧化相对不溶性的尿酸成为高溶解度的尿囊素，同时产生氧化剂过氧化氢及尿酸氧化的活性中间体。尿酸氧化酶能够显著地降低血清尿酸水平，加速痛风石溶解（主体消除）。重组未修饰黄曲霉尿酸氧化酶（拉布立酶）是美国 FDA 批准的治疗高尿酸血症介导的肿瘤溶解综合征的药物。但是，这种尿酸氧化酶有很高的免疫原性，能够触发包括过敏反应在内的严重的甚至是致命的副作用。受过敏反应和产生尿酸氧化酶中和抗体的限制，未修饰尿酸氧化酶仅能够单次、短程使用。通过尿酸氧化酶上特异氨基酸的突变和重组酶的聚乙二醇（polyethyleneglycol，PEG）修饰，降低尿酸氧化酶的抗原性，延长半衰期，从而实现尿酸氧化酶活性最佳化[10]。研究表明，PEG 修饰的尿酸氧化酶对痛风患者可能有较好的前景。就免疫原性而言，静脉注射可能好于皮下注射[10]。然而，尿酸氧化酶引起的注射或输液反应以及氧化还原应激反应让人担忧。在此种情况下，尿酸氧化酶能够引起溶血现象及高铁血红蛋白症，其中大多数是可以预测的，患者多有葡萄糖 -6- 磷酸脱氢酶（glucose-6-phosphate dehydrogenase，G6PD）缺陷。因此，在治疗痛风时，修饰的尿酸氧化酶仅适用于那些经过慎重选择的、对其他抗高尿酸血症治疗不耐受或者无效的，且短期需要溶石的患者。

（严淑敏 译 伍沪生 校）

参考文献

1. Terkeltaub RA. Clinical practice. Gout. N Engl J Med 2003;349:1647–1655.
2. Rubin BR, Burton R, Navarra S, et al. Efficacy and safety profile of treatment with etoricoxib 120 mg once daily compared with indomethacin 50 mg three times daily in acute gout: a randomized controlled trial. Arthritis Rheum 2004;50:598–606.
3. Cronstein BN, Terkeltaub R. The inflammatory process of gout and its treatment. Arthritis Res Ther 2006;8(suppl 1):S3.
4. Martinon F, Petrilli V, Mayor A, Tardivel A, Tschopp J. Gout-associated uric acid crystals activate the NALP3 inflammasome. Nature 2006;440:237–241.
5. Dessein PH, Shipton EA, Stanwix AE, Joffe BI, Ramokgadi J. Beneficial effects of weight loss associated with moderate calorie/carbohydrate restriction, and increased proportional intake of protein and unsaturated fat on

serum urate and lipoprotein levels in gout: a pilot study. Ann Rheum Dis 2000;59:539–543.

6. Becker MA, Schumacher HR Jr, Wortmann RL, et al. Febuxostat compared with allopurinol in patients with hyperuricemia and gout. N Engl J Med 2005;353:2450–2461.

7. Hung SI, Chung WH, Liou LB, et al. HLA-B*5801 allele as a genetic marker for severe cutaneous adverse reactions caused by allopurinol. Proc Natl Acad Sci U S A. 2005;102:4134–4139.

8. Kanellis J, Feig DI, Johnson RJ. Does asymptomatic hyperuricaemia contribute to the development of renal and cardiovascular disease? An old controversy renewed. Nephrology 2004;9:394–399.

9. Okamoto K, Eger BT, Nishino T, Kondo S, Pai EF, Nishino T. An extremely potent inhibitor of xanthine oxidoreductase. Crystal structure of the enzyme-inhibitor complex and mechanism of inhibition. J Biol Chem 2003;278:1848–1855.

10. Ganson NJ, Kelly SJ, Scarlett E, Sundy JS, Hershfield MS. Control of hyperuricemia in subjects with refractory gout, and induction of antibody against poly(ethylene) glycol (PEG), in a phase I trial of subcutaneous PEGylated urate oxidase. Arthritis Res Ther 2005;8:R12.

12

第 13 章

双水焦磷酸钙沉积症，羟基磷灰石症及多种晶体沉积症

Geraldine McCarthy, MD, FRCPI

■ 虽然从影像学上看软骨钙质沉着症的患病率会随着年龄的增长而增高，外伤也会造成这种情况，但目前并不清楚双水焦磷酸钙（calcium pyrophosphate dihydrate，CPPD）沉积症的发病率和患病率。多种代谢性疾病都与 CPPD 有关。

■ 细胞外焦磷酸盐在异常软骨基质内产生过量会造成 CPPD。

■ 急性假性痛风是患者对从软骨组织脱落的焦磷酸钙晶体产生的炎症反应。这些晶体在骨关节炎的软骨内非常常见，假性痛风与骨关节炎之间有很强的关联性。

■ CPPD 有多种临床表现，包括假性痛风、假性骨关

节炎、假性类风湿关节炎、假性神经关节病和无症状 CPPD。

■ 通过在受损关节的滑液中观察到 CPPD 晶体来进行诊断。

■ 目前尚没有切实可行的方法来消除关节内的焦磷酸钙晶体，通过使用非甾体类抗炎药、秋水仙碱、局部或全身应用糖皮质激素来进行对症治疗。

■ 碱性磷酸钙晶体通常沉积在关节组织，也可能涉及胞外焦磷酸盐平衡的异常调节。碱性磷酸钙晶体可以导致多种临床病变包括关节损伤（密尔沃基肩）、钙化性关节周围炎和钙化性肌腱炎。

双水焦磷酸钙（calcium pyrophosphate dihydrate，CPPD）和羟基磷灰石晶体是最常见的和关节周围疾病相关的含钙结晶物。该类晶体沉积常无症状或者是间歇性发作，但钙质晶体沉积的常见临床症状包括急性或慢性炎症反应、退行性关节病变和某些形式的关节周围炎。另外其他几种晶体物质很少在滑液或滑囊液中检测出来，这些结晶包括草酸钙、胆固醇、油脂类和合成皮质类固醇结晶。

双水焦磷酸钙沉积症

识别滑液（SF）和关节组织中的双水焦磷酸钙（$Ca_2P_2O_7 \cdot H_2O$）晶体有助于医生鉴别 CPPD 沉积症和其他炎性或退行性关节病变。软骨钙质沉着症通常指 CPPD 沉积于关节软骨的特征性放射学改变。除 CPPD 晶体外其他含钙晶体也可以沉积在关节软骨，产生放射学可察觉的密度影以及炎性和退行性关节。CPPD 晶体不仅沉积于关节软骨，偶尔也可以在滑膜、韧带、

肌腱中发现，罕见情况下也会像痛风石一样在关节周围软组织中。

CPPD 沉积症可以是无症状，也可以有多种表现。假性痛风这一术语是指在一些 CPPD 沉积症患者中出现的急性的痛风样的发作。CPPD 沉积症也可以表现为类似于化脓性关节炎、多发性炎症性关节炎（常与类风湿关节炎相混淆）或骨关节炎。我们并不知道 CPPD 沉积症的发病率和患病率。影像学调查发现随着年龄增长，软骨钙质沉积症也会稳步增长。Framingham 研究数据显示在 63 岁以上的人群中影像学上软骨钙质沉积症的总患病率是 8.1%，60 岁以上的软骨钙质沉积症患者有 20% 发生在膝关节，90 岁以上的人群中高达 50% 患有此病[1]。

分型

从病因学分型可将患者分为四型：遗传型、散发型（或特发型）、代谢紊乱型及外伤型。尽管大多数 CPPD 沉积症是非家族性的，但是文献中仍有家族聚

集的报道。大多数家族性病例是以常染色体显性遗传的方式遗传，多早期发病且病情轻重不一[2]。家族性 CPPD 沉积症的易感基因最常见位于 5 号常染色体的短臂上，特别令人感兴趣的是位于常染色体 5p CCAL2 位点的基因，即 ANKH 基因。ANKH 基因编码多次跨膜蛋白 AHKH，它从细胞内转运无机焦磷酸。功能性的 ANKH 基因突变是家族性常染色体显性遗传的 CPPD 沉积症的原因，在这方面，已有几种变异体见于报道中。其他的遗传疾病与软骨钙化性沉积病相关。Gitelman 病和 Bartter 病均伴有 CPPD 沉积症，这可能与它都有慢性低镁血有关。镁是碱性磷酸酶的辅因子，推测低镁会引起轻度功能性的低磷酸酯酶症。体内铁铜过量（分别与血色素沉积症和 Wilson 病相关）被认为有利于钙晶核形成和碱性磷酸酶活性的抑制。遗传因素可能在所谓的散发病例也起作用，因为在某些看似散发的 CPPD 沉积症的病例系列中发现有家族积聚现象。然而，关节炎的迟发使得 CPPD 沉积症的家族性研究难以进行。

一些代谢性疾病和生理压力，如老龄化、创伤与 CPPD 沉积症相关（表 13-1）。但只有年龄和关节手术史被证实确实相关，而间接证据表明其他因素也有关联。因此，对新诊断的 CPPD 沉积症患者的常规检查应该包括血清钙、铁蛋白、镁、磷、碱性磷酸酯酶和促甲状腺素的测定，如果发现异常值，应做进一步的检查。

炎症发生和软骨退化的发病机制

急性假性痛风是机体对从邻近滑膜腔的软骨组织中脱落的 CPPD 晶体的剂量相关性的炎症反应。对假性痛风患者的急性炎性关节抽取液做代偿性偏振光显微镜检查时发现中性粒细胞吞噬晶体，从而导致溶酶体酶和细胞趋化因子的释放。滑膜衬里细胞的吞噬作用会引起细胞增殖及释放前列腺素、细胞因子和降解基质的金属蛋白酶，如胶原酶和基质降解酶。

骨关节炎（OA）和 CPPD 沉积症之间的关系很复杂。对 53 例膝关节置换术中获得的滑液（SF）样本的研究表明术前诊断 OA 的患者中 60% 含有 CPPD 晶体或羟基磷灰石或两者都有[3]。由此可见，大多 OA 患者的 SF 可能含有 CPPD 或者羟基磷灰石，但它们很小或者量很少，常规显微镜很难检测到。OA 与 CPPD 沉积症的密切相关可能源于 CPPD 晶体与成纤维细胞或单核滑膜细胞相互作用而引起一些生物效应，包括已被证实的促有丝分裂反应，造成组织增生；被刺激的衬里细胞可分泌蛋白水解酶和释放细胞因子。蛋白水解酶可破坏软骨和其他关节结构，细胞因子的释放可进一步促进滑膜细胞或软骨细胞产生蛋白酶。体外 CPPD 晶体实验已经证实了这种作用。

晶体沉积的发病机制

细胞外 PPi，一种晶体阴离子，它的过量产生可促进 CPPD 晶体的沉积。检测大多数 CPPD 沉积关节滑液中 PPi 的浓度，发现明显高于血浆和尿的排泄水平[4]。此外，含 CPPD 晶体的软骨细胞比正常或者 OA 的软骨细胞产生更多的细胞外 PPi，关节软骨细胞释放 PPi，有助于 SF 中 PPi 的产生，转化生长因子 -β（TGF-β）、抗坏血酸、维 A 酸和甲状腺激素可以促进这种释放。水解三磷酸核苷的软骨胞外酶可以从头生成 PPi。另外，多通道转运蛋白 ANK 或其他蛋白可以将细胞内的 PPi 转运至胞外。钙也是 CPPD 晶体形成的必要因素，CPPD 沉积症患者软骨中钙离子的浓度增高。

关节软骨细胞外周基质及基质囊泡（matrix vesicles，MV）的改变也参与 CPPD 晶体的形成。MV 是软骨细胞膜包裹的胞外细胞器，当它从关节软骨分离出来后，在体外可以产生 CPPD 晶体。CPPD 晶体在异常的细胞外基质中可以形成，而正常基质中不能形成。受累的软骨基质中含有受损的胶原蛋白 II 型纤维和增加的结合钙的基质细胞蛋白。正常软骨中不存在 I 型胶原，而含 CPPD 晶体的软骨中 I 型胶原数量增多，但是大蛋白聚糖很少存在。目前的研究还表明转谷氨酰胺酶，它能修饰翻译后的细胞外基质蛋白，也参与 CPPD 晶体形成的形成。

临床特点及诊断

表 13-1 与 CPPD 发病相关的情况

强相关
年龄、关节手术史、骨关节炎、创伤、痛风、甲状旁腺功能亢进、血色素沉积症、低磷酸酯酶症及低镁血症
弱相关
甲状腺功能减退症
可能相关
Wilson 病、肢端肥大症、透明脂酸酶缺乏症、X 染色体相关性低磷佝偻病、家族性低尿钙高钙血症及褐黄病

CPPD 的关节表现至少有 5 种形式 [5]。

假性痛风

急性假性痛风（pseudogout）是一种炎症过程，表现为一个或多个关节渗出和关节炎的症状和体征。这些自限性的发作可以和急性痛风一样，起病突然，病情严重。患者受累关节通常有典型的疼痛、僵直和肿胀。它的体征包括关节肿胀伴不同程度的红斑和皮温升高。发作时全身症状包括高热 99°F 到 103°F，白细胞增多 12 000 ～ 15 000/mm³，红细胞沉降率（erythrocyte sedimentation rate，ESR）升高及血清急性期反应物升高。相比真正的痛风，假性痛风发作需要更长时间才能达到症状高峰，而且持续时间也较长，尽管进行治疗，症状仍可以持续 3 ～ 120 天 [6]。假性痛风常见于大关节，膝关节是最常累及的关节，其他常累及的关节依次是腕、踝、肘、趾、肩和髋关节。与痛风一样，假性痛风可自发或由外伤、手术、甲状旁腺切除、或如脑卒中、心肌梗死之类的严重疾病引起。在发作的间歇期患者常毫无症状。假性痛风和化脓性关节炎的鉴别很难，需要进行关节穿刺并做 SF 培养或者 SF 中找到晶体。25% 的 CPPD 沉积症患者呈现假性痛风的表现。

假性骨关节炎

多数临床上有明显 CPPD 沉积的患者常表现为类似于 OA 的非常严重单关节退行性关节炎（oddly distributed arthritis）。这些患者表现出渐进发展的关节痛和僵直，累及膝、腕、掌指（metacarpophalangeal，MCP）关节、髋、肩、脊椎、肘关节和踝关节。半数患者在慢性症状上叠加急性发作。受累关节的屈曲挛缩和膝关节的畸形很常见。外翻型膝关节变形特别提示 CPPD 沉积症，这种类型很难与 OA 鉴别，通常被漏诊。在一项系列研究中，有 30% 的 OA 患者在进行关节置换术时才发现受累关节中含有 CPPD 晶体 [3]。

假性类风湿关节炎

5% 的 CPPD 沉积症患者表现为多关节受累，呈对称分布，低度炎症。伴晨僵、疲劳、滑膜增厚、活动受限、红细胞沉降率升高，常被误诊为类风湿关节炎。另外，10% 的患者被检出含有低滴度的类风湿因子，导致诊断更为复杂。高滴度的类风湿因子、抗环瓜氨酸肽抗体（抗 -CCP）及典型的类风湿骨侵蚀影像学证据则要考虑真正的类风湿关节炎的诊断。

假性神经性关节病

CPPD 沉积症的部分患者有严重的破坏性单关节炎，这与神经性关节病十分相似。这些患者无神经系统异常，但表现为疼痛性单关节炎，并且影像学表现为迅速进展的关节破坏。此型患者的自然病史目前还不是很清楚。

无症状型

部分有影像学或病理学证据的软骨钙质沉积症患者并没有明显的临床表现，称为无症状性 CPPD 晶体沉积症，但目前它的意义还不明确。对于这些患者，并没有严格的研究以观察他们与正常人群相比是否更容易发展为有临床症状和体征的关节炎。

双水焦磷酸钙晶体通常不会沉积于软骨组织以外的其他组织。即使在滑膜中 CPPD 晶体也只存在软骨化生部位。沙砾性的 CPPD 沉积症已被很好描述过，它可引起神经压迫症状。中轴骨 CPPD 沉积可出现神经系统症状。脊柱韧带似乎更容易发生 CPPD 沉积。受影响的患者可出现脊髓病变。因腰椎狭窄而进行减压椎板切除术患者中，近 25% 黄韧带中发现 CPPD 晶体。临床上，有 CPPD 晶体的患者比那些没有 CPPD 晶体的患者更容易出现急性发作。

确诊 CPPD 相关性疾病可通过偏振光显微镜在受累关节的 SF 中检测到 CPPD 晶体来进行（图 13-1）。CPPD 弱双折射晶体比单钠尿酸盐（monosodium urate，MSU）晶体更难识别，前者的晶体数目更少。CPPD

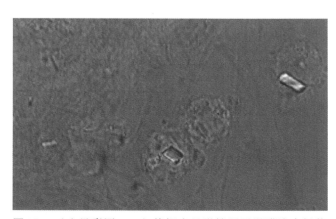

图 13-1 （也见彩图 13-1）偏振光显微镜显示滑膜液中杆状双水焦磷酸钙（CPPD）晶体

沉积症的 SF 性质可表现为炎性和非炎性。假性痛风中，SF 可以是浑浊的、水样的或出血性的，平均白细胞计数是 12000 /ml。只要组织制备方法能保留晶体，软骨组织学检查或滑膜活检可有助于诊断。目前 CPPD 沉积症的诊断标准已经确立（表 13-2）。

影像学特点

在透明软骨或纤维软骨组织中出现典型的点状或线状密度影有助于诊断（图 13-2）。晶体沉积的特征部位有膝关节软骨、半月板、髋关节髋臼唇、耻骨联合处纤维软骨、腕三角软骨和椎间盘纤维软骨环。当沉积物非常典型时，X 线表现也相当特异，但是对于非典型的或者模糊的沉积物就很难判断。钙化沉积物也会出现在关节囊、韧带和肌腱中。虽然最早的钙化沉积物一般出现在影像学正常的软骨，但退行性病变常随后发生。常用以下四个部位的影像学检查做 CPPD 沉积症的筛查：双侧膝关节前后位（anterposterior，AP）（最好不要立位），骨盆 AP 位以取得耻骨联合与髋关节的可视化视图，手包括腕部的后前位（posteroanterior，PA）。如果这些检查都没发现晶体沉积，那么进一步检查不大可能获得成果。

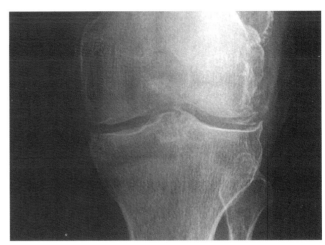

图 13-2　左膝外侧半月板处的软骨钙质沉着

一些掌指关节处的改变，如骨端的方形变、软骨下囊肿、钩状骨赘的形成等，常提示血色素沉积症（见第 28 章），但也可见于只有 CPPD 沉积症的患者。CPPD 沉积症合并血色素沉积症的患者比单纯的 CPPD 沉积症的患者更易出现这些变化。此外，除了受累关节部位的不同，孤立的髌骨关节间隙变窄或孤立的腕关节退行性病变可以协助鉴别 CPPD 沉积症与 OA，这些不同表现可能会提供有用的临床线索，并被写入表 13-2 建议的诊断标准中 [7]。

治疗

与痛风的单钠尿酸盐结晶不同的是，目前没有切实可行的办法消除关节中的 CPPD 晶体。甲状旁腺功能亢进、血色素沉着病或黏液性水肿等相关疾病的治疗并不会导致 CPPD 晶体的吸收。大关节急性发作时可单用关节液抽取术或联合皮质类固醇注射进行治疗。对大多数患者的治疗建议使用非甾类抗炎药（NSAIDs）。口服秋水仙碱治疗假性痛风的效果不如痛风，但是日常预防性服用秋水仙碱可以有效降低急性发作的频率和缩短持续时间。促肾上腺皮质激素或全身应用皮质类固醇治疗痛风或假性痛风已被证明切实可行。磷酸枸橼酸盐（phosphocitrate）是一个抑制 CPPD 晶体的形成及其引起的细胞反应有希望的制剂，但目前仍未应用于临床。

表 13-2　双水焦磷酸钙沉积症的修订诊断标准

标准
Ⅰ. 由确切的方法证明组织或关节滑液中有 CPPD 晶体（如特征性的 X 线衍射或化学分析）
Ⅱ.（a）用相代偿振光显微镜观察到弱正性双折射或无双折射的单斜或三斜晶体
　　（b）影像学显示典型的钙化
Ⅲ.（a）急性关节炎，尤其是累及膝或其他大关节
　　（b）慢性关节炎，尤其是膝、髋、腕、肘、肩或掌指关节，并伴有急性加重。以下几点可帮助区分 CPPD 慢性关节炎与 OA：
　　　1. 少见部位：腕、掌指、肘和肩
　　　2. 影像学表现：桡腕、髌骨关节间隙狭窄，尤其特发性患者（膝盖骨被包绕在股骨内）
　　　3. 软骨下囊肿形成
　　　4. 严重退行性病变，进展性，伴有软骨下骨坍塌及关节腔内出现不透 X 线的骨碎片
　　　5. 形态各异的骨赘形成
　　　6. 肌腱钙化，尤其是肱三头肌，跟腱，闭孔

诊断分类
　A. 肯定诊断：必须符合标准 Ⅰ 或 Ⅱ（a）加 Ⅱ（b）
　B. 可能诊断：必须符合标准 Ⅱ（a）或 Ⅱ（b）
　C. 疑似诊断：标准 Ⅲ（a）或 Ⅲ（b）提示 CPPD 晶体沉积的潜在可能性

磷灰石 / 碱性磷酸钙

碱性磷酸钙晶体（basic calcium phosphate crystals，

BCP）包括由碳酸盐取代的羟基磷灰石、磷酸八钙和少见的磷酸三钙，常在关节处沉积，但也可以沉积在皮肤、动脉、乳腺或其他组织。在肌肉骨骼系统中，晶体可能沉积在肌腱、椎间盘、关节囊、滑膜、软骨中。研究提示营养不良性肌腱钙化是局部外伤、缺血和肌腱坏死的结果。有证据表明钙化性肌腱炎是一种动态的细胞介导的过程，在这个过程中，局部血管和机械性改变导致局部肌腱组织转变为含有软骨细胞的纤维软骨状物质，继之羟基磷灰石沉积在来自这些软骨细胞的细胞外基质囊泡状结构中。关节内 BCP 晶体沉积机制尚不清楚，可能涉及基质囊泡和细胞外 PPi 动态平衡失调。PPi 是一种磷灰石晶核形成的强效抑制剂。

碱性磷酸钙晶体鉴定

虽然 BCP 晶体很常见，尤其在 OA，但在 SF 中很少被识别，这主要是因为缺乏简单可靠的检测试验。偏振光显微镜可以有效地鉴别 MSU 和 CPPD 晶体却不能鉴别小的难以在光学显微镜（20 ～ 100 nm）下分辨的 BCP 晶体。尽管单个晶体的体积很小，它们却容易聚集成较大的团块，偶尔可以在光学显微镜下观察到为直径达 5 mm 可折射的"闪亮硬币"。用茜素红染色可以发现较大的 BCP 晶体聚集物，但这种方法敏感性和特异性都很低（图 13-3）。鉴别 BCP 晶体较特异的技术包括 X 射线衍射仪、扫描电子显微镜或电子传输显微镜色散分析、电子探针、Raman 光谱仪、原子力显微镜和 [14C] 羟乙（烷基）二膦酸结合程度测定。遗憾的是，这些方法通常无法获得或是由于太过昂贵而无法用于临床[8]。

临床特点

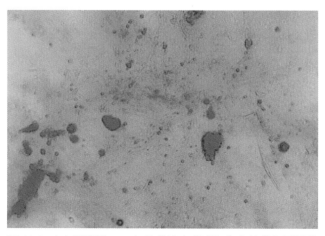

图 13-3 （也见彩图 13-3）关节液中茜素红染色的磷灰石团块

骨关节炎

BCP 晶体和 OA 并存的概念已经被认可[9]。至少 30% ～ 60% 膝 OA 患者的 SF 中可发现 BCP 晶体。最近有研究提示在很多 OA 的 SF 中检测到 BCP 晶体簇，但它们体积很小，数量也很少，用常规技术无法鉴定。大量数据证实 BCP 晶体在软骨退行性病变中起作用，它们与 OA 影像学表现的严重程度密切相关，而且，相比没有晶体的膝 OA，这种受累的膝关节更易出现大量的关节液。另外，BCP 晶体诱导细胞活化的体外实验支持 BCP 晶体促进 OA 的发病。它们可产生大量的生物效应如诱导有丝分裂、促进滑膜成纤维细胞和软骨细胞合成基质金属蛋白酶和前列腺素。尽管晶体引起的软骨损伤是许多研究的课题，但是在含钙晶体和 OA 的关系以及是晶体导致损害还是晶体是关节破坏的结果等方面一直存在争论。目前尚没有治疗手段可以预防或消除关节中的 BCP 晶体，也没有办法有效地干预 BCP 晶体的生物效应。

破坏性大关节炎 / 密尔沃基肩综合征

老年人中存在一种独特表现的破坏性肩关节病。其典型特征是患者大都是老年女性，表现为大关节、非炎性滑膜渗出、严重的影像学损伤以及大面积肩袖撕裂[10]。患者肩部活动时剧烈疼痛，有夜间痛，主动和被动的活动受限，有时伴有明显的关节不稳固和存在明显骨摩擦音，肩袖一般被完全损伤。关节积液可能很多，可达 5 ～ 130 ml，这些积液有时是血性的并且细胞含量少，以单核细胞为主。在大多数滑液中已被证实有碱性磷酸盐晶体，除此之外有的还含有 CPPD 晶体。X 线片常显示肱骨头向上半脱位、畸形和肩袖肌腱钙化（图 13-4）。治疗一般不是很理想。保守的措施包括服用止痛药和非甾类抗炎药、反复的肩关节抽吸及加用或不用类固醇类药物注射，以上措施有时可以较好的控制症状。有时外科干预也会奏效。随着时间推移，疼痛可能会慢慢减轻。

钙化性关节周围炎

钙化性关节周围炎偶尔在肩部或其他部位的 X 线片中显示。最常见的钙沉积部位是肩袖。大部分的钙化没有任何症状。如果患者有肩部的慢性疼痛，影像的结果显示肩袖冈上肌腱或其他肌腱钙化，则支持慢性钙化性肌腱炎。在一些情况下，特别是那些有大量钙沉积的病例，因晶体弥散到周围组织、三角肌滑囊、

13

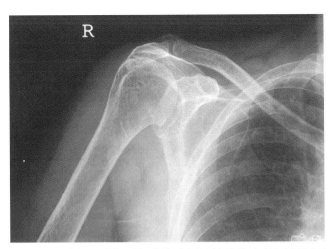

图 13-4 受羟基磷灰石相关的破坏性关节炎（密尔沃基肩）影响的肩关节正位 X 线片。包括旋转肌在内的关节周围组织大规模的破坏，导致肱骨向上半脱位和肩关节的不稳定。可见肩关节退化和关节软组织肿胀，以及肩锁关节周围的钙化沉积灶

肩关节而引起疼痛突然发作。这些晶体可引发严重的局部炎症反应。患者表现为剧烈疼痛，关节肿胀、潮热和皮肤红斑。如有肩袖钙化的影像学改变要考虑钙化性肩周炎，其他可考虑的诊断包括败血症、创伤、骨折或假性痛风及痛风。随着时间推移，X 线特征可能会发生变化，钙沉积变小、破碎或消失。在肩关节，用针穿刺吸除白垩样物质可能会缩短发作的时间。非甾类抗炎药的应用或者局部类固醇的注射也可改善症状。还可尝试用超声碎石这种方法。未经治疗，受累部位的症状可能持续几天或几周。小关节如足的第一跖骨（羟基磷灰石假性足部痛风）和手部的小关节可能会有类似的炎症反应，这一情况多见于年轻女性。

急性关节炎

在极少数情况下，BCP 晶体可能导致急性关节炎。BCP 晶体已被发现可沉积于手指关节中，这些关节可出现炎症反应和侵蚀性改变。BCP 晶体可能在炎性 OA 中起着一定作用。炎性 OA 是 OA 的一个亚型，表现为手的近端和远端指间关节面有红斑、滑膜增厚和严重影像学破坏。

钙化 / 特发性肿瘤状钙化

钙化是 BCP 晶体在软组织处的沉积。有多种疾病与营养不良性钙化有关。这些疾病包括结缔组织病（局限性硬皮病、肌炎，系统性红斑狼疮）、严重的神经系统损伤后钙化和已曲安奈德关节注射后钙化。特发性瘤状钙化是一种罕见的综合征，以关节周围软组织的不规则钙化性团块物质为特点。这些钙化团块可以在肩、髋和肘周围观察到。它们可能单发或呈多灶性。并发症包括皮肤破溃继发感染、出现窦道、恶病质及淀粉样变。

混合晶体

草酸盐晶体

迄今为止，草酸盐仅发现于有明显的肾衰竭患者的关节内。由草酸盐沉积引起的急性或慢性关节炎可发生于许多关节，最常受累的部位是膝和手。也有报道在腕、踝、足、腱鞘和滑囊中。关节液中的白细胞计数一般少于 2000 /ml。明确诊断有赖于在 SF 中或在关节、骨骼及其他组织的活检中发现草酸盐晶体。SF 中的晶体可以是多形性的，但典型表现包括一些双锥体形或信封状晶体。大小为 5 ～ 30 μm。虽然一些较小的杆状结晶易与 CPPD 混淆但是大多数晶体有明亮的双折射。维生素 C 会代谢成草酸，血液透析的患者避免使用维生素 C 这可延缓草酸盐累积。

医源性皮质类固醇沉积诱导的炎性反应

典型的激素诱导的炎症反应通常发生在类固醇注射后的前 8 小时。与其他类固醇相比，已曲安奈德注射后更容易引起关节炎症反应。通过关节穿刺和发现多形性晶体可以做出诊断，这些多形性晶体包括不规则的棒状和块状晶体带有强烈的正性或负性的双折射。冰敷可使症状减轻。

其他可能致病的晶体

这些晶体包括液态油脂类晶体、胆固醇、其他血脂和异物。临床中可使用非甾类抗炎药来减缓这些不常见的晶体导致的炎症发作。对异物导致的炎症反应的最好处理是去除异物。

（周惠琼 译 吴东海 校）

参考文献

1. Felson DT, Anderson JJ, Naimark A, Kannel W, Meenan

RF. The prevalence of chondrocalcinosis in the elderly and its association with knee osteoarthritis: the Framingham Study. J Rheumatol 1989;16:1241–1245.

2. Zaka R, Williams CJ. Genetics of chondrocalcinosis. Osteoarthritis Cartilage 2005;13:745–750.

3. Derfus BA, Kurian JB, Butler JJ, et al. The high prevalence of pathologic crystals in pre-operative knees. J Rheumatol 2002;29:570–574.

4. Kirsch T. Determinants of pathological mineralization. Curr Opin Rheumatol 2006;18:174–180.

5. McCarty DJ. Calcium pyrophosphate dihydrate crystal deposition disease—1975. Arthritis Rheum 1976;19:275–286.

6. Masuda I, Ishikawa K. Clinical features of pseudogout attack. a survey of 50 cases. Clin Orthop 1988;173–181.

7. Ryan LM, McCarty DJ. Calcium pyrophosphate crystal deposition disease; pseudogout; articular chondrocalcinosis. In: McCarty D, ed. Arthritis and allied conditions. Philadelphia: Lea and Febiger; 1985:1515–1546.

8. Rosenthal AK, Mandel N. Identification of crystals in synovial fluids and joint tissues. Curr Rheumatol Rep 2001;3:11–16.

9. O'Shea FD, McCarthy GM. Basic calcium phosphate crystal deposition in the joint—a potential therapeutic target in osteoarthritis. Curr Opin Rheumatol 2004;16:273–278.

10. McCarty DJ, Halverson PB, Carrera GF, Brewer BJ, Kozin FK. Milwaukee shoulder: association of microspheroids containing hydroxyapatite crystals, active collagenase, and neutral protease with rotator cuff defects, I: clinical aspects. Arthritis Rheum 1981;24:464–473.

感染性疾病

A. 化脓性关节炎

George Ho, JR., MD

■ 化脓性关节炎（Septic Arthritis）是一种严重的能威胁生命的感染，对于非淋球菌性关节炎来讲，成人中死亡率可达 10% ~ 50% 或以上。

■ 化脓性关节炎最常见的感染途径是从关节外部位的感染如肺炎、肾盂肾炎或皮肤感染血源性播散而来。

■ 成人非淋球菌感染性关节炎常见病原体是革兰氏阳性球菌（75% ~ 80%）与革兰氏阴性杆菌（15% ~ 20%）。不管对自身关节还是人工关节金黄色葡萄球菌都是最常见的致病菌。

■ 关节穿刺术和关节滑液检查是诊断化脓性关节炎的基本手段。如果关节滑液白细胞数量非常高（>

100 000 /mm³），提示可能有化脓性关节炎，在等待关节液培养结果的同时应开始治疗。

■ 细胞计数、分类、革兰氏染色、培养和晶体检查对于关节滑液检查都很重要。归纳起来为 3C：细胞计数、培养与晶体（cell count，culture and crystals）。

■ 对于非淋球菌性关节炎，关节液的革兰氏阳性率为 60% ~ 80%，血培养的阳性率约为 50%。

■ 对于怀疑化脓性关节炎的患者，一旦正确留取了微生物检查的标本，就要马上开始抗生素治疗。

■ 最初的抗生素选择要根据滑液革兰氏染色结果和临床特征估计最有可能的病原菌。

非淋球菌的细菌感染是最严重的感染性关节炎。正常关节、有关节疾病的关节及人工关节对细菌都易感。化脓性关节炎是一种严重的能威胁生命的感染，这一点应该重视，早期诊断与及时有效的治疗非常重要。化脓性关节炎在成人中的死亡率可高达 10% ~ 50% 或以上，而完全恢复也是可能的，但合并类风湿关节炎等关节疾患时通常预后不良。这一章我们将介绍成人急性非淋球菌性关节炎，同时也简单介绍一下儿童化脓性关节炎、淋球菌性关节炎及化脓性滑囊炎。

风险因素

急性非淋球菌性关节炎的独立危险因素是：大于 80 岁、糖尿病、类风湿关节炎、髋或膝关节人工假体、近期关节手术和皮肤感染[1]。与有关节疾患的关节和人工关节相比，正常关节对感染有一定抵抗力。化脓性关节炎的一个重要的患病因素是免疫功能低下，常见于类风湿关节炎、肝硬化、慢性肾衰竭和恶性肿瘤

患者。血液透析患者和静脉药物滥用者的中轴关节如胸锁关节、骶髂关节等也易发生化脓性关节炎。其他易感人群有获得性免疫缺陷综合征、血友病、器官移植或低丙种球蛋白血症患者[2]。

发病机制

化脓性关节炎最常见的感染途径是关节外感染如肺炎、肾盂肾炎或皮肤感染等处的细菌血源性播散。病原体直接侵入到关节很少见，猫咬能引起多杀巴斯德菌进入手指关节，而脚底扎入钉子则可引起绿脓杆菌感染。而由关节穿刺或关节注射引起化脓性关节炎的概率约为 0.0002%。异物穿透性创伤或者关节手术包括关节置换等也能引起关节感染。严格无菌操作、注意无菌环境及手术期间的抗生素预防性使用能够减少人工关节早期感染的概率，而晚期感染常常发生于关节置换术后 1 年或更长时间，这种感染源于手术时的污染或由暂时菌血症的细菌植入而来。发生晚期感染这种不常见的并发症的患者会在原先没有疼痛的关

节出现疼痛。人工关节感染造成的假体植入失败也要和无菌性松动相鉴别，因为在实施人工关节翻修手术之前如果有感染必须先清除感染。

病原学

在急性非淋球菌性关节炎中，革兰氏阳性球菌是主要的病原菌。成人非淋球菌性关节炎中革兰氏阳性球菌感染占 75% ~ 80%，革兰氏阴性杆菌为 15% ~ 20%。不管是自身关节还是人工关节，金黄色葡萄球菌都是最常见的致病原。表皮葡萄球菌感染常发生于人工关节，很少见于自身关节，厌氧菌也同样如此。厌氧菌和凝固酶阴性葡萄球菌感染更常发生于人工关节。老年人容易发生革兰氏阴性菌感染，因为常有许多并发症，使他们更易患全身性革兰氏阴性菌感染。同时，老年人也常患有一些关节疾病。

临床特点

化脓性关节炎常见于单关节（80% ~ 90%），累及多关节少见（10% ~ 20%）。尤以单个大关节，如膝关节多见。因此，对于急性的单关节炎，诊断常常要考虑是否为化脓性关节炎，尤其当患者有发热、中毒症状或者有关节外部位感染时。对于类风湿关节炎患者，当出现关节炎急剧加重，不管是单关节炎还是多关节炎，必须要除外是否合并有感染。

关节穿刺与滑液检查是化脓性关节炎诊断的关键。如果滑液白细胞计数较高（> 100 000 /mm³），提示可能有化脓性关节炎，在等待培养结果同时就应开始治疗。非感染性关节炎是一种非细菌感染引起的炎症性关节炎（表 14A-1），必须要除外感染后才能诊断[3]。要除外感染，除了滑液培养是阴性外，还要有血液培养阴性结果及其他检查如滑液细菌 DNA 和 PCR 检查的阴性结果。

多关节感染更常见于合并关节疾病的患者，常常预后不良[4]。金黄色葡萄球菌是主要的病原菌。RA 患者合并多关节化脓性感染的死亡率可高达 50% 以上[5]。怀疑有多关节感染时要在多个关节部位进行穿刺。

实验室特点

化脓性关节炎的滑液表现为典型的化脓性炎症，

表 14A-1 非感染性关节炎

类风湿关节炎
幼年类风湿关节炎
痛风
假性痛风
磷灰石相关关节炎
赖特综合征
银屑病关节炎
系统性红斑狼疮
镰状细胞病
透析相关淀粉样变性
一过性骨质疏松性髋关节滑膜炎
植物刺伤性关节炎
转移癌
色素绒毛结节性滑膜炎
关节积血
神经病性关节病

如白细胞计数较高，中性粒细胞占绝大多数。典型的表现为白细胞（WBC）计数 > 50 000/mm³，甚至 > 100 000/mm³，但细胞计数结果范围常很宽，取决于关节穿刺的时机、之前有过抗生素治疗及其他因素等。革兰氏染色结果阳性率仅为 60% ~ 80%。细胞计数、革兰氏染色及偏振光下晶体检查都必须在关节穿刺术后立即进行。将滑液进行细菌培养或者可疑微生物（如抗酸杆菌、真菌）的特殊培养也很重要。非淋球菌性关节炎的血液培养的阳性率约为 50%。除了尽量增加培养阳性率和培养的敏感性外，科技进步如 PCR 技术有助于许多感染性疾病的诊断与治疗[6]。但 PCR 技术的缺点是敏感性过高容易造成假阳性结果。

晶体性关节炎与化脓性关节炎并存时必须格外重视。发热可能是由晶体导致的滑膜炎或类风湿关节炎急性发作引起，并非感染。但只要有发热，就必须进行仔细检查以除外炎症关节部位合并感染，而不是单纯归因于 RA。

治疗

表 14A-2 给出了不同的细菌感染时的治疗方法。

表 14A-2　化脓性关节炎治疗的经验性抗生素选用

滑液革兰氏染色	初始抗生素选用
革兰氏阳性	
成簇的革兰氏阳性球菌（可能是葡萄球菌）	萘夫西林或苯唑西林（如患者是静脉吸毒者需加氨基糖苷类）
链状的革兰氏阳性球菌（可能是链球菌）	萘夫西林或苯唑西林
革兰氏阴性	
革兰氏阴性菌	萘夫西林或苯唑西林 / 氨基糖苷类 [a]
革兰氏阴性双球菌（可能是淋球菌）[b]	头孢曲松或头孢噻肟

[a] 所有具有人工关节、静脉置管或近期住院的患者都是耐甲氧西林葡萄球菌的易感者，在得到培养结果之前都应该使用万古霉素治疗，不应考虑革兰氏染色结果

[b] 在得到肯定的革兰氏染色结果之前，对可能的化脓性关节炎患者需经验性联合使用萘夫西林或苯唑西林和头孢菌素类（如头孢曲松、头孢唑肟或头孢噻肟）来治疗。对静脉吸毒者需加氨基糖苷类。如果是耐甲氧西林葡萄球菌可能性大，则需经验性使用万古霉素

及时的治疗能控制感染、减少并发症，促进关节恢复。一旦怀疑有化脓性关节炎，并且正确采集了病原学标本，就应该立即开始抗生素治疗。选用哪种抗生素取决于革兰氏染色的结果和根据临床特征估计最有可能的病原菌。例如，对于有血管置管或正进行血液透析的患者，针对葡萄球菌和链球菌的广谱抗生素可能比较恰当。如果初步估计的病原菌被革兰氏染色结果证实（如成簇或链状分布的革兰氏阳性球菌），那么窄谱抗生素就比较合适。另外，对于体弱的老年人，如果革兰氏染色结果不确定，并且无相关临床提示的话，应该开始给予广谱抗生素（抗革兰氏阳性球菌和革兰氏阴性杆菌）。对于健康的成人，若有高危性行为，并且有腱鞘炎和游走性关节炎表现，进行过细菌培养及革兰氏染色后，针对淋球菌感染的单一治疗比较合适。（这种单一治疗选用的药物——二代头孢菌素——除了针对革兰氏阴性双球菌外还有较广谱的抗菌活性）。一旦明确病原菌的类型及药敏性，就应该继续应用最有效且安全价廉的药物。

为了减轻疼痛、去除感染加速愈合，感染的关节必须进行充分引流。早期可以制动受累关节，并使用有效的止痛药减轻患者痛苦。一旦患者能忍受就应该尽早开始功能锻炼。大多数患者进行重复穿刺引流就能使关节很快达到无菌，对另外一些患者来说关节灌洗或关节镜手术也是一种较好的办法，能避免关节切开术。但下述这些情况必须进行手术切开引流：①解剖上穿刺引流困难以及难以充分引流的关节；②诊治延误的化脓性关节炎；③受累关节已经被原有的关节炎所破坏；④感染的滑膜或骨组织需要清除 [7]。矫形外科医师及理疗师的早期参与有助于患者得到最佳治疗方案，并能使关节功能得到最好的恢复。

关于抗生素使用的最佳疗程目前并没有前瞻性的研究结果。对于单纯的自身关节感染，如果病原菌对所选抗生素高度敏感的话抗生素最短可用 2 周（但通常大于 4 周）。对于免疫力低下的患者或者较严重的感染，疗程常更长，可达 4～6 周。对于人工关节感染，抗生素使用时间通常较长。大多数情况下，置换的关节若发生感染，关节假体要去除，抗生素要持续使用到这个关节部位无菌直到下次再植术。不管是多次手术还是关节成形术，再次手术时要用抗生素浸泡的骨水泥或骨片。少有一些患者被认为移除关节假体手术风险太大并且感染能被口服抗生素所控制的话，不需要持续使用抗生素。

预后

回顾性研究表明预后不良因素包括：儿童、老年人、毒力强的病原菌、延误诊断及治疗、有基础关节疾患、特殊关节感染（如肩或髋关节）。但一项前瞻性研究认为只有老年人、有基础关节疾患如类风湿关节炎，以及人工关节感染为预后不良因素 [8]。

避免诊断延误、保证足够关节减压防止骨缺血性坏死、当引流效果不佳时积极考虑其他引流方法、积极进行关节功能锻炼，这些都是临床医师所能做到的。尽管缺乏循证医学证据，但经验告诉我们做到这些能改善有不良预后因素患者的预后。

预防

很少能预防化脓性关节炎发生，但有关节炎尤其是类风湿关节炎的患者或关节置换患者要时刻注意。

对于大多数人工关节置换的患者来说，牙科操作前并不都需常规用抗生素预防。然而，2003 年美国牙科协会与美国矫形外科协会修订了关于侵入性牙科操作前预防性使用抗生素的指南 [9]。该指南指出对于大多数进行过关节置换的患者来说，不需要常规使用抗生素预防。但是 2 年内进行过关节置换术和一些免疫力低下的患者是血源性感染的高危人群，应该在侵入性牙科操作前预防性使用抗生素。推荐要根据经验选用针对人工关节最常感染的细菌（表皮葡萄球菌）的抗生素。

由于目前还没有长期的观察性研究或前瞻性试验研究，缺乏可靠的数据，为了防止人工关节感染是否预防使用抗生素问题还非常有争议。

因为操作引起的人工关节晚期发生感染的发生率非常低，为每年 10/10 万 ~ 100/10 万。在得到确切的研究数据之前，决定是否预防性使用抗生素要靠临床医师对潜在风险及患者可能收益的估计以及医患之间的沟通。

任何局部或全身的细菌感染都必须要尽快治疗，从而将感染扩散到关节的风险降至最低。当选择进行一些有可能引起暂时菌血症的操作时（任何无菌部位的出血），需讨论是否要预防性使用抗生素，最终要和患者共同决定是否使用（表 14A-3）。

表 14A-3　人工关节置换的患者在进行可能引起暂时菌血症的操作前是否预防性使用抗生素的咨询书

（1）您有（1 种、多种、没有）高危因素使您更易发生感染

（2）您所要进行的操作可能会导致多种细菌进入你的血管，正常情况下不会引起感染（正如刷牙或通便都能导致少部分细菌进入血管一样）

（3）预防性使用抗生素可以减少置换关节发生感染的概率，但不能保证预防措施会百分百有效

（4）所使用的抗生素可能不是很昂贵，但用药后可能会出现一些轻微的副作用，就像你使用其他药物一样（如皮疹、恶心、呕吐、关节疼痛等）

（5）因为这个操作所导致的人工关节发生感染的风险很小（估计为 1/10 000 ~ 1/1000），预防性使用抗生素可以使风险降至更低，但不会降到零风险

（6）如果人工关节发生感染，通常需要将人工关节去除并治疗感染，感染完全治愈后才可以考虑再次人工关节置换手术

（7）我的建议（以下三个选择）：a、b 或 c
　（a）您可能不需要预防性使用抗生素
　（b）尽管您发生感染的风险很低，但考虑到关节感染的可能性（无论多小）以及发生感染后的严重并发症，建议您预防性使用抗生素
　（c）我确定您应该预防性使用抗生素

在您做出决定之前，如有疑问，敬请再次咨询

儿童化脓性关节炎

儿童化脓性关节炎 90% 以上都是单关节受累，膝和髋关节约占 2/3。与较大儿童相比，2 岁以下的儿童更易患化脓性关节炎。新生儿和婴儿化脓性关节炎的关节症状很少或者没有。金黄色葡萄球菌、B 型链球菌和革兰氏阴性菌是婴幼儿易感染的主要病原菌。念珠菌和革兰氏阴性杆菌通常是医院内或卫生保健部门的常见获得性致病菌。

流感嗜血杆菌引起的化脓性关节炎在 5 岁以下儿童中逐渐减少，但其他一些病原菌如金氏金黄色葡萄球菌引起的关节炎有所增加。性生活活跃的青年人如果出现游走性关节炎和脓疱性皮肤病变，要考虑是否有淋球菌感染。

儿童的化脓性关节炎与骨髓炎可以同时存在或互相影响，因为干骺端与骨骺的血管互通，而且一些长骨的干骺端在关节囊内。股骨头缺血性坏死可以是儿童髋关节化脓性关节炎的唯一表现。早期行手术减压可以减少关节内压力，有助于股骨头血供的恢复。儿童化脓性关节炎治疗后预后较成人好。下肢不等长、关节活动受限和继发性关节退变性疾病是晚期并发症，约见于 25% 患者。

淋球菌感染性关节炎

性行为活跃的成年人出现游走性关节炎和腱鞘炎，伴或不伴有皮肤病变都应该怀疑是否有播散性淋病双球菌感染。淋球菌感染引起的关节炎与非淋球菌性关节炎显著不同。非淋球菌性关节炎常见于老年人或者有严重基础疾患的患者，而淋球菌感染则主要见于健康青年人。女性较男性对淋球菌更易感。关节外如泌尿生殖道、肠道与咽部等部位的淋球菌培养阳性，有助于确诊淋球菌性关节炎，因为淋球菌性关节炎患者关节液的革兰氏染色与培养结果通常都是阴性。

淋球菌性关节炎通常对抗生素治疗反应良好，而且关节很少有后遗症。但对青霉素耐药的患者目前有所增多，因此可以一开始就使用三代头孢菌素来治疗。

化脓性滑囊炎

全身各处的滑液囊大多位于有滑膜的关节，有助于关节活动。表浅的滑囊更容易发生细菌感染[10]。化脓性滑囊炎最常发生的部位是鹰嘴和髌前囊。主要是由表浅皮肤的感染直接蔓延入关节滑囊而发病。一些活动能引起表浅滑囊受伤，这些活动包括地毯安装、采矿、管道工、屋顶作业、园艺工作、摔跤、体操和血液透析。金黄色葡萄球菌是最常见的病原菌，大约占 80% 以上。

滑囊周围的广泛性蜂窝织炎与远端水肿是患肢的常见表现。需要仔细寻找是否有细菌侵入的皮肤病变。体检可见滑囊有液体流出或滑囊液波感，进一步可以抽出内容物。抽出的滑液通常都是炎性的，而且革兰氏阳性球菌染色阳性。最初要选择针对葡萄球菌杀菌剂。轻度感染患者，在充分引流和门诊随诊观察下只需要口服抗感染药物。如果感染很严重，患者出现中毒症状，那么就需要住院静脉使用抗生素。在引流滑液时，如果滑液较黏稠且有颗粒物时需要使用较大孔径的穿刺针。很少需要外科切开引流或滑囊切除术。表浅部位的滑囊炎治疗后通常预后很好。

（丁 进 译 朱 平 校）

参考文献

1. Kaandorp CJE, Van Schaardenburg D, Krijnen P, et al. Risk factors for septic arthritis in patients with joint disease: a prospective study. Arthritis Rheum 1995;38: 1819–1825.
2. Franz A, Webster AD, Furr PM, et al. Mycoplasmal arthritis in patients with primary immunoglobulin deficiency: clinical features and outcome in 18 patients. Br J Rheumatol 1997;36:661–668.
3. Ho G Jr. Pseudoseptic arthritis. R I Med 1994;77:7–9.
4. Dubost J, Fis I, Denis P, et al. Polyarticular septic arthritis. Medicine 1993;72:296–310.
5. Epstein JH, Zimmermann B, Ho G Jr. Polyarticular septic arthritis. J Rheumatol 1986;13:1105–1107.
6. Post JC, Ehrlich GD. The impact of the polymerase chain reaction in clinical medicine. JAMA 2000;283: 1544–1546.
7. Ho G Jr. How best to drain an infected joint: will we ever know for certain? J Rheumatol 1993;20:2001–2003.
8. Kaandorp CJE, Krijnen P, Moens HJB, et al. The outcome of bacterial arthritis: a prospective community-based study. Arthritis Rheum 1997;40:884–892.
9. American Dental Association/American Academy of Orthopaedic Surgeons. Advisory statement: antibiotic prophylaxis for dental patients with total joint replacements. J Am Dent Assoc 2003;134:895–899.
10. Zimmermann B III, Mikolich DJ, Ho G Jr. Septic bursitis. Semin Arthritis Rheum 1995;24:391–410.

14

感染性疾病

B. 病毒性关节炎

Leonard H. Calabrese, DO

■ 总体来讲，与病毒感染相关的风湿性疾病有 3 种表现类型：急性起病，但有自限性；慢性感染；潜在感染，有复发的潜在风险。

■ 细小病毒 B19 感染可导致类似类风湿关节炎（rheumatoid arthritis，RA）的多个小关节受累的关节炎。

■ 儿童感染细小病毒 B19 所出现的典型的类似"掌掴"样面颊部皮疹在成人很少出现。

■ 与 RA 相比，B19 病毒感染引起的关节症状持续不会超过 1 个月，而且关节炎是非侵蚀性的。

■ 风疹病毒感染常伴有发热、全身不适，颈部、枕后淋巴结肿大以及出现典型的斑丘疹。

■ 丙型肝炎病毒感染可使患者出现多种风湿性疾病的主诉，这些都不会导致关节侵蚀破坏：临床表现主要为一种非侵蚀性、非进展的关节炎，伴有腱鞘炎，但关节症状与查体不相符；间断性多关节和寡关节炎；与 RA 症状相似的对称性多关节炎，累及小关节。

■ 丙型肝炎病毒感染的患者大多类风湿因子阳性，滴度通常较高。这常常导致诊断的困惑。

■ 急性乙型肝炎病毒感染伴有突然出现的炎性多关节炎症状，而且常伴有荨麻疹或斑丘疹样的皮疹。

■ 乙型肝炎病毒引起的关节炎常早于出现黄疸数天至数周，出现黄疸时，关节炎症状缓解。

■ 人类免疫缺陷病毒（human immunodeficiency virus，HIV）感染在不同的患者可表现出如反应性关节炎、银屑病关节炎以及一些罕见的炎性关节病的特征。

由于现实中无处不在的病毒以及所有人都会间断的感染某类病毒，病毒感染的症状和某些风湿性疾病的症状之间潜在的关系常会令人混淆。所以当考虑疾病可能为一种与病毒感染相关的风湿病时，病毒感染所致疾病的 3 种表现类型就应考虑到：

• **急性但有自限性**：病原体导致宿主短暂感染，随后传播到下一个宿主上继续存活。许多反转录病毒科病毒如：细小病毒 B19 和风疹病毒，就属于这一类型。

• **慢性感染**：患者初次感染某种病毒后，该病毒在机体里持续存在。导致慢性感染的病毒包括乙型肝炎病毒（hepatitis B，HBV）、丙型肝炎病毒（hepatitis C，HCV）和人类免疫缺陷病毒（human immunodeficiency virus，HIV）。

• **潜在感染，有再次激活的潜能**：在这一类型中，典型的是疱疹病毒，如水痘带状疱疹病毒。这种病毒初次感染可以有明显的临床症状，也可表现为亚临床症状。

这一章节主要讨论与病毒感染相关的前两种疾病类型，因为急性的（但有自限性）和慢性的感染更可能导致出现关节的症状。表 14B-1 列出了已知的病毒以及临床上它们导致的有显著关节炎表现的类型[1]。

细小病毒 B19

细小病毒 B19（parvovirus B19）是一种小 DNA 病毒，是第 5 疾病也就是众所周知的传染性红斑的致病病原体，这一疾病主要见于儿童。除此之外，B19 病毒还可导致出现类似类风湿关节炎表现的多关节炎、小关节炎。B19 病毒通过呼吸道分泌物传播而且以暴发流行的方式出现。这一病毒次级传染给成人的概率为 50%。高达 50% 的健康成年人抗 B19 病毒 IgG 抗

表 14B-1　普通病毒感染与主要的关节症状

病原体	多数特征性的关节炎表现
细小病毒 B19	类风湿关节炎样疾病，感染后持续数天至数周
风疹病毒	自然感染或接种后出现麻疹样的皮疹和自限性的多关节炎
丙型肝炎病毒	慢性多关节痛和多关节炎；与类风湿关节炎相似
乙型肝炎病毒	肝炎前驱症状出现急性多关节炎；伴有系统性血管炎的慢性多关节炎
人类免疫缺陷病毒（HIV）	在现代 HIV 治疗的年代，表现为不断变化的风湿病症状

体表达阳性，而对于直接拮抗病毒的 IgM 抗体表达则为阴性。这一数据说明这些个体以前接触过或（在多种情况下）过去某个时候感染过这种病毒却未出现症状。与学龄儿童或病情活动病毒感染患者接触的个体，其感染 B19 病毒的风险最高。在评价出现急性多关节炎的患者时，追问其是否有上述的接触史非常必要[2]。

成人感染 B19 病毒后关节的症状主要包括急性发作的多关节痛，较少见的是多关节炎。尽管最终关节受累情况与典型的 RA 非常相似，但 B19 病毒感染后出现的关节炎类型则是从一个或少数关节开始而逐渐增加的。遗憾的是，成人诊断 B19 病毒较为困难。因为儿童感染 B19 病毒经常出现显著的"掌掴"样皮疹，这在成人中却很少出现。通常感染这一病毒后关节症状的中位持续时间约为 10 天，但关节疼痛和僵硬时间或许会持续更长时间，而且有可能复发[3]。但与 RA 相比，B19 病毒感染出现的关节症状其持续时间几乎从未超过 1 个月，且关节的病变是非侵蚀性的。

尽管偶有患者被提到其血清中出现类风湿因子、抗核抗体（ANAs）、抗 -DNA 抗体的表达或其他自身抗体表达阳性，但多数感染细小病毒 B19 出现关节病的患者检测不到类风湿因子。感染 B19 病毒的患者还被发现可出现其他风湿性疾病的症状，如狼疮样症状、血管炎和血细胞减少等。

诊断 B19 病毒相关关节炎依靠高度的临床警觉性，

这些患者有过与患病儿童的接触史，有符合感染的临床表现，并检测到抗 B19 病毒的 IgM 型抗体。而只检测到抗 B19 病毒的 IgG 抗体是不足以诊断的，因为这仅提示患者曾经感染过这一病毒。采用 PCR 方法在血清中检测到 B19 病毒的 DNA 也能证明诊断的正确，但这一般不是必要的检查。认识到这些症状具有自限性对于治疗是必要的，而不应简单地与 RA 混淆。总的来讲，对于此种情况应以对症治疗为主，而少数患者在急性 B19 感染后出现慢性关节炎，有报道认为静脉给予免疫球蛋白是有效的[3]。

风疹病毒

风疹病毒（rubella）是一种由空气中的飞沫传播的小 RNA 病毒。病毒感染后 2～3 周会出现皮疹性的疾病，以发热、全身不适、颈部和枕后淋巴结肿大以及独特的斑丘疹为特征。在其疫苗广泛应用之前，风疹病毒通常每 6～9 年爆发流行一次。自主动免疫接种方法引入以来，新近感染的发生率则较之前明显降低。因此，许多临床医生在鉴别诊断急性关节炎时往往忽略风疹病毒感染[1]。

在风疹病毒感染的自然病程中，会出现类似 RA 的、伴有晨僵的对称性多关节疼痛或多关节炎。同样，更多见的是其关节受累为游走性的。有报道风疹病毒感染后也会出现外周关节炎、腱鞘炎和腕管综合征等。这些关节症状是自限性的，通常不超过 2 周[4]。这一病毒感染后数周内会检测到 IgM 型抗风疹病毒抗体，且持续 4～6 个月；因此，在适当的临床情况下，检测到这一抗体的存在对诊断是有意义的。

风疹病毒感染可通过接种疫苗来预防。然而，由于全球的积极预防接种，在接种疫苗后，风湿病的症状包括关节痛、关节炎、肌痛和感觉异常较以前减少。风疹病毒疫苗是一种减毒活疫苗，近年来为减少其关节的毒副作用，该疫苗已经历了改进。尽管如此，成年接种疫苗后仍有大约 15% 会出现关节症状。通常这些症状会在接种后 2 周内发生且持续不超过 1 周。儿童在接种后会出现一种奇怪的腰部神经根病，它导致患儿腘部疼痛，在晨起后出现称之为"捕猎者屈膝"的姿势。这一症状常发生于接种后 1～2 个月，无需治疗，可自行缓解。而风疹病毒感染引起的关节炎可通过止痛药或非甾类抗炎药来控制。

丙型肝炎病毒

丙型肝炎病毒（Hepatitis C virus，HCV）是输血后和后天获得的非甲型、非乙型慢性肝炎的病原体。70%～80% HCV 感染者，其自然病程表现为一种亚临床感染，随后出现慢性病变。美国每年新感染 HCV 的病例约 150 000 例，93 000 例出现慢性丙型病毒性肝炎。丙型肝炎病毒主要通过非肠道途径传播，目前全美国感染者估计有 350 万。绝大多数患者并不会出现进展性的肝疾病，但仍有 20% 患者会出现肝硬化或 20～30 年后发生肝癌。HCV 感染常伴发多种多样的肝外表现，其中许多是风湿性疾病的表现，系由免疫性因素造成的（表 14B-2）[5]。

HCV 感染后表现出的关节疾病通常为关节疼痛。然而，已知的关于 HCV 感染出现的关节相关的病变仍非常少或意见还不一致，如：临床特征、发病机制、自然病程或最合适的治疗等。不同研究关于 HCV 感染后关节症状的研究数据显著不同，可能主要与研究设计方案不同有关（例如：依赖调查问卷，而不是细致的体格检查）。然而，根据体格检查结果得出的研究数据提示 HCV 感染出现关节症状的患者不到 5%，而根据调查问卷法得出的结果却高达 30%[1]。

尽管提示 HCV 感染出现关节症状的观察报告越来越多，但是 HCV 是否与某种关节炎明确相关仍不明确。近期有研究报道了感染 HCV 后一种伴有腱鞘炎的非侵蚀性、非进展性的关节炎，而关节的症状与体格检查却不相符。其他研究报道了 HCV 感染后出现 RA 样的症状，表现为间断的多关节和寡关节的关节炎，但均不出现关节的侵蚀性改变。体格检查发现，关节有压痛但滑膜炎表现很少。关节渗出则极为罕见。

最富有挑战性的便是在 HCV 感染的患者群中区分是真正的 RA 还是因 HCV 感染而出现的多关节炎。而 HCV 感染后常出现高滴度的类风湿因子（RF；50%～60%）和其他一些自身免疫性疾病相关的实验室检查结果（表 14B-3），使得鉴别诊断变得困难。HCV 感染者普遍出现高滴度的冷球蛋白，可部分解释高比例的 HCV 感染者 RF 检测阳性这一现象（例如混合冷球蛋白血症中 IgM 可与 IgG 的 Fc 段发生反应；见第 21E 章）。

尽管 RF 并不与关节的症状相关，但他使得鉴别是 HCV 感染出现的关节症状还是真正的 RA 时显得更加困惑。抗 CCP 抗体比 RF 对于诊断 RA 具有更高的敏感性[6]。而且，RA 患者的关节与 HCV 感染后的关节症状相比，具有更客观的变化（如：RA 患者关节会出现滑膜炎），而 HCV 感染者更常见的则为关节痛。HCV 相关的关节疾病通常不伴有关节的侵蚀性破坏。但出现关节破坏或骨侵蚀常应考虑其他诊断。

对于如何控制 HCV 相关的关节症状仍旧是个问题。近期一个无对照的以干扰素治疗为基础的研究提示 HCV 相关的关节症状对于积极地抗病毒治疗有效，但是还需进一步对照研究以及制定更合适的关于疾病和其对治疗反应的标准[7]。考虑到肝病潜在的恶化风险，所有的治疗措施均应小心使用。

表 14B-2　与 HCV 病毒感染相关的自身免疫病变

冷球蛋白性血管炎
自身抗体产生
自身免疫性血细胞减少
模型增生性肾小球肾炎
干燥样的综合征
关节痛和关节炎

表 14B-3　HCV 感染患者的血清学异常指标的流行病学

血清学检测结果流行病学	
类风湿因子	50%～60%
冷球蛋白类	30%～40%
抗核抗体	10%～40%
单克隆丙种球蛋白	10%～15%
抗甲状腺抗体	5%～10%
抗磷脂抗体	20%
抗平滑肌抗体	7%～20%
抗中性粒细胞胞浆抗体（ANCA）*	10%

SOURCE：Adapted from Vassilopoulos D，Calabrese LH. Curr Rheumatol Rep 2003；5：200–204，with permission of Current Rheumatology Reports.

* ANCA 是因为丙型肝炎病毒感染，而不是抗蛋白水解酶和髓过氧化物酶的抗体

乙型肝炎病毒

乙型肝炎病毒是一种有外壳的局部双链 DNA 病毒，可通过肠道外和性途径传播。据估计，全世界约有 1/3 的人群有过 HBV 感染史（多数感染者是自限性的），而 5% ~ 10% 的感染者出现慢性感染，乙型病毒性肝炎是全球最常见的病毒感染疾病。HBV 可导致肝硬化和肝癌，也会出现各种不同的肝外表现[8]。

急性 HBV 感染伴有炎性的多关节炎，认识到这一点具有重要的临床意义。因为这该症状与典型的 RA 临床表现非常相似。HBV 感染出现的关节症状通常伴有荨麻疹或斑丘疹样皮疹。且这种关节炎常突然发作，累及腕关节、膝关节和踝关节以及对称性的双手小关节。总的来讲，HBV 感染相关的关节炎常出现于病毒血症期，数天至数周后，当出现黄疸后关节症状则逐渐缓解。

这种症状的病理机制被认为是由免疫复合物沉积在小血管所致。由于这种关节炎具有自限性，因此支持治疗比一些特殊的治疗更重要。任何患者出现急性的多关节炎，HBV 感染的可能就应该被考虑到，尤其对于明显接触 HBV 的高危人群更应重视。

绝大多数 HBV 感染相关性的关节炎患者在出现关节炎表现时，一些肝酶表达是异常的。血清中检测到针对 HBV 表面抗原的 IgM 型抗体和 HBV 的 DNA 对于诊断是有意义的。认识到潜在的病因（和避免对其他关节症状使用不恰当的治疗）也至关重要[11]。而持续数周的多关节炎应警惕系统性血管炎的可能（例如结节性多动脉炎；见第 21B 章）。

人类免疫缺陷病毒

人类免疫缺陷病毒（human immunodeficiency virus，HIV）属于慢病毒属，是获得性免疫缺陷综合征（acquired immunodeficiency syndrome，AIDS）的病原体。事实上 HIV 感染的相关疾病在世界上的每个地方均有报道，而且是全球公众健康面临的重要问题。到 2020 年，估计会有 1 亿 HIV 感染者。HIV 感染的疾病是一种慢性疾病，感染者平均生存时间约为 10 年。这种病毒先攻击 CD4 阳性的淋巴细胞，通过多种机制导致 CD4 阳性淋巴细胞进行性耗竭。近些年，联合抗病毒方法的引进（较强的积极的抗病毒疗法，如 HAART），显著改变了服药者的自然病程。对于这些患者，HIV 感染的相关疾病成为了一种慢性病，而不是一种肯定致死的疾病，尽管控制它是较为复杂的。

在没有 HAART 治疗的年代，HIV 感染的人群中可见到严重的反应性关节炎和银屑病关节炎患者。而且，不典型的关节炎症状不符合任何一种特定的关节炎类型，因此常被描述为 HIV 相关性关节炎。尽管这种情况相对来讲并不常见，但在临床上引人注目，有时很难处理[9]。

如今，被登记在册的 HIV 感染者或 HIV 感染的高危人群出现反应性关节炎、银屑病关节炎或不常见的炎性关节炎的特征时，这情况均应该被考虑到。HIV 感染者出现的相关症状包括症状的重叠（例如：银屑病患者出现了反应性关节炎的临床特征），少有中轴关节不适。

因为采用不同方法学进行的研究，其结果也不同，获得各种关节病变类型的数据还存在这问题[9]。自从 1997 年引入 HAART 后，这类与关节症状有关的报道在西方国家逐渐减少，而在撒哈拉沙漠南部的非洲却并非如此。由于那里很少能获得 HAART 这样的治疗，其关节症状还是较常见的[1,10]。

HAART 引进后，随着 HIV 感染相关疾病总体病情模式的改变，风湿病样的并发症模式也开始改变[10]，包括免疫重建综合征。在 HIV 感染的相关疾病中，晚期症状的免疫缺陷病患者给予 HAART 后，新出现的或以前轻的或未被发现的自身免疫性疾病，如肉瘤样病、RA、系统性红斑狼疮或自身免疫性甲状腺病等，疾病的加重出现在数周或数月后。在免疫重建过程中，一些潜在的有机体感染如分枝杆菌、真菌、病毒、细菌和寄生虫也可引起类似的症状，这已被充分地认识到。总体来讲，大多数免疫重建综合征是自限性的，但是正确认识他们对于所计划采取的恰当措施至关重要。HAART 不能被中断或停止。如有必要，免疫抑制治疗可用于免疫重建综合征患者，但有效地控制炎症的同时所使用的剂量要尽可能的小。

其他类型的病毒相关关节炎

许多普通病毒感染均会出现包括关节疼痛在内的关节症状，这在临床工作中却很少被诊断，而且这些症状均有自限性以至于很少能引起风湿病医生的注意。而多种极不常见的病毒感染后也可出现关节炎，这些病毒包括甲病毒属，如奇昆古尼亚热（Chikungunya），奥尼翁-尼翁甲病毒（O'nyong-

nyong）和伊博 - 奥拉病毒（Igbo viruses），以及罗斯河甲（Ross River）病毒，辛德比斯（Sinbis）病毒和马亚罗（Mayaro）病毒，这些病毒分布于全球各地，尤其是在亚太地区、南美洲和斯堪的纳维亚等地。在鉴别诊断一些不常见的伴有或不伴有发热以及其他一些身体症状的关节炎时，结合适当的流行病学病史，这些病毒因素均应被考虑到[10]。HTLV-1这种在太平洋和加勒比海流行的地方性的反转录病毒，在越来越多美国静脉吸毒者体内被发现。这种病毒感染也会伴发一些风湿病样综合征，其中包括类似 RA 的症状[10]。

（郑朝晖 译 朱平 校）

参考文献

1. Calabrese LH, Naides SJ. Viral arthritis. Infect Dis Clin North Am 2005;19:963–980.
2. Young NS, Brown KE. Parvovirus B19. N Engl J Med 2004;350:586–597.
3. Calabrese LH, Zein N, Vassilopoulos D. Safety of antitumor necrosis factor (anti-TNF) therapy in patients with chronic viral infections: hepatitis C, hepatitis B, and HIV infection. Ann Rheum Dis 2004;63(Suppl 2):ii18–ii24.
4. Smith CA, Petty RE, Tingle AJ. Rubella virus and arthritis. Rheum Dis Clin North Am 1987;13:265–274.
5. Vassilopoulos D, Calabrese LH. Rheumatic manifestations of hepatitis C infection. Curr Rheumatol Rep 2003; 5:200–204.
6. Sene D, Ghillani-Dalbin P, Limal N, et al. Anti-cyclic citrullinated peptide antibodies in hepatitis C virus associated rheumatological manifestations and Sjogren's syndrome. Ann Rheum Dis 2006;65:394–397.
7. Zuckerman E, Keren D, Rozenbaum M, et al. Hepatitis C virus-related arthritis: characteristics and response to therapy with interferon alpha. Clin Exp Rheumatol 2000; 18:579–584.
8. Lai CL, Ratziu V, Yuen MF, Poynard T. Viral hepatitis B. Lancet 2003;362:2089–2094.
9. Vassilopoulos D, Calabrese L. Rheumatic aspects of human immunodeficiency virus infection and other immunodeficiency states. In: Hochberg M, Silman A, Smolen J, Weinblatt M, Weisman M, eds. Rheumatology. 4th ed. St. Louis: Mosby; 2006:26.1–26.9.
10. Calabrese L, Kirchner E, Shrestha R. Rheumatic complications of human immunodeficiency virus (HIV) infection in the era of highly active antiretroviral therapy (HAART): emergence of a new syndrome of immune reconstitution and changing patterns of disease. Semin Arthritis Rheum 2005;35:166–174.

感染性疾病

C. 莱姆病

Linda K.Bockenstedt, MD

- 莱姆病是一种由伯氏疏螺旋体（*B. burgdorferi sensu lato.*）属引发的蜱源性人畜共患病。
- 绝大多数莱姆病例集中在美国、欧洲和亚洲的疫源地。
- 在美国，超过 90% 的病例集中在 9 个州：纽约州，康涅狄格州，新泽西州，宾夕法尼亚州，马萨诸塞州，马里兰州，罗德岛州，威斯康星州和明尼苏达州。
- 伯氏疏螺旋体通过硬壳蜱科传播，如美国东北部和北部中心的肩板硬蜱。
- 伯氏疏螺旋体会在受感染人体的皮肤中繁殖，然后通过血流散布在其他器官，导致皮肤外的疾病表现。
- 70% ~ 80% 莱姆病患者会在皮肤叮咬处出现典型的皮疹，迁移性红斑（erythema migrans，EM）。该皮疹通常在叮咬后 3 ~ 30 天内出现。
- 播散性莱姆病的标志性改变是出现多发性迁移性红斑。该损伤通常出现在约 50% 未经治疗的早期局限性莱姆病患者中。继发性与原发性皮损伤类似，但通常范围较小，且可见于身体的任何部位。
- 发热、全身乏力、肌痛，以及关节痛常是播散性疏螺旋体属感染的伴随症状。
- 4% ~ 10% 未经治疗的莱姆病患者可出现心脏受累，通常为不同程度的房室传导阻滞。
- 莱姆病的急性周围神经系统损伤可能有多种表现形式，包括颅神经麻痹（单侧或双侧第 Ⅶ 对颅神经麻痹是最常见的神经系统症状）、感觉运动神经根病，以及多发性单神经炎。
- 莱姆病的晚期表现可能发生于关节，神经系统以及皮肤。在此期间，关节受累通常表现为一种发作性的、寡关节炎。膝关节受累最常见。

莱姆病（Lyme disease，LD）是一种由蜱传播伯氏疏螺旋体所致的动物源性疾病[1]。1976 年，在美国康涅狄格州莱姆镇研究一组疑似"幼年型类风湿关节炎"的群体病例时，首次认识了该病。关节炎常出现在特征性的皮疹迁移性红斑之后。在欧洲这种皮疹与硬蜱的叮咬有关，随后可出现神经系统异常（Bannworth 综合征）。随着时间的推移逐渐认识到关节炎是多系统受累的表现之一，它常累及皮肤、心脏、关节和神经系统。1981 年，Willy Burgdorfer 从长岛的肩板硬蜱中分离出该致病菌，并以自己的名字命名，即伯氏疏螺旋体。随后，由莱姆病患者血清中分离出抗伯氏疏螺旋体抗体，并且最终从患者组织和体液中成功培养出了这种微生物，从而证实了螺旋体是该病的病因。

流行病学

莱姆病分布广泛，但大部分病例分布于美国、欧洲和亚洲[2]的特定流行区域。在上述区域，伯氏疏螺旋体是由硬蜱科家族的硬壳蜱传播的：美国东北部和北部中心的肩板硬蜱，美国西海岸沿岸的太平洋硬蜱（*I. pacificus*），欧洲的篦籽硬蜱（*I. ricinus*），以及亚洲的全沟硬蜱（*I. persulcatus*）。由硬蜱科传播的伯氏疏螺旋体在各大洲间并不相同，在北美是 *B. burgdorferi sensu stricto*（*ss*），在欧洲和亚洲是 *B. burgdorferi sensu stricto*（*ss*），*B.afzelii* 和 *B. garinii*。尽管有相似的基因构成，但这些螺旋体各并不相同，感染后所致的临床表现亦各不相同：关节炎是 *B. burgdorferi sensu stricto* 感染后常见的表现；而 *B.garinii* 与神经系统病变有更强的相关性，*B. afzelii* 则与慢性皮肤病变相关（见下文）。

莱姆病是美国最常见的虫媒传播性疾病，2004 年疾病控制中心（Centers for Disease Control，CDC）收到的病例报告就有 19 804 例[3]。莱姆病的发病率与伯氏疏螺旋体感染的蜱流行情况相关，其中超过 90% 来自于以下 9 个州：纽约州，康涅狄格州，新泽西州，宾夕法尼亚州，马萨诸塞州，马里兰州，罗德岛州，威斯康星州，以及明尼苏达州。莱姆病季节性的差异与硬蜱的 2 年生存周期以及摄食方式有关。在东北部，幼蜱通过叮咬小的啮齿类宿主（尤其是白足鼠）而首先获得伯氏疏螺旋体，然后蜕变成若虫——人类致病的主要媒介。莱姆病的发病高峰在春末和夏季，此时若虫出来觅食，蜕变为成虫后则主要寄存于白尾鹿。伯氏疏螺旋体的延续不是受感染的雌性成虫以排卵的方式进行，而是通过合格的贮存宿主，如白足鼠，和蜱之间的传递得以延续。这也就能解释，为何莱姆病在较温暖的气候下不易发生，因为那里的幼虫主要贮存在蜥蜴上，而后者并非伯氏疏螺旋体合格的宿主。伯氏疏螺旋体主要的宿主是哺乳类动物，但在鸟类中也能生存。

临床特点

莱姆病的临床表现主要反映了伯氏疏螺旋体的生物学特性，因为它主要在皮肤上繁殖，并通过血流播散至其他内部脏器定植。典型的症状和体征表现在几个重叠的临床阶段：早期局限性病变，早期播散性感染，或晚期病变[1,4]。

早期局限性莱姆病

在蜱叮咬后的数天至数周内（一般为 3 ~ 30 天），70% ~ 80% 的受感染患者在叮咬局部表现为典型的皮疹，迁移性红斑 [见图 14C-1（A）]。由于蜱主要在衣物摩擦处的皮肤或皮肤皱褶处叮咬，因此常见的叮咬部位是腋窝、腘窝、腹股沟和腹部。开始，迁移性红斑常表现为单个无痛的红色斑点或丘疹，随后迅速蔓延（每天 2 ~ 3 cm），某些皮损的面积直径可达 70 cm以上（而通常为 5 cm）。这些特点与蜱叮咬本身的皮肤局部反应截然不同，后者常在数小时内发生，并有特征性的瘙痒。

典型的病例报道表现为"牛眼征"样的皮疹，但通常情况下，迁移性红斑多为均一的红斑样皮损，也可有中心水泡或坏死表现。除麻刺、烧灼感或偶尔轻微的瘙痒以外，很少会有局部症状。迁移性红斑可以伴有系统性流感样表现，包括不适、发热、头痛、颈部僵硬、肌痛和关节痛。约 18% 的患者在迁移性红斑之后可以出现这些症状，并可以根据无呼吸道或胃肠道受累和其他病毒综合征相鉴别。迁移性红斑的组织病理学表现为单个核细胞和淋巴浆细胞的浸润。

迁移性红斑必须与东南和南方中部州的美洲钝眼蜱（Amblyomma americanum）叮咬后所致的其他迁

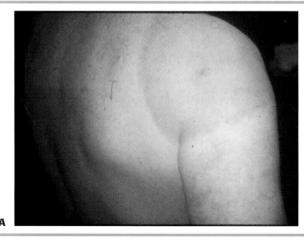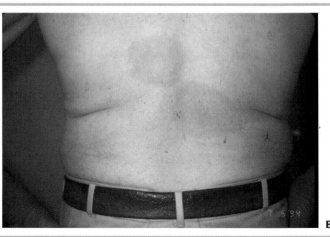

图 14C-1　A. 一位患者肩上的移行红斑，中央清晰。注意在原发叮咬部位中心的高色素（斑点）. 在皮损外周活检的培养中分离出了疏螺旋体属。B. 一位患者背部的多发性移行红斑，其原发皮损已在 A 中描述，注意没有中心的丘疹或炎症后皮肤改变（From Nadelman RE，Wormser GP，Am J Med 1995；98：16S，with permission from Excerpta Medica，Inc.）

移性红斑样的皮疹相鉴别。南方蜱相关的发疹性疾病（Southern tick-associated rash illness，STARI）的患者可有牛眼征样皮疹，但是莱姆病的血清学检查为阴性[5]。已在美洲钝眼蜱中证实了一种非培养性的螺旋体，Borrelia lonestari，并且在一名患者的红斑和叮咬局部皮肤的活检中检测到了疏螺旋体的 DNA。

另一种在欧洲莱姆病中发现的、但很罕见的皮肤表现是疏螺旋体淋巴细胞瘤，典型的病变是耳垂或乳头上出现孤立的蓝红色结节，它可以和迁移性红斑伴随发生或稍后出现，但可持续数月或 1 年以上。与迁移性红斑不同，这种皮肤病变无需特殊治疗即可在数周内自行消失。

早期播散性莱姆病

在发生感染的数周至数月内，螺旋体会播散至内部脏器，主要表现在皮肤、关节、心脏和神经系统。播散性莱姆病的特点是出现多发性迁移性红斑［图 14C-1（B）］，这种皮损可见于约 50% 未经治疗的早期局部疾病患者。继发性损害与原发性损害类似，尽管一般病灶较小，但可出现在任何部位。在此期的患者，常有发热、虚弱不适、肌痛和关节痛的表现。

肌肉骨骼的受累可见于莱姆病的各个时期，但是只有不到 10% 的患者出现炎症性关节炎表现。关节炎是晚期病变的表现（见下文）。肌肉、关节和关节周围组织的短暂游走性疼痛仅持续数小时到数天，可见于早期局部感染及急性播散性病变中。尽管肌痛是一种常见的症状，但伴随肌酶升高的真正的肌炎以及肌肉活检异常较罕见。

未经治疗的莱姆病患者有 4% ～ 10% 发生心脏受累。典型表现是不同程度的房室传导阻滞。电生理研究已证实传导系统疾病常发生于 His 束以上并累及房室结，但能累及多个水平。尽管心肌心包炎罕有发生，但莱姆病心肌炎并不会发生急性瓣膜性疾病和充血性心力衰竭，这就区分了伯氏疏螺旋体感染与急性风湿热或病毒性心肌心包炎。莱姆心肌炎无需特殊治疗，但在某些病例中需要植入临时起搏器。

莱姆病可累及周围和中枢神经系统。神经系统受累可见于 10% ～ 15% 未经治疗的患者，现在已随着莱姆病的早期识别和治疗而逐年减少。急性周围神经系统疾病可导致颅神经麻痹、感觉运动神经根病和多发的单神经炎。在美国，单侧或双侧第Ⅶ对脑神经麻痹是最常见的神经系统表现。然而，即使在流行区的

春夏季节发生的第Ⅶ对脑神经麻痹，也仅有 25% 的患者是由于伯氏疏螺旋体感染引起的。急性中枢神经系统受累可表现为淋巴细胞性脑膜炎和罕见的脑脊髓炎，后者在欧洲更常见。特发性第Ⅶ对脑神经麻痹患者脑脊液的检查可表现为无症状性淋巴细胞增多，口服可透过血脑屏障的抗生素疗效较好，但如果缺乏症状或体征支持脑膜炎或脑脊髓炎一般不推荐腰穿检查。

播散性伯氏疏螺旋体感染也可以导致其他脏器出现病变，包括眼（角膜炎），肝（肝炎），脾（坏死）以及皮下组织（脂膜炎）。这些脏器的病变很罕见，通常与莱姆病的典型表现相关。因此当无这些器官受累的征象时，不主张常规筛查这些少见器官的受累。

晚期莱姆病

少数患者进展为晚期莱姆病，主要累及关节，神经系统和皮肤。在此阶段，关节受累主要表现为间隙性的寡关节炎。膝关节最常受累，其次为肩关节，肘关节，颞下颌关节，以及腕关节。关节可以有大量积液（膝关节腔内可有 50 ～ 100 ml），但疼痛相对轻微。滑液是炎症性的，细胞计数平均为 25 000/mm³，分类以中性粒细胞为主。关节周围症状，如滑囊炎和肌腱炎也可见。莱姆关节炎患者可反复发生关节的炎症，而发作频率和持续时间随病程逐渐减少。莱姆关节炎与其他原因所致的单关节或多关节炎类似，包括血清阴性的脊柱关节病以及幼年类风湿关节炎。而腰背痛和脊柱受累在莱姆病中罕见。不到 10% 的反复发作的莱姆关节炎患者可逐渐进展为单关节的慢性迁延性滑膜炎，尤其是膝关节。在这些患者中，用聚合酶链反应（PCR）方法已无法在患者关节积液和滑液标本中检测出螺旋体 DNA，且进一步的抗生素治疗也不会改变症状缓解时间，这种情况通常发生在发病 5 年内。

莱姆病的晚期神经系统症状包括脑脊髓炎、周围神经病以及脑病。脑脊髓炎主要见于欧洲，表现为慢性进展性，单灶性或多灶性累及脑白质。脑脊液的特征性改变是在炎症区域淋巴细胞增多，蛋白升高，葡萄糖正常。脑的 MRI 显示 T2 加权像的高信号。晚期莱姆病的周围神经病变表现为间断发生的手套、袜套样感觉异常，偶尔伴随神经根痛。查体可提示振动觉减退，电生理学检测也符合多发性单神经炎。神经心理学检测提示，晚期的脑病有轻度的认知功能及记忆力减退，但较罕见，脑脊液检测通常无异常。脑部的影像学检查可正常，或有轻度非特异性异常。

在欧洲，*B.afzelii* 感染可导致一种慢性的皮肤损伤——慢性萎缩性肢端皮炎。这种皮肤损伤首先表现为深色的红斑样损伤，逐渐进展为浅色、萎缩性玻璃纸样改变的慢性阶段。慢性萎缩性肢端皮炎在炎症期用抗生素治疗有效。由于在北美未发现 *B.afzelii*，因此该地区莱姆病亦无慢性萎缩性肢端皮炎表现。

发病机制

蜱叮咬宿主并将受感染的螺旋体传播给人后，引起莱姆病的发生。蜱尚未叮咬人时，伯氏疏螺旋体在其中肠定植，而叮咬后 24 小时内则迁移至唾液腺。在此期间，螺旋体与宿主的血纤溶酶原结合，并在蜱体内播散，下调一种肠黏附素——即外表面蛋白（outer surface protein，Osp）A，并上调 Osp C，一种哺乳类动物感染所需的蛋白。硬蜱唾液的免疫调节功能触发了螺旋体在动物体内的生存。作为一种细胞外病原体，螺旋体通过几种特性逃避宿主的防卫机制，包括：①通过与 H 因子和 H 样因子蛋白 I 结合的 *vlsE* 和 *CRASP* 基因产物抑制补体；②通过抗原性，特别是 *vlsE* 基因的变异而破坏抗体介导的清除机制。伯氏疏螺旋体也表达一些促进细胞外基质感染发生及通过血管系统播散的蛋白。这些蛋白包括纤维连接蛋白 BBK32，decorin 结合蛋白 A 和 B，整合素结合蛋白 p66，以及黏多糖结合蛋白 Bgp。

莱姆病的一个特征是，组织中少量的病原体感染就能引起严重的症状；多数病理学研究认为，这是由宿主针对螺旋体成分产生的免疫反应所造成的。伯氏疏螺旋体脂蛋白具有强烈的致炎性，它通过模式识别受体家族中的 Toll 样受体（Toll-like receptor，TLR），主要是 TLR2/1 和 TLR2/6 的杂合体激活天然免疫细胞。TLR 激活导致免疫系统的瀑布反应，包括产生炎性细胞因子和趋化因子，上调内皮细胞上黏附分子，以及启动获得性免疫的 T 和 B 细胞反应。表达 TLR 的巨噬细胞可以轻易地摄取和杀灭伯氏疏螺旋体，但多型核白细胞（polymorphonuclear leukocytes，PMN）需要调理素协助来完成对螺旋体有效的吞噬活动。PMN 产生锌结合蛋白钙防卫蛋白，体外研究发现炎症关节中所含浓度的钙防卫蛋白可抑制伯氏疏螺旋体的生长。

体液免疫是宿主防御伯氏疏螺旋体感染的关键。在莱姆病的小鼠模型上，无需 T 细胞辅助而产生的抗体足以抗炎和预防感染。晚期莱姆病患者的血清中含有保护性抗体。莱姆病患者血清中发现的免疫复合物，还在莱姆病关节炎患者的关节中浓集。对治疗抵抗的莱姆病关节炎患者滑液中分离的浆细胞进行研究分析发现有反应抗体的扩增，但是未检测到触发的抗原。

伯氏疏螺旋体感染以 CD4+ 和 CD8+ T 细胞为基础，而且严重的关节炎主要由 TH1 型细胞介导。莱姆病关节炎患者的滑膜改变类似于类风湿的滑膜改变，有单个核细胞的浸润，以及由 T 细胞、B 细胞和浆细胞形成的假性淋巴样滤泡。T、B 细胞对于 Osp A 的反应以及慢性抗生素抵抗性莱姆病关节炎的发展之间有相关性 [6]。HLADRB1*0401，0101 和关联的等位基因在这一型关节炎患者中更常见，在这些患者中当伯氏疏螺旋体被清除之后，仍可通过分子模拟机制使得 Osp A 免疫反应仍持续存。尽管已经明确，Osp A-T 细胞抗原决定表位是针对人类 LFA-1 肽段起反应的，但现有证据却否认该自身肽段是持续性炎症的触发因素。因为即使是对治疗抵抗的莱姆病关节炎也会随时间而逐渐缓解（5 年内），所检测到的免疫反应是适当的，并且可能直接针对持续性抗原，而非活的病原体。持续性关节炎可能也是由于持续存在的异常免疫调节状态所致，尽管病原及其炎性产物已经被清除。

神经系统病变的病理机制更不清楚。周围神经病与类似于闭塞性动脉内膜炎的血管病相关，后者可导致神经缺血、多发性单神经炎，以及其他神经功能异常表现。莱姆病患者很少会有持续性神经系统异常，更多见的是轻微的认知改变以及根痛或远端感觉异常。抗生素治疗对这些症状无效，这些症状可能是不可逆组织损伤后遗症的表现。

诊断

对于有相关临床病史同时有伯氏疏螺旋体接触风险的人，应考虑莱姆病的诊断 [7]。特征性的皮肤迁移性红斑是早期莱姆病的一个诊断标准，据此诊断并开始治疗，而无需进一步的检查。相反，仅有其他临床表现则需要实验室检查的支持以确定诊断。尽管培养是许多细菌感染性疾病的金标准，但在病变局部伯氏疏螺旋体培养的阳性率很低，迁移性红斑皮损边缘区域的培养则是例外。常规的实验室检查无特异性，偶有外周血白细胞计数及 ESR 升高，轻度的肝功能异常。如上所述，莱姆病关节炎患者滑液的检查提示炎性浸润（细胞计数范围为 3 000 ~ 100 000/mm³，平均约 25 000/mm³），且滑液的组织病理学与类风湿关节炎或反应性关节炎难以区分。有 CNS 病变患者的 CSF 检查提示淋巴细胞增多，但是无寡克隆带。

血清学检测是诊断的主要依据，它们可以提供是否暴露于伯氏疏螺旋体的证据。有两种方法可推荐，首先是用于筛查的试验，酶联免疫吸附试验（enzyme-linked immunosorbent assay，ELISA），ELISA 可以检测发现血清中抗伯氏疏螺旋体 IgM 和 IgG 抗体，随后用 Western blot 方法证实其特异性（表 14C-1）。IgM 抗体通常在感染后 2 ~ 3 周内出现，主要用于症状体征持续不到 4 周的早期莱姆病诊断；IgG 抗体通常在病后 1 个月出现，且在临床病史较长的患者体内持续存在；如果单有 IgG 抗体阳性则不能诊断莱姆病。IgM 持续阳性而 IgG 阴性的常为假阳性反应。用 ELISA 方法类风湿因子和 ANA 都可以引起阳性的莱姆病血清反应。该对所有阳性或不确定的 ELISA 样本应用免疫印记法来进一步证实抗体的特异性。但是对于 ELISA 阴性的样本则无需常规进行免疫印迹检测。莱姆病患者可能在感染的第 1 ~ 2 周内检测阴性。合成的 C6 肽段 ELISA，可检测 VlsE 蛋白恒定区的抗体，用于莱姆病的早期诊断。当患者仅表现为病毒样综合征而没有迁移性红斑的时候，这个方法对诊断很有帮助，因其有高度特异性（99%）和敏感性（急性期莱姆病为 74%，而慢性期为 100%）。莱姆病脑膜炎患者的脑脊髓膜内可检测出伯氏疏螺旋体抗体。升高的脑脊液中 IgG/ 血清 IgG 比值支持 CNS 感染。血清学检测阳性结果应结合临床表现来解释；在流行区域，无症状患者的血清学阳性检测率可高达 4%。绝大多数播散性莱姆病患者都是血清学阳性的；在那些初始为血清学阴性或可疑阳性的检测结果中，在首次检测后的 2 周恢复期内随访，其结果通常是阳性的，甚至在接受抗生素治疗后，其结果仍是阳性的。一旦出现阳性结果，IgM 和 IgG 抗体滴度可能在治疗后仍然持续升高数月至数年，因此 IgM 和 IgG 检测不能用于监测治疗反应。

其他检测伯氏疏螺旋体感染的方法包括：用 PCR 方法检测组织和体液中的螺旋体 DNA。已用 PCR 方法成功的在莱姆病患者滑液及脑脊液标本中检测到伯氏疏螺旋体 DNA。滑液标本的阳性率高达 85%，而莱姆病脑膜炎患者脑脊液标本的阳性率仅为 40%。尚未证实其他反应，如尿抗原检测和显微镜观察血中疏螺旋体的方法有效。

表 14C-1 莱姆病血清确证检测中的免疫印记标准

检测类型	阳性实验标准
IgM	出现以下 3 种条带中的 2 条：23kDa（OspC），39kDa（BmpA）和 41kDa（Fla）
IgG	出现以下 10 种条带中的 5 条：18kDA，21kDa，28kDa，39kDa，41kDa，45kDa，58kDa（非 GroEL），66kDa 和 93kDa

SOURCE：Adapted from Centers for Disease Control and Prevention，Recommendations for test performance and interpretation from the Second National Conference on Serologic Diagnosis of Lyme Disease，MMWR 1995；44；590–591.

中枢神经系统病变的影像学检查可提示神经系统异常，但并不能依靠影像学表现来诊断莱姆病的 CNS 病变。脑的 MRI 通常是正常的，但 25% 的脑病患者可有白质损伤。脑脊液中缺乏寡克隆条带可与多发性硬化相鉴别，后者脑脊液中有典型的寡克隆条带，且莱姆病的血清学检测是阴性的。

治疗和预后

治疗莱姆病的修正指南见表 14C-2[8]。多西环素，阿莫西林和头孢呋辛乙酰氧乙酯对于不合并神经系统表现或高度房室传导阻滞的早期局限性或早期弥散性莱姆治疗有效。多西环素是首选的抗生素，因为它对于另一种蜱病原，*Anaplasma phagocytophilum*，也是有效的，而后者可导致人类的粒细胞无形体病。大环内酯类并不如其他抗微生物类药物有效，因此不作为一线药物使用。一代头孢菌素无效。口服药物治疗可控制莱姆病的大多数表现，但除了孤立性颅神经麻痹以外的任何神经系统受累、具有进展性房室传导阻滞的心脏受累，以及口服治疗后仍复发的关节炎则是例外。

总的说来，治疗的反应取决于症状和体征持续的时间，晚期临床表现的改善或缓解需要数周至数月。抗生素治疗可能并不会促进颅神经麻痹或心肌炎的痊愈，后者会自行缓解，但患者接受治疗后，可避免其他莱姆病的并发症。当早期莱姆病患者表现为更严重的病毒样综合征，或接受抗生素治疗 48 小时后仍持续发热，尤其是伴有不能解释的白细胞减少症、血小板减低或贫血时，应考虑合并 A. phagocytophilum 或果氏巴贝虫感染。那些对于口服治疗完全无反应的莱

表 14C-2 　莱姆病的治疗推荐 [a,b]

临床表现	药物	成人剂量	儿童剂量	疗程（范围）（天）
移行红斑（推荐）	多西环素[c]	100mg PO，b.i.d.	<8岁：不推荐 ≥8岁，4 mg/(kg·d)	14（10～21）
	阿莫西林	500mg PO，t.i.d.	分2次（每次最多100 mg）	14（10～21）
	头孢夫辛酯	500mg PO，b.i.d.	50 mg/(kg·d) 分3次 30 mg/(kg·d) 分2次	14（10～21）
移行红斑（备选）[d]	阿奇霉素	500mg PO，q.i.d.	10 mg/kg，q.i.d.（最多500 mg/d）	7～10
	克拉霉素	500mg PO，b.i.d.	7.5 mg/kg，b.i.d.	14～21
	红霉素	500mg PO，q.i.d.	12.5 mg/kg，q.i.d. （每次最多500 mg）	14～21
急性神经病变 脑神经麻痹[e] 脑膜炎或 神经根病[f] （备选Ⅳ）	与移行红斑的口服方案相同 头孢曲松	2g IV，q.i.d.	50～75 mg/kg IV，q.i.d. 单次（最多2 g/d）	14（10～21） 14（10～21）
	头孢噻肟	2g IV，q.8.h.	150～20 mg/(kg·d) IV 分3～4次（最多6 g/d）	
	青霉素 G	18～24×10^7 U	20万～40万 U/(kg·d) 分次 q4h（最多18～24×10^7 U/d）	
心脏病变[g]	与移行红斑相同或与 神经病变的 IV 方案相同			14（10～21） 14（10～21）
晚期病变 无神经受累的关节炎 口服治疗后复发 关节炎	与移行红斑相同 重复神经病变的口服方案或与神经病变的 IV 方案相同			28（28） 14（14～28）
中枢或周围神经系统病变	与急性神经病变的 IV 方案相同			14（14～28）

SOURCE：Adapted from Wormser GP, et al., Clin Infect Dis 2006；43：1089–1134，by permission of *Clinical Infectious Diseases*.

缩写：IV，静脉滴注；PO，口服；b.i.d.，每天2次；t.i.d.，每天3次；q.i.d.，每天4次；q8h，每8h1次；q4h，每4h1次。

[a,b] 尽管临床表现和复发可能再次出现，完全的治疗反应可能在治疗期之后出现。出现复发的客观体征的患者可能需要第二个疗程的治疗

[c] 四环素类对于妊娠或哺乳期患者，以及8岁以下的儿童是相对禁忌的

[d] 由于大环内酯类的有效性较低，它们仅被用于不能服用或对四环素类、青霉素类和头孢菌素类不能耐受的患者

[e] 无脑膜炎临床证据的患者可用口服方案治疗，推荐方案是基于对第Ⅷ脑神经麻痹的治疗经验，口服治疗是否对其他颅神经病变同样有效还不知道；口服和非胃肠道治疗方法的选择应该做到个体化

[f] 对不耐受 β- 内酰胺制剂的非妊娠成年患者，多西环素 200～400 mg/d 分两次口服可能就足够了（或 IV，如果不能用口服药物）。对≥8岁的儿童，多西环素治疗该适应证的剂量为 4～8 mg/(kg·d) 分两次服用（每天最大剂量 200～400 mg）

[g] 对因心脏监测而住院的患者初始治疗推荐胃肠外的抗生素治疗；为了完成一个疗程的治疗或治疗门诊患者应启用口服治疗方案。伴有严重心脏传导阻滞的患者可能需要安装临时起搏器

姆病关节炎患者，则需接受第二个疗程的口服药物治疗或换用静脉注射治疗。如果关节炎持续存在，且滑膜组织或关节液伯氏疏螺旋体 DNA 的 PCR 检测为阴性，应考虑选用 NSAIDs、关节腔内注射糖皮质激素、或 DMARDs 联合羟氯喹的治疗。滑膜切除术可用于慢性莱姆病关节炎患者的治疗。由于不可逆的组织损害，晚期神经系统异常患者可能对于抗生素治疗完全没有反应，对于这类患者并不推荐再次治疗，除非有病情反复或进展的证据。因为治疗成功患者的阳性检测结果可持续数年，所以血清和鞘膜内的抗体不能用于评价治疗反应。

治疗莱姆病妊娠患者时仍遵循非妊娠患者的推荐指南，但需避免使用多西环素。虽然伯氏疏螺旋体可在母体和胎儿之间传播，但尚无证据表明，已接受指南中推荐的抗生素治疗的患病母亲，其体内感染的伯氏疏螺旋体会导致胎儿异常或死亡。伯氏疏螺旋体感

染并不会通过哺乳传播。

约 10% 的患者在开始抗生素治疗的 24 ~ 48 小时内会出现雅里希 - 赫克斯海默反应（Jarisch-Herxheimer 反应）。该反应为自限性，支持治疗和 NSAIDs 可以缓解症状。多数莱姆病患者对于推荐的抗生素疗程都反应良好，没有明显的后遗症，但仍有一小部分患者会诉乏力、骨骼肌肉疼痛，以及认知障碍，但缺乏客观证据。一项对于有详细病史记录的莱姆病患者的研究发现，与安慰剂组对比，延长抗生素治疗周期（头孢曲松静滴 30 天后，换用口服多西环素 60 天）对于症状缓解并无益处[9]。该研究认为，这些主观的症状可能是莱姆病患者出现了类似于纤维多肌痛或慢性疲乏综合征等的"后莱姆综合征"。然而，很多这些有慢性主观症状患者的研究报道指出，这些患者血清学检查为阴性，接受了更长疗程的抗生素治疗[10]。这些患者中的多数均对治疗有部分反应，这可能是一种安慰剂效应，或是抗生素自身的抗炎作用、而非其抗微生物效应起作用。专业的医学学术中心评估显示，这些患者中的绝大多数并没有伯氏疏螺旋体暴露史或感染的客观证据。部分患者存在其他可治疗的疾病。

预防

莱姆病最有效的预防策略，是通过个人防护措施和环境控制，尽可能减少的对伯氏疏螺旋体受染蜱的暴露风险。减少灌木丛生地区和喷洒杀虫剂可减少蜱的数目。流行区域的人群，穿防护衣，局部涂抹含有 DEET 的杀虫喷雾剂，以及实行每天监测和及时除去蜱，以上这些方法可以减少感染的风险。被硬蜱科叮咬超过 36 小时的人群，单剂量 200 mg 的多西环素（或 8 岁以上儿童用 4 mg/kg）即可有效预防莱姆病，但对于其他种类蜱叮咬后的处理，则尚无资料。除非该地区该种类蜱的感染率达到 20% 以上，否则并不推荐这种治疗。一种重组的 Osp A 为基础的莱姆病疫苗已获得美国 FDA 批准，且主要用于预防莱姆病。尽管 Ⅰ 期至 Ⅲ 期研究证实，该疫苗是安全的，且使用三剂后，预防莱姆病的有效率可达 80%。但在部分地区仍下市了，因为公众更关注疫苗相关的副作用，特别是 Osp A 相关的关节炎。

（何 岚 译 王国春 校）

参考文献

1. Steere AC, Coburn J, Glickstein L. The emergence of Lyme disease. J Clin Invest 2004;113:1093–1101.
2. Dennis DT, Hayes EB. Epidemiology of Lyme borreliosis. In: Kahl O, Gray JS, Lane RS, Stanek G, eds. Lyme borreliosis: biology, epidemiology and control. Oxford: CABI Publishing; 2002:251–280.
3. Lyme disease statistics. Centers for Disease Control Web site. Available at: http://www.cdc.gov/ncidod/dvbid/lyme/ld_statistics.htm.
4. Bockenstedt LK. Lyme disease. In: Imboden JB, Hellmann DB, Stone JH, eds. Current diagnosis and treatment in rheumatology. 2nd ed. New York: McGraw-Hill. 2007:372–382.
5. James AM, Liveris D, Wormser GP, et al. *Borrelia lonestari* infection after a bite by an *Amblyomma americanum* tick. J Infect Dis 2001;183:1810–1814.
6. Steere AC, Falk B, Drouin EE, et al. Binding of outer surface protein A and human lymphocyte function-associated antigen 1 peptides to HLA-DR molecules associated with antibiotic treatment-resistant Lyme arthritis. Arthritis Rheum 2003;48:534–550.
7. Aquero-Rosenfeld ME, Wang G, Schwartz I, et al. Diagnosis of Lyme borreliosis. Clin Microbiol Rev 2005;18:484–509.
8. Wormser GP, Dattwyler RJ, Shapiro ED, et al. The clinical assessment, treatment, and prevention of lyme disease, human granulocytic anaplasmosis, and babesiosis: clinical practice guidelines by the Infectious Diseases Society of America. Clin Infect Dis 2006;43:1089–1134.
9. Klempner MS, Hu LT, Evans J, et al. Two controlled trials of antibiotic treatment in patients with persistent symptoms and a history of Lyme disease. N Engl J Med 2001;345:85–92.
10. Cairns V, Godwin J. Post-Lyme borreliosis syndrome: a meta-analysis of reported symptoms. Int J Epidemiol 2005;34:1340–1345.

感染性疾病

D. 分枝杆菌性，真菌性，寄生虫性关节炎

Steven R. Ytterberg, MD

- 约有 5% 的结核病患者出现骨和关节病变；估计美国有 2% 的结核病患者发生骨关节病变，这个数字在发展中国家则高达 6% 以上。
- Pott 病（脊柱结核）是骨关节受结核分枝杆菌感染后最常见的疾病表现形式。
- 关节结核常是因血行播散至局部的细菌再度激活所致，而其他部位不一定存在活动性感染灶；也可因临近结核性骨髓炎的蔓延而发病。
- 有报道指出，该病的诊断常延误较长时间，多数为 3 ~ 4 年。
- Poncet 病是伴发于活动性结核感染的一种反应性关节炎。
- 海洋分枝杆菌的感染途径常与水源性暴露有关，常

- 见途径有：被鱼缸水污染、被鱼钩撕裂伤、被鱼棘刺伤和被船上的电动螺旋桨切伤等。
- 麻风结节性红斑见于瘤型麻风患者，表现为数量众多的皮下结节、发热，可伴有关节痛或关节炎。
- 山谷热，又称沙漠风湿病，是指一种与球孢子菌感染有关、并由免疫复合物介导的疾病表现。典型症状有关节不适、发热、皮疹、结节性红斑、多形性红斑、嗜酸性粒细胞增多和肺门淋巴结肿大等。
- 孢子丝菌病，通常表现为皮损处出现痛性结节性红斑。其发病机制是当人体暴露于园艺、景观作业环境时，土壤、植物体上的申克孢子丝菌感染并定植到皮肤中引起发病，典型的例子是被玫瑰刺刺伤。

分枝杆菌、真菌和寄生虫引起的骨关节感染本来并不多见，但上述感染病例在美国却有增多趋势，其主要原因有 2 个：①越来越多的人，因消耗性疾病、医疗干预、高龄或感染人类免疫缺陷病毒（human immunodeficiency virus，HIV）等情况而处于免疫抑制状态；②来自疾病流行区的发展中国家的移民数量逐渐增多。对患有慢性单关节炎的病例应警惕上述疾病，但这些疾病也可有其他表现，如骨髓炎、脊柱炎、肌腱炎、结节性红斑等（表 14D-1）。确诊通常有赖于在脓液、滑液、或组织中发现病原体。某些病原体可不经直接感染而引起酷似反应性关节炎的炎症性疾病。

分枝杆菌

结核分枝杆菌

结核分枝杆菌（mycobacterium tuberculosis）通常

需被吸入人体后方可发生感染，最初表现为非特异性肺炎，随后经由淋巴、血行播散到达肺上叶或其他器官。感染可被免疫力正常的宿主细胞免疫所控制。当宿主免疫力持续低下时，原来隐匿病灶的细菌可快速繁殖，并发生淋巴、血行播散。约有 5% 的结核病患者出现骨关节病变。美国所有结核病病例中，估计有 2% 累及骨关节，这个数字在发展中国家则高于 6%[1]。典型的儿童骨骼感染病例，系在原发肺部感染期间，细菌血行播散所致。但在成人中，骨骼感染常由已经静止的肺部病灶、或肺外病灶所引起。结核菌素皮试在大多数骨关节结核病例中呈阳性反应，但胸片所见大多正常。在滑液或组织中发现结核分枝杆菌时可予确诊。骨关节结核的典型表现为脊柱结核，又称 Pott 病。外周关节部位也可发生结核感染，尤其是承重关节、肌腱、滑囊、骨骼等部位；反应性关节炎（Poncet 病）也有报道（见下文）。

表 14D-1　分枝杆菌及真菌所致骨关节感染的典型表现

分枝杆菌	
结核	Pott 病（脊柱结核） 承重大关节的单关节炎 骨髓炎和指（趾）炎 滑囊炎和腱鞘炎 反应性关节炎（Poncet 病）
卡介苗的应用	游走性关节炎或关节痛
非典型分枝杆菌	手或足部的关节炎或肌腱炎 多灶性骨质、关节、肌腱感染
麻风杆菌	麻风结节性红斑 手足部位的破坏性关节炎 腕、踝部的神经病性关节炎

真菌	
念珠菌	在重病婴儿中引起骨髓炎和多关节炎 在重病非婴幼儿中引起膝关节单关节炎
球孢子菌病	多关节炎伴结节性红斑 膝关节单关节炎 骨髓炎
孢子丝菌病	膝、腕、手部单关节炎 多关节炎伴播散性皮肤病变
芽生菌	骨髓炎 脊柱炎 承重关节的单关节炎，伴有肺、皮肤组织病变
隐球菌病	骨质感染 脊柱炎 罕见单关节炎
组织胞质菌病	多关节炎伴结节性红斑

脊柱结核

Pott 病 [脊柱结核（Spinal tuberculosis）]，是骨关节受结核分枝杆菌感染后最常见病变表现形式[2]。胸椎受累最为多见，其次是腰椎，而颈椎、骶椎则较少累及。在结核病流行地区，脊柱结核主要发病于儿童和年轻人；而在欧美地区，绝大多数病例为成年人，其病因为潜伏结核病灶的再次激活[3]。

典型的感染先自椎体前部起病，随后累及椎间盘，导致椎间盘变窄、脊椎终板破坏、和椎体前部塌陷，形成特征性的隆凸畸形（图 14D-1）[1,4]。感染可蔓延至毗邻的椎间盘或脊椎，也可波及远处部位。伴随而来

的还可能有局部软组织炎症，诸如椎旁、腰大肌脓肿、窦道形成等，常伴有神经损伤。

脊柱结核所致的脊椎骨髓炎（脊柱椎间盘炎），其表现与化脓性细胞所致炎症颇为相似，但前者症状持续时间较长[5]。绝大多数病例出现腰部疼痛和压痛。有 12% ~ 50% 的病例出现因脊髓神经节或神经根受压迫所致的神经系统表现。此时肺部可不存在活动性结核感染，但常有既往结核感染病史可循。

常规 X 线检查可显示典型的椎间隙变窄，伴脊椎塌陷和棘突旁脓肿[4]。计算机断层扫描术（computerized tomography，CT）可明确骨质结构和椎旁肿块。磁共振成像（MRI）可揭示炎症的范围和神经组织受损情况。鉴别诊断的思路较为广阔，需考虑其他类型的感染、新生物、结节病等；此时需要进行细菌学确认，最好能通过 CT 引导下活检或开放性活检来确诊。

因细菌耐药情况逐渐增多，该病的治疗较为复杂。目前推荐使用包括利福平在内的药物联合化疗，为期 6 ~ 9 个月[6]。外科手术的地位和应用指征尚未完全明确。手术指征包括运动障碍、脊柱畸形、经细针穿刺活检未能明确诊断、药物治疗依从性差或治疗无反应等。但脊髓病变和功能损伤可被单纯的药物治疗所治愈[6]。合用糖皮质激素尽管被推荐用于某些肺外结核表现，但它并不适用于治疗结核所致的肌肉骨骼系统病变[6]。

结核性关节炎

结核性关节炎（tuberculous arthritis）主要表现为累及髋关节、或膝关节的单关节炎，但也可累及其他关节[1,7-8]。绝大多数患者为中老年人，且常伴有基础疾病。起病隐匿，受累关节常有疼痛、肿胀，但炎性体征也可不明显。有报道指出，该病的诊断常延误较长时间，多数为 3 ~ 4 年。关节结核常是因局部血行播散的细菌被激活所致，而其他部位不一定存在活动性感染灶；也可因邻近结核性骨髓炎蔓延而发病。即使没有关节受累，也可发生结核性骨髓炎。绝大多数成人患者病变为单灶性，常位于长骨干骺端。儿童患者可因手、足受累而发生结核性指（趾）炎。

结核性关节炎的典型放射学表现为关节旁骨质疏松、边缘侵蚀、和进行性关节间隙变窄（即 Phemister 三联征）。但其他类型的感染或类风湿关节炎也可出现类似放射学改变。与化脓性关节炎相比，结核性关

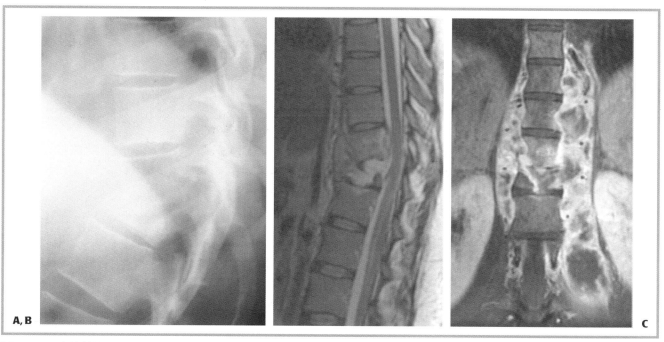

图 14D-1   脊柱结核（Pott 病）。A. 胸椎 X 线侧位片示第 10、11 胸椎终板破坏、椎间盘间隙缩窄、椎体塌陷，导致隆凸畸形。B. 同一患者 MRI 胸椎侧位 T2 加权显像，可观察到胸椎塌陷部位的炎症，且向前方蔓延。C. 同一患者 MRI 胸椎前后位 T2 加权显像，可见一个多腔性软组织肿块，同时向椎体塌陷部位的上、下方蔓延

节炎的关节间隙在早期可得以保存。其他可能出现的放射学征象包括软组织肿胀、软骨下骨囊肿、骨硬化、骨膜炎、钙质沉积等。

该病的关节滑液白细胞计数一般是升高的，分类上多以嗜中性粒细胞为主，偶以淋巴细胞为主[9]，糖分常减低。滑液抗酸染色的阳性率为 20%，而滑液培养阳性率可提高至 80%。该病的诊断最好经由滑膜组织学或微生物学检查，其中滑膜培养的阳性率超过 90%，而组织学上可出现干酪样或非干酪样肉芽肿。

药物联合化疗常有效[1,6,8]，外科手段可用于进行切除滑膜、清创、稳固关节或移除感染性植入物。

Poncet 病

Poncet 病（Poncet's disease）是伴发于活动性结核感染的一种反应性关节炎[10]。表现为累及手、足部位的多关节炎。滑液和组织标本均无结核菌存在。经抗结核治疗后症状可减轻。

牛型分枝杆菌和卡介苗

牛型分枝杆菌感染目前已不多见，但由减毒牛型分枝杆菌制成的卡介苗已被证实可引起骨关节症状[11]。膀胱内滴注卡介苗，可用于治疗膀胱癌。但小部分患者出现发热、乏力、游走性多关节痛或关节炎，这与治疗所用的卡介苗有关；随着卡介苗治疗次数的增加，上述症状可能加重，但异烟肼可预防上述症状。这些炎症，究竟是免疫介导反应所致，还是卡介苗的活动性感染所致，文献间彼此存在争论。但其引发的某些肌肉骨骼并发症，例如能够从关节中分离出牛型分枝杆菌的单关节炎，则无疑与活动性感染有关。卡介苗所诱发的反应性关节炎、干燥综合征等，也见诸报道。

非结核性杆菌

非典型（非结核）分枝杆菌也可像结核杆菌一样累及肌肉骨骼系统，引起骨质、关节、肌腱、滑囊感染。此类感染起病隐匿，症状不明显，发病高峰年龄为 40 ～ 69 岁，男女比例 3∶1[12]。大多数病例的病原体为海洋分枝杆菌、堪萨斯分枝杆菌、鸟分枝杆菌，其余病例中可找到其他种类各异的分枝杆菌。发病之前常有外伤、手术、关节内注射等病史可循，偶可有

血行播散的病例。糖皮质激素的应用和原有的关节炎增加了额外的患病风险。海洋分枝杆菌感染常与水源性暴露有关，常见感染途径包括：被鱼缸水污染、被鱼钩撕裂伤、被鱼棘刺伤皮肤、和被船的电动螺旋桨切伤等。

任何关节、滑囊、腱鞘均可能感染，以手最为常见，腕关节、膝关节次之。仅有四分之一的患者出现多关节受累。最常见的表现为关节肿胀，其次是关节疼痛和活动受限。但滑膜炎波及腕部屈肌腱时可出现腕管综合征。皮肤伤口愈合过程可能较为缓慢。全身症状，诸如发热、寒战、消瘦、乏力等，较为少见。

病变关节放射学表现一般正常，但也可出现软组织肿胀、积液、骨侵蚀、关节破坏等异常。也有作者描述了一种放射学表现形式，即在关节边缘出现骨侵蚀、与毗邻骨质间存在骨硬化的边界线，而关节中间部分的关节间隙却得以保存。

滑液可能是非炎症性的，也可能存在明显的炎症。典型的病理表现为非干酪样肉芽肿，但即使不存在肉芽肿也不能排除此类疾病。在滑液或组织中找到分枝杆菌可确立诊断。因培养这些病原体较为困难，故培养阴性也不能排除诊断。

治疗非结核性杆菌所致关节感染，方法包括联合抗结核治疗和外科手术。绝大多数非结核性菌株对抗痨药物有不同程度的耐药性，故绝大多数患者需要药物联合化疗。

麻风分枝杆菌

麻风病可以引发几种形式的关节炎[13-14]。麻风结节性红斑可见于瘤型麻风患者。该病表现为数量众多的皮下结节、发热，可伴有关节痛或关节炎。关节症状常为免疫介导所致，而滑液中存在麻风分枝杆菌的脓毒性关节炎则少见。有报道指出，该病的大、小关节均可发生酷似类风湿关节炎的慢性侵蚀性关节炎，采用抗麻风治疗有效。疾病晚期因出现感觉神经受累和反复外伤，可出现夏科关节（Charcot joints）。

真菌

绝大多数肌肉骨骼系统的真菌感染起病隐匿，进展缓慢，炎症水平较低。除病原体培养呈阳性外，其他的实验室检查结果都是非特异的。

念珠菌

念珠菌是人体内的共生菌。它们是最常引起机会性感染的一类真菌，但很少引起关节感染[15]。假肢的感染仅有1%是由真菌所致，且病原体以白色念珠菌最为常见[16]。关节炎可因病原体直接接种或血行播散而起病[16-17]，例如外科手术、关节穿刺术过程中可发生关节内真菌接种。典型的感染进展平缓，局限于单一关节，呈慢性过程，有时在感染2年后方出现症状。放射学可见关节植入物出现松动。另一方面，关节穿刺术所诱发的真菌感染，病原体常是白色念珠菌以外的菌种。

发生播散性念珠菌病时，白色念珠菌可血行播散到各处关节。播散性念珠菌病常与药物滥用有关；若非药物滥用，也可见于接受强化治疗的重症患者，尤其是住院婴儿。在婴儿中，念珠菌关节炎常为多关节性，且与局部骨髓炎有关。罹患播散性念珠菌病的年长人群，往往患有需要接受抗生素、化疗药物、免疫抑制剂治疗的严重基础疾病。该病临床病程可为急性，伴有显著的滑膜炎表现，但也可以相对温和、症状不明显。约75%的关节炎病例仅有单一关节受累。脓毒性滑囊炎也可能出现。

滑液和组织病原体培养可明确诊断。治疗上，全身性、或关节内使用两性霉素B已获得成功；尽管5-氟胞嘧啶可作为两性霉素B的辅助用药，但它因病原体耐药而不宜单用。酮康唑、氟康唑治疗念珠菌感染可能有效，但使用前必须确认病原体为白色念珠菌，因为其他菌株对这两种药物耐药[18]。治疗关节植入物感染，往往需要取出植入物并行清创术。

球孢子菌病

球孢子菌病的病原体为粗球孢子菌。这是一种分布在半干旱地区（如美国西南部、中美洲、南美洲）的土壤真菌。由其引起的骨关节感染，既可以是原发感染，也可以是播散性感染所致。

原发感染常无症状，但约40%的病例存在一些流感样、或肺炎等自限性表现。山谷热，又称沙漠风湿症，指的是原发性粗球孢子菌感染期间，由免疫复合物介导且具有自限性的关节疼痛或关节炎综合征，可伴有发热、皮疹、结节性红斑、多形性红斑、嗜酸性粒细胞增多和肺门淋巴结肿大。该病诱发的关节炎，常为多关节性、游走性，即使未经治疗也可在4周内缓解[15]。

约2%的病例发生慢性肺部感染，而仅有0.2%的病例发生播散性感染。播散性感染期间可发生关节炎和骨髓炎。关节表现最为多见的是单侧膝关节慢性炎症，也可出现皮肤结节、窦道[19]，放射学可见溶骨性病灶和骨侵蚀，其诊断延误的时间平均长达4年以上。骨髓炎可见于10%～20%的播散性感染病例，最常累及长骨末端、颅骨、脊椎和肋骨。

滑液培养极少有粗球孢子菌生长，所以要下诊断最好是从组织中发现病原体。治疗方法包括两性霉素B药物治疗和外科手段，如脓液引流、清创、滑膜切除等。在感染早期唑类抗真菌药治疗有效，但停药后感染可能复发[15,18]。有报道提示关节内应用两性霉素B有效。

孢子丝菌病

孢子丝菌病，由申克孢子丝菌引起的，病变常局限于皮肤，表现为皮肤伤口处的痛性结节性红斑。当人体暴露于园艺、景观作业环境时，土壤、植物体上的申克孢子丝菌接种到皮肤中引起发病，典型的例子是被玫瑰刺刺伤。感染可经由淋巴引流或局部蔓延而扩散。

皮肤外病变主要存在于肌肉骨骼系统，引起关节炎、腱鞘炎、骨炎、肉芽肿性肌炎[19]。绝大多数存在肌肉骨骼系统病变的患者同时伴有皮肤病变。关节炎常为慢性病程，可以是单关节性或多关节性，可累及膝关节、腕关节、手小关节、踝关节、肘关节。播散性孢子丝菌病较罕见，仅发生于免疫抑制或有全身性疾病的个体。绝大多数播散性孢子丝菌病患者存在骨和（或）关节病变。放射学可发现轻度溶骨性病变伴有轻微骨膜炎。

滑膜病理检查可见慢性、非干酪样肉芽肿性炎症。诊断基于从关节积液、组织中培养出病原体。单纯两性霉素B治疗或两性霉素B联合外科清创治疗常有效，但用药疗程必须足够长[15,18]。有报道指出唑类抗真菌药和关节内使用两性霉素也有效。

芽生菌病

芽生菌性皮炎流行于俄亥俄河和密西西比河河谷一带，也见于美国中部大西洋沿岸地区。其感染性孢子先被吸入引起原发性肺部感染，随后由血行播散或淋巴引流至其他部位。骨感染的发生率可高达60%[19]，以骨髓炎最为常见，累及脊椎、肋骨、胫骨和颅骨。典型的脊椎感染与结核性关节炎相似，为单关节受累，但也可同时累及多处关节[15]。芽生菌病患者常伴有全身症状，且关节炎起病较为急骤；正是上述特点，使得该病常较早得以诊断，相比之下，其他真菌性关节炎的确诊则较晚。最常见的病变部位为膝关节，其次是踝关节或肘关节。关节病变既可因病原体血行播散而起病，也可由临近骨髓炎蔓延而来。

滑液染色检查可以发现病原体，但确诊仍有赖于病原体培养。两性霉素B、酮康唑、伊曲康唑治疗有效；上述药物治疗无效的病例可能需要手术治疗。

隐球菌病

吸入新型隐球菌后既可引起肺部隐性感染，也可表现出明显的肺部感染征象。病菌血行播散可波及其他器官，尤其是中枢神经系统。绝大多数临床表现明显的播散性感染病例，发生于免疫抑制的个体。播散性感染所致的骨感染发生率为5%～10%，累及长骨、脊椎、肋骨、跗骨和腕骨，呈亚急性或慢性病程[19]，其中脊椎感染的表现与结核感染相似。放射学表现为溶骨性病变伴有轻微骨膜反应。隐球菌性关节炎并不常见，多数为临近骨髓炎直接蔓延所致[15,19]。在滑液或组织中发现病菌便可诊断该病。治疗上，可使用两性霉素B，也可合用5-氟胞嘧啶。对于免疫力正常的病例，使用氟康唑也可能奏效。

组织胞质菌病

该病由荚膜组织胞质菌引起，流行于美国俄亥俄河和密西西比河河谷一带。绝大多数为亚临床感染，具有自限性。原发性感染期间，可能发生自限性的游走性关节炎或关节痛，可伴或不伴有结节性红斑、多形性红斑。这些病例中关节炎为免疫介导所致[15,19]。播散性感染仅见于不足0.1%的病例，且多为老年人或免疫抑制的个体[19]。关节炎、骨髓炎、腱鞘炎和腕管综合征，在播散性组织胞浆菌病中罕有报道。诊断有赖于对组织进行病原体培养，或在组织病理检查中发现病原体。目前使用两性霉素B、伊曲康唑、氟康唑治疗该病均已有成功的报道，但有时仍需要进行外科清创术。

其他真菌及相关病原体

其他各种真菌引起的感染性关节炎罕有报道[19]。

侵蚀性曲霉菌感染可累及多个脏器，以肺和鼻窦最为常见。感染的直接蔓延可导致脊椎、肋骨、颅骨发生骨髓炎，其中脊椎病变酷似卜德氏病（脊椎结核病）。而关节受累则十分罕见[15,19]。类球孢子病由巴西副球孢子病引起，仅流行于南美地区，病原体可播散引起骨髓炎并直接波及关节[14]。

马杜拉菌病，又称足分支菌病，是一种皮肤、皮下组织、骨质的慢性感染性疾病，病变最常见于足部[14]。此病可由多种病原体引起，例如真菌和放线菌（这实际上是一种细菌）。病原体先在皮下组织定植并局部扩散，最终形成皮肤窦道，窦道引流物中可见颗粒物。

寄生虫

寄生虫是一类生活在宿主体内，或依赖宿主生存的生物体，它们从宿主中获得所需的营养。一些寄生虫可在宿主体内长期存活。它们可分为原生动物类、蠕虫类或节肢动物类。寄生虫感染可诱发过敏、免疫复合物沉积等免疫反应，从而导致脏器损伤和肌肉骨骼系统病变。这些病变通常是良性的，针对潜在感染进行治疗可治愈这些病变。这些疾病引起的关节痛比关节炎更为常见，但关节受累的发生率尚不清楚[20]。

属于原生动物类的蓝氏贾第鞭毛虫，可导致起病急骤、程度轻微、反复发作的血清阴性关节炎，酷似反应性关节炎。其他原生动物类寄生虫，包括溶组织内阿米巴原虫、阴道毛滴虫、刚地弓形虫等，均可引起关节痛或关节炎。

目前已证实某些蠕虫可引起关节症状[20]。唇棘虫病可诱发关节痛，也可因关节侵蚀或虫体在关节旁死亡而引起急、慢性单关节炎。丝虫病患者可发生累及膝关节或踝关节为主的单关节炎。伴发于粪圆线虫、血吸虫感染的反应性关节炎、骶髂关节炎也见诸报道。细粒棘球绦虫可形成棘球蚴囊，引发骨囊性感染和病理性骨折。

（方霖楷 译　古洁若 校）

参考文献

1. Leonard MKJ, Blumberg HM. Musculoskeletal tuberculosis. In: Schlossberg D, ed. Tuberculosis & nontuberculous mycobacterial infections. 5th ed. New York: McGraw-Hill; 2006:242–263.

2. Martini M, Ouahes M. Bone and joint tuberculosis: a review of 652 cases. Orthopedics 1988;11:861–866.

3. Cormican L, Hammal R, Messenger J, Milburn HJ. Current difficulties in the diagnosis and management of spinal tuberculosis. Postgrad Med J 2006;82:46–51.

4. Ridley N, Shaikh MI, Remedios D, Mitchell R. Radiology of skeletal tuberculosis. Orthopedics 1998;21:1213–1220.

5. Perronne C, Saba J, Behloul Z, et al. Pyogenic and tuberculous spondylodiskitis (vertebral osteomyelitis) in 80 adult patients. Clin Infect Dis 1994;19:746–750.

6. Blumberg HM, Burman WJ, Chaisson RE, et al. American Thoracic Society/Centers for Disease Control and Prevention/Infectious Diseases Society of America: treatment of tuberculosis. Am J Respir Crit Care Med 2003; 167:603–662.

7. Garrido G, Gomez-Reino JJ, Fernandez-Dapica P, Palenque E, Prieto S. A review of peripheral tuberculous arthritis. Semin Arthritis Rheum 1988;18:142–149.

8. Malaviya AN, Kotwal PP. Arthritis associated with tuberculosis. Best Pract Res Clin Rheumatol 2003;17:319–343.

9. Allali F, Mahfoud-Filali S, Hajjaj-Hassouni N. Lymphocytic joint fluid in tuberculous arthritis. A review of 30 cases. Joint Bone Spine 2005;72:319–21.

10. Dall L, Long L, Stanford J. Poncet's disease: tuberculous rheumatism. Rev Infect Dis 1989;11:105–107.

11. Tinazzi E, Ficarra V, Simeoni S, Artibani W, Lunardi C. Reactive arthritis following BCG immunotherapy for urinary bladder carcinoma: a systematic review. Rheumatol Int 2006;26:481–488.

12. Yangco BC, Espinoza CG, Germain BF. Nontuberculous mycobacterial joint infections. In: Espinosa L, Goldenberg D, Arnett F, Alarcon G, eds. Infections in the rheumatic diseases. Orlando: Grune & Stratton; 1988:139–157.

13. Gibson T, Ahsan Q, Hussein K. Arthritis of leprosy. Br J Rheumatol 1994;33:963–966.

14. McGill PE. Geographically specific infections and arthritis, including rheumatic syndromes associated with certain fungi and parasites, Brucella species and Mycobacterium leprae. Best Pract Res Clin Rheumatol 2003;17:289–307.

15. Kohli R, Hadley S. Fungal arthritis and osteomyelitis. Infect Dis Clin North Am 2005;19:831–851.

16. Silveira LH, Cuellar ML, Citera G, Cabrera GE, Scopelitis E, Espinoza LR. Candida arthritis. Rheum Dis Clin North Am 1993;19:427–437.

17. Cuende E, Barbadillo C, Isasi C, Trujillo A, Andreu JL. Candida arthritis in adult patients who are not intravenous drug addicts: report of three cases and review of the literature. Semin Arthritis Rheum 1993;22:224–241.

18. Perez-Gomez A, Prieto A, Torresano M, et al. Role of the new azoles in the treatment of fungal osteoarticular infections. Semin Arthritis Rheum 1998;27:226–244.

19. Cuellar ML, Silveira LH, Citera G, Cabrera GE, Valle R. Other fungal arthritides. Rheum Dis Clin North Am 1993;19:439–455.

20. Peng SL. Rheumatic manifestations of parasitic diseases. Semin Arthritis Rheum 2002;31:228–247.

感染性疾病

E. 风湿热

Stanford Shulman, MD   Preeti Jaggi, MD

- 急性风湿热（acute rheumatic fever，ARF）最多见于 5～15 岁人群，成年后发病率下降。
- ARF 在 3 岁以下人群中极为罕见，这提示宿主需要经历一次以上的呼吸道 A 组链球菌（group A streptococcal，GAS）感染后，方能形成诱发风湿热所需免疫机制。
- 自发生 GAS 感染，至出现除舞蹈症以外的 ARF 症状，这段潜伏期大约是 3 周。

流行病学

据估计，急性风湿热的全球患者数约为 1560 万，每年新发 282 000 例，每年死亡（绝大多数因慢性风湿性心脏病所致）约 233 000 例[1]。据估计，年龄 5～14 岁儿童人群的 ARF 年发病率因地而异，撒哈拉沙漠以南非洲地区最高（5.7‰），其次是澳大利亚、新西兰的原住民地区和太平洋地区（2.2‰），还有中南亚地区（2.2‰）[1]。而美国和大部分欧洲地区年发病率远低于此，不足 1/10 万。

临床特点

诊断标准

ARF 的诊断标准基于 T. Duckett Jones 所提出的指南，该指南源自对数百例 ARF 患者所进行的临床观察。该指南于 1944 年首次提出，历经多次修订，最近一次修订为 1992 年[2]。现行 Jones 标准如表 14E-1 所示，注意它仅适用于初发的 ARF。此外，部分该病患者仅有单纯的舞蹈症或惰性心肌炎，就诊时抗链球菌抗体水平往往已经恢复正常且无其他症状。

主要临床标准

关节炎见于约 75% 的 ARF 患者。与链球菌感染后反应性关节炎不同，该病典型的关节炎为游走性。

如未予治疗，受累关节先发生炎症，随后自发缓解，但关节炎呈游走性，并持续 1～4 周。关节炎多累及大关节，如膝关节、踝关节、腕关节、肘关节，较少累及手足小关节，中轴骨关节受累也罕见。炎症关节发红、发热、肿胀，且有明显的压痛，典型者轻触受累关节即可引起剧烈疼痛。另一个特征性、具有强烈提示意义的表现是，ARF 的关节炎对水杨酸治疗反应极佳，因此当患者经 48 小时的水杨酸治疗无效时，临床医师便应质疑 ARF 的诊断，并考虑其他可能。

心肌炎见于 50%～60% 的 ARF 病例，且是该病致残、致死的主因。风湿热累及心脏时，常不同程度地累及心内膜、心肌及心包。心内膜炎是主要特征，表现为二尖瓣炎和（或）主动脉瓣炎，而三尖瓣、肺动脉瓣受累则少见。当发展成为慢性风湿性心脏病时，瓣膜关闭不全也可演变为瓣膜狭窄。根据修订的 Jones 指南，心肌炎的判断必须依赖听诊闻及的瓣膜性杂音；经由超声心动图发现的心脏瓣膜关闭不全，如听诊无相应杂音出现，仍不能视为心肌炎。心肌炎常表现为心动过速，其严重程度与发热程度成正比，且评估心动过速的最佳时机是睡眠期间。心包炎是风湿性心肌炎最为少见的表现，常表现为心包积液和（或）心包摩擦音。仅有心肌炎和（或）心包炎的表现但无心瓣膜受累，不支持 ARF 的诊断，此时应寻找其他可能病因。

Sydenhan 舞蹈症（St. Vitus 舞蹈）是 ARF 累及中枢神经系统的表现，发生率 10%～15%。它常是 ARF

表 14E-1　诊断急性风湿热的修订 JONES 标准

主要表现
　心肌炎
　多发性关节炎
　舞蹈症
　环形红斑
　皮下结节

次要表现
　发热
　关节痛
　急性反应物水平升高（C 反应蛋白或血红细胞沉降率）
　心电图显示 PR 间期缩短

前驱 A 组链球菌感染的依据
　咽部细菌培养阳性或快速抗原检测阳性
　抗链球菌抗体滴度升高、或呈升高趋势

　　注：在具有前驱 A 组链球菌感染的依据的基础上，满足 2 项主要表现或 1 项主要表现加 2 项次要表现者，方可诊断。

的迟发性症状，多发生于链球菌感染后数月。目前认为其病因是交叉反应的免疫应答损害了基底节神经元。舞蹈症的典型表现是漫无目的、不自主的动作（但非刻板的抽搐样动作），动作不协调，书写困难，表情怪异和情绪不稳。近期一组儿童病例报道发现，偏侧舞蹈症见于 29% 的患者[3]。舞蹈症具有自限性，完全恢复常需要几个月的时间。少数情况下，舞蹈症可存在超过 1 年，且可因精神压力、妊娠、口服避孕药和期间并发的其他疾病而加重。

　　环形红斑发生率不足 2%。典型的红斑为匐行性红色斑疹，皮疹中央皮肤苍白。常分布于躯干及四肢，但不见于颜面部，这是其特征之一。皮疹此消彼长，持续时间可较为短暂，可因温度升高而加重。

　　皮下结节发生率低于 1%，最多见于存在严重心肌炎的病例。这些结节直径一般小于 2 cm，质地坚硬，一般无压痛，典型的皮疹分布于骨突、腱鞘表面。结节可自行消失，且不留有永久后遗症。

次要临床标准

　　ARF 所致发热一般超过 39℃，常发生于疾病初期，体温可在数周内恢复正常，即使未经治疗也可恢复。关节痛是修订 Jones 指南中的另一个次要标准，但前提是不存在多关节炎。关节痛可表现为游走性；即使没有关节炎的客观体征，关节疼痛也可能相当剧烈。

诊断试验

　　约 1/3 出现 ARF 症状的病例近期并未出现症状性咽部感染，因此必须寻找近期链球菌感染的实验室证据。其具体途径有：（a）寻找病史中咽拭子培养，或 GAS 抗原快速测试呈阳性的记录；（b）寻找抗链球菌抗体滴度升高或逐渐升高的记录。临床医师必须牢记，一般人群中抗链球菌抗体的正常值范围并非一成不变，它可因年龄、地区分布、季节更替而改变。例如，10 ~ 12 岁人群的正常值最高，而每年链球菌感染季节的末尾时期（春末时节）抗体滴度也达到最高水平[4]。为成年人设定的正常参考值范围，往往会对儿科结果的解读造成误导。

　　抗链球菌溶血素 O（antistreptolysin O，ASO）滴度检测是最常用于确认近期链球菌感染的抗链球菌抗体试验。ASO 滴度在成年人中超过 240 托德单位，或在儿童中超过 320 托德单位，可谨慎视为升高。超过 500 托德单位的 ASO 滴度在正常人中较为少见，将此标准作为近期链球菌感染的依据将更为可靠[4]。

　　因 20% 的 ARF 患者 ASO 滴度正常，故检测其他链球菌抗体有助于确认近期存在 GAS 感染。这些抗体包括抗 DNA 酶 B（anti-DNase B）抗体、抗链激酶抗体、抗透明质酸酶抗体等。如初诊时上述所有抗体滴度均正常，但临床上不能排除 ARF，强烈推荐在数周后复查，以观察这些指标是否升高，因为单纯一次抗体检测正常并不能排除 ARF 的诊断。

特殊试验

　　ARF 的炎性关节滑液检测结果显示为无菌性积液，白细胞计数 10 000 ~ 100 000/ mm³（且多数为嗜中性粒细胞），糖水平正常，蛋白浓度约为 4 g/dl。在修订的 Jones 标准中，非临床次要表现（即实验室次要表现），包括了心电图所示的 PR 间期延长（但 PR 间期延长本身并非代表心肌炎）和急性期反应物 [C 反应蛋白和（或）红细胞沉降率] 升高。急性期反应物水平在伴有多关节炎或急性心肌炎的病例中显著升高，但在仅有舞蹈症的病例中往往正常。

鉴别诊断

　　急性多关节炎的鉴别诊断中，最常见的疾病并非 ARF，而是幼年型类风湿关节炎、系统性红斑狼疮（systemic lupus erythematosus，SLE）、血清病、淋病性关节炎等。舞蹈症样动作可见于 SLE、肿瘤累及基底节、威尔森（Wilson）症和亨廷顿病，偶可见于孕妇（妊娠舞蹈症）。

发病机制

ARF 的发病机制尚未完全明了，但它似乎与针对 GAS 抗原的免疫应答有关，这种免疫应答随后与人体组织通过分子模拟产生交叉反应（图 14E-1）。未经治疗的 GAS 所致咽炎患者中，仅有一小部分人继续发展为 ARF。一般认为，皮肤的 GAS 感染不会产生 ARF[5]。近期有证据表明，近 40 年来美国 ARF 的发病率已经显著下降，这是因为 GAS 可致风湿的类型引起的咽炎已明显减少[6]。

宿主遗传因素与患者的 ARF 易感性有关。19 世纪的观察研究已经发现 ARF 的患病具有家族倾向；20 世纪 40 年代初的研究表明该病具有家族聚集性，其中双亲均罹患风湿性心脏病的儿童发生 ARF 的风险最高[7]。ARF 的遗传易感性表现为不同外显率的常染色体隐性或显性遗传，且与人类白细胞抗原（HLA）类型有关。数个国际性研究已证实，DRB1*0701，DR6 和 DQB1*0201 出现频率显著升高，导致 ARF 的易感性增加[8]。然而，单卵双胎经常未同时罹患 ARF，这无疑提示尚有其他重要的环境因素参与发病[9]。

治疗

ARF 需要进行抗炎、预防链球菌感染和对症处理（表 14E-2）。一旦 ARF 诊断成立，无论咽部标本链球菌培养结果如何，均应肌注一次苄星青霉素或连续 10 天口服青霉素或红霉素（用于青霉素过敏者）。抗感染治疗包括水杨酸 50 ~ 100 mg/(kg·d)，每天分 4 次口服，持续 2 ~ 4 周，并在随后 4 ~ 6 周逐渐减量。糖皮质激素主要应用于充血性心力衰竭或中度以上心脏肥大（胸片所见）病例；激素应在 6 周内缓慢减量，当激素减量时，必须加用水杨酸辅助治疗。心功能不全的对症处理方法有利尿剂、抗高血压药、地高辛等。对于存在薛登汉氏舞蹈症的患者，氟哌啶醇或苯巴比

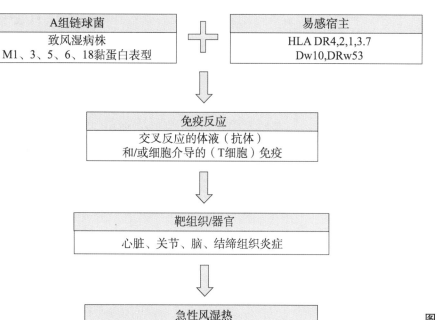

图 14E-1　急性风湿热的发病机制（假设）

表 14E-2 急性风湿热的治疗

疾病情形	抗炎治疗方案
轻微或无心肌炎	阿司匹林 50 ~ 100 mg/(kg·d)，每天总剂量分 4 次口服，持续 2 ~ 4 周，并在随后 4 ~ 6 周逐渐减量
中度或严重心肌炎	泼尼松 2 mg/(kg·d)，每天总剂量分 2 次口服，持续 2 ~ 4 周，并在随后 4 周逐渐减量。当泼尼松剂量 ≤ 0.5 mg/(kg·d) 时加用阿司匹林
初次抗链球菌治疗	肌内注射 120 万单位苄星青霉素，或者口服青霉素或红霉素持续 10 天
预防 A 组链球菌感染	肌内注射 120 万单位苄星青霉素，每 4 周 1 次；或口服磺胺嘧啶（体重 ≤ 27 kg 时，500 mg，每天 1 次；体重 ≥ 27 kg 时，1.0 g，每天 1 次）；或口服青霉素 V 250 mg，每天 2 次。
心脏症状的治疗（需要时）	利尿剂，血管紧张素转化酶抑制剂和（或）谨慎使用地高辛
舞蹈症的治疗（需要时）	氟哌啶醇或苯巴比妥
预防感染性心内膜炎	详见美国心脏协会的推荐

妥有一定疗效。

预防 GAS 感染是极其重要的，其意义在于防止 ARF 反复发作而诱发、或加重心脏病变。所有患者均应接受抗生素预防性治疗，可每 4 周接受一次苄星青霉素肌内注射；或口服青霉素，每天 2 次；对青霉素过敏时可口服磺胺嘧啶，每天 1 次；若对青霉素、磺胺嘧啶均过敏，可采用红霉素。后续预防性抗链球菌治疗的疗程应视病情复发的可能性，和上次发作距今时间而定。现行美国心脏协会对 ARF 预防性抗菌治疗的推荐疗程见表 14E-3[10]。此外，根据美国心脏协会的推荐，风湿性心脏病患者应接受感染性心内膜炎的预防性治疗。

预后

ARF 唯一的长期表现是风湿性心脏病，故其预后很大程度上取决于心脏受累的程度、感染性心内膜炎的转归、和继发于咽部 GAS 反复感染所致的风湿热活动风险。仅有舞蹈症和多关节炎的患者，如 ARF 反复发作可能诱发风湿性心脏病，故预防性抗生素治疗具

表 14E-3 急性风湿热患者预防性抗微生物治疗的推荐疗程

疾病情形	疗程
有心肌炎或遗留心脏病变	使用至距离上次发作 10 年以上，且至少持续至 40 岁，有时需终生治疗
有心肌炎但无遗留心脏病变（无瓣膜病变）	持续 10 年，或使用至成年（此两种标准中，以时间长者为准）
无心肌炎	持续 5 年，或使用至 21 岁（此两种标准中，以时间长者为准）

有举足轻重的地位。

链球菌感染后反应性关节炎

概述

部分患者在链球菌感染后产生了关节炎，但未能达到 ARF 的诊断标准，被视为链球菌感染后反应性关节炎（poststreptococcal reactive arthritis，PSRA）。这种关节炎主要与 GAS 有关，但也有 C 组、G 组链球菌感染后发生 PSRA 的报道。该病的年龄分布似乎呈双峰状，其中 8 ~ 14 岁、及 21 ~ 37 岁人群发病率最高。在高加索人群中，该病与人类白细胞 II 类抗原 DRB1*01 相关[11-12]。

临床特点

PSRA 的关节炎一般为急性、非游走性，主要累及下肢大关节，偶可导致腱鞘炎。病变可累及单个关节，也可累及多个关节，受累关节分布可呈对称性，也可呈非对称性。约 20% 患者存在中轴骨病变。在 GAS 前驱感染阶段，患者可有发热、猩红热样皮疹；但当关节炎出现时则少见。与 ARF 相比，PSRA 患者自 GAS 感染暴发至发生关节炎的时间大为缩短（多为 3 ~ 14 天）。PSRA 的症状可在数周或数月内（平均 2 个月）逐渐消失。颇具特征的是，PSRA 患者对非甾类抗炎药（non-steriodal anti-inflammatory drugs，NSAIDs）治疗反应逐渐显现；而 ARF 患者对 NSAIDs 治疗起效迅速、效果极佳[11,13-14]。有报道显示，后续链球菌性咽炎发作可导致 PSRA 复发。PSRA 最值得警惕

表 14E-4　链球菌感染后反应性关节炎的诊断标准

A．关节炎特点
 1．起病急骤，呈对称性或非对称性，常为非游走性
 2．症状持续存在，或反复发作
 3．非甾类抗炎药治疗不能收到神奇疗效

B．有 A 组链球菌前驱感染的证据：先前咽部 GAS 培养阳性，或者快速抗原检测阳性，或者抗链球菌溶血素 O［和（或）抗 DNA 酶 B］滴度升高或呈升高趋势

C．不能满足修订 Jones 指南对急性风湿热的诊断要求

的后遗症是晚发性心肌炎；据最初报道，在 13 例既不符合 ARF 的诊断标准、既往也没有 ARF 病史的患者中，有 4 例（31%）出现了晚发性心肌炎；在初诊后 1 ~ 18 年内，这 4 个病例先后出现了心脏病变。事实上，在近年几个报道中，晚发性心脏病的发生率确实有所下降。少数患者可能存在一些关节外表现，包括肾小球肾炎（这在 ARF 中十分罕见）、葡萄膜炎等。

诊断标准

该病的诊断标准并未完全确立，但有 Ayoub 及其同事提议的标准可供参考（详见表 14E-4）[15]。

治疗

阿司匹林和其他 NSAIDs 治疗 PSRA 的效果虽然远不如治疗 ARF 那样显著，但仍可以用来治疗这个类型的关节炎。一些专家建议在基线期和随访 1 ~ 2 年后分别进行一次超声心动图检查，以警惕潜在的隐性心肌炎。现美国心脏协会（American Heart Association，AHA）建议在预防性抗链球菌治疗的同时，对患者进行为期 1 ~ 2 年的随访，以评估心脏受累的情况；如未能发现心脏受累的证据，则预防性抗生素治疗应在 1 ~ 2 年内停用。青霉素为一线用药，红霉素适用于对青霉素过敏者。在目前记载中，不同病例心肌炎的发生时间早晚不一，故一些专家提议对 PSRA 患者采取与 ARF 相同的预防性抗生素治疗方案；但此提议未获 AHA 或其他组织的认同。

（方霖楷 译　古洁若 校）

参考文献

1. Carapetis JR, Steer AC, Mulholland EK, Weber M. The global burden of group A streptococcal diseases. Lancet Infect Dis 2005;5:685–694.
2. Guidelines for the diagnosis of rheumatic fever. Jones Criteria, 1992 update. Special Writing Group of the Committee on Rheumatic Fever, Endocarditis, and Kawasaki Disease of the Council on Cardiovascular Disease in the Young of the American Heart Association. JAMA 1992;268:2069–2073.
3. Zomorrodi A, Wald ER. Sydenham's chorea in western Pennsylvania. Pediatrics 2006;117:e675–e679.
4. Kaplan EL, Rothermel CD, Johnson DR. Antistreptolysin O and anti-deoxyribonuclease B titers: normal values for children ages 2 to 12 in the United States. Pediatrics 1998;101:86–88.
5. Stollerman GH. Rheumatic fever in the 21st century. Clin Infect Dis 2001;33:806–814.
6. Shulman ST, Stollerman G, Beall B, Dale JB, Tanz RR. Temporal changes in streptococcal M protein types and the near-disappearance of acute rheumatic fever in the United States. Clin Infect Dis 2006;42:441–447.
7. Wilson M, Schweitzer, MG, Lubschez R. The familial epidemiology of rheumatic fever. J Pediatr 1943;22:461–491.
8. Guedez Y, Kotby A, El-Demellawy M, et al. HLA class II associations with rheumatic heart disease are more evident and consistent among clinically homogeneous patients. Circulation 1999;99:2784–2790.
9. Taranta A TS, Metrakos JD. Rheumatic fever in monozygotic and dizygotic twins. Circulation 1959;20:778–792.
10. Dajani A, Taubert K, Ferrieri P, Peter G, Shulman S. Treatment of acute streptococcal pharyngitis and prevention of rheumatic fever: a statement for health professionals. Committee on Rheumatic Fever, Endocarditis, and Kawasaki Disease of the Council on Cardiovascular Disease in the Young, the American Heart Association. Pediatrics 1995;96:758–764.
11. Mackie SL, Keat A. Poststreptococcal reactive arthritis: what is it and how do we know? Rheumatology (Oxford) 2004;43:949–954.
12. Ahmed S, Ayoub EM, Scornik JC, Wang CY, She JX. Poststreptococcal reactive arthritis: clinical characteristics and association with HLA-DR alleles. Arthritis Rheum 1998;41:1096–1102.
13. Herold BC, Shulman ST. Poststreptococcal arthritis. Pediatr Infect Dis J 1988;7:681–682.
14. Shulman ST, Ayoub EM. Poststreptococcal reactive arthritis. Curr Opin Rheumatol 2002;14:562–565.
15. Ayoub EM, Ahmed S. Update on complications of group A streptococcal infections. Curr Probl Pediatr 1997;27:90–101.

系统性红斑狼疮

A. 临床和实验室特征

Jill P. Buyon, MD

- 系统性红斑狼疮（systemic lupus erythematosus, SLE）是一种常见的自身免疫性疾病，主要见于育龄期女性，并具有很强的少数代表性。
- SLE 的特点包括临床表现的多样性和病程的波动性。
- 几乎所有脏器均可受累，以全身症状、皮肤黏膜、骨骼肌肉、肾和中枢神经系统（CNS）受累最为常见。
- 自身抗体的存在是 SLE 的共同特征，不仅可协助诊断，其分型还有助于预测其临床表现。抗双链 DNA 抗体和补体水平的变化在部分患者可提示病情复发。
- 对妊娠期患者应给予特殊关注以避免病情复发和不良妊娠结局。
- 多种药物可诱发伴有自身抗体的狼疮样表现，但通常症状较少，并且这些症状与致病药物之间存在时间相关性。

与器官特异性自身免疫性疾病如甲状腺炎、糖尿病和重症肌无力等不同，系统性红斑狼疮（SLE）是同属于一种疾病的多种症状和体征的集合。SLE 临床表现的多样性，随时间推移临床表现不断累积和病程的波动性对临床医师是极大的挑战。除极个别外，实验室检查均发现抗核抗体（ANA）存在。鉴于 SLE 病情的复杂性、与多种疾病鉴别的必要性以及更特异性治疗的需要，美国风湿病学会（ACR）制定了 11 条诊断标准（表 15A-1）[1-2]，包括 SLE 的主要临床表现（皮肤黏膜、关节、浆膜、肾、神经系统）和相关实验室检查（血液检查和免疫学检查）。诊断需符合 4 条或 4 条以上标准，但并不要求这些表现同期存在，某一项标准如关节炎或血小板减少可早于其他症状数月或数年出现。尽管风湿病学者就该标准是否需要在临床工作中严格应用、或仅用于正式学术研究的问题上尚未达成一致，但这些标准为患者的评估提供了一种方法。

一项加拿大的大规模队列研究表明 SLE 不仅可以累及几乎全身的任何部位，而且同一脏器不同结构受累频率也各不相同（图 15A-1）[3]。SLE 的非特异性全身症状包括疲乏、发热和体重下降等，有时是主要的临床表现。人口学特点如女性多见（女：男约 9 : 1）、育龄期女性发病有助于诊断。诱发或加重因素包括日光照射、精神紧张、感染、药物（如磺胺）和手术等。

目前 SLE 患者诊断后的 2 年存活率已经从 30 年前的 50% 提高到了 90%[4]，10 年存活率为 80% ~ 90%[5]。SLE 患者的死亡率曲线呈双峰模式 [6-7]：诊断后 5 年内死亡的患者多为病情活动需大剂量皮质类固醇和免疫抑制剂治疗，同时合并感染；后期死因多为心血管疾病，这已经引起了临床和科研的高度重视。尽管 SLE 不能治愈，但部分患者可长期处于缓解状态，无病情活动的临床表现，甚至抗核抗体也可以转阴。

常见受累器官

皮肤黏膜

皮肤是最常见的受累器官之一，见于 80% ~ 90% 患者。正如 SLE 本身的症状和体征具有多样性，皮肤黏膜损害亦有多种表现[8]。11 条标准中有 4 条与皮肤黏膜表现相关。根据皮损特点和病程的不同，SLE 特异性皮肤表现可分为慢性、亚急性和急性三类，这与皮肤外表现或实验室检查无关。

最常见的慢性皮肤表现是盘状红斑狼疮［DLE；

表 15A-1 系统性红斑狼疮诊断的修订标准 [a]

标准	定义
1. 颧部红斑	颧部的扁平或高出皮肤表面的固定性红斑，一般不累及鼻唇沟
2. 盘状红斑	隆起的红斑上覆有角质性鳞屑和毛囊栓塞，旧病灶可出现萎缩性瘢痕
3. 光过敏	通过病史或医师检查发现，对日光存在异常反应而出现皮损
4. 口腔溃疡	口腔或鼻咽部溃疡，通常为无痛性，需由医师观察
5. 关节炎	非侵蚀性关节炎，累及 2 个或 2 个以上外周关节，表现为关节触痛、肿胀或积液
6. 浆膜炎	(a) 胸膜炎：有可靠的胸膜性胸痛的病史或医生听诊闻及胸膜摩擦音或有证据显示胸腔积液（或） (b) 心包炎：心电图异常或心包摩擦音或心包积液
7. 肾脏病变	(a) 持续性蛋白尿 > 500mg/d 或尿蛋白定性 > 3+ (b) 细胞管型：可为红细胞、血红蛋白、颗粒管型、管状管型或混合管型
8. 神经系统异常	(a) 癫痫：非药物或代谢紊乱如尿毒症、酮症酸中毒或电解质紊乱所致（或） (b) 精神病：非药物或代谢紊乱如尿毒症、酮症酸中毒或电解质紊乱所致
9. 血液系统异常	(a) 溶血性贫血伴网织红细胞增多，或 (b) 白细胞减少：$< 4 \times 10^9/L$ 或 (c) 淋巴细胞减少：$< 1.5 \times 10^9/L$，2 次或 2 次以上，或 (d) 血小板减少：$< 100 \times 10^9/L$，除外药物影响
10. 免疫学异常 [b]	(a) 抗 DNA：抗天然 DNA 抗体效价异常，或 (b) 抗 Sm 抗体阳性，或 (c) 抗磷脂抗体阳性：(1) 血清 IgG 或 IgM 抗心磷脂抗体阳性；(2) 标准法狼疮抗凝物阳性；或 (3) 梅毒血清试验假阳性持续 6 个月，并通过梅毒螺旋体制动实验或荧光螺旋体抗体吸附试验证实
11. 抗核抗体	免疫荧光法或其他等效方法测得抗核抗体效价异常，并排除与药物性狼疮有关的用药史

SOURCE：From Tan EM，Cohen AS，Fries JF，et al.（1），by permission of *Arthritis Rheum*.

[a] 该分类标准包括 11 项，必须具备 4 条或 4 条以上标准方可诊断为 SLE [1]

[b] 1997 年对第 10 条标准进行了修订 [2]

15% ~ 30%；图 15A-2（A）］，可作为系统性红斑狼疮的一部分，或者独立存在并且不伴有自身抗体（2% ~ 10% 将发展为 SLE）。DLE 皮损为境界清楚的红斑，表面覆有黏着性鳞屑。剥离鳞屑，其下可见扩张的毛囊口，最常分布于颜面、头皮、耳郭、耳后和颈部，非阳光暴露部位亦可受累，皮损可出现扩大，边缘为新发的红色硬斑，中央萎缩性瘢痕较为特异，毛囊破坏可造成非可逆性脱发。DLE 病程早期真皮中大量粘蛋白聚集可造成皮损的水肿性改变，但较为罕见。狼疮性脂膜炎亦称深部狼疮，是慢性皮肤表现中较少见的类型，表现为累及深部真皮和皮下脂肪的硬结，无表皮层和表面皮肤受累，随病情进展，表面皮肤可因皮下结节粘连牵拉而出现凹陷性改变。

亚急性皮肤型红斑狼疮（SCLE）见于 7% ~ 27% 患者［图 15A-2（B，C）］，好发于白种女性。典型表现为广泛的对称性浅表皮损，多见于日光照射部位如肩部、上肢伸侧、胸上部、背上部和颈部，初为较小

的鳞屑性红斑，可进展为丘疹鳞屑型（银屑病型）或环状多环型皮损，后者常融合成片伴中央色素脱失，通常两者均不遗留瘢痕。SCLE 患者抗 SSA/Ro 核糖核蛋白抗体多呈阳性。

颧部红斑或蝶形红斑是 SLE 最典型的皮肤表现，属于急性皮疹的范畴［图 15A-2（D）］，见于 30% ~ 60% 患者。这种水肿性红斑形似蝴蝶，它的身体跨在鼻的基地部，两个翅膀伸展到颧突。皮疹还可见于前额和下颌，但通常不累及鼻唇沟。它不表现为散在的丘疹和脓疱疹，可由此与酒糟鼻相鉴别。皮疹常急性出现，可持续数日。炎症后改变常见，特别是在色素性皮肤的患者。蝶形红斑可因日光照射诱发或加重，患者身体其他部位也可出现光过敏性红斑但没有蝶形红斑。光过敏和蝶形红斑是相互独立的诊断标准，虽然在大部分患者中两者同时存在。由国际知名 SLE 专家组成的系统性红斑狼疮国际协作组（SLICC）正致力于修订 ACR 分类标准，单纯依据病史判定的光

15

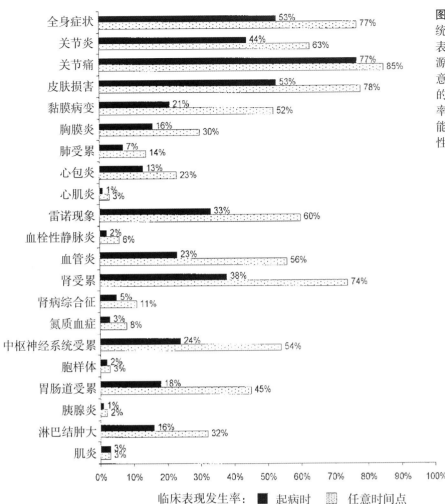

图 15A-1 一项加拿大的大规模队列研究中，系统性红斑狼疮起病时或病程中任意时间点的临床表现发生率 [3]。起病时临床表现的发生率数据来源于狼疮门诊（多伦多大学）的 376 例患者，任意时间点的发生率数据来自 1995 年 7 月前注册的 750 例患者。不同研究中每种临床表现的发生率有所差异，因此本章节正文中引用的发生率可能与上述队列研究的结果略有不同。可参考系统性红斑狼疮的两本主要书籍 [50-51]

过敏可能并不敏感。此外，SLE 急性皮肤表现的另一种类型是广泛的麻疹样或发疹性皮疹。

SLE 患者的脱发可呈弥漫性或斑片状的，可逆性或永久性的，后者由头皮盘状红斑而致。鬓角处头发易于断裂，即"狼疮发"。

黏膜病变是 SLE 病谱的一部分，可累及口腔（最常见）、鼻腔和肛门生殖器部。口腔黏膜病变可见于颊黏膜和舌面，但以上腭溃疡最为典型 [图 15A-2（E）]。通常为无痛性，也可因溃疡中央凹陷而出现疼痛。

血管炎是 SLE 皮肤病变的又一种类型，表现为荨麻疹、紫癜、甲襞或指趾溃疡、指腹和手掌红斑以及片状出血等 [图 15A-2（F）]。

由于 SLE 皮肤病变是病情活动的重要标志，查体时应对易于忽视的部位如头皮、耳郭、耳后、上腭、指尖和手掌等进行仔细检查。

骨骼肌肉系统

关节痛是 SLE 最常见的首发症状，发生率高达 76% ~ 100%。部分患者仅有关节痛而无炎症表现，有些患者则表现为典型的关节炎，包括关节红、肿、热、痛和活动受限。值得注意的是，患者关节疼痛程度与查体时滑膜炎的程度并不一定成比例。关节炎可累及任意关节，但以对称性双手小关节（近端指间关节和掌指关节）、腕、膝关节受累最为常见，脊柱多无受累。关节炎可呈一过性表现，于 24 小时内缓解，或较为持续。这些特点是部分患者初期被考虑有早期类风湿关节炎（RA）的原因。与 RA 不同的是，SLE 的关节炎为非侵蚀性，通常不会导致畸形。若有关节变形如尺侧偏斜、过屈、过伸等，通常可以还原复位（图 15A-3）。这种手指活动性增加伴可复位的变形是继发

图 15A-2 （也见彩图 15A-2）系统性红斑狼疮的皮肤表现。（A）颜面部和耳郭的盘状皮损。（B，C）后背和前臂的亚急性皮肤型红斑狼疮的皮损。（D）典型的颧部红斑。（E）上腭大面积急性穿透性溃疡。（F）皮肤血管炎所致的手指红斑皮损（Photographs provided by Dr. Andrew Franks, Associate Professor of Clinical Dermatology, New York University School of Medicine. ）

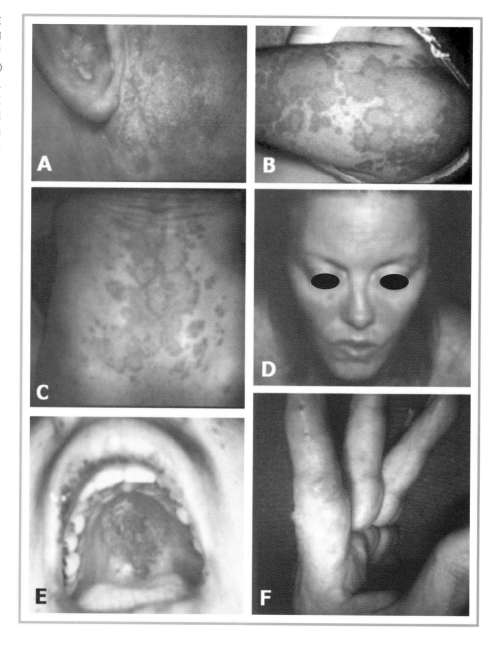

于关节周围组织如关节囊、韧带和肌腱受累而出现的，被称为 Jaccoud 关节病。偶可出现侵蚀性病变，此时难以与 RA 鉴别；但通常 SLE 患者的侵蚀性病变并不会出现进展，这与关节囊压力和半脱位造成的机械状态改变有关。

关节腔积液程度较轻，外观清亮或轻度浑浊，黏度和黏蛋白凝块良好，未反映出显著的炎症。抗核抗体可为阳性，白细胞计数常 < 2000/mm³，以单核细胞为主，表现为漏出液或渗出液。血清/关节腔积液的

补体、总蛋白、IgG 比值都可以是 1，提示蛋白按比例进入关节腔；或仅有补体水平 > 1，则提示关节腔内存在补体局部消耗，而不是单纯血清补体下降。大量关节腔积液伴局部发热应警惕感染性关节炎。SLE 患者也可出现类风湿结节和类风湿因子阳性，但并不常见。

骨坏死发生率为 5%～10%，以股骨头受累最常见，还可累及股骨髁、距骨和肱骨头。跖骨头、桡骨头、腕骨和掌骨等偶可受累。骨坏死常两侧对称，但并不一定同时出现。大多数病例与应用皮质类固醇有

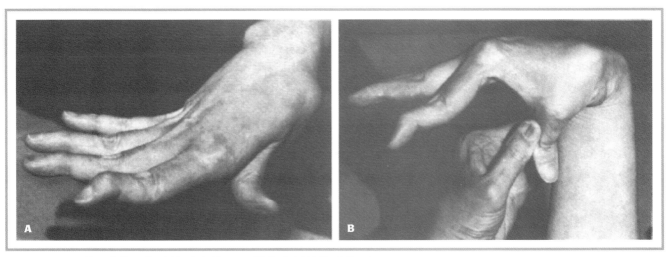

15

图 15A-3 A. 第 2 和第 3 指天鹅颈畸形。B. 拇指指间关节过伸。（Courtesy of Dr. Harry Fischer，Beth Israel Medical Center，New York，NY.）

关，还可因雷诺现象、小血管炎、脂肪栓塞和抗磷脂抗体等所致。患者常主诉定位于某一个关节的运动时持续性疼痛，休息后可缓解。

肌痛和肌无力常累及三角肌和股四头肌，可作为病情活动的伴随症状。小于 15% 患者可出现明显的肌炎表现伴肌酸磷酸肌酶（CPK）升高，但极高 CPK 罕见。肌电图（EMG）和肌活检结果从正常到皮肌炎 / 多发性肌炎的表现不等。此外，应用糖皮质激素或抗疟药也可导致肌病。

肾

肾是 SLE 的特征性受累器官。几乎所有关于预后的研究都表明狼疮性肾炎是预后不良的重要指标。1/2 ~ 2/3 患者可有肾受累，多表现为蛋白尿（尿试纸检测 2+，＞ 500 mg/24 h）。肾损伤有多种类型，评定时主要根据肾活检分类，也可参考临床表现[9]。世界卫生组织最早根据组织学和免疫复合物的位置对狼疮性肾炎进行了分类（表 15A-2）[10]。近来，国际肾病学会和肾病理学会（ISN/RPS；表 15A-3）对该分类进行了修订[11]。两者重要的区别在于新分类将局灶型和弥漫型（分别对应 III 和 IV）增殖病变分为活动性和慢性瘢痕性；活动性病变具有治疗价值。此外，还将弥漫增殖型肾炎分为节段型和球型。目前尚不确定该组织学分型是否会对临床治疗和预后评估产生影响。V 型

定义为单纯膜型狼疮性肾炎，若合并增殖性病变，则两个型别都要写出，如 V + III 型或 V + IV 型。

绝大多数患者肾活检异常，特别是用电镜和免疫荧光进行检查时。弥漫增殖型肾炎和进展性局灶增殖型肾炎的预后比膜型和系膜型差。

初始的临床评估应包括尿常规和尿显微镜检。即使尿常规提示尿蛋白仅 1+，也应常规检测基线时 24 小时尿蛋白和尿肌酐水平，特别是在抗 dsDNA 阳性伴补体水平降低的患者。由于留取 24 小时尿液标本较为繁琐，很多医师采用次尿蛋白 / 肌酐的比值以评估蛋白尿程度。尿沉渣可无明显异常（见于系膜型或膜型）或有红细胞管型（见于增殖性病变）。尿蛋白阴性时，持续血尿 ＞ 5 个红细胞 / 高倍视野（除外其余因素如月经）和（或）脓尿 ＞ 5 个白细胞 / 高倍视野（除外感染）也分别提示狼疮性肾炎（除非病理提示血尿时病变局限于系膜、脓尿时局限于间质内）。单纯肌酐升高而蛋白尿阴性较为少见，但可见于晚期肾功能不全患者。肾脏病变多隐匿起病，进展性病变可出现脚踝肿胀、晨起时眼睑水肿和尿频等症状。血清低白蛋白血症也提示持续蛋白尿。超出年龄、种族和性别对应范围的孤立性血压升高，应警惕有无肾病变。

肾活检并非诊断狼疮性肾炎所必需，但在临床表现并不明确时具有极大的诊断意义。由于肾活检可提示有无进展性病变的病理特点如新月体，有学者认为

表 15A-2　世界卫生组织狼疮性肾炎分型

分型	类型	免疫复合物沉积部位	临床表现 [a]				抗 dsDNA	
			尿沉渣	蛋白尿（24 小时）	血肌酐	血压	抗体	C3/C4
I	正常	无	基本正常	< 200 mg	正常	正常	阴性	正常
II	系膜型	系膜	RBC 或基本正常	200 ~ 500 mg	正常	正常	阴性	正常
III	局灶节段增殖型	系膜、内皮下 ± 上皮下	RBC，WBC	500 ~ 3500 mg	正常或轻度升高	正常或升高	阳性	降低
IV	弥漫增殖型	系膜、内皮下 ± 上皮下	RBC，WBC，RBC 管型	1000 至 >3500 mg	正常~需要透析	升高	阳性~高滴度	降低
V	膜型	系膜、上皮下	基本正常	> 3000 mg	正常或轻度升高	正常	阴性~中等滴度	正常

SOURCE：From Appel GB，Silva FG，Pirani CL（10），by permission of *Medicine.*

RBC，红细胞；WBC，白细胞

[a] 临床表现仅有提示意义，各项数值可有变化，明确诊断需肾活检

肾活检是决定治疗方案的依据。若临床表现提示良性病变类型，但活检有进展性的病理证据，则支持烷化剂环磷酰胺的应用，尽管该药可能导致卵巢功能早衰。

表 15A-3　国际肾病学会/肾病理学会（ISN/RPS）狼疮性肾炎分型

I 型	系膜轻微病变型狼疮性肾炎	
II 型	系膜增殖型狼疮性肾炎	
III 型	局灶型狼疮性肾炎	
	III（A）	活动性病变：局灶增殖型狼疮性肾炎
	III（B）	活动性伴慢性病变
	III（C）	慢性非活动性病变伴硬化
IV 型	弥漫型狼疮性肾炎	
	IV -S（A）	活动性病变：弥漫节段增殖型狼疮性肾炎
	IV -G（A）	活动性病变：弥漫球性增殖型狼疮性肾炎
	IV -S（A/C）	活动性伴慢性病变
	IV -G（A/C）	活动性伴慢性病变
	IV -S（C）	慢性非活动性病变伴硬化
	IV -G（C）	慢性非活动性病变伴硬化
V 型	膜型狼疮性肾炎 [a]	
VI 型	晚期硬化型狼疮性肾炎	

SOURCE：Adapted from Weening JJ，D'Agati VD，Schwartz MM，et al.（11），by permission of *J Am Soc Nephrol.*

[a] V 型可合并 II 型或 IV 型病变，两者应同时诊断

例如，有的患者抗 dsDNA 抗体滴度快速上升伴补体降低，但蛋白尿程度较轻（400 mg ~ 1 g）、尿沉渣无明显异常、肌酐正常，也没有其他需要积极免疫抑制剂治疗的系统受累表现；而另一患者大量蛋白尿符合肾病综合征标准，尿沉渣提示活动性病变，但血清学指标正常。在这些难以确定治疗方案的情况下，肾活检可提供极为有用的信息。相反，在不可逆的晚期硬化性病变时停用积极治疗也很重要。因此，若肾病理可以决定治疗方案的不同或为研究所需要，应完善肾活检。双肾 B 超也有助于指导治疗，肾脏变小、回声增强提示治疗成功率较低。尿蛋白是评估狼疮性肾炎活动性的重要指标。新发尿蛋白 500 mg 即有显著意义，但膜性肾病患者尿蛋白持续为 500 mg ~ 2 g 时病情仍可能是稳定的。此时，病情加重应定义为尿蛋白比基线值增加 1 倍以上。高血压可反映肾病的活动度，并可加重肾功能损害，需要密切监测血压。

在狼疮患者中已成功开展肾移植治疗。移植后，狼疮性肾炎仍有可能复发（~ 10%），甚至在没有临床表现或血清学活动证据时出现[12]，但并不一定造成移植肾失败。在终末期肾病患者中，SLE 的临床表现和血清学活动性指标可有改善[13]，但该说法目前也受到了质疑[14]。

神经系统

约 2/3 的 SLE 患者可出现神经精神症状，发病机制未明，可能是因为这部分受累组织难以接近。假设

的机制包括血管病变造成血管闭塞、白细胞聚集或栓塞以及抗体介导的神经元细胞损伤和功能紊乱[15]。神经精神狼疮包括中枢、周围和自主神经系统的神经病变，以及除外了其他原因的精神症状。这些表现可在同一患者中单次或反复出现，可与其他系统同时受累或单独发生。ACR 标准中神经精神狼疮仅包括癫痫和精神症状，进一步描述神经系统受累表现对于诊断的重要性已日益突出。为了扩大标准，ACR 特别委员会制定了报告准则、实验室检查和影像学评估的规范指南，以及 SLE 中能观察到的 19 种神经精神表现的定义[16]。

精神症状有多种形式，包括情绪障碍、焦虑和精神病。由于长期慢性疾病的精神压力以及药物、感染和代谢紊乱等因素，精神症状是否与狼疮疾病本身相关较难明确。患者可有显著的认知障碍如注意力缺陷、精神不集中、记忆受损和造词困难等，可通过神经精神测试或功能级别下降的表现得到证实。另一种弥漫性神经功能紊乱是急性意识模糊状态，患者表现为意识或觉醒障碍，不能集中、维持或转换注意力，可伴有认知障碍和（或）情绪、行为和情感变化。上述症状多急性出现，病情可有波动性，表现从轻度意识改变到昏迷等。

中枢神经系统受累可出现局灶性或全身性癫痫发作。头痛较为常见，是否仅与 SLE 相关仍有争议。狼疮性头痛为严重的持续性头痛，麻醉性止痛剂无效，但单纯的严重偏头痛也可有相似表现。良性颅内高压也可引起头痛。类狼疮性硬化症罕见，患者有多种神经缺陷表现，症状与多发性硬化症类似。脊髓病和无菌性脑膜炎罕见。舞蹈病是 SLE 相关的运动障碍中最常见的类型，但并不多见，它与脑血管事件均被认为与抗磷脂抗体有关。

颅神经病变可造成视野缺损、失明、视盘水肿、眼球震颤、上睑下垂、耳鸣、眩晕和面神经麻痹等。周围神经受累表现为运动性、感觉性、混合性病变或多发性单神经炎。横贯性脊髓炎较少见，可出现下肢瘫痪、感觉缺失和括约肌功能障碍。亦有急性炎症性脱髓鞘性多发性神经根炎（吉兰-巴雷综合征）的报道。

脑脊液检查有助于除外感染，但对神经精神狼疮并无特异性，仅 1/3 患者可有细胞数或（和）蛋白水平升高。急性期脑脊液可完全正常。对大多数占位性病变和颅内出血的初次诊断，头颅 CT 足以够用。磁共振成像（MRI）可显示脑白质或灰质中血管损伤的组织病理学改变[17]。MRI 异常多为局灶性病变，其与临床症状的相关性较低。

心血管系统

SLE 可有多种心血管并发症，以心包炎最为常见，发生率为 6%～45%。患者常主诉胸骨后或心前区疼痛，运动如吸气、咳嗽、吞咽、转身和前屈时加重。疼痛可剧烈并持续数周，或程度轻微且仅持续数小时。可出现心包摩擦音，部分无症状患者亦可闻及。尽管心电图可见典型 T 波改变，但超声心动图是最佳诊断途径。心包积液少量或中等量，为淡黄色或血性渗出液，白细胞计数升高以中性粒细胞为主。离心后沉淀细胞中可见狼疮细胞。心包压塞和缩窄性心包炎较罕见。若年轻女性出现呼吸困难和胸膜性胸痛，需要与 SLE 鉴别并完善 ANA 检查。

SLE 心肌受累并不常见，见于＜10% 患者，可表现为发热、呼吸困难、心悸、心脏杂音、窦性心动过速、室性心律失常、心脏传导障碍和充血性心力衰竭等。经皮心内膜心肌活检有助于诊断。严重心脏瓣膜病变可引起血流动力学改变并出现临床症状，需行人工瓣膜置换术。主动脉瓣关闭不全最为常见，与纤维素样变性、纤维化造成瓣膜变形、瓣膜炎、细菌性心内膜炎、主动脉炎和 Libman-Sacks 心内膜炎有关。Libman-Sacks 非典型疣状心内膜炎是 SLE 心脏受累的特征性表现，为直径 1～4mm 的疣状赘生物，主要位于三尖瓣和二尖瓣。狼疮活动的临床和免疫学指标或治疗均与心脏瓣膜病的出现或变化无时间相关性[18]。SLE 患者行手术和牙科操作时建议预防性使用抗生素。

动脉粥样硬化加速是 SLE 患者死亡的重要原因，已引起极大关注。SLE 患者心肌梗死的死亡率比例比年龄和性别匹配的对照人群高 10 倍[6-7,19]。尸检结果也支持临床数据：严重的冠状动脉粥样硬化在 SLE 患者中高达 40%，而在死亡年龄匹配的对照人群中仅为 2%[20]。其危险因素包括高胆固醇血症、高血压和狼疮疾病本身[21]。皮质类固醇可引起血脂升高，但抗疟药可降低胆固醇、低密度脂蛋白（LDL）和极低密度脂蛋白（VLDL）水平。冠状动脉炎罕见，可与粥样硬化性心脏病并存。数个 SLE 队列研究表明，冠状动脉粥样硬化性疾病如心绞痛和心肌梗死的发生率为 6%～12%[6-7,21]。用 B 超测量颈动脉斑块和内膜中层厚度（IMT）的方法更为敏感，175 例 SLE 女性患者中

40% 可见灶性斑块 [22]。

近期有两篇文章进一步证实了 SLE 与早发动脉粥样硬化的关系。Roman 等 [23] 在一项横断面研究中对 197 例 SLE 患者及 197 例对照行颈动脉超声和超声心动图检查，并评估了冠状动脉疾病（CAD）的危险因素。结果表明，SLE 患者早发动脉粥样硬化与传统的心血管疾病危险因素无关。斑块与年龄、病程长、损伤指数高、环磷酰胺和抗疟药应用较少以及抗 Sm 抗体阳性率低等独立相关。Asanuma 等 [24] 用电子束 CT（EBCT）对 65 例 SLE 患者和 69 例对照进行评估，结果表明 SLE 患者的冠脉钙化积分更高，并独立于其他动脉粥样硬化的危险因素。此外，根据年龄分层进行分析，SLE 患者出现冠状动脉钙化的年龄较对照组小。

胸膜和肺

肺及相邻结构在 SLE 中受累常见，但与肾和中枢神经系统并发症相比一般不危及生命。约 30% 患者在其一生中可有不同程度的胸膜病变，表现为胸膜炎伴胸痛或胸腔积液。胸膜炎较心包炎更常见，疼痛程度较为剧烈，需要与肺栓塞或感染相鉴别。胸膜摩擦音比临床胸膜炎表现或影像学异常少见。胸腔积液多为双侧渗出液，量较少，外观清亮，蛋白含量增高、糖含量正常，白细胞计数 < 10 000/mm³，以中性粒细胞或淋巴细胞为主，补体水平降低。

肺部受累表现包括肺炎、肺泡出血、肺栓塞、肺动脉高压和肺萎缩综合征等。急性狼疮性肺炎是指急性出现的非感染性发热伴肺部炎症，突出的表现为胸膜性胸痛、咯血和呼吸困难。急性狼疮性肺炎还可出现弥漫性肺泡出血，死亡率高达 50%，可以没有咯血表现，但红细胞压积进行性下降和肺部浸润性病变提示弥漫性肺泡出血的可能。少数患者（< 10%）可出现慢性病变，表现为进行性呼吸困难、干咳、双肺底啰音和弥漫性肺间质浸润。

胸部影像正常且无显著低氧血症的患者若出现进行性呼吸困难，应警惕肺动脉高压。肺功能检查可提示限制性通气功能障碍伴一氧化碳弥散能力下降，可通过超声心动图和心导管检查进一步证实诊断，患者常伴有雷诺现象。应评估有无肺内血栓和（或）多发性肺栓塞，特别是在抗磷脂抗体阳性的患者。近期研究表明由于肺阻力增高，肺动脉高压的病情随时间逐渐进展 [25]。

较少受累的器官

胃肠道和肝

胃肠道受累可有多种表现，但对大多数患者而言并不能作为诊断依据。腹膜是 SLE 最少受累的浆膜。腹膜受累的症状包括反跳痛阳性、发热、恶心、呕吐和腹泻等，需要与其他急腹症或感染鉴别以避免外科手术介入。胰腺炎和肠道血管炎也可造成 SLE 患者腹痛。肠系膜血管炎可引起便血。失蛋白性肠病少见，但在患者人血白蛋白低伴足部水肿而无蛋白尿时需要考虑该并发症的可能。

SLE 相关的肝病变罕见，但在疾病活动期和（或）应用非甾类抗炎药（NSAIDs）、硫唑嘌呤和甲氨蝶呤后，可出现转氨酶升高。若患者有持续肝炎表现而又未用损伤肝的药物，应行肝活检明确病因。类狼疮肝炎的概念最早由 Bearn 于 1956 年提出，起初被认为是 SLE 的表现之一。但类狼疮肝炎是根据血清学和组织学进行诊断的，是慢性活动性肝炎的一个亚类，患者并不一定合并狼疮。在符合 ACR 标准的 SLE 患者中，类狼疮肝炎的发生率 < 10%。

眼

SLE 最常见的眼部病变是视网膜"棉絮斑"，其次是角膜和结膜受累，葡萄膜炎或巩膜炎罕见。抗疟药造成的视网膜损害尽管极为少见，但与原发病视网膜受累相比，是引起视力下降更常见的原因。棉絮斑（眼科术语）并非 SLE 的特征性表现，而是与局灶缺血相关，好发于视网膜后部，常累及视神经乳头，呈灰白色棉絮状渗出病灶，平均直径约为视盘宽度的 1/3，其组织学特点是细胞样体。

实验室检查

血液学异常

SLE 可累及血液中任意一种细胞成分，因此血常规是所有狼疮患者初始和长期评估的重要指标。在无药物影响时，血细胞减少通常继发于外周组织破坏而非骨髓抑制。

小于 10% 的 SLE 患者可有自身免疫性溶血性贫血。在无活动性溶血时，Coombs 试验（直接和间接）

也可呈阳性。非特异的慢性病贫血见于约 80% 患者，白细胞减少见于 50% 以上患者。淋巴细胞绝对值减少较中性粒细胞减少更常见，但淋巴细胞减少（< 1500/mm³）标准并不严格，大多数实验室并不将它标注为异常。尽管白细胞减少在一定程度上反映病情活动，可作为疾病全身活动的指标，但也有患者白细胞降低与其他脏器病情复发并不相关，也未见感染风险增加。血小板减少可慢性起病、程度较轻（50 000 ～ 100 000/mm³）并且不伴有临床表现，或急性出现、显著降低（< 20 000/mm³）可伴齿龈出血和淤点。部分患者血小板减少是病情活动的唯一表现。此外，血小板减少可作为 SLE 的首发表现，并早于其他症状和体征数年出现。任何"特发性"血小板减少的年轻女性，均应评估有无 SLE。由于血小板功能缺陷罕见，故危及生命的出血并不常见。与其他细胞系受累类似，患者可有抗血小板抗体阳性但血小板并不减少。

SLE 患者红细胞沉降率通常升高，但并非疾病活动性的可靠指标。C 反应蛋白升高可提示感染，但并不绝对。

标志性自身抗体和补体

血清学指标的测定是 SLE 患者基线评估和随访的重要部分，一般采用全血中的血清部分进行检查。抗体的检查也可取自血浆，但补体的功能检查如测定血清中补体裂解绵羊红细胞能力的 CH_{50} 试验（见下）则不能用血浆完成，这是因为 EDTA 和枸橼酸具有钙螯合作用，补体在 EDTA- 或枸橼酸 - 血浆中不能被活化。

ANA 阳性是患者就诊时最重要的异常指标之一，提示自身免疫性疾病可能。但是 ANA 阳性可见于 2% 的正常人群，特别是年轻女性。因此 ANA 具有指导意义，但并不能作为确诊依据。一旦确定 ANA 阳性，把它作为疾病活动指标不断测定是无意义的。相反，抗 dsDNA[不是抗单链 DNA（ssDNA）] 不仅具有重要的诊断价值，而且在部分患者特别是肾受累者（见下文）是预测和评估病情活动的重要指标。抗 Sm 抗体可识别参与信使 RNA 加工的小核糖核蛋白的决定簇，具有诊断价值，但与疾病活动度无关。抗 SSA/Ro 和 SSB/La 核糖核蛋白的抗体，或者参与转录中止，也与疾病活动性无关，但常见于具有以下特征的患者：光过敏、口眼干（继发性干燥综合征）、亚急性皮肤病变和新生儿狼疮。由于检测方法的原因，抗 SSA/Ro 抗体可与胞浆成分反应，从而解释部分 ANA 阴性狼疮的原因。但 SLE 作为自身免疫病的原型，在不能检测到自身抗体时，很难定义患者为 SLE。各种自身抗体的阳性率及其相关临床表现见表 15A-4。近期还发现了一种抗谷氨酸 N- 甲基 -D- 天门冬氨酸（NMDA）受体亚单位 NR2a 和 NR2b（高度表达于人脑）的表位的抗体，见于约 30% 狼疮患者[26]。尽管尚未得到完全证实，但该抗体可能透过血脑屏障并导致神经精神异常。

补体是抗体发挥作用的必要补充条件，也是免疫复合物的固有成分，可既测定其功能（CH50）又侧定其抗原性（C3、C4）。由于 C3 和 C4 较稳定且检测时无需特殊处理，可在大多数实验室进行测定。CH50 反映血清中补体裂解绵羊红细胞（RBCs）的能力，它的数值是抗体包被的绵羊 RBCs 发生 50% 溶血时的血清稀释倍数的倒数。CH50 降低见于补体合成减少或消耗增多，但传统的检测方法不能对此进行鉴别。通过测定补体裂解产物（如 C3a）可区别补体降低原因，但目前仅作为研究工具，尚未在大部分实验室开展。

表 15A-4　自身抗体及其临床意义

抗体	阳性率	与临床表现的关系	与疾病活动度的关系
ANA	> 90%	非特异性	仅作为诊断用
抗 dsDNA	40% ～ 60%	肾炎	可预测病情复发，与疾病活动度有关
抗 RNP	30% ～ 40%	雷诺现象、肌肉骨骼症状	无关
抗核糖体 P 蛋白	10% ～ 20%	CNS 弥漫病变、精神病、重性抑郁症	无关
抗 SSA/Ro	30% ～ 45%	口眼干、SCLE、新生儿狼疮、光过敏	无关
抗 SSB/La	10% ～ 15%	口眼干、SCLE、新生儿狼疮、光过敏	无关
抗磷脂抗体	30%	高凝	不定

CNS，中枢神经系统；SCLE，亚急性皮肤型红斑狼疮

SLE 患者诊治过程中的一项挑战在于识别有复发风险的参数，特别是可能造成重要脏器永久性的复发。对高风险患者进行早期治疗可能改善患者的患病率和病死率。长期观察发现补体降低和抗 dsDNA 抗体升高通常与重症 SLE 相关，由此提出监测补体和抗 dsDNA 抗体变化可用于评估狼疮活动性 [27]。这些现象被认为与免疫复合物导致补体活化产物在局部或血液循环中刺激炎症细胞从而导致血管损伤有关。

抗 dsDNA 抗体和补体的测定是基线评估的重要部分，但治疗由临床情况而定，而不一定需要血清学结果。就不同患者个体而言，随访可明确这些指标是否与病情活动平行。部分患者临床表现缓解，但仍有持续低补体血症和抗 dsDNA 抗体升高；而有的患者临床表现与血清学变化保持一致（图 15A-4），对这部分患者可以在临床表现出现前完全根据血清学指标的变化调整治疗方案，从而预防复发 [28]。近期一项前瞻性临床研究在血清学活动而临床表现稳定的患者中，对于抗 DNA 抗体、C3、C4 或补体裂解产物 C3a 是否可以预测复发，以及短期应用糖皮质激素是否可以避免病情加重进行了评估 [29]。尽管研究规模相对较小，但结果提示糖皮质激素抢先治疗可以阻止病情复发。在抗 dsDNA 抗体滴度进行性升高和补体持续下降的患者中，增加尿常规检查的频率不失为明智之举。抗核小体抗体与 SLE 活动性特别是狼疮性肾炎相关，可能是 SLE 的特异性抗体之一 [30]。

目前的研究正致力于寻找尿液中的特异性生物学标记，用于预测肾小球肾炎的发生及其类型。近期发表的标记物包括：脂联素，一种脂肪细胞来源的细胞因子，具有抗炎特性 [31]；单核细胞趋化蛋白（MCP-1），参与单核细胞趋化的重要趋化因子 [32]；以及可溶性内皮蛋白 C 受体（sEPCR），具有促凝和促炎症反应的作用 [33-34]。

SLE 的特殊情况

系统性红斑狼疮和妊娠

SLE 患者生育率与不孕率与未患病对照组相似，但病情活动与继发闭经有关。应用大剂量糖皮质激素的患者可出现月经不调，应用环磷酰胺者则出现年龄依赖性的卵巢早衰。SLE 女性患者出现自然流产、胎停育和胎膜早破的概率较正常女性增加。

与 RA 女性患者妊娠时病情缓解不同，妊娠对 SLE 的影响并不固定。主要有两个关注点：第一，SLE 临床和血清学表现因妊娠而加重；第二，胎盘和胎儿成为母体自身抗体的特异性攻击对象，导致妊娠失败或新生儿被动获得自身免疫病如新生儿狼疮（见下文）。

当患者病情完全缓解 6 ~ 12 个月后其妊娠结局最佳 [35-36]。毫无意外，近期关于 SLE 病情活动状态对妊娠结局影响的研究表明，妊娠早期和中期狼疮高度活动性者流产和围产期死亡发生率增加 3 倍 [37]。由于不同病例系列中患者临床特点和复发的定义有所差异，妊娠期或妊娠后复发率是否增加仍无定论。目前对于复发的定义欠精确，用于评估病情活动度的方法如系统性红斑狼疮活动性评分（SLEDAI）、大不列颠群岛狼疮评估组指数（BILAG）和系统性狼疮活动性测定（SLAM）等并未涉及妊娠期的生理适应性变化，没有

图 15A-4　一例狼疮复发患者的临床表现和自身抗体随时间变化的示意图。病情的临床活动性与血清学指标中抗 dsDNA 抗体和补体的变化相关，但抗 Ro/La 抗体（阳性）和抗 Sm/RNP 抗体（阴性）不随病情活动度的改变而变化

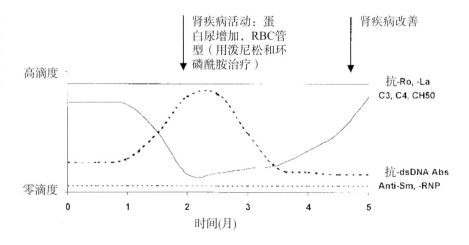

在妊娠期狼疮患者中验证过[38]。有确实依据的提示病情活动的表现包括典型的皮肤受累、关节炎、非感染性发热、淋巴结肿大、白细胞降低、旁路途径低补体血症和抗 DNA 抗体滴度升高。相反未明确的病情活动标志包括脱发、颜面或手掌潮红、关节痛、骨骼肌肉疼痛、轻度贫血和疲乏等，上述任意一项均可见于妊娠相关的正常生理变化。此外，血小板减少和蛋白尿也可见于子痫前期，并不一定与狼疮活动相关。有一项大型研究对妊娠和非妊娠女性 SLE 患者进行比较，两组复发率相似[39]。尽管一项病例系列研究中总体复发率高达近 60%[35]，但通常复发的病情并不严重。若将所有出现的异常均归因于 SLE，则病情恶化可见于约 25% 患者；若只考虑 SLE 特异性改变，则 < 13% 患者出现病情恶化[40]。

　　妊娠时母体风险主要在于肾炎活动和（或）肾功能恶化，但妊娠前若无相应表现，则出现上述风险的概率较小。妊娠前 3 个月新诊断的狼疮性肾炎与胎儿预后差相关。确诊膜性肾炎的患者妊娠期肾小球滤过率增加可导致尿蛋白大于正常妊娠时的上限，即 300 mg/24 h。患者合并高血压时，特别是妊娠晚期出现的高血压，需要与子痫前期进行鉴别。无高血压患者妊娠期出现蛋白尿和尿沉渣细胞管型，则更倾向于提示狼疮性肾炎恶化。SLE 病情活动时补体旁路途径活化伴 CH_{50} 下降，有助于鉴别狼疮性肾炎活动和子痫前期或妊娠期高血压[41]。活动性狼疮性肾炎和（或）子痫前期增加早产和死胎风险。妊娠前肾病变稳定的患者（血肌酐 < 1.5 mg/dl，24 小时尿蛋白 < 2 g），即便既往有严重组织学改变和大量蛋白尿的病史，在妊娠过程中可以不出现并发症。此外，近期加拿大一项研究结果让人感到安慰，它对 53 例妊娠和 78 例非妊娠的狼疮性肾炎患者进行比较，结果表明两组患者肾病变活动性和进展程度类似[42]。

新生儿狼疮

　　胎儿和新生儿狼疮是被动获得的自身免疫性疾病的模型。由于母体免疫异常而产生的抗 SSA/Ro 和抗 SSB/La 抗体可透过胎盘并造成胎儿组织损伤[43]，以心脏传导系统受累而导致先天性心脏传导阻滞（CHB）最为严重。CHB 多为Ⅲ度，也可见程度较轻的传导阻滞。多于妊娠 16 ～ 24 周发现，死亡率约 20%，大部分患儿需起搏器治疗。皮肤损害（多为环形红斑，主要见于眼部、颜面和头皮，常伴光过敏）以及相对较

少的肝和血液系统受累，与母体抗 SSA/Ro 和抗 SSB/La 抗体有关，均属于新生儿狼疮综合征。新生儿狼疮是由于新生儿的皮肤损害与 SLE 皮损类似而得名，但实为误称，因为患儿母亲中不足 1/3 为 SLE（多数无症状）；且新生儿通常只表现为心脏传导阻滞，这在成人 SLE 中罕见。完全性的心脏传导阻滞是不可逆的，但心脏外表现可于出生 6 个月后缓解，这与胎儿循环中母体的自身抗体消失时间一致。

　　抗 SSA/Ro 抗体阳性的母亲，其后代出现新生儿狼疮的概率为 1% ～ 2%。受累患儿母亲的血清学指标并无特殊，但与正常儿童的母亲相比，通常抗 SSA/Ro 抗体滴度较高（免疫印迹法抗 52Kd SSA/Ro 阳性），并伴有抗 SSB/La 抗体[44]。双合子和单合子双胞胎之间发病的不一致性以及 CHB 再发率相对较低的现象 [101 例生出 CHB 患儿的母亲再次妊娠时可见 18 例（18%）] 提示除了抗 SSA/Ro 和抗 SSB/La 抗体外，其他因素（如胎儿）也可能参与新生儿狼疮的发病[45]。新生儿狼疮注册研究组成立于 1994 年，目前已有 361 例母亲及其 423 例患儿入组，该数据库（同时已留取血清和 DNA）为基础研究者和临床医师提供了宝贵资源[43,45]。

抗磷脂抗体综合征

　　抗磷脂抗体与血栓风险相关，临床表现包括动静脉血栓形成和胎盘功能不足引起的反复自然流产。抗磷脂抗体阳性的狼疮患者，除了 SLE 疾病的表现，妊娠过程与原发性抗磷脂抗体综合征患者相比并无差异。由于活化的血小板表面存在带负电荷的磷脂靶抗原，患者还可出现血小板减少。抗磷脂抗体阳性伴上述一项临床表现并且没有其他 SLE 症状的患者，可诊为原发性抗磷脂抗体综合征（APS）（表 15A-5）[46-47]。SLE 患者也可有抗磷脂抗体（继发性 APS）。

　　目前，抗磷脂抗体的检测可通过酶联免疫吸附法（ELISA）测定与心磷脂的反应性，或通过在体外延长凝血时间进行测定，延长的凝血时间不能被正常血浆纠正。抗磷脂抗体在体外可干扰凝血因子作用从而阻止血栓形成，但在体内却是高凝致栓的。研究结果表明"抗磷脂"抗体并不是直接作用于带负电荷的磷脂，而是通过识别磷脂结合蛋白起作用。目前最明确的靶抗原是 β2 糖蛋白 1（β2GP1）[48]，它在凝血途径中具有多重抑制作用。尽管通过 ELISA 测定抗磷脂抗体的方法已经标准化，且有关 β2GP1 的结论仍需大规

表 15A-5　抗磷脂抗体综合征（APS）* 的分类标准

临床标准
血管栓塞
• 任何器官或组织发生 ≥ 1 次的动脉、静脉或小血管血栓，且
• 经影像学或多普勒超声或组织学证实（非浅表静脉血栓）
病态妊娠
• ≥ 1 次在 ≥ 10 周出现无法解释的形态学正常的死胎，或
• ≥ 1 次在妊娠 ≤ 34 周时出现因严重子痫前期或严重胎盘功能不全导致形态学正常的新生儿早产，或
• ≥ 3 次妊娠 < 10 周时无法解释的自然流产（排除母体解剖结构、激素水平异常和父母染色体异常）
实验室标准
• IgG 和（或）IgM 抗心磷脂抗体：中高滴度（15-80GPL，6-50MPL）；≥ 2 次，间隔至少 6 周；用标准 ELISA 方法检测 β2GP1 依赖的抗心磷脂抗体，或
• 狼疮抗凝物（LAC）：≥ 2 次，间隔至少 6 周

SOURCE：Adapted from Derksen RH, Khamashta MA, Branch DW（46），by permission of *Arthritis Rheum*.

APS，抗磷脂抗体综合征

* 诊断 APS 必须具备至少 1 项临床标准和 1 项实验室标准

模的研究进行验证，但其结果有可能改变现有的推荐指南。

药物性狼疮

药物性狼疮（DRL）是指应用氯丙嗪、肼屈嗪、异烟肼、甲基多巴、米诺环素、普鲁卡因胺或奎尼丁等药物后出现的狼疮样综合征。除了上述已经明确的药物，还有多种可能相关的药物，如苯妥英、青霉胺和金制剂等[49]。DRL 没有专属的 ACR 标准，患者的临床表现通常少于 4 条 SLE 标准，但必须在用药和症状之间存在时间相关性（通常数周或数月）。停药后临床症状可迅速改善，但自身抗体可持续存在 6 个月到 1 年。诱发 DRL 的药物并不会引起特发性 SLE 加重。DRL 人口统计学特点反映的是需要应用相关诱发药物的疾病的人群的特点。DRL 以老年人多见，女性较男性略多，白种人较非裔美国人多见。DRL 患者常有全身症状如乏力、低热和肌痛，可急性或隐匿起病。80% 以上患者有关节症状，关节痛较关节炎多见。胸膜肺病变和心包炎最多见于普鲁卡因胺相关的狼疮。特发性 SLE 的其他临床表现如皮肤、肾和神经系统受累，在 DRL 中罕见。ANA 阳性方可诊断 DRL；但是仅有 ANA 阳性而无临床表现并不足以诊断，也不是停药的依据。ANA 呈均质型，提示自身抗体与 DNA 和

组蛋白构成的染色质结合。抗 dsDNA 和抗 Sm 抗体常为阴性。

结论

SLE 是多种临床症状的组合，随时间进展，症状不断增多，其共同特点是存在抗自身细胞核、胞浆和（或）核膜成分的抗体。研究者对疾病认识的增加和自身抗体检测方法的进步，不仅有助于诊断，也去除了许多以往患者和医生体验的挫折感。多数患者病情复发与既往表现类似，但也可以出现新的临床症状，需要临床医师在诊治 SLE 患者时对意料之外的表现保持高度警觉性。准确预测疾病复发并对临床表现尚稳定的患者进行抢先治疗，有助于维持长期缓解。因此，寻找可用于预测患病率和死亡率的生物标记物的研究具有广阔的前景。

（张　婷 译　唐福林 校）

参考文献

1. Tan EM, Cohen AS, Fries JF, et al. The 1982 revised criteria for the classification of systemic lupus erythematosus. Arthritis Rheum 1982;25:1271–1277.
2. Hochberg MC. Updating the American College of Rheumatology revised criteria for the classification of systemic lupus erythematosus [letter]. Arthritis Rheum 1997;40:1725.
3. Gladman DD. Systemic lupus erythematosus: Clinical features. In: Klippel JH, Weyand CM, Wortmann RL, eds. Primer on the rheumatic diseases. 11th ed. Atlanta: Arthritis Foundation; 1997:267–272.
4. Ginzler EM, Schorn K. Outcome and prognosis in systemic lupus erythematosus. Rheum Dis Clin North Am 1988;14:67–78.
5. Boumpas DR, Fessler BJ, Austin HA, Balow JE, Klippel JH, Lockshin MD. Systemic lupus erythematosus: emerging concepts. Part 2: Dermatologic and joint disease, the antiphospholipid antibody syndrome, pregnancy and hormonal therapy, morbidity and mortality, and pathogenesis. Ann Int Med 1995;123:42–53.
6. Urowitz MB, Bookman AAM, Koehler BE, et al. The bimodal mortality in systemic lupus erythematosus. Am J Med 1976;60:221–225.
7. Urowitz MB, Gladman DD. Accelerated atheroma in lupus—background. Lupus 2000;9:161–165.
8. Mimouni D, Nousari CH. Systemic lupus erythematosus and the skin. In: Lahita R, ed. Systemic lupus erythematosus. 4th ed. New York: Elsevier/Academic Press; 2004:855–876.
9. Hill GS, Delahousse M, Nochy D, et al. A new morphologic index for the evaluation of renal biopsies in lupus nephritis. Kidney Int 2000;58:1160–1173.

15

10. Appel GB, Silva FG, Pirani CL. Renal involvement in systemic lupus erythematosus (SLE): a study of 56 patients emphasizing histologic classification. Medicine 1978;75:371–410.

11. Weening, JJ, D'Agati VD, Schwartz MM, et al. Classification of glomerulonephritis in systemic lupus erythematosus revisited. J Am Soc Nephrol 2004;15:241–250.

12. Stone JH, Millward CL, Olson JL, Amend WJ, Criswell LA. Frequency of recurrent lupus nephritis among ninety-seven renal transplant patients during the cyclosporine era. Arthritis Rheum 1998;41:678–686.

13. Nossent HC, Swaak TJG, Berden JHM. Systemic lupus erythematosus: analysis of disease activity in 55 patients with end-stage renal failure treated with hemodialysis or continuous ambulatory peritoneal dialysis. Am J Med 1990;89:169–174.

14. Krane NK, Burjak K, Archie M, O'Donovan R. Persistent lupus activity in end-stage renal disease. Am J Kidney Dis 1999;33:872–879.

15. Boumpas DR, Austin HA, Fessler BJ, Balow JE, Klippel JH, Lockshin MD. Systemic lupus erythematosus: emerging concepts. Part 1: renal, neuropsychiatric, cardiovascular, pulmonary and hematologic disease. Ann Int Med 1995;122:940–950.

16. ACR Ad Hoc Committee on Neuropsychiatric Lupus Nomenclature. The American College of Rheumatology nomenclature and case definitions for neuropsychiatric lupus syndromes. Arthritis Rheum 2000;42:599–608.

17. West SG, Emlen W, Wener M, Kotzin BL. Neuropsychiatric lupus erythematosus: a 10-year prospective study on the value of diagnostic tests. Am J Med 1995;99:153–163.

18. Roldan CA, Shively BK, Crawford MH. An echocardiographic study of valvular heart disease associated with systemic lupus erythematosus. N Engl J Med 1996;335:1424–1430.

19. Rosner S, Ginzler EM, Diamond HS, et al. A multicenter study of outcome in systemic lupus erythematosus. II. Causes of death. Arthritis Rheum 1982;25:612–617.

20. Haider YS, Roberts WC. Coronary arterial disease in systemic lupus erythematosus: quantification of degree of narrowing in 22 necropsy patients (21 women) aged 16 to 37 years. Am J Med 1981;70:775–781.

21. Petri M. Detection of coronary artery disease and the role of traditional risk factors in the Hopkins Lupus Cohort. Lupus 2000;9:170–175.

22. Manzi S, Selzer F, Sutton-Tyrrell K, et al. Prevalence and risk factors of carotid plaque in women with systemic lupus erythematosus. Arthritis Rheum 1999;42:51–60.

23. Roman MJ, Shanker BA, Davis A, et al. Prevalence and correlates of accelerated atherosclerosis in systemic lupus erythematosus. N Engl J Med 2003;349:2399–2406.

24. Asanuma Y, Chung CP, Oeser A, et al. Increased concentration of proatherogenic inflammatory cytokines in systemic lupus erythematosus: relationship to cardiovascular risk factors. J Rheumatol 2006;33:539–545.

25. Winslow TM, Ossipov MA, Fazio GP, Simonson JS, Redberg RF, Schiller NB. Five-year follow-up study of the prevalence and progression of pulmonary hypertension in systemic lupus erythematosus. Am Heart J 1995;129:510–515.

26. DeGiorgio LA, Konstantinov KN, Lee SC, Hardin JA, Volpe BT, Diamond B. A subset of lupus anti-DNA antibodies cross-reacts with the NR2 glutamate receptor in systemic lupus erythematosus. Nature Med 2001;7:1189–1193.

27. Schur PH, Sandson J. Immunologic factors and clinical activity in systemic lupus erythematosus. N Engl J Med 1968;278:533–538.

28. Bootsma H, Spronk P, Derksen R, et al. Prevention of relapses in systemic lupus erythematosus. Lancet 1995;345:1595–1599.

29. Tseng CE, Buyon JP, Kim M, et al. The effect of moderate-dose corticosteroids in preventing severe flares in patients with serologically active, but clinically stable, systemic lupus erythematosus: findings of a prospective, randomized, double-blind, placebo-controlled trial. Arthritis Rheum 2006;54:3623–3632.

30. Amoura Z, Koutouzov S, Chabre H, et al. Presence of antinucleosome autoantibodies in a restricted set of connective tissue diseases. Antinucleosome antibodies of the IgG3 subclass are marker of renal pathogenicity in systemic lupus erythematosus. Arthritis Rheum 2000;43:76–84.

31. Rovin BH, Song H, Hebert LA, et al. Plasma, urine, and renal expression of adiponectin in human systemic lupus erythematosus. Kidney Int 2005;68:1825–1833.

32. Li Y, Tucci M, Narain S, et al. Urinary biomarkers in lupus nephritis. Autoimmun Rev 2006;5:383–438.

33. Sesin CA, Yin X, Esmon CT, Buyon JP, Clancy RM. Shedding of endothelial protein C receptor contributes to vasculopathy and renal injury in lupus: in vivo and in vitro evidence. Kidney Int 2005;68:110–120.

34. Rivera TL, Izmirly PM, Buyon JP, Clancy RM. Contribution of vasculopathy to lupus nephritis: endothelial protein C receptor levels and genotype [abstract]. Arthritis Rheum 2006;54:S824–S825.

35. Petri M, Howard D, Repke J. Frequency of lupus flares in pregnancy. The Hopkins Lupus Pregnancy Center experience. Arthritis Rheum 1991;34:1538–1545.

36. Urowitz MB, Gladman DD, Farewell VT, Stewart J, McDonald J. Lupus and pregnancy studies. Arthritis Rheum 1993;36:1392–1397.

37. Clowse ME, Magder LS, Witter F, Petri M. The impact of increased lupus activity on obstetric outcomes. Arthritis Rheum 2005;52:514–521.

38. Buyon J, Kalunian K, Ramsey-Goldman R, et al. Assessing disease activity in SLE patients during pregnancy. Lupus 1999;8:677–684.

39. Lockshin MD, Reinitz E, Druzin ML, Murrman M, Estes D. Lupus pregnancy. Case control prospective study demonstrating absence of lupus exacerbation during or after pregnancy. Am J Med 1984;77:893–898.

40. Lockshin MD. Pregnancy does not cause systemic lupus erythematosus to worsen. Arthritis Rheum 1989;32:665–670.

41. Buyon JP, Tamerius J, Ordorica S, Abramson SB. Activation of the alternative complement pathway accompanies disease flares in systemic lupus erythematosus during pregnancy. Arthritis Rheum 1992;35:55–61.

42. Tandon A, Ibanez D, Gladman DD, Urowitz MB. The effect of pregnancy on lupus nephritis. Arthritis Rheum 2004;50:3941–3946.

43. Buyon JP, Hiebert R, Copel J, et al. Autoimmune-associated congenital heart block: Mortality, morbidity, and recurrence rates obtained from a national neonatal lupus registry. J Am Coll Cardiol 1998;31:1658–1666.

44. Buyon JP, Winchester RJ, Slade SG, et al. Identification of mothers at risk for congenital heart block and other neonatal lupus syndromes in their children: comparison of ELISA and immunoblot to measure anti-SSA/Ro and anti-SSB/La antibodies. Arthritis Rheum 1993;36:1263–1273.

45. Buyon JP, Clancy RM. Neonatal lupus. In: Wallace DJ, Hahn, BH, eds. Dubois' lupus erythematosus. 7th ed. Philadelphia: Lippincott Williams & Wilkins; 2006:1058–1080.

46. Derksen RH, Khamashta MA, Branch DW. Management of the obstetric antiphospholipid syndrome. Arthritis Rheum 2004;50:1028–1039.

47. Miyakis S, Lockshin MD, Atsumi T, et al. International consensus statement on an update of the classification criteria for definite antiphospholipid syndrome (APS). J Thromb Haemost 2006;4:295–306.

48. McNeil HP, Simpson RJ, Chesterman CN, Krilis SA. Antiphospholipid antibodies are directed against a complex antigen that includes a lipid-binding inhibitor of coagulation: beta2-glycoprotein I (apolipoprotein H). Proc Natl Acad Sci U S A 1990;87:4120–4124.

49. Mongey A-B, Hess EV. Drug and environmental systemic lupus erythematosus: clinical manifestations and differences. In: Lahita R, ed. Systemic lupus erythematosus. 4th ed. New York: Elsevier/Academic Press; 2004:1211–1240.

50. Lahita R, ed. Systemic lupus erythematosus. 4th ed. New York: Elsevier/Academic Press; 2004.

51. Wallace DJ, Hahn BH, eds. Dubois' lupus erythematosus. 7th ed. Philsdelphia: Lippincott Williams & Wilkins; 2006.

系统性红斑狼疮

B. 流行病学、病理和发病机制

David S. Pisetsky, MD, PhD

- 系统性红斑狼疮（SLE）主要见于年轻女性，也可见于儿童和老人，但老幼患者性别比例更为接近。
- SLE 的病理改变见于全身多个器官，表现为炎症、血管病变（轻微血管病至血管炎不等）以及免疫复合物沉积。
- 自身抗体并不一定引起临床表现，但致病性自身抗体是造成肾及其他脏器损害的重要因素。

- 狼疮的自身抗体可由自身抗原诱发，这表明狼疮中存在广泛的免疫细胞功能紊乱，并因此导致 B 细胞过度活化。
- 狼疮的遗传易感性呈多基因性，这已经在小鼠的狼疮样疾病与多种类型基因有关中得到了证实。
- 发病或复发的触发因素包括多种环境因素，如激素、感染、饮食、光照和毒物（包括药物）等。

流行病学

系统性红斑狼疮是自身免疫性疾病的原型，临床表现多样，并存在抗细胞核成分的自身抗体。SLE 以年轻女性多见，发病高峰为 15 ~ 40 岁，女：男为 6 ~ 10：1；儿童和老人也可受累，此时女：男为 2：1。在普通门诊人群中，SLE 发病率为 1/2000，因人种、地域和社会经济水平不同而有差异[1]。

与其他自身免疫性疾病类似，SLE 可呈现家族聚集倾向，在患者的一级亲属中发病率较高。SLE 同卵双胎同患病率为 25% ~ 50%，异卵双胎为 5%。此外，SLE 可合并其他自身免疫性疾病如溶血性贫血、甲状腺炎和特发性血小板减少性紫癜等。尽管与遗传因素有关，但大部分 SLE 为散发病例。

免疫病理学

SLE 的病理改变见于全身多个脏器，表现为炎症、血管异常（轻微血管病至血管炎不等）以及免疫复合物沉积。以肾病理改变最为典型，包括系膜细胞和系膜基质增生、炎症、细胞增殖、基底膜异常和免疫复合物沉积。沉积物由 IgM、IgG、IgA 和补体等组成，电镜下可见其分布于系膜区、内皮下以及肾小球基底

膜的上皮下（图 15B-1）。肾的两种病理分型为临床分期提供了依据（见第 15A 章节）[2-3]。不同患者狼疮性肾炎的严重程度和病理类型各异，具有显著的多变性（图 15B-2）。

SLE 患者皮肤病理改变表现为表皮与真皮交界处的炎症和退行性变，主要损伤部位为基底层或生发层，免疫荧光显微镜下可见 IgG 和补体颗粒状沉积条带。坏死性血管炎也可引起皮肤损害。SLE 其他器官病理改变通常为非特异性炎症或血管异常，但有时病变轻微。例如，无论中枢神经系统（CNS）受累的严重程度，其病理改变通常仅表现为皮质微梗死灶和轻微血管病伴退行性或增殖性改变，而血管炎的炎症和坏死表现罕见。

心脏的病理表现为心包、心肌和心内膜非特异性炎症病灶，但并不一定引起临床症状。疣状心内膜炎，即 Libman-Sacks 心内膜炎，是 SLE 的典型病理改变，表现为瓣膜赘生物，好发于二尖瓣，由免疫复合物、炎性细胞、纤维蛋白和坏死物质聚积形成。

闭塞性血管病伴动静脉血栓形成是 SLE 的常见病理表现。除了炎症可引起血液高凝状态，自身抗体也参与触发血栓事件，包括抗磷脂抗体、抗心磷脂抗体和狼疮抗凝物[4]。除了部分与脂质抗原结合，其他抗体与血清蛋白 β2GP1 结合。β2GP1 可以与脂质形成

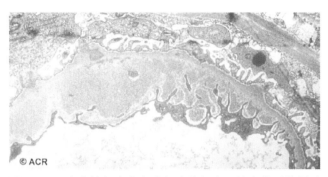

图 15B-1 狼疮性肾炎的免疫复合物沉积。该电镜下的图片显示内皮下大块颗粒状免疫复合物沉积，以及上皮下和膜内较小的沉积物，还可见足突增宽、融合（Reprinted from the Revised Clinical Slide Collection on the Rheumatic Diseases, with permission of American College of Rheumatology.）

复合物。内皮细胞黏附性增加也可造成 SLE 的血管病变，其机制与革兰氏阴性细菌触发的 Schwartzman 反应类似。

SLE 的其他病理表现与炎症关系并不明确。即便是在不伴有常见心血管疾病危险因素的女性 SLE 患者，其动脉粥样硬化的过程也是加速的，并且患者发生脑卒中和心肌梗死风险增高。目前尚未明确这些现象是否与皮质类固醇导致的免疫紊乱以及高血压或慢性炎症引起的血管病变有关。同样，慢性重症 SLE 患者的骨坏死和神经退行性变可能与血管病变、药物副作用或长期免疫系统功能紊乱有关。

抗核抗体致病的免疫病理机制

SLE 最主要的免疫系统功能紊乱是出现自身抗体。这些抗体的靶点是细胞核、细胞质或细胞表面的自身分子。此外，SLE 血清中还存在抗 IgG 和凝血因子等可溶性分子的自身抗体。由于抗原靶点众多，因此 SLE 是一种系统性的自身免疫性疾病。

在患者血清里检测到的自身抗体中，以抗细胞核成分的抗体（抗核抗体，ANA）最具代表性，见于 95% 以上的患者[5]。这些抗体可与 DNA、RNA、核蛋白以及蛋白 / 核酸复合物结合（表 15B-1）。ANA 所结合的靶分子在不同种属之间高度保守，具有重要的细胞功能，并作为复合物（如核小体）的一部分存在于细胞内。此外，这些分子可在特定存在状态下（例如在免疫复合物中），通过 Toll 样受体（TLR）刺激固有免疫系统的介导，表现出内在免疫活性。TLRs 可识别多种自身和外源性分子，DNA、单链 RNA 和双链 RNA 都属于 TLR 配体[6]。

针对某些核抗原（如 DNA 和组蛋白）的抗体常同时出现，这被称为连锁现象。连锁现象表明自身反应的靶点和驱动抗原是复合物，而并非单个抗原组分。就 ANA 在 SLE 中的特异性而言，有两种较为特殊：抗双链（ds）DNA 抗体和抗 Sm 抗体基本上只见于 SLE 患者，并被纳入 SLE 的血清学分类标准（见附录 I）。尽管两者均为标志性抗体，但在表达形式和临床意义上各不相同。抗 DNA 水平可随时间出现显

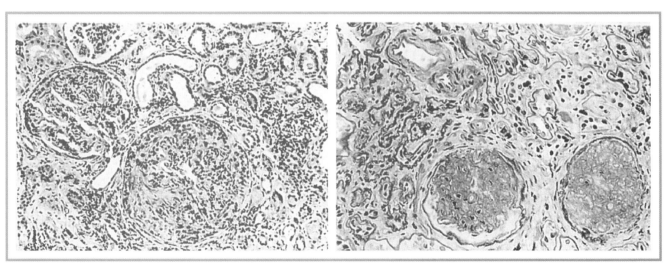

图 15B-2 （左）"活动性"狼疮性肾炎中可见肾小球增殖、新月体、大量炎症性细胞浸润以及间质细胞浸润（HE 染色）。（右）"慢性"狼疮性肾炎可见肾小球硬化、血管壁增厚、肾小管萎缩以及间质纤维化（PAS 染色）

表 15B-1　系统性红斑狼疮的主要抗核抗体

种类	靶抗原	功能
天然 DNA	dsDNA	遗传信息
变性 DNA	ssDNA	遗传信息
组蛋白	H1、H2A、H2B、H3、H4	核小体的结构成分
Sm	snRNP 蛋白 B、B′、D、E	剪接体组分、RNA 加工
U1RNP	snRNP 蛋白 A、C、70K	剪接体组分、RNA 加工
SSA/Ro	60- 和 52-kDa 蛋白，与 Y1-Y5 RNA 形成复合物	未知
SSB/La	48-kDa 蛋白，与多种小 RNA 形成复合体	调控 RNA 多聚酶 3 转录
Ku	86- 和 66-kDa 蛋白	DNA 结合
PCNA/ 细胞周期蛋白	36-kDa 蛋白	DNA 多聚酶 α 的辅助蛋白
核糖体 RNP	与核糖体相关的 38-、16-、15-kDa 磷酸化蛋白	蛋白质合成

SOURCE：Modified from Tan EM，Adv Immunol 1989；44；93–151，with permission of Advances in Immunology.

ds，双链；ss，单链；snRNP，小核糖核蛋白

著波动，而抗 Sm 抗体的水平则较为恒定。此外，两者靶抗原也不相同。Sm 抗原是 snRNP（小核糖核蛋白），由富含尿嘧啶的 RNA 分子和蛋白复合物组成。抗 Sm 抗体以 snRNP 蛋白为靶点，而不是 RNA，而抗 dsDNA 抗体结合的是核酸决定簇。

抗 DNA 抗体最主要的特点是与 SLE 的免疫病理过程有关，特别是肾小球肾炎，这已经在多项观察中得到了证实：血清抗 DNA 抗体水平与病情活动度相关；活动性肾炎患者的肾小球洗脱液中含有高浓度的抗 DNA 抗体；将抗 DNA 抗体注入正常动物体内可诱发肾炎。抗 DNA 抗体的水平和肾病变活动性之间的关系并不固定：部分活动性肾炎患者抗 DNA 抗体阴性，而部分患者具有高滴度抗 DNA 抗体但临床症状轻微，未见肾炎临床表现[7]。

其他致病性自身抗体（如抗 Ro 或抗 Sm）可能与抗 DNA 抗体阴性的肾炎类型有关。部分患者血清学活动而临床表现稳定，表明仅有部分抗 DNA 抗体可诱发肾小球肾炎。具有该特性的抗体被称为致病性或致肾炎性抗体。抗体的致病性可能与抗体的类型、电荷、结合补体的能力以及与肾小球组织结合的能力有关[7]。抗 DNA 抗体是可以与核小体结合的致病性抗体的一个亚群。DNA 存在于循环以及免疫沉积物中，只有对抗核小体抗体的全部类型进行测定，才不会遗漏致肾炎性抗体。

除了在肾炎中起直接作用，抗 DNA 抗体还可引起免疫系统功能紊乱从而增强肾局部和全身的炎症反应。含 DNA 的免疫复合物可以促进浆细胞样树突状细胞表达干扰素 α（IFN-α）。这需要在免疫复合物中同时存在抗体和 DNA，还需要 Fc 受体的参与。该反应机制尚未明确，可能与参与内化核酸应答的 TLRs 和其他非 TLR 信号系统有关。针对其他核抗原（包括 RNP 复合物）的抗体也可刺激该反应，表明免疫复合物除了造成脏器损害，在患者全身免疫系统功能紊乱中也起到了一定作用[8]。

除了抗 DNA 抗体，其他自身抗体也可以造成器官特异性损害。例如，抗核糖体 P 蛋白（抗 P）抗体与神经精神症状和肝炎相关，抗 Ro 抗体与新生儿狼疮和亚急性皮肤型红斑狼疮相关，抗磷脂抗体与栓塞、血小板减少性紫癜以及反复自然流产相关，抗血细胞抗体则与血细胞减少相关。

抗体并不能直接作用于细胞内的靶抗原，难以解释 ANAs 与 SLE 的临床表现相关。事实上，抗原的位置并不固定，部分抗原在发育或凋亡过程中移位于细胞膜，从而受到抗体攻击。心脏发育过程中，心肌细胞表面表达可以被抗 Ro 抗体结合的分子，在补体存在的情况下，造成局部炎症和传导系统损害[9]。

由于肾病变影响患病率和病死率，在 SLE 发病机制的研究中，有关肾炎的研究最多。活动性肾炎的抗 DNA 抗体水平升高伴补体降低，表明 SLE 肾病变是由含抗 DNA 抗体的免疫复合物沉积造成的。抗 DNA 抗

体主要沉积于肾，提示 DNA/抗 DNA 抗体免疫复合物是主要的致病因素。免疫复合物中的 DNA 多以核小体的形式存在，因此抗核小体其他成分的抗体也可能参与免疫复合物的形成。

尽管免疫复合物可以诱发肾损害，但其在血清中含量有限。这表明免疫复合物可能于原位形成，而不是通过循环到达肾。根据这个机制，免疫复合物是在黏附于肾小球基底膜的 DNA 或其他核小体组分上形成的。狼疮性肾炎的另一个发病机制是肾小球抗原与自身抗体的直接反应。许多抗 DNA 抗体具有多特异性，可以与除了 DNA 之外的其他分子相互作用。抗 DNA 抗体与这些分子结合可以激活补体系统并诱发炎症反应。

目前对于 SLE 其他临床表现的病理机制了解较少，但一般认为与免疫复合物在相关组织中的沉积有关。补体下降和血管炎表现与 SLE 病情活动的密切关系提示免疫复合物是启动或加重器官损害的重要因素。细胞介导的细胞毒反应或抗体对靶组织的直接攻击也可能参与组织损伤。根据以上机制，具有交叉反应性的抗 NMDA 受体的抗体可能是通过诱导兴奋毒损伤而造成中枢神经系统的病变[10]。

疾病易感性的决定因素

对患者的研究显示 SLE 由遗传决定的免疫系统功能紊乱所致，该免疫系统功能紊乱可被外源或内源性因子所触发。虽然疾病的易感性是遗传的，但它可能是多基因性，且不同个体中有不同的基因参与（见第 5 章）。关于遗传易感性的研究主要致力于寻找 SLE 患者中出现频率更高的基因多态性，以及对 SLE 患者的同胞或多发家系进行全基因组扫描。尽管该方法能够明确含有与发病可能相关的基因的染色体区域，但尚无法明确识别这些基因。此外，疾病相关位点可因人种和地域不同而有所差异[11]。

与自身免疫性相关的基因中，主要组织相容性复合物（MHC）在 SLE 中的作用已有广泛研究。在基于人群的研究中通过多种 MHC 基因标记发现，与其他自身免疫性疾病一样，SLE 的易感性与 II 类基因多态性有关。已经发现人类白细胞抗原（HLA）-DR2 和 HLA-DR3（及多种亚型）与 SLE 相关。这些等位基因引起疾病的相对危险度为 2 ~ 5。由于 HLA 扩展单倍型中 II 类基因与其他可能导致遗传易感性的基因之间存在连锁不平衡现象，使得 MHC 基因相关性的分析较为复杂。MHC 中含有许多与免疫系统有关的基因，因此，II 类基因标志物与疾病的相关性并不表明它们具有特定的、致发病的功能异常。

在 MHC 的其他基因系统中，遗传性补体缺陷与疾病易感性有关。与 I 类和 II 类分子一样，补体特别是 C4a 和 C4b 存在显著的基因多态性。C4a 分子（无效等位基因）缺失在人群中较常见。不同种族 SLE 患者中 80% 以上存在无效等位基因，纯合子 C4a 缺失是 SLE 的高危因素。C4a 无效等位基因属于以 HLA-B8 和 HLA-DR3 为标志的 HLA 扩展单倍型的一部分，这些 I 类和 II 类等位基因对遗传易感性的影响可能反映了与补体缺失之间的连锁不平衡现象。此外，SLE 还与遗传性 C1q、C1r/s 和 C2 缺失有关[12]。

SLE 与遗传性补体缺失相关性似乎出人意料，因为疾病过程中有显著的免疫复合物沉积和补体消耗。补体活性下降可能造成外源性抗原和凋亡细胞清除功能缺失，从而影响疾病易感性。凋亡即程序性细胞死亡，包括 DNA 降解、细胞内成分重组并释放 DNA 和 RNA 进入外环境。这些分子可以单独或在免疫复合物中通过 TLRs 激活免疫系统。

凋亡细胞的清除，即胞葬作用（efferocytosis），涉及包括补体系统在内的多个细胞和体液途径。C1q 可以与凋亡细胞结合，启动补体在清除凋亡细胞过程中的作用。如果没有补体参与，凋亡细胞将持续存在并刺激免疫反应。补体缺失在自身免疫性疾病中的重要性已经在去除 C1q 基因的小鼠中得到证实。C1q 缺失小鼠抗 DNA 抗体水平升高，出现肾炎的临床表现，组织中凋亡细胞增多[13]。清除系统中其他环节受损（如 IgM 和 DNase）同样也可以引起免疫系统异常，死亡细胞和失活细胞及其成分可以刺激干扰素分泌。

鼠科动物系统性红斑狼疮的基因学

数个近亲交配的小鼠株系表现为遗传性狼疮样疾病，被作为研究人类疾病的动物模型。这些小鼠在 ANA 合成、免疫复合物性肾小球肾炎、淋巴结肿大以及 B 细胞和 T 细胞功能异常等方面与人类 SLE 患者相似。不同株系之间在血清学指标和临床表现（如抗 Sm、溶血性贫血和关节炎）以及患病的性别比例方面各有差异。在不同的狼疮株系中（NZB、NZB/NZW、

MRL-lpr/lpr、BXSB 和 C3H-gl/lgld），出现完全型的狼疮综合征需要多个非连锁基因参与[11]。

小鼠单个基因突变（lpr、gld 和 Yaa）可以促进抗DNA 抗体合成，并导致 B 细胞和 T 细胞数量和功能异常。在 lpr 和 gld 小鼠中，这些异常改变与参与细胞凋亡过程的蛋白突变有关。凋亡在免疫系统的发育以及免疫耐受的建立和维持中起了重要作用。lpr 突变导致 Fas 缺失，Fas 是一种细胞表面分子，可以诱导淋巴细胞凋亡。gld 则影响与 Fas 相互作用的 Fas 配体。这些基因缺失影响外周免疫耐受能力，并导致自身反应性细胞持续存在。人的 Fas 基因突变可引起淋巴细胞增殖和自身抗体合成，但 SLE 的临床和血清学表现并不常见，提示与小鼠类似，人 SLE 的发生也需要多个基因参与。NZB/NZW F1 小鼠也出现 SLE 样疾病，这是它承受其 NZB 和 NZW 父母双方的基因之故。在这些基因中，干扰素诱导基因 Ifi202 在自身免疫性反应过程中起重要作用，进一步证实了干扰素和 SLE 的联系[8]。在 NZM2410 模型中，多项基因研究表明基因可促发或抑制自身免疫反应。促进自身免疫反应的基因（sle1、sle2 和 sle3）可以引起不同的免疫功能紊乱，包括 ANA 合成。当这些基因由于遗传交叉共同表达时，可出现 SLE 的临床和血清学表现。小鼠中其他基因则可以抑制 SLE 的发生，表明参与疾病易感性调控基因极为复杂[11]。

在狼疮的小鼠模型中，新西兰株系在表达促炎症性细胞因子如肿瘤坏死因子 α（TNF-α）时存在 MHC 相关缺陷。该缺陷可能与发病有关，因为在内源性 TNF-α 合成较少的小鼠中注射 TNF-α 可改善病情。由于 TNF 阻断剂（从上下文看，似应是 TNF，但原文确实是 TNF 阻断剂）可能增强自身反应，尚未在临床中广泛应用。但已有小规模临床研究表明，TNF 阻断剂并不加重病情[14]。类风湿关节炎患者应用 TNF 阻断剂后可出现抗 DNA 抗体，虽然很少发展为 SLE，但也提示 TNF-α 在自身免疫性疾病的发病过程中具有一定作用。

通过分子基因技术已经建立了多种 SLE 的新模型。通过基因敲除技术去除或通过转基因技术增强特定基因表达，可以建立基因异常表达的小鼠模型。对小鼠模型的研究发现，多种基因异常与自身免疫性反应有关，调节免疫细胞存活期或信号阈的基因可引起自身抗体合成。这些基因的缺失可影响免疫耐受的建立或造成自身反应性细胞的持续存在。

免疫细胞紊乱

SLE 中免疫细胞如 B 细胞、T 细胞和单核细胞等普遍异常可导致自身抗体的产生。免疫细胞紊乱造成 B 细胞过度活化，引起高球蛋白血症、合成抗体的细胞数目增加以及对多种外源和自身抗原的反应性增强等。B 细胞和 T 细胞功能紊乱的另一个结果是免疫耐受异常。在健康人中，合成抗 DNA 抗体的前体细胞可通过无能或消除形成耐受，但 SLE 患者和动物模型中仍存在这些前体细胞，可产生高亲和力的自身抗体[15]。

免疫细胞功能紊乱可影响多种细胞类型和细胞系，在患者外周血细胞中出现干扰素标记现象是一个显著特征。微阵列及相关分子技术表明，SLE 患者外周血细胞的基因表达方式符合 IFN-α 刺激的表现。此外，该标记现象与抗 DNA 或抗 RNP 等抗原的抗体有关，这与免疫复合物中核酸组分通过 Toll 样受体（TLR）或其他受体（见第 4 章）刺激干扰素分泌的表现相符合[16-17]。由于 I 型干扰素对免疫系统作用广泛，其高水平表达可引起多种非特异性免疫系统功能异常。

尽管非特异性免疫活化可诱发 ANA 合成，但这并不是引起致病性自身抗体特别是抗 DNA 抗体产生的主要机制。这些抗体的水平远远超出高球蛋白血症的程度。此外，体细胞基因中可变区突变可增加抗 DNA 抗体的 DNA 亲和力以及对 dsDNA 的特异性，提示存在受体驱动机制介导的体内抗原选择。免疫前各组分和前体细胞可在自身抗原驱动下出现突变，从而影响抗体合成反应。

此外，抗 DNA 抗体的一些特征提示体内存在受体驱动的抗原选择机制。这些特征包括能增加 DNA 的亲和力以及对 dsDNA 的特异性的可变区的体细胞基因突变。这些反应的产生也受免疫前免疫库的组成和可在自身抗原驱动下出现突变的前体细胞的影响。

SLE 患者的 DNA 可诱导自身抗体合成，但将哺乳动物 DNA 注入正常动物时，免疫原性较弱。这表明 SLE 患者可能存在对 DNA 的特殊反应能力，或存在高免疫原性的 DNA 形式（如凋亡细胞表面小泡或核小体）。尽管 SLE 患者以及 SLE 小鼠模型的血清学特点表明核小体是驱动抗原，但细菌或病毒 DNA 也可能诱导抗体合成。细菌 DNA 具有特征性序列基序，可以直接刺激 TLR，具有强大的佐剂特性。因此，细菌性 DNA 具有免疫原性，可在具有遗传易感性的个体中诱导抗 DNA 抗体合成[18]。

15

ANA 抗核蛋白的特异性表明抗体合成反应是由抗原驱动的，因为这些抗体可以与核蛋白上不同位点的多个独立决定簇相结合。ANA 的结合方式不支持分子模拟是 SLE 自身免疫性疾病的唯一发病机制。交叉反应与多种免疫性疾病相关，也被认为参与了 SLE 的病理过程，因为某些核抗原与病毒蛋白和细菌蛋白之间存在序列相似性。但如果 SLE 的自身抗体是通过分子模拟机制产生，它们与自身抗原的结合将仅限于与外源性抗原同源的位点，而不是与整个分子结合。因此，对于外源性抗原的交叉反应启动了抗体产生，自身抗原则持续刺激 ANA 合成。感染在 SLE 发病过程中起到了一定作用，SLE 患者感染 EB 病毒较对照组人群多见[19]。

关于 SLE 基因学和 ANA 合成方式的研究都强烈提示 T 细胞在疾病发生过程中具有重要作用。在狼疮鼠模型中，应用单克隆抗体清除 T 辅助细胞可阻断自身抗体合成和临床症状的出现。由于抗原的自身特点，T 细胞在自身抗体合成过程的辅助作用与传统形式有所不同。绝大多数 SLE 抗原以复合物如核小体的形式存在，含有多种蛋白和核酸类型。由于这些抗原可通过多价键结合诱导 B 细胞活化，参与自身免疫反应的 T 细胞经非特异性激活被清除，这样，反应性 T 细胞只能与抗原复合物中一种蛋白相结合，从而使得单一 T 辅助细胞与 B 细胞的抗原决定簇相互作用。

由于这些抗原可通过多价键结合诱导 B 细胞活化，T 细胞可通过非特异性激活参与自身免疫反应。或者 T 细胞被抗原复合物中一种蛋白激发而活化，从而使得单一 T 细胞辅助 B 细胞与抗原决定簇作用。

触发事件

尽管遗传因素和激素水平可影响 SLE 易感性，但疾病的发生和严重程度随时间的变化与环境及其他外在因素有关。例如，微生物可以通过分子模拟机制诱发特异性反应并导致免疫调节紊乱，精神压力可以引起神经内分泌改变从而影响免疫细胞的功能，饮食可影响炎症性介质的合成，毒物（包括药物）可以改变细胞反应性和自身抗原的免疫原性，物理因素如日光可以造成炎症和组织损伤等。这些因素对不同易感个体的影响差异很大，进一步解释了疾病的异质性以及病情复发与缓解交替现象。

很多 SLE 患者在临床表现出现前数年即存在血清学异常[20]。因此，从发病机制角度而言，疾病的发展是按顺序进行的，先有自身抗体表达，继而出现临床表现。第二次触发事件可能导致自身抗原释放并形成免疫复合物，从而驱动细胞因子产生。将自身抗体表达与临床表现进行阶段性区别可以解释部分狼疮患者血清学活动但临床表现稳定，以及病情复发后再缓解的现象。

（张 婷 译 唐福林 校）

参考文献

1. Ward MM, Pyun E. Studenski S. Long-term survival in systemic lupus erythematosus. Patient characteristics associated with poorer outcomes. Arthritis Rheum 1995; 38:274–283.
2. Weening JJ, D'Agati VD, Schwartz MM, et al. The classification of glomerulonephritis in systemic lupus erythematosus revisited. Kidney Int 2004;65:521–530.
3. Austin HA III, Boumpas DT, Vaughan EM, Balow JE. Predicting renal outcomes in severe lupus nephritis: contributions of clinical and histologic data. Kidney Int 1994;45:544–550.
4. Roubey RA. Immunology of the antiphospholipid antibody syndrome. Arthritis Rheum 1996;39:1444–1454.
5. Tan EM. Antinuclear antibodies: diagnostic markers for autoimmune diseases and probes for cell biology. Adv Immunol 1989;44:93–151.
6. Iwasaki A, Medzhitov R. Toll-like receptor control of the adaptive immune responses. Nat Immunol 2004;5: 987–995.
7. Pisetsky DS. Antibody responses to DNA in normal immunity and aberrant immunity. Clin Diagn Lab Immunol 1998;5:1–6.
8. Rönnblom L, Eloranta M-L, Alm GV. The type I interferon system in systemic lupus erythematosus. Arthritis Rheum 2006;54:408–420.
9. Clancy RM, Kapur RP, Molad Y, et al. Immunohistologic evidence support apoptosis, IgG deposition, and novel macrophage/fibroblast crosstalk in the pathologic cascade leading to congenital heart block. Arthritis Rheum 2004; 150:173–182.
10. Huerta PT, Kowal C, DeGiorgio LA, et al. Immunity and behavior: antibodies alter emotion Proc Natl Acad Sci U S A 2006;103:678–683.
11. Lauwerys BR, Wakeland EK. Genetics of lupus nephritis. Lupus 2005;14:2–12.
12. Manderson AP, Botto M, Walport MJ. The role of complement in the development of systemic lupus erythematosus. Ann Rev Immunol 2004;22:431–456.
13. Botto M, Dell'Agnola C, Bygrave AE, et al. Homozygous C1q deficiency causes glomerulonephritis associated with multiple apoptotic bodies. Nat Genet 1998;19: 56–59.
14. Aringer M, Graninger WB, Stein G, Smolen JS. Safety and efficacy of tumor necrosis factor α blockade in systemic lupus erythematosus: an open-label study. Arthritis

Rheum 2004;50:3161–3169.

15. Yurasov S, Wardemann H, Hammersen J, et al. Defective B cell tolerance checkpoints in systemic lupus erythematosus. J Exp Med 2005;202:341–344.

16. Baechler E, Batliwalla FM, Karypis G, et al. Interferon-induction gene expression signature in peripheral blood cells of patients with severe lupus. Proc Natl Acad Sci U S A 2003;100:2610–2615.

17. Kirou KA, Lee C, George S, Louca K, et al. Activation of interferon-α pathway identifies a subgroup of systemic lupus erythematosus patients with distinct serologic features and active disease. Arthritis Rheum 2005;52:1491–1503.

18. Gilkeson GS, Pippen AMM, Pisetsky DS. Induction of cross-reactive anti-dsDNA antibodies in preautoimmune NZB/NZW mice by immunization with bacterial DNA. J Clin Invest 1995;95:1398–1402.

19. James JA, Kaufman KM, Farris AD, Taylor-Albert E, Lehman TJA, Harley JB. An increased prevalence of Epstein-Barr virus infection in young patients suggests a possible etiology for systemic lupus erythematosus. J Clin Invest 1997;100:3019–3026.

20. Arbuckle MR, McClain MT, Rubertone MV, et al. Development of autoantibodies before the clinical onset of systemic lupus erythematosus. N Engl J Med 2003;349:1499–1500.

15

系统性红斑狼疮

C. 治疗和评估

Susan Manzi, MD, MPH   Amy H. Kao, MD, MPH

■ 系统性红斑狼疮（SLE）的治疗包括患者教育、光防护、保持良好的健康状态、合理免疫接种，以及识别并治疗心血管疾病的危险因素。

■ 多种传统药物可用于治疗 SLE 非器官受累症状，包括非甾类抗炎药（NSAIDs）、皮质类固醇和抗疟药。

■ 严重的脏器受累通常需要免疫抑制剂治疗。

■ 发展中的靶向生物制剂将会改变将来 SLE 的治疗方案。

系统性红斑狼疮患者生存率和生活质量的显著提高归功于近半个世纪以来 SLE 治疗方面的重大进步。SLE 治疗的里程碑包括 20 世纪 50 年代皮质类固醇的发现和应用、60 年代肾脏透析治疗和 70 年代环磷酰胺的应用，但此后近 40 年未有新的针对 SLE 的治疗药物出现。皮质类固醇、羟氯喹和阿司匹林是美国食品和药物管理局（FDA）批准用于治疗 SLE 的仅有的三种药物。针对 SLE 自身免疫性的特异性新型靶向治疗正在研制过程中。治疗的目标是减少自身免疫反应以及由炎症和损伤造成的靶器官损害。此外，治疗过程中需密切关注药物副作用。熟悉 SLE 的各种临床表现至关重要。由于不同 SLE 患者的临床表现各异，故需要根据不同临床表现来制订个体化治疗方案。

一般治疗

在治疗任何一种慢性疾病时，开展认识疾病和了解治疗方法的患者教育是治疗的基础。许多患者可通过因特网、朋友和家人了解到关于 SLE 的信息，包括 SLE 最严重的情况。作为医务工作者有义务为患者澄清困扰，减轻由于信息的片面性所带来的恐惧。

疲乏在 SLE 患者中常见，其原因是多方面的。包括并存的其他疾病如甲状腺功能低下、抑郁症、纤维肌痛综合征以及慢性病导致的不适应状态等。因此，需要明确疲乏的病因，以便采取对症治疗。光过敏患者暴露于紫外线后也可出现疲乏和病情复发。光防护措施包括避免正午过度阳光照射、应用防晒霜和光防护服装等。窗户贴膜和日光灯遮光板可以减少紫外线照射和光过敏引起的狼疮复发。此外，还应警惕药物诱发的光过敏，常见药物如抗生素。SLE 患者另一个主要特点是由于慢性病程、抑郁或纤维肌痛导致久坐的生活方式，这可引起肥胖、整体健康状况和心功能下降，有氧运动耐量降低[1]。SLE 患者非药物治疗应包括少量有氧运动如水中运动治疗和步行等。

由于自身免疫系统功能紊乱和长期应用免疫抑制治疗，SLE 患者容易出现感染。患者在出现病情本身无法解释的发热时，应及时就诊以除外感染，而不能首先考虑狼疮复发。谨慎应用皮质类固醇和免疫抑制剂、定期接种流感疫苗和肺炎球菌疫苗有助于减少感染风险。

SLE 患者出现早发心血管疾病（CVD）的风险增加。减少可修正的危险因素如吸烟、肥胖、久坐的生活方式、血脂异常和高血压等极为重要。疾病本身和药物治疗可加重 CVD 的已知危险因素。戒烟、通过调整饮食和增加运动以减轻体重、控制血压以及监测空腹血脂水平等可减少 SLE 患者 CVD 危险因素。同样，骨质疏松也较为常见，特别是在长期应用皮质类固醇治疗的患者中。多项研究表明不同种族狼疮患者骨量丢失风险增加，包括一般不易受到影响的非裔美国女性，因此，需适当补充钙、维生素 D 和抗骨质吸收药物（二膦酸盐）。年轻患者以及育龄期患者应用二膦酸盐的安全性尚不明确。近来有研究表明 SLE 患者多有维生素 D 缺乏，可将检测 2,5- 羟维生素 D 水平作为常规健康维护的一部分。

SLE 女性患者出现子宫颈鳞状上皮不典型增生和宫颈癌的风险增加，可能与人乳头状病毒慢性感染相关。近期一项国际合作组研究结果还表明狼疮患者出现恶性肿瘤、特别是非霍奇金淋巴瘤的风险增加[2]，但这是否与疾病本身或治疗药物相关尚未明确。推荐 SLE 患者进行相应年龄段的健康维护，包括妇科查体、乳房检查和结肠镜检等。

现有药物治疗

对 SLE 患者受累脏器和病情活动度进行细致评估是制定适宜治疗方案的关键。由于大多数药物可有不良反应，表 15C-1 列出了 SLE 常用治疗药物毒副作用的监测方法。

非甾类抗炎药

非甾类抗炎药（NSAIDs）可有效缓解疼痛，被广泛用于治疗关节炎、肌痛、浆膜炎和头痛疾病等。选择 NSAIDs 时需考虑费用、有效性和副作用。药物的疗效因人而异，即使在同一患者也可能随时间发生变化。有肾受累的狼疮患者，应避免使用选择性和非选择性 COX 抑制剂的 NSAIDs，因为它们可通过抑制环氧化酶（COX）减少前列腺素和前列环素合成，并进一步干扰肾血流和肾小管转运。非选择性 COX 抑制剂和选择性 COX-2 抑制剂在肾、肝脏和中枢神经系统（CNS）的毒副作用相似，有时难以与 SLE 病情活动相鉴别。肝酶轻度可逆性增高是服用 NSAIDs 药物的常见副作用。无菌性脑膜炎、头痛、意识障碍、认知障碍，甚至精神症状也可见于应用 NSAIDs 药物的患者。选择性 COX-2 抑制剂减少了胃肠道副作，用如消化性溃疡和消化道出血，但心血管事件风险增加，应避免应用于冠心病患者。目前市场上仅有一种选择性 COX-2 抑制剂（塞来昔布）。非选择性 COX 抑制剂的抗血小板作用增加了患者手术操作和合用抗凝药物时的出血风险，应于手术前停用，合并抗凝治疗时也应慎用。妊娠患者在妊娠晚期应停用 NSAIDs 类药物以避免动脉导管早闭的风险。

皮质类固醇

应用皮质类固醇药物对多种炎性风湿性疾病有效，也可快速缓解 SLE 的多种临床症状。局部应用皮质类固醇常用于皮肤黏膜病变。与泼尼松 5 ~ 30mg 等效剂量的皮质类固醇顿服或分次服可用于轻、中度 SLE，包括皮肤病变、关节炎和浆膜炎等。有严重脏器受累如肾炎、肺炎、血液系统异常、中枢神经系统病变和系统性血管炎时，需口服或静脉应用泼尼松等效剂量为 1 ~ 2mg/(kg·d) 的大剂量皮质类固醇。若病情严重危及生命，可静脉予甲泼尼龙（1g）连续 3 日进行冲击治疗。

全身应用皮质类固醇可作为慢作用免疫调节药（详见后文）的桥治疗。免疫调节剂起效后，皮质类固醇可逐渐减量。病情控制之后，皮质类固醇可减停，或以最小剂量（泼尼松 ≤ 5mg/d）每日或隔日维持。皮质类固醇的减量目标是减少长期用药的常见不良反应，同时避免病情复发或恶化。皮质类固醇的常见副作用包括情绪不稳、青光眼、白内障、消化性溃疡、骨质疏松、骨坏死、感染风险增加和类库欣综合征表现（向心性肥胖、紫纹、高血压、糖尿病和血脂异常等）。

局部用药

与全身皮质类固醇激素减量类似，在慢作用免疫调节药物或免疫抑制剂起效后，局部皮质类固醇激素可减停或仅在必要时应用。氯倍他索（强效）溶剂或泡沫制剂可用于治疗 SLE 皮疹造成的秃发。应避免在颜面和皱褶处局部应用强效或氟化皮质激素，可导致皮肤萎缩和毛细血管扩张。此外，还应避免局部连续应用皮质类固醇激素而出现快速耐受。可嘱患者平时应用，周末停用。其他节制类固醇制剂的局部药物如他克莫司或匹美莫司，可在停用皮质类固醇激素的时间使用。对于狼疮的肥厚性皮损，可于皮损内注射曲安奈德。他克莫司或匹美莫司软膏已被 FDA 批准用于治疗特应性皮炎。它们可抑制 T 细胞增殖和细胞因子释放，但与皮质类固醇激素不同，它对角质细胞、内皮细胞和成纤维细胞并无影响，不会造成皮肤萎缩。维生素 A 酸局部制剂包括维 A 酸和他扎罗汀，具有抗炎和免疫抑制作用，对慢性皮肤型狼疮有效，常见不良反应为局部皮肤刺激症状。

抗疟药

抗疟药是 SLE 最常用的基础治疗药物。在美国，处方最多的抗疟药是羟氯喹（HCQ），其次是氯喹和奎

表 15C-1 系统性红斑狼疮治疗药物的毒副作用监测

药物	副作用	妊娠	监测		
			基线评估	常规监测	年度监测
NSAIDs	GI 出血、肝肾毒性、高血压、头痛、无菌性脑膜炎	妊娠晚期停用	CBC、肌酐、尿常规、AST、ALT	每 6 个 月 查 肌 酐、AST、ALT	CBC
糖皮质激素	库欣综合征表现（高血压、血脂异常、高血糖）、白内障、骨坏死、骨质疏松	安全，以最低有效剂量维持	空腹血脂、DXA、血糖、血压	血压、血糖	DXA 和空腹血脂
抗疟药	视网膜病变、消化道症状、皮疹、肌痛、头痛，G6PD 缺乏患者可出现溶血性贫血	安全	40 岁以上或既往有眼部病史者行眼科检查，高危患者查 G6PD 水平	每 6 ~ 12 个月查眼底和视野	
氨苯砜	G6PD 缺乏患者可出现溶血性贫血，高铁血红蛋白血症	分娩前 4 周停用	CBC、血小板、肌酐、AST、ALT，高危患者查 G6PD 水平	调整剂量后每 1 ~ 2 周查 CBC 和血小板（此后每 1 ~ 3 个月复查）	宫颈细胞学检查和年龄相应的健康体检
硫唑嘌呤	骨髓抑制、肝毒性、淋巴细胞、增殖性疾病	安全	CBC、血小板、肌酐、AST、ALT，乙肝和丙肝的血清学指标	调整剂量后每 1 ~ 2 周查 CBC 和血小板，此后每 1 ~ 3 个月查 AST 和 ALT	宫颈细胞学检查和年龄相应的健康体检
甲氨蝶呤	黏膜炎、骨髓抑制、肝毒性、肝硬化、肺炎、肺间质纤维化	具有致畸性	CBC、血小板、肌酐、AST、ALT，乙肝病毒和丙肝病毒的血清学指标	每 1 ~ 2 个月查 CBC、血小板、AST、ALT、白蛋白、肌酐	宫颈细胞学检查和年龄相应的常规健康体检
吗替麦考酚酯	骨髓抑制、消化道症状、肌痛	数据有限（应避免应用）	CBC、血小板、肌酐、AST、ALT，乙肝病毒和丙肝病毒的血清学指标	每 1 ~ 2 个月查 CBC、血小板、AST、ALT、白蛋白、肌酐	宫颈细胞学检查和年龄相应的常规健康体检
环孢素	骨髓抑制、齿龈增生、肝肾毒性、血脂异常、高尿酸血症	安全	CBC、血小板、肌酐、AST、ALT，乙肝病毒和丙肝病毒的血清学指标，尿常规	每 1 ~ 2 个月查 CBC、血小板、AST、ALT、白蛋白、肌酐、尿常规	空腹血脂、宫颈细胞学检查和年龄相应的常规健康体检
环磷酰胺	骨髓抑制、出血性膀胱炎、淋巴细胞增殖性疾病、恶性肿瘤、不育	具有致畸性	CBC、肌酐、AST、ALT，乙肝病毒和丙肝病毒的血清学指标，尿常规	每个月查 CBC、血小板、AST、ALT、肌酐、尿常规	尿细胞学检查，宫颈细胞学检查和年龄相应的常规健康体检

ALT，谷丙转氨酶；AST，谷草转氨酶；CBC，全血细胞计数；DXA，骨密度测定；G6PD，葡萄糖 -6- 磷酸脱氢酶；GI，消化道

纳克林。抗疟药常作为一线免疫调节药物用于治疗轻型 SLE，如全身症状、皮肤病变和肌肉关节表现。一般 HCQ 初始剂量为 200 mg/d，可逐渐加量至 200 mg 2 次 /d 或 400 mg/d [5 ~ 6.5 mg/(kg·d)]。HCQ 起效较慢，常于 6 周后起效、4 个月后达作用高峰。一项随机临床研究表明患者停用 HCQ 后狼疮轻度复发的风险是 HCQ 维持治疗者的 2.5 倍[3]。长期随访提示 HCQ 维持治疗有减少复发的趋势，但未见统计学显著差异[4]。此外，狼疮性肾炎患者应用吗替麦考酚酯治疗膜型肾小球肾炎时，合用 HCQ 有助于 1 年时肾病变的缓解[5]。有两项研究表明吸烟可干扰抗疟药在盘状红斑狼疮和亚急性皮肤型红斑狼疮中的疗效[6-7]。吸烟者抗疟药的疗效较非吸烟者差，并且呈数量依赖性，即吸烟越多对抗疟药反应越差[7]。应用抗疟药治疗时，戒烟有助于皮肤病变好转。

氯喹常用剂量为 250 mg/d[3.5 mg/(kg·d)]，3 ~ 4 周起效，较 HCQ 快。奎纳克林，与氯喹起效时间相似，常用剂量为 100 ~ 200 mg/d [2.5 mg/(kg·d)]。

单药疗效欠佳时，联合应用 HCQ（或氯喹）和奎纳克林常可获成功。

抗疟药最常见的不良反应是消化道症状，通常为一过性，减少药物剂量或用品牌药物而不是非专利药物。患者常见主诉为腹部痉挛性疼痛、恶心、呕吐、腹胀和腹泻。氯喹出现消化道反应的概率小，其次为 HCQ 和奎纳克林。但氯喹出现视网膜毒性导致视野缺损的概率较 HCQ 高。因此，HCQ 和氯喹合用时视网膜病变风险是增高的。其他可能出现的眼部症状包括远视视力下降、阅读困难、畏光和闪光感。推荐剂量 HCQ 应 ≤ 6.5 mg/kg/d、氯喹 ≤ 3 ~ 4 mg/（kg·d）、奎纳克林 ≤ 2.5 mg/kg/d，此时出现视网膜毒性的风险较小。一项长期随访研究表明，400 例患者应用推荐剂量 HCQ 治疗 6 年以上，HCQ 相关视网膜病变发生率为 0.5%[8]。尽管视网膜病变出现概率较小，但接受抗疟药治疗的患者应在治疗前以及开始治疗后每 6 ~ 12 个月进行眼科评估，包括眼底检查、视野和视敏度测量。抗疟药还可引起指甲、小腿前部、颜面等部位色素沉着，偶可累及黏膜，以日光暴露部位较为显著。蓝灰色到黑紫色改变与 HCQ 相关，而黄色改变与奎纳克林相关。奎宁治疗时可见头发或皮肤雀斑的色素脱失。这些皮肤改变可于停药后逐渐恢复。有报道 HCQ 和奎宁治疗后出现罕见但严重的心脏副作用，表现为心功能紊乱，尽管只有少于一半病例经活检证实[9-12]。心内膜心肌活检等组织学检查可见髓样和曲线样小体（富含脂肪的结构，提示溶酶体异常）伴心肌纤维萎缩和坏死[13]。长期应用抗疟药的老年女性出现心脏毒性的风险较高。亦有 HCQ 相关肌病的报道，骨骼肌活检可见曲线样小体。

HCQ 有降血糖作用，在血糖控制不佳的 2 型糖尿病患者中有助于改善血糖情况[14]。此外，HCQ 可减少 2 型糖尿病患者的胰岛素用量，甚至可导致低血糖。在葡萄糖 -6- 磷酸脱氢酶（G6PD）缺乏的患者中，抗疟药可引起溶血性贫血。G6PD 缺乏常见于地中海、中东、非洲和印度次大陆等地区，在这些患者中应用抗疟药时需警惕该风险。妊娠期应用 HCQ 是安全的[15]。服用 HCQ 的女性患者分娩的儿童中未见视网膜毒性或耳毒性的报道。哺乳期应用 HCQ、氯喹和奎纳克林的安全性尚未明确。

氨苯砜

氨苯砜是一种磺胺类抗生素，用于治疗麻风和预防耶氏肺孢子菌肺炎（旧称卡氏肺囊虫肺炎）。此外，氨苯砜还具有免疫调节作用，可有效对抗中性粒细胞介导的病变过程，被用于治疗各种大疱性皮肤病、结节红斑、坏疽性脓皮病、Sweet 综合征、皮肤血管炎和皮肤型狼疮等。氨苯砜（100mg/d）单独或与全身皮质类固醇 / 抗疟药联合应用，是 SLE 大疱性病变和皮肤病变累及真皮小血管如白细胞破碎性血管炎的首选治疗药物。

氨苯砜最严重但罕见的毒副作用是超敏反应，表现为发热、皮疹、淋巴结大、肝炎和肝脾大等。另一个严重的不良反应是骨髓抑制，是氨苯砜相关的特异性反应，若同时应用叶酸拮抗剂时可加重。与抗疟药类似，氨苯砜可增加 G6PD 缺乏患者溶血性贫血的风险。尽管氨苯砜并无致畸作用，但与成人中的表现类似，它可增加新生儿高铁血红蛋白血症和发绀的风险[16]。建议预产期前 1 个月停用氨苯砜以减少理论上出现核黄疸的风险[17]。由于氨苯砜可经乳汁分泌，服用氨苯砜的女性患者若在此期间哺乳，可导致婴儿出现溶血性贫血。

硫唑嘌呤

硫唑嘌呤 [2 ~ 2.5 mg/(kg·d)] 常作为缩减皮质类固醇用量的制剂，用于病情轻中度活动的患者，以及在狼疮性肾炎或有危及脏器其他表现的患者中替代环磷酰胺作为维持治疗。硫唑嘌呤是嘌呤类似物，是巯嘌呤免疫抑制剂，通过抑制核酸合成影响细胞免疫和体液免疫功能。硫唑嘌呤可用于妊娠期间需要应用比抗疟药更强的免疫调节药物的患者。它可通过乳汁分泌，因此女性患者服用硫唑嘌呤时应避免哺乳。

硫唑嘌呤的主要不良反应是急性骨髓毒性，在巯基嘌呤甲基转移酶（TPMT，可灭活硫唑嘌呤）缺乏的患者中表现为全血细胞减少。硫唑嘌呤和别嘌醇（用于治疗痛风）相互作用可造成急性全血细胞减少，应避免两者合用。此外，硫唑嘌呤的常见副作用还包括胃肠道反应，其临床表现与抗疟药相似。由于经肝代谢、肾排泄，应用硫唑嘌呤时需定期监测肝肾功能。肝、肾功能不全的患者应适当调整剂量。

甲氨蝶呤

甲氨蝶呤是治疗类风湿关节炎的标准用药，已有大量数据证实其有效性和安全性。但用于治疗 SLE 时，仅有少量前瞻性随机试验数据且结论不一。多个病例系列和少量回顾性研究表明甲氨蝶呤对急性皮肤和（或）关节病变有效，可减少皮质类固醇使用量。

甲氨蝶呤是二氢叶酸类似物，可抑制二氢叶酸还原酶，在小剂量使用时起免疫调节作用，且不会出现极大化疗剂量时的细胞毒性或抗增殖作用。不良反应常见，包括胃肠道不适、黏膜炎、脱发、转氨酶升高和感染等，尤其在大剂量应用时尤为显著。甲氨蝶呤每周 7.5 ~ 15 mg 时不良反应较少。每日或每周 1 次补充叶酸可减轻口腔溃疡、脱发等不良反应。注射用甲氨蝶呤可提高生物利用度并减少胃肠道症状（恶心、呕吐、腹泻和腹痛等）。转氨酶持续升高需引起重视，但与组织病理学上肝细胞毒性的严重程度并不一定匹配。建议应用甲氨蝶呤的患者避免酒精摄入，因为两者同时应用时出现肝细胞毒性的风险增加。甲氨蝶呤诱发的肺炎罕见但严重时可危及生命，可见于治疗早期或晚期，需要与感染性肺炎或狼疮性肺炎相鉴别。此时应及时停用甲氨蝶呤。由于甲氨蝶呤有明确的致畸作用，男女患者均应在准备生育前 6 个月停用。

环孢素

环孢素主要抑制 T 淋巴细胞增殖，并选择性抑制 T 细胞介导的反应，比如在转录水平尚抑制幼稚 T 细胞所分泌的白介素 2（IL-2）、IL-3、干扰素 γ（IFN-γ）以及其他细胞因子。尽管 SLE 被认为是 B 细胞介导的自身免疫性疾病，有自身抗体合成和免疫复合物形成，但有证据表明 T 细胞在 SLE 发病过程中也起到重要作用。在 SLE 鼠模型中，清除 CD$_4^+$T 细胞可阻断发病[18]，无胸腺小鼠则不会出现 SLE[19]。环孢素 2.5 ~ 5 mg/(kg·d) 耐受性较好，可减少皮质类固醇用量并改善疾病活动度，改善蛋白尿、白细胞减少、血小板减少和补体水平等[20]。妊娠相关数据有限，主要来源于肾移植患者，显示妊娠期应用环孢素并未增加不良妊娠结局。动物实验表明环孢素无致畸作用。因此在 SLE 患者中若获益大于风险，可在妊娠期继续应用环孢素。环孢素可通过乳汁分泌，因此建议服用环孢素的女性患者停止哺乳。

环孢素的大部分不良反应呈剂量相关性并且是可逆的，包括高血压、血肌酐升高、转氨酶升高、震颤、多毛、齿龈增生、感觉异常、胃肠道反应和感染等。环孢菌素还可引起高血钾、血脂异常、血尿酸增高，甚至痛风发作。环孢素对难治性肾病综合征或膜型肾病（WHO V 型）有效，但长期应用可造成肾结构改变

如肾间质纤维化和肾小管萎缩，因此需要定期监测肾功能和血压。

环磷酰胺

环磷酰胺是一种烷化剂和细胞毒药物，可与 DNA 和 DNA 相关蛋白结合，被用于治疗重症 SLE 如狼疮性肾炎、中枢神经系统受累、肺泡出血和系统性血管炎等。美国国立卫生研究院（NIH）1986 年的随机临床试验结果确立了弥漫增殖型肾小球肾炎的治疗金标准[21]。该研究表明，应用皮质类固醇联合间断使用环磷酰胺（静脉 0.5 ~ 1 g/m² 体表面积）的患者肾存活率显著优于单用皮质类固醇者，但与联合硫唑嘌呤的方案相比，其肾存活率未见显著差异。环磷酰胺治疗弥漫增殖型肾小球肾炎的传统方案是诱导缓解期单用或与甲基泼尼松龙冲击联合治疗，每个月 1 次，共 6 ~ 7 次，此后改为每 3 个月环磷酰胺冲击治疗 1 次，并维持 2 年。环磷酰胺静脉给药时可在严格水化的基础上给予美司钠（巯基乙磺酸）以降低其有毒代谢物丙烯醛导致的出血性膀胱炎和膀胱癌风险。环磷酰胺小剂量和（或）短期治疗方案结论不一，但由于长期应用环磷酰胺可致相关毒副作用，所以通过更换为其他药物以减少环磷酰胺暴露的研究正在积极展开。

环磷酰胺的不良反应包括恶心、呕吐、脱发、骨髓抑制、感染风险增加和膀胱癌等，还可增加宫颈鳞状上皮细胞不典型增生和宫颈上皮内瘤变的风险[22-23]。给药后第一个 24 小时内常规应用止吐药如昂丹司琼或多拉司琼可预防恶心、呕吐的发生，此后可按需应用。静脉环磷酰胺治疗后第 8 ~ 12 天白细胞降至最低，并呈剂量依赖性，需密切监测。性腺毒性导致的不育是应用环磷酰胺最令人顾虑的副作用之一。女性患者出现卵巢衰竭风险主要与环磷酰胺起始治疗时年龄较大、累积剂量较高相关。妊娠哺乳期禁用环磷酰胺。

吗替麦考酚酯

吗替麦考酚酯（MMF）是霉酚酸（MPA）的无活性前体药。MPA 可抑制次黄嘌呤单核苷酸脱氢酶、淋巴细胞增殖以及 T 细胞和 B 细胞的功能。MMF 被广泛用于预防异体肾脏移植的排异反应，已有多个病例系列和小规模对照研究表明 MMF 对狼疮性肾炎也有效。近期一项随机开放的非劣效试验表明 MMF 在诱导狼疮性肾炎短期缓解时与静脉环磷酰胺疗效相似，但安全性更好[24]，但 MMF 可否改善狼疮性肾炎患者

的远期预后尚未明确。一项大型多中心随机对照试验将对 MMF 与环磷酰胺在诱导治疗以及 MMF 与硫唑嘌呤在维持治疗中的疗效进行比较。MMF 为治疗狼疮性肾炎的武器中增加了一个有前途的武器，特别是在对不孕顾虑较多的育龄期女性患者。MMF 的妊娠期安全性数据有限，应避免妊娠哺乳期应用。

MMF 500 ～ 1500 mg 2 次 / 天耐受性较好，其不良反应包括胃肠道症状（恶心、腹胀和腹泻）、血细胞减少以及感染风险增加等。可通过缓慢加量或采用 250 mg 的胶囊剂型以减少胃肠道反应。

来氟米特

来氟米特对类风湿关节炎有效，可抑制嘧啶从头合成途径中关键的二氢乳清酸脱氢酶，从而抑制 T 细胞和 B 细胞增殖。数个小规模的短期研究表明 SLE 患者可较好耐受来氟米特[25-26]。来氟米特肾毒性较小，主要通过肝和胃肠道代谢，因此在治疗肾受累的患者时较环孢菌素或甲氨蝶呤适宜。来氟米特治疗 SLE 的安全性和有效性需要通过更大规模的长期前瞻性研究进一步证实。

来氟米特最常见的不良反应是腹泻，减量后可改善。此外，还可见转氨酶升高、高血压和一过性白细胞减少。有报道来氟米特可诱发亚急性皮肤型红斑狼疮[27]。来氟米特具有致畸作用，而且由于肝肠循环其半衰期较长（约 15 日），因此在妊娠期或有妊娠计划时禁用来氟米特，哺乳时亦不建议使用。在考虑妊娠前，任意两次间隔 2 周以上的活性代谢产物（A77 1726）血药浓度均应小于 0.2 mg/L。若服用来氟米特期间意外妊娠或出现毒副作用，可予考来烯胺 8g，3 次 / 天，共 11 天以清除体内来氟米特。育龄期 SLE 患者不建议使用来氟米特。

激素

脱氢表雄酮（DHEA）是一种肾上腺类固醇，具有轻度雄激素活性，在多个临床研究中对轻中度活动 SLE 具有一定疗效。近期一项随机对照研究的初步结果表明普拉睾酮（DHEA）有助于维持骨密度（BMD），并在长期应用皮质类固醇的女性 SLE 患者中可显著改善 BMD[28]。但这些结论尚不足以使该类药物获得 FDA 批准。DHEA 耐受性好，最常见副作用是痤疮。另一种试用于治疗 SLE 的药物溴隐亭是多巴胺类似物，可选择性抑制垂体前叶分泌具有免疫刺激作用的泌乳素。无论 SLE 患者是否合并高泌乳素血症，溴隐亭均可改善 SLE 病情活动度[29]，但目前该治疗仍处于试验阶段。达那唑是一种较弱的雄激素，对治疗自身免疫性血细胞减少、特别是血小板减少和溶血性贫血更有效[30]。

沙利度胺

应用沙利度胺的主要争议在于其明确的致畸作用。它是一种免疫调节剂，具有抗血管生成作用。尽管其具体机制尚未明确，沙利度胺 50 ～ 400 mg/d 对难治性慢性皮肤型红斑狼疮具有显著疗效，但停药后复发率较高（约 68%）[31]。常见副作用为周围神经病变，见于高达 50% 的患者，尽管发生率范围跨度较大[32]。周围神经病变无剂量相关性，若不及时减量或停药病变将不可逆转。沙利度胺的另一个严重并发症是深静脉血栓，这在恶性肿瘤患者中发生率高达 30%，亦可见于 SLE 患者[33-34]。

静脉注射免疫球蛋白

大剂量静脉免疫球蛋白（IVIG）被用于治疗低丙种球蛋白血症、难治性血小板减少和川崎病，其可能的作用机制包括阻断 Fc 受体、抑制补体以及调节 T 细胞和 B 细胞的功能。IVIG 治疗可改善血小板减少、关节炎、肾炎和免疫指标等。在免疫缺陷患者中 IVIG 有助于对抗感染，因此重症 SLE 患者有感染风险时，IVIG 是较好的治疗选择。常用剂量为 2 g/kg 体重，分 2 ～ 5 天应用。IVIG 的常见不良反应包括发热、肌痛、关节痛和头痛，而无菌性脑膜炎和血栓栓塞较为罕见。IgA 缺乏患者输注 IVIG 时可出现严重的过敏反应，因此这类患者应禁用 IVIG。输注 IVIG 前应行免疫球蛋白定量以除外 IgA 缺乏。患者若有血液高凝状态如抗磷脂抗体综合征，由于血栓栓塞风险增高，应避免 IVIG。

血浆置换

血浆置换或血浆去除可快速去除循环系统中的自身抗体和免疫复合物，疗效确切但价格昂贵，并且感染和过敏反应风险较高。SLE 患者最常见的血浆置换指征是血栓性血小板减少性紫癜（TTP）、灾难性抗磷脂抗体综合征、肺出血、冷球蛋白血症和高黏滞综合征。其他危及生命的 SLE 并发症若传统治疗无效也可行血浆置换。

15

自体干细胞移植的免疫净化

环磷酰胺是治疗重症 SLE 的主要药物，其剂量因骨髓抑制而受限。应用环磷酰胺后继以干细胞移植的免疫净化治疗原理是：予大剂量环磷酰胺清髓处理后，行自体干细胞移植以重建患者骨髓。此外，大剂量环磷酰胺可破坏自身反应性淋巴细胞，在骨髓干细胞中重建原始免疫应答。对 53 例行免疫净化治疗和自体干细胞移植的难治性 SLE 患者进行回顾性分析，在欧洲组 SLE 活动性评分（SLEDAI）降至 3 分以下的缓解率达 66%[35]，但移植相关的 1 年死亡率高达 12%。近期一项开放性研究表明，难治性 SLE 患者行非清髓自体造血干细胞移植也可使病情活动性降低[36]。免疫净化治疗相关的感染和死亡风险是增高的。

非干细胞移植的免疫净化

免疫净化治疗的另一个方案是在应用大剂量环磷酰胺后并不进行干细胞移植，而是通过粒细胞刺激因子（G-CSF）快速重建造血系统并改善难治性 SLE 患者的临床表现。有报道部分难治性中重度 SLE 患者可因此达到持续完全缓解[37]，但这仅为非随机研究的初步结论，仍需要随机对照试验进一步证实。

血液透析和肾移植

血液透析和肾移植的开展改善了 SLE 患者的存活率。除了会导致感染风险增加，SLE 患者通常可较好耐受透析治疗。行肾移植的 SLE 患者，其长期存活率和移植肾存活率与未患 SLE 的肾移植者相似[38]。但是 SLE 患者、特别是抗磷脂抗体阳性者，血栓并发症如早期移植物血栓的风险增加。肾移植的预后很大程度上取决于移植当时的临床情况。在移植肾中出现狼疮性肾炎复发的风险为 2% ～ 30%[39]。

新型治疗

与 SLE 传统治疗药物的整体免疫抑制不同，新型药物作用于 SLE 病理过程中的特定环节，保留了患者的免疫活性，增加疗效同时减轻了毒副作用。目前有多种新型治疗方法正在研制或临床研究阶段。下面将介绍几种新型药物，图 15C-1 是这些治疗所针对的特异性靶点。

B 细胞清除

利妥昔单抗和依帕珠单抗可与 B 细胞表面特异性抗原结合从而清除体内 B 细胞。利妥昔单抗是嵌合单

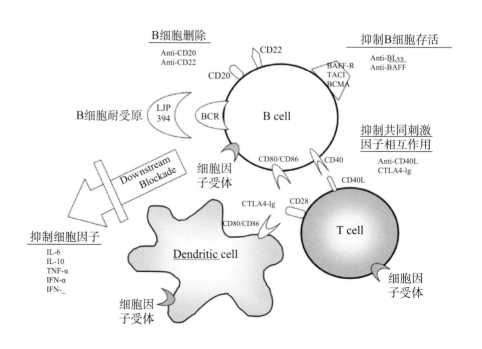

图 15C-1 系统性红斑狼疮的新型治疗靶点。BCR，B 细胞受体；BAFF-R，B 细胞活化因子受体；TACI，跨膜激活剂及亲环素配体相互作用因子；BCMA，B 细胞成熟激活因子；IL，白介素；TNF，肿瘤坏死因子；CTLA4-Ig，细胞毒性 T 淋巴细胞相关抗原 4

克隆抗体，可与 B 细胞表面 CD20 结合。这是 FDA 批准用于治疗非霍奇金淋巴瘤的第一个单克隆抗体，目前亦被批准用于治疗抗肿瘤坏死因子（TNF-α）无效的类风湿关节炎。少量病例报道和临床研究表明利妥昔单抗治疗可使 SLE 患者获益。有多种剂量方案可达到 B 细胞完全清除。一项多中心随机安慰剂对照（Ⅱ/Ⅲ期）试验正在研究利妥昔单抗治疗中重度狼疮复发的有效性，而另一项类似的Ⅲ期试验将对利妥昔单抗治疗成年患者狼疮性肾炎的有效性进行探讨。

依帕珠单抗（Epratumab）是人源化抗 B 细胞表面 CD22 的单克隆抗体。在一项开放性Ⅱ期试验中，尽管 B 细胞仅有中度清除，依帕珠单抗仍显示对 SLE 患者有效。目前有两项依帕珠单抗的Ⅲ期临床研究将对该药物治疗 SLE 的安全性和有效性进行验证。

B 细胞特异性耐受原

阿贝莫司钠（Abetimus，LJP 394）是双链寡核苷酸四聚物，可与 DNA 反应性 B 细胞结合，诱导 B 细胞失活或凋亡，从而减少循环系统中抗 dsDNA 抗体。一项临床研究结果表明，在有肾受累的 SLE 患者中，阿贝莫司耐受性较好，在抗 dsDNA 抗体持续下降的患者中可有效预防肾病复发。

抑制 B 细胞存活

B 细胞活化因子（BAFF）/B 细胞刺激因子（Blys）可调节 B 细胞存活率和成熟度，是 TNF 超家族一员。贝利单抗（Belimumab）是人源化的 BAFF 单克隆抗体，在动物模型中它可识别 Blys 并减少 B 细胞的增殖和分化。一项Ⅱ期临床研究未能证实其有效，但在抗 dsDNA 抗体增高和血清补体 C3 降低的 SLE 患者中，贝利单抗可使病情活动度显著下降。上述结论需要Ⅲ期临床研究进一步证实。

抑制共刺激反应

树突状细胞或抗原呈递细胞将固有免疫和适应性免疫相联系，从而在启动和维持炎症和免疫反应中起重要作用。这些细胞还具有共刺激特性，可活化幼稚 T 淋巴细胞。阿巴西普（Abatacept）是 CTLA4-Ig 融合蛋白，可与树突状细胞 B7 分子（CD80/CD86）结合，从而阻断共刺激分子 CD80 和 CD86 与 T 细胞表面 CD28 结合，干扰幼稚 T 细胞活化及其进一步活化 B 细胞过程的信号传递，已被 FDA 批准用于治疗类风湿关节炎。阿巴西普和 RG2077 治疗 SLE 的多中心临床研究正在进行中。

B 细胞表面 CD40 与 T 细胞表面 CD40 配体（CD40L）的相互作用是 B 细胞活化和产生抗体所必需的。治疗性阻断 CD40-CD40L 相互作用已在动物模型中被广泛研究，但是应用抗 CD40L 单克隆抗体（IDEC-131 和 BG9588）阻断 CD40-CD40L 相互作用的临床研究结果却令人失望。IDEC-131 安全但未显示疗效；尽管有限的数据表明 BG9588 可能有效，但是却增加了血栓栓塞事件的风险，不宜用于临床治疗。

阻断细胞因子

肿瘤坏死因子α抑制剂（依那西普、英夫利昔单抗和阿达木单抗）在治疗类风湿关节炎和银屑病关节炎方面已取得了巨大成功。一项小规模开放性研究表明英夫利昔单抗对 SLE 患者的难治性肾炎有显著疗效，尽管抗 dsDNA 抗体水平有相应升高[40]。在多种自身免疫性疾病中，抗 TNF-α 治疗与自身抗体特别是抗 dsDNA 抗体的产生有关。尽管自身抗体的产生在应用该类治疗的类风湿关节炎患者中常见，但通常并不引起狼疮样综合征。有数例报道显示抗 TNF-α 治疗还与脱髓鞘病变相关。因此，需要进一步开展临床对照研究以证实在 SLE 治疗中的长期安全性和有效性。抗 TNF-α 具备的强大抗炎作用使之适于狼疮性肾炎的短期诱导治疗，而且不会出现如抗体产生等长期应用的副作用。

白介素 -10（IL-10）是一种细胞因子，可能参与 SLE 的发病过程。在一项小规模开放性研究中，6 例 SLE 患者应用抗 IL-10 的鼠单克隆抗体后，皮肤和关节症状改善[41]，但所有患者都产生了抗鼠单克隆抗体的抗体。

白介素 -6（IL-6）是另一种促炎性细胞因子，主要由巨噬细胞和 T 淋巴细胞分泌，具有多种生物活性，在自身免疫性疾病如 SLE 中介导免疫调节和炎症反应。它还诱导 B 淋巴细胞终末分化成为可分泌抗体的浆细胞，诱导 T 淋巴细胞成为效应细胞。狼疮性肾炎时 IL-6 表达增高[42]。在鼠模型中，IL-6 促进病情活动，阻断 IL-6 则可延缓狼疮性肾炎的出现[43]。托珠单抗（Tocilizumab）是抗 IL-6 受体（IL-6R）的人源化单克隆抗体，可抑制膜性和可溶性 IL-6R 介导的 IL-6 信号转导。目前有一项阻断 IL-6 的开放性试验正在进行中。

SLE 患者血清中 IFN-α 水平升高。IFN-α 与 B 淋巴细胞减少、生发中心分化、浆细胞产生和树突状细胞活化等有关，而这些特点与 SLE 免疫学改变相对应。IFN-α 治疗的患者出现狼疮样表现，进一步支持 IFN-α 参与 SLE 发病过程。近期研究表明 SLE 患者外周血单个核细胞 IFN-α 基因表达特征明显不同于对照组[44]。对 IFN-α 的调控也有望成为治疗 SLE 的新靶点。

治疗 SLE 药物的迅猛发展令人欣欣鼓舞，新型生物制剂的应用为 SLE 的治疗开拓了广阔的前景。多种治疗方案的选择可满足狼疮病情的复杂性以及不同脏器受累程度多样性的需要。

（张　婷 译　唐福林 校）

参考文献

1. Keyser R, Rus V, Cade W, et al. Evidence for aerobic insufficiency in women with systemic lupus erythematosus. Arthritis Rheum 2003;49:16–22.
2. Bernatsky S, Boivin J, Joseph L, et al. An international cohort study of cancer in systemic lupus erythematosus. Arthritis Rheum 2005;52:1481–1490.
3. The Canadian Hydroxychloroquine Study Group. A randomized study of the effect of withdrawing hydroxychloroquine sulfate in systemic lupus erythematosus. N Engl J Med 1991;324:150–154.
4. Tsakonas E, Joseph L, Esdaile J, et al. A long-term study of hydroxychloroquine withdrawal on exacerbations in systemic lupus erythematosus. The Canadian Hydroxychloroquine Study Group. Lupus 1998;7:80–85.
5. Kasitanon N, Fine D, Haas M, et al. Hydroxychloroquine use predicts complete renal remission within 12 months among patients treated with mycophenolate mofetil therapy for membranous lupus nephritis. Lupus 2006;15:366–370.
6. Rahman P, Gladmann D, Urowitz M. Efficacy of antimalarial therapy in cutaneous lupus in smokers versus non-smokers. J Rheumatol 1998;25:1716–1719.
7. Jewell M, McCauliffe D. Patients with cutaneous lupus erythematosus who somke are less responsive to antimalarial treatment. J Am Acad Dermatol 2000;42:983–987.
8. Mavrikakis I, Sfikakis P, Mavrikakis E, et al. The incidence of irreversible retinal toxicity in patients treated with hydroxychloroquine: a reappraisal. Ophthalmology 2003;110:1321–1326.
9. Nord J, Shah P, Rinaldi R, et al. Hydroxychloroquine cardiotoxicity in systemic lupus erythematosus: a report of 2 cases and review of the literature. Semin Arthritis Rheum 2004;33:336–351.
10. Keating R, Bhatia S, Amin S, et al. Hydroxychloroquine-induced cardiotoxicity in a 39-year-old woman with systemic lupus erythematosus and systolic dysfunction. J Am Soc Echocardiogr 2005;18:981.
11. Reuss-Borst M, Berner B, Wulf G, et al. Complete heart block as a rare complication of treatment with chloroquine. J Rheumatol 1999;26:1394–1395.
12. Costedoat-Chalumeau N HJ, Amoura Z, Delcourt A, et al. Cardiomyopathy related to antimalarial therapy with illustrative case report. Cardiology 2006;107:73–80.
13. Ardehali H, Qasim A, Cappola T, et al. Endomyocardial biopsy plays a role in diagnosing patients with unexplained cardiomyopathy Am Heart J 2004;147:919–923.
14. Gerstein H, Thorpe K, Taylor D, et al. The effectiveness of hydroxychloroquine in patients with type 2 diabetes mellitus who are refractory to sulfonylureas—a randomized trial. Diabetes Res Clin Pract 2002;55:209–219.
15. Costedoat-Chalumeau N, Amoura Z, Duhaut P, et al. Safety of hydroxychloroquine in pregnant patients with connective tissue diseases: a study of one hundred thirty-three cases compared with a control group. Arthritis Rheum 2003;48:3207–3211.
16. Brabin B, Eggelte T, Parise M, et al. Dapsone therapy for malaria during pregnancy: maternal and fetal outcomes. Drug Safety 2004;27:633–648.
17. Thornton Y, Bowe E. Neonatal hyperbilirubinemia after treatment of maternal leprosy. South Med J 1989;82:668.
18. Wofsy D, Seaman W. Successful treatment of autoimmunity in NZB/NZW F1 mice with monoclonal to L3T4. J Exp Med 1985;161(Suppl 2):378–391.
19. Mihara M, Ohsugi Y, Saito K, et al. Immunologic abnormality in NZB/NZW F1 mice: thymus independent occurrence of B cell abnormality and requirement for T cells in the development of autoimmune disease, as evidenced by an analysis of the athymic nude individuals. J Immunol 1998;141:85–90.
20. Griffiths B, Emery P. The treatment of lupus with cyclosporin A. Lupus 2001;10:165–170.
21. Austin H, Klippel J, Balow J, et al. Therapy of lupus nephritis: controlled trial of prednisone and cytotoxic drugs. N Engl J Med 1986;314:614–619.
22. Bateman H, Yazici Y, Leff L, et al. Increased cervical dysplasia in intravenous cyclophosphamide-treated patients iwth SLE: a preliminary study. Lupus 2000;9:542–544.
23. Lima F, Guerra D, Sella E, et al. Systemic lupus erythematosus and cervical intraepithelial neoplasia. Arthritis Rheum 1998;41(Suppl):S66.
24. Ginzler E, Dooley M, Aranow C, et al. Mycophenolate mofetil or intravenous cyclophosphamide for lupus nephritis. N Engl J Med 2005;353:2219–2228.
25. Tam L-S, Li EK, Wong C-K, et al. Double-blind, randomized, placebo-controlled pilot study of leflunomide in systemic lupus erythematosus. Lupus 2004;13:601–604.
26. Tam L, Li E, Wong C, et al. Safety and efficacy of leflunomide in the treatment of lupus nephritis refractory or intolerant to traditional immunosuppressive therapy: an open label trial. Ann Rheum Dis 2006;65:417–418.
27. Chan S, Hazleman B, Burrows N. Subacute cutaneous lupus erythematosus precipitated by leflunomide. Clin Exp Dermatol 2005;30:724–725.
28. Mease P, Ginzler E, Gluck O, et al. Effects of prasterone on bone mineral density in women with systemic lupus erythematosus receiving chronic glucocorticoid therapy. J

Rheumatol 2005;32:616–621.

29. Walker S. Bromocriptine treatment of systemic lupus erythematosus. Lupus 2001;10:762–768.

30. Avina-Zubieta J, Galindo-Rodriguez G, Robledo I, et al. Long-term effectiveness of danazol corticosteroids and cytotoxic drugs in the treatment of hematologic manifestations of systemic lupus erythematosus. Lupus 2003;12: 52–57.

31. Pelle M, Werth V. Thalidomide in cutaneous lupus erythematosus. Am J Clin Dermatol 2003;4:379–387.

32. Clemmensen O, Olsen P, Andersen K. Thalidomide neurotoxicity. Arch Dermatol 1984;120:338–341.

33. Rodeghiero F, Elice F. Thalidomide and thrombosis. Pahthophysiol Haemost Thromb 2003;33(Suppl 1):15–18.

34. Flageul B, Wallach D, Cavelier-Balloy B, Bachelez H, Carsuzaa F, Dubertret L. Thalidomide and thrombosis. Ann Dermatol Venereol 2000;127:171–174.

35. Jayne D, Passweg J, Marmont A, et al. Autologous stem cell transplantation for systemic lupus erythematosus. Lupus 2004;13:168–176.

36. Burt R, Traynor A, Statkute L, et al. Nonmyeloablative hematopoietic stem cell transplantation for systemic lupus erythematosus. JAMA 2006;295:559–560.

37. Petri M, Jones R, Brodsky R. High-dose cyclophosphamide without stem cell transplantation in systemic lupus erythematosus. Arthritis Rheum 2003;48:166–173.

38. Moroni G, Tantardini F, Gallelli B, et al. The long-term prognosis of renal transplantation in patients with lupus nephritis. Am J Kidney Dis 2005;45:903–911.

39. Ponticelli C, Moroni G. Renal transplantation in lupus nephritis. Lupus 2005;14:95–98.

40. Aringer M, Graninger W, Steiner G, et al. Safety and efficacy of tumor necrosis factor alpha blockade in systemic lupus erythematosus: an open-label study. Arthritis Rheum 2004;50:3161–3169.

41. Llorente L, Richaud-Patin Y, García-Padilla C, et al. Clinical and biologic effects of anti-interleukin-10 monoclonal antibody administration in systemic lupus erythematosus. Arthritis Rheum 2000;43:1790–1800.

42. Aringer M, Smolen J. Cytokine expression in lupus kidneys. Lupus 2005;14:189–191.

43. Ryffel B, Car B, Gunn H, et al. Interleukin-6 exacerbates glomerulonephritis in (NZB×NZW)F1 mice. Am J Pathol 1994;144:927–937.

44. Kirou K, Lee C, George S, et al. Coordinate overexpression of interferon-alpha-induced genes in systemic lupus erythematosus. Arthritis Rheum 2004;50:3958–3967.

15

第 16 章

抗磷脂综合征

Michelle Petri, MD, MPH

■ 一种可导致血液高凝状态的获得性因素；50% 的抗磷脂综合征（antiphospholipid syndrome，APS）患者合并有系统性红斑狼疮（SLE）。

■ 抗磷脂综合征容易导致静脉和动脉血栓形成。静脉血栓最常见的为深静脉血栓；动脉血栓最常见的为脑卒中。

■ 抗磷脂综合征容易导致反复发生的自然流产和其他病态妊娠。

■ 抗磷脂综合征可能会引起血小板减少。

■ 抗磷脂综合征的诊断需要抗磷脂抗体的持续阳性，包括狼疮抗凝物；抗心磷脂抗体；抗 β2 糖蛋白 1 抗体。

抗磷脂抗体（antiphospholipid antibodies，aPL）是一类针对带负电荷的磷脂 / 血浆蛋白的自身抗体。最常见的血浆蛋白靶位为 β2 糖蛋白 1。三种最重要的抗磷脂抗体分别为狼疮抗凝物，抗心磷脂抗体和抗 β2 糖蛋白 1 抗体。

抗磷脂抗体综合征是导致血液高凝状态最常见的获得性因素之一。50% 的 APS 患者合并有系统性红斑狼疮。APS 临床表现有两大特点：血栓形成（静脉或动脉）和反复发生的自然流产。约 20% 的 APS 患者合并血小板减少，这为该病的诊断提供了重要线索。

流行病学

抗磷脂抗体在人群中的阳性率为 1% ~ 6%[1]。在引起深静脉血栓的疾病中，抗心磷脂抗体的相对危险度为 2，而狼疮抗凝物的相对危险度为 10[2]。抗磷脂抗体同时还会增加初发心肌梗死，初发脑卒中，反复脑卒中乃至死亡的风险。在患深静脉血栓的患者中，30% 的患者会合并 APS。在 50 岁以下的脑卒中患者中，出现 APS 者高达 46%。

如果 APS 患者未合并 SLE 或者其他结缔组织病，则称之为原发性 APS。约 8% 的原发性 APS 患者发展为 SLE[3]。在 SLE 患者中，约 30% 抗心磷脂抗体阳性，约 25% 狼疮抗凝物阳性。继发性 APS 指 SLE 患者同时有 APL 阳性并且出现血栓形成或自然流产。合并狼疮抗凝物阳性的 SLE 患者在诊断后 20 年之内出现静脉血栓的风险为 50%。

临床特点

抗磷脂综合征最常见的皮肤表现为网状青斑，即皮肤呈紫色花边样网状的表现，以四肢为著。其他皮肤表现包括甲下裂片形出血、表浅血栓性静脉炎、皮肤坏死、指端坏疽和下肢溃疡[4]。

APS 中的静脉血栓常表现为下肢深静脉血栓形成。其他可能出现静脉血栓的疾病包括肺栓塞，Budd-Chiari 综合征和颅内静脉窦血栓形成。

动脉血栓最常见的部位在脑。尽管脑卒中可能是因为原位血栓形成所致，约 1/3 的原发性 APS 患者有心脏瓣膜赘生物或瓣膜增厚，可导致栓塞事件出现。罕见发生破坏性的瓣膜炎症并需行心脏瓣膜置换术者。其他动脉血栓事件包括心肌梗死，视网膜动脉栓塞，肾动脉血栓，肾小球毛细血管血栓形成和指端坏疽。APS 导致的反复自然流产可发生于妊娠前三个月或妊娠晚期的胎死宫内，也可发生严重胎盘功能不全。出现 HELLP 综合征（溶血，肝酶升高，血小板减低）的病例也有报道，但两者之间的确切关系尚不明确。

APS 的一些非血栓相关的神经系统表现包括舞蹈症和横断性脊髓炎。

约 20% 的 APS 患者有血小板减少，血小板通常在 50 ~ 140 000/mm³ 之间。在合并血小板减少的 APS 患者中仍有可能发生血栓栓塞。灾难性 APS（catastrophic

APS) 非常罕见, 主要表现为多脏器的血栓生成[5]。灾难性 APS 的诱发因素包括感染、手术、妊娠、外源性雌激素和终止抗凝治疗等。在评价 APS 时, 需除外可引起血液高凝状态的遗传或者获得性因素[6]。遗传性因素包括凝血因子 V Leiden 突变, G20210A 凝血酶原基因突变, 抗凝血酶Ⅲ、蛋白 C、蛋白 S 缺乏和高同型半胱氨酸血症。

分类标准

APS 的分类标准几经更新, 最近一次是在 2006 年 (表 16-1)[7]。该病的分类诊断需要一条临床标准 (血栓栓塞或者病态妊娠) 加上血中持续存在 (2 次, 间隔 3 个月以上) 的狼疮抗凝物, 中或高滴度的 IgG/IgM 型抗心磷脂抗体, 或中至高滴度的 IgG/IgM 型抗 β2 糖蛋白 1 抗体。

实验室特点

狼疮抗凝物

狼疮抗凝物 (lupus anticoagulant, LA) 这个名称在两方面均存在用词不当, 因为仅仅 50% 的 LA 阳性者患有狼疮。此外, LA 在体内是一种促凝物质。要明确 LA 的存在, 需要符合下列 3 条标准:

表 16-1　抗磷脂综合征的分类标准 (悉尼更新标准)

一条临床标准	
血栓形成	动脉 或 静脉 或 血管病变
病态妊娠	妊娠前 3 个月的 3 次或 3 次以上的自然流产 或 1 次或 1 次以上的死胎 或 由于胎盘功能不全所致的严重早产
一条实验室标准: 持续阳性超过 3 个月	
狼疮抗凝物 或 中 / 高滴度的 IgG 或 IgM 型的抗心磷脂抗体 或 中 / 高滴度的 IgG 或 IgM 型的抗 -β2 糖蛋白 1 抗体	

SOURCE: From Miyakis S, et al. J Thromb Haemost 2006; 4: 295–306, by permission of *Journal of Thrombosis and Haemostasis*.

1. 通过一种敏感性高的筛查试验提示有凝血时间延长。推荐使用敏感的活化部分凝血时间 (aAPTT) 或稀释鲁赛尔蝰蛇毒时间 (dRVVT) 来进行筛查。没有任何一种筛查实验可以检测出所有的狼疮抗凝物。

2. 凝血时间的延长必须是因为存在某种抑制物 (而不是缺乏某种凝血因子)。这可以通过延长的凝血时间不能被按 1 : 1 或 4 : 1 的比例混入正常血浆纠正来得到确认。

3. 必须证实凝血实验的异常是磷脂依赖性的。这可以通过数种方式来实现, 包括血小板中和法。

抗心磷脂抗体

抗心磷脂抗体 (anticardiolipin, aCL) 实际上是一种针对连接在 β2 糖蛋白 1 上的带负电荷的磷脂的抗体。只有中至高滴度的 IgG 或 IgM 型的该抗体方符合分类标准。

抗 β2 糖蛋白 1 抗体

目前尚无抗 β2 糖蛋白 1 (anti-beta 2 glycoprotein Ⅰ, 抗 β2GP1) 抗体检测的国际标准。但已有多种有效的商业化检测方法投入临床使用。APS 的患者 LA 和 aCL 均为阴性的情况并不多见, 因此, 抗 β2GP1 抗体很少为诊断 / 分类 APS 的必要条件。

病理

除非合并有其他情况, APS 的血栓事件中不会有血管炎的表现。

发病机制

APS 的发病机制是一种复杂且多因素参与的过程, aPL 和参与凝血反应多种过程的血浆蛋白和血管内皮细胞结合。抗磷脂抗体干扰活化蛋白 C 复合物, 并可以和血小板结合。它们结合到血管内皮细胞上, 导致细胞因子和组织因子的水平上调。一个小鼠的 APS 流产模型表明 aPL 可引发补体的活化。在该模型中, 补体缺乏或者抑制补体活化可防止反复自然的发生流产和血栓形成[8]。此外, 这个动物模型中还发现, 肝素的保护作用是由于其抗炎作用, 而不是抗凝作用。

在 aPL 阳性者中, 仅有一小部分患者出现抗磷脂综合征 (APS)。目前认为多种因素会增加血栓形成的风险，包括狼疮抗凝物（高于 aCL 作用），高滴度的 aCL，aPLs 持续阳性并超过 6 个月，以及一些并存的因素包括雌激素、沙利度胺、肾病综合征、卧床休息、手术、妊娠和产后。

治疗

无症状的抗磷脂抗体阳性者

对于 aPL 阳性患者，若既往无血栓形成或反复发生的自然流产史，应注意避免使用可能导致血液高凝状态的药物，包括口服避孕药和激素治疗。其他会引起血液高凝的危险因素也应尽量避免。有推荐通过口服小剂量阿司匹林预防性治疗，但其效果并未得到临床实验的证实。

系统性红斑狼疮患者中无症状的抗磷脂抗体阳性者

除小剂量使用阿司匹林之外，在 SLE 患者中应用羟氯喹也被认为可能会起到预防血栓的作用。在一个 SLE 的动物模型和多个 SLE 观察队列研究中均已证实了应用羟氯喹能够获益。

流产

目前推荐的预防反复发生的自然流产的方案为应用预防剂量的普通肝素或低分子肝素，并联合使用小剂量阿司匹林（81mg/d）[9]。与早先的泼尼松联合阿司匹林方案相比，该方案可以减少产妇发病（妊娠期糖尿病，白内障）和病态妊娠（子痫前期，胎膜早破）。但不幸的是，肝素联合阿司匹林的治疗方案在妊娠中的有效率也只有 75%。如果该方案失败，某些科学理论建议在下次妊娠时静脉应用免疫球蛋白。

血栓形成

对于急性血栓事件，患者 aPL 阳性并不会改变治疗方案［溶栓和（或）使用肝素］。由于 APS 患者血栓复发的高风险性，有充足的理由支持在发生第一次血栓事件之后应行终身抗凝。如果抗凝在 6 个月之后停止，血栓复发率为 20% 或更高 [10]。尽管已有一项回顾性的研究建议应将国际标准化比值（INR）维持在高强度范围（3.0 ～ 4.0），但随后的两项随机临床研究 [11-12] 证实在长期的治疗中正常强度的抗凝（2.0 ～ 3.0）同

样有效，并且更加安全。

APS 患者同时出现血栓形成和血小板减少时需特别对待。血小板减少并不能保护 APS 患者免于血栓形成。大多数 APS 患者血小板减少均为轻度的，范围在 90 000 ～ 140 000/mm³ 之间。然而严重的血小板减少，会在抗凝治疗过程中大大增加出血的风险。在开始长期抗凝治疗之前，血小板数目应稳定在 50 000/mm³ 以上，同时在这类患者中的目标 INR 为 2.0。

一项对 aPL 阳性的脑卒中患者的临床试验显示随机使用阿司匹林或华法林对患者的预后没有差别。不过在该项试验中，虽然研究人员在实验开始前测定了这些患者的 aPL，但并未显示出该抗体为持续阳性，而这正是 APS 的分类诊断所必需的。

很多专家认为对有动脉血栓形成的 APS 患者，应同时使用小剂量阿司匹林和华法林进行维持治疗，因为血小板参与动脉血栓形成的发病机制。然而，联合使用阿司匹林会增加出血的风险。

灾难性抗磷脂综合征

大样本的病例分析发现，灾难性抗磷脂综合征的治疗主要是肝素、血浆置换或静脉免疫球蛋白以及大剂量甲强龙（它可能会使内皮细胞过度活化所产生的细胞因子风暴平静下去）[5]。在初始治疗时不推荐使用环磷酰胺，因其会增加感染的风险。即使在大型医学中心强化治疗，灾难性抗磷脂综合征的死亡率仍达 50%。

实验性治疗

APS 动物模型中已证实他汀类降脂药物是有益的，并且在非 APS 患者的临床研究中能减少血栓栓塞事件。但是此类药物不能在妊娠时使用，而且尚未在 APS 中进行过正式的研究。

利妥昔单抗（Rituximab）可以清除体内 B 细胞，其中包括生成 aPL 的 B 细胞。但 B 细胞清除的时间长短不一，寿命长的浆细胞能使 aPL 存留下来。在利妥昔单抗被推荐用于治疗 APS 之前，还需要进行更多的研究。

（周佳鑫 译 唐福林 校）

参考文献

1. Petri M. Epidemiology of the antiphospholipid syndrome. In: Asherson RA, Cervera R, Piette J-C, Shoenfeld Y, eds.

The antiphospholipid syndrome. Boca Raton, FL: CRC Press; 1996:13–28.

2. Bates SM, Ginsberg JS. Clinical practice. Treatment of deep-vein thrombosis. N Engl J Med 2004;351:268–277.

3. Gomez-Puerta JA, Martin H, Amigo MC, et al. Long-term follow-up in 128 patients with primary antiphospholipid syndrome: do they develop lupus? Medicine (Baltimore) 2005;84:225–230.

4. Frances C, Niang S, Laffitte E, Pelletier F, Costedoat N, Piette JC. Dermatologic manifestations of the anti-phospholipid syndrome: two hundred consecutive cases. Arthritis Rheum 2005;52:1785–1793.

5. Asherson RA, Cervera R, de Groot PG, et al. Catastrophic antiphospholipid syndrome: international consensus statement on classification criteria and treatment guidelines. Lupus 2003;12:530–534.

6. Nachman RL, Silverstein R. Hypercoagulable states. Ann Intern Med 1993;119:819–827.

7. Miyakis S, Lockshin MD, Atsumi T, et al. International consensus statement on an update of the classification criteria for definite antiphospholipid syndrome (APS). J Thromb Haemost 2006;4:295–306.

8. Holers VM, Girardi G, Mo L, et al. Complement C3 activation is required for antiphospholipid antibody-induced fetal loss. J Exp Med 2002;195:211–220.

9. Cowchock FS, Reece EA, Balaban D, Branch DW, Plouffe L. Repeated fetal losses associated with antiphospholipid antibodies: a collaborative randomized trial comparing prednisone with low-dose heparin treatment. Am J Obstet Gynecol 1992;166:1318–1323.

10. Schulman S, Svenungsson E, Granqvist S, the Duration of Anticoagulation Study Group. Anticardiolipin antibodies predict early recurrence of thromboembolism and death among patients with venous thromboembolism following anticoagulant therapy. Am J Med 1998;104:332–338.

11. Crowther MA, Ginsberg JS, Julian J, et al. A comparison of two intensities of warfarin for the prevention of recurrent thrombosis in patients with the antiphospholipid antibody syndrome. N Engl J Med 2003;349:1133–1138.

12. Finazzi G, Marchioli R, Brancaccio V, et al. A randomized clinical trial of high-intensity warfarin vs. conventional antithrombotic therapy for the prevention of recurrent thrombosis in patients with the antiphospholipid syndrome (WAPS). J Thromb Haemost 2005;3:848–853.

16

系统性硬化

A. 临床特征

Maureen D. Mayes, MD, MPH

- 系统性硬化（systemic sclerosis，SSc，硬皮病）根据受累皮肤的范围进一步分为局限性皮肤型病变和弥漫性皮肤型病变。
- 局限性硬皮病特点为皮肤病变局限于肘和（或）膝关节远端的皮肤。弥漫性硬皮病特点是除累及肘和（或）膝关节远端的皮肤之外也累及近端和躯干等部位皮肤。
- 无论局限性还是弥漫性病变均可累及面部皮肤。
- 系统性硬化临床表现有三种主要病理学基础：①小血管的非炎症性闭塞性病变；②皮肤和其他器官的胶原沉积（纤维化）；③自身免疫。
- 闭塞性小血管病变可导致雷诺现象、硬皮病肾危象、肺动脉高压。

- 纤维化导致皮肤增厚、肺实质病变和胃肠运动功能障碍。
- 腱鞘炎症导致检查时可触及摩擦感或运动时疼痛。
- 在系统性硬化患者体内可以检测到一系列自身抗体，包括：抗拓扑异构酶Ⅲ抗体和抗着丝点抗体。
- 雷诺现象常为系统性硬化的首发症状，其出现几个月至几年后可出现其他症状。
- 系统性硬化患者最常见的死因是肺部病变，很多系统性硬化患者可出现肺纤维化，最终20%的患者需要吸氧。
- 在血管紧张素转换酶抑制剂应用之前，硬皮病肾危象是最常见的死因，而现在也有较高的患病率。

　　临床上将硬皮病分为两种主要类型，局部型硬皮病和系统性硬皮病或系统性硬化（图17A-1）。局部型硬皮病包括硬斑病（一个或数个斑块状皮肤硬化），线状硬皮病（见于上、下肢长条状皮肤硬化），额顶部带状硬皮病（影响前额和面部皮肤的线状硬皮病的一种类型）[1]。尽管局部型硬皮病可以导致皮下组织萎缩，但是没有脏器或其他系统受累的临床表现。

　　系统性硬化可累及内脏器官[2]。系统性硬化根据皮肤硬化的范围分为局限性皮肤型病变和弥漫性皮肤型病变。局限性硬皮病和局部型硬皮病这两个名词易造成混淆，但是这两个名词是完全不同的概念。除了偶有报道局部性和系统性疾病发生在同一患者之外，这种情况是很少见的，而二者是具有不同的疾病特点和预后的两种不同疾病。

　　对于风湿病学家，硬皮病就意味着系统性疾病。本章只涉及系统性硬化。广义上讲系统性硬化临床表现主要基于3种主要病理基础：①小血管非炎症性闭

塞性病变；②皮肤和其他器官的胶原沉积（纤维化）；③自身免疫。目前尚不清楚这三种病变是如何联系到一起的。

血管病变

　　闭塞性小血管病变可以引起雷诺现象、硬皮病肾危象和肺动脉高压。纤维化可以引起皮肤增厚、肺实质病变和胃肠运动功能障碍。有些患者可以表现为炎症性病变如肌腱摩擦感和滑膜炎。另外一些病变无法解释比如钙化。

　　雷诺现象是遇凉后手部小血管痉挛引起的。由于血管痉挛，手指端出现颜色的顺序变化，首先是颜色变白，之后变紫，当受影响的部位温度回升后局部反应性充血（变红）。[4]雷诺现象还可以被紧张情绪所诱发，但与受凉相关的雷诺现象才能用于诊断。三项色变（白、紫和红）中红色是最少见的。在诊断的时

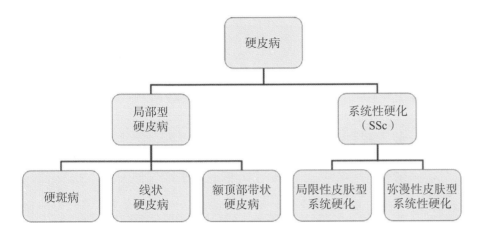

图 17A-1 硬皮病被分为两个主要类型，还可以进一步分类

候往往依据患者的雷诺现象的病史，而不是在检查时是否诱发此现象出现。这种现象在普通人群中也经常会出现的，5% ~ 10% 或更多的美国成年人有过雷诺现象 [5-6]。这些人中大多数人患有原发性雷诺病，而不是结缔组织病。原发性雷诺病不会引起组织损伤，原发雷诺现象不会导致指端溃疡和坏疽。

继发于系统性硬化的雷诺现象经常会导致不可逆性组织损伤。另外这种患者会出现与寒冷相关的血管痉挛，这是由于血管病变导致血管口径变窄。由于慢性缺血会导致指垫组织缺失。进一步缺血会导致瘢痕处有触痛，引起局部小灶性组织缺失。缺血加重后可导致指端溃疡和坏疽 [图 17A-2（A，B）]。由于严重

的缺血，指端溃疡自发地出现，另外于近端指间关节、掌指关节、尺骨茎突和肘关节伸侧也会出现同类溃疡，主要原因是伸侧皮肤局部血流灌注较少加上反复的小损伤。（图 17A-3）。

雷诺现象常为本病的首发症状，通常在其他表现出现前的几个月至几年出现。在某些病例由于缺乏系统性硬化的进一步临床表现导致诊断延迟。另外，对有些症状的忽略也会导致诊断不及时，例如轻微硬化（手指部位局限性皮肤增厚）、胃肠道反流和其他系统性硬化的症状或体征，没有把这些新出现的指征视为系统性疾病也会导致同样情况出现。在雷诺现象刚出现的时候往往就可以检测到抗核抗体阳性。实际上，

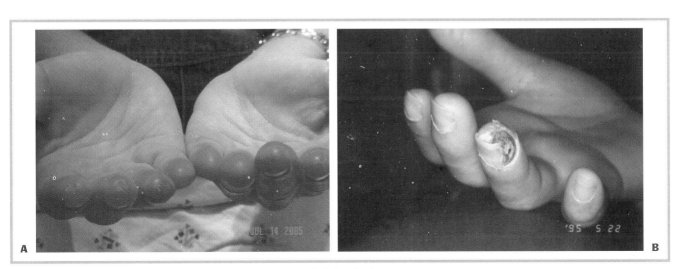

图 17A-2 （也见彩图 17A-2）（A，B）严重缺血造成的指端溃疡和坏疽

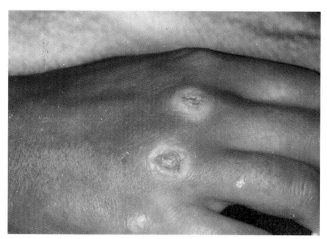

图 17A-3 （也见彩图 17A-3）局部血液灌注少或反复小损伤引起掌指关节伸侧皮肤溃疡

在一个有雷诺现象的患者体内检测到抗核抗体阳性，就说明该患者需要作进一步的检查，以便确认其是否患有结缔组织病。

美国风湿病协会（现在称为美国风湿病学会）于 1980 年颁布系统性硬化分类标准完全由临床表现所组成 [7]。唯一的主要条件是手指及掌指关节近端皮肤增厚。三项次要条件包括指硬化，指尖缺血性改变（指垫消失、指尖凹陷性瘢痕或指端溃疡），双肺基底部纤维化。具备主要条件或两条或两条以上次要条件者，可诊为系统性硬化。该标准的特异性为 98%，敏感性为 97%。本系统可能会错过一些我们现在认为的系统性硬化患者。例如，患有 CREST 综合征（钙质沉着、雷诺现象、食管功能障碍、指端硬化和毛细血管扩张）的患者不符合该诊断标准 [8]。

系统性硬化的分类对于预后具有重要的意义，这种分类对于临床具有很好的实用性。局限性硬皮病特点为皮肤病变局限于肘和（或）膝关节远端的皮肤 [8]。弥漫性皮肤型病变（diffuse cutaneous disease）特点是除累及肘和（或）膝关节远端的皮肤之外也累及其近端皮肤，并可以累及躯干部位皮肤。无论局限性硬皮病还是弥漫性硬皮病均可累及颜面部皮肤。

典型的局限性皮肤型病变（limited cutaneous disease）常以雷诺现象为首发症状，逐渐发展为其他硬皮病相关症状和体征，比如频发的临床表现通常为每日都会出现的胃部灼热、伴有触痛的指端溃疡或瘢痕、可能会扩展至手背和前臂的手指皮肤增

厚。后期症状包括与肺纤维化相关的气短、从手及面部开始的毛细血管扩张，晚期与肺动脉高压相关的气短。

与之对应，弥漫性皮肤型系统性硬化（dcSSc）起病急，皮肤改变与雷诺现象同时出现或紧随其后出现，在发病 2 年内即可出现内脏器官受累。发病初的 1～5 年内皮肤病变进展快速，之后进入稳定期，病变逐渐有所改善但很少达到完全缓解。尽管皮肤病变的范围和严重程度随时间发展而有所减轻，但是因为内脏受累病程与皮肤好转不平行，因此其依然属于病变。肺、心脏和胃肠道纤维化仍然存在。患有 dcSSc 的患者这些脏器经常会受累。另外早期弥漫性皮肤型系统性硬化患者，特别是在皮肤损害加重的过程中最易出现硬皮病肾危象（scleroderma renal crisis，SRC）。

这些早期弥漫性病变的患者体内炎症表现也比较突出，表现为炎症、发红和强烈的皮肤瘙痒感，肌腱摩擦感和滑膜炎（不能用表面皮肤增厚解释）。尽管泼尼松可以改善症状，但是每日 ≥ 15mg 的剂量可能诱发硬皮病肾危象。

通常，预后差的因素包括弥漫性皮肤病变、发病年龄较大、非洲或土著美国人（印第安人）、弥散能力小于预测值的 40%、大量心包积液、蛋白尿、血尿、肾衰竭、贫血、红细胞沉降率增快和心电图异常 [9,10]。

自身抗体的检测对于判断预后也有一定帮助 [11]。几乎所有的系统性硬化患者抗核抗体均为阳性。抗着丝点抗体阳性者多数为局限性病变，预后较好，但其患肺动脉高压、原发性胆汁性肝硬化和严重的指端缺血的概率有所增加。抗拓扑异构酶抗体（也称为抗 Scl-70）阳性者发生严重的肺间质纤维化的概率较多。抗 RNA 合成酶抗体（不要与抗 RNP 抗体混淆）与硬皮病肾危象相关。

表 17A-1 列举了系统性硬化的各个亚型的临床特点。尽管区分弥漫性和局限性病变亚型很有意义，但是系统性硬化是一组非常复杂的病变，严重的脏器病变也可出现于局限性皮肤型系统性硬化（lcSSc）患者。

皮肤表现

系统性硬化最主要的临床表现是皮肤增厚。皮肤表现也包括手部肿胀（有时累及足部）、瘙痒、色素沉积或色素脱失、毛细血管扩张、钙化、指端溃疡、指

表 17A-1　系统性硬化的主要临床特点

弥漫性皮肤型系统性硬化（dcSSc）
- 躯干、上臂和大腿的近端皮肤增厚，也可累及对称性手指、手掌、上肢和面部 / 颈部
- 紧随雷诺现象的急性起病
- 重要脏器病变：肺、心、胃肠道和（或）肾
- 抗着丝点抗体阴性
- 病程不同，但是预后都较差，10 年存活率为 40% ~ 60%

局限性皮肤型系统性硬化（lcSSc）
- 对称性皮肤增厚局限于肘关节和膝关节远端或者累及颜面 / 颈部
- 典型患者在雷诺现象出现数月至数年后病情进展
- 脏器病变出现较晚并且不严重
- 肺动脉高压出现较晚
- 与抗着丝点抗体相关
- 相对预后佳，10 年存活率 > 70%

重叠综合征
- 弥漫性或局限性系统性硬化合并一种或一种以上确诊的其他结缔组织病
- 混合结缔组织病：具有系统性红斑狼疮、系统性硬化和多发性肌炎的特点，伴有抗 U1RNP 抗体阳性

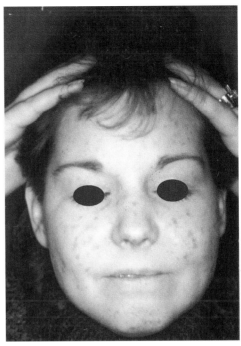

图 17A-4　（也见彩图 17A-4）　毛细血管扩张好发于手指、手掌、手背以及面部

尖瘢痕和指端坏疽[12]。通常紧随雷诺现象的症状是手部肿胀，而患者主诉为其戒指变紧。这种皮肤增厚常由远端开始逐渐向近端扩展，与下肢相比更易累及上肢。另一个常见的症状是皮肤瘙痒感，其易出现于早期弥漫性病变，通常早于皮肤增厚出现。很少有患者表示有剧烈的短暂的疼痛和浅表的皮肤触痛。瘙痒和皮肤疼痛都是早期症状，当出现纤维化之后，二者症状通常会减轻。

弥漫性色素沉着主要是由于皮肤的慢性炎症所致。皮肤可出现点状色素脱失，由于毛囊基底处的色素依旧存在而其周围色素脱失，导致皮肤像撒了盐和胡椒粉一样。随着时间的发展，手、颜面和胸部色素脱失部位相互融合面积扩大。

毛细血管扩张经常在手指、手掌、手背和面部出现（图 17A-4）。毛细血管扩张的定义为按压后皮肤变苍白。受损部位最开始直径 ≤ 1 mm，随着时间而扩大，逐渐累及到上肢和躯干部位，也可以出现在口唇和口腔黏膜的交界处。毛细血管扩张很少累及下肢，其原因未明。毛细血管扩张的症状可以在许多患者中出现。如果毛细血管扩张广泛存在于胃肠道，则会引起明显的胃肠道出血，若非如此，毛细血管扩张很少引起临床表现。

由于缺血引起的手指末端凹陷性瘢痕、溃疡和坏疽会导致持续性疼痛。溃疡出现在骨头凸出的部位（近端指间关节、掌指关节、肘关节、内踝），主要是由于皮肤增厚和紧绷、微血管血液循环差以及反复发生的小损伤所致。尽管感染不是导致溃疡的直接原因，但是由于其慢性病变可以导致局部继发性感染。指尖坏疽可以突然出现，有时需要进行外科治疗。无论何时从缓解疼痛的立场来看，非抢救性手指组织自截术比外科手术要更好一些，因为外科手术会导致更多组织的损伤。

皮下钙化（calcinosis cutis）是系统性硬化晚期的另一个表现，经常继发局限性病变，也可以继发弥漫性病变晚期。皮下钙化可以出现在手、前臂、肘、膝和腿（图 17A-5）。这种沉积可贯穿皮肤导致继发感染，治疗困难。

尽管超过 95% 的系统性硬化患者皮肤增厚，但是还有少数患者患有无硬化的硬皮病，其特点是雷诺现象，典型胃肠道症状和体征，自身抗体阳性和（或）毛细血管扩张[13]。这类患者的预后与局限性皮肤型系统性硬化相似，在疾病后期肺动脉高压发生的概率较大。由于缺乏皮肤增厚的典型临床表现，此类患者往往被延误诊断。

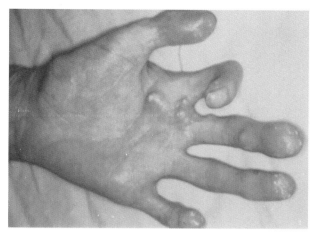

图 17A-5 （也见彩图 17A-5） 皮下钙化见于手、前臂、肘和下肢

胃肠道表现

胃肠道是系统性硬化仅次于皮肤的最常受累的器官[14]。由于受累的程度不同，症状和体征包括经常胃灼热、吞咽困难、食管狭窄、黏膜萎缩（Barrett食管）、糜烂性食管炎、胃炎、胃窦血管扩张（gastric antral vascular ectasia，GAVE 或 西瓜胃，watermelon stomach）、饭后腹胀、过早饱胀感、体重下降、便秘、胃肠胀气和吸收不良性腹泻。

严重的胃肠道疾病在不同的患者表现各异。多数患者由于食管胃部括约肌压力减低导致胃食管反流性疾病（gastroesophageal reflux disease，GERD），但是只有少数患者会发展为严重的需要营养治疗的胃肠功能障碍。

平滑肌萎缩和纤维化引起胃肠道功能障碍，由此导致胃肠道症状。目前的观点认为由于早期神经系统病变造成肌肉萎缩进而导致系统性硬化出现胃肠道功能障碍。依据这种观点，纤维化不是疾病的启动因素，而是一种修复机制[15]。

起初食管有蠕动波，经过一段时间之后食管蠕动波完全消失。由于慢性反流导致食管狭窄造成吞咽困难，也可能由于食管蠕动异常导致食物存留于食管的某个部位需要多进行几次吞咽动作才能将食物咽下。

慢性 GERD 会导致食管黏膜糜烂、发育异常、狭窄形成和夜间出现反应性气道疾病。纤维胃镜下可以观察到 GAVE，主要是由于肠道黏膜变薄导致胃窦黏膜下平行的血管呈现出西瓜一样的条纹。这种情况有

的时候会导致胃出血，需要胃镜下激光止血。在疾病晚期黏膜毛细血管扩张会贯穿整个消化道，有的时候会导致难以控制的消化道出血。

胃轻瘫和小肠功能障碍会导致早饱、腹胀、便秘。小肠内细菌过生长可以导致吸收障碍和腹泻，有时需要间断性或交替使用抗生素。大肠蠕动能力减弱会导致便秘，有时会造成严重便秘。X线对比检查会显示出广口憩室、肠积气，此二者很少导致临床症状。系统性硬化也可引起肛门括约肌压力下降，导致大便失禁。

原发性胆汁性肝硬化（primary biliary cirrhosis，PBC）可以出现于少部分人，其发病率较正常人群高[16]。

肺和肺血管表现

肺部受累是系统性硬化最常见的致死因素[9]。很多系统性硬化患者可以出现肺纤维化，大约20%的患者最后需要吸氧。弥漫性皮肤型系统性硬化患者发生肺纤维化的概率明显高于局限性皮肤型系统性硬化患者。这种差异不是绝对的，两类患者均需要进行肺功能检测（pulmonary function test，PFT）。早期肺病变常无症状。之后出现的干咳不是肺部病变的特异症状，也可能与慢性 GERD 有关。活动后气短可能与一系列因素相关。

肺实质性疾病最敏感的肺功能检测表现为限制性通气功能障碍。建议患者定期进行肺功能检查。肺总通气量、肺容积和（或）氧化亚氮弥散量（DL_{CO}）均有下降表明有限制性通气功能障碍。仅有氧化亚氮弥散量下降提示肺动脉高压。

在早期肺纤维化的检测方面肺部 CT 较 X 线更敏感。在肺泡炎期，高分辨 CT 可显示肺部呈毛玻璃样改变，支气管肺泡灌洗检测灌洗液（BAL）里发现中性粒细胞和（或）嗜酸性粒细胞提示有急性炎症。抗拓扑异构酶抗体阳性的患者患肺纤维化的概率更高，但是该并发症并不仅限于此抗体阳性的患者。

肺动脉高压主要基于两种病理学基础：①原发性肺血管受损或梗阻者，例如肺纤维化、反复发作的血栓栓塞性疾病或硬皮病血管病变；②引起心脏搏出量减少的疾病，例如心脏收缩功能障碍、充血性心力衰竭或心脏瓣膜疾病。肺动脉高压（pulmonary arterial hypertension，PAH）主要是指第一种情况。

如前所述肺动脉高压患者的肺功能检测可以只表

现为氧化亚氮弥散量下降，其他指标正常，或者氧化亚氮弥散量下降幅度与其他指标不平行。心动超声图如果提示右心室收缩压增高和（或）三尖瓣喷射性反流增多对于诊断有一定意义。然而心动超声图对于轻型患者意义不大。另外超声心动图无法检测肺毛细血管楔压。对于怀疑有肺动脉高压的患者应进行右心导管检查，测量肺动脉和肺毛细血管楔压，以便于诊断。确诊前一定要与慢性血栓栓塞性疾病进行鉴别。

肺动脉高压最初没有症状，早期的症状均为非特异性，例如活动后乏力。呼吸困难往往是较晚出现的症状，并且其原因很多。典型的局限性皮肤型系统性硬化患者病程晚期会发展为肺动脉高压。很多肺动脉高压的系统性硬化患者抗着丝点抗体阳性。轻至中度的限制性肺疾病患者很难区分其病因是继发于肺纤维化的肺动脉高压还是由于硬皮病肺疾病合并硬皮病肺血管病变。系统性硬化合并肺纤维化和肺动脉高压患者的病死率与单纯肺动脉高压的患者接近，但是高于单纯肺纤维化的患者[17]。

系统性硬化患者进行右心导管检查发现肺动脉高压的患病率为 8%～12%[18,19]。仅用超声心动图检查其患病率是此数字的两倍[20]，这说明右心导管检测对于诊断是非常必要的。

系统性硬化患者做超声心动图的机会较多，在做检查之前不要盲目下结论，这种情况往往对局限性皮肤型系统性硬化和弥漫性皮肤型系统性硬化均有影响。导致严重肺动脉高压的危险因素包括老年、局限性皮肤病变和开始评估时即发现肺动脉压力增高[21]。

心脏受累

如果心电图（ECG）、心包和心功能的任何改变都归为系统性硬化对心脏的影响，那么系统性硬化的心脏病就相当普遍[22]。然而有临床表现的心脏病变相对较少见，是疾病的晚期表现，任何心脏病的症状都是预后不良的指征，表现为心脏传导功能紊乱，心律失常、左室或全心功能衰竭和心包炎。透壁性斑片状心肌纤维化是系统性硬化的特征性的组织学基础。缺血再灌注损伤可以导致心肌收缩带坏死。

无症状性少量至中量心包积液比较常见，但是心包压塞少见。大量心包积液提示预后差[23]。

肾脏病变和硬皮病肾危象

在应用血管紧张素转化酶抑制剂之前，硬皮病肾危象（SRC）是系统性硬化死亡的主要原因[24]。典型的 SRC 在弥漫性疾病早期（发病 4 年内）发生。血压正常的患者如果出现 SRC 则可以突然出现恶性高血压。严重高血压的症状和体征包括头痛、卒中和心力衰竭。检查结果可以出现血肌酐升高、蛋白尿和镜下血尿。微血管溶血性贫血和血小板减少可以随着血压降至正常而好转。如果及早应用 ACE I 类降压药（必要时联合应用其他降压药），预后较好，血压降至正常后数天内肾功能可以恢复至正常或接近正常。血压下降至正常后预后较好。

SRC 的预测因素包括弥漫性皮肤病变、快速进展的皮肤受累、4 年内的病史、抗 RNA 合成酶Ⅲ抗体阳性、新出现的贫血、新出现的心脏病变和之前用过大剂量糖皮质激素。另外应用过量糖皮质激素与 SRC 的发生有关。

SRC 预后差的因素包括确诊时血肌酐水平超过 3 mg/dl、血压升高超过 3 天、男性、老年以及充血性心力衰竭。有研究显示开始时需要进行透析的 55% 患者，需要继续透析的平均时间为 8 个月。在开始透析之后还要继续应用 ACE 抑制剂，并要继续控制血压。

系统性硬化也有表现为血压正常的肾危象，此类患者不伴微血管病变、血压没有明显升高，血肌酐水平逐渐升高。一定要排除其他原因所导致的肾衰竭，可经验性应用 ACE 抑制剂。

肌肉骨骼病变

肌肉骨骼病变包括关节挛缩、肌腱摩擦感、肌病、肌炎、骨吸收、皮下钙化、滑膜炎和受压性神经病变[25]。

关节病变主要是因为局部皮肤病变导致的关节活动受限、关节挛缩而没有滑膜炎。皮肤受累的严重程度决定挛缩的程度。最常受累的关节是手、腕和肘关节。上肢受累可以影响正常手和上肢活动。肩、髋、膝和踝关节也可出现活动受限。下肢受累可以导致严重的步态异常。

腱鞘炎症可以引起触诊时肌腱摩擦感，有时会出现运动时的疼痛。如果患者主诉关节运动时肌腱疼痛，但是没有触到摩擦感，那么通常用听诊器会听到摩擦音。最常受累的部位是踝关节的背屈肌腱、手指伸肌腱和膝关节伸肌腱。肌腱摩擦感也可以在肩、腕和其他关节部位出现。

系统性硬化既可以出现肌病也可以出现肌炎。硬皮病性肌病主要表现为非进行性病变，轻微的近端肌无力、肌酸激酶正常或轻微升高、对糖皮质激素反应差[26]。肌肉活检显示肌纤维代以纤维化，很少有淋巴细胞浸润。相对而言，真正的肌炎比较少见，主要表现为近端肌肉进行性无力、肌酸激酶增高、典型的肌电图改变。真正的肌炎对免疫抑制治疗反应较好。

由于慢性缺血导致的指骨远端骨溶解和骨吸收可以出现于40%～80%的患者。其他部位的骨溶解较指骨远端的骨溶解少见，这些部位包括肋骨、下颚骨、远端锁骨、肱骨和颈椎。

累及手和腕的外周关节炎症性滑膜炎在疾病的早期比较常见，由于表面皮肤增厚、紧绷，所以关节肿胀不明显。系统性硬化性关节炎是非侵蚀性的，免疫抑制治疗有效（包括甲氨蝶呤），于治疗数月后病情好转。

与上述情况截然不同的是有些患者可以出现系统性硬化和类风湿关节炎重叠，表现为类风湿因子阳性、侵蚀性关节炎、进行性关节破坏。治疗与原发性类风湿关节炎相同。

最常见的神经病变并发症是腕管综合征，经常发生在疾病早期的皮肤水肿期。其他神经病变例如尺神经损伤可以随着皮肤增厚、紧绷和挛缩的进展而出现。

硬皮病样病变

我们这里讲述几种与系统性硬化类似的病变[27]。临床最相关的疾病包括肾源性系统性纤维化（nephrogenic systemic fibrosis，NSF，也称为肾源性纤维性皮病）、嗜酸性筋膜炎、硬肿病、硬化性黏液水肿。肾源性系统性纤维化（NSF）发生于慢性肾功能不全患者，经常但不仅出现在透析患者[28]。与系统性硬化的区别点在于：相对来说发病较快，纤维化更易影响下肢而不是上肢，一般不影响手部。NSF不出现雷诺现象，据报道肾移植可使此病好转。尽管发病机制未明，目前认为可能是骨髓分化的纤维细胞沉积在皮肤，被活化后导致纤维化。

嗜酸性筋膜炎（eosinophilic fasciitis，Shulman病）表现为快速出现的皮肤和筋膜增厚，早期发展为挛缩，多见于肘关节。表现为橘皮样的微凹，不累及手部和手指。

诊断有赖于深达筋膜的活检病理。活检可见嗜酸性粒细胞浸润导致筋膜增厚。外周血嗜酸性粒细胞增多症在系统性硬化不常见，但是嗜酸性粒细胞性筋膜炎较常见。

硬肿病（或糖尿病性硬化病）是一种糖尿病并发症，颈部、肩带部、上肢和背部皮肤增厚。与系统性硬化易影响远端肢体比较，其更易影响近端肢体，不伴有雷诺现象。活检显示黏蛋白和胶原蛋白增多。硬肿病也和副蛋白或多发性骨髓瘤有关。副蛋白通常不在皮肤沉积。

硬化性黏液水肿较硬肿病影响的皮下组织更广泛，其累及手部，黏蛋白丘疹和结节与副蛋白有关。其表现为皮肤悬垂折叠而不是皮肤紧绷。

（刘 波 译　毕黎琦 校）

参考文献

1. Piette WW. Morphea or localized scleroderma. In: Clements PJ, Furst DE, eds. Systemic sclerosis. Philadelphia: Lippincott Williams & Wilkins; 2004:29–37.
2. Medsger TA Jr. Classification, prognosis. In: Clements PJ, Furst DE, eds. Systemic sclerosis. Philadelphia: Lippincott Williams & Wilkins; 2004:17–28.
3. Korn JH. Pathogenesis of systemic sclerosis. In: Koopman WJ, Moreland LW, eds. Arthritis and allied conditions. Philadelphia: Lippincott Williams & Wilkins; 2005:1621–1632.
4. Boin F, Wigley FM. Understanding, assessing and treating Raynaud's phenomenon. Curr Opin Rheumatol 2005;17:752–760.
5. Fraenkel L, Zhang Y, Chaisson CE, et al. Different factors influencing the expression of Raynaud's phenomenon in men and women. Arthritis Rheum 1999;42:306–310.
6. Suter LG, Murabito JM, Felson DT, Fraenkel L. The incidence and natural history of Raynaud's phenomenon in the community. Arthritis Rheum 2005;52:1259–1263.
7. Subcommittee for Scleroderma Criteria of the American Rheumatism Association Diagnostic and Therapeutic Criteria Committee: preliminary criteria for the classification of systemic sclerosis (scleroderma). Arthritis Rheum 1980;23:581–590.
8. LeRoy EC, Black C, Fleischmajer R, et al. Scleroderma (systemic sclerosis): classification, subsets, and pathogenesis. J Rheumatol 1988;15:202–205.
9. Steen VD, Medsger TA Jr. Severe organ involvement in systemic sclerosis with diffuse scleroderma. Arthritis Rheum 2000;43:2437–2444.
10. Bryan C, Knight C, Black CM, Silman AJ. Prediction of five-year survival following presentation with scleroderma: development of a simplet model using three disease factors at first visit. Arthritis Rheum 1999;42:2660–2665.

11. Cepeda EJ, Reveille JD. Autoantibodies in systemic sclerosis and fibrosing syndromes: clinical indications and relevance. Curr Opin Rheumatol 2004;16:723–732.

12. Clements PJ, Medsger TA Jr, Feghali CA. Cutaneous involvement in systemic sclerosis. In: Clements PJ, Furst DE, eds. Systemic sclerosis. Philadelphia: Lippincott Williams & Wilkins; 2004:129–150.

13. Poormoghim H, Lucas M, Fertig N, Medsger TA Jr. Systemic sclerosis sine scleroderma: demographic, clinical, and serologic features and survival in forty-eight patients. Arthritis Rheum 2000;43:444–451.

14. Weinstein WM, Kadell BM. The gastrointestinal tract in systemic sclerosis. In: Clements PJ, Furst DE, eds. Systemic sclerosis. Philadelphia: Lippincott Williams & Wilkins; 2004:293–308.

15. Goldblatt F, Gordon TP, Waterman SA. Antibody-mediated gastrointestinal dysmotility in scleroderma. Gastroenterology 2002;123:1144–1150.

16. Mackey RI. Autoimmunity and primary biliary cirrhosis. Baillieres Best Pract Res Clin Gastroenterol 2000;14:519–533.

17. Chang B, Wigley FM, White B, Wise RA. Scleroderma patients with combined pulmonary hypertension and interstitial lung disease. J Rheumatol 2003;30:2398–2405.

18. Hachulla E, Gressin V, Guillevin L, et al. Early detection of pulmonary arterial hypertension in systemic sclerosis: a French nationwide prospective multicenter study. Arthritis Rheum 2005;52:3792–3800.

19. Mukerjee D, St George D, Coleiro B, et al. Prevalence and outcome in systemic sclerosis associated pulmonary arterial hypertension: application of a registry approach. Ann Rheum Dis 2003;62:1088–1093.

20. Wigley FM, Lima JAC, Mayes M, McLain D, Chapin JL, Ward-Able C. The UNCOVER study: prevalence of undiagnosed pulmonary arterial hypertension in subjects with connective tissue disease at the secondary healthcare level of community-based rheumatologists. Arthritis Rheum 2005;52:2125–2132.

21. Chang B, Wigley FM, White B, Wise RA. Scleroderma patients with combined pulmonary hypertension and interstitial lung disease. J Rheumatol 2006;33:269–274.

22. Follansbee WP, Marroquin OC. Cardiac involvement in systemic sclerosis. In: Clements PJ, Furst DE, eds. Systemic sclerosis. Philadelphia: Lippincott Williams & Wilkins; 2004:195–220.

23. Smith JW, Clements PJ, Levisman J, Furst D, Ross M. Echocardiographic features of progressive systemic sclerosis (PSS): correlation with hemodynamic and postmortem studies. Am J Med 1979;66:28–33.

24. Steen VD. Renal involvement in systemic sclerosis. In: Clements PJ, Furst DE, eds. Systemic sclerosis. Philadelphia: Lippincott Williams & Wilkins; 2004:279–292.

25. Pope JE. Musculoskeletal involvement in scleroderma. Rheum Dis Clin North Am 2003;52:391–405.

26. Clements PJ, Furst DE, Campion DS, et al. Muscle disease in progressive systemic sclerosis: diagnostic and therapeutic consideration. Arthritis Rheum 1978;21:62–71.

27. Mori Y, Kahari VM, Varga J. Scleroderma-like cutaneous syndromes. Curr Rheumatol Rep 2002;4:113–122.

28. Cowper SE, Boyer PJ. Nephrogenic systemic fibrosis: an update. Curr Rheumatol Rep 2006;8:151–157.

17

系统性硬化

B.　流行病学、病理和发病机制

John Varga, MD

- 系统性硬化病（systemic sclerosis，SSc）是一种以小血管结构和功能异常，皮肤和内脏器官进行性纤维化为特点的慢性、多系统自身免疫性炎症疾病。

- 在美国，每年 SSc 的发病率为 9 ～ 19 例 / 万人口。仅以社区为基础的调查显示 SSc 的发病率为 286 例 / 万人口。

- SSc 患者多见于女性，女男发病比率为（3 ～ 5）:1。

- 非裔美国人的发病率高于白种人，且发病年龄也早于白种人。另外，非裔美国人更容易发生弥漫性皮肤病变、肺间质病变，且预后更差。

- 一些 SSc 患者（1.6%）的一级亲属也患有 SSc［相对危险度（RR）=13］，这一现象提示在疾病易感性中遗传因素起着重要作用。

- 已被怀疑可能与 SSc 发病有关的环境因素包括感染（特别是病毒感染）、接触环境或职业毒素、药物。

- SSc 特征性的病理表现是小动脉和细微动脉的闭塞性病变，以及受累器官血管及间质的纤维化。在确

诊的 SSc 患者中，这些病变常不合并炎症表现。

- 在相对早期的疾病阶段，已发现许多器官在出现纤维化前表现为血管周围的细胞浸润。

- 易受 SSc 累及而发生闭塞性血管病变的器官包括心脏、肺、肾和肠道。

- 易发生纤维化的器官包括皮肤、肺、胃肠道、心脏、腱鞘、骨骼肌的束周组织、某些内分泌器官（如甲状腺）。

- 多种细胞与其产物的相互作用过程是 SSc 不同临床表现的基础。

- 一个完整的 SSc 发病机制必须包括血管病变的进展、细胞活化、体液免疫反应及多器官进行性纤维化。

- 自身免疫反应、内皮细胞功能变化和血管反应可能是 SSc 最早的临床表现，这将导致雷诺现象比其他表现早几年出现。这些过程间复杂的相互作用驱动、放大和保持了异常的组织修复和纤维化。

系统性硬化病（SSc）是一种以小血管结构和功能异常，皮肤和内脏器官进行性纤维化为特点的慢性、多系统自身免疫性炎症疾病。其发病机制极其复杂且尚未研究清楚。多种细胞与其产物的相互作用过程是 SSc 不同临床表现的基础。

流行病学

系统性硬化病是一种后天获得性散发病，呈世界性分布，所有种族均可发病。在美国，每年 SSc 的发病率为 9 ～ 19 例 / 万人口，患病率为 28 ～ 253 例 / 万人口。一项仅以社区为基础的调查显示 SSc 的患病率为 286 例 / 万人口[1]。据估计，美国约有 10 万 SSc 患

者，但如果将轻症患者和不符合正式分类标准的患者纳入患患者群，这一数字还将显著升高。在美国的温暖和寒冷气候区域，其发病率无明显差别。来自英格兰、澳大利亚和日本的研究显示其发病率均低于美国[2]。

年龄、性别和种族是决定疾病易感性的重要因素。与其他结缔组织病类似，SSc 好发于女性，女男比例为（3 ～ 5）:1。女性患者的年龄集中在 15 ～ 40 岁，绝经后减少。发病的高峰年龄为 30 ～ 50 岁。与局限性硬皮病相比，SSc 罕见于儿童。非裔美国人的发病率高于白人，且发病年龄更早。另外，非裔美国人更容易发生弥漫性皮肤病变、肺间质病变，且预后更差。非裔美国人中，SSc 患者的高疾病严重度和高病死率

可能与其更易患严重的疾病亚型并出现亚型特异性自身抗体（如直接针对拓扑异构酶 I-Scl70 的抗体和 U3-RNP）有关[3]。

SSc 与特异性人类白细胞抗原（HLA）单倍型的关系普遍较弱。与之相反，特异性自身抗体常与特定的 HLA 等位基因相关。例如，在美国白人及黑人中，抗拓扑异构酶 I 抗体与 HLA-DRB1*1101-1104 等位基因显著相关，而在日本人群中则与 DRB1*1502 相关。某些抗体与 HLA 的关系在不同种族间存在差异。在 SSc 的白人患者中，HLA-DRB1 分子与抗着丝点抗体相关。

遗传因素

系统性硬化病不依照孟德尔遗传规律遗传。同卵和异卵双胞胎表现出同样的低疾病一致率[4]。另外，1.6% 的 SSc 患者的一级亲属也患有 SSc［相对危险度（RR）=13］，这一现象提示在疾病易感性中遗传因素起重要作用。在 SSc 一级亲属中，其他自身免疫病，包括系统性红斑狼疮（SLE）和类风湿关节炎（RA）的发病风险也升高。来自俄克拉荷马州的乔克托印第安人中，SSc 的患病率高达 4690 例／万人口。另外，乔克托印第安人群中 SSc 患者显示出惊人的疾病表型一致性，他们都表现为弥漫性皮肤病变、肺纤维化和抗拓扑异构酶 I 抗体阳性。SSc 的遗传学研究焦点集中在探讨候选基因的多态性，尤其是针对那些与调节免疫、炎症、血管功能和结缔组织稳态相关的基因研究。目前已报道某些基因的单核苷酸多态性（SNP）与 SSc 具有弱相关性，这些基因包括下述蛋白质的编码基因：血管紧张素转换酶（ACE）、内皮素 1、氧化亚氮合酶、B 细胞标志物（CD19）、趋化因子（单核细胞趋化蛋白 1）、趋化因子受体、细胞因子（白细胞介素 1α、白细胞介素 -4 和肿瘤坏死因子 -α）、生长因子及其受体［结缔组织生长因子（CTGF）和转化生长因子 β（TGF-β）］、以及细胞外基质蛋白（纤维连接蛋白、纤维蛋白和 SPARC）。这些相关基因的种类还在持续增多。

环境因素

相对较低的 SSc 双胞胎发病一致率提示环境因素在该病易感性中起重要作用。已被怀疑可能与 SSc 发病有关的环境因素包括感染（特别是病毒感染）、接触环境或职业毒素、药物。SSc 患者血清中抗人类巨细胞病毒（hCMV）抗体及针对识别 hCMV 趋化蛋白 UL94 抗原表位的抗拓扑异构酶 I 的自身抗体明显增多。因为 UL94 抗体可以诱导内皮细胞凋亡和活化皮肤成纤维细胞，而这二者正是 SSc 病理生理学特点所在，因此分子模拟可能是 hCMV 感染与 SSc 发病相关的机制之一。另有研究提示，hCMV 感染在实体器官移植后的移植物血管病发生中起重要作用。这种血管病表现为新生血管内膜形成、平滑肌增生，这一表现与 SSc 的闭塞性血管病变相似。hCMV 可以直接诱导受感染的成纤维细胞分泌 CTGF 的事实使人们更加确信 hCMV 感染与 SSc 发病相关的假设。人类细小病毒 B19 也已被推测与 SSc 发病相关。

已有报道指出 SSc 具有明显的地域聚集性，提示这些患者具有共同的环境暴露因素，但进一步的深入研究并不能证实这些地域聚集性的存在。在过去的 20 年里，已报道了两种与 SSc 表现相似的多系统疾病的流行病学调查。其中之一为西班牙的油毒综合征，它与变质的菜籽食用油有关。另一种疾病为美国的嗜酸细胞增多性肌痛综合征，它是由于摄入膳食补充剂（L- 色氨酸）引起。这两种看似新奇的综合征的患者数均超过 1 万人，且均表现为慢性硬皮病样的皮肤纤维化。但这两种疾病的临床和病理学特征均与 SSc 不同。已有观察发现职业暴露于二氧化硅的男性，如矿工，其 SSc 发病率升高。目前认为与 SSc 发病有关的其他职业风险包括暴露于聚氯乙烯、环氧树脂树脂、芳香族碳氢化合物（如甲苯和三氯乙烯）。与 SSc 样疾病发病相关的药物包括博来霉素、喷他佐辛、可卡因和食欲抑制剂（芬氟拉明的主要衍生物），它们同时还可引起肺动脉高压。一些硅胶乳房植入术后的妇女的 SSc 发病率升高，这使人们更加关注二者之间的关系。但更加深入的流行病学调查并未发现二者之间的相关性[5]。

病理

SSc 特征性的病理表现是小动脉和微细动脉的闭塞性病变，以及受累器官血管及间质的纤维化。在确诊的 SSc 患者中，这些病变常不合并炎症表现。在相对早期的疾病阶段，已发现许多器官在出现纤维化前表现为血管周围的细胞浸润。皮肤浸润的主要细胞为

CD4$^+$T 淋巴细胞[6]。其他浸润的细胞还包括 CD8$^+$T 细胞、单核 / 巨噬细胞、浆细胞、肥大细胞和少许 B 细胞。与皮肤病理表现不同，肺脏浸润的细胞大部分为CD8$^+$。在皮肤和肺部病灶中没有发现完整的嗜酸性粒细胞，提示 SSc 存在嗜酸性粒细胞脱颗粒。

SSc 血管病变的特点是小动脉及中等大小动脉的内膜增生导致管腔狭窄。易受 SSc 累及而发生闭塞性血管病变的器官包括心脏、肺、肾和肠道。易发生纤维化的器官包括皮肤、肺、胃肠道、心脏、腱鞘、骨骼肌的束周组织、某些内分泌器官（如甲状腺）。SSc合并的纤维化表现为由 I 型胶原、纤维连接蛋白、蛋白多糖和其他结构大分子组成的均质性结缔组织沉积。这一纤维化过程将逐渐替代正常组织、破坏其结构及功能、并通常可导致器官功能衰竭。皮肤的纤维化常发生于炎症细胞聚集之后。这将导致大量的皮肤出现毛囊、汗腺和其他附属器的闭塞（图 17B-1）。胶原聚集主要存在于网状真皮层，纤维化可侵犯至邻近的脂肪细胞包埋的脂肪层。并出现表皮萎缩和钉突形成。

从口腔到直肠的消化道任一部分均可发生 SSc 的病理变化。食管的上 1/3 横纹肌通常不受累。食管下段常受到 SSc 的侵犯，表现为固有层和黏膜下层以血管病变和肌层萎缩为特征的纤维化。食管下段的功能失调使许多患者出现胃食管反流症状。慢性反流将伴发食管炎、溃疡、食管狭窄，并可能导致 Barret 食管。正常的小肠结构改变将导致异常的肠道蠕动、肠道运动障碍和小肠梗阻。

在肺部，疾病早期的突出表现为 CD8$^+$ 淋巴细胞、巨噬细胞和嗜酸性粒细胞呈斑片状浸润于肺泡壁。随着病变的持续进展，弥漫性 SSc 的主要病理表现为肺纤维化和血管损伤，而且通常二者同时存在于病灶处。在局限性硬皮病患者中，血管损伤通常不合并或很少合并纤维化。肺动脉高压时常出现肺动脉内膜增厚，弹力纤维染色是观察这一病理改变的最佳染色条件。这些病例的尸检常发现多处肺栓塞和心肌纤维化的证据。肺纤维化的病理特征是肺泡间质扩张和胶原纤维及其他结缔组织蛋白聚集。这一表现按组织病理学改变分类为非特异性间质性肺炎（NSIP）。逐渐增厚的肺泡隔导致肺泡腔闭塞和蜂窝状改变，同时肺血管结构消失（图 17B-2）。这一过程破坏了肺部的气体交换过程，并导致肺动脉高压逐渐加重。

心脏常受到 SSc 的侵犯，最易受累的部位为心肌和心包。动脉血管病变的特点是血管内膜增厚、管腔狭窄，伴收缩带坏死、反射性缺血再灌注损伤和斑片状心肌纤维化。心脏传导系统（希氏束、浦肯野纤维）可能受累，导致传导功能障碍。

在肾，小叶动脉的病损较多见。SSc 多不表现为肾小球肾炎。慢性肾缺血多伴有肾小球萎缩。合并硬皮病肾危象的患者表现为肾小动脉的剧烈变化：弹性层加倍增厚、内膜增生、管腔狭窄、常伴有血栓形成和微血管病灶性溶血。硬皮病肾危象的肾损害可能与

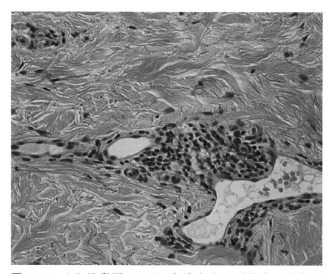

图 17B-1 （也见彩图 17B-1）皮肤炎症和纤维化。早期系统性硬化病患者的病灶皮肤病理显示，在真皮深层的病灶处单核细胞、淋巴细胞浸润于血管周围，其外紧密包绕胶原纤维。皮肤附属器包埋在结缔组织中（苏木精和伊红染色）（From Varga J，Abraham D. Systemic sclerosis: a prototypic multisystem fivrotic disorder，permission of J Clin Invest 2007 117：557-67.）

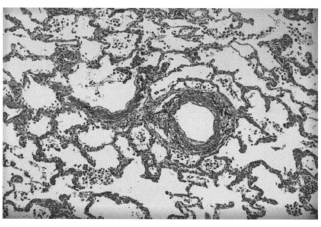

图 17B-2 （也见彩图 17B-2）肺动脉。图片显示肺小动脉内膜层增厚，导致血管腔闭塞（苏木精和伊红染色）

血栓性血小板减少性紫癜类似。其他脏器也可受 SSc 侵犯。早期的 SSc 患者可出现滑膜炎，但随着病变的进展滑膜发生纤维化，同样的病理改变可发生于肌腱和筋膜，产生肌腱摩擦音。SSc 还易合并炎症性肌炎和骨骼肌纤维化。

发病机制

一个完整的 SSc 发病机制必须包括血管病变的进展、细胞活化、体液免疫反应及多器官进行性纤维化（图 17B-3）。自身免疫反应、内皮细胞功能的变化和血管反应可能是 SSc 最早的临床表现，这将导致雷诺现象比其他表现早几年出现。这些过程间复杂的相互

作用驱动、放大和保持了异常的组织修复和纤维化[7]。

疾病动物模型

没有动物模型同时具备人类 SSc 的三大基本特征（血管损伤、自身免疫反应和纤维化），但某些动物模型可选择性地复制疾病的某些特征。紧皮鼠（Tsk1/+）是自然存在的 SSc 动物模型，表现为自发的硬皮病样皮肤改变。一个与马方综合征相关的基因发生读框内复制将导致小鼠表型突变，这一变化将引起基质聚集和 TGF-β 异常活化。但这一突变并未发生于 SSc 患者。在小鼠模型中，可通过化学暴露（注射博来霉素）、HLA 不匹配的骨髓或脾细胞移植（硬皮病样移

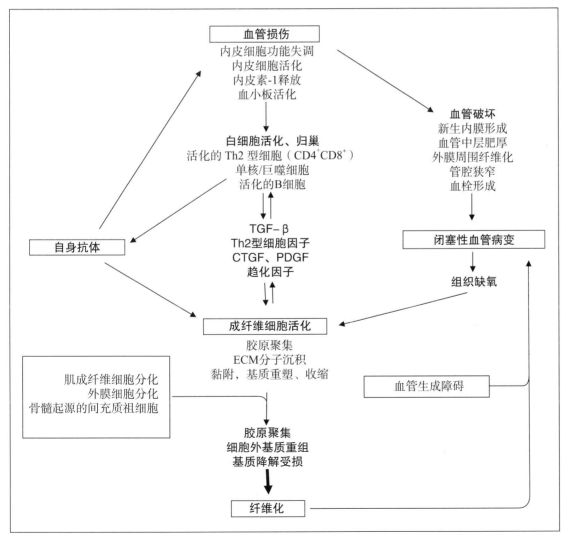

图 17B-3 系统性硬化病发病机制示意图。遗传易感个体在发病早期出现血管损伤，导致血管结构改变、炎症和自身免疫反应。随后，炎症和免疫反应启动并维持成纤维细胞激活及分化，导致病理性纤维化的形成及不可逆的组织损伤。CTGF，结缔组织生长因子；PDGF，血小板衍生生长因子；ECM，细胞外基质

植物抗宿主病）诱导皮肤和肺慢性纤维化过程。越来越多的小鼠试验已将突变或修改靶基因（如基因敲除或转基因模型）作为 SSc 研究和解析个体分子在病理过程中作用的新方法。例如，针对 TGF-β 细胞内介质 Smad3 和趋化因子 MCP-1 的基因打靶技术均能导致小鼠抵抗博来霉素诱导的硬皮病。

血管病变

SSc 患者普遍存在血管病变，且其具有重要的临床意义。雷诺现象是 SSc 早期的临床表现，其特点为寒冷刺激后出现异常的血流反应。最初可逆性的异常是由于植物神经和周围神经系统的异常改变，伴神经肽异常变化，如降钙素基因相关肽（从感觉神经元传入神经）产生受损和（血管平滑肌细胞的）α-2 肾上腺素受体敏感性升高。虽然原发性雷诺现象是一种相对良性、非进展性疾病，但在 SSc 中随着循环系统不可逆的结构性和功能性改变，雷诺现象可导致血管内皮受损。在血管内皮细胞内，介导血管发生舒张（氧化亚氮和前列环素）和收缩（内皮素 -1）反应的内皮细胞驱动因子的产生和内皮细胞对其反应性发生改变。微血管表现为血管通透性增加，跨血管内皮细胞的白细胞渗出增多，凝血和纤溶系统被激活，血小板发生聚集。这些过程最终导致血栓形成。内皮细胞表达的细胞内黏附分子 -1（ICAM-1）和其他表面黏附分子增多。许多脏器中的毛细血管、小动脉、甚至大血管都可能发生这样的血管病变。血管壁的平滑肌细胞样肌内膜细胞增生，基底膜成倍增厚，外膜发生纤维化。

血管内膜和中层肥厚、外膜纤维化以及持续的内皮细胞损伤、凋亡，这些异常将导致进行性血管腔闭塞，同时血管腔闭塞还可促进上述异常的进展，二者形成恶性循环。晚期患者手部和肾的血管造影检查可见明显的血流减少。损伤的内皮细胞促进血小板聚集，并释放一种强效血管收缩剂 - 血栓素和血小板衍生长因子（PDGF）。异常的纤溶系统使血管损伤进一步恶化。缺血再灌注损伤导致的氧化应激促进自由基产生，这些自由基通过过氧化细胞膜脂质进一步损伤血管内皮。颇具矛盾的是，在正常情况下缺血组织恢复血流的血管重建过程，在 SSc 患者体内似乎也存在缺陷。SSc 患者不能产生高水平的血管生成因子（如血管内皮生长因子 -VEGF），从而导致机体不能生成新生血管。SSc 患者体循环中的骨髓来源的 CD34⁺CD133⁺

内皮总细胞数量明显减少，另外这些细胞在体外分化为成熟的内皮细胞的能力下降[8]。因此，广泛发生的闭塞性血管病变和血管重建障碍是 SSc 的特征性病变。

细胞和体液自身免疫反应

在 SSc 的病变早期，皮肤、肺和其他受累器官的病灶处聚集大量活化的 T 细胞和单核 / 巨噬细胞。浸润的 T 细胞表达细胞活化标志物，如 CD3、CD4、CD45 和 HLA-DR，且其表达的受体信号种类减少，提示这些细胞受到未知抗原刺激而发生了寡克隆扩增。循环中的 CD4⁺T 细胞还表达高水平的趋化因子受体和整合素 α1（一种黏附分子），提示其与内皮细胞和成纤维细胞结合的能力增强。内皮细胞表达 ICAM-1 和其他黏附分子，从而有助于淋巴细胞渗出。活化的巨噬细胞和 T 细胞显示 Th2 极化反应，并分泌 IL-4 和 IL-13。这两种 Th2 型细胞因子可诱导 TGF-β 产生，TGF-β 是免疫调节的强效调节器，并能促进基质聚集（表 17B-1）。由于 TGF-β 可诱导自身、CTGF（也称为 CCN2）和其他细胞因子的产生，因此 TGF-β 建立了持续激活成纤维细胞和其他效应细胞的自分泌 / 旁分泌的循环。DNA 芯片研究显示，SSc 患者支气管肺泡灌洗液中的 CD8⁺T 细胞表达活化的 Th2 型基因，其特征为 IL-4 和 IL-13 水平升高，而 IFN-γ 的产生减少。

表 17B-1 系统性硬化病中导致成纤维细胞活性升高的可溶性介质

分子	来源细胞
TGF-β	炎症反应细胞、血小板、成纤维细胞
PDGF	血小板、巨噬细胞、成纤维细胞、内皮细胞
CTGF	成纤维细胞
胰岛素样生长因子 1	成纤维细胞
IL-4，IL-13	Th2 型淋巴细胞，肥大细胞
IL-6	巨噬细胞、B 细胞、T 细胞、成纤维细胞
趋化因子（MCP-1，MCP-3）	中性粒细胞、上皮细胞、内皮细胞、成纤维细胞
成纤维细胞生长因子	成纤维细胞
内皮素 1	内皮细胞

CTGF，结缔组织生长因子；IL，白细胞介素；PDGF，血小板衍生生长因子；TGF-β，转化生长因子β；MCP，单核细胞趋化蛋白

Th2 型细胞因子促进胶原的合成和其他促纤维化反应。IFN-γ 能够抑制胶原合成，并阻止细胞因子介导的成纤维细胞活化。

实际上，所有的 SSc 患者均能检测到存在于体循环中的自身抗体。这些相互独立的自身抗体对 SSc 具有高度特异性，并与个体疾病表型和遗传决定的 HLA 单体型具有强相关性。尽管自身抗体与疾病活动度之间缺乏精确地时间相关性，但自身抗体水平与疾病严重程度相关，且抗体滴度随疾病活动性的变化而波动。一些 SSc 特异性自身抗体是针对细胞核成分或针对有丝分裂的相关蛋白（如拓扑异构酶 I 和 RNA 聚合酶）。其他的自身抗体则直接针对细胞表面抗原和分泌蛋白。有研究显示，如双胞胎的其中之一为 SSc 患者，那么二者 ANA 阳性的一致率分别为 85%（同卵）和 60%（异卵），这一结果提示遗传因素在 SSc 特异性免疫反应中发挥重要作用。

尽管自身抗体已经成为临床诊断 SSc 和判断疾病预后的有效标志物，但它们在临床表现中的作用仍不甚清楚。在 SSc 患者体内针对拓扑异构酶 I 的自身抗体能够与成纤维细胞直接结合。目前已有报道的 SSc 自身抗体包括抗成纤维细胞、抗纤维蛋白 -1 和抗基质金属蛋白酶的自身抗体。这些自身抗体中的某些成员可能是组织损伤的介质，从而发挥直接的致病作用。有关 SSc 如何产生自身抗体的机制已有多篇研究报道。这些报道之一提出，SSc 患者体内的自身抗原由于发生新的修饰从而被免疫系统识别。这些修饰包括蛋白剪切后的结构改变、表达水平提高、或亚细胞定位的改变。例如，细胞毒性 T 细胞能够释放蛋白酶颗粒酶 B，后者可裂解自身抗原，从而产生具有潜在新抗原表位的抗原片段，最终打破免疫耐受。近几年的研究显示，在 SSc 的自身免疫反应和纤维化过程中，B 细胞均发挥重要作用。除了公认的产生抗体作用外，B 细胞还具备呈递抗原、产生细胞因子（例如 IL-6 和 TGF-β）、调节 T 细胞和树突状细胞的功能。SSc 患者的 B 细胞存在自身异常改变，表现为 CD19B 细胞受体水平升高、初始 B 细胞数量增多，而记忆性 B 细胞和早期浆细胞数量减少[9]。SSc 皮肤活检的基因表达分析已经鉴定出活化 B 细胞所特有的 mRNA 表达特征。

纤维化：细胞和分子成分

多器官纤维化是 SSc 区别于其他结缔组织病的一种特异性表现。纤维化被认为是自身免疫反应和血管损伤的结果。这一过程的特点是正常的组织结构逐步被无细胞成分的致密结缔组织所取代，从而导致 SSc 的高发病率和高病死率。

正常情况下，成纤维细胞和相关的间充质细胞在维持实质脏器结缔组织的功能和结构完整性中发挥重要作用。当它们被 TGF-β 和相关的细胞因子激活后，成纤维细胞表现为增生、迁移、产生胶原和其他基质大分子、分泌生长因子和细胞因子、表达针对这些细胞因子的表面受体、并分化为肌成纤维细胞。成纤维细胞的上述反应有助于有效修复组织损伤。在正常生理情况下，成纤维细胞的修复过程是自限性的，损伤愈合后修复过程即终止。然而在病态的纤维化反应中，成纤维细胞持续活化并扩增，导致大量的基质重塑和瘢痕形成。调节失控的成纤维细胞活化和基质聚集是 SSc 组织纤维化的基本病理改变。

除了局部结缔组织起源的成纤维细胞外，血液循环中骨髓起源的间充质祖细胞也参与了纤维化过程。体外试验证明，CD14+、CD34+ 外周血单个核细胞能够分化为 α- 平滑肌肌动蛋白阳性的生产胶原蛋白的成纤维细胞。TGF-β 可促进这一过程的进展[10]。促进骨髓内间充质祖细胞产生、使这些祖细胞从血液循环中聚集到病变皮肤组织、并在病灶中使其转变为能够产生基质并具有黏附和收缩功能的成纤维细胞，这些过程中的调节介质至今尚不清楚。上皮间质转分化（epithelial to mesenchymal cell transition，EMT）是指肺及肾继发于损伤后出现的纤维化过程，这一过程可能也在 SSc 的器官纤维化中发挥作用。成纤维细胞能够分化为平滑肌样肌成纤维细胞。EMT 和肌成纤维细胞的分化过程均是由 TGF-β 介导的。尽管可以在正常伤口愈合的过程中瞬时检测到肌成纤维细胞的存在，但它持续存在于组织中可能是由于凋亡抵抗所致，这一现象表明在病理性的纤维化过程中的修复调节失控。肌成纤维细胞在促进瘢痕形成中的作用是能够产生胶原和 TGF-β，并促进基质周围收缩而使其转变成致密的瘢痕。

从 SSc 的病变皮肤处分离的成纤维细胞表现出异常的细胞表型，表明它们具有自发活化的功能。与正常的成纤维细胞相比，体外培养的 SSc 成纤维细胞的特点是能够可调节性地增加 I 型胶原基因的转录率。另外，这些细胞具备平滑肌肌动蛋白应力纤维，能够提高细胞外基质分子的合成量、表达趋化因子受体和表面黏附分子、分泌 PDGF、通过 akt 信号介导抗凋

表 17B-2　TGF-β 的促纤维化活性在系统性硬化病中的潜在重要性

单核细胞归巢
刺激成纤维细胞合成胶原、细胞外基质，蛋白水解酶抑制剂，抑制金属蛋白酶
刺激成纤维细胞增生、趋化
诱导促纤维化因子产生：CTGF；自身诱导；阻止干扰素 γ 合成与激活
促进 PDGF 刺激的成纤维细胞有丝分裂反应
促进成纤维细胞 - 肌成纤维细胞分化
促进单核细胞 - 纤维细胞分化
促进上皮细胞 - 间充质细胞转化
抑制成纤维细胞凋亡

CTGF，结缔组织生长因子；PDGF，血小板衍生生长因子

亡功能，并自分泌 TGF-β 信号。这些异常的硬皮病表型可在体外连续传代中持续存在。自主活化表型的发生机制仍不甚清楚；目前仍在探讨中的机制包括通过 TGF-β 的自分泌刺激环路途径持续激活成纤维细胞的过程、通过缺氧和免疫因素驱动活化的成纤维细胞亚群的选择过程、SSc 的成纤维细胞的内在异常情况、细胞 - 基质相互作用的变化。近期的研究表明阻断 SSc 病变皮肤处的成纤维细胞内的 TGF-β 信号可清除其活化表型，导致这些细胞部分正常化。因此，自分泌 TGF-β 信号是 SSc 成纤维细胞的纤维化表型持续存在的原因。SSc 成纤维细胞的全基因组表达分析结果显示包括胶原蛋白、纤维连接蛋白和纤维蛋白在内的许多 ECM 基因出现差异表达[11]。大多数异常表达的基因均能与 TGF-β 反应挂钩，但其他的纤维化信号途径也在 SSc 的发病中发挥作用。

自分泌 / 旁分泌 TGF-β 以及其在细胞内的信号传导途径是 SSc 发生和维持纤维化反应的中枢环节。细胞内的 TGF-β 信号传导是一个复杂的细胞特异性过程，其中涉及多种细胞因子，主要包括主要受体和辅助受体、Smad 家族中信号转导蛋白的刺激和抑制成员及其他转录因子、共刺激和抑制因子。由于 SSc 病变皮肤处的成纤维细胞高表达 TGF-β 受体并能激活潜在的 TGF-β，因此它们能够分泌 TGF-β，并表现出对 TGF-β 的高反应性。目前已发现，细胞内 TGF-β 信号转录途径的病理性激活是由于固有的 Smad3 的磷酸化

和 Smad-7 依赖的负反馈循环出现缺陷。核辅激活蛋白 p300 能够促进 Smad 介导的胶原转录途径，并且它是一个整合多种细胞外信号调节成纤维细胞功能的重要位点。细胞内 p300 的丰度似乎能够控制细胞对 TGF-β 的反应程度[12]。通过调节靶基因转录而使硬皮病的纤维化过程持续进行性发展的原因是 Smad，p300 和其他细胞蛋白质的表达、功能及相互作用异常。

（李 萍 译　毕黎琦 校）

参考文献

1. Maricq HR, Weinrich MC, Keil JE, et al. Prevalence of scleroderma spectrum disorders in the general population of South Carolina. Arthritis Rheum 1989;32:998–1006.
2. Mayes MD, Lacey JV Jr, Beebe-Dimmer J, et al. Prevalence, incidence, survival, and disease characteristics of systemic sclerosis in a large US population. Arthritis Rheum 2003;48:2246–2255.
3. Kuwana M, Kaburaki J, Arnett FC, Howard RF, Medsger TA Jr, Wright TM. Influence of ethnic background on clinical and serologic features in patients with systemic sclerosis and anti-DNA topoisomerase I antibody. Arthritis Rheum 1999;42:465–474.
4. Feghali-Bostwick C, Medsger TA Jr, Wright TM. Analysis of systemic sclerosis in twins reveals low concordance for disease and high concordance for the presence of antinuclear antibodies. Arthritis Rheum 2003;48:1956–1963.
5. Janowsky EC, Kupper LL, Hulka BS. Meta-analyses of the relation between silicone breast implants and the risk of connective-tissue diseases. N Engl J Med 2000;342:781–790.
6. Prescott RJ, Freemont AJ, Jones CJ, Hoyland J, Fielding P. Sequential dermal microvascular and perivascular changes in the development of scleroderma. J Pathol 1992;166:255–263.
7. Abraham DJ, Varga J. Scleroderma: from cell and molecular mechanisms to disease models. Trends Immunol 2005;26:587–595.
8. Kuwana M, Okazaki Y, Yasuoka H, Kawakami Y, Ikeda Y. Defective vasculogenesis in systemic sclerosis. Lancet 2004;364:603–610.
9. Sato S, Fujimoto M, Hasegawa M, Takehara K. Altered blood B lymphocyte homeostasis in systemic sclerosis: expanded naive B cells and diminished but activated memory B cells. Arthritis Rheum 2004;50:1918–1927.
10. Abe R, Donnelly SC, Peng T, Bucala R, Metz CN. Peripheral blood fibrocytes: differentiation pathway and migration to wound sites. J Immunol 2001;166:7556–7562.
11. Whitfield ML, Finlay DR, Murray JI, et al. Systemic and cell type-specific gene expression patterns in SSc skin. Proc Natl Acad Sci U S A. 2003;100:12319–12324.
12. Bhattacharyya S, Ghosh AK, Pannu J, et al. Fibroblast expression of the coactivator p300 governs the intensity of profibrotic response to transforming growth factor beta. Arthritis Rheum 2005;52:1248–1258.

系统性硬化

C. 治疗和评估

Maya H. Buch, MBCHB, MRCP James R. Seibold, MD

- 从病理生理学角度，系统性硬化（SSc；硬皮病）靶向损害分为以下几方面：血管病变目前是高度可治的，炎症病变当前部分可治，纤维化病变充其量适当缓解，萎缩性病变终末的器官损害仅仅可给予支持治疗。

- 皮肤受累的范围既不是临床试验可靠的主要测量指标，也不能对患者个体的治疗可靠的指导。

- 定期肺功能检测是评估的基础。

- 持续静脉注射依前列醇、皮下或静脉注射曲罗尼尔和波生坦都对伴肺动脉高压的患者起重要作用。

- 早期诊断硬皮病肾危象（SRC）并及早应用 ACE 抑制剂可显著改善 SRC 患者的预后。

- 环磷酰胺是治疗 SSc 并发间质性肺病的基础用药，但是该药治疗效果相对较差。

- 长期应用质子泵抑制剂治疗胃食管反流病非常有效。缓解症状需要大剂量，有时是正常剂量的 2 ~ 3 倍。

- 系统性硬化（SSc，硬皮病）是所有结缔组织病中死亡率最高的疾病之一。迄今为止，没有有效的治疗方法解决疾病潜在进展。虽然一些治疗措施能够提高生存率，但是这些治疗只是针对特定器官并发症。最好的治疗必须是针对肺和肾受累，引起发病率和死亡率的主要原因的靶器官为基础的治疗。这种治疗策略强调早期发现内脏器官受累，并及时治疗。简而言之，针对 SSc 的治疗包括显著可治的血管病变，至少部分可治疗的炎症病变，充其量适当缓解的纤维化病变，萎缩性病变、终末的器官损害仅可给予支持治疗。

疾病评估

皮肤受累的范围是 SSc 亚型分类的基础，并是提示内脏器官并发症风险的主要指标。不幸的是，皮肤受累既不是临床试验可靠的主要测量指标，也不能对患者个体的治疗提供可靠的指导。通过定期检测肺功能监测肺受累，是评估的基础，特别是早期弥漫性硬皮病患者。用力肺活量减少表明存在间质性肺疾病，一般通过胸部高分辨电子断层扫描（CT）发现网状或肺泡实质疾病来确认。孤立或不相称的弥散量减少提示肺血管病变，即肺动脉高压（PAH）。多普勒超声心动图可以估测肺动脉压并后续随访，右心导管检查仍然是肺动脉高压确定诊断的金标准[1]。

肾功能检测结果和血压是早期弥漫性疾病合并硬皮病肾危象的主要预测指标。肌酸磷酸激酶和醛缩酶水平是肌炎/肌病的敏感预测指标。特殊的血清学检查，包括抗拓扑异构酶和抗 U1RNP 抗体预测弥漫性病变。相反，抗着丝点抗体预示局限性硬皮病。并非所有的硬皮病患者都会表现这些自身抗体任一种阳性反应（见第 17A 章）。

治疗

治疗并发症时需应用一组核心原则，不考虑患者的亚型与分期。针对疾病受累的靶器官也需要采取特定的靶向治疗方案。然而，疾病的亚型与分期，是指导初始的治疗的关键。早期、弥漫性 SSc 患者的侵袭性皮肤病变提示需要采取更强力的措施来尽量减少内脏器官的损害。更有效的治疗方案的选择取决于特定器官系统的表现。

受累皮肤在随后 2 ~ 3 年好转的自然趋势，使疗效评估更为复杂。治疗策略近年来很大改善，但鲜有基于循证医学证据的方案（图 17C-1）。接下来的章节的重点依次治疗硬皮病的血管、炎症和纤维化的组成部分。

血管病变的治疗

硬皮病的并发症——包括肺动脉高压（PAH）、硬皮病肾危象（SRC）和雷诺现象（raynaud's phenomenon，RP）都是血管功能障碍所致，其治疗方法有很大改善[2]。

肺动脉高压

肺动脉高压导致的血管内皮功能障碍导致内皮素增加和氧化亚氮与前列环素减少。美国食品和药物管理局（FDA）批准持续静脉注射依前列醇（Flolan）和皮下或静脉注射曲罗尼尔（Remodulin）作为世界卫生组织（WHO）Ⅳ级 PAH 患者的一线治疗药物。给药系统（留置导管）、相关风险（输液管感染）和其他副作用（输液部位疼痛）迫使患者选择其他方法替代治疗。

根据前列环素对肺血管系统的选择性作用原理开发的 PAH 吸入性治疗，具有避免全身用药副作用的潜在优势，反复吸入伊洛前列素（Ventavis）可改善功能与血流动力学，并减慢临床恶化比率。由内皮素 1 在特发性 PAH 和系统性硬化继发 PAH 病理生理学中的作用而研制出了内皮素受体拮抗剂（endothelin receptor antagonists，ERA）。波生坦（Tracleer）是一种口服的非选择性 ERA，用于 WHO Ⅲ 级的一线治疗。需要定期监测可能出现的肝功能异常。

其他 ERA 治疗正在研究中。5 型磷酸二酯酶（type V phosphodiesterase，PDE-5）参与环磷酸鸟苷（cGMP）代谢。PDE-5 抑制剂西地那非（Viagra）可抑制 cGMP 代谢、扩张肺血管，副作用有中轴肌肉痉挛。迄今为止，所有药物都还没有以死亡率为主要结果的长期临床研究，针对不同分级药物的联合治疗正在积极研究中。

硬皮病肾危象

硬皮病肾危象（SRC）的定义是恶性高血压加速进展，伴微血管溶血性贫血。在血管紧张素转换酶抑

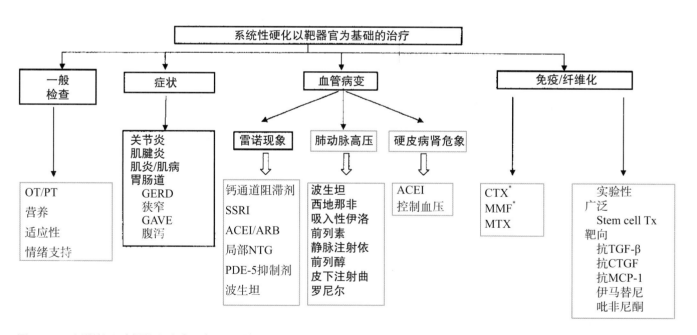

图 17C-1　局限性和弥漫性硬皮病器官指导治疗的总结

治疗（粗体字）：FDA- 批准的。环磷酰胺 *：在一项间质性肺病患者的随机、双盲临床试验中确定疗效优于对照组；吗替麦考酚酯 *：无临床对照试验。ACEI，血管紧张素转换酶抑制剂；ARB，血管紧张素受体阻滞剂；CTGF，结缔组织生长因子；GAVE，胃窦静脉扩张症；GERD，胃食管反流性疾病；MCP-1，巨噬细胞趋化因子蛋白 1；MMF，吗替麦考酚酯；MTX，甲氨蝶呤；NTG，硝酸甘油；OT/PT，职业治疗 / 物理治疗；PAH，肺动脉高压；PDE-5，5 型磷酸二酯酶；RP，雷诺现象；SRC，硬皮病肾危象；SSRI，选择性五羟色胺再摄取抑制剂；Stem cell Tx，干细胞移植；TGF-β，转化生长因子 -β

制剂（ACEI）临床应用之前，SRC 的治疗非常困难，尽管应用了其他降压方法，SRC 几乎是疾病终末阶段的标志。

早期诊断 SRC 并及早应用 ACEI 抑制剂（最大耐受剂量）可显著改善 SRC 患者的预后，目前因 SRC 死亡的患者非常少见，少于 50% 的 SRC 患者进展到终末期肾病（end-stage renal disease，ESRD)[3]。如果患者进展到终末期肾病，ACEI 抑制剂应持续到透析阶段，部分患者甚至在透析几个月后功能得到改善。

弥漫性硬皮病患者是并发 SRC 最高风险的群体，给予 ACEI 抑制剂预防性治疗是合理的。尽管没有严格试验证实，血管紧张素受体阻滞剂（angiotensin receptor blockade，ARB）对 SRC 也可能有效。

雷诺现象

现在，针对 RP 的治疗手段越来越多。但是，此种并发症的基础治疗方式是全身保暖，除了手套、手炉和其他四肢取暖方法，强烈建议患者多穿几层衣物，特别是在寒冷的月份。

钙通道阻滞剂，如氨氯地平、硝苯地平或非洛地平，是治疗 RP 的最早的用药。小剂量选择性五羟色胺再摄取抑制剂（SSRIs）因可影响血小板聚集与活化而用于 RP 治疗，SSRIs 类药物中，以氟西汀（Prozac；Symbyax；Sarafem）研究最多。尽管 ACEI 抑制剂和 ARBs 对 SRC 疗效显著，但对 RP 不是特别有效。

指端缺血和溃疡常用间断静脉注射伊洛前列素，特别是在冬季的几个月里。再者，原来用于 PAH 的治疗现在被用于治疗顽固性 RP。两个大规模、多中心对照试验证实，与安慰剂组相比，波生坦可减少新的指端溃疡形成[4]。越来越多的病例报告显示西地那非可更好地改善 RP 预后。虽然说治疗 RP 有很多改善的治疗方案，纵使该药能够显著改善某些患者的症状，但是由于这种治疗很昂贵，应用常常受限，治疗反应常与预期不一致。

抗炎治疗

硬皮病相关临床表现，如间质性肺病和肌炎，除血管本身病变外，炎性成分也参与其中。目前，针对硬皮病的抗感染治疗不如治疗血管病变的靶向性强。应用非特异性的广谱作用的免疫抑制剂治疗是基于免疫活化会影响纤维化和血管病变的这种假设。

环磷酰胺

环磷酰胺（cyclophosphamide，CYC）最早被用于治疗硬皮病患者的间质性肺病。一项最近的对照试验显示[5]，与安慰剂相比，环磷酰胺的用力肺活量（FVC）只提高了 2.9%。虽然环磷酰胺的疗效支持其长期使用，但是由于疗效不显著，因此需要更有针对性的应用。

自体干细胞移植

应用自体外周血干细胞进行免疫重建的免疫净化被用于治疗重症弥漫性硬皮病。初步研究表明其对患者的皮肤有强大改善作用并对内脏受累有重要作用[6]。正在进行干细胞移植与环磷酰胺治疗比较的研究将确定这一治疗策略是否恰当。

甲氨蝶呤

一项评估甲氨蝶呤对早期弥漫性硬皮病的疗效的随机、对照试验提示与安慰剂相比，甲氨蝶呤使疾病更加稳定[7]。在临床实践中的确切优势依然不明朗。甲氨蝶呤只用于早期弥漫性病变，症状的改善仅限于皮肤和肌肉骨骼系统（包括肌炎）。

吗替麦考酚酯

对吗替麦考酚酯尚未进行任何对照临床试验研究。目前的证据表明，它对早期弥漫性疾病（包括并发间质性肺病）有效[8]。

抗纤维化治疗

尽管纤维化是硬皮病的病理生理学主要病变，但迄今为止没有一种针对预防纤维化的药物被证明有效。非特异性药物，包括 D- 青霉胺[9] 和重组人松弛素在临床试验中已失败。在硬皮病发病机制中转化生长因子 -β（TGF-β）表达的重要性促进了可能对 TGF-β 起诱捕或阻止作用的药物的评估。虽然使用抗 TGF-β 抗体的早期研究显示安全，但临床受益仍待观察。其他抗细胞因子治疗硬皮病均未经验证（图 17C-1）。

其他器官特异性治疗

除了针对硬皮病的肺、肾和外周血管病变的治疗之外，胃肠道病变也是器官特异性治疗的主要手段。长期应用质子泵抑制剂对治疗胃食管反流病非常有效，胃食管反流病的慢性病程会导致严重的并发症。缓解症状需要高剂量，有时是正常治疗量的 2～3 倍。食管狭窄的扩张要在所显示部位进行。西瓜胃，又称胃窦静脉扩张症（GAVE），目前被认为是硬皮病患者胃肠道出血最常见的原因。GAVE 通过内镜诊断和激光光凝治疗。

至于肠道功能，平滑肌萎缩导致胃轻瘫和小肠运动减弱。促动力药物包括胃复安和多潘立酮（后者美国不允许使用）有多种疗效。假性肠梗阻可慎重采取皮下注射一种生长抑素奥曲肽治疗。腹胀和（或）腹泻提示肠道细菌过度生长，可应用抗生素交替治疗，以避免抗生素耐药。通常选用 1～2 周的甲硝唑（250 mg，tid）或环丙沙星（500 mg，qd）。晚期硬皮病胃肠道受累可表现为大便失禁和便秘，治疗大便失禁可给予止泻药及生物反馈的形式的行为治疗。灌肠和软化剂是治疗便秘的主要方式。

结论

目前硬皮病的治疗的最合理之处是以器官为基础。治疗硬皮病肾危象和肺动脉高压的最佳效果无疑是提高总体预后率和生存率。随着对疾病认识的不断深入，会有更有针对性、更有效的治疗方法。

（郭嘉隆 译　毕黎琦 校）

参考文献

1. McGoon M, Gutterman D, Steen V, et al. Screening, early detection, and diagnosis of pulmonary arterial hypertension: ACCP evidence-based clinical practice guidelines. Chest 2004;126:11S–34S.
2. Farber HW, Loscalzo J. Pulmonary arterial hypertension. N Engl J Med 2004;351:1655–1665.
3. DeMarco PJ, Weisman M, Seibold JR, et al. Predictors and outcome of scleroderma renal crisis. The high-dose versus low-dose D-penicillamine in early diffuse systemic sclerosis trial. Arthritis Rheum 2002;46:2983–2989.
4. Korn JH, Mayes M, Matucci-Cerinic M, et al. Digital ulcers in systemic sclerosis—prevention by treatment with bosentan, an oral endothelin receptor antagonist. Arthritis Rheum 2004;50:3985–3993.
5. Tashkin DP, Elashoff R, Clements PJ, et al. The Scleroderma Lung Study: oral cyclophosphamide versus placebo for the treatment of scleroderma-related interstitial lung disease. N Engl J Med 2006;354:2655–2666.
6. McSweeney PA, Nash RA, Sullivan KM, et al. High-dose immunosuppressive therapy for severe systemic sclerosis: initial outcomes. Blood 2002;100:1602–1610.
7. Pope JE, Bellamy N, Seibold JR, et al. A randomized controlled trial of methotrexate versus placebo in early diffuse scleroderma. Arthritis Rheum 2001;44:1351–1358.
8. Stratton RJ, Wilson H, Black CM. Pilot study of antithymocyte globulin plus mycophenolate mofetil in recent-onset diffuse scleroderma. Rheumatology (Oxford) 2001;40:84–88.
9. Clements PJ, Furst DE, Wong W-K, et al. High-dose versus low-dose D-penicillamine in early diffuse systemic sclerosis. Arthritis Rheum 1999;42:1194–1203.

特发性炎性肌病

A. 临床特征

Robert L. Wortmann, MD, FACP, FACR

■ 特发性炎性肌病是一组异质性疾病，以横纹肌和皮肤慢性炎症性病变为特点。

■ 无痛性近端肌无力伴或不伴有皮疹是典型的临床特点。

■ 血清肌酶、肌活检、肌电图和肌肉磁共振检查有助于诊断。

特发性炎性肌病（idiopathic inflammatory myopathies，IIM）是一组异质性疾病，表现为对称性四肢近端肌无力和血清肌酶升高，包括肌酸磷酸激酶（CPK），醛缩酶，门冬氨酸氨基转移酶（ALT），丙氨酸氨基转移酶（AST）和乳酸脱氢酶（LDH）。此外，肌电图，肌肉磁共振（MRI）和肌活检显示炎症改变（表 18A-1）[1]。

IIM 包括有几种疾病（表 18A-1），多发性肌炎（polymyositis，PM）的诊断标准见表格，皮肌炎（dermatomyositis，DM）是指患者除了需满足上述 PM 的诊断标准外，还应有皮疹的表现。如 DM 发生在儿童，则叫儿童皮肌炎（juvenile dermatomyositis，JDM）[2]。一部分 DM 患者，有 DM 的典型皮损表现，但肌力、肌酶、肌电图和肌活检均正常，把这一亚组称为无肌病性皮肌炎（amyopathic dermatomyositis，ADM）。PM 和 DM 也可与其他结缔组织病并发，如系统性红斑狼疮（systemic lupus erythematosus，SLE）、系统性硬化，或与恶性肿瘤相关。包涵体肌炎（inclusion body myositis，IBM）更常见于老年人，临床特点与 PM 相似（受累肌群与 PM 可有不同），组织学可见镶边空泡。IIM 的另一个特征是循环中有或无肌炎特异性自身抗体（myositis-specific autoantibody，MSA）[3]。

IIM 有一定的特征，但不同患者临床表现可有很大的不同。最常见的临床表现是隐匿起病，逐渐进展的无痛性的四肢近端肌无力，这种症状在患者就诊前持续约 3 至 6 个月。但也有一部分患者（尤其是儿童或青年皮肌炎患者）可以急性起病，表现为快速进展的严重的肌无力，这类患者往往有全身性的表现，如低热、乏力等。肌痛可见于部分患者，但比较罕见。一部分患者表现为缓慢进展的肌无力，在确诊前 1～10 年，这种情况更常见于 IBM。

其他的临床表现还包括四肢、眶周或眼睑可凹性水肿，声音嘶哑，吞咽困难，液体经鼻腔反流，吸入性肺炎和呼吸困难等。特征性的皮疹可以是皮肌炎的首发表现，可在肌无力数月前出现[4]。

临床特征

全身症状

任何一种类型的 IIM 均可出现乏力、发热和体重下降。体重下降可能因咽部横纹肌功能障碍或食管功能不良或吞咽困难导致热量摄入不足引起。如果体重持续下降或加重，应考虑合并恶性肿瘤的可能。

表 18A-1　特发性炎性肌病

诊断标准	亚型
1. 对称性四肢近端肌无力	多发性肌炎
2. 肌活检呈肌炎改变	皮肌炎
3. 肌酶升高	肌炎合并其他结缔组织病
4. 肌电图呈肌原性损害	肿瘤相关肌炎
5. 皮肌炎特征性皮疹	儿童皮肌炎
	包涵体肌炎

骨骼肌

骨骼肌典型的表现是隐匿性起病，对称性四肢肌无力，近端肌群受累较远端肌群明显，而无肌痛。但 IBM 除外，主要表现为非对称性的远端肌无力或肌萎缩，可单独发生，也可与近端肌无力同时出现。PM 和 DM 还可出现下肢骨盆带肌受累，表现为走路或从座位上站起困难。部分患者走路正常，但有摔倒倾向。上肢（肩带肌）受累出现在下肢受累之后，表现为双臂上举过头顶后梳头困难。颈屈肌无力也是常见症状。肌痛更常见于患者锻炼后出现。吞咽困难可出现液体经鼻腔反流和吸入性肺炎，这种情况往往提示咽部横纹肌受累，预后差。咽部肌无力还可导致声音嘶哑，发声困难或出现鼻音。眼和面肌无力在 IIM 非常罕见，如果出现，应考虑其他疾病可能。

体格检查用徒手肌力测定法检查每个肌肉或肌群的肌力情况。在 JDM，儿童肌炎评估尺度对评价患儿的躯体功能，肌力和肌肉肌耐力是有效的。肌萎缩和关节挛缩是疾病损伤的后遗症，常见于慢性肌炎的晚期病程。

皮肤

皮肌炎的皮疹可发生在肌病之前，或与肌病同时发生，或发生在肌病之后[4]。Gottron 疹（Gottron's papule）和眼睑处的皮疹是 DM 特征性的皮疹。Gottron 疹是发生在骨突面尤其是手的小关节、肘、膝、踝关节伸面的红色或紫红色斑丘疹，可伴有鳞屑。Gottron 征（Gottron's sign）是发生在上述相同部位的斑疹性红斑。DM 时还可有面部和前胸的光敏性皮疹，又叫 V 形征。瘙痒很常见，尤其是头皮处的皮疹。其他的皮肤病变还包括上背部和双肩处的皮疹，又叫披肩征；大腿和臀外侧的皮疹，又叫枪套样征。还可见红皮病，皮肤角质增生和甲周红斑等。甲周毛细血管改变常见于有雷诺现象的皮肌炎患者。手指远端两侧或掌面的皮肤皲裂、角化叫做技工手。随着病程的延长，皮损处皮肤可出现变薄、萎缩、色素脱失和毛细血管扩张。儿童皮肌炎（JDM）还可有出现皮肤坏死，脂肪营养不良和皮下钙化等特征性的皮肤病变，而这在成人 DM 中是很罕见的。

关节

关节痛和关节炎通常出现在疾病早期。关节受累的部位与类风湿关节炎相似，但症状较轻，关节症状更多见于重叠综合征患者和儿童皮肌炎患者。

肺

肺部是 IIM 最常见的关节外受累器官[5,6]。呼吸困难可能是间质性肺病（interstitial lung disease，ILD）引起的，也可能是其他的原因，如因膈肌和肋间肌无力引起的通气障碍，或心功能不全所致。肺功能检查显示肺容量下降，如肺总量（total lung capacity，TLC）、用力肺活量（forced vital capacity，FVC）下降，一氧化碳弥散量（diffusion capacity for carbon monoxide，DLco）减低，并且这种下降与疾病平行。

肺高分辨 CT（high resolution computed tomography，HRCT）检查如发现"毛玻璃"样改变，提示肺泡炎，这种情况可能对免疫抑制治疗疗效好，预后相对好。相反，如 HRCT 显示"蜂窝"样改变通常提示已出现肺纤维化，治疗效果差，预后差[7]。ILD 的进展很难预测，不同的组织类型预后不同，一般非特异性间质性肺炎（nonspecific interstitial pneumonitis，NSIP）和机化性肺炎预后较好，而寻常型间质性肺炎（usual interstitial pneumonitis，UIP）和弥漫性肺泡损伤（diffuse alveolar damage，DAD）预后更差。

随着 ILD 的进展患者可出现继发性肺动脉高压。弥漫性肺泡出血和纵隔积气是非常罕见的肺部并发症。

心脏

IIM 的心脏受累较常见，但多数无典型的临床症状[8]。常见的症状是心律失常。出现充血性心衰和心包压塞是很严重的并发症，但十分罕见。

消化系统

吞咽问题主要是上部位吞咽困难引起的，表现为开始吞咽时困难或液体从鼻腔反流。严重者可因误吸出现化学性吸入性肺炎。环咽肌功能障碍在 IBM 更常见，但也可发生在其他类型的 IIM，也可表现为吞咽困难，或被患者描述为在吞咽时有东西"锁住"。食管受累时可出现吞咽面包或肉类时胸骨后黏着感，食管下段括约肌受累时，可出现反酸和胃灼热样症状。罕见的症状还可有胃肠道黏膜的溃疡和出血。

恶性肿瘤与肌炎

目前炎性肌病和恶性肿瘤之间的关系仍是有争议

的[9]。近期的报道显示 PM 尤其是 DM 时，肿瘤发生的风险显著增加。无肌病性皮肌炎患者发生肿瘤的风险也增加[10]。而合并肺纤维化，肌炎特异性自身抗体阳性或合并其他结缔组织病的肌炎患者肿瘤发生的风险下降。肿瘤多发生在确诊肌炎的前 3 年内，尽管如此，一旦诊断肌炎，在疾病过程中肿瘤发生的风险均增加，所以，在病程中持续监测肿瘤标记物是很重要的。

一般来说，肿瘤发生的部位和类型与该年龄患者易患的肿瘤的类型一致[11]。最多见的是卵巢癌、肺癌、胰腺癌、胃癌、结肠癌和非霍奇金淋巴瘤。但是，肌炎可合并各种类型的肿瘤，如泌尿生殖系统的肿瘤和黑色素瘤。系列研究显示卵巢癌是最多见的肿瘤。在亚洲和中国人群中，DM 患者鼻咽癌发生风险增高。

实验室检查

血清肌酶

肌炎时骨骼肌受损，肌酶溢出至血循环中，使血清肌酶升高，包括 CK，醛缩酶，AST，ALT 和 LDH[12-13]。各项指标中肌酶升高或是最好的检测指标，在不同患者不尽相同。一些观点认为 CPK 是最可靠的指标，可用作肌炎患者的常规筛查，并且能较好的反应疾病的活动性。在 IIM 疾病过程中的某一时期均有 CK 的升高。CK 降低通常是疾病晚期的表现，也可出现在 IBM 或合并肿瘤的肌炎患者中。CK 的心脏同工酶 CK-MB 在 IIM 时也可升高，并不能代表有心脏的受累，因为在再生肌纤维中可存在这种异构体。

但 CK 水平并不总能反应疾病的活动性，即使在疾病得到控制后，因肌细胞膜的受损，导致 CK 渗漏，仍可出现血清 CK 水平升高。此外，一些非疾病因素，如种族，也可引起 CK 升高（参见第 18C 章）。

肌电图

肌电图是评估肌肉病变敏感但非特异性的指标。90% 活动性肌炎患者可出现肌电图异常表现，其中一半表现典型的肌炎样改变，·如纤维震颤电网、复杂的重复放电、正弦波和低振幅、短时相的复杂动作单元电位。作为 IIM 的诊断工具，EMG 对指导肌活检部位的选择是有用的，但在这样操作时，应注意检测单侧肌群的 EMG，而选择对侧肌群作为肌活检取材的部位，从而避免因针刺损伤导致的人为的炎症假象。

在疾病晚期，肌组织呈纤维化或脂肪浸润的慢性损伤表现，EMG 对检测这类病变中的低度的炎症改变是有帮助的，可有助于鉴别肌炎的活动或是激素性肌损害。

肌活检

肌活检是诊断 IIM 的金标准[14]。尽管肌活检在 IIM 时呈现特征性的病理改变，但仍有部分活动性肌炎患者肌活检正常，因为肌肉病变的分布是非连续性的，patchy 样分布，取材的误差导致诊断敏感性并非 100%。此外，部分活检病理改变是非特异性的。

PM 最常见的病理特征是肌纤维的变性和再生，CD8+T 淋巴细胞浸润到非坏死肌细胞内。而在 DM，浸润的炎性细胞以 CD4+T 淋巴细胞和 B 细胞为主，并且主要分布在血管周围和束周萎缩的位置，并且可见到毛细血管的减少。IBM 的典型病理特征是肌细胞中可见线性或镶边空泡。此外，IBM 可出现与 PM 相似的病理表现，或表现为正常，或成群肌纤维呈小角样萎缩，提示神经病样的特征性改变。在慢性病变的患者，可见巨噬细胞吞噬坏死肌纤维，肌肉被纤维结缔组织或脂肪组织替代（详见第 18 章 B 关于肌肉病理的描述）。

肌肉磁共振检查

肌肉 MRI 可作为 IIM 检测的重要工具[15]。MRI 是非浸入性的检测，并且可用于评估肌肉病变的范围。T1 加权像可很好的显示解剖特征，区分不同的肌群，并可区分肌肉损伤还是慢性病变。T2 加权像或抑脂的 STIR 像（短 tau 反转恢复序列）有助于发现炎症水肿，往往提示疾病活动。此外，MRI 可作为肌炎的资料评估疾病的复发，区分慢性活动性病变和慢性非活动性病变，病有助于指导肌活检的部位。

皮肤

DM 的典型的皮肤组织病理特征包括表皮基底层空泡样改变，角蛋白细胞坏死，血管扩张和血管周围淋巴细胞的浸润[4]。这种改变与 SLE 和慢性移植物抗宿主病的皮肤病变相似。血管炎和血管病变可见于皮肤的小血管。甲周毛细血管改变常见于有雷诺现象的患者（详见第 18 章 B 关于 IIM 皮肤病理的描述）。

肺

有间质性肺病的患者肺部影像学检查显示纤维化

的改变。但是高分辨 CT 对肺间质病变最敏感[16-17]。HRCT 可发现肺泡炎和（或）肺实变的毛玻璃样改变，胸膜下的线状或带状改变，支气管扩张和蜂窝样改变，提示肺纤维化。HRCT 最常见的典型征象是网格状和毛玻璃样改变，有或没有实变及蜂窝样改变。如 HRCT 首先表现呈蜂窝样改变，往往提示预后差。

肺功能检测常用于评估各种潜在的问题。呼吸肌肌力下降可通过经口测量吸气压评估。呼吸肌功能受累可导致咳嗽无力和增加误吸的风险。呼吸肌受累可表现为用力肺活量低于正常预测值的 55%，一氧化碳弥散量下降可以是呼吸肌无力引起的而不是肺间质病变的结果。肺间质病变在做肺功能检查时表现为限制性通气障碍，是肺纤维化的典型表现。更敏感的指标包括一氧化碳弥散量的下降和运动时肺泡 - 动脉血氧饱和度的下降。

心脏

IIM 的心脏受累的临床表现不常见，但心脏传导功能异常并不少见。包括非特异的 ST-T 改变，传导功能的异常。有报道[99]锝标记的焦磷酸摄取增加和铟标记的抗肌原蛋白阳性。

消化道

吞咽肌受累时，钡餐造影可见环咽肌痉挛，咽肌群动力障碍，钡剂残留，偶尔可发生钡剂误吸入气管[18]。食管测压可用于评估远端吞咽困难，表现为远端食管动力障碍。

自身抗体

IIM 患者血清中可检测到抗核抗体和抗胞浆抗体，但 IBM 较少有自身抗体。IIM 和其他结缔组织病伴发时可出现特征性抗体，如伴发系统性红斑狼疮可出现抗 ds-DNA 抗体阳性，伴发系统性硬化时可出现抗 Scl-70 抗体阳性。此外，一些自身抗体被称为肌炎特异性自身抗体（myositis-specific autoantibody，MSA），它们仅发现于炎性肌病的患者[3]。少数患者体内可存在可不止一种自身抗体，一些患者也可没有 MSA。ANA 检测阴性不能除外 MSA，因为后者的靶抗原位于胞浆中，免疫荧光检测时荧光模型可能很微弱。对临床表现不典型的患者，自身抗体的检测有助于确诊肌炎及判断患者的预后，因一些自身抗体与临床并发症相关。

虽然 MSA 不是肌炎敏感的指标，但抗体阳性提示与某种临床表型相关（见表 18C-1）。抗体 Jo-1 抗体靶抗原是组氨酰 tRNA 合成酶。抗合成酶抗体与临床抗合成酶综合征相关。该综合征肌肉病变往往很严重，可有多系统受累表现，除激素外，需要免疫抑制剂治疗。抗抗信号识别颗粒抗体（signal recognition particle，抗 SRP）见于多发性肌炎患者，常有心脏受累，病情较重，治疗困难。抗 Mi-2 抗体是一种抗核抗体，与皮肌炎相关，对免疫抑制剂反应良好。

自然病程和预后

IIM 患者临床过程表现各异[19]。一部分患者病情较轻，经治疗后可缓解，不需要持续治疗。这在皮肌炎较多发性肌炎多见，与其他结缔组织病伴发的肌炎预后较好。另一些患者表现为进展型，复发缓解交替或病情持续活动，需要长期使用免疫抑制剂治疗，临床和生化检查的病情复发率为 34% ～ 60%。IBM 患者对各种治疗反应均不良，这种疾病的特点是缓慢进展的肌力下降，虽然部分患者肌无力表现为平稳，无进展。

随着病情进展，可出现肌容量的减少和肌力下降[20]。一般来说，皮肌炎预后较好，IBM 预后最差，抗 SRP 抗体阳性的患者，肿瘤相关的肌炎，慢性活动性患者包括延迟诊断的患者和经过 4 个月的激素治疗仍不能达到肌力正常的患者，3 个月后血清肌酶仍持续升高的患者，经过 10 个月治疗后血清 von Willebrand 抗原出现的患者和低蛋白血症全身水肿的患者预后差。

影响患者生存率的因素有高龄、肿瘤、初始激素治疗延迟、吞咽困难所致的吸入性肺炎，肺间质病变、心脏受累和出现激素或免疫抑制剂相关的并发症。影响 JDM 预后的因素包括胃肠道的血管炎和败血症。

（卢昕 译　王国春 校）

参考文献

1. Bohan A, Peter JB. Polymyositis and dermatomyositis. N Engl J Med 1975;292:344–347, 403–407.
2. Lindsley CB. Juvenile dermatomyositis update. Curr Opin Rheumatol 2006;8:174–177.
3. Targoff IN. Myositis specific autoantibodies. Curr Opin Rheumatol 2006;8:196–206.
4. Santmyire-Rosenberger B, Dugan EM. Skin involvement in dermatomyositis. Curr Opin Rheumatol 2003;15:714–722.

5. Kang EH, et al. Interstitial lung disease in patients with polymyositis, dermatomyositis and amyopathic dermatomyositis. Rheumatology 2005;44:1282–1286.

6. Schnabel A, Hellmich B, Gross WL. Interstitial lung disease in polymyositis and dermatomyositis. Curr Rheum Rep 2005;7:99–105.

7. Bonnefoy O, et al. Serial chest CT findings in interstitial lung disease associated with polymyositis-dermatomyositis. Eur J Radiol 2004;49:235–244.

8. Yazici Y, Kagen LJ. Cardiac involvement in myositis. Curr Opin Rheumatol 2002;14:663–665.

9. Buchbinder R, Hill CL. Malignancy in patients with inflammatory myopathy. Curr Rheum Rep 2002;4:415–426.

10. Whitmore SE, et al. Dermatomyositis sine myositis: association with malignancy. J Rheumatol 1996;23:101–105.

11. Chen Y-J, Wu C-Y, Shen J-L. Predicting factors of malignancy in dermatomyositis and polymyositis: a case-control study. Br J Dermatol 2001;144:825–831.

12. Sultan SM. Clinical assessment in adult onset idiopathic inflammatory myopathy. Curr Opin Rheumatol 2004;16:668–672.

13. Targoff I. Laboratory testing in the diagnosis and management of idiopathic inflammatory myopathies. Rheum Dis Clin North Am 2002;28:859–890.

14. Grundtman C, Lundberg IE. Pathogenesis of idiopathic inflammatory myopathies. Curr Opin Rheumatol 2006;8:188–195.

15. Scott DL, Kingsley GH. Use of imaging to assess patients with muscle disease. Curr Opin Rheumatol 2004;16:678–683.

16. Arakawa H, et al. Nonspecific interstitial pneumonia associated with polymyositis and dermatomyositis: serial high-resolution CT findings and functional correlation. Chest 2003;123:1096–1103.

17. Tansey D, et al. Variations in histological patterns of interstitial pneumonia between connective tissue disorders and their relationship to prognosis. Histopathology 2004;44:585–596.

18. Marton K, et al. Evaluation of oral manifestations and masticatory force in patients with polymyositis and dermatomyositis. J Oral Pathol Med 2005;34:164–169.

19. Ponyi A, et al. Disease course, frequency of relapses and survival of 73 patients with juvenile or adult dermatomyositis. Clin Exp Rheum 2005;23:50–56.

20. Ponyi A, et al. Functional outcome and quality of life in adult patients with idiopathic inflammatory myositis. Rheumatology 2005;44:83–88.

18

特发性炎性肌病

B. 病理和发病机制

Lisa G. Rider, MD   *Frederick W. Miller, MD, PhD*

■ 主要的病理特征是异质性的炎症，肌细胞损伤、坏死和再生。

■ 肌炎的不同临床亚型病理表现和免疫组化表现有各自的特征改变。

■ IIM 的病因不明确，有易感因素的患者暴露于某种环境可能是病因之一。

病理和免疫病理

特发性炎性肌病的骨骼肌病理特征是单核细胞慢性炎症浸润，包括淋巴细胞、浆细胞、巨噬细胞和树突状细胞，炎症浸润在肌内膜（每个肌细胞间）、肌束膜、肌筋膜或血管周围（肌细胞间的血管）等区域（图 18B-1）。肌纤维（肌细胞）坏死或非坏死、变性和再生，可有肌纤维肥大或萎缩，纤维组织和脂肪替代，肌细胞间可见结缔组织和纤维的增生[1]。

这是肌炎的典型病理特征，但这种表现也可见于其他肌病，尤其是肌营养不良。肌营养不良和其他肌病时，巨噬细胞的浸润、清除坏死肌细胞是一种继发的炎症表现。其他神经肌肉肌病的特征如小角样肌纤维在肌炎时也可见到。首先，炎症浸润常是局灶性的和不均一的。炎症也可能在免疫抑制治疗后减轻。肌活检应避开做肌电图的区域，因做过肌电图的部位可能出现人工假象。在包涵体肌炎患者中，包涵体并不总是可以见到，因为病变是非连贯性的，呈斑块样分布，也可能在疾病的后期出现。石蜡包埋也可能使空泡溶解而无法观察，应做 Gomori 三色酸染色有助于观察空泡变。

肌活检应该由有经验的人取材、染色和评估，因为选择肌活检取材的部位，组织的收集和快速冰冻及正确的组织化学染色对获取重要的肌活检信息是十分必要的。标准的过程包括 H & E 染色，Gomori 三色酸染色，重点观察炎性细胞的浸润和肌肉的结构。结缔组织呈碱性磷酸酶染色阳性时，即使无炎症浸润也有助于诊断肌炎。一部分冰冻组织可用来做酶组织化学染色和代谢性物质染色及免疫组化检查以检测肌膜蛋白，对诊断有帮助[1]。

在常规光镜和免疫组化染色时，肌炎的各临床亚型呈现各自的特征性改变。皮肌炎时，单核细胞更多的浸润到肌束间的动脉或静脉血管壁，这种改变在儿童皮肌炎最常见[2-3]。有时可见血管栓塞。从束周区域到肌束中央的梗死在儿童皮肌炎更常见，而这种表现在成人皮肌炎很少见到。在一个肌束的周边出现小萎缩肌纤维称为束周萎缩，这是皮肌炎的典型病理特征。相反，在多发性肌炎和包涵体肌炎，炎性细胞主要浸润到肌内膜，包绕非坏死的肌纤维[4-5]。

免疫组化表现的差异提示肌炎的不同亚型有不同的免疫病理机制。皮肌炎是儿童和成人最常见的一种亚型，早期的改变包括补体 C3 的激活，膜攻击复合物 C5b-9 在肌内膜血管壁的沉积，毛细血管破坏，肌细胞缺陷和剩余毛细血管的扩张（高内皮血管形成）[6-8]。这种改变引发炎症反应，浸润的炎症细胞主要是 B 淋巴细胞和 CD4$^+$ T 淋巴细胞在肌束、肌筋膜和血管周围。MHC- Ⅰ类抗原和细胞间黏附分子（ICAM）在坏死肌纤维或血管壁上表达上调[9]。在 PM 和 IBM 中，大量的证据表明，主要的免疫病理机制是细胞毒 T 细胞介导的肌细胞坏死，CD8$^+$ T 细胞，伴随少量的巨噬细胞浸润到正常肌纤维的肌内膜[10]。MHC- Ⅰ类抗原主要表达的肌细胞表面，即使在无炎症浸润的肌细胞上也可见到这种表达的上调，但这并不是肌炎的特异性表现[1]。肌活检时可见坏死肌纤维呈散在分布，尤

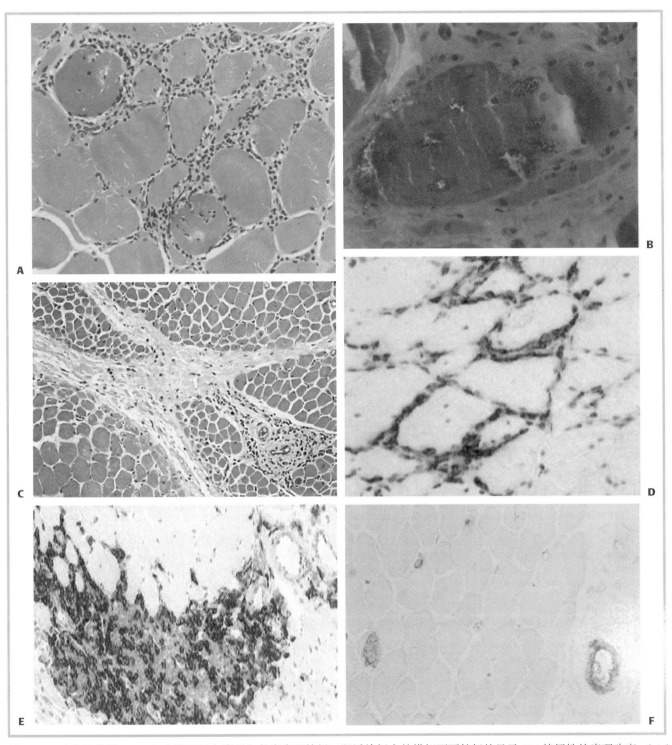

图 18B-1 （也见彩图 18B-1）光镜下肌肉病理和免疫病理特征。肌活检标本的横切面可较好的显示 IIM 特征性的病理改变。（A）PM 患者，肌内膜单个核细胞浸润并包绕肌细胞（HE 染色）。（B）IBM 患者，表现与 PM 相似，在三色染色法上可见到肌细胞内可见到典型的多个红色镶边空泡，称作包涵体（三色染色）。（C）DM 和 JDM，主要是血管的改变，包括血管周围单核细胞的浸润和血管栓塞及束周萎缩。（Rider LG，Targoff IN. In：Lahita RG，Chiorazzi N，Reaves WH，eds. Textbook of autoimmune diseases. Philadelphia：Lippincott Raven；2000）。（D）免疫组化显示 PM 中，CD8⁺T 细胞包绕在肌细胞外（Figarella-Branger D et al.，Muscle Nerve 2003；28：659）。（E）DM 中，B 细胞免疫组化染色阳性（Figarella-Branger D et al.，Muscle Nerve 2003；28：659.）。（F）DM 中，C5-C9 膜攻击复合物免疫组化染色在毛细血管和肌细胞中呈阳性（Courtesy of Dr. J.T. Kissel.）

其是在 PM 中更常见。

在 IBM，除上述炎症表现为，在肌细胞中央和周边还可见到空泡变，肌细胞大小不等，可见散在萎缩肌细胞，肌核内移。空泡周边有含嗜酸性物质的颗粒，在 Gomori 三色酸染色上呈紫红色，刚果红染色可见淀粉样物质的沉积，包括磷酸化的微管关联蛋白 Tau、泛素蛋白、β 淀粉样物质和早老蛋白 1[9]。弥漫的炎症浸润和破碎红纤维在 IBM 也可见到。IBM 的另一个特征性改变是在肌细胞胞浆内可见直径 15～18nm 的微管丝，有时在肌核中也见到这种包涵体，需要通过电镜观察[1]。

其他器官的病理特征，如 DM 的皮肤改变，显示基底膜增厚，黏蛋白沉积。肌肉的很多病理改变，包括炎症细胞浸润的类型和主要累及到血管周围的炎症浸润在 DM 的皮肤中也可见到。消化道缺血性溃疡可能是潜在的危及生命的临床表现，包括非炎症性的动静脉内膜增生的急性血管内膜病，偶见肠壁黏膜下、肌层和浆膜层的血管的纤维栓塞。慢性血管内膜病的特征是中小动脉的狭窄和闭塞，内膜下泡沫细胞，纤维黏液样新生内膜增生，巨噬细胞从肌层到内膜的浸润也可见到。间质性肺病最常见的病理类型是非特异间质性肺炎（NSIP），但也可有弥漫性肺泡损伤，寻常型间质性肺炎（UIP）和细支气管闭塞性机化性肺炎（BOOP）。心肌受累可表现为心肌炎伴纤维化。

发病机制

IIM 的病因和发病机制仍不明确，一些研究显示有易感因素的个体暴露在某一环境下可能触发慢性免疫反应激活，引起免疫系统攻击肌肉组织和其他器官（图 18B-2）。这些机制包括 MHC- Ⅰ 类抗原在肌细胞上的异常表达，免疫系统的活化和内质网应激的激活。这些机制在肌炎以外的其他肌病中也可见到。一些机制在所有类型的肌炎中均可见到，一些只在某一类型的肌炎独特的表现。

遗传因素

家族中发现有血缘关系的两人或多人患病提示遗传因素在肌炎的发病中可能起一部分作用。主要组织相容性复合物（MHC）等位基因的多态性是 IIM 的主要遗传易感因素和保护性因素。A1-B8-Cw07-DRB1*0301-DQA1*0501 祖先单倍体是高加索人 PM

主要易感因子，与该等位基因邻近的人白细胞Ⅱ类抗原 HLA DRB1*0301 是成人和儿童 DM 的主要遗传易感基因。在 IBM，HLA DRB1*0301 和与它连锁的 DQA1*0501 和 HLA Ⅰ类抗原 Cw*14 等位基因是主要遗传易感基因。HLA DQA1*0201 是所有类型肌炎的保护性因素，而 DRB1 或 DQA1 等位基因是某些临床亚型的保护性因素[11]。在 MHC Ⅲ类分子区域，肿瘤坏死因子（TNF-α）-308A 等位基因是高加索人成人和儿童 DM 的遗传易感因素，并且可能是与临床严重程度相关，往往与 DM 的光敏性的皮疹和皮下钙化相关。DMA*0103 和 DMB*0102 可能是儿童 DM 患病的风险因素。在 HLA 以外的区域，白介素（IL）1 受体拮抗剂 VNTR A1 等位基因是高加索人儿童 DM 的风险因素。在韩国人和美国墨西哥人中，IgG 重链的血清标记物 Gm 同种异型较 HLA 等位基因比，更可能是肌炎的风险或保护性因素，提示在不同人种中，遗传易感因子可能是多样性的[12]。人白细胞抗原遗传易感性还与特异性的自身抗体相关[13]。在高加索人中，祖先单倍体 A1-B8-Cw07-DRB1*0301-DQA1*0501 与抗合成酶抗体，包括抗 Jo-1 抗体阳性高度相关。MHC Ⅱ类抗原等位基因 DRB1*0701 和 DQA1*0201 是抗 Mi-2 抗体阳性的主要风险因子。而 DQA1*0301 与儿童和成人 DM 中的肌炎相关性自身抗体 - 抗 p155 抗体相关。

环境因素

在一些个体，在一些 IIM 的病例中，在疾病发生前有短暂的感染或非感染性因素的暴露史，另外，在 IIM 病例中可发现季节性和地域性发病的现象提示在疾病的起始阶段，环境因素在疾病发生中可能起一定的作用。然而，艾可病毒与有 γ 球蛋白血症的 DM 样疾病的发生明确相关。

流行病学调查显示环境因素在 IIM 的发病中可能起重要的作用。虽然大多数环境因素未被证实，但是某些环境因素，通过流行病学个案报道的研究，去药和再次给药的研究及生物标记物的研究均强烈提示环境因素与疾病的发生相关。一些个案包括显示，某些病原体的感染，如链球菌 A 和流感病毒的感染与儿童 DM 的发生高度相关，而弓形体感染与成人 DM 的发病相关。儿童 DM 外周血与链球菌 A 的 M5 蛋白和与 M5 同源的黏蛋白有反应。柯萨奇 B 病毒感染的证据是复杂的，从肌炎患者肌组织中可分离出病毒，但病例报道研究并不支持该病毒感染与儿童 DM 的发生相

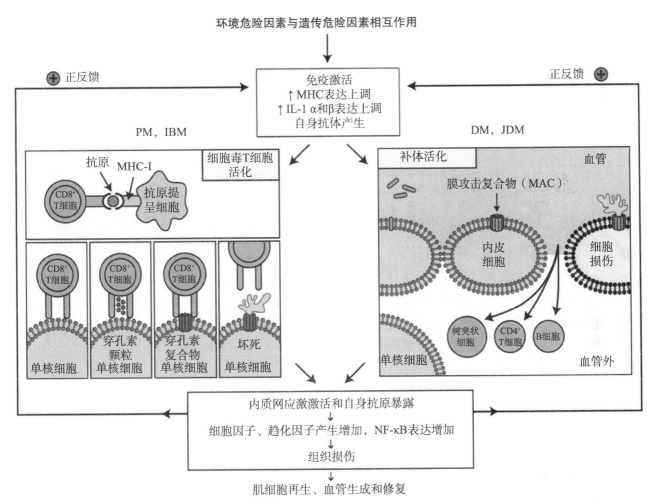

图 18B-2　IIM 可能的发病机制。所有类型的 IIM 均可能是有异常易感因素的个体在暴露于某一特定的环境危险因素后，免疫系统被激活而致病。肌肉和其他组织的免疫活化过程包括在疾病发病前 MHC、IL-1α 和 β 表达上调，导致自身抗体产生。随后，细胞毒 T 细胞对肌细胞的直接作用是 PM 和 IBM 的主要发病机制。补体介导的内皮损伤，导致 CD4⁺T 细胞，B 细胞和树突状细胞浸润是 DM 和 JDM 的主要发病机制。其他机制包括缺氧，内质网应激的活化和自身抗原的暴露，引起细胞因子和趋化因子释放，并形成正反馈环，导致进一步的免疫反应激活。最后，引起肌细胞再生，血管发生和修复。在一些病例，可见到纤维化的改变和受攻击组织的其他损伤改变

关。明确证实与 IIM 发病相关的感染包括反转录病毒、疱疹病毒、疏螺旋体、椎体虫等，而细小病毒 B19 与儿童 DM 的发生不相关，其他的感染与 IIM 的发病相关性未得到证实。但敏感的分子学方法进行的病毒基因组学的研究显示，在 DM 和 PM 的肌活检组织中并未检测到任何病毒核酸的持续存在，提示病毒感染并不是炎症持续存在的因素[12]。

其他非感染性因素，包括紫外线照射、过度运动、心理压力、药物和疫苗的使用均可能是某些类型的 IIM 发病的触发因素。越来越多的证据显示紫外线（UV）与 DM 的发生可能有关。DM 患者有光敏性皮

疹，疾病在阳光照射后会加重，成人 DM 患者对 UVB 的敏感性增强，最小剂量的 UVB 照射可能诱发皮肤红斑。DM 中有抗 Mi-2 抗体阳性的患者对 UV 的敏感性增高提示紫外线暴露可能参与了肌炎的发病和影响临床症状。UV 辐射引起的角质细胞损伤可能诱发细胞凋亡，从而导致自身抗原的暴露，诱发疾病发生。

病例对照研究显示心理应激、过度运动和胶原蛋白植入物也可能诱发成人 PM 和 DM[14]。青霉胺可能诱发肌炎，发生率为 1%～2%，在高加索人群中，与携带 HLA B18、B35 和 DR4 等位基因可能有关，而在印第安人群中与 HLA-DQW1 相关。虽然没有流行病

学的研究证实硅胶暴露和肌炎发病之间的相关性，在硅胶移植后出现肌炎的高加索女性患者没有特征性的遗传学特征，但这部分患者 HLA DQA1*0102 等位基因出现的频率明显升高。IIM 的发生与药物的相关性也有报道，包括降脂药、齐多夫定、亮丙瑞林、局麻药和生物制剂如干扰素 α 和白介素 -2 及疫苗等，但是需要更多的证据证实他们之间的相关性[12]。而含有的疫苗与另一种肌炎——巨噬细胞性肌炎发病可能相关，这类疾病表现为肌组织中浸润的炎性细胞主要为巨噬细胞。

PM 和 IBM 发病的细胞毒机制

许多研究已经证实，细胞毒机制在 PM 和 IBM，而不是成人或儿童 DM 的发病中起重要作用[15]。第一，与受损肌组织淋巴细胞亚群的定量检测结果相似，外周血单核细胞的研究显示，PM 和 IBM 患者循环中均存在较多数量的活化 T 细胞。第二，体外研究显示，PM 患者外周血淋巴细胞表现为增殖应答并呈现针对肌组织的细胞毒作用。第三，在 PM 和 IBM 的 T 细胞中均存在富含穿孔素和颗粒酶的颗粒，并且这些颗粒集中在 T 细胞与肌细胞接触的一侧，通过释放穿孔素和颗粒酶，引起肌细胞膜穿孔[10]。第四，通过对限制性 T 细胞受体的研究显示，在基因家族 PM 和 IBM 患者中，肌组织中浸润的 T 细胞呈选择性的克隆增殖，提示该 T 细胞是受特异性抗原驱动的，而在 DM 中，T 细胞受体更多的呈多克隆增殖。此外，在 PM 和 IBM 中，CD8+ 细胞首先攻击表达 MHC- Ⅰ 类抗原的肌细胞，而表达 MHC- Ⅰ 类分子的肌细胞能识别特异性抗原。所有这些研究显示在 PM 和 IBM，T 细胞是经某种未知抗原刺激后选择性克隆增殖，提示在这一类疾病中，T 细胞介导的细胞免疫在病理机制中起一定作用。

成人和儿童 DM 的体液免疫和内皮细胞机制

与 PM 和 IBM 相比，成人和儿童 DM 的体液免疫和内皮细胞机制在发病中可能起更重要的作用[15]。首先，DM 患者的肌组织和循环中均可见到更多数量的 B 细胞和 CD4+T 细胞。其次，在疾病的早期阶段，可以观察到血管壁上有免疫球蛋白和补体末端成分的沉积[6]，导致毛细血管的数量减少，缺血和肌组织的损伤。在经免疫组化或实时聚合酶链反应（RT-

PCR）证实的病例中，微阵列研究显示受损肌组织中有与血管发生相关的启动子和抑制子的过度表达[16-17]。同时能观察到成人 DM 患者促血管内皮细胞分化和活化相关的基因启动子的表达增加，及肌组织中经典和旁路补体激活通路调节子的表达增强，从而促进血管生成[16]。在儿童 DM，血管生成抑制 ELR 趋化因子表达增加并且这种表达上升与毛细血管的数量减少相关[17]。白细胞黏附分子尤其是 ICAM-1 在儿童和部分成人 DM 的肌组织的血管壁上表达上调，导致 B 细胞、CD4+ T 细胞、树突状细胞和巨噬细胞的浸润[9]。这些促炎因子引起组织损伤，同时引发进一步的炎性细胞浸润。

免疫调节异常在发病机制中也起着重要的作用，干扰素 α/β 可诱导基因和 Ⅰ 型干扰素应答基因表达上调，这些基因参与了抗原提呈，提示疾病的发生可能最初由病毒促发及类浆细胞样树突状细胞的活化[18-19]。这些因素同时也能引起血管生成抑制。

细胞因子，趋化因子和相关因子

越来越多的信号分子被发现在调节免疫细胞过程中经循环系统迁移到不同组织，并且在改变这些细胞随后的功能中起重要的作用[9]。免疫组化和微阵列研究显示在肌炎患者的肌组织中细胞因子、趋化因子、趋化因子受体和相关蛋白的许多信号分子表达上调。肌组织中浸润的细胞因子常见的包括：促炎细胞因子如白介素（IL）-1 和肿瘤坏死因子（TNF）-α；参与 T 细胞分化的细胞因子如干扰素（IFNs）、IL-2、IL-5 和 IL-10；参与纤维化的细胞因子如转化生长子（TGF）-β。趋化因子尤其是巨噬细胞炎症蛋白（MIP）-1α（CCL3），单核细胞趋化蛋白（MCP）-1（CCL2）和 CCL5（RANTES）以及 CXC 趋化因子配体（CXCL9 和 10），趋化因子受体（CCR1-5、CCR2A 和 CCR2B）在肌炎时也表达上体，这些细胞因子募集单核细胞、巨噬细胞和 T 淋巴细胞游走到炎症部位。与对照组相比，肌炎患者及组织中一些促进白细胞从血管中迁移到组织的分子，如细胞间黏附分子 1（ICAM-1），血管细胞黏附分子 1（VCAM-1），CD142 和 CD31（促树突状细胞迁移）表达也增加。ICAM-1 在 DM 的肌束膜和血管周围表达增加，在 PM 和 IBM 的肌内膜血管表达增加。另外一些研究显示 IFN-α/β 诱导基因在成人和儿童 DM 表达上升，是与 PM 和 IBM 相区分的一个重要特征。此外，在使用静脉注射免疫球蛋白的 3 个 DM 和 4 个 IBM 患者治疗前后的肌活检的研究中发现，对治疗反应好的 DM 患者，某些趋化因子和 ICAM-1 基因表达下降[20]。

肌炎肌组织中细胞因子可能参与了免疫应答反应，但它们可能也同时直接影响肌组织和其他靶器官[9]。例如，TNF-α 可能导致肌细胞分解代谢加速和收缩功能障碍。IL-1α 通过影响胰岛素样生长因子，引起营养成分的代谢紊乱，从而抑制成肌细胞的增殖和融合，进而直接导致细胞毒作用。但是，因为不同的方法学和不同的研究对象，要确定这些信号分子在疾病的发病机制中是起到原发还是继发的作用以及这些细胞因子在不同类型的 IIM 中是否截然不同仍较困难。

主要组织相容性复合物的过表达和结局

在所有类型的 IIM 的肌细胞上均可见到 MHC- I 类抗原的表达增加，甚至在没有炎症浸润的肌组织中也可见到这种现象，提示 MHC- I 的表达在疾病发生的早期阶段[1]。这一过程是怎样发生的仍不十分清楚，因为在肌活检时一些萎缩的肌细胞上也可见到MHC- I 的表达。另外，利用转基因鼠的动物模型研究显示，小鼠肌组织中 MHC- I 的上调可以引起肌肉炎症和肌力下降，这种改变甚至发生在肌组织损伤之前[21]，这也提示 MHC- I 的过度表达与肌炎的发生相关。MHC- I 的表达增加不仅使肌细胞成为细胞毒 T 细胞识别的靶器官，同时对肌细胞的代谢也起到负作用。当肌细胞内质网蛋白负荷增加和细胞处理这些负荷的能力之间平衡失调时，信号通路被激活以适应细胞的内质网应激，这一过程叫内质网应激应答，可以由各种原因引起，包括缺血、病毒感染、蛋白质折叠受损的突变和内质网蛋白的过度聚集。内质网中 MHC- I 类分子的组装和折叠是一个高度调节的过程，以确保它们在内质网中被正确的组装及预防未折叠蛋白的聚集。当 MHC- I 类分子过多时，该系统超负荷从而引发诸多细胞变化，如 NF-κB 通路被激活，这种现象的 IIM 和 MHC- I 类分子上调的转基因鼠中均可观察到[22-23]。这些发现提示 MHC- I 的过度产生可以引起内质网应激，并通过激活 NF-B 通路，诱导大量细胞因子、趋化因子、黏附分子的产生，同时，MHC- I 表达上调对自身形成正反馈，这些在 IIM 的发病中也起一定的作用。

（卢 昕 译 王国春 校）

参考文献

1. Dalakas MC. Muscle biopsy findings in inflammatory myopathies. Rheum Dis Clin North Am 2002;28:779–798, vi.
2. Arahata K, Engel AG. Monoclonal antibody analysis of mononuclear cells in myopathies. I. Quantitation of subsets according to diagnosis and sites of accumulation and demonstration and counts of muscle fibers invaded by T cells. Ann Neurol 1984;16:193–208.
3. Crowe WE, Bove KE, Levinson JE, Hilton PK. Clinical and pathogenetic implications of histopathology in childhood polydermatomyositis. Arthritis Rheum 1982;25:126–139.
4. Engel AG, Arahata K. Monoclonal antibody analysis of mononuclear cells in myopathies. II: Phenotypes of auto-invasive cells in polymyositis and inclusion body myositis. Ann Neurol 1984;16:209–215.
5. Engel AG, Arahata K. Mononuclear cells in myopathies: quantitation of functionally distinct subsets, recognition of antigen-specific cell-mediated cytotoxicity in some diseases, and implications for the pathogenesis of the different inflammatory myopathies. Hum Pathol 1986;17:704–721.
6. Kissel JT, Mendell JR, Rammohan KW. Microvasculature deposition of complement membrane attack complex in dermatomyositis. N Engl J Med 1986;314:329–334.
7. Emslie-Smith AM, Engel AG. Microvascular changes in early and advanced dermatomyositis: a quantitative study. Ann Neurol 1990;27:343–356.
8. Estruch R, Grau JM, Fernandez-Sola J, Casademont J, Monforte R, Urbano-Marquez A. Microvascular changes in skeletal muscle in idiopathic inflammatory myopathy. Hum Pathol 1992;23:888–895.
9. Figarella-Branger D, Civatte M, Bartoli C, Pellissier JF. Cytokines, chemokines, and cell adhesion molecules in inflammatory myopathies. Muscle Nerve 2003;28:659–682.
10. Goebels N, Michaelis D, Engelhardt M, et al. Differential expression of perforin in muscle-infiltrating T cells in polymyositis and dermatomyositis. J Clin Invest 1996;97:2905–2910.
11. O'Hanlon TP, Carrick DM, Arnett FC, et al. Immunogenetic risk and protective factors for the idiopathic inflammatory myopathies: distinct HLA-A, -B, -Cw, -DRB1 and -DQA1 allelic profiles and motifs define clinicopathologic groups in Caucasians. Medicine (Baltimore) 2005;84:338–349.
12. Reed AM, Ytterberg SR. Genetic and environmental risk factors for idiopathic inflammatory myopathies. Rheum Dis Clin North Am 2002;28:891–916.
13. O'Hanlon TP, Carrick DM, Targoff IN, et al. HLA-A, -B, -DRB1 and -DQA1 allelic profiles for the idiopathic inflammatory myopathies: distinct immunogenetic risk and protective factors distinguish European American patients with different myositis autoantibodies. Medicine 2006;85:111–127.
14. Lyon MG, Bloch DA, Hollak B, Fries JF. Predisposing factors in polymyositis-dermatomyositis: results of a nationwide survey. J Rheumatol 1989;16:1218–1224.
15. Dalakas MC. Mechanisms of disease. Signaling pathways and immunobiology of inflammatory myopathies. Nat

18

Clin Pract Rheumatol 2006;2:219–227.

16. Nagaraju K, Rider LG, Fan C, et al. Endothelial cell activation and neovascularization are prominent in dermatomyositis. J Autoimmune Dis 2006;3:2.

17. Fall N, Bove KE, Stringer K, et al. Association between lack of angiogenic response in muscle tissue and high expression of angiostatic ELR-negative CXC chemokines in patients with juvenile dermatomyositis: possible link to vasculopathy. Arthritis Rheum 2005;52:3175–3180.

18. Tezak Z, Hoffman EP, Lutz JL, et al. Gene expression profiling in DQA1*0501+ children with untreated dermatomyositis: a novel model of pathogenesis. J Immunol 2002;168:4154–4163.

19. Greenberg SA, Sanoudou D, Haslett JN, et al. Molecular profiles of inflammatory myopathies. Neurology 2002;59: 1170–1182.

20. Raju R, Dalakas MC. Gene expression profile in the muscles of patients with inflammatory myopathies: effect of therapy with IVIG and biological validation of clinically relevant genes. Brain 2005;128:1887–1896.

21. Nagaraju K, Raben N, Loeffler L, et al. Conditional up-regulation of MHC class I in skeletal muscle leads to self-sustaining autoimmune myositis and myositis-specific autoantibodies. Proc Natl Acad Sci U S A 2000;97:9209–9214.

22. Nagaraju K, Casciola-Rosen L, Lundberg I, et al. Activation of the endoplasmic reticulum stress response in autoimmune myositis: potential role in muscle fiber damage and dysfunction. Arthritis Rheum 2005;52:1824–1835.

23. Nogalska A, Engel WK, McFerrin J, Kokame K, Komano H, Askanas V. Homocysteine-induced endoplasmic reticulum protein (Herp) is up-regulated in sporadic inclusion-body myositis and in endoplasmic reticulum stress-induced cultured human muscle fibers. J Neurochem 2006;96: 1491–1499.

特发性炎性肌病

C. 治疗和评估

Chester V. Oddis, MD

- 正确的诊断是最重要的，对治疗反应不好的肌炎需要做肌活检。
- 自身抗体有助于区分不同的临床亚型。
- 激素是首要的治疗药物，其他免疫抑制剂如甲氨蝶呤和硫唑嘌呤可作为减少激素用量的治疗。
- 已建立一个核心指标以评估疾病的活动性。

特发性炎性疾病的评估

因为 IIM 相对少见及疾病的异质性，治疗 IIM 仍较困难。IIM 中很少有较好的对照试验，多数研究没有充分评估和区分肌无力是继发与于不可逆的肌肉损伤（肌肉萎缩，被脂肪和结缔组织替代）还是疾病的活动（可逆的炎症损害），这种状态下评估治疗的反应是不可靠的。因此，用系统的方法评估 IIM 的治疗是非常必要的。首先，要正确的诊断免疫介导的肌病并排除与肌炎相似的其他疾病，尤其对 PM，因为 PM 缺乏 DM 特征性的皮疹表现，而对 DM 这种特征性的皮肤表现诊断相对容易。国际肌炎评估和临床研究组（IMACS）已经关注到这些问题。近期该组织开展了如下工作：①建立了一套用于肌炎临床试验中评估疾病活动性的核心指标[1]；②提高成人和儿童肌炎临床试验的初步计划[2]；③在指导成人和儿童肌炎的临床试验中取得国际间的一致意见[3]。对炎性肌病的系统评估将在此讨论，并对治疗方案做一简述。

常规评估工具

血清肌酶

血清肌酸激酶（CK）是最可靠的肌酶检测方法，常规用于成人肌炎的检测。肌酶升高可早于肌无力发生前数周，可用于预测临床疾病的复发。相反，肌酶下降至正常水平常早于肌力的改善。但也有部分患者，肌活检提示疾病活动而肌酶是正常的，这在 DM 较

PM 更常见，儿童较成人常见。JDM 联合检测乳酸脱氢酶（LDH）和天门冬氨酸氨基转移酶（AST）对预测疾病复发最有价值[4]。血清 CK 浓度在不同种族间有很大的变异，在非洲 - 加勒比人种中，CK 正常值的上限下降，因此与其他人种相比，CK 水平相对更高[5]。任何运动（无氧或有氧运动）和损伤（锐器伤或钝伤）均可能使 CK 水平升高。一些药物（如他汀类药物、酒精、秋水仙碱、可卡因等）也可引起肌酶升高。另外，约有 30% 的患者可有无症状性高 CK 血症，而没有任何临床表现。

除 CK 外，其他血清中的酶在肌炎患者中也可升高，包括丙氨酸氨基转移酶（ALT）、AST、LDH 和醛缩酶。当 CK 正常时，任何其他的一个或多个酶升高也可用于检测疾病的活动性。AST 和 ALT 的升高常被误诊为肝的疾病，因为这些酶在肝受损时被释放入血，引起血清水平升高。当 ALT 和 AST 升高时，同时检测碱性磷酸酶（ALP）和 γ- 谷氨酰转肽酶（GGT），如 ALP 和 GGT 正常，则应考虑肌肉的疾病。同时，在疾病治疗过程中，如 ALT 和 AST 不随 CK 的下降而下降，则应该考虑是否存在肝的疾病。在一些患者中检测血清醛缩酶对诊断有帮助，但不如 CK 特异。醛缩酶在组织中分布很广泛，与 CK 相比，存在于更多的组织中，在肝疾病、血液系统疾病和其他疾病，及溶血时均可见到醛缩酶的升高。

肌电图

肌电图（EMG）可对症状严重的肌群进行检测，

对评估肌肉的炎症非常敏感，但它不具有特异性。肌炎时典型的肌电图表现是肌纤维激惹，包括出现纤颤波，复合重复放电和插入电位的正锐波。EMG 敏感性高，在所有活动性肌炎患者中几乎均显示未异常，因此，正常 EMG 往往提示疾病不活动。EMG 也经常用于指导肌活检的部位，但是针刺本身可能引起肌肉炎症反应，为避免人工假象的影响，EMG 应选择做单侧。而肌炎的病变一般是对称性的，对 EMG 提示异常的部位，选择相应的对侧相同部位做肌活检。虽然激素性肌病在临床上经常与疾病的活动难以区分，但 EMG 出现纤颤波时常提示是肌炎活动的一个表现。

肌肉和皮肤活检

肌活检可用于确诊 IIM，但是肌炎的病变往往呈不连续、斑片样分布，因此选择肌活检部位不正确会降低诊断的敏感性。肌纤维的变性和再生是最常见的病理表现，但血管周围和间质的慢性炎症浸润是免疫介导的肌炎更特异性的表现。PM 和 IBM 与 DM 的组织病理学表现不同。PM 和 IBM 的病理特征是淋巴细胞（细胞毒 T 细胞）浸润到非坏死的肌纤维内，在血管周围和肌束膜也可见到 T 辅助细胞，但这不是主要特征。而在 DM，血管周围浸润的主要是 B 细胞和补体末端成分（C5 ~ C9，膜攻击复合物），伴 CD8$^+$ 和 CD4$^+$ T 细胞的浸润。血管是 DM 时攻击的靶目标，常出现束周萎缩，如同在缺血性微血管病中观察到的继发表现一样。有时，DM 中也可见到明显的血管炎。DM 的典型皮肤病理特征包括表皮、基底层空泡变性，血管扩张和血管周围炎症浸润。界面性皮炎与系统性红斑狼疮表现相似。微血管的损伤是由补体末端成分介导的，与肌炎中的表现相同（详见第 18B 章肌肉和皮肤的病理）。

肌炎的放射学评估

磁共振成像（MRI）是成人和儿童肌炎的另一个评估工具[6]。MRI 是非侵入性的检查，尤其适用于对 EMG 不耐受的儿童患者。面积大的肌群（如大腿）可被评估，并提高肌活检诊断的准确率。在 T1 加权像上，正常肌组织呈均匀的低信号，而脂肪（皮下组织和骨髓）呈高信号，因此可清晰地显示解剖结构。T2 加权像上，肌组织也呈低信号，而在 T1 和 T2 像上均呈现高信号的为炎症。在 T2 序列上，应用抑脂的短翻转恢复成像（STIR）技术，可很好的显示肌肉的炎症，

这时，炎症呈高信号，而脂肪呈低信号。MRI 还有以下的作用：①在肌酶或 EMG、肌活检正常的患者，可对肌炎或疾病复发进行分类；②确诊"无肌病性皮肌炎"，这类患者有典型的皮肌炎的皮损表现，但肌酶正常，无肌组织的受累；③区分慢性活动性疾病或慢性非活动性疾病（如损伤），这两种情况均有肌无力，但通过抑脂像可区分是脂肪替代和炎症；④指导肌活检部位，尤其是对疑似 PM 的患者；⑤区分 PM 和 IBM，MRI 在 IBM 有一些特征性的表现[7]。但 MRI 也有一些局限性，如价格昂贵，炎症水肿表现是非特异性的（即便是 STIR 和 T2 像），因为炎症水肿信号在其他疾病如中毒性肌病或肌营养不良中也可见到。

肌肉外器官的评估

特发性炎性肌病是一种系统性结缔组织病，可出现肌肉外器官的受累。肺是常见的受累器官，在有抗氨基酰 tRNA 合成酶抗体（见血清自身抗体检测）阳性的患者，出现间质性肺病（ILD）的风险升高。呼吸肌受累很少见，但在严重肌无力的患者中可出现。通气肌的肌力下降可通过经嘴检测吸气压来确定。而在 ILD，肺功能检测表现为限制性通气障碍，同时放射学呈现肺间质纤维化的征象。气体交换障碍导致一氧化碳弥散量下降和运动时肺泡 - 动脉氧梯度下降（去饱和作用）。肺 X 线检查不如高分辨 CT（HRCT）对 ILD 诊断敏感，HRCT 表现为"毛玻璃"影（肺泡炎）、肺实变、胸膜下线样征、支气管牵拉扩张和蜂窝样改变（纤维化）。对有 ILD 的肌炎患者的活检或尸检研究显示，肺泡间质中浸润的炎症细胞主要是 CD8$^+$ T 细胞，肺泡灌洗液（BAL）中主要为 CD8$^+$ T 细胞和少量 B 细胞[8]。虽然在尸检中发现心肌炎在 IIM 时很常见，但有典型临床症状的心脏受累并不常见。心电图检查可发现心电的异常包括非特异性 ST-T 改变和心脏传导的异常。CK 的心脏同工酶 CK-MB 在活动性肌炎患者中可升高，是由再生肌纤维释放的。但心肌肌钙蛋白（TNI）在骨骼肌损伤时不受影响，如 TNI 升高常提示心肌损伤。有近端和远端吞咽困难的肌炎患者，钡餐检查可显示患者的环咽肌肥大或痉挛或咽部肌群的不协调运动，在钡餐造影时表现为出现浅沟池，严重患者可出现钡剂吸入气管。远端吞咽困难表现为食管远端（平滑肌）运动减弱，可通过食管连续摄影和食管测压检测这种改变，这在肌炎合并其他结缔组织病的患者中更常见。

血清自身抗体

抗核抗体和抗胞浆抗体在 90% 的 PM 或 DM 患者中可以检测到，对区分肌炎不同的临床亚型有帮助[9]。肌炎特异性自身抗体（MSAs）是仅 IIM 中存在的自身抗体，但在无肌炎的患者中也可检测到 MSAs[10]。肌炎患者很少体内同时存在两种 MSA。在肌炎合并其他结缔组织病的患者中检测到的自身抗体也叫肌炎相关性自身抗体（myositis-associated autoantibody MSAs）。这两种肌炎抗体与临床表现的相关性见表 18C-1。IBM 中自身抗体的阳性率较低，一项欧洲的队列研究显示 IBM 自身抗体的阳性率为 18%（7/38）[10]。ANA 阴性不能除外 MSA，因为部分抗体的靶抗原存在在胞浆中。因自身抗体与临床表现的相关性，检测血清自身抗体对诊断，尤其是无典型临床症状的患者明确诊断以及判断患者的预后十分重要。

抗 Jo-1 抗体是最常见的 MSA，各种抗合成酶抗体的临床特征基本相似，称为"抗合成酶综合征"（antisynthetase syndrome），表现为发热、"技工手"（mechanic's hands）、雷诺现象、关节炎、ILD 和肌炎。但有抗合成酶抗体的患者不一定出现所有这些临床症状，一部分患者可能终身不发展为肌炎。例如，抗 PL-12 抗体阳性的患者易出现 ILD，但没有肌炎。

MSA 中抗抗信号识别颗粒（SRP）抗体的靶抗原是参与蛋白质转位的核糖核蛋白，多见于严重和难治性 PM 患者，肌活检中常见到的肌内膜的炎症浸润[11]。Mi-2 是蛋白质复合体，位于细胞核中，参与转录，因此抗 Mi-2 是抗核抗体，该抗体与 DM 的皮疹相关，治疗反应好，但该抗体也可见于 PM、JDM 和肿瘤中，表现为严重的皮疹[12]。

抗 PM-scl 抗体是一种抗核抗体，可见于单独的 PM、DM 或系统性硬化患者，也可见于重叠综合征患者。常规检测 ANA 时如发现高滴度的斑点型 ANA，应考虑抗 U1-RNP 抗体可能，该抗体更常见于混合性结缔组织病，表现为雷诺现象，有包括 SLE、肌炎和（或）硬皮病的各种临床表现。抗 Ro/SSa 抗体见于 10% 的肌炎患者，尤其是有抗氨基酰 tRNA 合成酶抗体阳性的患者。

肿瘤和肌炎

研究显示 PM 和 DM 患者合并肿瘤的风险增高，尤其是 DM 患者合并肿瘤的风险更高。一项来自瑞典、丹麦和芬兰的汇集分析显示，618 名 DM 患者中有 198 人患肿瘤[13]。其中 59 人在诊断 DM 时即确诊肿瘤，包括有卵巢癌、肺癌、胰腺癌、胃癌、结直肠癌和非

表 18C-1 多发性肌炎和皮肌炎的血清自身抗体

自身抗体	靶抗原	在 IIM 中的阳性率（%）	与临床的相关性
肌炎特异性自身抗体			
Jo-1	组氨酰 tRNA 合成酶	20	抗合成酶综合征（发热、间质性肺病，关节炎，雷诺现象和技工手，对治疗反应差）
PL-17	苏氨酰 tRNA 合成酶	2	抗合成酶综合征
PL-12	丙氨酰 tRNA 合成酶	2	抗合成酶综合征，但肌炎发生率低
OJ	异亮氨酰 tRNA 合成酶	1	抗合成酶综合征
EJ	甘氨酰 tRNA 合成酶	1	抗合成酶综合征；DM > PM
KS	天冬氨酰 tRNA 合成酶	< 1	少见，多数患者合并 ILD
Mi-2	核解链酶	5 ~ 10	DM（对治疗反应好）；PM（仅用 ELISA 法检测时）
SRP	信号识别颗粒	5	PM（有心脏受累，对治疗反应差）；罕见的重叠综合征患者中
肌炎相关性自身抗体			
PM-Scl	外切体蛋白，蛋白质复合物	5 ~ 10	合并系统性硬化的重叠综合征；肌炎不严重
U1RNP	U1 小核糖核蛋白	5 ~ 10	MCTD 或重叠综合征
Ku	DNA 结合复合体	1	PM 和 SSc 重叠综合征；偶见于 SLE
Ro/SSA	Ro60 和 Ro52	10 ~ 20	干燥综合征；可与抗合成酶抗体同时存在

CTD，结缔组织病；DM，皮肌炎；ILD，间质性肺病；MCTD，混合性结缔组织病；PM，多发性肌炎；SSc，系统性硬化

霍奇金淋巴瘤。尽管 PM 与肿瘤的相关性较 DM 低，但 PM 发生肿瘤的风险仍是增高的，差异有统计学意义，系列研究显示 ADM 也与肿瘤发生相关。发生肿瘤的风险通常在确诊肿瘤的 3 年内，在这期间监测肿瘤标记物十分重要。血清 CA-125 对女性 DM 患者的筛查十分有用。体内存在肌炎相关性或特异性自身抗体和（或）合并其他结缔组织病的患者发生肿瘤的风险降低。对有高风险的患者严密筛查肿瘤标记物可提高早期诊断率和降低死亡率。此外，对上述各种肿瘤易发的相应年龄的患者进行详细询问病史，体格检查（包括女性的妇科检查）和实验室检查是十分必要的，包括胸、腹部和盆腔的 CT，结肠镜和乳腺钼靶造影（见第 18 章 A，肌炎和肿瘤）。

特发性炎性肌病的治疗

康复治疗

在确诊 IIM 后，应对疾病的系统受累做出评估，并确定疾病的活动性和慢性损伤的区别，以指导治疗。因为时限性和可能加重肌肉损伤的特点，物理治疗是有争议的，总体的目标是改善和维持现有的肌肉的功能及预防肌萎缩和肌挛缩。急性期患者，肌无力严重，应接受被动锻炼如肌肉的拉张运动，防止肌挛缩。当肌力较急性期改善 50% ～ 60% 时，应加以辅助锻炼，包括抵抗各种弹力绷带的等张和等长运动。更积极的方法是随后配合自由调节重量和抵抗器械的锻炼。通过对急性但病情稳定的患者的对照研究显示物理治疗不会使患者的肌酶升高，但能改善患者的肌力并取得较好的结果。

药物治疗

近 20 年中，极少有设计很好的 IIM 随机对照临床试验，关于 IIM 的药物治疗推荐如下[14]。

糖皮质激素

虽然糖皮质激素的副作用很多，但它仍然是经验性治疗 IIM 的首选药物。用药剂量取决于疾病的严重程度和评估药物可能带来的毒副作用，对一些病情较轻的患者（如重叠综合征），低剂量的激素可取得较好的疗效。通常，初始治疗的患者，给予口服醋酸泼尼松 60mg/d（或相等剂量的激素）。血清 CK 降至正常后（通常 1 ～ 3 个月），激素开始减量，每 3 ～ 4 周减现

有剂量的 20% ～ 25%，减至 5 ～ 10mg/d 时维持治疗数月，时间取决于患者的临床表现，但一部分患者在这一过程中疾病可能复发，需要增加激素的量以达到之前的治疗疗效（但不一定需要增加到初始剂量）。评估治疗的反应，应至少 1 个月检查一次肌酶和进行肌力和肌肉功能的评估。对于严重的病例或有危及生命的肌肉外器官受累如 ILD 的病例，可初始治疗给予静脉甲基泼尼松龙冲击，以使病情得到快速的控制。对 IBM 是否应用激素治疗是有争议的，但对初发的患者，可试给予醋酸泼尼松 40 ～ 60mg/d 治疗 2 ～ 3 个月，治疗疗效应肌力改善，伴或不伴 CK 下降，因为众所周知，IBM 患者治疗后 CK 可下降，但临床症状并无好转。如果治疗有效，应考虑加用免疫抑制剂以减少激素的使用量。但是，评估 IBM 的治疗反应较困难，因为 IBM 疾病的进展常是隐匿的，并且没有关于 IBM 治疗有效的任何相关研究。

其他免疫抑制剂

多数肌炎患者对激素治疗至少有部分疗效，完全对治疗无反应的 PM 患者需要重新评估诊断是否正确。甲氨蝶呤（MTX）或硫唑嘌呤（AZA）是常用的一线免疫抑制剂，可用于减少激素用量的治疗，联合治疗对难治性肌炎有效[15]。MTX 在严密监控肺功能的情况下可用于治疗抗合成酶抗体阳性的患者。在回顾性和前瞻性研究中均证实环孢素及其他钙调素抑制剂如他克莫司对成人和儿童 IIM 均有效，包括肌炎合并 ILD，尤其是抗 Jo-1 抗体阳性的患者[16]。吗替麦考酚酸酯（MMF）被越来越多的用于 PM 和 DM 以及合并 ILD 的肌炎和其他结缔组织病。烷化剂的使用是有争议的，可用于难治性病例和有严重的系统并发症的患者。对严重病例或有肌肉外器官受累的患者，应初始治疗即给予激素和免疫抑制剂。对 IBM，免疫抑制剂通常是无效的，因在诊断时即表现为更严重的慢性损伤，因此对 IBM 治疗的预期与 PM 或 DM 不同。研究显示，IBM 的炎症反应在疾病的发病机制中是一个继发的作用，激素的治疗虽然可使肌组织中炎症浸润减少，血清 CK 水平下降，但对肌力的改善无帮助[17]。

静脉注射免疫球蛋白

虽然机制不是十分清楚，单几个前瞻性的临床试验均证实静脉注射免疫球蛋白（IVIG），对 PM、DM 和 IBM 是有效的[18]。IVIG 也经常与激素和（或）其他免疫抑制剂联合使用用于治疗早期 JDM。它可作为

一种桥梁治疗，但不联合病情改善药是无效的。IVIG 对合并感染而禁忌使用免疫抑制剂时也有效。IVIG 可每个月连续使用 2 天，连用 3 ～ 6 个月，可取得一定疗效。价格昂贵和可用性是它的局限。

其他治疗

无对照试验证实肿瘤坏死因子 α 拮抗剂治疗 IIM 的有效性，对难治性患者可考虑使用，但应警惕副作用。利妥昔单抗在小样本的 DM 中的研究[19]和 PM 及 DM 的个案报道中显示是有效的。可能的假说是它对 B 细胞介导的 DM 是有效的。一个最大规模的利妥昔单抗治疗成人和儿童 PM 和 DM 的临床试验正在进行。

肌肉外器官受累的治疗

肺功能显著影响肌炎患者的死亡率，肺 HRCT 上表现为毛玻璃影的快速进展的弥漫性肺泡炎是肌炎最严重的并发症之一，可导致成人急性呼吸窘迫综合征，预后差，常导致死亡。对这一类患者的 ILD 的治疗是经验性的，疗效常不满意。初始治疗通常应静脉甲强龙冲击治疗（每天 1 g，连用 3 天），随后改为口服醋酸泼尼松 60 ～ 80 mg/d，并加用免疫抑制剂如环磷酰胺、硫唑嘌呤、环孢素或他克莫司。激素对 IIM 的关节症状有效，但是在抗 Jo-1 抗体阳性的患者，关节症状呈类风湿关节炎样表现，需要加用其他改善病情的药物。DM 的皮疹治疗较困难，皮疹的病程和对治疗的反应常与肌肉病变不一致。羟氯喹（200 ～ 400 mg/d）可能有效，氯喹（100 mg/d），维 A 酸 [0.5 ～ 1.0 mg/(kg·d)]，他克莫司药膏，甲氨蝶呤，吗替麦考酚酸酯或其他的免疫抑制剂也可用于治疗 DM 的皮疹。皮下和软组织的钙化在成人 DM 不常见，但在 JDM 较普遍。软组织的炎症可能是引起钙化的原因，非对照试验显示口服秋水仙碱和其他治疗，包括低剂量的华法林、氢氧化铝、丙磺舒、双膦酸盐类和地尔硫䓬可能有效。但是，多数临床医生认为皮下钙化无有效的治疗方法。

（卢昕译 王国春校）

参考文献

1. Miller FW, Rider LG, Chung YL, et al. Proposed preliminary core set measures for disease outcome assessment in adult and juvenile idiopathic inflammatory myopathies. Rheumatology 2001;40:1262–1273.
2. Rider LG, Giannini EH, Brunner HI, et al. International consensus on preliminary definitions of improvement in adult and juvenile myositis. Arthritis Rheum 2004;50:2281–2290.
3. Oddis CV, Rider LG, Reed AM, et al. International consensus guidelines for trials of therapies in the idiopathic inflammatory myopathies. Arthritis Rheum 2005;52:2607–2615.
4. Guzman J, Petty RE, Malleson PN. Monitoring disease activity in juvenile dermatomyositis: the role of von Willebrand factor and muscle enzymes. J. Rheumatol 1994;21:739–743.
5. Johnston JD, Lloyd M, Mathews JA, et al. Racial variation in serum creatine kinase levels. J Roy Soc Med 1996;89:462–464.
6. Scott DL, Kingsley GH. Use of imaging to assess patients with muscle disease. Curr Opin Rheumatol 2004;16:678–683.
7. Dion E, Cherin P, Payan C, et al. Magnetic resonance imaging criteria for distinguishing between inclusion body myositis and polymyositis. J Rheumatol 2002;29:1897–1906.
8. Schnabel A, Hellmich B, Gross WL. Interstitial lung disease in polymyositis and dermatomyositis. Curr Rheum Rep 2005;7:99–105.
9. Targoff IN. Idiopathic inflammatory myopathy: autoantibody update. Curr Rheum Rep 2002;4:434–441.
10. Brouwer R, Hengstman GJ, Egberts WT, et al. Autoantibody profiles in the sera of European patients with myositis. Ann Rheum Dis 2001;60:116–123.
11. Kao AH, Lacomis DH, Lucas M, et al. Anti-signal recognition particle autoantibody in patients with and patients without idiopathic inflammatory myopathy. Arthritis Rheum 2004;50:209–215.
12. Hengstman GJ, Brouwer R, Egberts WT, et al. Clinical and serological characteristics of 125 Dutch myositis patients. Myositis-specific autoantibodies aid in the differential diagnosis of the idiopathic inflammatory myopathies. J Neurol 2002;249:69–75.
13. Hill CL, Zhang Y, Sigurgeirsson B, et al. Frequency of specific cancer types in dermatomyositis and polymyositis: a population-based study. Lancet 2001;357:96–100.
14. Baer AN. Advances in the therapy of idiopathic inflammatory myopathies. Curr Opin Rheumatol 2006;18:236–241.
15. Villalba L, Hick JE, Adams EM, et al. Treatment of refractory myositis: a randomized crossover study of two new cytotoxic regimens. Arthritis Rheum 1998;41:392–399.
16. Wilkes MR, Sereika SM, Fertig N, et al. Treatment of antisynthetase-associated interstitial lung disease with tacrolimus. Arthritis Rheum 2005;52:2439–2446.
17. Barohn RJ, Amato AA, Sahenk Z, et al. Inclusion body myositis: explanation for poor response to immunosuppressive therapy. Neurology 1995;45:1302–1304.
18. Dalakas MC, Illa I, Dambrosia JM, et al. A controlled trial of high-dose intravenous immune globulin infusions as treatment for dermatomyositis. N Engl J Med 1993;329:1993–2000.
19. Levine TD. Rituximab in the treatment of dermatomyositis: an open-label pilot study. Arthritis Rheum 2005;52:601–607.

第 19 章

代谢性肌病

Alan N. Baer, MD

■ 代谢性肌病是一组异质性疾病，以骨骼肌的能量产生受损为特点；

■ 原发性代谢性肌病与糖原和脂代谢的遗传性缺陷相关；

■ 继发性代谢性肌病见于甲状旁腺素、甲状腺素和皮质醇分泌异常和维生素 D 缺乏；

■ 疼痛、无力和痉挛等症状主要出现在运动过程中或活动结束后，骨骼肌坏死可导致肌红蛋白尿。

代谢性肌病（metabolic myopathies）是一组异质性疾病，以骨骼肌的能量产生受损为特点。原发性代谢性肌病与糖原和脂代谢在线粒体氧化磷酸化中的遗传性缺陷相关。包括肌肉糖原贮积病、脂质和线粒体肌病。其他的代谢性肌病是由内分泌异常、电解质异常和特殊药物治疗引起的。表 19-1 列出了原发性代谢性肌病的分型。

代谢性肌病的症状大多出现在肌肉剧烈运动过程中或活动刚结束时，包括肌肉软弱无力、疼痛、僵硬、痉挛，有时候肌纤维坏死还会引起大量的肌红蛋白尿。代谢性肌病患者也会出现固定性近端肌无力，虽程度较弱，但有时会误诊为多发性肌炎。尽管代谢性肌病的首发症状常常在童年或成年早期出现，但也会在成年后多年才出现。

运动不耐受的类型与肌肉生物能学的缺陷有关（表 19-1）。肌肉糖原贮积病的患者肌肉的能量由糖原供应时，会在剧烈运动早期出现肌肉痛和肌痉挛。而脂代谢缺陷的患者会在较长时间的低强度运动中或稍后出现肌肉疼痛和痉挛，或在禁食时出现类似的肌肉症状，这说明在这些情况中游离脂肪酸作为主要能源的依赖。因为氧化磷酸化缺陷，线粒体肌病患者肌肉氧利用受损，患者会在低水平运动时，包括中等量的日常活动，感觉疲乏和呼吸困难。

对于一个运动中或运动后出现肌肉症状的患者，应该怀疑代谢性肌病的诊断，尤其是伴有肌红蛋白尿时。这些病应该与缓慢进展的近端肌和躯干肌无力相鉴别。支持代谢性肌病明确诊断的依据可从脏器功能检查、血和尿中的氨基酸检测和运动测试中获得，而运动测试有局部缺血性前臂运动试验和蹬车测力法。确诊常常需要肌活检和（或）分子遗传学检测[1]。

原发性代谢性肌病

肌肉糖原贮积病

肌肉糖原贮积病（muscle glycogenoses）源于糖原分解、糖原合成或糖酵解的遗传性缺陷所致。有 11 项糖原代谢的缺陷可单独影响骨骼肌或同时影响其他器官而被称为肌肉糖原贮积病[2]。肌肉糖原贮积病的典型临床表现是运动的耐力差。患者逐渐会出现运动肌群的痛性痉挛和肿胀，有时也会出现肌红蛋白尿，但休息后症状缓解。在一些肌肉糖原贮积病中，进展性的肌无力是突出的临床表现（表 19-1）。

最常见的肌肉糖原贮积病是肌磷酸化酶的缺乏（McArdle 病），估计流行率为 1/100 000[3]。在像举重这样的等长运动和像爬坡这种适度剧烈的运动中最初几分钟会出现症状[2]。大多数受影响的人在休息时无不适并能容易的完成一些低强度的活动。症状常常出现在儿童，但是像严重的痉挛和运动诱发的横纹肌溶解直到青少年期才会出现。肌磷酸酶缺乏的患者第一次发病也可能会在中年，出现缓慢进展的近端肌无力。这些患者常常描述一种"恢复精力"现象。即自第一次出现运动诱发症状后，他们不得不停下来或降低运动强度，但是在几分钟的休息后，常常能以更好的耐力恢复到相同的运动水平。"恢复精力"现象是来自于非肌肉的血糖和游离脂肪酸利用率增加的

表 19-1　原发性代谢性肌病的主要特点

生化分类	酶或生化缺陷	遗传学	肌肉症状	其他临床特征	实验室特征	诊断性试验
糖原分解和糖酵解缺陷（糖原贮积病）	肌磷酸化酶	AR	运动不耐受	恢复精力现象	反复不定的血清 CK ↑	FIET 异常
	果糖磷酸激酶	AR	运动不耐受；近端肌病（迟发）	精力丧失现象溶血性贫血、痛风	血清 CK、尿酸↑	FIET 异常
		AR	儿童肌病	肝大，空腹低血糖	血清 CK ↑	
	磷酸化酶 b 激酶	AR（?XR）	运动不耐受，肌红蛋白尿		血清 CK ↑	
	磷酸甘油酸酯变位酶	AR	运动不耐受，肌红蛋白尿	大多数为非洲裔的美国人	血清 CK ↑	FIET 异常
	乳酸脱氢酶	AR	运动不耐受，肌红蛋白尿		LDH 与 CK 不成比例升高	FIET 异常丙酮酸盐 / 乳酸盐比例升高
	磷酸甘油酸酯激酶	XR	运动不耐受，肌红蛋白尿	溶血性贫血、中枢神经系统功能障碍	反复不定的血清 CK ↑	FIET 异常
	脱支酶（成年患者）	AR	全身性或远端肌无力	肝大、左室或双侧心室肥大		
	分支酶	AR	进展性肌病	心肌病、肝大		
	醛缩酶	AR	运动不耐受 无力	溶血性贫血		
	酸性麦芽糖酶（非经典形式）	AR	运动不耐受	呼吸功能不全	白细胞和肌肉中缺乏 α 葡糖苷酶	肌电图检查肌强直性放电
脂肪酸转运缺陷	肉碱缺乏（原发系统性）	AR	面部和近端肌病	低酮，低血糖症、脑病、心肌病	总血清肉碱＜正常值的 5%	肌肉肉碱减少
	肉碱缺乏（继发性肌病的）	AR	进展性肌病		血清肉碱水平正常 反复不定的血清 CK ↑	肌肉肉碱水平＜正常值的 25%
	肉碱棕榈基转移酶 Ⅱ	AR	运动不耐受肌红蛋白尿		在发作间期血清 CK 正常	
脂肪酸 β 氧化缺陷	复合性乙酰辅酶 A 脱氢酶		进展性肌病		尿糖增加 血浆酰基卡尼汀升高	
	极长型乙酰辅酶 A 脱氢酶（成年表型）		运动不耐受肌红蛋白尿			
	三功能型的蛋白酶		肌红蛋白尿	周围神经病，	尿中二羧酸增加	
呼吸链功能缺陷（线粒体肌病）	决定线粒体呼吸链功能的 mtDNA 和 nDNA 基因突变	母系的，孟德尔法则的；散发的	运动不耐受上睑下垂外侧眼肌麻痹	轴突性神经病共济失调发作色素性视网膜病感觉神经性听力损失	安静空腹状态下血乳酸盐升高	循环测力法异常
嘌呤核苷酸循环缺陷	嘌呤核苷酸脱氨酶	AR			没有	FIET 异常

SOURCE：Data from References 1，2，12，14，15，16.

CK，肌酸激酶；FIET，前臂缺血性运动试验；AR，常染色体隐性遗传；XR，X 连锁隐性遗传；mtDNA，线粒体 DNA；nDNA，细胞核 DNA

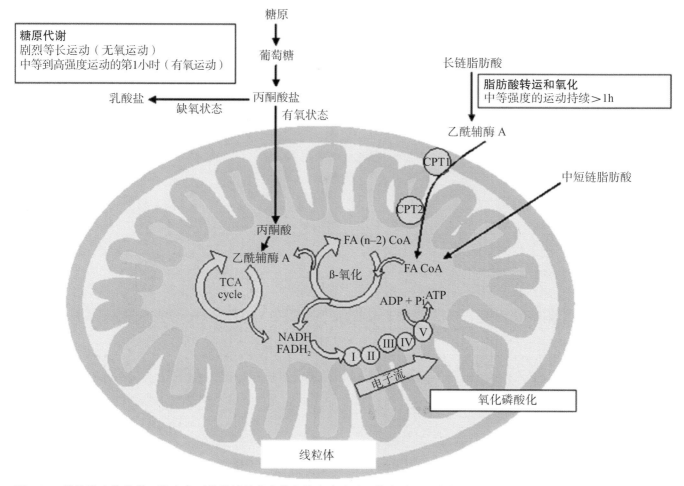

图 19-1　骨骼肌生物能学。肌肉主要的燃料是葡萄糖和游离脂肪酸。休息时，肌肉主要利用游离脂肪酸，而在突然剧烈的运动时，能量主要从无氧糖酵解而来。肌糖原分解产生的葡萄糖，通过糖酵解途径代谢产生丙酮酸盐。在缺氧状态下，丙酮酸盐被转化成乳酸盐。在亚极量运动中，糖原的有氧代谢是能量的重要来源。醣酵解产生的丙酮酸盐进入线粒体并通过三羧酸循环被代谢。在低强度的运动中，肌肉能量从血浆葡萄糖和游离脂肪酸获得。在长时间低强度的运动中，游离脂肪酸就成了主要的能量来源。游离脂肪酸以不同的方式进入线粒体，长链脂肪酸通过肉碱的往返运动而短链和中链脂肪酸通过被动弥散进入线粒体。肉碱往返转运游离脂肪酸进入线粒体作为它们酰基肉毒碱的派生物，肉碱棕榈基转移酶 CPT1 和 CPT2 的酶活性与肉碱的脂肪酸转运能力有关。在线粒体内，脂肪酸被转化成它们辅酶 A 的派生物，随后进入 β 氧化循环，在每次循环中，它们的酰基链缩短两个碳原子，并生产乙酰辅酶 A、还原型烟酰胺嘌呤二核苷酸（NADH）、还原型黄素腺嘌呤二核苷酸（FADH₂），乙酰辅酶 A 在随后的三羧酸循环中被代谢，并产生了额外的 NADH 和 FADH₂ 分子。来自于复位的黄素蛋白的电子被沿着呼吸链传递，释放出的能量以跨线粒体内膜质子梯度贮存，ATP 合成酶作为呼吸链的最后组分利用这些能量用 ADP 和磷酸合成 ATP

缘故。

　　肌肉糖原贮积病中血清 CK 水平通常是升高的。肌电图（electromyogram，EMG）可能是正常的或表现出非特异性肌病改变。前臂缺血运动试验对这些肌病中的绝大多数是一个有用的筛选试验[4]。试验的一种方法是，事先从患者肘前静脉取血测乳酸盐和氨，然后将血压计袖带充气到高于收缩压，阻断受试者的前臂动脉血流，这时患者重复挤压皮球两分钟或运动到精疲力竭[5]，再放松血压计袖带，无氧运动停止后两分钟，再次肘前静脉取血复测乳酸盐和氨。肌肉糖原贮积病的患者（除酸性麦芽糖酶、分支酶和磷酸化酶 b 激酶缺乏的患者），尽管乳酸盐没有升高，但是血浆氨的水平至少升高 3 倍。如果患者运动量不够，那么假阳性结果会引起乳酸盐产物的升高。肌活检的特征性异常是在肌纤维的外周过碘酸 - 希夫阳性的糖原沉积。不论是基于组织学还是缺血运动试验的假设性诊断，均可通过肌活检对肌肉组织特异性酶学分析得到确诊。对全血标本采用分子遗传学方法检测突变，可以确诊达 90% 的肌磷酸化酶缺陷的病例，从而避免肌活检[6]。

成年起病的肌病可能出现在脱支酶缺陷的患者，有四种不同的临床类型：类似多发性肌炎的一般性肌病、小腿腓肠肌和肋肌受累的远端肌病、呼吸肌受累的选择性肌病、伴随严重肝损的轻度肌无力[7]。儿童期肝大是一个非常重要的病史特征。

酸性麦芽糖酶缺乏有 3 种临床表现模式[8]。经典形式称作庞皮病（Pompe 病），特征是肥厚型心肌病、进展性肌病并死于两岁前。非经典形式以骨骼肌受累为主[9]。童年变异型的特征是严重的近端、躯干和呼吸肌的虚弱无力。受累的个体通常在 20 ～ 30 岁死于呼吸功能不全。酸性麦芽糖酶缺陷也会出现在年轻人，缓慢进展性近端肌无力的特点使它与多发性肌炎和肢带肌营养不良相似。与其他类型的肌肉糖原贮积症不同，酸性麦芽糖酶缺乏不会出现运动诱发的肌肉症状。成年患者中的少数患者有呼吸功能不全，表现为劳力性呼吸困难，白天过度嗜睡和晨起头痛。呼吸系统受累最终出现在所有成年患者，并是常见的死因。CK 水平通常是升高的。成年酸性麦芽糖酶缺乏导致了特征性的肌电图改变，表现为强烈的电易激惹和没有临床肌强直而肌强直样放电。肌活检表现为糖原累积性空泡样肌病。通过证实 α- 葡萄糖苷酶在肌肉、白细胞和成纤维细胞中缺乏活性可以确定诊断。

糖原贮积症患者的处理包括调整他们的运动和饮食计划。通常对肌磷酸化酶缺陷的患者推荐高蛋白、低碳水化合物饮食，因为支链氨基酸可以代替糖原作为燃料来源。运动前摄入蔗糖可以显著提升运动耐力[3]。维生素 B$_6$ 和肌酸的补充也是有益的。磷酸果糖激酶缺乏的患者应该避免高碳水化合物饮食，因为它们可能引起运动能力的下降，也就是所谓的精力丧失现象[10]。

脂代谢疾病

肌肉的脂代谢疾病起源于线粒体中各种生化缺陷。一些是由脂肪酸转运入线粒体缺陷而造成，而其他是它们随后的 β 氧化缺陷造成的。线粒体肌病起源于氧化磷酸化缺陷。脂肪酸转运紊乱和 β 氧化障碍有相同的特征。它们最常出现在新生儿期和婴儿期具有低酮性低血糖症和肝功能异常的特点。而对少年和青年人运动耐力差和肌红蛋白尿具有代表性。

肉碱是转运长链脂肪酸进入线粒体的一种必需氨基酸。肉碱缺乏导致脂肪累积性肌病，可区分为原发性和继发性。以常染色体隐性遗传为特性，与有机阳离子转运蛋白（organic cation transporter，OCTN2）突变相关[11]，影响多种组织并在 2 ～ 4 岁儿童中出现进展性心肌病，伴或不伴骨骼肌无力，还有一些患儿在青少年期出现类似与 Reye 综合征的复发性的低酮性低血糖和肝性脑病，这是原发性脂肪累积性肌病的一种形式。另一种的原发形式只影响骨骼肌[12]，少年起病贯穿青年期，进展性肌病，影响近端肢体，偶尔也累及面肌和呼吸肌，这种形式的分子基础不确定。肉碱缺乏也可能出现在其他的代谢性疾病（脂肪酸氧化紊乱、有机酸血症）、妊娠、长期血液透析、终末期肝硬化、黏液性水肿、肾上腺功能不全、用丙戊酸盐和匹氨西林习惯性治疗的患者中。

由于血清 CK 浓度可能会升高且 EMG 可能表现出肌病改变，肉碱缺乏可能与多发性肌炎相混淆。测定肉碱在肌肉和血浆的浓度对确定诊断是必需的。尽管在肌病形式中，只有肌肉中的肉碱水平是下降的，但在原发性肉碱缺乏的系统性形式中，血浆和组织中肉碱水平均显著下降。口服药理剂量的肉碱可以有效地治疗肉碱缺乏综合征。

两种不同的肉碱软脂酰转移酶（carnitine palmitoyltransferase，CPT）转运长链脂肪酸进入线粒体。CPT1 位于线粒体外膜的内表面而 CPT2 位于线粒体内膜的里边。尽管 CPT1 和 CPT2 的缺陷都会发生，但肌病只与 CPT2 有明确关联。CPT2 缺乏是一种常染色体隐性遗传性肌病，在青少年和成年中表现为肌病形式，在婴儿期表现为肝 - 心 - 骨骼肌形式，而在分娩时表现为肝形式[13]。CPT2 缺乏的肌病形式是遗传性复发性肌红蛋白尿的最常见原因，最常发生在 15 ～ 30 岁的青年男性。女性发病明显少于男性，通常影响中老年女性且病情较轻。突发的横纹肌溶解是 CPT2 缺乏的主要临床特征，常由持久的运动促发，运动量可从散步到徒步登山旅行[13]。其他的诱发因素包括：空腹、感染或受凉。长时间运动后，常会感觉到运动肌肉的僵硬、疼痛和无力。真正的痉挛不会出现。缓解期不会出现肌无力。除非在横纹肌溶解的症状发作期、长时间运动后或禁食状态下，血清 CK 浓度、肌电图、肌活检一般是正常的。虽然分子基因鉴定采用全血可以对大约 80% 的患者检测已知的突变体等位基因，但确定诊断应通过分析肌肉组织酶活性来建立。CPT2 缺乏患者的管理包括避免长时间禁食和避免持续运动 30 分钟以上，贯穿全天的低脂高碳水化合物饮食可以降低发作频率。如果预料到要长时间运动，那么碳水化合物摄入可以预防发作。饮食中添加中链三酰甘油可能是有益的。

脂肪酸 β 氧化缺陷是肌病的罕见病因。极长链乙酰辅酶 A 脱氢酶缺乏的迟发型与 CPT2 缺乏有着相同的临床特征[14]。多重性乙酰辅酶 A 脱氢酶缺乏多以脂质堆积性肌病出现在青少年和成年人。主要以呼吸肌和颈肌无力的类型对补充核黄素有反应[14]。典型的线粒体三功能蛋白酶缺乏的患者具有周期性的横纹肌溶解和周围神经病变。

线粒体肌病

线粒体肌病（mitochondrial myopathies）在临床上是一组各不相同的疾病，起源于线粒体呼吸链功能的缺陷。它们各不相同的临床特征和多系统受累的本质反映了高度依赖有氧代谢的器官功能障碍，这类器官有：骨骼肌、大脑、外周神经、前庭器官、心脏、视网膜、内分泌腺体、肾小管等。这些疾病的临床特征有：近端肌病、卒中样发作、癫痫、共济失调、认知功能降低、轴突神经病、感音神经性听觉丧失、肥厚性心肌病、色素性视网膜病、糖尿病、矮小症和肾小管酸中毒。许多不同的综合征是由这些具体的临床特征组合而成[15]。主要累及一个器官系统的病例也会出现。症状见于从出生到老年各个年龄段，但通常发生在儿童和青年人[16]。大多数线粒体肌病是由线粒体 DNA 基因突变造成的。这些基因编码呼吸链多肽亚单位或转移或介导全部线粒体蛋白合成的核糖体 RNA[15]。这些线粒体 DNA 的突变通常是通过母系遗传，这使得在细胞和组织中基因表达呈现出异质性。少数线粒体肌病是由细胞核内的 DNA 基因突变造成的，这些 DNA 编码功能亚单位、呼吸链的辅助蛋白或基因组通讯因子，是常染色体隐性遗传的或具有优势特点。据估计线粒体疾病的发病率是 10/100 000 到 15/100 000[15]。

大多数线粒体疾病会累及肌肉，但临床表现有所不同。慢性进行性外侧眼肌麻痹通常先于或伴随骨骼肌疾病[16]。肢体近端肌群的轻度无力常常出现，过度运动会导致肌无力加重。患者经常感觉到肌痛和运动过程中过早的疲乏。重体力作业中可能会出现头痛和恶心。氧化磷酸化更严重的缺陷会导致氧的输送和氧的利用之间的不一致，还会导致心肺对运动的过度反应[17]。因此患者从事亚极量运动时会感觉到显著的心动过速和劳力性呼吸困难。

血清 CK 水平是正常的或只轻度增高。肌电图常常表现为轻度的肌源性或神经源性改变或两者兼而有之。静息空腹状态下血液乳酸盐水平升高（> 2.5mmol/L）对诊断具有很高的特异度，但是灵敏度略显不足[18]。由于外周氧摄取降低，用蹬车运动试验可典型地展示机体总耗氧量的降低和相对于耗氧量不成比例增加的二氧化碳量。若要确定诊断，肌活检是必不可少的。活检特征性表现为：碎片性红纤维（用改良的 Gomori 三色染色更明显）和（或）肌纤维细胞色素 C 氧化酶活性降低或缺乏。电子显微镜可展现出线粒体数量的增加、形态异常或包涵体。鉴别可能的线粒体缺陷需要对肌肉组织中呼吸链功能做生化评估，也常用分子遗传学方法[19]。

嘌呤核苷酸脱氨酶缺乏

嘌呤核苷酸脱氨酶缺乏（myoadenylate deaminase deficiency）是最常见的骨骼肌遗传异常病，影响人群达到 2%。受影响的生化途径正常情况下代谢腺苷一磷酸（adenosine monophosphate，AMP）成为次黄嘌呤核苷酸和氨，AMP 是由腺苷酸激酶催化产生的。这条通路作为剧烈运动中 AMP 增高的缓冲，嘌呤核苷酸脱氨酶缺乏的个体没有明显的运动能量代谢损伤[20]，并且几乎总是无症状的。如果有嘌呤核苷酸脱氨酶缺乏的个体有肌无力、肌痛或疲乏，解释这些症状需要寻找其他的诊断。原发性嘌呤核苷酸脱氨酶缺乏的患者血清 CK 浓度、EMG 和肌活检均正常。然而，前臂缺血运动试验是异常的。与糖原贮积病相反，不是氨的水平而是乳酸盐水平在缺血运动后升高几倍以上。

继发性代谢性肌病

库欣综合征、甲状腺功能减退症、甲状腺功能亢进症、维生素 D 缺乏症、肢端肥大症和甲状旁腺功能亢进症等可能会继发代谢性肌病，以近端肌无力为主要临床表现。甲状腺功能减退症可能会引起血清 CK 升高，故可能被误诊为多发性肌炎。钠、钾、钙、镁和磷等电解质紊乱也能导致肌无力、疲乏、肌痛或痉挛。齐多夫定可能诱发线粒体肌病。

（王国春 译 卢昕 校）

参考文献

1. Vladutiu GD. The molecular diagnosis of metabolic myopathies. Neurol Clin 2000;18:53–104.
2. DiMauro S, Lamperti C. Muscle glycogenoses. Muscle Nerve 2001;24:984–999.
3. Vissing J, Haller RG. The effect of oral sucrose on exercise tolerance in patients with McArdle's disease. N Engl J Med 2003;349:2503–2509.
4. Livingstone C, Chinnery PF, Turnbull DM. The ischaemic lactate-ammonia test. Ann Clin Biochem 2001;38:304–310.
5. Wortmann RL, DiMauro S. Differentiating idiopathic inflammatory myopathies from metabolic myopathies. Rheum Dis Clin North Am 2002;28:759–778.
6. Greenberg SA, Walsh RJ. Molecular diagnosis of inheritable neuromuscular disorders. Part II: application of genetic testing in neuromuscular disease. Muscle Nerve 2005;31:431–451.
7. Kiechl S, Kohlendorfer U, Thaler C, et al. Different clinical aspects of debrancher deficiency myopathy. J Neurol Neurosurg Psychiatry 1999;67:364–368.
8. Amato AA. Acid maltase deficiency and related myopathies. Neurol Clin 2000;18:151–165.
9. Winkel LP, Hagemans ML, van Doorn PA, et al. The natural course of non-classic Pompe's disease; a review of 225 published cases. J Neurol 2005;252:875–884.
10. Haller RG, Lewis SF. Glucose-induced exertional fatigue in muscle phosphofructokinase deficiency. N Engl J Med 1991;324:364–369.
11. Wang Y, Ye J, Ganapathy V, Longo N. Mutations in the organic cation/carnitine transporter OCTN2 in primary carnitine deficiency. Proc Natl Acad Sci USA 1999;96:2356–2360.
12. Cwik VA. Disorders of lipid metabolism in skeletal muscle. Neurol Clin 2000;18:167–184.
13. Deschauer M, Wieser T, Zierz S. Muscle carnitine palmitoyl-transferase II deficiency: clinical and molecular genetic features and diagnostic aspects. Arch Neurol 2005;62:37–41.
14. Olpin SE. Fatty acid oxidation defects as a cause of neuromyopathic disease in infants and adults. Clin Lab 2005;51:289–306.
15. DiMauro S, Schon EA. Mitochondrial respiratory-chain diseases. N Engl J Med 2003;348:2656–2668.
16. Nardin RA, Johns DR. Mitochondrial dysfunction and neuromuscular disease. Muscle Nerve 2001;24:170–191.
17. Taivassalo T, Jensen TD, Kennaway N, DiMauro S, Vissing J, Haller RG. The spectrum of exercise tolerance in mitochondrial myopathies: a study of 40 patients. Brain 2003;126:413–423.
18. Tarnopolsky MA, Raha S. Mitochondrial myopathies: diagnosis, exercise intolerance, and treatment options. Med Sci Sports Exerc 2005;37:2086–2093.
19. Taylor RW, Schaefer AM, Barron MJ, McFarland R, Turnbull DM. The diagnosis of mitochondrial muscle disease. Neuromuscul Disord 2004;14:237–245.
20. Tarnopolsky MA, Parise G, Gibala MJ, Graham TE, Rush JW. Myoadenylate deaminase deficiency does not affect muscle anaplerosis during exhaustive exercise in humans. J Physiol 2001;533:881–889.

19

第 20 章

干燥综合征

Troy Daniels, DDS, MS

- 原发性干燥综合征（Primary Sjögren's syndrome, pSS）是一种系统性自身免疫性疾病，表现为早出现并逐渐进展的泪腺及唾液腺功能障碍。
- 继发性干燥综合征（Secondary Sjögren's syndrome, sSS）指继发于其他自身免疫性疾病的干燥综合征（Sjögren's syndrome, SS），最常见于类风湿关节炎（rheumatoid arthritis, RA）。
- SS 的小唾液腺及泪腺管周围有特定形式的淋巴细胞浸润，称为局灶性淋巴细胞性涎腺炎。
- 大约 90% 的 SS 患者为女性。
- SS 十分常见，人群中 pSS 患病率为 0.1% ~ 0.6%。

- 在 SS 中，眼的病变表现为干燥性角结膜炎，导致眼干燥症。口腔病变为唾液腺分泌减少，导致口腔干燥和易患龋齿。
- SS 腺外表现为关节痛、甲状腺炎、肾病变（可致肾小管酸中毒）、周围神经病变、皮肤血管炎和淋巴瘤。
- 在 pSS 中，发生淋巴瘤的风险约为 5%。
- 大多数 SS 患者循环中有大量多克隆免疫球蛋白及自身抗体，这些自身抗体包括两种相对特异性抗体，分别针对自身 Ro（SS-A）和 La（SS-B）抗原。
- 抗 Ro 和抗 La 抗体可能与患有 SS 的妇女在妊娠中出现的胎儿心脏传导阻滞有关。

pSS 是一种逐渐进展的、以泪腺和唾液腺功能障碍为特征的系统性自身免疫性疾病，临床上可能有或没有症状，并可出现多种腺外病变。sSS 是指泪腺及唾液腺功能障碍继发于另一种自身免疫性结缔组织病（autoimmune connective tissue disease, ACTD），最常见于类风湿关节炎。由于分泌功能障碍的持续存在及不断进展，这两种 SS 患者都感觉十分痛苦。根据目前诊断标准，pSS 的发病率为 0.1% ~ 0.6%。SS 患者受累器官都表现为一种特定形式的慢性炎症，其可逐渐进展并偶尔向淋巴瘤转化。SS 患者体内循环中有多种自身抗体，但尚无根据这些抗体组合而建立的令人满意的 pSS 分类标准。SS 的治疗包括有效处置泪腺和唾液腺分泌功能障碍，预防或治疗疾病后遗症，以及治疗已出现的腺外病变。SS 临床表现多样，目前还没有一种单一的治疗方案来治疗该病。

流行病学

绝大部分 pSS 患者为女性（> 90%）。平均发病年龄为 45 ~ 55 岁，但可发生于任何年龄，包括少数的儿童。

SS 的患病率和发病率难以确定，因为该病缺乏流行病学调查的可靠指标，而且使用不同的诊断标准也带来了不同的结果（下面将会讨论）。根据广泛采用的 1993 年欧盟初步诊断标准，pSS 的患病率在总人群中达到 1% ~ 2%。而采用 2002 年美国 - 欧洲 pSS 共识标准，其患病率则为 0.1% ~ 0.6%[1]。传统估计约有 50% 的 SS 患者为 sSS，在风湿病诊所，大约 25% 的 RA 患者或系统性红斑狼疮（systemic lupus erythematosus, SLE）患者有 sSS 的证据。

病因学

SS（也称为自身免疫性外分泌腺病）的病因不明。有证据表明基因和非基因因素均参与了疾病的发生。已有报道 SS 和其他自身免疫性疾病有家族聚集现象。患病双胞胎中也有特异性 SS 表型相似的报道。人类白细胞抗原（HLA）-DR 和 -DQ 等位基因单倍型与 SS 患者有着不同程度的相关性，但有地域和种族差异性。最近研究表明，HLA 与 SS 的相关性主要见于存在抗 SSA 和（或）抗 SSB 抗体的患者中，而在没有这些抗体的 SS 患者中这种相关性不明显[2]。

多年来，病毒被认为可能参与了 SS 的发病机制，基于感染因素引起的慢性炎症中，外源性抗原或激发了自身免疫，或作为候选自身抗原的一种分子模拟。相关病毒包括 EB 病毒（EBV）、柯萨奇病毒、人类免疫缺陷病毒（HIV），丙型肝炎病毒（HCV）。EBV 潜伏在大多数人体内，已在大、小唾液腺中发现其 DNA。潜伏的 EBV 可能通过促进腮腺的慢性炎症而作为促进 SS 发生的辅助因子，但是该病毒的病因学作用并未得到证实。柯萨奇病毒 B4 的 RNA 被发现存在于 pSS 患者的小唾液腺中，但 sSS 和对照组的小唾液腺里并没有发现该病毒[3]。柯萨奇病毒作为 pSS 的环境诱发因素并未被证实。

由于感染 HIV 的成年患者偶尔出现轻度唾液腺功能减退症、双侧腮腺肿大和小唾液腺中局灶性淋巴细胞浸润，理论上，HIV 和其他反转录病毒是某些 SS 患者的致病因素。与 pSS 相反，HIV 感染患者唾液腺中主要聚集 $CD8^+$ T 淋巴细胞，而不是记忆性 $CD4^+$ T 淋巴细胞和 B 细胞（见下文）。此外，在 pSS 患者的抗反转录病毒药物临床试验中，SS 的临床和组织病理均无显著改善。

由于一些 HCV 感染患者临床表现与 SS 相似，早在 90 年代人们已认为 HCV 与 SS 有一定的相关性。然而，HCV 患者的 SS 样表现及免疫学表型与 pSS 不同，而且大部分 pSS 患者没有 HCV 感染的血清学证据。近期一项多中心研究表明，HCV 感染可能是 SS 某一亚型发病的相关因素[4]。HCV 与 SS（或 SS 亚型）的真正关联性尚需进一步验证。

免疫病理学

组织病理学

与正常腺体比较，SS 的小唾液腺和泪腺表现为一种特定形式的管周淋巴细胞浸润，这种炎症（称为局灶性淋巴细胞涎腺炎）的严重性可以通过半定量"灶性评分"（见下文）来评估，这个"灶性评分'与干燥性角结膜炎的诊断和严重程度相关[5]。这种形式的炎症需与其他与 SS 不相关的常见慢性炎症鉴别。

细胞免疫病理

唾液腺中早期浸润的淋巴细胞由 T 细胞组成，大部分为 CD45RO 初始记忆细胞和 $CD20^+$ B 细胞。之后，

$CD27^+$（记忆）和 $CD79a^+$ B 细胞也浸润进来。$CD38^+$ 浆细胞存在于正常唾液腺及 SS 唾液腺 T/B 细胞浸润处的边缘[6]。这些炎症细胞浸润也可能出现在淋巴滤泡形成的不同发展阶段，包括大部分 $CD20^+$ B 细胞和 $CD21^+$ 滤泡树突状细胞、少数 $CD4^+$ 辅助 T 细胞和免疫球蛋白沉积物[7]。

SS 中浸润的辅助 T（Th）细胞产生了大量 Th1 和 Th2 细胞因子。Th2 细胞因子（IL-4，-5 和 -13）在 SS 的早期阶段起主要作用，随着疾病逐渐发展，转变为 Th1 细胞因子（IFN-γ 和 IL-2）为主[8]。一种新近鉴定的 B 细胞活化因子（BAFF，也称为 B 淋巴细胞刺激因子，BLyS）促进 B 细胞的存活和成熟。BAFF 由 IFN-γ 调节，与 B 细胞多克隆活化相关。SS 患者血清中 BAFF 水平与循环中自身抗体水平相关[9]，并且在淋巴瘤的发展中可能发挥长期作用。

自身抗体

大部分 SS 患者可出现增多的循环多克隆免疫球蛋白和自身抗体。这些自身抗体包括无特异性的类风湿因子和抗核抗体，相对特异的抗 -Ro（SS-A）和抗 -La（SS-B）抗体，这些自身抗体与 pSS 及 SLE 有更高的相关性。抗 -Ro 和抗 -La 抗体在 pSS 发病机制中的作用仍不清楚。在妊娠期妇女中，抗 -Ro 和抗 -La 抗体可能导致妊娠期并发症：妊娠 20 周后，这些抗体可能通过胎盘，在胎儿心脏传导系统中产生炎症，导致 1% ～ 2% 的病例发生先天性心脏传导阻滞。既往分娩心脏传导阻滞患儿的妇女如再次妊娠，其胎儿发生心脏传导阻滞的可能性更大。

抗 α- 胞衬蛋白（为大多数真核细胞的一种细胞骨架蛋白）抗体比抗 -Ro 抗体的存在更普遍。抗 α- 胞衬蛋白抗体存在于几乎所有经圣地亚哥诊断标准（最严格的诊断标准）确诊的 pSS 患者，但如采用欧盟标准，该抗体只存在于较少的 pSS 患者。抗 α- 胞衬蛋白抗体已建议作为一个特异性 pSS 诊断标志物，但是这仍然是有争议的。

抗 M3 蕈毒碱乙酰胆碱受体（M3R）抗体已被证实存在于 pSS 患者的血清中。实验显示，pSS 患者的血清能抑制水通道蛋白 AQP-5（影响腺泡细胞水运输的一种跨膜蛋白），这可能是抗 M3R 减少泪腺和唾液腺分泌的作用机制之一[10]。抗 M3R 对受体的影响仍不清楚，但理论上，pSS 患者胃排空延迟和膀胱肌收缩力下降可能至少部分与该抗体的作用有关。

20

临床特点与评估

眼部病变

SS 眼部病变称为干燥性角结膜炎（keratoconjunctivitis sicca，KCS），最早于 1933 年由 Henrik Sjögren 首次描述。KCS 导致长期且缓慢进展的泪液产生减少、泪膜质变，引起泪膜稳定性下降。继而引起反复眼表面上皮脱水，最终导致上皮角化。KCS 偶可引起细菌感染，通常是金黄色葡萄球菌感染。KCS 的典型症状是隐匿起病的眼异物感、烧灼感、疼痛、无泪或畏光（表 20-1）。然而，也有一些 KCS 的患者是无症状的。干眼症这一术语偶用于 SS，但其实并不恰当，因为这一术语指的是维生素 A 缺乏引起的眼部症状，这与 KCS 并不一样。

KCS 的临床表现（最好在裂隙灯下观察）包括泪膜不足或缺乏、泪膜破裂时间缩短、特征性的角膜荧光染色和结膜丽丝胺绿染色。荧光染色为测量泪膜破裂时间提供了依据，可以评估泪膜的稳定性，并且通过角膜染色的位置和形态反映角膜的改变。丽丝胺绿或玫瑰红染料可以评估暴露于空气中的结膜的表面变化，这是 KCS 的特点（图 20-1）[11]。与口服玫瑰红相比，人们更愿意选择使用丽丝胺绿，因为玫瑰红染色给患者带来的痛苦与 KCS 的严重程度呈正比。

泪液生成量可以通过非麻醉的希尔默试验（Schirmer I 试验）来评估，该试验通过使用无菌过滤纸条来检测泪液生成量。5min 内小于或等于 5mm 表明泪液产生

异常，然而这样的结果并非 KCS 所特有，也可出现在其他无关疾病。

口腔 - 唾液腺病变

SS 的唾液和口腔症状表现为唾液产生减少、唾液和口腔菌群质的改变，称为唾液腺功能减退或功能障碍。在 SS 的早期，大部分患者抱怨口干（口腔干燥；表 20-2）。有些则抱怨咀嚼或吞咽困难，戴下颌义齿困难，或口腔烧灼感（通常与慢性念珠菌病相关），这些症状通常隐匿出现。然而，一些患者有显著的唾液腺

表 20-1　干眼症的鉴别诊断

SS（干燥性角结膜炎）
结膜瘢痕：
Stevens–Johnson 综合征
眼部瘢痕性类天疱疮
药物诱导的假性类天疱疮
沙眼
移植物抗宿主病
抗胆碱药物的影响
AIDS 相关的干燥性角结膜炎
三叉神经痛或面部神经麻痹
维生素 A 缺乏（眼干燥症）

From Whitcher J, Gritz D, Daniels T. Int Ophthalmal Clin 1998；38：23–37, by permission of *International Ophthalmology Clinics*.

AIDS，获得性免疫缺陷综合征

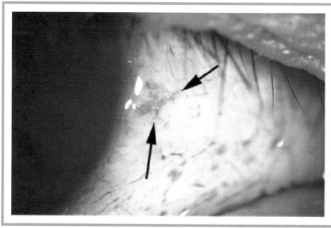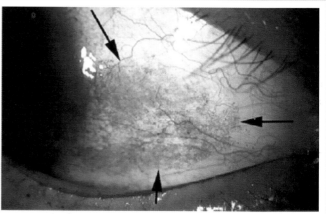

图 20-1　（也见彩图 20-1）干燥性角结膜炎患者（左图轻度，右图重度）暴露于空气中的结膜的丽丝胺绿染色（箭头所示）（Courtesy of Dr. K. Kitagawa.）

表 20-2 口干症鉴别诊断

长期服用药物（如：抗抑郁药，副交感神经阻滞药，抗精神病药）
SS[a]
结节病[a]，结核病
HIV[a] 或是丙型肝炎病毒感染
未控制的糖尿病
淀粉样变
头颈部放射治疗
移植物抗宿主病

HIV，人类免疫缺陷病毒
[a] 可能引起双侧大唾液腺肿大

表 20-3 双侧唾液腺肿大——鉴别诊断

SS[a]（淋巴上皮病变）
病毒感染（腮腺炎病毒、CMV、HIV[a]、柯萨奇病毒）
肉芽肿性疾病[a]（如结节病）
涎腺病[b]（与糖尿病、肢端肥大症、性腺功能减退症、高脂血症、肝硬化、厌食症/暴食症或胰腺炎相关）
儿童复发性腮腺炎

CMV，巨细胞感染；HIV，人类免疫缺陷病毒，
[a] 与慢性唾液腺功能减退相关
[b] 仅累及腮腺；对称性肿大，触诊质软、无压痛；无唾液腺功能减退的症状或体征；依靠临床表现诊断；无需病理依据

功能障碍却并不抱怨口腔症状。SS 患者唾液腺的晚期改变与因鼻咽癌而接受头颈部放射治疗的患者的唾液改变类似。

SS 唾液腺功能障碍的临床表现包括口底唾液池的减少或缺乏、黏膜润滑不足和特定形式的进展性龋齿。SS 的龋齿位于牙颈部（牙龈旁边）、前牙切缘、或者后牙的牙尖端，这些不同于普通饮食所致的龋齿。腮腺或下颌下腺导管可能产生浓稠或混浊的唾液。约 1/3 的 SS 患者可出现慢性红斑性念珠菌病（即舌背丝状味觉乳头的丧失，对称分布的黏膜红斑，伴或不伴口角炎）（图 20-2）。

20% ~ 30% 的 pSS 患者出现双侧腮腺或下颌下腺长期肿大，触诊质硬、无触痛（表 20-3）。活检时，这些肿块常常诊断为淋巴上皮病变（或淋巴上皮唾液腺

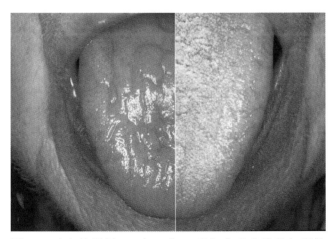

图 20-2 （也见彩图 20-2）一位 64 岁妇女患有慢性红斑性念珠菌病，经抗真菌药治疗后（左图为治疗前，右图为治疗后），口腔症状明显改善。左图舌背的病变为慢性红斑性念珠菌感染典型表现：丝状乳头萎缩、红斑、裂隙，口腔内对称分布的黏膜红斑，并伴有口角炎。

炎），这是一个良性反应过程。然而，这些慢性肿块可能转化成黏膜相关淋巴样组织（mucosa-associated lymphoid tissue，MALT）淋巴瘤，后者通常多年呈缓慢进展，但后期可能迅速进展为高度恶性的大细胞淋巴瘤。

最具疾病特异性的 SS 唾液腺评估是唇唾液腺（labial salivary gland，LSG）活检。活检具体步骤包括局部麻醉，在下唇黏膜上皮处切一 1.5 ~ 2.0 cm 切口，从上皮下结缔组织小心剥离 4 或 5 个小唾液腺，一次剥离一个[12]。如果患者有明确的 KCS 客观证据且血清中有抗 Ro 或抗 La 抗体，则不需行唇腺活检术。如果 KCS 和唾液腺功能减退患者缺乏血清抗 Ro 或抗 La 抗体，则需行 LSG 活检，局灶性淋巴细胞唾液腺炎和灶性评分 ≥ 1 个灶 /4 平方毫米才能诊断为 pSS。

评估唾液腺功能最简单的方法是测量 5 ~ 10 min 唾液流量，也可以通过连续唾液腺闪烁成像来评估，但费用更高。唾液流量功能评估可以量化患者的唾液产生量，作为病情严重性或疾病进展的评估方法。多种唾液腺成像方法（如造影、磁共振、超声或是这些方法的组合）已被推荐用于诊断 SS 的唾液腺受累，但这些方法并不能评估唾液腺功能，缺乏疾病特异性，尚不能取代 LSG 活检术。

腺外表现

与普通人群相比，pSS 患者更容易合并多种疾病，累及其他器官和系统。这些系统损害中的大多也有自身免疫机制参与。下面将描述来源于 10 个 pSS 队列的腺外表现[13]。

有 25% ~ 85% 的 pSS 患者有关节痛或关节炎的征象，通常表现为多个外周关节压痛或肿胀。13% ~ 62%

的患者伴有雷诺现象。

10%～24%的pSS患者患有自身免疫性甲状腺炎，主要为桥本甲状腺炎，以甲状腺肿大和抗甲状腺球蛋白抗体阳性为特征。SS患者合并甲状腺疾病通常表现为甲状腺功能减低或正常，较少出现甲状腺功能亢进。

5%～33%的pSS可累及肾，肾受累通常表现为远端肾小管酸中毒（distal renal tubular acidosis，dRTA）。dRTA的危险因素包括血清中高水平γ球蛋白和β2微球蛋白。pSS较少出现肾小球肾炎。

2%～4%的pSS可有肝受累，表现为自身免疫性肝炎或原发性胆汁性肝硬化。在最近一项研究中，pSS患者选择性肝活检结果显示47%为自身免疫性肝炎，35%为原发性胆汁性肝硬化，18%为非特异性慢性或急性肝炎[14]。

据报道，2%～38%的pSS患者有周围神经功能障碍的症状，如感觉异常、麻木、上肢或下肢运动障碍。部分pSS患者也可出现中枢神经系统疾病，但尚未确定其发生率是否比一般人群更高。

7%～35%的pSS患者可出现肺部疾病，表现为包括伴随慢性弥漫性肺间质浸润的持续性咳嗽和（或）呼吸困难，伴慢性弥漫性肺间质浸润，限制性肺功能障碍，合并有肺泡炎或纤维化的证据。

皮肤血管炎可出现在9%～32%的pSS患者中。通常表现为可触性紫癜、荨麻疹病变或红斑性斑丘疹。活检显示大部分病变仅累及小血管，为白细胞破碎性血管炎（有时以淋巴细胞为主）。pSS相关的皮肤血管炎累及中型血管并不常见[15]。

与普通人群相比，pSS患者发展为非霍奇金淋巴瘤的风险大大增加。发生恶变的患者体内可能出现单克隆免疫球蛋白和（或）循环自身抗体缺乏或减少。肿瘤可能出现在唾液腺、胃肠道或是肺部，开始往往是B细胞MALT淋巴瘤，或者是淋巴结边缘区淋巴瘤。随着时间推移，这些进展缓慢的肿瘤可能发展为快速生长、高度恶性的大细胞淋巴瘤。发生淋巴瘤的危险因素包括低补体血症（尤其是C4水平低下）、可触性紫癜和长期存在的唾液腺肿大。纳入1300例pSS患者的5个队列的荟萃分析显示淋巴瘤标准化发生率为18.8%[16]。

实验室特点

SS患者常表现为血清中多克隆免疫球蛋白增加，多种自身抗体，这与慢性B细胞活化有关。在SS患者中，血沉增快，这常与γ球蛋白增多呈正比。一项多中心研究采用欧洲初步分类标准（1993年）进行诊断，共纳入400例pSS患者，血清学检查显示40%患者出现抗Ro抗体，26%出现抗La抗体，74%出现抗核抗体，38%出现类风湿因子[13]。相当一部分患者出现血液系统异常，包括贫血（20%）、白细胞减少（16%）和血小板减少（13%）[17]。在采用最近的美国-欧洲共识标准诊断的pSS患者中，24%出现低补体血症，包括C3、C4和（或）CH_{50}降低[18]。

诊断

诊断pSS比诊断sSS更困难，因为患者常因三个最常见的症状（眼干、口干和肌肉骨骼疼痛）去找不同的专科医生。此外，与有潜在结缔组织病的患者相比，pSS患者更不可能接受规范治疗，因为前者通常会定期与风湿科医生联系而更容易发现SS症状的出现，而pSS患者症状渐进发展且较隐袭。每个pSS症状都有其自身的鉴别诊断，专科医生在面对一位SS患者的主诉时可能并不熟悉与其他症状相关的常见疾病。当患者出现这些症状时，必须考虑SS合并其他器官受累的可能性。不管患者最早就诊于哪个专科门诊，在疾病早期应该进行跨学科会诊。不幸的是，延误诊断、没有了解患者全身范围的器官受累情况等现象仍经常发生。一项研究调查了3000多例SS患者，发现首发症状出现时间与诊断时间平均间隔为6.5年[19]。

分类与诊断标准

自1965年以来，已提出至少10个SS分类／诊断标准。每个分类标准采用不同测试组合，因此对于不同临床特点的患者确诊数量不一样。例如，最不严格（也是使用最广泛）的诊断标准——欧洲初步标准[20]诊断pSS的患者数量是最严格标准的5倍[21]。欧洲初步标准经过多次修改，其最新版本为美国-欧洲共识小组分类标准（表20-4）[22]。

治疗

目前SS尚不能根治，并且对于SS的不同症状也无单一的方法来治疗。然而，许多药物可以缓解症状并有助于防止SS并发症的发生。口、眼分泌功能低下

表 20-4 美国 - 欧洲共识小组 SS 分类标准

Ⅰ．眼部症状：至少符合 1 项
 1．每天感到不能忍受的眼干持续 3 个月以上
 2．有反复的砂子进眼或砂磨感觉
 3．每日需用人工泪液 3 次或 3 次以上

Ⅱ．口腔症状：至少符合 1 项
 1．每日感口干持续 3 个月以上
 2．成年后腮腺反复或持续性肿大
 3．吞咽干性食物时需用水帮助

Ⅲ．眼部体征：下述 2 项中至少符合 1 项
 1．Schirmer Ⅰ 试验（非麻醉状态下 ≤ 5mm/5min）
 2．玫瑰红染色a 或其他染色得分（≥ 4 van Bijstervled 计分法）

Ⅳ．组织学检查：由一位专业的组织病理学家来评估，下唇腺（标本取自正常黏膜处）病理示淋巴细胞灶 ≥ 1（指 4mm² 毗邻外观正常的黏膜组织内至少有 50 个淋巴细胞聚集于唇腺间质者为一灶）

Ⅴ．唾液腺受损：下述检查任 1 项或 1 项以上阳性
 1．未刺激状态下唾液流率 ≤ 1.5ml/15min
 2．腮腺造影显示弥漫性腺管扩张（点状、空洞或破坏性改变），但无主要导管梗阻
 3．唾液腺同位素检查示踪剂延迟吸收、浓度降低和或延迟排泄

Ⅵ．自身抗体：血清中存在抗 Ro（SSA）抗体和（或）抗 La（SSB）抗体

上述项目的具体分类

1．pSS：无任何潜在疾病的患者
 a．符合上述 6 条中 4 条或 4 条以上，必须包含条目Ⅳ（组织病理学检查）或条目Ⅵ（血清学检查）
 b．符合条目Ⅲ、Ⅳ、Ⅴ、Ⅵ 4 条中任 3 条
 c．这个分类程序最适合用于临床流行病学调查
2．sSS：患者有潜在的疾病（如任一诊断明确的结缔组织病），且符合条目Ⅰ或条目Ⅱ，并同时符合条目Ⅲ、Ⅳ和Ⅴ中的任 2 条

排除标准：颈头面部放疗史；丙型肝炎病毒感染；获得性免疫缺陷综合征（AIDS）；淋巴瘤；结节病；移植物抗宿主病；抗乙酰胆碱药物的使用（用药时间短于 4 倍药物半衰期）

From Vitali C, Bombardieri, Jonsson R, et al. Ann Rheum Dis 2002；61：544–558, by permission of *Annals of the Rheumatic Diseases*.

a 玫瑰红现已被丽斯胺绿替代

需用不同的治疗方案，并预防或治疗其后遗症，当出现腺外表现时也要治疗。风湿科医生需发展并保持与其他专科医生的协作，以共同诊治 pSS 或 sSS 患者。

眼部症状治疗

由眼科医生治疗 SS 患者逐渐进展的 KCS。KCS 患者的眼部治疗包括白天使用不含防腐剂的人工泪液，夜间使用不含防腐剂的软膏。药物的选择和用法应由眼科医生来决定。

对于晚期患者，眼科医生可能考虑泪点封闭，采用此方法的前提是患者的眼泪生成量足够少以致封闭泪点后不会有泪液流出。全身用胆碱能药物可有辅助作用，如毛果芸香碱（5 mg tid. 至 qid.）或西维美林（30 mg tid.），但不能作为主要治疗。间断性细菌感染可间断使用外用抗生素、黏液溶解剂，并可根据需要使用自体血清滴眼液。低浓度环孢素（0.05%）对于严重 KCS 患者的疗效尚不肯定。

口腔症状治疗

SS 患者口腔症状的治疗包括治疗和预防龋齿、减少口腔症状、改善口腔功能、诊断和治疗口腔后遗症，例如慢性红斑性念珠菌病。

SS 或是其他原因引起的慢性唾液腺功能减退很容易出现特定形式的龋齿（见上文），且龋齿的严重程度与腺体功能减退程度呈正比。因此，适当的口腔护理显得尤为必要。口腔科医生必须早期预防和治疗这种龋齿，因为其一旦进展，则很难阻止。常见的后果是受累的牙齿脱落。当很多牙齿同时受累时结果可能是灾难性的，因为伴有严重唾液腺功能减退的患者通常不能佩戴下义齿。为了阻止更进一步的龋齿发展，牙医会建议控制饮食中糖含量、进行个人或专业的口腔卫生护理、用氟化物进行常规护理（例如含氟水漱口、家庭使用订制含氟凝胶托盘、办公室应用氟化物涂膜）、调节口腔菌群。

减少口腔症状、改善口腔功能往往需要医生促进唾液分泌、选择性使用唾液替代品、调节患者全身用药以消除可能存在的抗胆碱作用。

- 轻度唾液腺功能减退患者可通过咀嚼无糖口香糖来刺激味觉。其他患者可以考虑服用处方药西维美林（30mg tid）或是毛果芸香碱（5mg tid 或 qid）。这些药的副作用通常较轻。
- 经常饮水是有益的，但如果饮水过于频繁则会减少口腔中黏液膜反而会加重症状。如果睡前仍有饮水，则可能会因为夜尿而干扰睡眠。
- 唾液替代品（尤其是用甘油酸聚合物配制的）可用于中重度唾液腺功能减退患者，主要用于夜间醒来时，用少量替代物来代替水，这样有助于减少口腔症状、防止夜尿。目前的唾液替代品对于轻症患者疗效不佳。

大约 1/3 慢性唾液腺功能障碍者患有慢性红斑性念珠菌病（如上所述）。在这些患者，若能观察到唾液产生（即指在口腔底部汇集的唾液，或者轻压腮腺或颌下腺来观察腺体开口是否有液体流出），可使用氟康唑（100mg qd），疗程 2 ~ 4 周，治疗目标是黏膜红斑消失、舌背丝状乳头恢复、口腔黏膜烧灼症状缓解；若未能观察到唾液产生，全身使用抗真菌药可能达不到治疗口腔黏膜病变的效果，需局部用药。在美国所有市售的口服抗真菌药均含有能致龋的葡萄糖或蔗糖，这限制了其在慢性唾液腺功能减退患者中的使用。因此需要在口腔科医生的协助下，超适应证使用局部抗真菌药。

腺外病变治疗

应用抗炎药治疗 SS 的关节痛或关节炎将在本书的其他部分进行讨论。作为免疫调节药，羟氯喹已被长期用于 SS 的经验性治疗。羟氯喹具有抗胆碱酯酶活性，而 pSS 患者唾液中胆碱酯酶水平升高（升高的胆碱酯酶可促进腺体功能减退），这可能是该药的治疗机制之一[23]。关于 SS 各种腺外病变的治疗超出了本章范围。

预后

pSS 和 sSS 特点是慢性过程和进展速度不一。对于任何患者，腺体功能减退可以不断进展或者经历不同程度严重水平后达到一个稳定状态。随着时间推移，pSS 出现一个或多个腺外病变的概率较高，但 pSS 很少合并其他结缔组织病。一般情况下，sSS 患者的口、眼症状比 pSS 更轻，但容易出现与其基础疾病相关的潜在问题。

SS 的总体死亡率与一般人群相当[24]。具有发展成淋巴瘤危险因素（前文已述）的 pSS 患者死亡率更高。SS 伴发淋巴瘤相对少见，但一旦发生，其发展速度快于一般人群。sSS 的死亡率与其原发性结缔组织病的死亡率一致。

致谢

感谢 Drs. Lindsey Criswell、Ken Sack 和 Jack Whitcher，他们阅读了本章的初稿并提出了有帮助的建议。作者对最终内容负责。

（左晓霞 译　王国春 校）

参考文献

1. Bowman S, Ibrahim G, Holmes G, Hamburger J, Ainsworth J. Estimating the prevalence among Caucasian women of primary Sjögren's syndrome in two general practices in Birmingham, UK. Scand J Rheumatol 2004;33:39–43.
2. Gottenberg J, Busson M, Loiseau P, et al. In primary Sjögren's syndrome, HLA class II is associated exclusively with autoantibody production and spreading of the autoimmune response. Arthritis Rheumatol 2003;48:2240–2245.
3. Triantafyllopoulou A, Tapinos N, Moutsopoulos H. Evidence for Coxsackievirus infection in primary Sjögren's syndrome. Arthritis Rheumatol 2004;50:2897–2902.
4. Ramos-Casals M, Loustaud-Ratti V, DeVita S, et al. Sjögren syndrome associated with hepatitis C virus. A multicenter analysis of 137 cases. Medicine 2005;84:81–89.
5. Daniels T, Whitcher J. Association of patterns of labial salivary gland inflammation with keratoconjunctivitis sicca. Analysis of 618 patients with suspected Sjögren's syndrome. Arthritis Rheumatol 1994;37:869–877.
6. Larsson C, Bredberg A, Henriksson G, Manthorpe R, Sallmyr A. Immunohistochemistry of the B-cell component in lower lip salivary glands of Sjögren's syndrome and healthy subjects. Scand J Immunol 2005;61:98–107.
7. Prochorec-Sobieszek M, Wagner T, Loukas M, Chwaliska-Sadowska H, Olesiska M. Histopathological and immunohistochemical analysis of lymphoid follicles in labial salivary glands in primary and secondary Sjögren's syndrome. Med Sci Monit 2004;10:BR115–BR21.
8. Mitsias D, Tzioufas A, Veiopoulou C, et al. The Th1/Th2 cytokine balance changes with the progress of the immunopathological lesion of Sjögren's syndrome. Clin Exp Immunol 2002;128:562–568.
9. Mariette X, Roux S, Zhang J, et al. The level of BlyS (BAFF) correlates with the titer of autoantibodies in human Sjögren's syndrome. Ann Rheum Dis 2003;62:168–171.
10. Li J, Ha Y, Ku N, et al. Inhibitory effects of autoantibodies on the muscarinic receptors in Sjögren's syndrome. Lab Invest 2004;84:1430–1438.
11. Whitcher J, Gritz D, Daniels T. The dry eye: a diagnostic dilemma. Int Ophthalmal Clin 1998;38:23–37.
12. Daniels T. Labial salivary gland biopsy in Sjögren's syndrome. Assessment as a diagnostic criterion in 362 cases. Arthritis Rheumatol 1984;27:147–156.
13. Garcia-Carrasco M, Ramos-Casals M, Rosas J, et al. Primary Sjögren's syndrome. Clinical and immunologic disease patterns in a cohort of 400 patients. Medicine 2002;81:270–280.
14. Matsumoto T, Morizane T, Aoki Y, et al. Autoimmune hepatitis in primary Sjögren's syndrome: pathological study of the livers and labial salivary glands in 17 patients. Pathol Int 2005;55:70–76.
15. Ramos-Casals M, Anaya JM, Garcia-Carrasco M, et al. Cutaneous vasculitis in primary Sjögren's syndrome. Classification and clinical significance of 52 patients. Medicine 2004;83:96–106.

16. Zintzaras E, Voulgarelis M, Moutsopoulos H. The risk of lymphoma development in autoimmune diseases. Arch Intern Med 2005;165:2337–2344.

17. Ramos-Casals M, Font J, Garcia-Carrasco M, et al. Primary Sjögren's syndrome. Hematologic pattern of disease expression. Medicine 2002;81:281–292.

18. Ramos-Casals M, Brito-Zern P, Yage J, et al. Hypocomplementaemia as an immunological marker of morbidity and mortality in patients with primary Sjögren's syndrome. Rheumatology 2005;44:89–94.

19. Sjögren's Syndrome Foundation. And the survey says . . . The Moisture Seekers 2006;24:1–3.

20. Vitali C, Bombardieri S, Moutsopoulos H, et al. Preliminary criteria for the classification of Sjögren's syndrome. Results of a prospective concerted action supported by the European Community. Arthritis Rheumatol 1993;36: 340–347.

21. Fox R, Robinson C, Curd J, Kozin F, Howell F. Sjögren's syndrome. Proposed criteria for classification. Arthritis Rheumatol 1986;29:577–585.

22. Vitali C, Bombardieri, Jonsson R, et al. Classification criteria for Sjögren's syndrome: a revised version of the European criteria proposed by the American-European Consensus Group. Ann Rheum Dis 2002;61: 544–558.

23. Dawson L, Caulfield V, Stanbury J, Field A, Christmas S, Smith P. Hydroxychloroquine therapy in patients with primary Sjogren's syndrome may improve salivary gland hypofunction by inhibition of glandular cholinesterase. Rheumatology 2005;44:449–455.

24. Theander E, Manthorpe R, Jacobsson TH. Mortality and causes of death in primary Sjögren's syndrome. Arthritis Rheum 2004;50:1262–1269.

20

血管炎

A. 巨细胞动脉炎、风湿性多肌痛和大动脉炎

Cornelia M. Weyand, MD   *Jörg J. Goronzy, MD*

■ 巨细胞动脉炎（giant cell arteritis，GCA）和大动脉炎（Takayasu's arteritis，TA）是大血管炎的典型代表，均易累及大动脉及其主要分支。

■ GCA 主要累及主动脉的第 2～5 级分支，以头部的颅外动脉常见。

■ GCA 好发于 50 岁以上老年人，首次诊断时的平均年龄约为 72 岁。

■ TA 主要累及主动脉及其主要分支。

■ GCA 和 TA 病理改变均为血管壁的肉芽肿性炎症。

■ 在 GCA 和 TA，血管炎症和血管功能不全的临床表现出现前或同时常有全身炎症表现。

■ 失明是 GCA 最严重的并发症，它可由睫状后动脉及其他眼部血管狭窄导致的缺血性前视神经病综合征引起。

■ GCA 的诊断常依靠颞动脉活检。

■ 风湿性多肌痛（PMR）是一种表现为颈、肩胛带及骨盆带肌群疼痛和发僵的临床综合征，常伴发于 GCA，但也可单独出现。

■ 激素是 GCA、TA 和 PMR 治疗的基石，特发性 PMR 需小剂量激素控制病情。

虽然血管与炎细胞邻近，但血管壁却很少成为炎症的靶点。巨细胞动脉炎（giant cell arteritis，GCA）和大动脉炎（Takayasu's arteritis，TA）以血管壁的炎症为特征，其有严格的组织嗜性，倾向于影响明确的血管范围。GCA 主要累及主动脉的第 2～5 级分支，以头部的颅外动脉常见，主动脉本身也可受累，但较少见。相反，TA 常侵犯主动脉及其主要分支。

在 GCA 和 TA，血管炎症和血管功能不全的临床症状出现前或同时常有不局限于单一组织或脏器的全身性炎症病变。全身性炎症也是风湿性多肌痛（polymyalgia rheumatica，PMR，表现为颈、肩部及髋部肌肉疼痛和发僵的临床综合征）的特征，可先于、同时或后于 GCA 发病，也可单独发病。有一类 PMR 患者，虽同时有 GCA，但并无临床表现。

巨细胞动脉炎

流行病学

巨细胞动脉炎是美国和欧洲成人血管炎中最主要

的类型。GCA 好发于 50 岁以上者，且发病率随年龄增长而增高[1]，女性多于男性。在斯堪的纳维亚地区及北欧血统者定居的地区，50 岁以上人群 GCA 的发病率达 $15/10 \times 10^4 \sim 25/10 \times 10^4$ 人，而南欧人（6/10 万人）少见，黑人和西班牙人（1～2/10 万）更罕见。

血管炎的损害

GCA 的组织学特征为以 T 淋巴细胞和巨噬细胞为主的单核细胞浸润，在血管壁各层均有炎细胞浸润（图 21A-1），随组织细胞和多核巨细胞的聚集，浸润区形成肉芽肿。肉芽肿最常见于中膜层。虽然 GCA 是因多核巨细胞的存在而得名，但其病变中常无多核巨细胞，且常为单一的单核细胞浸润。如果多核巨细胞存在，它常紧邻破坏的内弹力层，其存在与缺血性并发症发生风险增高有关。GCA 也可表现为血管周围血管滋养管的袖套样浸润，或外膜 T 细胞 - 巨噬细胞浸润，有时这些细胞沿外弹力层排列。这一发现与最近的研究结果一致，提示外膜是病变的关键部位。

炎症引起动脉壁结构一系列的改变。最早观察到

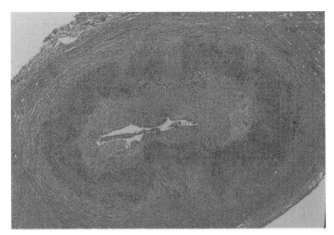

图 21A-1 （也见彩图 21A-1）巨细胞动脉炎的组织形态学
图示为典型的颞动脉活检标本，其特征包括单个核细胞浸润、内外弹力层破坏及内膜向心性增生

的病理变化是血管外膜淋巴浆细胞浸润，随着炎症的进展，动脉壁的中膜变薄。由于中膜平滑肌细胞层失去厚度，内膜增生、破坏或阻塞动脉管腔。虽然血管腔严重狭窄，但不一定造成血栓形成。内膜增生、中膜结痂及弹性层破坏是不可逆性改变，可在急性动脉炎症阶段后持续存在。

纤维素样坏死罕见，如果存在，则应怀疑其他类型的血管炎。例如结节性多动脉炎、显微镜下多血管炎和韦格纳肉芽肿可累及颞动脉及其他更典型的血管。这些类型的血管炎影响颞动脉时，最早的病理表现可能是血管外膜内淋巴浆细胞浸润，与 GCA 早期阶段难以区分。

发病机制

血管壁的免疫应答

实验研究证实，GCA 为 T 细胞介导的免疫病理反应[2]，而体液免疫未发挥重要作用，因动脉壁内无 B 细胞浸润，无病理性自身抗体，也不存在高丙种球蛋白血症。T 细胞经血管外膜的滋养血管侵入血管壁，而非通过内皮侵入。外膜中的树突状细胞（dendritic cells，DCs）调控侵入 T 细胞的招募和激活。DCs 是正常大中血管内的固有细胞，通常分布在外膜的外弹力层外侧，邻近外膜与中膜的交界处。有证据表明，血管区的 DCs 通过 Toll 样受体（Toll-like receptors，TLRs）监视其周围的感染迹象，尤其是病原相关性分子。

在 GCA 和 PMR，血管外膜中的 DCs 被强烈激活，产生趋化因子，表达 T 细胞激活配体，这已得到人动脉小鼠嵌合体实验的证实。在该实验中，GCA 患者的颞动脉植入严重联合免疫缺陷小鼠体内，结果发现，无论是植入血管损伤区的 T 细胞还是 DCs 均被清除，炎症反应终止，炎细胞浸润也随后清除。与此相反，把 TLR 配体加入到植入正常颞动脉的嵌合体，随后过继转移 T 细胞，则足可诱发血管炎[3]。

基于这些研究，可认为血管壁在生理状态下为免疫豁免区。在 GCA 中，病菌产物可激活血管区的 DCs，打破这种免疫豁免，并导致 T 细胞的募集和活化。虽然不能确定这些 T 细胞所识别的抗原肽性质，但当 DCs 激活时，普通自身抗原可能具有足够的免疫原性。

GCA 中巨噬细胞的功能是多方面的，其特殊使命与其在细胞壁内所处的位置紧密相关[4]。作为 T 细胞来源的细胞因子，干扰素 -γ（interferon，IFN）可调节巨噬细胞和巨细胞。与活化 T 细胞混杂在一起的血管外膜巨噬细胞可产生白介素（interleukin，IL）-1、IL-6 和转化生长因子（transforming growth factor，TGF）β。血管中膜内的巨噬细胞特异性地产生金属蛋白酶，并导致氧化损伤。中膜的平滑肌细胞内可发现脂质过氧化终产物，脂质过氧化是氧自由基所驱动的细胞损伤机制[5]。聚集在内膜层的巨噬细胞可产生氧化亚氮合酶 -2。氧化亚氮可能参与了组织损伤、细胞活化和血管重塑。多核巨细胞曾被认为在清除难以吞噬的残存物中发挥作用，实际上，它是活化分泌细胞，产生与动脉壁结构改变相关的分子调节物。GCA 中巨细胞的存在与外膜高水平的 IFN-γ 相关[6]。

动脉是动脉炎的积极参与者

"动脉炎致病机制均由组织浸润的免疫细胞所介导"的假设过于简单化。因为 T 细胞和巨噬细胞在动脉壁中不能独立存活和发挥功能，而是与血管基质成分密切相互作用[7]。引起临床症状的血管异常主要为由快速向心性内膜增生导致的非血栓性管腔阻塞。动脉细胞对损伤的反应导致了以上结构的改变（图21A-2）。平滑肌细胞动员、向管腔迁移、增殖及基质沉积导致管腔内膜的增生，该过程受生长因子调控。有促进内膜过度增生能力的因子——血小板衍生长子（platelet-derived growth factor，PDGF）存在于炎性动脉中，它们主要来源巨噬细胞和多核巨细胞。PDGF

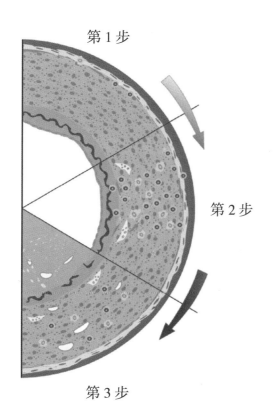

第1步

第2步

第3步

1. 血管外膜的免疫反应

血管中的树突状细胞被血液播散的病菌产物所激活

趋化因子招募 T 细胞和单核细胞

活化的 DCs 激活 T 细胞

产生 IFN-γ 和其他 T 细胞及巨噬细胞源性细胞因子

2. 持续的 T 细胞和巨噬细胞活化

肉芽肿形成

巨噬细胞分化

多形核细胞形成

产物包括：基质金属蛋白酶（MMPs）

　　　　　　生长因子/血管生成因子

　　　　　　活性氧自由基

3. 动脉壁重塑及管腔阻塞

基质降解

弹力膜的裂解

平滑肌细胞消失

肌成纤维细胞迁移和增殖

内膜增生

内膜/中膜新生毛细血管形成

管腔阻塞

图 21A-2　巨细胞动脉炎发病机制步骤图。①单核细胞通过滋养管浸入血管外膜，在外膜中 T 细胞识别抗原并产生 IFN-γ；②进一步浸润至中膜，巨噬细胞和巨细胞分化和发挥组织损伤作用；③新生血管生成和内膜增生

表达低的患者无或仅有轻微阻塞管腔的内膜增生，相反，PDGF 表达高的患者有发生缺血性并发症的风险[8]。

　　动脉损伤反应的第二条途径与新生毛细血管的生成有关。正常动脉的内膜和中膜无血管，但 GCA 患者有明显的新生血管生成[9]。血管内皮生长因子（vascular endothelial growth factor，VEGF）在促进内膜和中膜新生血管形成中发挥了关键作用。与 PDGF 一样，VEGF 也来源于巨噬细胞和多核巨细胞。VEGF 和 PDGF 生成所触发的动脉反应导致动脉结构明显异常，随之引起管腔狭窄和缺血，该模式强调了免疫系统可迫使动脉向产生不良后果的反应模式发展。然而，炎症也可诱导旨在修补愈合组织的保护性反应，如醛糖氧化酶表达上调[10]，可使氧化损伤终产物代谢和去毒化。

系统性炎症反应

　　GCA 发病早期血管内 DCs 活化有两点重要提示：①炎症和免疫反应并不仅局限于血管损伤区；② GCA 全身反应是一个独立的病变过程而非简单的血管壁炎症的蔓延。GCA 患者中血循环单核细胞（可产生 IL-1 和 IL-6）的活化进一步证实了这一点。急性期反应的诱导剂——IL-6 的表达升高是 GCA 的特征，在这种情况下，GCA 是一种系统性炎性疾病，因病变发展而致大中动脉的血管炎。

危险因素

　　年龄是 GCA 的主要危险因素。目前，还没有令人信服的证据表明其他环境因素，包括各种病原体，在该病中发挥了重要作用。斯堪的纳维亚民族定居区 GCA 高发，强烈提示遗传是发病的风险因素[11]。对人组织相容性抗原（human leukocyte antigen，HLA）基因的研究可获遗传方面的最佳信息。HLA-DR4 单倍型与本病发生风险增高有关。在患者中有多种 HLA-DR4 等位基因变异型。抗原肽选择性结合可能是与遗传相关的机制。不同于其他 HLA-DR4 相关性疾病如类风湿关节炎，本病的 HLA 基因多态性与临床表型及疾病严重程度无关。还曾提出许多其他的遗传危险因素，但迄今为止尚未得到证实。

临床特点

GCA 的诊断分多个亚型（图 21A-3），这些亚型各有其临床特征 [11]，但不同亚型的临床表现有很大程度上的重叠，无任何一种临床症状是某一亚型所特有。随着对 GCA 认识的增加、50 岁以上人群的增长以及诊断方法的改进（如磁共振血管造影技术应用于主动脉及其分支成像），使越来越多的曾为非典型表现的病例得以确诊。

巨细胞动脉炎有两类主要症状：由血流障碍致血管供血不足所引起的临床症状和系统性炎症的临床表现。一般情况下，血管改变为闭塞，而动脉壁扩张仅在主动脉受累时才出现。

颅内巨细胞动脉炎

巨细胞动脉炎，又称颞动脉炎，易累及颈动脉的颅外分支。颞动脉分布在颞部皮下，最适于做血管活检。80%～90% 的患者在颅外动脉分支有血管炎的组织病理学改变，最常见于颞浅动脉、椎动脉、眼动脉和睫状后动脉，而颅内和颅外动脉及视网膜中央动脉受累相对较少见。

患者主诉为搏动样、针刺样或钝性头痛，常严重到需立刻就诊。头痛可伴或不伴头皮压痛。典型情况下，患者常在戴眼镜、梳洗或躺在枕头上时发现颞动脉区触痛。体检可发现受累血管变厚、有触痛感及呈结节状；脉搏可减弱或消失，这最常见于颞动脉分布区，但枕动脉或其他浅表头皮血管也可出现。活检证实的 GCA 患者中，有 1/3 的患者颞动脉体检正常。

眼动脉局灶性炎性损害导致的视力丧失是 GCA 最可怕的并发症。本症是一种眼科急症，因及时发现和治疗可防止失明。视觉通路上任何一处的缺血均可导致视力丧失，但眼前部缺血性视神经病变是最常见的原因。视力丧失是突发的、无痛性的，常是永久性的。在部分或完全失明前，可出现一过性黑蒙，患者常诉发热或运动后出现一过性视物模糊或与姿势相关的视力模糊和复视，眼科检查发现有视盘水肿（提示眼前部缺血性视神经病），随后最终出现扇形或弥漫性视神经萎缩伴视盘凹陷。除视神经病变外，还可出现大量的眼科并发症，从瞳孔缺损到眼眶缺血，从眼球运动缺血到前、后段缺血。

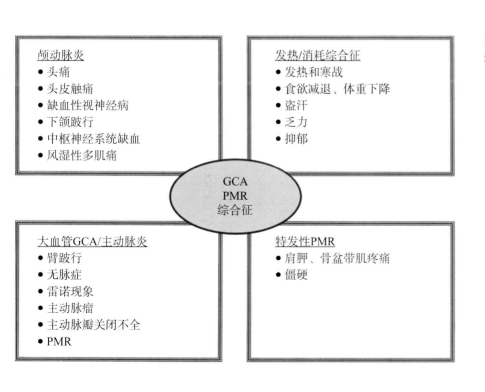

图 21A-3 巨细胞动脉炎 / 风湿性多肌痛综合征的临床谱

颅动脉炎
- 头痛
- 头皮触痛
- 缺血性视神经病
- 下颌跛行
- 中枢神经系统缺血
- 风湿性多肌痛

发热/消耗综合征
- 发热和寒战
- 食欲减退、体重下降
- 盗汗
- 乏力
- 抑郁

GCA
PMR
综合征

大血管GCA/主动脉炎
- 臂跛行
- 无脉症
- 雷诺现象
- 主动脉瘤
- 主动脉瓣关闭不全
- PMR

特发性PMR
- 肩胛、骨盆带肌疼痛
- 僵硬

21

下颌"运动障碍"约见于半数以上的 GCA 患者，是 GCA 相对特异性的表现，是由颈动脉颅外分支血流受损造成的咬肌或颞肌疼痛。长时间说话和咀嚼可引起咀嚼肌疼痛。由咀嚼诱发的下颌"运动障碍"发作非常迅速，并曾有牙关紧闭的病例报道。很少出现舌运动"运动障碍"，但有舌梗死的报道。颈动脉和椎基底动脉闭塞性疾病可导致中枢神经系统（central nervous system，CNS）缺血，表现为短暂性脑缺血发作或脑梗死。随着对神经系统表现认识的不断提高，估计其累及率达 20% ~ 30%。在 GCA 中，真正脑实质的中枢神经系统性血管炎罕见，但也曾有过报道。

GCA 隐匿性表现常见，例如，15% 的老年人不明原因发热是由 GCA 引起的。面、颈或咽喉痛等非特异性症状可能提示 GCA 的可能。慢性干咳可是 GCA 的首发症状，有人认为，GCA 患者出现咳嗽的原因是血管炎病变累及咳嗽受体（分布于整个呼吸道）。

GCA 表现为不明原因发热

GCA 患者常出现全身炎症相关性症状，且 90% 以上患者的实验室检查结果异常，部分患者主要表现为全身炎症综合征。伴高热和寒战的不明原因发热常需排除感染和肿瘤。少数患者出现严重的全身不适、食欲减退、体重下降、低热和乏力，需及时就诊。头皮动脉方面的体格检查常无异常，并可无供血不足的症状。即使临床检查动脉正常，颞动脉活检仍是首选诊断方法。

大动脉受累的巨细胞动脉炎

至少 10% ~ 15% 的 GCA 患者可出现大动脉受累（亚临床型大动脉受累比例可能会更高），且临床症状明显。最常累及的血管包括颈动脉、锁骨下动脉和腋动脉，而股动脉很少受累。大动脉受累的主要症状为主动脉弓综合征，导致上肢间歇性运动障碍、脉搏不对称或消失、感觉异常和手指缺血表现（罕见）。伴大动脉病变的 GCA 患者常缺乏颅受累的临床表现，常不伴头痛，颞动脉检查多正常，颞动脉活检异常者不足 50%[12]。

GCA 患者的主动脉炎也可与颅动脉炎同时存在。目前尚不清楚锁骨下 - 腋动脉受累的 GCA 患者是否不同于进展到主动脉受累的 GCA 患者。总体而言，GCA 患者胸主动脉瘤的发生风险增高了 17 倍[13]。支撑大动脉壁的弹力膜被破坏，由纤维组织取代，由此产生的组织病理学改变使 GCA 与 TA 难以区分。大部分主动脉炎是在 GCA 初次诊断几年后才得以确诊，这使隐性主动脉炎比预期更常见的可能性增大[14]。临床表现可为从无症状的动脉瘤到主动脉夹层，至致命性破裂出血。

诊断

1990 年，美国风湿病协会（ACR）制定了 GCA 的分类标准（见附录Ⅰ），制定标准的目的并非是临床确诊 GCA。

50 岁以上患者近期出现不明原因的头痛、颅外血管区组织缺血征象、视力丧失、四肢或下颌间歇性运动障碍或风湿性多肌痛，均应考虑 GCA 的诊断。实验室检查有急性期反应更提示 GCA 的可能性。首选的诊断方法是颞浅动脉组织学检查。最近的一项荟萃分析显示，活检阳性的临床预测指标包括下颌运动障碍、复视和体检时颞动脉异常[15]。其他症状包括视力丧失、红细胞沉降率（erythrocyte sedimentation rate，ESR）增快、头痛和全身症状对预测颞动脉活检结果（即诊断 GCA）无特别益处。滑膜炎是 GCA 的阴性预测指标，真正有关节炎的患者多数为其他疾病，如类风湿关节炎。

即使病史、体检和实验室检查有最特殊发现，其诊断敏感性也仅（最多）50%。考虑到患者诊断 GCA 后需长期接受糖皮质激素治疗，故有必要尽可能做颞动脉活检来确诊。在多数医院所进行的活检患者中，预计有 50% ~ 70% 以上的结果为真阴性。假阴性的发生率为 10%，获取足够长的活检标本、查连续切片和首次活检阴性时采用对侧颞动脉活检等方法可最大限度地降低假阴性的发生率。短期糖皮质激素治疗（2 周，甚至更长）不太可能干扰颞动脉活检结果，因此如果活检不能立即进行，也不应拒用泼尼松。

实验室检查

GCA 无特有的实验室检查，也未发现特异性自身抗体。急性期反应物显著升高是 GCA 的典型表现，但并非所有患者均出现。虽然 ESR 显著升高常为 GCA 的标志，但近来研究显示，25% 的颞动脉活检阳性患者的红细胞沉降率是正常的（应用糖皮质激素前）[16]。其他急性期反应物，特别是 C 反应蛋白（creactive protein，CRP）的敏感性在某些患者中可能优于 ESR，但尚无一致性的研究结论。一些证据表明，有全身炎症的 GCA（糖皮质激素治疗前及治疗后）最敏感的血清学标志物为 IL-6。作为急性时相反应物的诱导剂，IL-6 可能在疾病发生过程的上游发挥作用。遗憾的是，尚无可广泛应用的检测 IL-6 的可靠方法，也不完全清楚 IL-6 水平改变时如何（或是否）调整治疗方案。目前尚无证据表明在无临床症状时，是否应根据实验室检查（ESR、CRP 或 IL-6）的结果来决定治疗策略。

GCA 其他的实验室检查异常包括轻到中度正色素或低色素性贫血。血小板升高较常见。肝功能，尤其是碱性磷酸酶，可能异常。

影像学检查

精确反映血管闭塞情况仍需血管造影。四肢血管显著狭窄者有必要行血管造影，并可直接测量中心主动脉压。近年来，对传统血管造影替代品的研究已取得很大进展[17]。在测量血管壁厚度和评估血管周围水肿情况方面，磁共振血管造影（magnetic resonance angiography，MRA）比传统的血管造影有明显的优势，后者只对血管腔进行评估。因此，在合适的临床背景下，某些 MRA 所见可能对大血管炎具有诊断价值。MRA 为非侵入性检查手段，故在连续监测中具有明显优势。但遗憾的是，某些 MRA 结果尚不能给予恰当的解释，如血管壁水肿和钆导致的血管壁显像增强，还需进一步的深入研究。

另一种有前途的技术，计算机断层血管造影（computed tomography angiography，CT）在大血管炎中的应用尚未被充分评估。氟 - 脱氧葡萄糖标记的正电子发射扫描（PET）有希望用作评估大动脉疾病的活动度分级，但目前还未广泛用于临床。其他非侵入性血管检查，包括荧光血管造影、经颅多普勒血流分析和多普勒超声检查对评价某些血管床（如视网膜、椎体或锁骨下动脉）是有用的，这些技术只能识别严重管腔狭窄情况下的供血不足，但却不能提供对诊断有帮助的特定信息。多普勒超声对诊断 GCA 有帮助作用也并不确定。

治疗

糖皮质激素对控制 GCA 的临床症状有明确的疗效。自引入糖皮质激素以来，与 GCA 相关的失明率有

下降，这也证实了免疫抑制疗法的效果。在几乎所有患者中，糖皮质激素可在 12 ~ 48 h 内诱导缓解，故有人建议把对这一治疗反应良好作为一条诊断标准。

鉴于 GCA 并发症的严重性，建议予泼尼松 60 mg（或等效量的其他药物）作为初始剂量。糖皮质激素不能逆转内膜增生，但可通过减轻组织水肿来减轻缺血损伤。出现眼科急症（例如可疑 GCA 患者出现的一过性黑矇），糖皮质激素冲击治疗可能较合适[19]。初始剂量的激素应持续到可逆性症状好转和全身炎症反应得到抑制，随后开始逐渐减量，每周或每两周减少 1 次，每次减量幅度为总剂量的 10%，并紧密监测病情复发的临床征象。

到目前为止，能减少糖皮质激素用量的免疫抑制剂的作用并不确定[17]。激素与甲氨蝶呤合用有效性的初步结果未在随后研究中得到证实[20]。一项随机对照研究发现，肿瘤坏死因子（tumor necrosing factor，TNF）α 抑制剂作对 GCA 也无疗效[21]。最近的一项研究表明，在疾病起始期更积极地诱导治疗，包括甲泼尼龙 1 g/d，连续冲击 3 天的治疗，可能能使糖皮质激素快速减量，尤其是发病后第 2 年停用激素[22]。

阿司匹林是无禁忌证的 GCA 患者非常重要的辅助用药。回顾性研究显示，诊断 GCA 时因其他原因服用阿司匹林的患者发生视力丧失和中枢神经系统缺血事件的风险明显降低[23]，目前尚不完全清楚阿司匹林起效的机制，推测可能是通过选择性抑制 IFN-γ 产生而发挥作用[17]，81 ~ 325 mg/d 的剂量可能有益，但尚不确定阿司匹林的最佳剂量。

预后

GCA 最大的威胁来自眼和视神经血流减少及大脑低灌注损伤[19]。如果及时诊断和治疗，则可阻止动脉壁炎症的后续作用进展，特别是管腔闭塞导致的组织缺血。长期使用大剂量糖皮质激素会带来严重的副作用，尤其是年龄超过 50 岁的患者，所以只能在确诊后才开始激素治疗。大多数病情尚未明确缓解的患者停用糖皮质激素后不能进入缓解状态。一项纳入 25 例活检证实的 GCA 患者的前瞻性研究显示[16]，所有患者对 60mg 泼尼松反应良好，临床症状消失。然而，60% 的患者在整个治疗过程中出现复发。通常情况下，疾病的复发导致全身炎症症状或多肌痛症状，但无血管并发症。

21

风湿性多肌痛

出现持续至少 4 周以上的颈、肩胛和骨盆带肌的疼痛和僵硬才能诊断风湿性多肌痛（Polymyalgia Rheumatica)[24]。肌痛常伴全身炎症性临床表现，如乏力、体重减轻、盗汗及低热。多数患者有提示全身炎症综合征的实验室指标异常，如 ESR 增快、CRP 升高及贫血等。急性期反应物增高有助于 PMR 与其他疼痛综合征相鉴别，但并非所有的疾病活动期患者（GCA 和 TA 也是如此）血清中炎症指标均增高。PMR 无特异的实验室检查，故排除其他与 PMR 有相似临床表现的疾病至关重要。PMR 相关性全身炎症综合征对糖皮质激素的治疗极为敏感，故推荐将糖皮质激素治疗使临床症状快速改善作为一项诊断标准。PMR 的病理生理学与 GCA 密切相关，目前认为，PMR 是 GCA 尚未完全发展为血管炎的一种类型。

流行病学

由于 PMR 为临床诊断，故流行病学研究很困难。PMR 累及的患者群与 GCA 相同，但 PMR 的发生率比 GCA 多 2 ~ 3 倍[24]，女性多于男性，罕见于 50 岁以下的患者。在高危人群，如斯堪的纳维亚人及北欧血统者中，50 岁以上人群 PMR 的年发病率达 20 ~ 53/10 万人，而在低危人群，如意大利人中，50 岁以上人群的年发病率仅为 10/10 万人。

发病机制

虽然突然发生的强烈炎症反应使人们怀疑感染是 PMR 的病因，但并无明确证实的病原体。多数 PMR 患者的致病异常与 GCA 相似，提示 PMR 是 GCA 的变异型，其特点是全身炎症突出，而血管炎不明显。

GCA 的遗传危险因素——HLA 基因多态性与 PMR 也密切相关。目前，尚无证据表明，HLA 在判定疾病进展仅限于 PMR 还是完全发展为 GCA 中发挥作用。

PMR 的发生与先天免疫系统的全面活化有关，包括产生 IL-1 和 IL-6 的循环单核细胞活化。活化的 DCs 使动脉易发生血管炎。许多 PMR 患者活检标本有原位细胞因子的产生，不过，其量低于 GCA 患者。值得注意的是，GCA 高表达 IFN-γ，而 PMR 却无 IFN-γ 的表达[25]。部分 PMR 患者可发生关节周围结构（如关节囊）的炎症，但不清楚这类患者是否包括不易发生血管炎亚类。

临床特点

PMR 患者主要表现为颈、肩、下背、臀及大腿肌肉的疼痛，偶累及躯干。本病常急性发病，肌痛呈对称性且常先累及肩部，患者常出现夜间疼痛和起床及穿衣困难。体重减轻、食欲缺乏、乏力和抑郁症也很常见。出现发热和寒战应警惕发展为 GCA 的可能。PMR 常难以与血清阴性多关节炎区分，尤其是男性患者可表现为近端肢体疼痛和手足弥漫性水肿，并对糖皮质激素极为敏感。

风湿性多肌痛包括对治疗反应好且能在短短几个月内缓解的轻型患者[26]。然而，许多患者在糖皮质激素减量后出现肌痛复发。有些患者的糖皮质激素初始剂量比常规有效剂量更大。

必须仔细评估 PMR 患者并发 GCA 可能。颞动脉活检阴性并不能排除锁骨下动脉、腋动脉和主动脉发生大血管炎可能性。当出现血管供血不足的表现，包括下肢跛行、动脉杂音和双臂血压差大，应警惕发生 GCA 的可能性[12]。MRA 有助于证实伴发的大血管炎。

伴关节周围结构炎症的 PMR 患者中，最突出的表现是三角肌和肩峰下滑囊炎[27]，也可出现二头肌肌腱炎和盂肱关节滑膜炎。超声可发现关节囊内积液，MRI T2 加权有增厚和水肿，PET 扫描可示受累区的摄取增强。

PMR 的临床症状与许多关节病、肩部疾病、炎性肌病、甲状腺功能低下和帕金森病相似。鉴别诊断还包括恶性肿瘤和感染。目前尚无指南明确指出，PMR 患者是否应筛查隐匿性恶性肿瘤。开始治疗后缺乏典型显著改善者应重新评估 PMR 的诊断。

治疗

风湿性多肌痛对糖皮质激素治疗反应非常好。目前尚无资料表明，其他药物有助于减少糖皮质激素作用，不过，几乎所有的 PMR 患者均可安全使用糖皮质激素，长期治疗的剂量低，不会造成严重的副作用。

治疗 PMR 的关键是选择能成功控制症状和炎症的糖皮质激素剂量。糖皮质激素需要量可能会因患者的不同而有显著差异，2/3 的患者以泼尼松 20 mg/d 或更少为起始剂量，便可缓解疼痛和僵硬[25]，有些患者需高达 40mg/d 的剂量才能达到完全临床缓解，这些患者发生 GCA 的风险可能较高。如果患者的泼尼松最初控制量为 20mg/d，则通常每 10 ~ 14d 减量 2.5 mg。当每日泼尼松量降至 7 ~ 8 mg 时，减量速度有必要进一步放慢，应主要根据临床表现（而非仅仅实验室异常）来调整剂量。很多 PMR 患者可长期缓解，还可停用泼尼松。有时，长期极低剂量的泼尼松治疗即可成功控制反复发作的肌痛和僵硬。应告诫患者 PMR 有进展为 GCA 的可能性，应监测血管并发症，特别是停用糖皮质激素时。

预后

PMR 患者预后良好，大多数患者的病情自限，部分患者的最终表现为典型对称性多关节炎，符合血清阴性类风湿关节炎的诊断标准，此类患者可能需要改变病情抗风湿药（disease-modifying antirheumatic drug，DMARD）的治疗。

大动脉炎

大动脉炎（Takayasu's arteritis，TA）是弹性大动脉的血管炎，主要累及主动脉及其主要分支。冠状动脉和肺动脉也可受累[28]。血管壁的炎性损伤引起弹力层和平滑肌层斑片状消失，继而内膜增生，导致几乎所有患者出现血管狭窄，约 25% 的患者出现动脉扩张和动脉瘤。上肢动脉的完全闭塞导致无脉，这也是 TA 又称"无脉症"的原因。因其易累及主动脉及其主要分支，故有另一个名称——主动脉弓综合征。ACR 制定了一套分类标准区别 TA 与其他血管炎综合征（见附录 I）。

流行病学

大动脉炎是一种主要影响青少年及青年女性的罕见病。其诊断标准中包括"发病年龄小于 40 岁"，但也可较大年龄起病，特别是亚洲人[29]。（此外，确诊该病时的年龄常超过 40 岁，但症状可能在诊断前就已开始了）。亚洲（日本、韩国、中国、印度和泰国）发病率最高，估计每年 1 百万人中约有 1 例。TA 可见于所有种族和地区，但最近认为南美国家也是发病率较高的地区。一项包括 20 个国家的国际调查研究显示，TA 在不同种族间存在临床谱的差异。

发病机制

大动脉炎是一种肉芽肿性多动脉炎。外膜显著增厚，常伴血管周围浸润。大弹性动脉中膜以肉芽肿形成和巨细胞浸润为主，而内侧弹性平滑肌细胞层有向心性破坏，并被纤维组织所取代，导致（主动脉）血管壁扩张和动脉瘤形成。因内膜增生而致管腔渐变细，变窄或完全闭塞，偶伴血栓形成。

TA 的病因未明。鉴于本综合征有全身受累的特点，故认为感染参与了发病，但目前尚无足够证据证明。与 GCA 不同的是，TA 的血管浸润主要为 CD8+ T 细胞。具有细胞毒活性的浸润 CD8+ T 细胞可能通过释放穿孔素和颗粒酶 B，而导致平滑肌细胞损伤[30]。

选择性 HLA- I 类分子，特别是 HLA-B52，在 TA 患者中有高表达，这支持 CD8+ T 细胞介导溶组织细胞损伤的作用[31]。CD8+ T 细胞能识别与 HLA- I 类分子结合的抗原。CD4+ T 细胞反应和巨噬细胞效应功能在血管损伤中的作用仍不清楚。血管外膜有淋巴细胞浸润灶及血管滋养血管周围 T 细胞聚集提示，巨大内皮（macroendothelium）不太可能是 TA 发病机制中的主要参与者。

临床特点

TA 的初发表现常为全身性炎症综合征，如发热、盗汗、乏力、食欲减退、消瘦和弥漫性肌痛，常误诊为感染。临床上所出现的缺血并发症（常在数年后出现）可直接反映受累血管的范围（图 21A-4）。

颈动脉和椎动脉的受累可导致神经系统和眼部症状，包括头晕、耳鸣、头痛、晕厥、卒中和视力障碍，晚期多可出现面肌萎缩和下颌"跛行"。头臂动脉及锁骨下动脉闭塞使上肢血流受损，表现为双臂"跛行"、无脉症和双臂血压差大。检查血管杂音有助于诊断。

心脏疾病，包括缺血性冠心病、心律失常和充血性心力衰竭，可能与升主动脉炎或严重高血压相关。主动脉瓣关闭不全是主动脉扩张的严重并发症，需引起警惕。冠状动脉可直接或间接受累，导致心肌缺血的典型症状。主动脉弓及胸降主动脉受累的 TA 患者应警惕动脉瘤进行性增大及破裂的可能。印度、中国及韩国的患者常有腹主动脉及其分支（尤其是肾动脉，可引起肾性高血压）的损伤。肠系膜动脉近端较少累及，但 TA 患者可出现胃肠道症状，如恶心、呕吐及缺血性肠病。

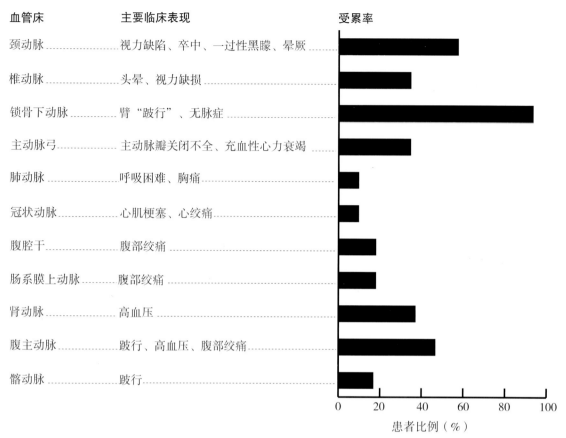

血管床	主要临床表现	受累率
颈动脉	视力缺陷、卒中、一过性黑矇、晕厥	
椎动脉	头晕、视力缺损	
锁骨下动脉	臂"跛行"、无脉症	
主动脉弓	主动脉瓣关闭不全、充血性心力衰竭	
肺动脉	呼吸困难、胸痛	
冠状动脉	心肌梗塞、心绞痛	
腹腔干	腹部绞痛	
肠系膜上动脉	腹部绞痛	
肾动脉	高血压	
腹主动脉	跛行、高血压、腹部绞痛	
髂动脉	跛行	

患者比例（%）

图 21A-4 TA 受累血管相关的临床表现

诊断

年轻患者出现血管闭塞性疾病和全身炎症时应高度怀疑 TA。通常通过血管影像学的典型表现来诊断[32]。组织学标本很难得到，在一般情况下，常规血管造影所见对 TA 有诊断价值。在晚期病例中，血管造影可显示狭长、逐渐变细的受累血管及明显的侧支血管网。与 GCA 相同的是，常规血管造影对多数 TA 患者精确测量中心动脉压是必不可少的。

几种无创成像技术可评估血管闭塞的进展，但目前缺乏标准，并易受研究者偏见和经验的影响。另外，影像学除对某特定血管狭窄程度的评估较难外，对炎症活动度评价的可靠性也存在问题。在连续评估血管病变程度和范围上，MRI/A 基本上已取代了传统的血管造影，MRI/A 还可评估血管管壁和管腔。MRI/A 对

TA 的长期监测尤为重要，但值得注意的是要对所有 MRI/A 结果进行恰当的解释是不容易的。如果能对血管变化进行仔细的对比，那么 MRI/A 可监测血管狭窄是在进展还是处于稳定期。多普勒超声对颈部血管的评估良好，CT 血管成像可用于检查主动脉和近端血管，但是否可用于 TA 的严密监测尚需进一步的研究。PET 扫描在评估炎症进展（与愈合或纤维化过程中的核素摄取相反）中的作用尚不明确。

治疗

虽然某些 TA 患者经多年的病情活动后进入静止期，但多数患者的病情仍在进展或复发与缓解相交替，需长期用免疫抑制剂治疗[33]。糖皮质激素可用于 TA 的治疗，推荐的初始剂量差别较大，但为控制血管和全身炎症反应，常需要 40 ~ 60mg/d 泼尼松。监测急

性期反应物（ESR，CRP）仅对部分患者有益，美国国立卫生研究院（National Institutes of Health，NIH）的一项队列研究显示，50% 病情活动进展期患者的急性期反应物不高[34]。泼尼松量根据临床指征及耐受情况逐渐减量，通常每 2 周减 5mg，直到 10mg/d 维持，进一步减量需根据患者的具体情况来定。糖皮质激素治疗时应加用低剂量阿司匹林或其他抗血小板药。甲氨蝶呤（最大量可达 25mg/w）可提高病情缓解率，并有助于糖皮质激素的减量[35]，但未被随机试验所证实（所有其他可能的糖皮质激素助减剂也均如此）。已有硫唑嘌呤、霉酚酸酯、环孢素和 TNF-α 拮抗剂治疗成功的个案报道，但还需对照研究证实。与在其他的血管炎中不同，环磷酰胺对本病的疗效并不确切。

狭窄病变是不可逆的，在某些特定患者可采用手术、血管成形术或支架置入术，但大多数 TA 患者无需行四肢血运重建，因有丰富的侧支循环。当需做血管重建时，搭桥术一般较为成功，而支架植入术有高的再闭塞率[33]。狭窄段较短时适合做血管成形术。血运重建是否对继发于肾动脉狭窄的高血压有益，取决于导致肾性高血压的病变部位，是否需血运重建应请善于处理复杂高血压的专家会诊。

预后

在过去的数十年中，一直认为 TA 是一种不可避免的破坏性疾病，多数患者在出现长期血管炎症所致的损伤前很少明确诊断。近年来，早期诊断、有效的免疫抑制剂治疗及良好的手术治疗使许多患者的预后得到明显改善。日本一项近 1000 名 TA 患者的长期随访结果发现，2/3 患者的病情稳定，仅 25% 的患者出现严重并发症。心脏并发症，包括充血性心力衰竭和缺血性心脏病是日本 TA 患者的主要死亡原因。速发性动脉粥样硬化是影响长期预后的关键因素。

（孙 琳 译　刘湘源 校）

参考文献

1. Hunder GG. Giant cell arteritis and polymyalgia rheumatica. Med Clin North Am 1997;811:195–219.
2. Weyand CM, Goronzy JJ. Medium- and large-vessel vasculitis. N Engl J Med 2003;349:160–169.
3. Ma-Krupa W, Jeon MS, Spoerl S, et al. Activation of arterial wall dendritic cells and breakdown of self-tolerance in giant cell arteritis. J Exp Med 2004;1992:173–183.
4. Weyand CM, Wagner AD, Bjornsson J, et al. Correlation of the topographical arrangement and the functional pattern of tissue-infiltrating macrophages in giant cell arteritis. J Clin Invest 1996;987:1642–1649.
5. Rittner HL, Kaiser M, Brack A, et al. Tissue-destructive macrophages in giant cell arteritis. Circ Res 1999;849:1050–1058.
6. Weyand CM, Tetzlaff N, Bjornsson J, et al. Disease patterns and tissue cytokine profiles in giant cell arteritis. Arthritis Rheum 1997;401:19–26.
7. Weyand CM, Goronzy JJ. Arterial wall injury in giant cell arteritis. Arthritis Rheum 1999;425:844–853.
8. Kaiser M, Weyand CM, Bjornsson J, et al. Platelet-derived growth factor, intimal hyperplasia, and ischemic complications in giant cell arteritis. Arthritis Rheum 1998;414:623–633.
9. Kaiser M, Younge B, Bjornsson J, et al. Formation of new vasa vasorum in vasculitis. Production of angiogenic cytokines by multinucleated giant cells. Am J Pathol 1999;1553:765–774.
10. Rittner HL, Hafner V, Klimiuk PA, et al. Aldose reductase functions as a detoxification system for lipid peroxidation products in vasculitis. J Clin Invest 1999;1037:1007–1013.
11. Weyand CM, Goronzy JJ. Giant-cell arteritis and polymyalgia rheumatica. Ann Intern Med 2003;1396:505–515.
12. Brack A, Martinez-Taboada V, Stanson A, et al. Disease pattern in cranial and large-vessel giant cell arteritis. Arthritis Rheum 1999;422:311–317.
13. Nuenninghoff DM, Hunder GG, Christianson TJ, et al. Incidence and predictors of large-artery complication (aortic aneurysm, aortic dissection, and/or large-artery stenosis) in patients with giant cell arteritis: a population-based study over 50 years. Arthritis Rheum 2003;4812:3522–3531.
14. Evans JM, O'Fallon WM, Hunder GG. Increased incidence of aortic aneurysm and dissection in giant cell (temporal) arteritis. A population-based study. Ann Intern Med 1995;1227:502–507.
15. Smetana GW, Shmerling RH. Does this patient have temporal arteritis? JAMA 2002;2871:92–101.
16. Weyand CM, Fulbright JW, Hunder GG, et al. Treatment of giant cell arteritis: interleukin-6 as a biologic marker of disease activity. Arthritis Rheum 2000;435:1041–1048.
17. Seo P, Stone JH. Large-vessel vasculitis. Arthritis Rheum 2004;511:128–139.
18. Salvarani C, Silingardi M, Ghirarduzzi A, et al. Is duplex ultrasonography useful for the diagnosis of giant-cell arteritis? Ann Intern Med 2002;1374:232–238.
19. Hayreh SS, Zimmerman B, Kardon RH. Visual improvement with corticosteroid therapy in giant cell arteritis. Report of a large study and review of literature. Acta Ophthalmol Scand 2002;804:355–367.
20. Hoffman GS, Cinta-Cid M, Hellmann D, et al. A multicenter placebo-controlled study of methotrexate (MTX) in giant cell ateritis (GCA). Arthritis Rheum 2000;43:S115.
21. Hoffman GS, Cinta-Cid M, Rendt KE, et al. Prednisone

21

and infliximab for giant cell arteritis: a randomized, double-blind, placebo-controlled, multicenter study of efficacy and safety. Ann Int Med 2007;146:621–630.

22. Mazlumzadeh M, Hunder GG, Easley KA, et al. Treatment of giant cell arteritis: induction therapy with high dose glucocorticoids. Arthritis Rheum 2006;54:3310–3318.

23. Nesher G, Berkun Y, Mates M, et al. Low-dose aspirin and prevention of cranial ischemic complications in giant cell arteritis. Arthritis Rheum 2004;50:1332–1337.

24. Salvarani C, Cantini F, Boiardi L, et al. Polymyalgia rheumatica and giant-cell arteritis. N Engl J Med 2002;3474:261–271.

25. Weyand CM, Hicok KC, Hunder GG, et al. Tissue cytokine patterns in patients with polymyalgia rheumatica and giant cell arteritis. Ann Intern Med 1994;1217:484–491.

26. Weyand CM, Fulbright JW, Evans JM, et al. Corticosteroid requirements in polymyalgia rheumatica. Arch Intern Med 1999;1596:577–584.

27. Salvarani C, Cantini F, Olivieri I, et al. Proximal bursitis in active polymyalgia rheumatica. Ann Intern Med 1997;1271:27–31.

28. Kerr GS. Takayasu's arteritis. Rheum Dis Clin North Am 1995;214:1041–1058.

29. Numano F. Differences in clinical presentation and outcome in different countries for Takayasu's arteritis. Curr Opin Rheumatol 1997;91:12–15.

30. Seko Y. Takayasu arteritis: insights into immunopathology. Jpn Heart J 2000;411:15–26.

31. Kimura A, Kitamura H, Date Y, et al. Comprehensive analysis of HLA genes in Takayasu arteritis in Japan. Int J Cardiol 1996;54(Suppl):S61–S69.

32. Kissin EY, Merkel PA. Diagnostic imaging in Takayasu arteritis. Curr Opin Rheumatol 2004;161:31–37.

33. Liang P, Hoffman GS. Advances in the medical and surgical treatment of Takayasu arteritis. Curr Opin Rheumatol 2005;171:16–24.

34. Kerr GS, Hallahan CW, Giordano J, et al. Takayasu arteritis. Ann Intern Med 1994;12011:919–929.

35. Langford CA, Sneller MC, Hoffman GS. Methotrexate use in systemic vasculitis. Rheum Dis Clin North Am 1997;234:841–853.

血管炎

B. 结节性多动脉炎

Keith T. Rott, MD, PHD

■ 结节性多动脉炎（PAN）主要累及供应皮肤、胃肠、神经系统和肾的中等大小的血管，也可以累及多个器官。

■ 肾、肝及胃肠道微动脉瘤形成是 PAN 的特征。

■ PAN 与针对蛋白酶 3 或髓过氧化酶的抗中性粒细胞胞浆抗体（ANCA）没有相关性。

■ 多发性单神经炎在 PAN 中常出现，它主要是由于周围神经缺血和梗死所引起的非对称性感觉和运动神经病。

■ 在多发性单神经炎中，周围神经的传导研究显示它是一种远端不对称的轴突性神经病变，感觉和运动神经均累及。

■ PAN 病理特征为不均一的中、小肌层动脉透壁炎症，不累及大动脉、毛细血管和静脉。炎症导致纤维素样坏死，但和肉芽肿特征不相关。

■ 大剂量糖皮质激素是 PAN 治疗的支柱，但在病情迅速进展威胁生命或器官的患者应加用环磷酰胺。

■ 大多数特发性 PAN 患者接受 6 ～ 12 个月治疗后，一旦达到完全缓解，就不会复发。

■ 少数 PAN 患者（目前＞10%）与急性乙肝病毒感染相关。与乙肝相关的患者应强调抗病毒治疗、短期免疫抑制剂治疗和血浆置换治疗。

结节性多动脉炎（polyarteritis nodosa，PAN）是主要累及中型动脉的血管炎。临床上，PAN 常隐匿起病，表现为非特异的全身症状。本病易累及皮肤、肠道、神经系统和肾中型动脉，但也可累及多个器官。大多数 PAN 患者病因不明，但有继发于乙型肝炎病毒（hepatitis B virus，HBV）感染的病例报道。

1866 年，Kussmaul 和 Maier 描述了 PAN[1-2]，被视为首次报道的系统性血管炎的类型。事实上，医学文献中有关于白塞病、大动脉炎、过敏性紫癜甚至 PAN 的更早期描述。然而，Kussmaul 和 Maier 报道后的近百年来，系统性血管炎的大多数类型被称为结节性动脉周围炎，之后其他的血管炎类型与 PAN 进行对比和分类。Kussmaul 和 Maier 报道了一位 27 岁男性患者，表现为发热、体重减轻、腹痛及一个多月时间内进展为瘫痪的多神经系统病变。尸检结果显示遍及中型动脉的微动脉瘤（罂粟或大麻种子大小的发白的小肿瘤），不累及静脉循环和肺部。

在以受累血管多少划分血管炎亚型之前[3]，PAN 常分为两种不同的血管炎类型：Kussmaul 和 Maier 描述的经典 PAN 和"显微 PAN"（现在称为显微镜下多血管炎）。根据目前的惯例及本文所述，PAN 是累及中型动脉的血管炎。PAN 与 ANCA 无关，至少与直接针对 PR3 和 MPO 分子的 ANCA 无关，后者是韦格纳肉芽肿、显微镜下多血管炎及变应性肉芽肿性血管炎的显著特征。虽然 PAN 患者 P-ANCA 免疫荧光检测可能是阳性的，但 PR3-ANCA 和 MPO-ANCA 酶联免疫检测均为阴性。此外，与 ANCA 相关血管炎相比（见第 21 章 C），PAN 不累及肺部或像肾小球（主要为毛细血管）一样的小血管。

结节性多动脉炎发病率男女大致相等，可见于各个年龄段。PAN 是一种少见病，虽然根据不同人群研究其发病率相差很大，年发病率为 2/10 万 ～ 9/10 万。乙型肝炎病毒感染与 PAN 的发病有关，但随着疫苗在发达国家的广泛应用，HBV 相关 PAN 在总 PAN 中所占比例低于 10%[4]。也有报道提出 PAN 见于毛细胞白血病。

临床特点

结节性多动脉炎可表现为非特异性全身症状，如发热、乏力、肌痛和关节痛，持续数周或数月，而较特异性的临床表现可因中小肌层动脉炎受累所致。与小血管炎（如 ANCA 相关性血管炎）相似的是，PAN 常累及皮肤，这与大血管炎（如 GCA 和 TA）极少累及皮肤不相同。与 ANCA 相关性血管炎不同的是，本病不合并肾小球肾炎和肺受累。PAN 常见的临床特征及发生率见表 21B-1[5]。

一项尸检研究结果显示，PAN 最常累及肾，供应肾实质的中型动脉受累引起肾缺血，导致高血压（受肾素 - 血管紧张素调节）。PAN 另一种常见临床表现为肾功能不全，是因肾动脉及更小动脉受累引起缺血所致。血管造影发现微动脉瘤是 PAN 的一个标志 [（图 21B-1（A，B）]。

50% 患者有胃肠道受累，常表现为肠系膜缺血导致的餐后脐周痛或肠绞痛，严重者可有肠梗死和穿孔。其他的胃肠道症状包括恶心、呕吐、腹泻和出血。缺血最常见的部位为小肠，而胆囊或阑尾较罕见 [6]。肝转氨酶中度升高常提示肝受累。肝内无症状微动脉瘤较常见，偶会破裂。

50% ~ 70% 的患者有周围神经系统受累。由周围神经缺血导致非对称性感觉神经和运动神经病变[7]，神经梗死可导致多发性单神经炎（图 21B-2）。较少有进展性感觉神经病变。中枢神经系统受累较少见，但曾有脑血管意外的报道。

表 21B-1 结节性多动脉炎有诊断价值的部分临床表现及发生率

临床表现	
肌痛、肌无力或小腿肌肉触痛	69%
体重下降 ≥ 4kg	67%
单神经病变或多神经病变	65%
氮质血症（BUN > 40mg/dl 或 Cr > 1.6mg/dl）	40%
高血压（舒张压 > 90mmHg）	37%
睾丸痛或触痛	29%
皮肤溃疡、梗死或外周坏疽	27%
网状青斑	25%
腹部绞痛或缺血性穿孔	24%
有诊断价值的特征	
内脏动脉造影显示动脉瘤或闭塞	73%
中小型动脉活检见粒细胞	48%
异常的血管造影或特征性活检结果	92%

BUN，血尿素氮；Cr，肌酐.

结节性多动脉炎可有多种皮肤表现：网状青斑、结节、溃疡（图 21B-3）和肢端显著缺血 [8]。部分患者的病变局限于皮肤，主要位于小腿，发生结节和溃疡，成批出现，疼痛明显，称为皮肤型 PAN。然而，与其他血管炎一样，应彻底评估这种皮肤表现是否存在全身性疾病。

与本章介绍的其他中型动脉炎（如川崎病）一样，

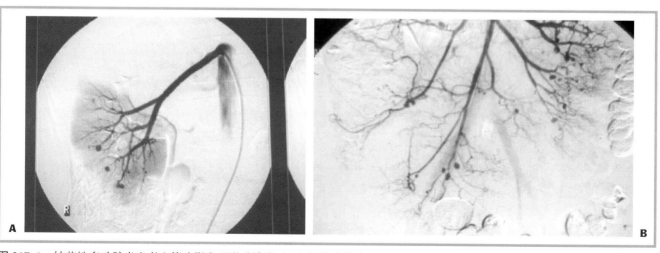

图 21B-1 结节性多动脉炎患者血管造影发现微动脉瘤（A）肾微动脉瘤（B）肠系膜微动脉瘤（Courtesy of Dr. John Stone.）

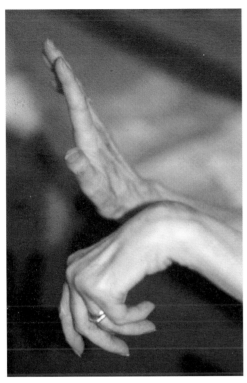

图 21B-2 多发性单神经炎（Courtesy of Dr. John Stone.）

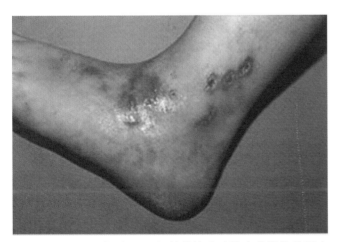

图 21B-3 （也见彩图 21B-3）结节性多动脉炎的踝关节周皮肤溃疡（Courtesy of Dr. John Stone.）

PAN 也可累及冠状动脉，但患者生前临床上很难发现冠状动脉受累证据。心肌梗死较少见，常仅在尸检时发现冠状动脉的受累。尸检时可见提示节段性缺血的心肌收缩带坏死，这证明有常规血管造影辨别不出的血管炎。PAN 还可累及其他器官，如睾丸、卵巢、乳腺和眼。

病理

PAN 病理特征为不均一性中小型肌层动脉透壁性炎症，不累及大动脉、毛细血管和静脉。血管壁中有多形细胞浸润和纤维素样坏死，但无肉芽肿性炎症。血管壁弹性层破坏会导致损伤部位动脉瘤样扩张。PAN 易累及某些特定组织：肾动脉受累率 70% ~ 80%，胃肠道 50%，周围神经系统 50%，中枢神经系统 10%[9]。

诊断

结节性多动脉炎的诊断主要根据特征性的临床症状、体格检查和相应的实验、影像学和病理学资料。因 PAN 罕见，且治疗会带来严重副作用，故诊断需腹部血管造影或可能的活检结果支持。PAN 需与其他类型的血管炎如 ANCA 相关血管炎、冷球蛋白血症和血栓闭塞性脉管炎相鉴别。

应除外类似于血管炎表现的常见疾病，如病毒性肝炎、细菌性心内膜炎或其他栓塞性疾病。必须除外潜在的结缔组织病，如系统性红斑狼疮、类风湿关节炎或系统性硬化症，因这些疾病可合并系统性血管炎或累及多个器官的血管功能障碍。通过皮肤活检，须与能导致下肢溃疡的血栓性疾病——白色萎缩症相鉴别。

美国风湿病协会（ACR）的 PAN 分类标准见表 21B-2[5]。该标准通过选择用于鉴定 PAN 并与其他类型血管炎相鉴别的临床表现而制定，虽然在临床研究中有助于患者的分类，但其应用目的并非诊断患者[10]。

表 21B-2 美国风湿病协会（ACR）关于 PAN 的分类标准

至少要满足以下 10 条中的 3 条：
1. 体重减轻 ≥ 4 kg
2. 网状青斑
3. 睾丸痛或触痛
4. 肌痛、肌无力或小腿肌肉触痛
5. 单神经病变或多神经病变
6. 舒张压 > 90 mmHg
7. 血尿素氮（> 40 mg/dl）或肌酐（r > 1.5 mg/dl）升高
8. 乙型肝炎病毒感染
9. 动脉造影异常
10. 中小动脉活检见多形核中性粒细胞

SOURCE：From Lightfoot RW, et al. Arthritis Rheum 1990；33：1088–1093, by permission of *Arthritis and Rheumatism*.

实验室检查

常规实验室检查多有异常，但无特异性，如炎性标志物（ESR 或 CRP）升高、贫血及血小板升高。患者可有轻度肾功能不全，表现为血尿素氮和肌酐升高。可见非肾性蛋白尿和轻度血尿，但活动性尿沉淀物并非 PAN 的特征。

PAN 与 ANCA 无相关性。的确，PAN 无特异性自身抗体，这是其确诊困难的原因之一。肌电图 / 神经传导速度（Electromyography/nerve conduction velocity, EMG/NCV）对证实多发性单神经炎的神经功能异常非常有用，表现为远端、非对称性轴突性神经病变，可累及运动和感觉神经。

影像学

对怀疑有 PAN 的患者应根据症状选择影像学检查。有腹痛的患者中，腹部动脉造影常提示有肠系膜血管狭窄和串珠样微动脉瘤 [图 21B-1（B）]。肾血管也可有类似表现。

活检

与影像学检查一样，对受累的器官应行组织活检。不推荐对无症状的器官（如肌肉或睾丸）行盲目活检。最简便易行的确诊方法是对结节中心或血管炎溃疡边缘行皮肤活检。受累皮肤的常规皮钻活检可显示血管壁内白细胞碎裂性血管炎和纤维素样坏死。钻活检获取的标本仅含表皮和真皮浅层，而不能取到有 PAN 典型炎症的中等大小的肌层动脉。当怀疑 PAN 并有皮肤活检指征时，应行包括某些皮下脂肪（皮下脂肪小叶内动脉也常受累）的全层皮肤活检。

周围神经活检是确诊 PAN 的另一种方法，最常行腓肠神经活检，因该神经不调节运动功能。腓肠神经活检同时应行肌肉活检（腓肠肌）。由于肌肉血管丰富，因此即使无肌肉受累的临床表现时，肌肉活检也可发现血管炎（图 21B-4）。

预后

未经治疗的 PAN 死亡率较高，糖皮质激素用于治疗本病前，估计 5 年生存率仅 13%。目前的治疗使生存率明显提高，5 年生存率约 80%。一项纳入 278 例 PAN、MPA 和 Churg–Strauss 综合征的前瞻性研究

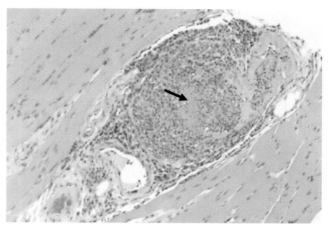

图 21B-4 （也见彩图 21B-4）肌活检显示中型肌层动脉壁纤维素样坏死。虽然患者有神经疾病的临床表现，神经传导检查符合多发性单神经炎，但神经活检为阴性。结节性多动脉炎的诊断是经肌肉活检证实的（Courtesy of Dr. John Stone.）

显示，约 75% 的死亡发生在确诊并开始治疗后的头 18 个月内。在死亡患者中，26% 死于血管炎的进展，13% 死于与治疗相关的感染并发症，三种血管炎之间无明显差异[11]。

通常情况下，病情越严重，死亡率越高。评价疾病严重性可采用"五因素"得分法[8]。五因素包括：①蛋白尿 > 1 g/d；②肾功能不全（Cr > 1.6 mg/dl）；③心肌病；④胃肠道受累；⑤中枢神经系统受累。5 个因素得分为 0 时，5 年预期死亡率仅为 13%（并非所有死亡均由 PAN 直接引起）；得分为 1 和 2 以上时，5 年预期死亡率分别为 26% 和 46%[12]。

治疗

根据病因（如果清楚）和严重程度选择 PAN 的治疗方法。乙型肝炎相关性 PAN 可短期使用泼尼松 [1 mg/（kg·d）] 控制炎症，糖皮质激素治疗同时行 6 周的血浆置换（每周约 3 次）。泼尼松快速减量（约从 2 周后起），并开始抗病毒治疗（例如，拉米夫定 100 mg/d）。

糖皮质激素是治疗特发性 PAN 的主要药物，泼尼松起始剂量约 1 mg/（kg·d）。有胃肠道受累而口服药物困难的患者可静脉给予糖皮质激素。病情严重者可冲击治疗（例如，甲泼尼龙 1 g 静注，每日 1 次，用 3

天）。病情较轻者可仅用糖皮质激素，单用糖皮质激素可治愈约一半的 PAN 患者。

对进展迅速或有威胁生命或器官的 PAN，应在激素治疗基础上加用环磷酰胺。"五因素"得分 1 及以上的患者应考虑使用环磷酰胺。此外，严重的周围神经病变及多发性单神经炎也是使用环磷酰胺的强烈指征。许多临床医生更愿意选择每天口服给药，而不是每月环磷酰胺静脉冲击，但这两种给药方案治疗 ANCA 相关血管炎的一项荟萃分析显示，它们之间的差别并不大[13]，故治疗应个体化。

多数特发性 PAN 患者在接受了 6 ～ 12 个月的环磷酰胺治疗后病情缓解而不再复发。目前一般强调较短期使用环磷酰胺，治疗持续时间趋于 6 个月，而非12 个月。6 个月环磷酰胺治疗绝大多数患者可达到缓解，之后应改用其他免疫抑制剂维持缓解。与 ANCA 相关性血管炎一样，PAN 常用硫唑嘌呤或甲氨蝶呤。经过约 18 个月的总疗程后，可停用维持缓解的药物，复发率低，但应持续监测复发迹象。

PAN 不恰当（或过度）治疗引起不良反应的发生率很高。相反，治疗不足（如大剂量糖皮质激素无效而未用环磷酰胺者）也可导致不良后果。治疗的一个重要方面是避免已知的副作用，包括所有使用激素者应补充钙和维生素 D，骨量丢失高风险的患者应使用双膦酸盐并监测骨密度。使用环磷酰胺患者应常规监测血细胞减少和血尿的发生，并使用甲氧苄啶 / 磺胺甲基异恶唑预防卡氏肺孢子菌（以前称"卡氏肺囊虫"）肺炎。环磷酰胺静脉冲击的患者为预防出血性膀胱炎可使用美司钠。使用环磷酰胺的绝经前女性为抑制 GnRH 轴和预防卵巢早衰可使用醋酸亮丙瑞林，男性可选择库存精子。环磷酰胺是一种致畸剂，患者在使用时不应怀孕。

（孙　琳　译　刘湘源　校）

参考文献

1. Kussmaul A, Maier R. Ueber eine bisher nicht beschriebene eigenthumliche arterienerkrankung (periarteritis nodosa), die mit morbus brightii und rapid fortschreitender allgemeiner muskellahmung einhergeht. Dtsch Arch Klin Med 1866;1:484–518.
2. Matteson EL. Polyarteritis nodosa: commemorative translation of the 130-year anniversary of the original article by Adolf Kussmaul and Rudolf Maier. Rochester, MN: Mayo Foundation; 1996.
3. Jennette J, Falk R, Andrassy K, et al. Nomenclature of systemic vasculitides. Proposal of an international consensus conference. Arthritis Rheum 1994;37:187–192.
4. Stone JH. Polyarteritis nodosa. JAMA 2002;288:1632–1639.
5. Lightfoot RW, Michel BA, Bloch DA, et al. The American College of Rheumatology 1990 criteria for the classification of polyarteritis nodosa. Arthritis Rheum 1990;33:1088–1093.
6. Levine SM, Hellman DB, Stone JH. Gastrointestinal involvement in polyarteritis nodosa (1986–2000): presentation and outcomes in 24 patients. Am J Med 2002;112:386–391.
7. Tervaert JWC, Kallenberg C. Neurologic manifestations of systemic vasculitides. Rheum Dis Clin North Am 1993;19:913–940.
8. Gibson LE, Su WP. Cutaneous vasculitis. Rheum Dis Clin North Am 1995;21:1097–1113.
9. Conn DL. Polyarteritis. Rheum Dis Clin North Am 1990;16:341–362.
10. Hunder GH, Arend WP, Bloch DA, et al. The American College of Rheumatology 1990 criteria for the classification of vasculitis. Arthritis Rheum 1990;33:1065–1067.
11. Gayraud M, Guillevin L, Le Toumelin P, et al. Long term follow up of polyarteritis nodosa, microscopic polyangiitis and Churg-Strauss syndrome. Analysis of four prospective trials including 278 patients. Arthritis Rheum 2001;44:666–675.
12. Guillevin L, Lhote F, Gayraud M, et al. Prognostic factors in polyarteritis nodosa and Churg-Strauss syndrome. A prospective study in 342 patients. Medicine (Baltimore) 1996;75:17–28.
13. De Groot K, Adu D, Savage COS. The value of pulse cyclophosphamide in ANCA-associated vasculitis: meta-analysis and critical review. Nephrol Dial Transplant 2001;16:2018–2027.

21

血管炎

C. 抗中性粒细胞胞浆抗体相关性血管炎：韦格纳肉芽肿、显微镜下多血管炎和变应性肉芽肿性血管炎

John H. Stone, MD, MPH

■ 许多韦格纳肉芽肿（WG）、显微镜下多血管炎（MPA）和变应性肉芽肿性血管炎（CSS）患者血清中均有抗中性粒细胞胞浆抗体（ANCA）。

■ 故将这三种疾病统称为 ANCA 相关性血管炎（AAV），尽管并非所有患者均有 ANCA。

■ 多种抗体可引起免疫荧光检测下的核周型 ANCA（p-ANCA）或胞浆型 ANCA（c-ANCA）阳性，但仅抗髓过氧化物酶（MPO）抗体和抗蛋白酶 3（PR3）抗体与 AAV 相关。

■ 韦格纳肉芽肿可有破坏性上呼吸道疾病，包括鞍鼻、糜烂性鼻窦炎和声门下狭窄。CSS 常表现为过敏性鼻炎、鼻息肉或鼻窦炎，但很少有破坏性病变。

■ AAV 患者可出现眼部损伤，包括巩膜外层炎、巩膜炎、周边溃疡性角膜炎和眼眶假瘤。

■ AAV 较常出现肺部疾病，可表现为哮喘（CSS）、易形成空洞的结节（WG）、间质性肺病（MPA）及肺泡出血（所有 AAV）。

■ AAV 常伴有节段性坏死性肾小球肾炎，特别是 WG 和 MPA。

■ 嗜酸性粒细胞增高是 CSS 的必要条件。

1954 年 Godman 和 Churg 发现，尽管韦格纳肉芽肿（Wegener's granulomatosis，WG）、显微镜下多血管炎（microscopic polyangiitis，MPA）和变应性肉芽肿性血管炎（Churg–Strauss syndrome，CSS）的临床表现不同，但病理变化相似[1]。Godman 和 Churg 指出，这些疾病组成了一个"罗盘"，包括从坏死性肉芽肿性血管炎到无肉芽肿性血管炎。30 多年后，随着 ANCA 的发现及在大部分 WG、MPA 和 CSS（相对较少）患者血清中检测到 ANCA，才真正了解到这些疾病之间的病理联系，这三种疾病常称 ANCA 相关血管炎（ANCA-associated vasculitides，AAV），尽管并非所有患者均有 ANCA（表 21C-1）。

19 世纪 80 年代初的报道显示，节段坏死性肾小球肾炎患者中发现直接针对中性粒细胞的抗胞浆抗体（即 ANCA），1985 年报道了 WG 患者有中性粒细胞弥漫性胞浆染色[2]，Falk 和 Jennette 对 WG、MPA 和肾血管炎患者的研究发现了酒精固定中性粒细胞下的另一种免疫染色模式——核周荧光[3]，及与 AAV 相关的抗蛋白酶 3（proteinase-3，PR3）和抗髓过氧化物酶（myeloperoxidase，MPO）两种抗体。PR3 和 MPO 均是丝氨酸蛋白酶，是中性粒细胞和单核细胞初级颗粒的组成成分。针对这些已知抗原的抗体，分别称为 PR3-ANCA 和 MPO-ANCA。

分类标准和定义

1990 年美国风湿病学会制定了 WG 和 CSS 的分类标准（表 21C-1）[4,5]，确保在研究时纳入一致的患者群体[6]。这些标准并未强调 ANCA 用于 PAN 与 MPA 的分类和鉴别。Chapel Hill 会议也强调了这些局限性（表 21C-2）[7]。但迄今为止还没有制订出被广泛接受的以上疾病的诊断标准。

表 21C-1 美国风湿病协会（ACR）在 1990 年制定的韦格纳肉芽肿（WG）和变应性肉芽肿性血管炎（CSS）的分类标准

韦格纳肉芽肿	变应性肉芽肿性血管炎
鼻或口腔炎症	哮喘
痛性或无痛性口腔溃疡、脓性或血性鼻涕	哮鸣音或高调啰音
胸部 X 线片异常	嗜酸性粒细胞增多
肺结节、固定性肺浸润或空洞	＞白细胞分类的 10%
尿沉渣异常	单神经病或多神经病
显微镜下血尿或红细胞管型	由血管炎所致单神经病、多发性单神经病或多神经病
活检示肉芽肿性炎症	非固定性肺浸润
动脉血管壁或血管周围有肉芽肿性炎症	迁移性或一过性肺浸润
	鼻旁窦异常
	急性或慢性鼻旁窦痛、压痛或影像学检查示鼻旁窦模糊
	血管外嗜酸性粒细胞浸润
	动脉、小动脉或静脉活检显示血管外有嗜酸性粒细胞聚集

SOURCE：From Leavitt RY et al. Arthritis Rheum 1990；33：1101–1107, and Masi AT et al. Arthritis Rheum 1990；33：1094–1100, by permission of *Arthritis and Rheumatism*.

表 21C-2 Chapel Hill 会议关于 ANCA 相关性血管炎定义的共识

韦格纳肉芽肿
呼吸道肉芽肿性炎症、中小血管坏死性血管炎（例如，毛细血管、小静脉、小动脉和动脉）。坏死性肾小球肾炎常见

显微镜下多血管炎
很少或无免疫复合物沉积的小血管（即毛细血管、小静脉或小动脉）坏死性血管炎。可有累及中小动脉的坏死性动脉炎。坏死性肾小球肾炎很常见。常有肺毛细血管炎

变应性肉芽肿性血管炎
呼吸道嗜酸性粒细胞富集和肉芽肿性炎症、累及中小血管的坏死性血管炎、合并哮喘和嗜酸性粒细胞增高

SOURCE：Jennette JC, et al. Arthritis Rheum 1994；37：187–192, by permission of *Arthritis and Rheumatism*.

流行病学

诺福克和英国人口学研究显示，WG、MPA 和 CSS 的发病率分别为 8.5 例 / 百万、3.6 例 / 百万和 2.4 例 / 百万[8]。美国两次大型 WG 患者的队列研究显示，白人患者所占比例超过 90%，而非裔美国人、西班牙裔和亚裔仅共占 1% ～ 4%[9-10]。诊断时的平均年龄约为 55 岁，80 岁以上患者并不罕见。

临床特征

AAVs 的许多临床特征有很大的重叠性。在某些情况下，单靠临床特征很难区分这些疾病（表 21C-3）。

上呼吸道和耳部

尽管 CSS 或 MPA 患者也可出现耳、鼻或鼻窦病变，但这些部位受累是 WG 的主要特征。超过 90% 的 WG 患者最终出现上呼吸道或耳部异常。WG 的鼻部症状包括鼻痛、鼻炎、鼻出血及棕色或血性痂皮。鼻部炎症可导致鼻中隔糜烂、穿孔或鼻梁塌陷——"鞍鼻"（图 21C-1）。鼻窦部的 WG 病情活动与继发感染的鉴别可能比较困难（见非内科干预部分）。60% ～ 70% 的 CSS 患者以过敏性鼻炎为首发表现，常在发展为系统性血管炎前数年便可出现。鼻炎可较严重且需行多次鼻息肉切除术以缓解梗阻和鼻窦炎。CSS 也可有鼻腔结痂和传导性听力丧失（由浆液性耳炎或肉芽肿性中耳炎所致）。

21

表 21C-3　原发性 ANCA 相关性血管炎的临床特征

临床特征	韦格纳肉芽肿	显微镜下多血管炎	变应性肉芽肿性血管炎
ANCA 阳性	80%～90%	70%	50%
ANCA 抗原特异性	PR3 > MPO	MPO > PR3	MPO > PR3
基本组织学	白细胞碎裂性血管炎；坏死性肉芽肿炎（肾活检中罕见）	白细胞碎裂性血管炎；无肉芽肿性炎	嗜酸性粒细胞浸润和血管炎；肉芽肿有嗜酸性坏死
耳 / 鼻 / 喉	鼻中隔穿孔；鞍鼻；传导性或感觉神经性听力丧失；声门下狭窄	无或轻度受累	鼻息肉、过敏性鼻炎；传导性听力丧失
眼	眼眶假瘤、巩膜炎（有巩膜软化穿孔风险）巩膜外层炎、葡萄膜炎	偶发眼部疾病；巩膜炎，巩膜外层炎，葡萄膜炎	偶发眼部疾病；巩膜炎，巩膜外层炎，葡萄膜炎
肺	结节、浸润，或空洞；肺泡出血	肺泡出血	哮喘；易变的浸润、肺泡出血
肾	节段坏死性肾小球肾炎；肉芽肿性特征罕见	节段坏死性肾小球肾炎	节段坏死性肾小球肾炎
心脏	偶发心瓣膜损伤	罕见	心力衰竭
外周神经	血管炎性神经病（10%）	血管炎性神经病（58%）	血管炎性神经病（78%）
嗜酸性细胞增多	偶发轻度嗜酸性细胞增多	无	所有患者均有

SOURCE：Reproduced with permission from Seo P，Stone JH. The antineutrophil cytoplasmic antibody-associated vasculitides. Am J Med 2004；117：39–50.

ANCA，抗中性粒细胞胞浆抗体；MPO，髓过氧化物酶；PR3，蛋白酶 3

　　WG 典型的耳病分两种：传导性和感觉神经性听力丧失。导致传导性听力丧失的最常见原因可能是鼻咽病变引起的咽鼓管功能异常。WG 的内耳病变可能合并感觉神经性听力丧失、前庭功能障碍或两者均有。

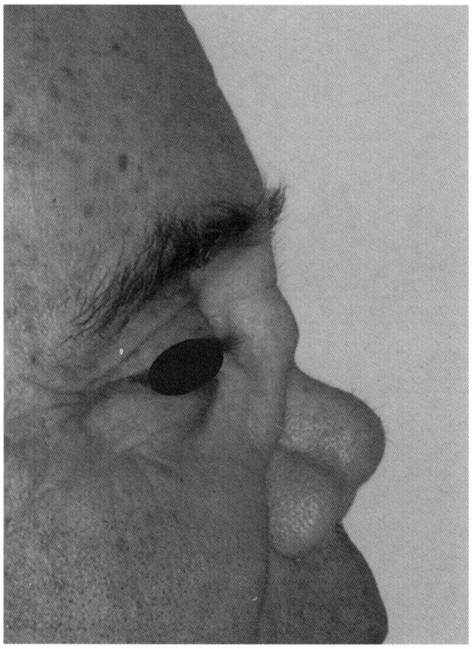

图 21C-1　韦格纳肉芽肿的鞍鼻畸形

与中耳病变相比，对 WG 内耳病变的机制知之甚少。

气管和支气管

　　声门下狭窄和支气管狭窄是 WG 的严重并发症。声门下受累早期常无症状，之后出现声音嘶哑、疼痛、咳嗽、气喘或哮鸣。薄层计算机断层扫描和直接喉镜对评价气道狭窄有帮助。

眼部

　　巩膜炎可导致坏死性前巩膜炎（巩膜软化穿孔）和失明。周边溃疡性角膜炎可导致角膜溶解综合征。AAV 的其他眼部表现包括结膜炎、巩膜外层炎和前葡萄膜炎。10%～15%WG 患者的眼眶肿物（称"假瘤"）出现在眼球后部，造成眼球突出、复视或视力丧失。鼻泪管阻塞是 WG 最典型的特征。

肺部

　　WG 的肺部表现多种多样，从无症状性肺结节和一过性（或固定性）肺浸润至爆发性肺泡出血均可出现。结节常为双侧多发（图 21C-2），常有空洞形成。肺浸润常最初误诊为肺炎。

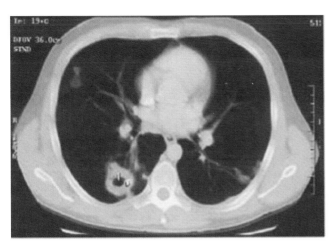

图 21C-2 韦格纳肉芽肿的多灶性空洞结节

WG 和 MPA 均可能发生肺毛细血管炎,可导致肺出血、咯血和变化迅速的肺泡浸润(图 21C-3)。MPA 患者也可发展为肺间质纤维化。

CSS 的特征为阻塞性气道病变和一过性肺浸润。在出现明显血管炎前的数月至数年,大多数患者有新发的哮喘。许多 CSS 患者在血管炎治疗缓解后,罹患激素依赖性哮喘。

肾

AAVs 最可怕的肾病变临床表现为急进性肾小球肾炎。超过 75% 的 WG 患者最终有肾受累。肾一旦受累,病情往往加速进展。而对于 MPA,肾病变进展更为隐匿,肾活检可见更多的典型硬化和纤维化(与

WG 患者相比)。CSS 很少出现严重肾病变,局限于肾的血管炎为少免疫沉积性肾小球肾炎(见病理部分),伴 ANCA(常直接针对 MPO)阳性,无其他器官病变的证据。ANCA 相关性肾脏病变可致肾内纤维化新月体和其他瘢痕形成,随后疾病复发和肾功能不全进展可导致终末期肾病。

关节炎 / 关节痛

至少 60% 的 AAV 患者有关节炎,常为游走性和少关节炎性。关节症状常为患者的就诊主诉,但在其他症状出现前很少确诊 AAV。当 AAV 患者的疾病早期同时出现关节症状、皮肤结节(常被误认为类风湿结节)及类风湿因子阳性(阳性率高,约为 1/3),常可误诊为类风湿关节炎。关节痛比明显的关节炎多见。缓解期患者再次出现肌肉骨骼症状常预示着病情的复发。

皮肤

CSS 和 WG 的皮肤结节可出现在类风湿结节常出现的部位,尤其是鹰嘴区(图 21C-4)。AAV 的皮肤症状还包括皮肤血管炎的所有表现:可触及性紫癜、大疱性病变、丘疹、溃疡、肢端梗死和片状出血。

神经系统

血管炎性神经病变可导致破坏性多发性单神经炎或致残性感觉多神经病。与 WG 相比,多发性单神经

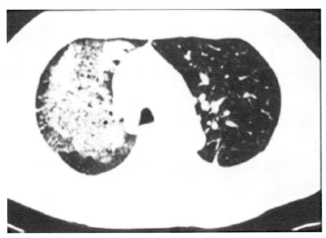

图 21C-3 显微镜下多血管炎的肺泡出血

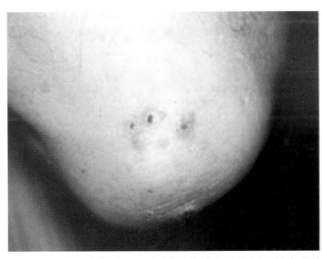

图 21C-4 (也见彩图 21C-4)肘部皮肤血管外坏死性肉芽肿(Churg–Strauss 肉芽肿),该病变见于变应性肉芽肿性血管炎和韦格纳肉芽肿,类似于类风湿结节

炎在 CSS（高达 78%[11]）和 MPA（高达 58%）更常见。约 8% 的 WG 患者可出现中枢神经系统病变，通常表现为颅神经病变、肿块或硬脑膜炎。一般认为，AAV 的脑实质受累很罕见（虽然还不十分明确）。中枢神经系统病变一般仅在其他部位有更典型的临床表现时发生。

心脏

CSS 是最易累及心脏的 AAV，常表现为急性起病的心力衰竭。WG 和 MPA 的心脏并发症较少见，也难以准确地判定是否是由本病引起的。有报道，WG 可以出现局灶性心脏瓣膜病变、瓣膜功能不全、心包炎和冠状动脉炎。

消化道

CSS 血管炎阶段前常发生嗜酸性粒细胞性胃肠炎。多达 1/3 的 CSS 或 MPA 患者出现不明原因的腹痛，并可导致缺血性肠病。WG 的胃肠道受累较少见。

血液系统

嗜酸性粒细胞增多（治疗前）是诊断 CSS 的一个必备条件。嗜酸性粒细胞计数是病情活动的敏感指标，但对大剂量糖皮质激素的治疗反应迅速（24h 内），而组织内浸润的嗜酸性粒细胞变化慢。WG 也可出现嗜酸性粒细胞轻微增高（很少超过白细胞总数的 15%）。

大多数的 CSS 患者血清免疫球蛋白 E 水平升高。除 ANCA 外，多数的 AAV 患者有非特异性自身抗体，如抗核抗体和类风湿因子。

其他

ANCA 相关性血管炎很少累及腮腺、肺动脉、乳腺和泌尿生殖器官。常在活检排除其他疾病（尤其是肿瘤和感染）时意外发现有上述器官的受累。

病理学

AAV 的特征性病理改变—纤维素样坏死，也可见于多种其他类型的血管炎（和非血管炎）疾病中，如系统性红斑狼疮、结节性多动脉炎、硬皮病肾危象和恶性高血压等。肺活检病理有时可见到血管炎和坏死性肉芽肿（两者并非同时存在）。此外，肺 WG 常有广泛的非特异性炎症。中性粒细胞微脓肿聚集可致广泛的片状坏死。WG 还可发现栅栏状肉芽肿、散在巨核细胞和不典型的肉芽肿。

典型的 Churg–Strauss 综合征常经历三个不同的病理发展阶段。第一阶段以过敏、哮喘和其他过敏症状为主；第二阶段为肺和其他器官的嗜酸性粒细胞浸润（嗜酸性粒细胞性肺炎、嗜酸性粒细胞性胃炎；图 21C-5）。第三阶段为血管炎。有趣的是，在血管炎初期，患者的哮喘常明显改善。CSS 肺组织病理学表现

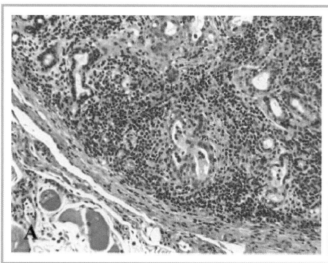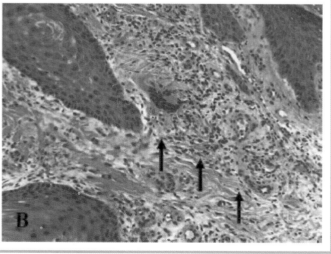

图 21C-5　（也见彩图 21C-5）Churg-Strauss 综合征患者唾液腺中的嗜酸性粒细胞浸润。图 B 箭头所指为由多核巨细胞、栅栏样组织细胞和散在嗜酸性粒细胞组成的 Churg-Strauss 肉芽肿

为嗜酸性粒细胞浸润、广泛坏死（使人想到 WG 的片状坏死）及有明显嗜酸性粒细胞浸润的小动脉和静脉肉芽肿性血管炎。与 WG 和 MPA 不同，CSS 常有淋巴结病（淋巴结有大量嗜酸性粒细胞浸润）。

MPA 的间质性肺病与寻常型间质性肺炎（UIP）类似，但例外的是，可出现肺泡间隔和出血区坏死，然而，MPA 更具特征的表现为非特异性浸润或肺泡出血，可能难以发现肺毛细血管的血管炎。

AAV 的肾病变与肾小球簇局灶节段性裂解、基底膜破坏及纤维素物质集聚（即纤维素样坏死）有关。因炎性介质从破损的肾小球毛细血管溢出、巨噬细胞积聚和上皮细胞增殖导致肾小囊内的新月体形成。肾小球毛细血管袢血栓形成是最早的组织学改变之一。急性肾小管坏死和肾小管间质性肾炎也常见。肾活检标本免疫荧光检测显示无免疫球蛋白和补体沉积，因此称"寡免疫性肾小球肾炎"。

WG 上呼吸道（鼻、鼻窦和声门下区）受累区域的组织常仅有急慢性炎症，然而，与肺和肾相比，这些组织的活检标本更易获得。而且，在某些情况下，这些病理所见（本身无诊断价值）结合相应的临床特征（如肺结节和 PR3-ANCA）便能确诊。因此，上呼吸道明显受累的患者值得做上呼吸道活检。

抗中性粒细胞胞质抗体（antineutrophil cytoplasmic antibodies，ANCA）

抗原

蛋白酶 3 是一种 29KDa 的丝氨酸蛋白酶，存在于中性粒细胞的嗜苯胺蓝性颗粒和单核细胞过氧化物酶阳性的溶酶体中。MPO 约占中性粒细胞总蛋白量的 5%，其细胞内分布与 PR3 相同，是一种分子量为 140KDa、以共价键相连的二聚体。抗 PR3 和 MPO 的自身抗体针对多个抗原表位。来自不同患者的血清可识别不同的抗原表位。然而，所有的 ANCA 可识别 PR3 的限制性表位（涉及其催化部位）。

抗中性粒细胞胞质抗体的临床检测

目前，检测 ANCA 常用的两种方法是免疫荧光法和酶免疫法。酶免疫法有某些优势，应用更广泛，但目前仅在专科中心采用。

免疫荧光法检测到的 ANCA 主要有三种荧光类型：胞质型（C-ANCA）、核周型（P-ANCA）和非典型型。对于血管炎患者，C-ANCA 常与酶免疫检测法检测到的 PR3-ANCA 相对应。PR3-ANCA 联合免疫荧光法检测到的 C-ANCA 与 WG 显著相关。血管炎患者的 P-ANCA 常与 MPO-ANCA 相对应，见于约 10% 的 WG 患者中，但在 MPA、CSS 和孤立性肾血管炎更典型。绝大多数药物诱发性 AAV 患者的 P-ANCA 阳性，且常有高滴度的 MPO-ANCA。

不管是哪种类型的免疫荧光，其结果阳性需经酶免疫检测法来证实血管炎相关性特异性抗体（PR3-ANCA 和 MPO-ANCA），即使对 C-ANCA 而言，其诊断 WG 的阳性预测值仅为 45% ~ 50%[12-13]。

抗中性粒细胞胞质抗体血清学的临床应用

尽管 ANCA 检测技术先进，但 WG 的诊断核心仍是基于所有临床基础的严格组织病理学判断。当活检标本无诊断意义时，检测 ANCA 可作为重要的辅助诊断工具（表 21C-4）。

在适当的临床情况下，ANCA 阳性可大大增加 AAV 诊断的可能性。大多数研究显示，高达 10% ~ 20% 的活动、未治疗 WG 患者的 ANCA 阴性。30% 以上的局限型 WG 患者无 ANCA。约 70% 的 MPA 患者和 50%（有些研究更高）的 CSS 患者 ANCA 阳性。

抗中性粒细胞胞质抗体在随访病情活动和预测病情复发中的应用

一般情况下，ANCA 滴度与病情活动度并不完全平行。一项前瞻性研究显示，通过免疫荧光法检测 ANCA 滴度的阳性预测值仅为 57%，而酶免疫法为 71%[14]。此外，酶免疫法测定 ANCA 升高的患者中，仅 39% 的患者在 6 个月内出现病情复发。近来，更多的前瞻性研究表明[15]，PR3-ANCA 水平增高并不能预测病情的复发。ANCA 增高的患者在 1 年内出现病情复发的比例仅为 40%。尽管一些研究提示 ANCA 滴度增高是病情复发的危险因素，但 ANCA 滴度增高与病情活动需治疗的时间相关性较差，两者相隔数月至数年。因此，仅依据 ANCA 滴度的升降调整免疫抑制剂是不可取的。

病理生理

AAVs 是免疫系统介导的复杂疾病，初期的炎症

表 21C-4　抗中性粒细胞胞浆抗体的临床应用

结合患者的临床表现，ANCA 血清学检测阳性对提示诊断非常有帮助
缺乏酶免疫检测法证实的抗 PR3 或抗 MPO 抗体，仅免疫荧光检测法测定 ANCA 阳性的价值有限
在大多数情况下，组织病理学仍是诊断的金标准
ANCA 阴性不能排除 ANCA 相关性血管炎的可能性，因 10% ～ 50% 的 ANCA 相关性血管炎患者（取决于特定疾病）的 ANCA 可能阴性
临床无病情活动性指征时，ANCA 持续阳性并不提示需要继续治疗
对于在病情活动期 ANCA 阳性的患者，如果 ANCA 持续阴性提示病情处于缓解期（但不绝对）。如果这类患者出现复发，也常为局限性的复发
对于临床缓解期 ANCA 阴性的患者，随访过程中再次出现 ANCA 阳性，提示病情复发的风险增加，但 ANCA 转阳和病情复发的时间相关性较差
ANCA 相关性血管炎的治疗不应仅靠 ANCA 血清学或滴度来判断

ANCA，抗中性粒细胞胞浆抗体；MPO，髓过氧化物酶；PR3，蛋白酶 3

反应与高度特异性致病性免疫反应（即产生 ANCA）间相互作用导致了组织损伤，该致病性免疫反应针对曾屏蔽的中性粒细胞颗粒蛋白表位。ANCA 通过与致敏的中性粒细胞和内皮细胞相互作用产生组织损伤。体外实验证据强烈支持这一假说，即抗体诱发白细胞（中性粒细胞和单核细胞）的呼吸爆发和脱颗粒，从而导致坏死性血管炎，进而损害血管内皮。在该过程的起始阶段需细胞因子或其他刺激物激活白细胞，使白细胞表面表达 PR3 和 MPO。ANCAs 的作用取决于中性粒细胞的活化状态。ANCAs 可持续激活致敏的中性粒细胞，促进其与血管内皮结合，脱颗粒并释放中性粒细胞趋化因子，从而建立自动放大的循环效应。

目前大量的证据表明，ANCA 直接参与了组织的广泛损伤，这是 AAVs 的标志。重组活化基因 2（RAG-2）缺陷小鼠接受抗 MPO 抗体后，可出现与 AAV 一致的临床特征，包括新月体性肾小球肾炎和系统性坏死性血管炎[16]。在人体的间接证据表明，丙硫氧嘧啶在中性粒细胞的颗粒内积聚，可能通过增加 MPO（导致该病特有的高滴度 MPO-ANCA）的免疫原性，导致药物诱导性 AAV[17]。

除 ANCA 之外，免疫系统的其他多种因素也参与 AAV 的病理生理过程。如果隐藏表位暴露，表位播散可产生针对其他分子的抗体反应，导致产生 ANCA 的自身抗体反应，该假说提示 T 细胞在 AAV 发病机制中有重要作用。此外，大多数 AAV 患者产生亚型转换 IgG ANCA，提示为 T 细胞驱动的继发性免疫反应。目前，越来越多的证据（尤其是来自临床研究资料[18]）表明，B 细胞也是 AAV 炎症的重要参与者。目前，B 细胞作为浆细胞（产生 ANCA）的前体，似乎是 AAV 合理的治疗靶点。除阻断 ANCA 的产生外，通过阻断 B/T 细胞相互作用、消除 B 细胞的抗原提呈功能及可能的其他机制，而干扰 B 细胞的功能，也可能改善 AAV。清除 B 细胞是目前 WG 和 MPA 患者正在进行的随机临床实验焦点。

虽然 ANCA 在 CSS 中不常见，但 CSS 的病理生理机制可能与 WG 和 MPA 有许多相似之处，然而，目前对 CSS 中嗜酸性粒细胞的特殊作用知之甚少。

鉴别诊断

因 AAV 有多器官系统受累的特性，其鉴别诊断复杂。常富挑战性的鉴别诊断是与其他类型血管炎的鉴别。要明确地区分 WG 和 MPA 常不太可能，因并来自非 WG 患者的活检标本也能检测到肉芽肿性炎症。AAV 与其他类型血管炎的鉴别往往更为关键，因诊断不同，具体的治疗方法就有差异。此外，AAV 必须与有炎症和多器官系统功能障碍的其他疾病相鉴别。AAV 的鉴别诊断见表 21C-5。

因 CSS 患者有嗜酸性粒细胞增高的表现，因此还需要做进一步的其他鉴别诊断，须排除过敏性支气管肺曲霉菌病、慢性嗜酸性粒细胞性肺炎、嗜酸性粒细胞性胃肠炎、嗜酸性筋膜炎、嗜酸性粒细胞增多综合征和嗜酸性粒细胞性白血病。

表 21C-5　ANCA 相关血管炎的鉴别诊断

其他类型的 ANCA 相关性血管炎
　　韦格纳肉芽肿，Churg-Strauss 综合征，显微镜下多血管炎，药物诱导性 ANCA 相关性血管炎，或局限性肾血管炎

其他类型的血管炎
　　结节性多动脉炎，过敏性紫癜，冷球蛋白血症，抗肾小球基底膜病

与自身免疫相关的系统性炎性疾病
　　系统性红斑狼疮，结节病，炎性肠病，复发性多软骨炎

感染
　　心内膜炎，败血症，深部真菌感染，结核（结核分枝杆菌和鸟胞内分枝杆菌），放线菌病，梅毒

恶性肿瘤
　　淋巴瘤样肉芽肿，淋巴瘤，巨大淋巴结增生症，肺部肿瘤

嗜酸性粒细胞增多性疾病
　　过敏性支气管肺曲霉菌病，慢性嗜酸细胞性肺炎，嗜酸细胞性胃肠炎，嗜酸性筋膜炎，嗜酸性粒细胞增多综合征，嗜酸性粒细胞白血病

其他
　　特发性肺泡出血，吸用毒品者（鼻吸可卡因，吸纯可卡因）

ANCA，抗中性粒细胞胞浆抗体

治疗

目前，WG 的治疗依据患者病情的严重性或局限性来分类[19]。严重型 WG 为对患者重要器官功能甚至生命构成极大威胁的类型，而局限型 WG 的临床表现并无这种威胁。严重型 WG 与局限型 WG 的实际区别在于，在现有标准条件下，严重型 WG 必须使用环磷酰胺，而局限型 WG 应考虑使用较温和的治疗方法。MPA 的治疗方法与严重型 WG 很相似，因 MPA 倾向于严重地累及重要器官（肺、肾、周围神经），而其局限型较少见。某些 CSS 患者可单用糖皮质激素治疗，但如有血管炎神经病变、危及生命的肺受累和其他严重器官受累，从治疗开始就需使用环磷酰胺。

对于严重型 WG，目前标准的治疗方案为使用 3～6 个月环磷酰胺 [例如，2 mg/（kg·d），根据肾功能不全情况进行调整[20]。有些专家喜欢用环磷酰胺间歇性静脉冲击方案（例如，每个月 500～750 mg/m²）。尚无资料表明那种环磷酰胺治疗方案的疗效更优。环磷酰胺诱导缓解后常需较长时间的维持缓解治

疗，可用硫唑嘌呤[11] 或甲氨蝶呤[21]。

对于易复发的患者，应长期应用毒性低的药物维持治疗，这些药物可能包括甲氨蝶呤或硫唑嘌呤，对于反复复发的患者，还包括小剂量泼尼松（例如，5mg/d）。甲氨蝶呤或硫唑嘌呤的最佳疗程尚不清楚，但对多数患者来说，这些药物应在病情缓解后至少使用 1 年。肿瘤坏死因子抑制剂（或至少是依那西普）对 WG 疗效不佳[22]，且与环磷酰胺联合使用可大大增加实体肿瘤的风险[23]。

局限型 WG 患者中，约 3/4 的患者仅用甲氨蝶呤（剂量可至 25mg/w）和糖皮质激素便可诱导缓解。使用甲氨蝶呤和糖皮质激素治疗的患者需严密监测病情有无进展，尤其是肾小球肾炎。

AAV 其他潜在的治疗方法

磺胺甲基异噁唑治疗 WG 越来越少用，不适合单独用磺胺甲基异噁唑来治疗活动性 WG，该药在有上呼吸道疾病患者维持缓解中可能发挥一定作用，但其疗效不确切且作用机制不清楚。小部分患者还使用其他多种疗法，如血浆置换、静脉用免疫球蛋白、酶酚酸酯和来氟米特，但至今尚无足够的资料来判断这些药物的疗效。目前，利妥昔单抗和清除 B 细胞的其他治疗策略的疗效尚在试验中。据报道，IFN-α 对 CSS 有一定疗效。

非内科干预

声门下区一旦出现纤维化和瘢痕形成，则可能因瘢痕组织进展（而非 WG 相关性炎症）导致气道狭窄，在此情况下，免疫抑制剂对声门下狭窄的疗效不佳，而最有效的治疗方法是喉镜扩张气道，并向病灶内注射糖皮质激素[24]。但如果在应用扩张术前就出现了严重的声门下狭窄，则应先行气管切开术，以保证气道的开放。WG 常致慢性鼻窦功能障碍，不管病情活动度如何，多数患者需每日多次盐水冲洗，以尽量减少分泌物和痂皮的积累，并降低继发性感染的发生率。持续或反复感染可能需要手术引流，但区分出 WG 活动或重复感染导致的鼻窦疾病恶化非常困难，如果抗生素不能快速起效，则常需手术引流和活检来明确诊断。

病程和预后

不同于 AAVs 被描述后的前 40 年，目前认为

21

AAVs 在很大程度上是可治的。遗憾的是，病情复发是主要的威胁。达到缓解后复发的情况在 MPA 和 CSS 比 WG 少见。接受适当疗程治疗后复发 AAVs 患者的比例估计为 25% ~ 40%。

即使治疗，死亡率和致残率仍很高。美国国立卫生研究院（NIH）对一组 158 例患者从 20 世纪 60 年代后期随访至 90 年代初发现[9]，12% 的死亡患者是因疾病本身或治疗并发症所致，86% 的患者出现疾病相关性永久残疾，包括慢性肾功能不全（42%）、需透析的终末期肾病（10%）、听力丧失（35%）、鼻畸形（28%）、气管狭窄（13%）和视力丧失（8%）。许多患者有不止一种的永久性残疾。更近期的一项对 246 例 ANCA 相关性肾血管炎患者的回顾性研究显示，患者 5 年的累积存活率为 76%[25]，然而，1 年死亡率为 18%，感染是死亡的主要原因。在该研究中，死亡率与年龄大于 60 岁、发生终末期肾衰竭和治疗初始时血肌酐水平高于 2.26 mg/dl 相关。

在依那西普治疗韦格纳肉芽肿的试验（WGET）中[22]，虽然超过 90% 的患者获得疾病活动度评分为 0 的短暂缓解，但在治疗后平均 22 个月的随访中发现，达到和维持病情缓解的患者不到 50%，因此，虽然多数 WG 患者可达缓解，但复发仍是一种严重的威胁。而且，89% 的 WGET 入组患者在入组 1 年内出现至少一种因疾病本身或治疗带来的损害[26]，最常见的损害是听力丧失（26%）和蛋白尿（19%）。

AAV 多数的残疾与长期使用免疫抑制剂（尤其是多次复发需重新治疗者）有关。在以上 NIH 随访的 1229 患者年中，仅 46% 为缓解状态，46% 有严重感染，其他并发症包括环磷酰胺诱导性膀胱炎（43%）、恶性肿瘤风险增加（尤其是膀胱癌、白血病和淋巴瘤）、不育（占有生育力女性的 57%）及与糖皮质激素使用相关的系列不良反应。

（孙 琳 译　刘湘源 校）

参考文献

1. Godman G, Churg J. Wegener's granulomatosis: pathology and review of the literature. Arch Pathol Lab Med 1954; 58:533.
2. Van der Woude FJ, Rasmussen N, Lobatto S, et al. Autoantibodies against neutrophils and monocytes: tool for diagnosis and marker of disease activity in Wegener's granulomatosis. Lancet 1985;1:425–429.
3. Falk RJ, Jennette JC. Anti-neutrophil cytoplasmic autoantibodies with specificity for myeloperoxidase in patients with systemic vasculitis and idiopathic necrotizing and crescentic glomerulonephritis. N Engl J Med 1988;318: 1651–1657.
4. Leavitt RY, Fauci AS, Bloch DA, et al. The American College of Rheumatology 1990 criteria for the classification of Wegener's granulomatosis. Arthritis Rheum 1990; 33:1101–1107.
5. Masi AT, Hunder GG, Lie JT, et al. The American College of Rheumatology 1990 criteria for the classification of Churg-Strauss syndrome (allergic granulomatosis and angiitis). Arthritis Rheum 1990;33:1094–1100.
6. Hunder GG, Bloch DA, Michel BA, et al. The American College of Rheumatology 1990 criteria for the classification of giant cell arteritis. Arthritis Rheum 1990;33: 1122–1128.
7. Jennette JC, Falk RJ, Andrassy K, et al. Nomenclature of systemic vasculitides. Proposal of an international consensus conference. Arthritis Rheum 1994;37:187–192.
8. Watts RA, Carruthers DM, Scott DG. Epidemiology of systemic vasculitis: changing incidence or definition? Semin Arthritis Rheum 1995;25:28–34.
9. Hoffman GS, Kerr GS, Leavitt RY, et al. Wegener's granulomatosis: an analysis of 158 patients. Ann Intern Med 1992;116:488–498.
10. Stone JH for the WGET Research Group. Limited versus severe Wegener's granulomatosis: baseline data on patients in the Wegener's granulomatosis etanercept trial. Arthritis Rheum 2003;48:2299–2309.
11. Hoffman GS, Specks U. Antineutrophil cytoplasmic antibodies. Arthritis Rheum 1998;41:1521–1537.
12. Stone JH, Talor M, Stebbing J, et al. Test characteristics of immunofluorescence and ELISA tests in 856 consecutive patients with possible ANCA-associated conditions. Arthritis Care Res 2000;13:424–434.
13. Boomsma MM, Stegeman CA, van der Leij MJ, et al. Prediction of relapses in Wegener's granulomatosis by measurement of antineutrophil cytoplasmic antibody levels: a prospective study. Arthritis Rheum 2000;43:2025–2033.
14. Finkielman JD, Merkel PA, Schroeder D, et al. Antineutrophil cytoplasmic antibodies against proteinase 3 do not predict disease relapses in Wegener's granulomatosis. Ann Intern Med 2007, (in press).
15. Xiao H, Heeringa P, Hu P, et al. Antineutrophil cytoplasmic autoantibodies specific for myeloperoxidase cause glomerulonephritis and vasculitis in mice. J Clin Invest 2002;110:955–963.
16. Choi HK, Merkel PA, Walker AM, et al. Drug-associated antineutrophil cytoplasmic antibody-positive vasculitis: prevalence among patients with high titers of antimyeloperoxidase antibodies. Arthritis Rheum 2000;43:405–413.
17. Keogh KA, Ytterberg SR, Fervenza FC, et al. Rituximab for refractory Wegener's granulomatosis: report of a prospective, open-label pilot trial. Am J Respir Crit Care Med 2006;173:180–187.
18. Wung PK, Stone JH. Therapeutics for Wegener's granulomatosis. Nat Clin Pract Rheumatol 2006;2:192–200.
19. WGET Research Group. Design of the Wegener's Granulomatosis Etanercept Trial (WGET). Control Clin Trials 2002;23:450–468.

20. Jayne D, Rasmussen N, Andrassy K, et al. A randomized trial of maintenance therapy for vasculitis associated with antineutrophil cytoplasmic autoantibodies. N Engl J Med 2003;349:36–44.

21. Langford CA, Talar-Williams C, Barron KS, et al. A staged approach to the treatment of Wegener's granulomatosis: induction of remission with glucocorticoids and daily cyclophosphamide switching to methotrexate for remission maintenance. Arthritis Rheum 1999;42:2666–2673.

22. The WGET Research Group. Etanercept in addition to standard therapy in patients with Wegener's granulomatosis. N Engl J Med 2005;352:351–361.

23. Stone JH, Holbrook JT, Tibbs A, et al. Solid malignancies in the Wegener's granulomatosis Etanercept trial. Arthritis Rheum 2006;54:1608–1618.

24. Hoffman GS, Thomas-Golbanov CK, et al. Treatment of subglottic stenosis, due to Wegener's granulomatosis, with intralesional corticosteroids and dilation. J Rheumatol 2003;30:1017–1021.

25. Booth AD, Almond MK, Burns A, et al. Outcome of ANCA-associated renal vasculitis: a 5-year retrospective study. Am J Kidney Dis 2003;41:776–784.

26. Seo P, Min Y-I, Holbrook JT, et al. Damage from Wegener's granulomatosis and its treatment: prospective data from the Wegener's Granulomatosis Etanercept Trial. Arthritis Rheum 2005;52:2168–2178.

21

血管炎

D. 免疫复合物介导的血管炎

Philip SEO, MD, MHS

- 致病性免疫复合物形成常常发生于抗原过剩时期，当免疫复合物沉积在组织并激活补体时，可引发剧烈的免疫反应。
- 在免疫复合物相关血管炎（immune complex-mediated vasculitis）中，免疫复合物沉积在血管内皮或者毛细血管床，这些在皮肤、肾脏或肺都可以看到。
- 小血管的血管炎最常见的皮肤表现是可触知的紫癜。
- 超敏性血管炎特点是免疫复合物沉积在毛细血管、后微静脉和小动脉。最常见的发病原因是药源性

（例如青霉素类、磺胺类和头孢菌素类）和感染。
- 冷球蛋白血症血管炎常由丙型肝炎感染引起，其相关的抗原部分是 HCV 病毒微粒体，相关的抗体是 IgG 和 IgM，称为混合性冷球蛋白血症。
- Henoch–Schönlein 紫癜（过敏性紫癜）与 IgA 沉积在血管壁内密切相关。
- 荨麻疹性低补体血症性血管炎与系统性红斑狼疮有很多相同的表现。

当暴露于外源性抗原时可激发机体固有免疫反应的特异性免疫反应，产生大量的针对抗原的特异性抗体。抗原抗体结合形成免疫复合物，中和外源性抗原，使外源性抗原能够被网状内皮系统安全清除。但是，这种复合物系统本身存在免疫防御失败的可能性。如果抗体反应及时，这些免疫复合物可能逃避早期检测，反而沉积在关节和血管壁。这些免疫复合物激活补体，导致局部炎症反应。例如，免疫复合物沉积在肾，引发肾小球肾炎[1]。沉积在滑膜引起滑膜炎关节炎。如果免疫复合物沉积在血管壁，将导致血管炎。

病理学上，血管炎一词用来描述血管壁内的炎症。经常发生血管炎可引起细胞坏死、血管结构破坏以及给器官供血的相关血管减少，进而导致器官的衰竭。一些血管炎是由免疫复合物直接沉积引起的。这一章主要概述一些免疫复合物介导的血管炎，并重点叙述一下它们的一些共性。

病理生理学

1903 年，Maurice Arthus 注意到在兔子真皮内注射牛血清引发皮肤的炎症反应，甚至局部组织坏死[2]。

他发现如果这个兔子之前接触过牛血清，那么上述反应会更快发生。这一反应就是有名的 Arthus 反应，它是我们认识免疫复合物介导的疾病的基础。在 Arthus 模型中，注射马血清使免疫复合物形成，进而激活补体及炎症细胞聚集。在炎症反应最剧烈的区域，原位血栓形成导致组织缺血和出血性梗死。

一般情况下，免疫复合物不致病。因为他们的免疫原性是由许多种因素影响的，包括抗原负载、抗体反应、网状内皮系统清除免疫复合物效率、血管壁的物理性状（血流动力和内皮损伤情况）及免疫复合物自身的溶解度。

免疫复合物溶解度是由抗体抗原比决定的。当抗原和抗体等比出现时，形成大分子量的免疫复合物，而这些复合物很容易被发现并被网状内皮系统清除。当抗体过量时，形成小分子量的免疫复合物，且是溶解状态，不会引发免疫反应。但是，当抗原稍微过量时，大量免疫复合物快速地从溶解状态析出，沉积在特定区域，如毛细血管血管床（皮肤、肾或肺）或由湍流损伤过的中等大小的血管内皮。

当免疫复合物沉积在组织，可以激活补体，从而引发急性免疫反应。活化的补体和局部急性炎症能趋

化中性粒细胞聚集，而聚集的中性粒细胞试图吞噬免疫复合物。在这一过程中中性粒细胞脱颗粒，释放溶酶体酶和氧自由基，引起组织损伤坏死。

刺激性抗原有很多来源。在感染性心内膜炎，机体抵抗细菌这种抗原所形成的抗体，易形成皮肤损害的痛性结节，即 Osler 结节。系统性红斑狼疮（SLE），针对细胞核成分（如，DNA 和组蛋白）形成的抗体，一旦释放会引起组织损伤。组织损伤时会释放 DNA 和组蛋白等细胞核成分，在 SLE 中就是产生了针对细胞核成分的抗体。某些恶性肿瘤和免疫复合物的形成有关，抗体直接攻击针对肿瘤相关的抗原。许多种药物也可能导致免疫复合物的形成，如青霉素类和磺胺类。

临床综合征

超敏性血管炎

定义

过敏反应首次描述源于一个注射马源性血清抗毒素的患者。这个患者产生了针对马血清的抗体，出现以发热、关节疼痛、皮疹为典型表现的综合征，即现在的血清病。

超敏性血管炎（hypersensitivity vasculitis）是一类疾病异质性的综合征，包括血清病和药物诱导的血管炎，这类疾病典型特征是免疫复合物沉积在微血管、毛细管后微静脉和小动脉。虽然牵涉多种物质，包括青霉素类、磺胺类和头孢类，但是引起刺激反应的物质并不总是很明确。

1990 年，ACR 提出成人超敏性血管炎的 5 个诊断标准[3]：

- 年龄 > 16 岁
- 短暂的症状相关的治疗
- 可触知的紫癜
- 斑丘疹
- 皮损处皮肤活检示动脉或静脉血管周围中性粒细胞浸润。

出现 3 个或 3 个以上症状时诊断过敏性血管炎的敏感度为 71%，特异度为 84%。

过敏性血管炎有时没有系统症状，此时被称作皮肤血管炎或者皮肤白细胞破碎性血管炎。另一方面来说，血清病往往描述一种全身性系统性疾病，包括斑疹和关节炎，多是服药或接触外来抗原 1 ~ 2 周后出现的。

临床表现

超敏性血管炎的患者大多表现为皮肤症状，最常见的是紫癜（图 21D-1）。紫癜通常呈对称性分布，且因为静水压的原因，多见于身体下垂部位，尤以小腿以下多见（卧床患者则臀部多见）。紫癜不一定总是可触知的，可触及性紫癜这一术语实际上等同于小血管炎，那些可触及的紫癜实质上是合并了小血管炎，但发病的过程病理生理机制不一定是由免疫复合物所介导的。例如，像微血管炎，如韦格纳肉芽肿，显微镜下多血管炎，Churg-strauss 综合征等微量免疫复合物形成的血管炎也可以出现典型相同的皮肤改变（见第 21C 章）。

诊断

活检是诊断的方法之一，皮肤活检风险较低，对临床确诊十分必要。HE 染色后，在光镜下可见小血管炎的表现：白细胞渗出、破裂、核溶解及单核细胞

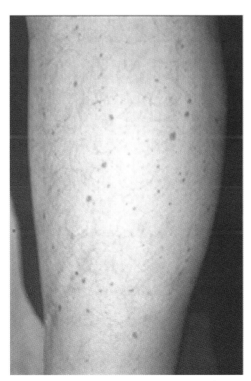

图 21D-1 （也见彩图 21D-1）可触及紫癜见于 1 例超敏性血管炎患者

和多核巨噬细胞的渗出。但尽管 HE 染色可以确定血管炎的存在，对于更精准的诊断，还不够充分。比如免疫复合物介导的血管炎，就可以用直接免疫荧光的方法来精确反映免疫复合物的类型（例如：免疫球蛋白和补体）及定位。行直接免疫荧光实验，标本采集需深至真皮层，这对于许多需要与伴有皮肤血管炎的病例做鉴别的疾病诊断是至关重要的。活检对于排除其他原因引起的血管损伤十分关键（如血栓和血液高凝状态）。鉴别的重点在于，血管损伤是红细胞的外渗而非免疫复合物的沉积。当然，小血管炎的出现并不总是意味着原发性自身免疫系统疾病的产生，比如肿瘤也可以出现血管炎，表现为白细胞的碎裂性血管炎。所有的病理诊断都需要和临床表现相结合。

治疗

清除刺激物是唯一有效的方法。如果患者同时暴露于好几种致病因素下（包括药物），不能判定哪一种因素刺激机体产生不良反应时，需要同时清除这几种因素直到临床症状消失为止，通常时间为 1～2 周。对于起病较快病情较重的患者，可以采用糖皮质激素进行免疫抑制治疗，但通常要在几周后停药。

预后

超敏性血管炎患者的预后取决于致病因素的性质。比如，多药物诱发的血管炎，需要停用所有药物，然后再逐个逐量加用。约有一半的孤立性皮肤血管炎没有明显的诱因。许多病例的预后和疾病复发及缓解过程相关，并和皮肤的受累情况相关，而是否积极地进行免疫抑制治疗与预后关系不大。这些患者中的许多人表现为复发与缓解交替的过程，但通常只局限于皮肤，通常不需要激进的免疫抑制治疗。

冷球蛋白性血管炎

定义

1933 年，Wintrobe 和 Buell 在一例具有高黏滞综合征的多发性骨髓瘤患者的血清中发现了一种低于 37℃ 即沉淀的蛋白质[4]。1947 年，他们首次将这种遇冷即沉淀的蛋白命名为冷球蛋白。冷球蛋白是一种免疫复合物。在多种炎性疾病中，可不同程度地检测到冷球蛋白，但冷球蛋白的检出并不都意味着疾病的产生。部分病例中，冷球蛋白沉积于中小血管，可以

激活补体，导致冷球蛋白性血管炎（cryoglobulinemic vasculitis）[5]。

现已发现三种主要类型的冷球蛋白血症，分别与三种不同的冷球蛋白相关联。Ⅰ型为单克隆性 IgG 或 IgM 型，原发病多为浆细胞病和多发性骨髓瘤。Ⅰ型 IgA 型也曾有人报道过，但较为罕见。不同于Ⅰ型冷球蛋白血症的单克隆特点，Ⅱ型、Ⅲ型含有 IgG 和 IgM 两种类型的冷球蛋白，故称为混合型冷球蛋白血症。Ⅱ型中的 90% 以上是由丙型肝炎病毒感染引起的，冷球蛋白由多克隆性 IgG 和单克隆性 IgM 构成。少数没有丙肝病毒感染的病例，称为 "mixed essential"，目前未发现与其他确切病毒相关联，可能与至今仍不明确的某种病毒感染有关。Ⅲ型的冷球蛋白是多克隆性 IgG 与多克隆性 IgM，与感染、自身免疫性疾病等多种慢性炎症相关。并不是所有的冷球蛋白血症都可以归于此三类，例如，冷球蛋白也会有寡克隆抗体。

临床表现

Ⅰ型冷球蛋白血症很少会有血管炎的表现。但是当表现为高黏滞综合征时，由于血液呈高凝状态，可以表现出一系列严重的神经系统症状，如头晕、意识错乱、头痛、卒中等。另外，Ⅰ型冷球蛋白血症还可见到血液淤滞的临床表现，如网状青斑、手足发绀、指端坏疽（图 21D-2）等。

Ⅱ、Ⅲ型冷球蛋白血症通常表现为紫癜、关节痛、肌痛三联征。紫癜可以呈广泛性、融合性，有时会扩展至躯干、上肢甚至面部（不过大多数情况下皮疹仅限于下肢）。Ⅱ型较Ⅲ型内脏更易受累，如膜增生性肾

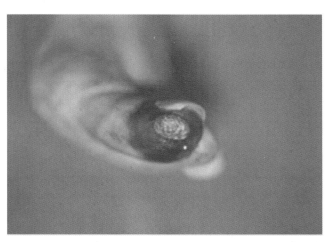

图 21D-2 （也见彩图 21D-2） 肢端发绀和指端溃疡见于合并多发性骨髓瘤的Ⅰ型冷球蛋白血症。（Courtesy of Dr.John Stone）

小球肾炎（图 21D-3）、周围神经系统病变、皮肤溃疡（由中等血管炎造成，而紫癜是小血管炎造成）等。

诊断

对受累器官进行活检（例如皮肤和肾）是最直接的确诊方法。光镜下，紫癜皮肤损害活检表现为白细胞破碎性血管炎。对于不同类型的冷球蛋白血症，直接免疫荧光可显示相应类型免疫球蛋白及补体的沉积。例如，Ⅱ型冷球蛋白血症，直接免疫荧光可显示出IgG，IgM 及补体的沉积。合并有肾小球肾炎的冷球蛋白血症患者肾活检多表现为膜增生性肾小球肾炎，这需要与狼疮肾炎相鉴别（另一种主要由免疫复合物所致的疾病）。

如果不能行活检检查，可行血清学检查。最直观的是血清冷球蛋白检测，它可以提供一个疾病严重性的直观判断。检测前，血清可放置 4℃几天，血清被冷沉淀物沉积的比例称为冷沉淀比容，这个数值可以有效评估患者的预后。

不过，冷球蛋白血清学实验很难进行，因为所有的仪器都要预热，而且在实验进行前，血液需要37℃凝固。假阴性的结果很常见，尤其当实验室采集和处理样本经验不够丰富时，更易发生。

当考虑怀疑患者患有Ⅱ型、Ⅲ型冷球蛋白血症时，应进行进一步非特异的血清学检查。首先，混合型冷球蛋白血症存在的一个很强的线索是极低（甚至检测不到）的 C4 水平。C4 水平降低比例比 C3 明显，其原因未完全明确。其次，Ⅱ型单克隆冷球蛋白血症常常伴随着类风湿因子（RF）阳性（结合 IgG 的 Fc 部分）。甚至几乎所有Ⅱ型冷球蛋白血症患者类风湿因子

阳性。因此在许多情况下对于Ⅱ型冷球蛋白血症的筛查，RF 的检测比冷沉淀本身的检测更为可靠。尽管在这类患者当中，风湿因子的滴度与免疫球蛋白的负荷相关，并且有可能会像冷沉淀检测方式一样被用于长期随访，但是风湿病患者的临床症状严重程度和类风湿因子的滴度水平以及冷沉淀检测水平相关性却很差。即使患者病情得到缓解，RF 滴度和血冷球蛋白水平也会异常。因此，RF 及冷球蛋白不应作为疗效评价的指标。最后，在大部分冷球蛋白血症患者当中，红细胞沉降率、C 反应蛋白会升高。对于Ⅰ型冷球蛋白血症患者，因为过多的循环免疫球蛋白的存在，红细胞沉降率甚至可能高于预期。

治疗

对因治疗是治疗冷球蛋白血症的根本方法，并可能获得长期的疗效。对于恶性肿瘤或慢性感染引起的冷球蛋白性血管炎，单用免疫抑制剂疗效欠佳。例如，对于丙型肝炎引起的冷球蛋白性血管炎，最佳治疗方法为有效控制潜在的病毒感染（如使用 α-干扰素和利巴韦林）。对于重症冷球蛋白血症（如多发性单神经炎，肾小球肾炎或其他形式的组织坏死），应使用大剂量糖皮质激素和环磷酰胺的免疫抑制治疗，以防止疾病进一步损害。但无对照的研究发现，对于部分系统性血管炎患者在进行抗病毒治疗前应使用糖皮质激素及免疫抑制剂控制全身性炎症。部分凶险性活动性血管炎患者，可能由于抗病毒治疗导致抗原/抗体比例的改变从而引起疾病的恶化。

预后

冷球蛋白血症患者的预后通常与病因相关。Ⅰ型冷球蛋白血症预后通常与治疗冷球蛋白病因的有效性密切相关。继发于丙型肝炎的Ⅱ型冷球蛋白血症，如果病毒感染有效控制，疗效较好；但如果患者不耐受抗病毒药物治疗或者是抗病毒治疗无效，这些患者可能需要接受中小剂量的泼尼松控制病情。Ⅲ型冷球蛋白血症通常是免疫反应（如感染）引起，可能并不需要特别的治疗。

过敏性紫癜

定义

过敏性紫癜（henoch–schönlein purpura，HSP）是

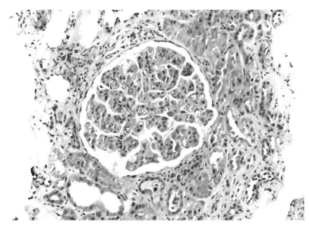

图 21D-3 （也见彩图 21D-3）增生性肾小球肾炎见于Ⅱ型冷链蛋白血症

一种免疫复合物介导的、与 IgA 沉积在血管壁有关的小血管炎。HSP 常发生于上呼吸道感染后，可能与 A 组链球菌、支原体、EB 病毒、水痘病毒及其他病原体感染有关；但其病因仍未明确。

1990 年美国风湿病学会提出 HSP 的诊断标准[6]：

- 可触及性紫癜
- 初次发病时年龄在 20 岁以下
- 胃肠道症状肠绞痛
- 病理示粒细胞在小动脉或小静脉壁浸润

4 项中符合 2 项或以上可诊断为 HSP；诊断敏感度为 87%，特异度为 88%。

临床表现

过敏性紫癜典型临床症状包括上呼吸道感染后出现紫癜性皮疹，关节痛，腹部不适和肾损伤。HSP 通常被认为是一种儿童性疾病，然而多数情况下的确大多数患者在 5 岁之前就已经发病。但是成年人也可能累及，而且病程可能会更长（紫癜反复发作）[7]。紫癜性腹痛，常常继发于胃肠道血管炎，是 HSP 常见的一个症状，多数发生于出疹后的一周内。偶尔腹痛发生在皮疹之前，这时 HSP 很难与急腹症相鉴别。内镜检查可以证实发现紫癜病变可在上消化道或下消化道。轻度肾小球肾炎也常见的，一般具有自限性，但部分患者也可能会发展为终末期肾病。

诊断

对于有典型症状的儿童及临床病史，可诊断 HSP。对于临床症状轻微的儿童，病史单独就可能确诊 HSP。但更严重的病例或诊断证据不足的病例，受累器官的活检是必不可少的。然而，不同于其他形式的免疫复合物介导的疾病，直接免疫荧光可见大量的 IgA 沉积。结合临床背景和免疫荧光所见就可以诊断为 HSP。其他类型小血管炎的血管内可能有少量的 IgA 沉淀，但 IgA 并不是主要的免疫反应物。

治疗

对于轻微型过敏性紫癜，并不需要特殊的治疗。即使并发肾小球肾炎，糖皮质激素或免疫抑制剂的使用并不能显著改变其预后。但对于有渐进性肾脏损害的患者，应根据病情活动程度慎重地选择免疫抑制治疗方案，包括使用大剂量的糖皮质激素和免疫抑制剂如环磷酰胺、硫唑嘌呤或霉酚酸酯[8]。无对照的治疗

经验显示，对于有肾损害且标准的免疫抑制治疗方案疗效欠佳的患者，行血浆置换和静脉注射免疫球蛋白仍可能有效。

预后

在数月内多次反复发作的皮肤病变不常见比较常见。然而一般来说，即使疾病复发，治疗原则是使疾病在数月至 1 年中减轻或者完全缓解。一些证据显示，少数患者存在永久性肾损害，主要表现为蛋白尿和血尿。只有小部分患者，可能不足 5%，发生 HSP 相关的肾衰竭。

低补体血症荨麻疹性血管炎综合征（hypocomplementemic urticarial vasculitis syndrome）

定义

关于荨麻疹的研究受到众多因素术语阻碍，这些因素看术语听起来类似，实际上描述是不同的疾病。"Urticaria"实际上经常用来描述急性荨麻疹，是一种由 IgE 介导的对多各种刺激因素（如药物、感染以及其他诱发因素）发生的超敏反应。急性荨麻疹表现为瘙痒风团，它在变应原清除的数天后消失。慢性荨麻疹是由于自身免疫因素介导的，可能受到自身抗原的驱动，这种类型的荨麻疹除了使用抗组胺类药物预防复发外，可能需要使用免疫抑制剂的治疗[9]。

荨麻疹性血管炎是一种小血管炎，其特点为出现荨麻疹性风团。正常补体的荨麻疹性血管炎通常仅仅表现为超敏反应，其特点是皮肤荨麻疹，类似超敏性血管炎，该病倾向于具有自限性，是超敏反应性血管炎的一种。相反，伴有低补体血症的荨麻疹性血管炎更容易构成一个重要且持续存在的临床问题。

公认的低补体血症荨麻疹性血管炎的分类方法有两种，这两种分类方法的差别不大，而且两分类方法均包含系统性红斑狼疮的一些特点。第一种分类方法，简称为低补体血症荨麻疹性血管炎（hypocomplementemic urticarial vasculitis syndrome，HUVS），指的是与血清补体（C3、C4）降低相关的皮肤血管炎，该病的诊断具有排他性，需要排除其他疾病，如冷球蛋白血症、系统性红斑狼疮等疾病；第二种分类方法较为具体但是定义仍不严谨，即低补体血症血管炎荨麻疹综合征。该病主要包含以下症候群，

低补体水平和荨麻疹至少持续 6 个月，同时表现以下症状中的部分或全部：关节炎、肾小球肾炎、葡萄膜炎、血管性水肿、慢性阻塞性肺疾病、胸膜炎和心包炎。

临床表现

尽管慢性荨麻疹和荨麻疹性血管炎的损伤在临床表现方面具有相似性，但一些差异因素可以有助于两种疾病的鉴别。荨麻疹性血管炎的荨麻疹具有紫癜的特点，预示着小血管的损伤以及红细胞的溢出（图21D-4）；与普通荨麻疹不同的是，除了瘙痒，荨麻疹性血管炎通常伴有中等程度的疼痛、灼烧感、压痛。普通型荨麻疹可以在 24～48 小时之内完全消退，荨麻疹性血管炎的损伤可能需要很多天才可以消退，而且不治疗经常恶化。荨麻疹性血管炎常伴有关节痛和肌痛。如上所述，HUVS 也可以表现为肾小球肾炎和肺部疾病（尤其是呼吸道阻塞性疾病）以及其他疾病。胃肠道、心血管系统、神经系统的表现并不常见，不过也有报道。尽管 HUVS 常出现血管性水肿以及 COPD，但 HUVS 与 SLE 有较高的重叠，患者通常具有两种疾病的特征。

诊断

荨麻疹性血管炎患者风团组织病理学检查表现为白细胞碎裂性血管炎，包括毛细血管后微静脉血管内皮损伤、红细胞外溢、白细胞破碎、血管周围纤维素沉积和嗜中性粒细胞（或者少见情况下是淋巴细胞）浸润。直接荧光检查显示表层真皮血管壁及周围有免疫复合物沉积，真皮表皮交界处有大量免疫球蛋白与补体沉积。界面性皮炎在狼疮患者的狼疮带实验的组织病理学检查中同样可以发现（图 21D-5）。在适当的

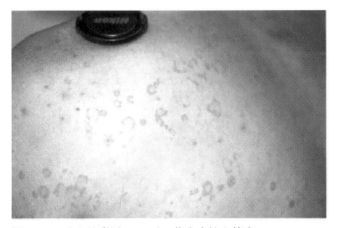

图 21D-4 （也见彩图 21D-4） 荨麻疹性血管炎

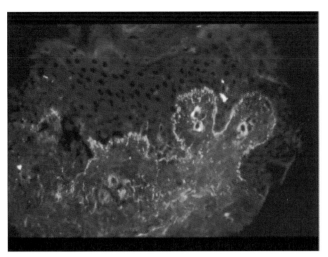

图 21D-5 （也见彩图 21D-5）荨麻疹血管炎病例皮肤活检的直接免疫荧光结果可见免疫反应物沉积在表层真皮小血管以及表皮真皮各界区

情况下，具有这些发现（交界性皮炎、血管周围免疫复合物沉积）可以诊断低补体血症荨麻疹性血管炎。相反，HUVS 是一个临床诊断，不仅基于有荨麻疹性血管炎的临床表现，也基于有皮肤外的其他器官受累的典型特征。

治疗

使用治疗 SLE 的方法（包括小剂量激素，羟氯喹、氨苯砜以及其他的免疫调节剂）治疗低补体血症荨麻疹性血管炎时，部分患者的疗效一般，常用于治疗 SLE 的药物，如小剂量激素、羟氯喹、氨苯砜及其他的免疫调节剂对部分患者有效。非对照试验的证据证明抗组胺药物、钙离子通道拮抗剂、多塞平、甲氨蝶呤、吲哚美辛、秋水仙碱、己酮可可碱对部分患者有效。严重患者，尤其是出现肾小球肾炎、其他器官的严重受累时累积，需要使用大剂量的糖皮质激素以及细胞毒性药物。HUVS 相关的慢性阻塞性肺疾病（COPD）和心脏瓣膜病需要特殊治疗。出现 COPD 和心血管系统疾病时需要特效疗法。

预后

HUVS 的预后常与伴发病有关，SLE、COPD、血管性水肿、瓣膜病是公认的伴发病，在这些有伴发病的病例中，患者的生活治疗和寿命都明显受影响。

HUVS 的预后通常与它累计的器官相关。SLE、COPD、血管性水肿、瓣膜病均与该病相关，可以表现

在部分患者上，一旦出现这些情况，可能很大程度上影响患者的生活质量。

小结

免疫复合物介导的血管炎是一个临床症候群，与网状内皮系统功能失调、缺陷、不能有效清除免疫复合物相关。相关器官的病理活检有助于该病的诊断。受累血管的直接免疫荧光检查研究可见特异性的免疫复合物和免疫球蛋白和补体的沉积，有助于该病的鉴别诊断。免疫复合物介导的血管炎患者的预后与识别和处理引起免疫应答的潜在病因的能力密切相关。

（张 晓 译　卢 昕 校）

参考文献

1. Nangaku M, Couser WG. Mechanisms of immune-deposit formation and the mediation of immune renal injury. Clin Exp Nephrol 2005;9:183–191.

2. Arthus M. Injections repetees de serum de cheval cuez le lapin. Seances et Memoire de la Societe de Biologie 1903; 55:817–825.

3. Calabrese LH, Michel BA, Bloch DA, et al. The American College of Rheumatology 1990 criteria for the classification of hypersensitivity vasculitis. Arthritis Rheum 1990;33: 1108–1113.

4. Wintrobc MM, Buell MV. Hyperproteinemia associated with multiple myeloma: with report of a case in which an extraordinary hyperproteinemia was associated with thrombosis of the retinal veins and symptoms suggesting Raynaud's disease. Bulletin Johns Hopkins Hosp 1933; 52:156.

5. Ferri C, Mascia MT. Cryoglobulinemic vasculitis. Curr Opin Rheumatol 2006;18:54–63.

6. Mills JA, Michel BA, Bloch DA, et al. The American College of Rheumatology 1990 criteria for the classification of Henoch-Schönlein purpura. Arthritis Rheum 1990; 33:1114–1121.

7. Blanco R, Martinez-Taboada VM, Rodriguez-Valverde V, Garcia-Fuentes M, Gonzalez-Gay MA. Henoch-Schonlein purpura in adulthood and childhood: two different expressions of the same syndrome. Arthritis Rheum 1997;40:859–864.

8. Flynn JT, Smoyer WE, Bunchman TE, Kershaw DB, Sedman AB. Treatment of Henoch-Schonlein purpura glomerulonephritis in children with high-dose corticosteroids plus oral cyclophosphamide. Am J Nephrol 2001;21:128–133.

9. Davis MD, Brewer JD. Urticarial vasculitis and hypocomplementemic urticarial vasculitis syndrome. Immunol Allergy Clin North Am 2004;24:183–213.

血管炎

E. 其他血管炎
（白塞病、中枢神经系统原发性血管炎、Cogan 综合征和持久性隆起性红斑）

Kenneth T. Calamia, MD   Carlo Salvarani, MD

- 白塞病在东地中海、中东及东亚等地区患病率最高。
- 口腔溃疡通常是白塞病首发且最持久的临床特征；溃疡也经常好发于生殖器部位（如阴囊或外阴）。
- 前部及后部眼葡萄膜炎是白塞病较常见的临床表现，且是引起致残的主要原因之一。
- 白塞病可伴发多种中枢神经系统疾病，包括无菌性脑膜炎和脑干白质损伤。
- 人类白细胞抗原 B51（HLA-B51）是白塞病最高的风险因素。
- 中枢神经系统原发性血管炎的诊断依靠血管炎活检或者血管造影，同时还需满足以下特点，如 MRI 证实的脑卒中或脑脊液白细胞增多。
- 中枢神经系统原发性血管炎的诊断不应仅仅依据于血管造影检查。

- 中枢神经系统的良性血管病多见于女性患者，主要表现为急性头痛（伴或不伴局灶性症状），但脑脊液正常或接近正常。
- Cogan 综合征与眼、耳的炎症有关，尤其是非梅毒性间质性角膜炎和免疫介导的内耳疾病可致听觉前庭功能障碍。
- Cogan 综合征可出现各种类型的眼炎（如巩膜炎、葡萄膜炎、眼眶假瘤等）。与该病相关的内耳疾病常导致耳聋。
- 持久性隆起性红斑的皮损多为紫红色、红色或棕色，呈环状或结节状，皮损好发于远端肢体的伸侧面，覆盖于关节处，也可遍布全身。

白塞病

　　白塞病（Behcet's disease，BD）是一种病因不明的慢性炎症性疾病，血管炎可能是其潜在病因。虽然 BD 发病遍布于世界各地，但最好发于东地中海、中东及东亚地区，故命名为丝绸之路病。该病在好发地区病情更为严重。目前在世界各地 BD 发病率逐渐升高，可能与对该疾病的认识和报道逐渐增加有关。

　　BD 好发于年轻人，平均发病年龄为 25 ~ 30 岁。在丝绸之路地区，男女发病率基本相等，但在日本、韩国和西方国家，该病则多见于女性。家族聚集和青少年案例并不常见。由于口腔溃疡为多数 BD 患者首发或者唯一的表现，给疾病诊断带来挑战。

临床表现

　　口腔溃疡为 BD 最早出现且持续时间最长的临床表现。病变通常分期出现，长期存在。溃疡大小通常在 2 ~ 12mm 或者更大，呈单个圆形或椭圆形；病变边缘红色，有痛感；主要累及颊部、舌头边缘、软腭以及咽部的非角化黏膜（图 21E-1）。口腔溃疡与复发性溃疡性口腔炎的病变一致。BD 口腔溃疡的严重程度与表现形式与复合性口疮病相似，表现为多发、复发或持续性的病灶，导致肛周及生殖器溃疡等严重综合征。

　　生殖器溃疡与口腔溃疡相似，但发生率较低。多发生在女性外阴部及阴道或男性阴囊及阴茎，为单发或多发病灶（图 21E-2）。生殖器溃疡通常有疼痛感且可能形成瘢痕，阴道溃疡可能无症状或只表现为分泌物异常。肛周溃疡也可发生。

皮损在 BD 中较为常见。国际研究小组（ISG）制定了 BD 的诊断标准（表 21E-1）[1]，包括结节性红斑、假性毛囊炎、丘疹性脓疱或痤疮样结节。结节性红斑需与浅表血栓性静脉炎鉴别。嗜中性粒细胞性血管反

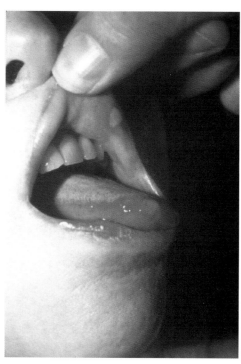

图 21E-1 （也见彩图 21E-1）白塞病的口腔溃疡表现（Courtesy of J.D.O'Duffy，MB.）

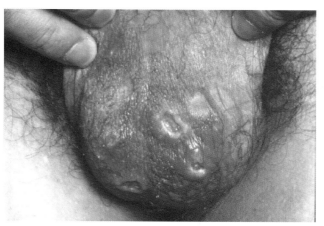

图 21E-2 （也见彩图 21E-2）白塞病的阴囊溃疡表现。（Courtesy of J.D. O'Duffy，MB.）

表 21E-1　国际研究小组制定的 BD 诊断标准

复发性口腔溃疡	小口疮性、大口疮性或疱疹样溃疡，12 个月内至少发作 3 次 [a]
加上下列项目中的任 2 项：	
复发性生殖器溃疡	口疮溃疡形成或瘢痕 [a]
眼部病变	前葡萄膜炎、后葡萄膜炎、或者裂隙灯检查观察到玻璃体内细胞、视网膜脉管炎
皮肤病变	结节性红斑、假性毛囊炎或丘疹脓疱；没有接受糖皮质激素治疗的年轻患者出现痤疮样结节 [a]
阳性病理反应检测	24 ～ 48 h

SOURCE：From International Study Group for Behçet's Disease. Lancet 1990；335：1078–1080，by permission of *Lancet*.

a．表现仅适用于无其他临床解释

应是 BD 的特征性表现。其他偶发的皮肤病变包括坏疽性脓皮病和 Sweet 综合征，也以嗜中性粒细胞浸润为典型特征。

针刺反应病理反应是一种皮肤对创伤的过度应答，表明中性粒细胞的高反应性，为 BD 较为特异性的临床表现。皮肤病理反应容易出现在治疗性注射后出现红色丘疹、脓疱或者无菌脓肿以及静脉置管和外伤的部位。用 20 ml 无菌注射器旋转垂直刺入清洁的皮肤表面约 1/4 英寸（约 0.6 cm）后拔出，48 h 后刺入部位若出现红色斑丘疹或小泡即为阳性反应。手前臂通常作为检测部位，如果选择 3 个部位做针刺实验，敏感性会更高。在疾病的不同阶段病理反应阳性率也会发生变化，在疾病的活动期较常见。这一试验的敏感性西方国家人种低于丝绸之路国家，阳性结果有助于 BD 的诊断。

典型的眼部炎症通常在皮肤黏膜症状数年后出现，呈慢性复发性，累及双眼。初发 BD 患者常出现前葡萄球膜炎伴前房积脓［前膜炎症细胞浸润，不断累积形成脓肿（图 21E-3）］。前葡萄膜炎如不及时进行扩瞳治疗，会导致虹膜与晶状体之间黏连形成，出现永久的乳头状变形。白塞病的眼部炎症还包括累及后葡萄膜的全葡萄膜炎以及视网膜血管炎，病情持续发展可导致视力丧失。视网膜血管炎可伴随新生血管形成、玻璃体积血和挛缩、青光眼和视网膜脱落，最后引起视网膜闭塞和缺血。荧光素血管造影检查可最早发现视网膜血管炎。而独立的视盘水肿常提示脑静脉血栓形成而非眼部病变，但视神经乳头炎在眼部炎症或中

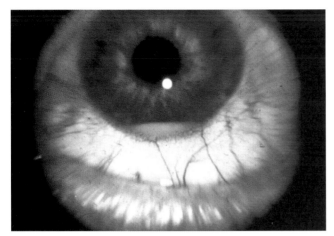

图 21E-3 （也见彩图 21E-3）白塞病患者前葡萄膜炎引起的眼前房积脓

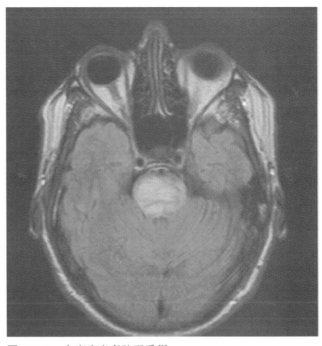

图 21E-4 白塞病患者脑干受累

枢神经系统病变中均可出现。颅神经麻痹可能是由脑干损伤导致，颅内病变也可能影响视觉通路造成视野缺失。

脑静脉血栓形成后，患者会出现颅内压增高的症状，如头痛、视物模糊和视神经盘水肿。磁共振成像可发现较大的硬脑膜窦内急性或近期形成的血凝块，但磁共振静脉造影术对大脑静脉系统尤其是小静脉及一些陈旧性血栓的鉴别诊断更为可靠。

BD 患者无菌性脑炎和脑实质损伤会导致中枢神经系统症状，出现局灶性或弥漫性大脑功能失调。脑脊液（CSF）蛋白质浓度和淋巴细胞增高有助于诊断。卒中、无菌性脑脊髓膜炎伴脑脊液淋巴细胞增多和皮肤黏膜症状共同出现对 BD 有诊断价值。单灶或多灶的神经系统受累常出现于间脑、中脑和脑干（图 21E-4）。与多发性硬化不同，BD 神经系统受累常不侵犯脑室周围结构 [2]。由 BD 引发的单独头痛较为常见，但原因不清，可能是继发性的偏头痛，也可能与疾病无关。

大血管受累为 BD 发病和死亡的主要原因，1/4 的患者可累及大血管 [3]。血管病变患者通常有多种损害，包括动脉和静脉系统 [4]。深静脉血栓（DVT）是最常见的大血管损害，反复发作的 DVT 患者腿部慢性血液淤积的风险增加。BD 患者死亡风险增加与腔静脉、肝静脉、门静脉闭塞及其他血栓并发症相关。DVT 可能形成胸壁、胃部及食管静脉曲张。据报道，右心室血栓常与肺血管炎有关，但目前尚无凝血抗凝血纤溶系统异常方面的证据解释 BD 血栓倾向。

高达 7% 的 BD 患者可出现动脉并发症 [5]，包括体循环或肺动脉瓣狭窄、闭塞、动脉瘤形成。营养动脉包括主动脉及其分支的血管炎可引起的动脉瘤。肺动脉瘤 [6] 可导致肺动脉与支气管瘘、咯血等。抗凝剂治疗肺栓塞能引起大出血和死亡。明显的心血管受累在临床上并不常见，但可导致心肌梗死。

BD 相关胃肠道症状表现为黑粪症及腹痛，结肠镜显示为回肠末端和盲肠单发或多发溃疡，且有出血和穿孔倾向。BD 引起的胃肠道症状应与克罗恩病以及与非甾类抗炎药治疗相关的胃肠疾病鉴别。

一半 BD 患者有间歇性对称性关节炎，累及膝部、踝、手指及腕，常伴有关节痛。侵蚀性破坏性关节病变并不常见，滑膜及滑液中的炎症细胞呈多核型。

约 5% 的患者有附睾炎，而白塞病中肾小球肾炎、外周神经炎的发生率显著低于其他系统性血管炎。BD 患者可伴有 AA 型淀粉样变，临床表现类似于肾病综合征，偶尔伴有强直性脊柱炎（人类白细胞抗原 HLA-B27 阳性）或复发性多软骨炎（MAGIC 综合征）（软骨炎伴口腔及生殖器溃疡），两者常同时发生。

BD 的诊断不能依靠实验室检查。大血管炎的患者急性期反应物可能会升高，但在其他患者，如活动性眼病患者均显示正常。高发病率地区以及伴有眼病变的 BD 患者与组织相容性抗原 HLA-B51 相关。

诊断

BD 的多种临床表现在同一患者可在不同时间出现，偶尔也有在数年后才逐渐表现出来。这些临床表现需由内科医师记录以明确诊断。对于一些病例，BD 分类依据的 ISG 标准（表 21E-1）[1] 并不能替代临床判断。在西方国家，患者有大血管疾病或急性中枢神经系统梗死伴有口腔溃疡的症状需考虑此诊断 [7]。

有复合性口腔溃疡的患者，需同时存在其他特征性病变，并排除其他系统性疾病才能诊断为 BD。炎症性肠病、口炎性腹泻、周期性中性粒细胞减少症或其他血液系统疾病、单纯疱疹病毒感染及获得性免疫缺陷综合征都可引起类似表现。其他疾病如多形性红斑、黏膜类天疱疮均可导致眼部受累，并出现外阴阴道腺糜烂的扁平苔藓。可由一名有经验的皮肤科医师判断及皮肤活检进行鉴别。在 Reiter 综合征中，黏膜溃疡大小不均且无痛感，眼葡萄膜炎局限在眼前房。BD 与 Crohn 病有很多类似临床表现，包括胃肠道侵犯、发热、贫血、口腔溃疡、眼葡萄膜炎、关节炎、血栓性静脉炎及结节性红斑。肠道病变中肉芽肿形成不是 BD 的典型表现，而在 Crohn 病，虹膜炎明显局限在眼前房，且极少发生生殖器溃疡及中枢神经系统疾病。

疾病活动性

眼部受累的患者需要进行频繁的眼科检查，推荐所有患者实行眼部周期性监护。同时，血管及神经系统受累也应作为医师评估病情的重要指标。评估疾病活动及眼球炎症的标准化表格已被开发用于临床试验及一些患者的护理中 [8]。

治疗

可局部或口服激素治疗口腔溃疡。对于难治性患者经验疗法是使用氨苯砜和甲氨蝶呤。秋水仙碱为治疗皮肤黏膜损害或有更严重症状时的辅助药物（每日 3 次，每次 0.6mg 可达到治疗效果；多数患者在服用该剂量时会出现胃肠道反应），秋水仙碱对女性生殖器溃疡和结节性红斑以及男性和女性患者的关节炎症状均有效 [9]。沙利度胺已用于黏膜和滤泡损害的治疗，但其毒性仍值得关注。在部分皮肤黏膜损害的患者中，短疗程泼尼松有效，在其他国家，也有使用低剂量泼尼松作为维持治疗。

环孢素 A 能有效控制眼葡萄膜炎。一项在男性患者中进行的对照研究表明，每天使用 2.5mg 硫唑嘌呤能控制眼部炎症的进展并阻止新的眼部炎症发生。当单一治疗效果欠佳时可应用联合环孢 A 与硫唑嘌呤。硫唑嘌呤能够有效治疗黏膜溃疡、关节炎、深静脉血栓，提高长期缓解率 [10]。因为年轻男性是发生严重疾病的高危人群，尤其是眼葡萄膜炎，所以应当采取强有力的治疗措施。在开放性试验中发现，IFN-α 对于治疗皮肤黏膜损害、关节炎及眼部炎症均有效 [11]。在对照研究中，TNF-α 抑制剂依那西普被证实对皮损有益 [12]。经验性治疗显示英夫利昔单抗对控制眼炎有作用，但缺乏对照研究的数据。免疫抑制剂如苯丁酸氮芥和环磷酰胺可用于治疗难以控制的眼部炎症、中枢神经系统损害、大动脉炎，包括反复发生的深静脉血栓。在疾病急性期，可使用糖皮质激素，但是它不能控制严重症状如后色素层炎或脑实质病变。

由于面临动脉破裂的高风险，系统性动脉瘤可考虑外科治疗。糖皮质激素和烷基化剂也可降低术后吻合口再次破裂的风险，并预防后续并发症的发生。肺部动脉瘤也可应用糖皮质激素和烷基化剂治疗，但一旦出现不可控制的出血应予以经皮栓塞或手术治疗。脑静脉血栓形成可应用抗凝和糖皮质激素治疗。Budd-Chiari 综合征的治疗包括抗凝或抗血小板、秋水仙碱及糖皮质激素。若下腔静脉畅通，可选择门腔静脉分流术。

发病机制

在很多地区，基因遗传方面的研究提示 BD 的发病与 HLA-B51 强相关，但该基因具体的作用机制仍不清楚。在 HLA-5 转基因鼠、携带 HLA-5 基因的正常人及 BD 患者中，中性粒细胞功能亢进 [13]。也有证据表明 BD 的发生与抗原驱动的免疫机制相关。对 BD 患者淋巴细胞的细胞因子谱及细胞特征分析发现，其主要为 Th1 型免疫反应。利用分子技术检测到 BD 患者细胞中存在单纯疱疹病毒 RNA 及 DNA，同时还发现链球菌抗原是疾病活动的启动者。在循环系统及黏膜受损部位，活化的 γδT 细胞显著升高，其具体作用仍不清楚。此外还发现从热休克蛋白（HSP）中提取的肽与人同源性肽，均可特异性刺激 BD 患者 gd+ T 细胞活化 [14]，从链球菌或病毒 HSP 中提取的肽、同源性人的 HSP 与黏膜抗原之间的交叉反应和分子模拟可能导致自身反应性 T 细胞激活 [15]。最近得知，BD 与自身免疫相关的炎症间存在相似性[16]。

原发性中枢神经系统血管炎

原发性中枢神经系统血管炎（PACNS）是一种罕见的仅局限于脑和脊髓的血管炎症性疾病，早期病例的病理学检查常发现动脉有肉芽肿性病变，故以前称为中枢神经系统肉芽肿性血管炎。然而随后大样本病例的分析支持多种单个核细胞浸润的炎性表现，而有肉芽肿形成的病例则低于 50%[17]。本病多累及软脑膜和大脑内的小动脉，呈多灶、节段性分布。一般来说，动脉比静脉更容易受累。

临床表现

本病男性好发，可发生于任何年龄，但主要累及青年人和中年人。儿童也可患此病。本病无明显特征性临床表现，最常见的临床症状为头痛。因为血管炎可发生在中枢神经系统的任何部位，所以临床可出现多种神经系统症状和功能缺失表现，包括短暂性脑缺血发作、脑梗死、四肢瘫痪、偏瘫、共济失调、癫痫发作、语言障碍、视野缺失等。认知功能下降和意识变化也不少见。年轻患者出现进展性多病灶神经系统症状时，应考虑本病的可能性，特别是在没有其他危险因素时。病变偶尔可累及脊髓，蛛网膜下隙出血或脑出血罕见。

诊断

在大面积脑损伤发生之前，及时诊断 PACNS 是至关重要的。PACNS 的初步诊断标准已经被推荐[18]，但尚未被验证。PACNS 的诊断通常依据血管炎的活检据或者提示为血管炎的血管造影结果，以及其他明显的表现，如磁共振成像（MRI）证实卒中，或脑脊液中细胞增多[17]。组织学检查依然是诊断 PACNS 最特异性的手段，但由于病变组织节段性分布，脑组织活检的敏感度不高。活检阴性不能排除 PACNS，但可帮助排除与 PACNS 有相似临床表现的其他疾病。

若无组织学证据，某些情况下依靠具有典型血管炎表现的脑血管造影可以确立 PACNS 的诊断。提示血管炎的造影图像表现为：多个脑动脉的节段性狭窄、扩张或闭塞并且邻近动脉无粥样硬化性改变（图 21E-5）。但是动脉狭窄是很非特异性的，机体许多非血管炎因素也可引起动脉狭窄。符合血管炎表现的血

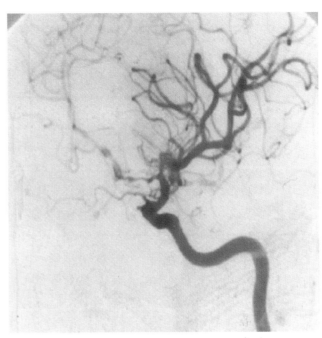

图 21E-5 中枢神经系统血管炎患者脑血管造影表现。结果显示，大脑前动脉的 A1 和 A2 段和大脑中动脉背侧有多发节段性狭窄

管造影结果也常见于以下情况，如血管痉挛、中枢神经系统感染、脑动脉栓塞、血管内淋巴瘤和动脉粥样硬化。而且，如果病变主要累及小血管，脑血管造影的作用有限。在一些活检证实为血管炎的患者，脑血管造影正常。

常规实验室检查如急性期反应物 C 反应蛋白和红细胞沉降率对 PACNS 的诊断无特异性，另外，在活检证实的活动性疾病中急性期反应物往往正常。脑脊液（CSF）检查是诊断 PACNS 的重要手段，80%～90% 病理学证实的患者脑脊液检查异常，常表现为脑脊液细胞轻度增多和蛋白升高。CSF 检查应包括细胞染色、培养和血清学检查，以排除中枢神经系统感染。

MRI 是评估 PACNS 病情最敏感的影像学手段，只有极少数病例 MRI 无异常表现。本病最常见的 MRI 表现为大脑皮质、深部白质和（或）软脑膜的多发性、双侧性、幕上性梗死，但这些表现缺乏临床特异性。磁共振血管造影（MRA）在大多数情况下对 PACNS 的诊断帮助不大，目前磁共振血管造影无法显示组织损伤。因此，磁共振血管造影正常不能排除本病的可能。

21

治疗与预后

原发性中枢神经系统血管炎是一种持续进展的疾病，除非联合大剂量的糖皮质激素和细胞毒性药物（常用的如环磷酰胺）治疗，否则最终可能导致死亡。目前尚无对照性试验的标准治疗方案，所以最佳的持续用药时间也不明确。但基于环磷酰胺潜在的副作用及在其他血管炎中短疗程治疗的成功应用，6个月的环磷酰胺然后加上1年的硫唑嘌呤治疗方案相对比较合理；而泼尼松则可在6~9个月的时间内逐渐减量。

中枢神经系统良性血管病

临床发现有一类患者具有原发性中枢神经系统血管炎的部分特征，但其病程却更趋向良性[19]。这类患者病变实质上是中枢神经系统良性血管病（benign angiopathy of the central nervous system，BACNS）。他们多为女性，首发症状常为急性头痛、有或无局部症状，且脑脊液检查基本正常。诊断常依据血管造影，而神经系统预后一般较好。在短期的糖皮质激素及钙通道阻滞剂治疗之后，大部分患者都获得康复。这类患者不需要应用细胞毒性药物。

这类良性血管病变的病因尚不完全清楚，可能由动脉炎或可逆性的血管收缩引起。关于这类通过血管造影诊断的良性病变是否为一类独立的疾病，仍然存在争议[20]。我们最近发现一类在MRI上显示显著的软脑膜信号增强的患者[21]，但他们脑部血管造影正常，而脑部活检显示主要是软脑膜小血管的血管炎症。他们对于糖皮质激素或免疫抑制治疗有良好的反应，且病程良性。

Cogan 综合征

Cogan 综合征（Cogan's syndrome，CS）是指由非梅毒性间质性角膜炎（图 21E-6）和免疫介导内耳疾病引起视听功能障碍的一种综合征。该病男女发病率相当，可累及各年龄段，以30~40岁为主。主要表现为突发性耳聋、美尼尔样眩晕、耳鸣及眼内炎症等，这些症状可单独或同时存在[22]。该病的其他表现常于发病几个月后出现。听力丧失表现为双侧性，在听力图上显示为渐进性加重的下降趋势。前庭试验表现为双侧耳蜗功能障碍，这可助于其与美尼尔综合征的鉴别。与美尼尔综合征相比，Cogan 综合征常表现为持

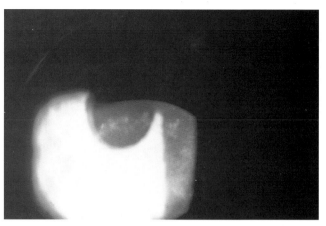

图 21E-6 （也见彩图 21E-6）Cogan 综合征患者的非梅毒性间质性角膜炎表现。裂隙灯后照法显示早期科根综合征患者角膜角质层呈斑驳状、凹陷及颗粒状表现

续性听力损坏。巩膜炎、葡萄膜炎或其他眼部炎症性疾病（图 21E-7）可于发病之初即存在，早期可能无间质性角膜炎表现，往往随病程发展而出现。本病全身表现包括头痛、发热、关节痛、血管炎，伴或不伴大动脉炎。Cogan 综合征患者的关键性评估和监测需要风湿病学科、耳鼻喉科及眼科专家的专业知识及共同合作[23]。

目前尚无针对 Cogan 综合征治疗的对照性研究。糖皮质激素可局部应用于前眼疾病，糖皮质激素的系统治疗用于有视听表现、持续性眼部症状，或有血管炎、明显全身表现等并发症时。该病一经确诊应立即开始治疗，剂量要足 [至少 1mg/（kg·d）]，疗程要长至能初步控制疾病及复发，2~3周的症状改善说明治

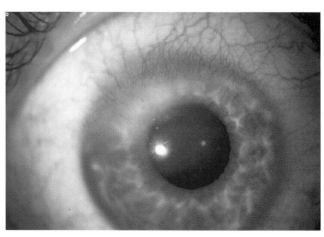

图 21E-7 （也见彩图 21E-7）Cogan 综合征局限性角膜水肿。晚期科根综合征典型眼角膜表现：局限性周边角膜水肿，轻度血脂渗透，角膜边缘中度血管生成

疗有效，随后可逐步减少剂量；如有必要，可加用免疫抑制剂以维持疗效。该病患者听力预后较差[22]，双侧耳聋患者用人工耳蜗埋植治疗可能有效。

持久性隆起性红斑

　　持久性隆起性红斑（erythema elevatum diutinum，EED）是一种极罕见的具有明显临床及组织病理学特征的慢性复发性血管炎[24-25]。该病好发于中年，男女均可发病。独特的病变表现为紫色、红色或棕色的环状或结节状斑块，皮损常发于四肢远端伸侧面，且常覆盖于关节上面，也可见于全身。陈旧性病变可密集融合（图 21E-8），新发病变可伴有刺痛，灼痛或压痛，并可伴有全身症状。在病变早期，EED 的病理学特征为白细胞破碎性血管炎，即血管周围中性粒细胞浸润；更成熟病变表现为血管周围洋葱皮样纤维化，还可见毛细血管增生及含胆固醇的组织细胞。鉴别诊断包括其他中性粒细胞性皮肤病，主要是 Sweet 综合征。

　　持久性隆起性红斑的发病已被证实与感染性疾病相关，包括人免疫缺陷病毒感染、血液系统疾病（尤其是 IgA 型内种球蛋白病）和免疫介导的炎症性疾病

如类风湿关节炎等。治疗 EED 相关疾病可使其本身受益，有报道称氨苯砜（100 mg/d）已成功治疗部分患者。

（李 霞 译　孙凌云 校）

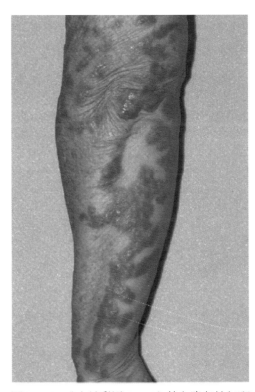

图 21E-8 （也见彩图 21E-8）持久隆起性红斑

参考文献

1. International Study Group for Behçet's Disease. Criteria for diagnosis of Behçet's disease. Lancet 1990;335:1078–1080.
2. Kural-Seyahi E, Fresco I, Seyahi N, et al. The long-term mortality and morbidity of Behcet syndrome: a 2-decade outcome survey of 387 patients followed at a dedicated center. Medicine (Baltimore), 2003;82:60–76.
3. Calamia KT, Schirmer M, Melikoglu M. Major vessel involvement in Behcet disease. Curr Opin Rheumatol 2005;17:1–8.
4. Le Thi Huong D, Wechsler B, Papo T, et al. Arterial lesions in Behçet's disease. A study in 25 patients. J Rheumatol 1995;22:2103–2113.
5. Hamuryudan V, Er T, Seyahi T, et al. Pulmonary artery aneurysms in Behcet syndrome. Am J Med 2004;117:867–870.
6. Borhani Haghighi A, Pourmand R, Nikseresht AR. Neuro-Behcet disease. A review. Neurologist 2005;11:80–89.
7. Schirmer M, Calamia KT. Is there a place for large vessel disease in the diagnostic criteria for Behçet's disease? J Rheumatol 1999;26:2511–2512.
8. Kaklamani VG, Vaiopoulos G, Kaklamanis PG. Behçet's Disease. Semin Arthritis Rheum 1998;27:197–217.
9. Yurdakul S, Mat C, Tuzun Y, et al. A double-blind trial of colchicine in Behçet's syndrome. Arthritis Rheum 2001;44:2686–2692.
10. Hamuryudan V, Ozyazgan Y, Hizli N, et al. Azathioprine in Behçet's syndrome: Effects on long-term prognosis. Arthritis Rheum 1997;40:769–774.
11. Kötter I, Zierhut M, Eckstein A, et al. Human recombinant interferon alfa-2a for the treatment of Behçet's disease with sight threatening posterior or panuveitis. Br J Ophthalmol 2003;87:423–431.
12. Melikoglu M, Fresco I, Mat C, et al. Short-term trial of etanercept in Behçet's disease: a double blind, placebo controlled study. J Rheumatol 2005;32:98–105.
13. Takeno M, Kariyone A, Yamasita M, et al. Excessive function of peripheral blood neutrophils from patients with Behçet's disease and from HLA-B51 transgenic mice. Arthritis Rheum 1995;38:426–433.
14. Hasan A, Fortune F, Wilson A, et al. Role of gamma delta T cells in pathogenesis and diagnosis of Behçet's disease. Lancet 1996;347:789–794.
15. Lehner T. The role of heat shock protein, microbial and autoimmune agents in the aetiology of Behçet's disease. Int Rev Immunol 1997;14:21–32.
16. Gul A. Behcet's disease as an autoinflammatory disorder. Curr Drug Targets Inflamm Allergy 2005;4:81–83.

21

17. Lie, JT. Primary (granulomatous) angiitis of the central nervous system: a clinicopathologic analysis of 15 new cases and a review of the literature. Hum Pathol 1992;23: 164–171.

18. Calabrese LH, Mallek JA. Primary angiitis of the central nervous system. Report of 8 new cases, review of the literature, and proposal for diagnostic criteria. Medicine (Baltimore) 1988;67:20–39.

19. Calabrese LH, Gragg LA, Furlan AJ. Benign angiopathy: a distinct subset of angiographically defined primary angiitis of the central nervous system. J Rheumatol 1993;20: 2046–2050.

20. Woolfenden AR, Tong DC, Marks MP, et al. Angiographically defined primary angiitis of the CNS: is it really benign? Neurology 1998;51:183–188.

21. Salvarani C, Hunder GG. Primary central nervous system vasculitis (PCNSV): Clinical features and outcome. Arthritis Rheum 2005(52 supplement):S650.

22. Gluth MB, Baratz KH, Matteson EL, et al. Cogan Syndrome: a retrospective review of 60 patients throughout a half century. Mayo Clin Proc 2006;81:483–488.

23. McCallum RM, St. Clair EW, Haynes BF. Cogan's Syndrome. In Hoffman GS, Weyand C, eds. Inflammatory Diseases of Blood Vessels. New York: Marcel Dekker, Inc.; 2002:491–509.

24. Wahl CE, Bouldin MB, Gibson LE. Erythema elevatum diutinum: clinical, histopathologic, and immunohistochemical characteristics of six patients. Am J Dermatopathol 2005;27:397–400.

25. Gibson LE, el-Azhary RA. Erythema elevatum diutinum. Clin Dermatol 2000;18:295–299.

血管炎

F. 川崎病

Barry L.Myones, MD

- 川崎病，又称皮肤黏膜淋巴结综合征，是一种发生于儿童的系统性炎症紊乱，伴有血管炎，可导致冠状动脉瘤的形成。
- 川崎病其他典型的特点包括：高热、颈部淋巴结肿大、结膜炎、唇与口腔红斑改变、唇皲裂、草莓舌和多形性红斑。
- 80% 的川崎病发生于 5 岁以下。

- 川崎病与感染密切相关，特别有可能是超敏抗原介导所致，但研究并未证实。
- 大剂量的阿司匹林和丙种球蛋白静脉滴注（IVIG）是治疗川崎病的基石。IVIG 对预防冠状动脉瘤必不可少。
- 有报道部分患有川崎病儿童几年发生了冠状动脉血栓所致心肌梗死。

川崎病（Kawasaki's Disease，KD）是一种全身性血管炎性疾病，多发生于婴幼儿，并可能与冠脉动脉炎的发展和动脉瘤的形成有关（图 21F-1）。在美国，KD 是儿童期后天性心脏病的首要原因。这种疾病最先于 1967 年由日本的 Tomasaku Kawasaki 定义[1-2]，而在此之前一直被称作皮肤黏膜淋巴结综合征（MCLNS）[3]。虽然这类疾病被命名为川崎症，但在正式命名之前，医学文献中至少有一处有报道过这类疾病[4]。这个病例将在下面详细讲述，它表现了 KD 的典型特点。

5 岁女孩，喉咙痛，发热至 105°F（40℃），躯干有红斑疹，病危[4]。口咽部病变，包括硬腭部口腔溃疡，红斑病变，舌乳头突出。住院第 5 天，高热停止，但仍低热，心动过速（140 次 / 分）。她的手指皮肤脱皮，但在随后的几周内，脱皮现象稳定。入院后 1 个月，出现急性胸痛、气短，最终死亡。尸检发现，心包内有血液和血块，心外膜血管有几个大的血管瘤。其中一个动脉瘤位于左冠状动脉，已经有成熟樱桃大小，并且刚好位于心包出血的部位。虽然本病的微观外观是典型的结节性多动脉炎（即 PAN，见第 21B 章），但没有肝或肾梗死。事实上仅心脏受到了严重影响。该孩子的死亡被认为是"幼儿性结节性多动脉炎"，即现在的川崎病。

临床特点

川崎病发展迅速，可以在几周内恶化，然后完全恢复。在川崎最初描述的 50 例患者中，症状通常在 1 个月内消失。而有报道在接下来的几年中死于心脏并发症者（通常为冠脉血管血栓的形成）[5-6]。KD 的心脏并发症源于严重的血管炎导致的冠脉狭窄，而冠脉狭窄源于肌层细胞通过破坏的内部弹性层从中层迁移。虽然只有少数患者（＜ 5%）发生灾难性的心脏并发症，但仍说明川崎病可使患者有更多机会发生心脏疾病。心脏损伤可能包括心肌炎、心包炎、冠状动脉瘤扩张后血栓形成和心肌梗死。川崎病的血管炎倾向于侵袭冠状动脉，而且它特异性地导致冠状动脉瘤的形成依然难以解释。

除了关于心脏疾病的发现外，还有其他许多有趣的临床发现与川崎病相关（表 21F-1）。高热可持续至少 5 天。结膜炎症通常为非化脓性，伴有嘴唇和口腔红斑变化 [图 21F-3（A）]。嘴唇皲裂 [图 21F-3（A）]、口咽部弥漫性发红，并出现草莓舌（图 21F-4）。多形性红斑通常影响躯干 [图 21F-3（A）]，颈部区域淋巴结肿大。手掌和脚掌出现红斑和硬结，愈合期出现皮肤脱屑[7-9]。

非典型川崎病这个名词用于描述 2 ～ 5 岁以外的

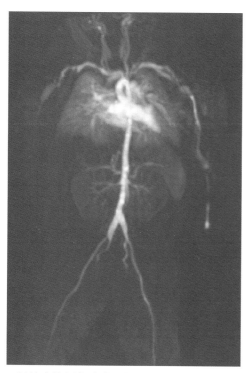

图 21F-1　川崎病的冠状动脉和外周动脉瘤。患 KD 婴儿的磁共振血管造影，显示锁骨、腋窝和近端肱骨动脉，以及右髂总动脉和近端髂内动脉有扩张。还有一个动脉瘤位于左髂内动脉

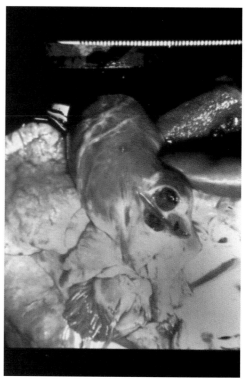

图 21F-2　冠状动脉血栓形成导致川崎病患者死亡〔Reproduced with permission from the American College of Rheumatology collection，slide 124（#9406010）.〕

表 21F-1　川崎病的诊断标准（满足以下 6 条中的 5 条，且排除其他疾病后，可诊断 KD）

发热至少 4 天
非化脓性眼结合膜充血
唇及口腔变化（包括干、皲裂、草莓舌、口腔黏膜弥漫充血）
首发于躯干的多形性红斑
急性非化脓性颈部淋巴结肿大（大于 1.5cm）
周围肢体的变化（包括掌跖红斑、手足硬性水肿、趾端膜状蜕皮）

儿童，以及那些不具备典型川崎病表现的病例。不完全川崎病这个名词用于描述有川崎病但不完全符合典型川崎病的表现的病例。这两种情况可以通过超声心动图发现冠状动脉脉瘤而诊断，也通常见于小婴儿或者较大的儿童[10-11]。事实上，冠状动脉脉瘤更常见于小于 6 个月的婴儿。由于疾病术语的困扰（而且常被不规范地使用），在川崎病专家们中有淘汰使用这两个名词的趋势。川崎病罕见的疾病特征包括无菌性脓尿、尿道炎、关节痛、关节炎、无菌性脑膜炎、腹泻、腹痛、心包积液、梗阻性黄疸和胆囊水肿。

静脉注射免疫球蛋白（IVIG）是 KD 治疗的关键药物。但因为费用高，使得其在世界许多地方应用受限。美国心脏协会（AHA）同时关注潜在的 IVIG 过度使用以及不能应用此药的情况，制定了如何让 KD 患者及时得以诊断和治疗的指南（表 21F-2 到表 21F-4）[12-13]。在这些指南中，流行性病学上对 KD 的定义包括发热至少 4 天及有至少 4 个主要症状而不能用其他原因解释；或者发热至少 4 天及不到 4 个主要症状，但通过超声心动图和冠状动脉造影检测到冠状动脉异常。

流行病学

在日本，病例多出现在冬末和春季。发病儿童的高峰年龄为 6 ～ 12 个月，80% 患者小于 5 岁。男女比例为 1 : 5。除 3 次暴发流行（1979 年、1982 年、1985 或 1986 年）外，新发病例已高达 5000 ～ 6000 例/年。地方小于 5 岁儿童的年发病率为 67/10 万，复发率为 6%。

在美国，该疾病也有季节性。儿童高发年龄为

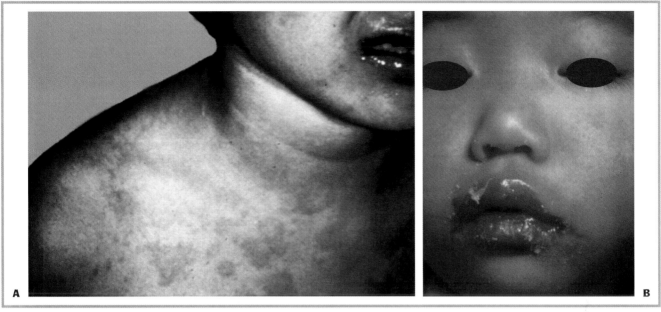

图 21F-3 （也见彩图 21F-3）川崎病的口腔和皮肤表现。（A）嘴唇红斑以及皮肤的环形皮疹。（B）嘴唇皲裂及脱皮 [Reproduced with permission pending from the American College of Rheumatology slide collection.(A)Slide 93(#9106110).(B)Slide 92(#9106131).]

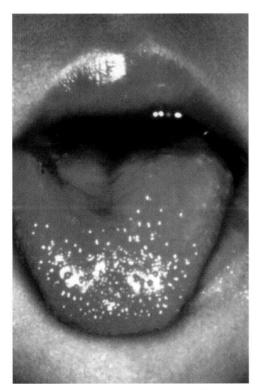

图 21F-4 （也见彩图 21F-4）川崎病患者的草莓舌。[Reproduced with permission pending from the American College of Rheumatology slide collection，Slide 95（#9106120）.]

表 21F-2　川崎病诊断治疗修正指南

流行性病学上对 KD 的定义包括发热至少 4 天以及至少 4 个主要症状（表 21F-1）而不能用其他原因解释；或者发热至少 4 天以及不到 4 个主要症状，但通过超声心动图和冠状动脉造影检测到冠状动脉异常。
小于 6 个月的婴儿高热至少 7 天用其他原因无法解释，即便在没有其他任何主要临床症状时，都要做超声心动图和实验室炎症检查。
下面的实验室参数，可以用来帮助判断疾病的严重程度：CRP ≥ 3.0 mg/dl，ESR ≥ 40 mm/h，白蛋白 ≤ 3.0 g/dl，贫血，ALT 升高，7 天后血小板 ≥ 450 000，WBC ≥ 15 000，尿常规镜检 WBC ≥ 10/HP。

SOURCE：From the scientifi c statement by the American Heart Association（AHA）Committee on Rheumatic Fever，Endocarditis，and Kawasaki Disease. irculation 2004；110：2747–2771 and Pediatrics 2004；114：1708–1733.

ALT，谷丙转氨酶；CRP，C 反应蛋白；ESR，红细胞沉降率；WBC，白细胞计数

表 21F-3　超声心动图标准（符合任意一条即可）

1. LAD 或者 RCA z 分数 ≥ 2.5
2. 日本机构标准（＜ 5 岁儿童冠脉直径＞ 3 mm，≥ 5 岁儿童冠脉直径＞ 4 mm，内腔直径 ≥ 1.5× 相邻节段，冠状动脉管腔明显不规则）。
3. ≥ 3 个以下特征：血管周围亮点、缺乏逐渐变细血管、左心室功能下降、二尖瓣反流、心包积液、LAD 或 RCA z 分数 =2 ~ 2.5。

SOURCE：From the scientifi c statement by the American Heart Association（AHA）Committee on Rheumatic Fever，Endocarditis，and Kawasaki Disease. Circulation 2004；110：2747–2771 and Pediatrics 2004；114：1708–1733.

LAD，冠状动脉左前降支；RCA，右冠状动脉

21

表 21F-4　川崎病推荐治疗方案

急性期
阿司匹林 80 ～ 100 mg/（kg·d），Q6 h，2 周；
IVIG 2 g/kg1 次，10 ～ 12 h 内注射完。

恢复期
ASA 3 ～ 5 mg/（kg·d），Qd，持续 6 ～ 8 w，直到通过超声心动图证实无冠脉瘤。

急性冠脉栓塞
ASA 3 ～ 5 mg/（kg·d），Qd；
对于高风险的患者，一些医生会添加潘生丁；
当有严重冠脉栓塞或者以前发生过冠脉栓塞，一些医生会使用华法林或者肝素来负责抗血小板聚集。

对于有冠脉瘤患者的慢性治疗
ASA 3 ～ 5 mg/（kg·d），Qd；
对于高风险的患者，一些医生会添加潘生丁；
当有严重冠脉栓塞或者以前发生过冠脉栓塞，一些医生会使用华法林或者肝素来负责抗血小板聚集。

SOURCE：From the scientific statement by the American Heart Association（AHA）Committee on Rheumatic Fever，Endocarditis，and Kawasaki Disease. Circulation 1993；87；1776–1780 and Pediatrics 1979；63；175–179.

18 ～ 24 个月，每年因病住院者 3000 人。复发率为 1% ～ 3%。1971—1980 年夏威夷的数据显示，不同种族的发病率存在差异，小于 8 岁儿童年发病率：日本人 33.6/10 万、中国人 11.1/10 万、夏威夷人 9.2/10 万、菲律宾人 2.9/10 万、白种人 2.8/10 万。1980—1983 年洛杉矶的数据显示，小于 14 岁儿童年发病率：亚洲人 23.0/10 万、非裔美国人 2.3/10 万、白种人及拉美裔人 1.6/10 万[14-17]。

病因学

KD 的流行病学特性与传染病是一致的：类似感染的临床特征（发热、淋巴结肿大），时间 / 空间聚集，流行性发生，并可能和发病附近的水体有关。然而迄今为止，其为传染病的证据未被找到。血清学检测和培养都没有找到常规病毒、支原体、立克次体或细菌（链球菌、葡萄球菌）。分子生物学技术的出现为此提供了契机，但是以下病原均有可能：痤疮短棒菌苗的变种、反转录病毒、立克次体、微小病毒 B19、EB 病毒和冠状病毒，以及金黄色葡萄杆菌 TSST-1 和其他超敏抗原（如耶尔森菌）。

超敏抗原介导假说得到了临床[18-22]和干酪乳杆菌细胞壁提取物刺激冠状动脉而构建的小鼠模型的证实[23]。这一假说具体内容为：全球各地不同的病原体通过 T 细胞受体 -Vβ 结合从而激活免疫反应。一个寡克隆反应证实位于受影响的血管壁中的浆细胞通过分泌 IgA 发挥效应。这一发现使得我们有理由相信，可能引发这一过程的病原体可通过呼吸道或消化道的门户进入，并且是抗原驱动的过程[24-25]。

病理

病理特点是免疫激活。机体免疫异常已经在川崎病中描述，但以下并非事实的全部：内皮细胞活化（特别是 HLA-DR 在冠状动脉内皮细胞中的表达）；自身抗体的形成（如，抗内皮细胞抗体）；补体的激活和免疫复合物的形成；免疫调节异常（淋巴细胞浸润，CD4+ 细胞和 B 细胞活化，单核巨噬细胞活化，T 淋巴细胞和多克隆 B 细胞活化）；黏附分子负转录调控（黏附分子 P、E、L）；血管内皮生长因子的增加；细胞因子的产生，即 γ-INF、IL-1、IL-4、IL-6、IL-10 及 TNF-α 的高表达[18,26-28]。在严重情况下，这种"细胞因子风暴"可导致巨噬细胞活化综合征（MAS）。

治疗

疾病的早期发现者，治疗采用水杨酸，使用治疗风湿热一样剂量的阿司匹林。然而，由于阿司匹林通过胃肠道吸收有可能会引发胃肠道血管炎，所以阿司匹林的使用剂量必须及时监测。如果使用高剂量的阿司匹林 [如 100 ～ 150mg/（kg·d）]，小肠吸收能力的提高可导致中毒症状。在日本，由于日本人口中降解水杨酸的基因较少，故而仅采用 30 ～ 50mg/（kg·d）。美国和日本的联合研究显示，30 ～ 50mg/kg 的阿司匹林加 IVIG（见下文），在大多数情况下可以预防动脉瘤的形成[29]。然而，当前 AHA 指南，则采用 80 ～ 100mg/（kg·d）的剂量，分 4 次服用（表 21F-4）。

Furusho 使用在免疫性血管减少性紫癜研究中的实验方法对单独使用阿司匹林和阿司匹林联合 IVIG [0.4mg/（kg·d）] 进行了比较[30]。一个多中心的研究表明联合用药者冠状动脉异常的发生率下降：单用阿司匹林组 33%（38/119），联合用药组仅为 4%（3/68）[31]。联合 IVIG 组没有一例有出现巨大冠状动脉瘤，而单用阿司匹林组有 6% 发生了这种情况。这项研究使得 IVIG 成为治疗的标准方法。几年后，一项随访研究比较了单剂量 IVIG（一次给予 1 g/kg）和传统的 IVIG 给药（0.4 mg/kg/d×4d），显示单剂量给药更具优势（冠状动脉瘤的发生率进一步降低）[32]。此后，单剂量疗法成为 AHA 的标准治疗方案（表 21F-4）[9,33]。

令人惊讶的是，对于川崎病患者是否使用糖皮质激素仍存在争议。一项回顾性研究评估了 5 种不同的治疗方案的结果：单用阿司匹林组、阿司匹林联合泼尼松组、泼尼松组、泼尼松联合华法林组以及不接受治疗组（使用抗生素或其他治疗）。虽然和不治疗组相比，单用阿司匹林组患者动脉瘤发生率从 20% 减少到了 11%，但单独泼尼松组动脉瘤发生率却升高了 67%[34]。值得注意的是，阿司匹林联合泼尼松组的 7 名患者无一发生动脉瘤却没有在研究中讨论。另外，单独使用泼尼松的患者最初状态也是最差的（也正应为如此，才使用糖皮质激素这样的强有力治疗方案）。

研究结果公开后，使用糖皮质激素治疗川崎病患者比例下降，而且这一治疗方法不为儿科医生宠信，事实上已经被认为是禁忌用药。最近很多案例评估了那些对 IVIG 抵抗的患者联合使用甲基泼尼松龙，在效果方面的潜力令人鼓舞[35-37]。从一个多中心临床实验研究[38] 的初步结果得知，联合使用糖皮质激素并不会增加冠脉瘤的危险，同时它可以减少发热、炎症介质产生，缩短住院时间并减少 IVIG 的副作用。

NIH 的共识会议披露正考虑在微血管水平开发免疫活性物质用于川崎病的治疗，以期取得更好效果。日本的长期（10～15 年）随访数据显示一些患者有发生后遗症，通过血管内超声以及快速 CT 挥之不去的冠状动脉瘤和（或）管壁的纤维化。最大的警示是，这些不正常的地方患病期间通过血管超声心动图甚至冠脉造影却是正常的。通过对川崎病患者 23 年后，心内膜心肌活检的电子显微镜下观察，可以发现逐步进展的微血管瘤和小血管的凝血功能障碍。小部分没有冠心病危险因素的年轻人有发生心肌梗死，造影显示存在巨大动脉瘤以及曾患过川崎病。对于这部分人，到底是川崎病的再度活化还是因为之前血管损伤的结果，仍然未知。

较新的治疗方式已经在选定的患者和人群中实验，小样本研究以及建议显示，抗糖蛋白 II$_b$/III$_a$ 单克隆抗体（阿昔单抗）或者使用低分子肝素可能通过使得内皮细胞重塑，使得动脉瘤更快地消失。无创性的成像方式，如 MRI 扫描胸部和腹部，有利于对动脉瘤的发展的研究。血管炎在川崎病发生中的作用，促使需

要有更强力及联合的疗法实施[39]。

己酮可可碱，一种磷酸二酯酶抑制剂，具有抗血小板活性、舒张血管、影响红细胞流变性和抑制 TNF 的合成的作用。对于川崎病患者，一个疗程的药 [20 mg/（kg·d），每天分 3 次服用] 可使得临床症状得以改善并减少冠脉瘤形成的比例[40]。进一步的药代动力学研究表明，当使用剂量为 25 mg/（kg·d）时，不仅安全，而且可以使 TNF 发生率降低 28%[41]。有非对照研究报道川崎病婴儿每天的耐受量为 40～60 mg/kg。一个关于阿昔单抗的多中心研究也正在进行[42-43]。

（陈进伟 译 卢昕 校）

参考文献

1. Kawasaki T. Acute febrile mucocutaneous syndrome with lymphoid involvement with specific desquamation of the fingers and toes in children [in Japanese]. Arerugi 1967; 16:178–222.
2. Kawasaki T, Kosaki F, Okawa S, et al. A new infantile acute febrile mucocutaneous lymph node syndrome (MLNS) prevailing in Japan. Pediatrics 1974;54:271–276.
3. Takahashi M. Kawasaki syndrome (mucocutaneous lymph node syndrome). In: Emmanouilides GC, ed. Moss and Adams heart disease in infants, children, and adolescents: including the fetus and young adult. 5th ed. Baltimore: Williams & Wilkins, 1995:13909.
4. Spector S. Scarlett fever, periarteritis nodosa, aneurysm of the coronary artery with spontaneous rupture, hemoperi-cardium. Arch Pediatr 1939;25:319.
5. Kato H, Ichinose E, Yoshioka F, et al. Fate of coronary aneurysms in Kawasaki disease: serial coronary angiography and long-term follow-up study. Am J Cardiol 1982; 49:1758–1766.
6. Kato H, Ichinose E, Kawasaki T. Myocardial infarction in Kawasaki disease: clinical analyses in 195 cases. J Pediatr 1986;108:923–927.
7. Japan Kawasaki Disease Research Committee. Diagnostic guideline of Kawasaki disease. Tokyo: Japan Kawasaki Disease Research Committee; 1984.
8. American Heart Association Committee on Rheumatic Fever, Endocarditis, and Kawasaki Disease. Diagnostic guidelines for Kawasaki disease. Am J Dis Child 1990; 144:1218–1219.
9. Dajani AS, Taubert KA, Gerber MA, et al. Diagnosis and therapy of Kawasaki disease in children. Circulation 1993;87:1776–1780.
10. Rowley AH, Gonzalez-Crussi F, Gidding SS, et al. Incomplete Kawasaki disease with coronary artery involvement. J Pediatr 1987;110:409–413.
11. Rosenfeld EA, Corydon KE, Shulman ST. Kawasaki disease in infants less than one year of age. J Pediatr 1995; 126:524–529.

12. Newburger JW, Takahashi M, Gerber MA, et al. Diagnosis, treatment, and long term management of Kawasaki disease. A statement for health professionals from the committee on rheumatic fever, endocarditis, and Kawasaki disease. Council on cardiovascular disease in the young. American Heart Association. Circulation 2004;110:2747–2771.

13. Newburger JW, Takahashi M, Gerber MA, et al. Diagnosis, treatment, and long term management of Kawasaki disease. A statement for health professionals from the committee on rheumatic fever, endocarditis, and Kawasaki disease. Council on cardiovascular disease in the young. American Heart Association. Pediatrics 2004;114:1708–1733.

14. Taubert KA. Epidemiology of Kawasaki disease in the United States and worldwide. Prog Pediatr Cardiol 1997;6:181–185.

15. Mason WH, Takahashi M, Schneider T. Recurrence of Kawasaki disease in a large urban cohort in the United States. In: Takahashi M, Taubert K, eds. Proceedings of the Fourth International Symposium on Kawasaki Disease. Dallas: American Heart Association; 1993:21–26.

16. Taubert KA, Rowley AH, Shulman ST. A 10 year (1984–1993) United States hospital survey of Kawasaki disease. In: Kato H, ed. Kawasaki disease: proceedings of the 5th International Kawasaki Disease Symposium. New York: Elsevier; 1995:34–38.

17. Yanagawa H, Yashiro M, Nakamura Y, et al. Results of 12 nationwide epidemiological incidence surveys of Kawasaki disease in Japan. Arch Pediatr Adolesc Med 1995;149:779–783.

18. Barron KS, Shulman ST, Rowley A, et al. Report of the National Institutes of Health workshop on Kawasaki disease. J Rheumatol 1999;26:170–190.

19. Leung DY, Meissner HC, Shulman ST, et al. Prevalence of superantigen-secreting bacteria in patients with Kawasaki disease. J Pediatr 2002;140:742–746.

20. Leung DYM, Giorno RC, Kazemi LV, et al. Evidence for superantigen involvement in cardiovascular injury due to Kawasaki disease. J Immunol 1995;155:5018–5021.

21. Leung DY, Meissner HC, Fulton DR, et al. Toxic shock syndrome toxin-secreting *Staphylococcus aureus* in Kawasaki syndrome. Lancet 1993;342:1385–1388.

22. Abe J, Kotzin BL, Jujo K, et al. Selective expansion of T cells expressing T-cell receptor variable regions V beta 2 and V beta 8 in Kawasaki disease. Proc Natl Acad Sci USA 1992;89:4066–4070.

23. Tomita S, Myones BL, Shulman ST. In vitro correlates of *L. casei* animal model of Kawasaki Disease. J Rheumatol 1993;20:362–367.

24. Duong TT, Silverman ED, Bissessar MV, et al. Superantigenic activity is responsible for induction of coronary arteritis in mice: and animal model for Kawasaki disease. Int Immunol 2003;15:79–89.

25. Rowley AH, Eckerley CA, Jack HM, et al. IgA plasma cells in vascular tissue of patients with Kawasaki syndrome. J Immunol 1997;159:5946–5955.

26. Rowley AH, Shulman ST, Spike BT, et al. Oligoclonal IgA response in the vascular wall in acute Kawasaki disease. J Immunol 2001;166:1334–1343.

27. Laxer RM, Schaffer FM, Myones BL, et al. Lymphocyte abnormalities and complement activation in Kawasaki disease. Prog Clin Biol Res 1987;250:175–184.

28. Myones BL, Bathori JM, Tomita S, et al. Intravenous IgG infusions are associated with the in vitro inhibition of classical pathway-mediated lysis of sheep red blood cells and a decrease in C4d levels in Kawasaki disease. In: Takahashi M, Taubert K, eds. Proceedings of the Fourth International Kawasaki Disease Symposium. Dallas: American Heart Association; 1993:412–418.

29. Terai M, Shulman ST. Prevalence of coronary artery abnormalities in Kawasaki disease is highly dependent on gamma globulin dose but independent of salicylate dose. J Pediatr 1997;131:888–893.

30. Furusho K, Kamiya T, Nakano H, et al. High-dose intravenous gammaglobulin for Kawasaki disease. Lancet 1984;2:1055–1058.

31. Newburger JW, Takahashi M, Burns JC, et al. The treatment of Kawasaki syndrome with intravenous gamma globulin. N Engl J Med 1986;315:341–347.

32. Newburger JW, Takahashi M, Beiser AS, et al. A single intravenous infusion of gamma globulin as compared with four infusions in the treatment of acute Kawasaki syndrome. N Engl J Med 1991;324:1633–1639.

33. Dajani AS, Taubert KA, Takahashi M, et al. Guidelines for long-term management of patients with Kawasaki disease. Circulation 1994;89:916–922.

34. Kato H, Koike S, Yokoyama T. Kawasaki disease: effect of treatment on coronary artery involvement. Pediatrics 1979;63:175–179.

35. Wright DA, Newburger JW, Baker A, et al. Treatment of immune globulin-resistant Kawasaki disease with pulsed doses of corticosteroids. J Pediatr 1996;128:146–149.

36. Shinohara M, Sone K, Tomomasa T, et al. Corticosteroids in the treatment of the acute phase of Kawasaki disease. J Pediatr 1999;135:465–469.

37. Hashino K, Ishii M, Iemura M, et al. Re-treatment of immunoglobulin-resistant Kawasaki disease: a comparative study of additional immune globulin and steroid pulse therapy. Pediatr Int 2001;43:211–217.

38. Sundel RP, Baker AL, Fulton DR, et al. Corticosteroids in the initial treatment of Kawasaki disease: report of a randomized trial. J Pediatr 2003;142:611–616.

39. Myones BL, Altman CA, Ayres N, et al. Imaging of coronary and peripheral arteries with magnetic resonance angiography (MRA) in infants with Kawasaki disease: a new utilization to guide therapy. Arthritis Rheum 2002;46:S309.

40. Furukawa S, Matusubara T, Umezawa Y, et al. Pentoxifylline and intravenous gamma globulin combination therapy for acute Kawasaki disease. Eur J Pediatr 1994;153:664–667.

41. Best BM, Burns JC, DeVincenzo J, et al. Pharmacokinetics and tolerablility assessment of a pediatric oral formulation of pentoxifylline in Kawasaki disease. Curr Ther Res 2003;64:96–115.

42. Burns JC, Mason WH, Hauger SB, et al. Infliximab treatment for refractory Kawasaki Syndrome. J Pediatr 2005;146:662–667.

43. Weiss JE, Eberhard BA, Chowdhury D, et al. Infliximab as a novel therapy for refractory Kawasaki disease. J Rheumatol 2004;31:808–810.

第 22 章

复发性多软骨炎

Harvinder S. Luthra, MD

- 复发性多软骨炎（RP）是全世界范围内任何年龄阶段均可发生的罕见病，男女发病概率相同。
- 30%的患者可出现RP相关的风湿病和血液系统紊乱。淋巴细胞浸润导致的软骨结构炎症及抗胶原蛋白抗体均与自身免疫的病理机制相一致。
- 特征性的临床表现是急性外耳、鼻软骨和喉软骨的红肿热痛。可出现非侵蚀性关节炎、眼炎和前庭症状，心脏和肾也可受累。
- 该疾病的诊断以临床诊断为主，软骨活检可能有用。
- 非甾类抗炎药（NSAIDs）或糖皮质激素治疗可以控制炎症，疾病严重时需免疫抑制剂和生物治疗。
- 严重时可累及喉和气管，可能需要气管切开。

复发性多软骨炎（relapsing polychondritis，RP）是一个病因不明并反复出现的鼻、耳、气管和关节的软骨结构的炎症反应。RP被认为是一种自身免疫性疾病。它最初是由Jaksch Wartenhorst[1]在记录一个以外耳肿胀、鼻梁塌陷、发热和关节炎为特征的全身性疾病患者时描述了这种疾病。Pearson和他的同事们[2]首次提出了复发性多软骨炎（RP）这个术语，并细致地描述了他们自己的几个RP患者及文献中的RP患者的临床特点。自那以后，世界各地均有这种疾病的描述，它也可发生在所有年龄组中，而50岁是高发年龄。超过30%的患者有与此病相关的其他障碍，通常是自身免疫性或血液性的，包括全身性血管炎综合征、系统性红斑狼疮（SLE）、干燥综合征、重叠结缔组织疾病、类风湿关节炎（RA）、脊柱关节病、骨髓细胞生成障碍综合征、霍奇金病、糖尿病和寻常型银屑病[3]。它是一种罕见的疾病，每百万人中有3.5人发生（Michet）。5年生存率约74%。男女比例相等[4]。

病理显示由单核细胞造成的纤维软骨交界处的破坏性改变（图22-1）。这些细胞为CD4$^+$T淋巴细胞[5]。已有证据证明局部补体的激活[6-7]，抗胶原抗体水平升高和软骨成分细胞介导的免疫水平升高[8-9]。最近，类似的变化已在Ⅱ型胶原蛋白免疫的转基因小鼠中观察到[10]。观察到的这些现象与自身免疫机制参与本病的假想是一致的。

耳鼻喉

本病标志性特征之一，也是40%患者出现本病的特征是外耳的急性红、肿、疼痛（图22-2）。这可能是自发性的或轻微受伤后，即使最初是单侧发生，大多数患者发展为双侧。最终有80%的患者经历外耳的肿胀（表22-1）。外耳耳垂一般不受累。复发性炎症反复发作导致外耳软骨的破坏，造成松软耳或者菜花耳。在极少数情况下，外耳软骨钙化。鼻梁也可能同样受累，致鼻梁塌陷。炎症肿胀致外耳道狭窄，引起传导性耳聋。约有1/3的患者因内听动脉血管炎致不同程度的前庭或听觉功能异常[11]。

呼吸系统

呼吸系统受累的常见症状有声音嘶哑、咳嗽、喘息和呼吸困难，其严重程度取决于气管软骨炎的严重程度。甲状软骨和气管压痛提示呼吸系统受累。无论是局部或广泛的气管狭窄都将导致呼吸道分泌物不能咳出、呛咳发作和呼吸道感染。呼吸系统的并发症可能致命，因此一旦出现这些症状应十分警惕。高达50%的患者可观察到不同程度的呼吸系

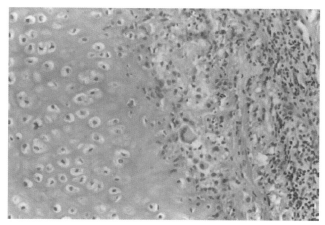

图 22-1 一位 RP 病人耳部软骨和软骨膜交界处的组织学特征。在这个区域可见单核细胞浸润，偶见多核白细胞，并有关节破坏。HE 染色。放大 200 倍（Courtesy of Dr. Lestor E. Wold.）

表 22-1 RP 的临床表现

临床表现	首次出现（%）	合计（%）
耳软骨炎	40	85
鼻软骨炎	20	50
听觉丧失	9	30
关节炎	35	50
眼部表现	20	5
喉气管支气管炎	26	48
喉气管结构改变	15	23
系统性血管炎	3	10
瓣膜功能障碍	0	6

SOURCE：Adapted from Isaak BL，Liesegang TJ，Michet CJ Jr. Ophthalmology 1986；93：681–689，by permission of *Ophthalmology*.

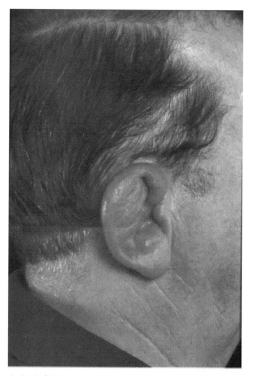

图 22-2 （也见彩图 22-2）耳朵发生急性炎症，非软骨来源的耳垂不受累

症状[12]。

心血管系统

约 10% 的患者中可观察到各种类型的血管炎。包括小血管受累的白细胞破碎性血管炎、中血管受累的

多动脉炎和大血管受累的 Takayasu 动脉炎。心血管系统受累的体征与症状取决于血管炎的类型以及 RP 相关的疾病。主动脉根部炎症可引起主动脉瓣功能障碍，包括主动脉瓣关闭不全。心肌炎可表现为心律失常，甚至心搏骤停[13]。

眼

眼部受累表现多样，包括眼内和眼外病变。眼内病变表现为虹膜睫状体炎、视网膜血管炎。眼外病变表现为眶周水肿、眼外肌麻痹、结膜炎、角膜炎、巩膜炎和巩膜外层炎。眼球突出罕见[11]。

肌肉骨骼

在任何地方均可观察到 30% ~ 75% 的患者有短暂的血清阴性单关节炎或者多关节炎。一般为累及大小关节的非侵蚀和非变形性关节炎。关节软骨破坏可引起对称性关节间隙狭窄，肋软骨破坏可引起漏斗胸畸形[14]。

其他特点

约 10% 的患者可观察到节段增生性肾小球肾炎[15]。常见的全身症状有发热、消瘦、乏力。曾有几例骨髓增生异常综合征的报道[16]。

诊断

　　McAdam 和他的同事[17]提出 RP 的诊断需要至少 3 个以下临床标准：①双耳软骨炎；②非侵蚀性血清阴性多关节炎；③鼻软骨炎；④眼部炎症（结膜炎、角膜炎、巩膜炎/浅层巩膜炎、葡萄膜炎）；⑤呼吸道软骨炎［喉和（或）气管软骨］；和⑥耳蜗和（或）前庭功能障碍［神经性听力丧失，耳鸣，和（或）眩晕］，并且有相应的活检证据。回顾性研究表明活检没有必要[4]，临床实践也表明如果患者有双耳软骨炎或者多处软骨炎则没有活检的必要。但如果病史是最近的且临床表现不明显，活检对于诊断就是必要的。

　　与其他炎症性疾病一样，RP 可伴有慢性疾病性贫血，血沉升高，高丙种球蛋白血症。若观察到多核巨细胞应警惕骨髓增生异常的可能性，尿检异常反应肾受累，应警惕肾小球肾炎的可能性。

　　呼吸系统受累是 RP 非常严重的并发症，但一般直到并发症出现才能使得 RP 确诊。因此，所有的患者应该接受肺功能检测并绘制吸气和呼气流量曲线[12]。通过 X 线或 CT 扫描的影像学[3,18-20]评估对于描述气管和支气管树的炎性改变，狭窄及钙化（局限性或弥漫性）的存在有帮助。

　　超声心动图有助于评估心脏瓣膜受累，CT/磁共振血管造影（MRA）对大血管病变的评估是必要的。其他检查的选择取决于 RP 相关的其他疾病。

　　当遇到早期的 RP 患者，必须考虑其他的诊断，需警惕链球菌感染、局部真菌感染、梅毒或麻风病所致的软骨炎。局部创伤可能导致与 RP 相似的软骨炎。鼻软骨损伤可导致鼻梁塌陷，常由于创伤、感染、肉芽肿性疾病如韦格纳肉芽肿，以及肿瘤性疾病。出现大小血管的血管炎时应考虑其他结缔组织病所致。

治疗

　　RP 患者的治疗取决于疾病的表现。若是伴有发热、关节痛、耳软骨和（或）鼻软骨炎的轻微症状患者，使用非甾类抗炎药（NSAIDs）就已足够。然而，如果症状严重或 NSAID 治疗耐药，低到中等剂量的糖皮质激素可能是必要的。若有呼吸道症状、肾疾病或血管炎则需要大剂量糖皮质激素。随着疾病的控制，激素的剂量可减少。免疫抑制剂是必要的激素替代品。据报道，其他药物如氨苯砜和环孢素对少数患者有帮助，免疫抑制剂，如硫唑嘌呤，甲氨蝶呤，苯丁酸氮芥和环磷酰胺亦见同样的报道。最近，抗 CD4 抗体和抗肿瘤坏死因子（TNF）药物使用成败参半。由于这种疾病的稀有性，目前尚无对照性研究完成。气管受累是严重的并发症，需积极处理，包括气管切开，必要时使用支架及大剂量激素和免疫抑制剂[21]。因呼吸引发的感染和免疫抑制所致感染及全身性血管炎已成为越来越常见的死亡原因[22]。主动脉瓣病变可经手术成功治疗。

（陈进伟　译　卢昕　校）

参考文献

1. Jaksch-Wartenhorst R. Polychondropathia. Wien Arch F Inn Med 1923;6:93–100.
2. Pearson CM, Kline HM, Newcomer VD. Relapsing polychondritis. N Engl J Med 1960;263:51–58.
3. Kent PD, Michet CJ, Luthra HS. Relapsing polychondritis. Curr Opin Rheumatol 2004;16:56–61.
4. Michet CJ Jr, McKenna CH, Luthra HS, O'Fallon WW. Relapsing polychondritis; survival and predictive role of early disease manifestations. Ann Int Med 1986;104:74–78.
5. Riccieri V, Spadaro A, Taccari E, Zoppini A. A case of relapsing polychondritis: pathogenetic considerations Clin Exp Rheumatol 1988;6:95–96.
6. Homma S, Matsumoto T, Abe H, Fukuda Y, Nagano M, Suzuki M. Relapsing polychondritis: pathological and immunological findings in an autopsy case. Acta Pathol Jpn 1984;34:1137–1146.
7. McKenna CH, Luthra HS, Jordan RE. Hypocomplementemic ear effusion in relapsing polychondritis. Mayo Clin Proc 1976;51:495–497.
8. Foidart J, Abe S, Martin GR, et al. Antibodies to type II collagen in relapsing polychondritis. N Engl J Med 1978;299:1203–1207.
9. Herman JH, Dennis MV. Immunopathologic studies in relapsing polychondritis. J Clin Invest 1973;52:549–558.
10. Taneja V, Griffiths M, Behrens M, Luthra HS, David CS. Auricular chondritis in NOD.DQ8.A beta o (A(g7-/-)) transgenic mice resembles human relapsing polychondritis. J Clin Invest 2003;112:1843–1850.
11. Isaak BL, Liesegang TJ, Michet CJ Jr. Ocular and systemic findings in relapsing polychondritis. Ophthalmology 1986;93:681–689.
12. Krell WS, Staats BA, Hyatt RE. Pulmonary function in relapsing polychondritis. Am Rev Respir Dis 1986;133:1120–1123.
13. Delrosso A, Petix NR, Pratesi M, et al. Cardiovascular involvement in relapsing polychondritis. Semin Arthritis Rheum 1997;26:840–844.
14. O'Hanlon M, McAdam LP, Bluestone R, Pearson CM. The arthropathy of relapsing polychondritis. Arthritis Rheumatism 1976;19:191–194.

22

15. Chang-Miller A, Okamura M, Torres VE, et al. Renal involvement in relapsing polychondritis. Medicine 1987; 66:202–217.
16. Myers B, Gould J, Dolan G. Relapsing polychondritis and myelodysplasia: a report of two cases and review of the literature. Clin Lab Haematol 2000;22:45–48.
17. McAdam LP, O'Hanlon MA, Bluestone R, Pearson CM. Relapsing polychondritis: prospective study of 23 patients and a review of the literature. Medicine 1976;55:193–215.
18. Booth A, Dieppe PA, Goddard PL, Watt I. The radiological manifestations of relapsing polychondritis. Clin Radiol 1989;40:147–149.
19. Mendelson DS, Som PM, Crane R, Cohen BA, Spiera H. Relapsing polychondritis studied by computed tomography. Radiology 1985;157:489–490.
20. Davis SD, Berkmen YM, King T. Peripheral bronchial involvement in relapsing polychondritis: demonstration by thin-section CT. AJR Am J Roentgenol 1989;153:953–954.
21. Eng J, Sabanathan S. Airway complications of relapsing polychondritis. Ann Thorac Surg 1991;51:686–692.
22. Buckley LM, Ades PA. Progressive aortic valve inflammation occuring despite apparent remission of relapsing polychondritis Arthritis Rheum 1992;35:812–814.

第 23 章

成人斯蒂尔病

John M. Esdaile MD, MPH

▨ 成人斯蒂尔病是一个排除性诊断，主要特征包括发热、一过性皮疹、脏器肿大、白细胞计数增加、血清铁蛋白和血清 IL-18 显著升高以及糖化血清铁蛋白比例降低等。

▨ 活动性成人 Still 病患者 T 辅助细胞（Th1）分泌的细胞因子如白细胞介素（IL）-2、IL-6、IL-18、干扰素和肿瘤坏死因子（TNF-α）占优势。抗细胞因子治疗是研究的热点。

▨ 大多数有多关节炎的患者呈慢性病程。

成人斯蒂尔病

成人斯蒂尔病（adult-onset Still's disease，AOSD）的临床特点与幼年类风湿关节炎的全身型相似。该病较为罕见，患者多于 16 ~ 35 岁起病，无性别或地域差异[1]。

发病机制

成人斯蒂尔病病因不明，HLA 的相关性研究未能得出确切结论[2]。免疫复合物可能起致病作用，但该假说尚未得到证实[1-2]。目前主要认为成人斯蒂尔病与病毒或其他微生物感染有关，但相关的研究结果仍缺乏一致性[1]。妊娠和雌激素与发病无关[3]。精神压力是可能的诱因，但同样没有得到证实[3]。

活动性成人斯蒂尔病患者的血清和组织中以 T 辅助细胞（Th1）分泌的细胞因子占优势[4]。白细胞介素（IL）-2、IL-6、IL-18、干扰素 γ 和肿瘤坏死因子（TNF-α）水平升高[1,4-6]。细胞因子的变化在发病过程起重要作用并可能是未来治疗的靶点。

临床表现、实验室和影像学检查

成人斯蒂尔病的临床表现和实验室检查见表 23-1[2,7]。常见首发表现是突发高热，体温高峰每日 1 次（每日 2 次罕见），多于夜间出现，80% 患者无需退热药物治疗体温即可自行降至正常。关节痛和严重的肌痛也较常见。几乎所有患者均有关节炎，但一般程度较轻，易被注意力集中在其他变化更为奇妙的临床表现的医师忽视。病初关节炎仅累及少数关节，随病程进展可发展为多关节炎，以膝关节（84%）和腕关节（74%）受累最为常见。1/2 患者有踝、肩、肘和近端指间关节受累，1/3 患者有掌指关节受累，1/5 可累及远端指间关节[2,8]。斯蒂尔病的典型皮疹具有诊断价值，见于 85% 以上患者，为一过性橙红色斑疹或斑丘疹，常在夜间体温高峰同时出现。由于皮疹可能被患者忽略，夜间巡视时应仔细检查有无该特征性表现。皮疹主要分布于躯干和四肢近端，15% 患者出现在脸部，可伴有轻度瘙痒。衣物和摩擦等机械刺激或热敷可诱发或加重皮疹（Koebner 现象）。

几乎所有患者均有红细胞沉降率增高。90% 患者白细胞升高，而 80% 白细胞 > 15 000/mm³。3/4 患者肝酶升高[1-2,9]。贫血常见，部分患者程度较重。类风湿因子和抗核抗体阴性或低滴度阳性。关节腔积液和浆膜腔积液为炎性渗出，以中性粒细胞为主[2]。

初诊时影像学检查可无特异性，病程早期表现为软组织肿胀和关节周围骨质疏松。随病情进展，大部分患者软骨变薄或出现侵蚀性改变。典型的影像学表现见于腕关节，包括腕掌关节和腕骨间关节非侵蚀性狭窄，可进展为骨性强直[2,10-11]。

诊断

成人斯蒂尔病有多个诊断标准[8,12-13]，但以 Cush 等人提出的标准较为实用（表 23-2）[8]。大部分患者就诊时并不一定表现为疾病的完全形式，发热是最常见的首发表现，此后数周甚至数月才逐渐出现其他症状。若患者表现为每日高热、严重肌痛、关节痛、关节炎、

表 23-1　成人斯蒂尔病临床表现和实验室检查 [a]

特点	阳性表现患者数 / 患者总数	百分比
临床表现		
女性	145/283	51
儿童期类似病史（≤ 15 岁）	38/236	16
16 ～ 35 岁起病	178/233	76
关节痛	282/283	100
关节炎	249/265	94
发热 ≥ 39℃	258/266	97
发热 ≥ 39.5℃	54/62	87
咽痛	57/62	92
JRA 皮疹	248/281	88
肌痛	52/62	84
体重下降 ≥ 10%	41/54	76
淋巴结肿大	167/264	63
脾大	138/265	52
腹痛	30/62	48
肝大	108/258	42
胸膜炎	79/259	31
心包炎	75/254	30
肺炎	17/62	27
秃发	15/62	24
实验室检查		
ESR 增高	265/267	99
WBC ≥ 10 000/mm³	228/248	92
WBC ≥ 15 000/mm³	50/62	81
中性粒细胞 ≥ 80%	55/62	88
人血白蛋白 < 3.5 g/dl	143/177	81
肝酶升高 [b]	169/232	73
贫血（血红蛋白 ≤ 10 g/dl）	159/233	68
血小板 ≥ 400 000/mm³	37/60	62
抗核抗体阴性	256/278	92
类风湿因子阴性	259/280	93

ESR，红细胞沉降率；JRA，幼年类风湿关节炎；WBC，白细胞

a．数据来源于 Pouchot 等人 [2] 的研究以及 Ohta 等人回顾的病例（J Rheumatol 1987；14：1139-1146）。发热 ≥ 39.5℃、咽痛、肌痛、体重下降、腹痛、肺炎、秃发、WBC ≥ 15 000/mm³、中性粒细胞和血小板的数据仅取自 Pouchot 等人的研究，早期研究中有可能低估了这些数值

b．肝功能检查任意项目增高

斯蒂尔病特征性皮疹和白细胞增多（常伴有表 23-1
的其他表现），鉴别诊断时需首先考虑成人斯蒂尔病
（表 23-3）。其他大部分需要鉴别的疾病可通过临床表
现或简单的实验室检查排除。近来有研究表明血清铁
蛋白显著升高和糖化血清铁蛋白比例降低可提示斯蒂
尔病[12,14-15]。血清铁蛋白升高可能与炎性细胞因子增多
有关，因此 IL-18 是更好的标记物。

病程和预后

约 20% 成人斯蒂尔病患者在 1 年内缓解，并不再
复发。1/3 患者 1 次或多次复发后达完全缓解，复发时
间无法预测，但与初次发作相比通常病情较轻且持续
时间较短[2,8]。其余患者呈慢性病程，主要表现为慢性
关节炎，若出现严重髋关节或膝关节受累，需行全关
节置换术[2,8]。

多关节炎（≥ 4 个关节受累）或根关节受累（肩
或髋）提示易出现慢性病程[2,8]。儿童期有类似病史
（见于 1/6 患者）和需要全身皮质类固醇激素治疗 2 年
以上者，预后不佳[8]。

成人斯蒂尔病总体预后较好。近期一项对照研究
表明，患者被诊断该疾病后平均 10 年时，与同性别未
患病同胞相比，疼痛、躯体残疾和心理障碍表现更显
著。但是与其他慢性风湿病相比，成人斯蒂尔病患者
疼痛和残疾程度较轻。斯蒂尔病患者在教育背景、职
业声望、社会功能和家庭收入等方面与对照人群未见
差异[16]，表明成人斯蒂尔病患者能够很好地克服疾病

表 23-2　成人斯蒂尔病诊断标准

必备条件：
发热≥ 39℃（102.2 ℉）
关节痛或关节炎
类风湿因子＜ 1：80
抗核抗体＜ 1：100
另需具备以下任意 2 项：
白细胞计数≥ 15 000/mm³
斯蒂尔病的皮疹
胸膜炎或心包炎
肝大或脾大或淋巴结肿大

SOURCE：From Cush JJ，Medsger TA Jr，Christy WC，et al. Arthritis Rheum
1987；30：186–194，by permission of *Arthritis and Rheumatism*.

表 23-3　成人斯蒂尔病的鉴别诊断

肉芽肿性病变
　结节病
　特发性肉芽肿性肝炎
　Crohn 病

血管炎
　血清病
　结节性多动脉炎
　韦格纳肉芽肿
　血栓性血小板减少性紫癜
　大动脉炎

感染
　病毒感染（如乙型肝炎、风疹、细小病毒、柯萨奇病毒、EB
　病毒、巨细胞病毒、人免疫缺陷病毒）
　亚急性细菌性心内膜炎
　慢性脑膜炎球菌血症
　淋球菌血症
　结核菌感染
　莱姆病
　梅毒
　风湿热

恶性肿瘤
　白血病
　淋巴瘤
　血管母细胞淋巴结病

结缔组织病
　系统性红斑狼疮
　混合性结缔组织病

障碍。尽管如此，过早死亡较预期轻度增加，原因包
括疾病相关的肝衰竭、弥散性血管内凝血、淀粉样变
和败血症等[1-2,7-8]。

治疗

急性期

非甾类抗炎药（NASIDs）包括阿司匹林是一线治
疗药物。NSAIDs 起效较慢，但若有效通常提示预后

较好[2]。

NSAIDs 治疗的主要顾虑是可能出现严重的肝毒性。肝功能异常在成人斯蒂尔病患者较常见，是疾病自身表现之一，持续 NSAIDs 治疗时也可能恢复正常[2]。行 NSAIDs 治疗的患者须密切监测肝功能，出院后仍需密切随访。此外，NSAIDs 还增加了血管内凝血障碍的风险。

NSAIDs 治疗无效、病情严重出现弥漫性血管内凝血功能障碍、NSAIDs 治疗过程中肝功能指标持续增高以及不耐受 NSAIDs 的患者可予皮质类固醇激素治疗。泼尼松起始剂量常为 0.5 ～ 1.0 mg/（kg·d），减量时可能出现病情复发，持续治疗并不能阻止关节破坏的进展[1,2]。若病变危及生命，可予静脉甲泼尼龙冲击治疗[2]。

慢性期

目前尚无治疗斯蒂尔病二线药物的对照研究。引起慢性病程最常见的原因是关节炎。小剂量甲氨蝶呤可用于治疗成人斯蒂尔病慢性关节炎和慢性全身病变，剂量与治疗成人类风湿关节炎相同[1,17-18]。虽然甲氨蝶呤可能出现肝毒性，但其应用日益增多，对 2/3 患者有效[17]。羟氯喹对轻度慢性全身症状（乏力、发热、皮疹和浆膜炎等）有效，可与甲氨蝶呤合用。对柳氮磺胺吡啶毒副作用的报道较多，限制了它的应用[19]。

免疫抑制剂如硫唑嘌呤、环磷酰胺和环孢素 A 可用于难治性患者[20]。静脉免疫球蛋白单用或与吗替麦考酚酯联用的方案尚有争议[21-22]。

血清中细胞因子 TNF-α、IL-6、干扰素、特别是 IL-18 水平升高，尽管并不特异，但提示抗细胞因子治疗可能有效[1,4-6]。抗 TNF-α 治疗特别是英夫利昔单抗对成人斯蒂尔病患者有效[23-24]，但近期研究发现 20 例患者中有 17 例因副作用或继发无效而停药[25]。阿那白滞素（100 mg 皮下注射 1 次/日）有很好的治疗前景，数个病例报道证实它具有显著疗效[1,26-27]。约 1/2 患者起病 10 年后需二线药物治疗，其中 1/3 还需小剂量皮质类固醇激素[16]。

成人斯蒂尔病主要影响青中年，正值他们完成教育、开创事业或组建家庭之际，疾病将对患者造成严重影响，需要物理治疗师、职业理疗师、心理咨询师以及关节炎支持小组的通力合作治疗。临床医师的丰富经验和细致关怀可为患者重建希望和信心。值得注意的是，成人斯蒂尔病可能在起病数年后缓解，绝大多数患者起病 10 年后的生活和工作未受明显影响。

（张 婷译 吴华香校）

参考文献

1. Efthimiou P, Paik PK, Bielory L. Diagnosis and management of adult onset Still's disease. Ann Rheum Dis 2006; 65:564–572.
2. Pouchot J, Esdaile JM, Sampalis J, et al. Adult Still's disease: manifestations, disease course, and outcome in 62 patients. Medicine 1991;70:118–136.
3. Sampalis JS, Medsger TA Jr, Fries JF, et al. Risk factors for adult Still's disease. J Rheumatol 1996;23:2049–2054.
4. Chen DY, Lan JL, Lin FJ, Hsieh TY, Wen MC. Predominance of Th1 cytokine in peripheral blood and pathological tissues of patients with active untreated adult onset Still's disease. Ann Rheum Dis 2004;63:1300–1306.
5. Hoshino T, Ohta A, Yang D, et al. Elevated serum interleukin 6, interferon-gamma, and tumor necrosis factor-alpha levels in patients with adult Still's disease. J Rheumatol 1998;25:396–398.
6. Kawashima M, Yamamura M, Taniai M, et al. Levels of interleukin-18 and its binding inhibitors in the blood circulation of patients with adult-onset Still's disease. Arthritis Rheum 2001;44:550–560.
7. Ohta A, Yamaguchi M, Tsunematsu T, et al. Adult Still's disease: a multicenter survey of Japanese patients. J Rheumatol 1990;17:1058–1063.
8. Cush JJ, Medsger TA Jr, Christy WC, Herbert D, Cooperstein LA. Adult-onset Still's disease: clinical course and outcome. Arthritis Rheum 1987;30:186–194.
9. Esdaile JM, Tannenbaum H, Lough JO, Hawkins D. Hepatic abnormalities in adult Still's disease. J Rheumatol 1979;6:673–679.
10. Medsger TA Jr, Christy WC. Carpal arthritis with ankylosis in late onset Still's disease. Arthritis Rheum 1976;19: 232–242.
11. Bjorkengren AG, Pathria MN, Sartoris DJ, et al. Carpal alterations in adult-onset Still's disease, juvenile chronic arthritis and adult-onset rheumatoid arthritis: a comparative study. Radiology 1987;165:545–548.
12. Yamaguchi M, Ohta A, Tsunematsu T, et al. Preliminary criteria for classification of adult Still's disease. J Rheumatol 1992;19:424–430.
13. Masson C, Le Loet X, Liote F, et al. Comparative study of 6 types of criteria in adult Still's disease. J Rheumatol 1996;23:495–497.
14. Fautrel B, Le Moel G, Saint-Marcoux B, et al. Diagnostic value of ferritin and glycosylated ferritin in adult onset Still's disease: J Rheumatol 2001;28:322–329.
15. Lambotte O, Cacoub P, Costedoat N, et al. High ferritin and low glycosylated ferritin may also be a marker of excessive macrophage activation. J Rheumatol 2003;30: 1027–1028.

16. Sampalis JS, Esdaile JM, Medsger TA Jr, et al. A controlled study of the long-term prognosis of adult Still's disease. Am J Med 1995;98:384–388.

17. Fujii T, Akizuki M, Kameda H, et al. Methotrexate treatment in patients with adult onset Still's disease – retrospective study of 13 cases. Ann Rheum Dis 1997;56:144–148.

18. Fautrel B, Borget C, Rozenberg S, et al. Corticosteroid sparing effect of low dose methotrexate treatment in adult Still's disease. J Rheumatol 1999;26:373–378.

19. Jung JH, Jun JB, Yoo DH, et al. High toxicity of sulfasalazine in adult-onset Still's disease. Clin Exp Rheumatol 2000;18:245–248.

20. Marchesoni A, Ceravolo GP, Battafarano N, Rossetti A, Tosi S, Fantini F. Cyclosporin A in the treatment of adult onset Still's disease. J Rheumatol 1997;24:1582–1587.

21. Vignes S, Wechsler B, Amoura Z, et al. Intravenous immunoglobulin in adult Still's disease refractory to non-steroidal anti-inflammatory drugs. Clin Exp Rheumatol 1998;16:295–298.

22. Bennett AN, Peterson P, Sangle S, et al. Adult onset Still's disease and collapsing glomerulopathy: successful treatment with intravenous immunoglobulins and mycophenolate mofetil. Rheumatology 2004;43:795–799.

23. Kokkinos A, Iliopoulos A, Greka P, Efthymiou A, Katsilambros N, Sfikakis PP. Successful treatment of refractory adult-onset Still's disease with infliximab. A prospective, non-comparative series of four patients. Clin Rheumatol 2004;23:45–49.

24. Husni ME, Maier AL, Mease PJ, et al. Etanercept in the treatment of adult patients with Still's disease. Arthritis Rheum 2002;46:1171–1176.

25. Fautrel B, Sibilia J, Mariette X, Combe B. Tumour necrosis factor alpha blocking agents in refractory adult Still's disease: an observational study of 20 cases. Ann Rheum Dis 2005;64:262–266.

26. Fitzgerald AA, LeClercq SA, Yan A, Homik JE, Dinarello CA. Rapid response to anakinra in patients with refractory adults Still's disease. Arthritis Rheum 2005;52:1794–1803.

27. Vasques Godinho FM, Parreira Santos MJ, Canas da Silva J. Refractory adult onset Still's disease successfully treated with anakinra. Ann Rheum Dis 2005;64:647–648.

23

第 24 章

周期性综合征

John G. Ryan, MB, MRCPI   Daniel L. Kastner, MD, PhD

■ 遗传性周期性发热综合征是自身炎症性疾病，主要表现为周期性发热伴浆膜、滑膜和（或）皮肤炎症。

■ 家族性地中海热（familial Mediterranean fever，FMF）和高免疫球蛋白 D 血症伴周期性发热综合征（hyperimmunoglobulinemia D with periodic fever syndrome，HIDS）表现为常染色体隐形遗传，肿瘤坏死因子受体相关周期性综合征（tumor necrosis factor receptor–associated periodic syndrome，

TRAPS）、家族性寒冷性自身炎症综合征（familial cold autoin flammatory syndrome，FCAS）、Muckle-Wells 综合征（Muckle–Wells syndrome，MWS）和新生儿起病的多系统炎症性疾病（neonatal-onset multisystem inflammatory disease，NOMID）呈显性遗传。

■ 秋水仙碱以及生物制剂如肿瘤坏死因子 α（TNF-α）和白细胞介素 1β（IL-1β）受体拮抗剂对上述部分遗传性疾病有效。

部分关节炎表现为加重与缓解交替的周期性病程。本章将介绍六种临床表现各异且致病基因明确的疾病，以及一组病因未明的关节炎。

遗传性周期性发热综合征

本组疾病主要表现为周期性发热伴浆膜、滑膜和（或）皮肤炎症。与其他常见的自身免疫性疾病不同，这类疾病不伴有高滴度自身抗体或自身反应性 T 细胞，因此有时称为自身炎症性疾病[1]。根据临床表现和遗传特点的不同，遗传性周期性发热综合征至少可分为六种疾病类型（表 24-1），其中家族性地中海热（FMF）和高免疫球蛋白 D 血症伴周期性发热综合征（HIDS）呈常染色体隐性遗传，其他包括肿瘤坏死因子（TNF）受体相关周期性综合征（TRAPS）、家族性寒冷性自身炎症综合征（FCAS）、Muckle-Wells 综合征（MWS）和新生儿起病的多系统炎症性疾病（NOMID，即慢性婴儿神经皮肤关节综合征（chronic infantile neurologic cutaneous and articular syndrome，CINCA）呈显性遗传。分子遗传学研究已经发现四个基因与上述六种临床类型的病变相关。

值得注意的是，部分反复出现不明原因发热的患者起病初期并不能检测到基因突变，也不符合六种疾病任意一种的临床标准。儿童中，周期性发热伴

阿弗他口炎、咽炎和颈淋巴结炎的综合征（periodic fever with aphthous stomatitis, pharyngitis, and cervical adenopathy，PFAPA）相对常见[2]。除了上述主要表现，有时还伴腹痛和关节痛。已知的周期性发热相关基因突变可除外诊断，病情常于青春后期或成年早期缓解。

家族性地中海热

家族性地中海热是隐性遗传性疾病，主要见于犹太人、亚美尼亚人、阿拉伯人、土耳其人和意大利人[3]，男性较常见[4]。FMF（entry 249100 of Online Mendelian Inheritance in Man，OMIM，at http: //www.ncbi.nlm.nih.gov/entrez/query.fcgi?db=OMIM）是由于 *MEFV*（MEditerranean FeVer）突变造成的，该基因位于 16 号染色体短臂，由 10 个外显子组成[5-6]。截至目前已经发现了 70 多种疾病相关 *MEFV* 突变，多数集中在外显子 10。周期性发热相关基因突变的网络数据库 INFEVERS（http: //fmf.igh.cnrs.fr/infevers/）提供了 *MEFV* 突变和多态性的进展更新。高危人群携带率高达 1/3。

MEditerranean FeVer 表达于多形核白细胞以及活化的单核细胞、滑膜和腹膜的成纤维细胞等。多形核白细胞是 FMF 炎症浸润中最主要的细胞类型。*MEFV* 编码由 781 个氨基酸组成的热蛋白（pyrin）[5]，又称 marenostrin 蛋白[6]。热蛋白 N 末端的 90 个氨基酸是

表 24-1　遗传性周期性发热综合征

临床情况	家族性地中海热	高免疫球蛋白综合征	肿瘤坏死因子受体相关周期性综合征	家族性寒冷性自身炎症综合征	Muckle-Wells 综合征	新生儿起源的多系统炎症性疾病
遗传模式	常隐	常隐	常显	常显	常显	常显
潜在基因	编码	编码甲羟戊酸戊酶	编码 TNF 多体	编码	编码	编码
常见人种	土耳其，美国，阿拉伯，犹太，意大利	荷兰，北欧	任何	大多数欧洲人	大多数欧洲人	任何
病程	12～72 小时	3～7 天	数天到数周	12～24 小时	2～3 天	
腹痛	无菌性腹膜炎，便秘	严重疼痛，呕吐，腹泻，腹膜炎少见	腹膜炎，腹泻，便秘	恶心	腹痛，呕吐，腹泻	可发生
胸膜	常见	少	常见	无	少	少
关节病	单关节炎，膝髋关节炎可拖延	关节痛，对称性的关节炎	大关节炎，关节痛	多关节痛	多关节痛，寡关节炎，杵状指	骶端过度生长挛缩，关节炎，杵状指
皮肤	下肢腿，踝，足的丹毒性红斑	弥漫性瘀血症，荨麻疹	游走性红斑伴相应的皮肤疹	寒冷诱发的荨麻疹	荨麻疹样皮疹	荨麻疹样皮疹
眼	少	不常见	眶周水肿结膜炎	结膜炎	结膜炎眼眶膜外层炎	进展性视力丧失，葡萄膜炎，结膜炎
神经	少见无菌性脑膜炎	头痛	有争议	头痛	感觉神经性耳聋	头痛，感觉神经性耳聋，无菌脑膜炎，智能障碍
淋巴	巨脾，偶尔淋巴结痛		脾大，偶尔淋巴结痛	无	少	肝脾大，淋巴结
血管炎	过敏性紫癜，结节性多血管炎	皮肤血管炎常见，少见过敏性紫癜	过敏性紫癜，淋巴细胞性血管炎	无	无	偶尔
系统性淀粉样变	继赖于 MEFV 及 SAA 基因型，中等常见	少	15% 危险性随半胱氨酸突变	少	25% 发生率	可出现在某些患者，常为成年人
治疗	秋水仙素预防	抗 TNF，他汀观察	糖皮质激素，依那西普	阿那白滞素（IL-1 受体拮抗剂）	阿那白滞素（IL-1 受体拮抗剂）	阿那白滞素（IL-1 受体拮抗剂）

ABBREVIATIONS: TNF, tumor necrosis factor.

24

热蛋白结构域（pyrin domain，PYD）的原型，可见于20多种参与调节炎症和凋亡的人类蛋白中。热蛋白通过 PYD 与含有半胱天冬蛋白酶募集结构域的凋亡相关斑点样蛋白（ASC）相关联，从而调节白细胞介素 1β（IL-1β）的加工和白细胞凋亡[7]。FMF 中热蛋白的变异可导致固有免疫反应增强，这可能是由目前尚未明确的微生物的选择作用造成的。

临床表现和实验室检查

家族性地中海热主要表现为周期性发热，通常持续 1～3 天，伴或不伴有浆膜炎、滑膜炎或皮疹。儿童可仅有发热表现。首次发作常见于儿童或青少年时期，80%～90% 患者在 20 岁前起病。发病间隔时间因人而异，从数日至数年不等。发热程度和发作类型（腹型、胸膜型或关节型）可随时间变化而发生改变。发作期间，FMF 实验室检查异常包括白细胞增多、急性期反应物升高，包括红细胞沉降率（ESR）、C 反应蛋白（CRP）、纤维蛋白原、结合珠蛋白和血清淀粉样蛋白 A（SAA）等。

几乎所有 FMF 患者病程中均可出现发热和腹痛。腹痛程度从钝痛到全腹弥漫性疼痛不等，重症时可出现腹肌紧张、肠鸣音消失和反跳痛等。此时通常需要行腹腔镜探查，腹腔渗出液可见大量中性粒细胞。反复腹膜炎发作可导致腹腔或盆腔内粘连。腹痛发作期间，便秘常见。胸膜受累通常为单侧性，可不伴有发热。还可出现其他类型的浆膜炎。心包炎少见，罕有心包压塞的报道。睾丸鞘膜是胚胎期腹膜的遗留物，鞘膜炎症可造成单侧急性阴囊疼痛，见于 5% 青春期前男孩。

FMF 关节受累在 M694V 纯合子基因型的患者中尤为常见[8]。急性单关节炎是 FMF 最常见的类型，以膝关节、踝关节或髋关节受累为著。关节炎持续时间较浆膜炎长，可有大量关节腔积液，疼痛显著、不能负重。关节腔积液可呈脓性，多形核白细胞可高达100 000/mm³，但实为无菌性。关节侵蚀性改变罕见。在秋水仙碱用于治疗 FMF 之前，高达 5% 的患者可出现慢性髋关节炎，伴继发骨关节炎或骨坏死，需要行关节置换术。FMF 还可引起慢性骶髂关节炎，与人类白细胞抗原（HLA）B27 或是否应用秋水仙碱无关。关节痛在 FMF 中常见，但不具有特异性。

FMF 特征性皮肤病变是丹毒样皮损，为边界清晰、触痛的肿胀红斑，多位于足背、脚踝或小腿。

FMF 患者可出现发热性肌痛，但极为罕见，剧烈肌痛可持续数周；组织病理提示血管炎。其他类型的血管炎，包括过敏性紫癜和结节性多动脉炎的出现频率增加。还有无菌性脑膜炎的病例报道，但是否与 FMF 相关尚未得到证实。

FMF 最严重的并发症是系统性淀粉样变（AA型），是急性期反应物 SAA 沉积造成的，可累及肾、肾上腺、小肠、脾、肺和睾丸等。出现淀粉样变的危险因素包括 MEFV 基因型为 M694V 纯合子[8]、男性、淀粉样变的家族史以及 SAA1α/α 基因型。在秋水仙碱被用于治疗 FMF 之前，淀粉样变导致的肾衰竭是最常见的死亡原因。淀粉样物质在小肠的沉积可引起吸收不良。心脏受累、神经炎和关节病并不常见。在极少数情况下，淀粉样变是 FMF（Ⅱ型）的首发症状。尿常规检查有无尿蛋白是筛查淀粉样变快速且廉价的方法。在持续性蛋白尿患者中，可行直肠活检或肾活检，标本经刚果红染色后在偏振光下检查有无淀粉样变。

在高危人群中出现典型临床表现并且秋水仙碱治疗有效时，并不一定要求行基因检查以证实诊断。基因检测有助于非典型病例的诊断，对于不熟悉 FMF 及相关综合征的医师也有帮助。但是很多有典型临床表现的 FMF 患者仅可测得 1 个 MEFV 突变，而不是隐性遗传应有的 2 个突变，少数临床表现符合 FMF 者未能测得突变。这些现象表明可能存在第二种 FMF 基因，或存在无法通过现有检测技术测得的 MEFV 突变。复等位基因的存在进一步增加了基因检测结果解读的难度。复等位基因是指单个染色体上存在 1 个以上的基因突变，有时在第二个等位基因正常时即足以导致临床症状。因此，尽管存在分子诊断技术，临床判断仍然在诊断 FMF 中占主导地位。

治疗

FMF 的主要治疗方法是每日口服秋水仙碱，可预防急性发作和淀粉样变。75% 以上成人患者治疗后几近完全缓解。常用剂量为成人 1.2～1.8mg/d，5 岁以上儿童剂量与此相同。年幼患儿需减量。淀粉样变患者的治疗目标是将 SAA 水平降至 10mg/L 以下。秋水仙碱常见副作用是腹泻，可通过小剂量起始、逐渐加量和分次服用等方法减少不良反应，还可采取适当措施以避免出现乳糖不耐受现象。神经病变和肌病罕见，主要见于高龄患者和有肾损伤者。妊娠期服用秋水仙碱的患者，其后代出现 21- 三体的风险轻度增高。在每日口服秋水仙碱的患者中，应用静脉秋水仙碱以阻断急性发作可导致严重毒性反应。重症患者皮下注射干扰素 α、IL-1β 受体拮抗剂阿那白滞素或阻断 TNF-α 的生物制剂可能有效，但目前这些治疗仍处于研究阶段。FMF 患者伴过敏性紫癜或持续的发热性肌痛时需应用皮质类固醇激素，伴结节性多动脉炎的患者需要环磷酰胺和大剂量皮质类固醇激素治疗。

高免疫球蛋白 D 血症伴周期性发热综合征

高免疫球蛋白 D 血症伴周期性发热综合征（OMIM 260920）是隐性遗传的自身炎症性疾病，主要见于荷兰或北欧[9]。在 1999 年发现 HIDS 与 MVK 突变有关。MVK 编码甲羟戊酸激酶，参与胆固醇和类异戊二烯生物合成[10-11]。目前 INFEVERS 网站有 50 多个疾病相关的 MVK 突变。HIDS 基因突变引起甲羟戊酸激酶活性下降，尿中底物甲羟戊酸水平升高，发热期尤为显著。血清胆固醇水平正常或偏低。MVK 突变导致酶活性完全丧失则可引起甲羟戊酸尿症，该病较为罕见，除了 HIDS 的表现之外，还可出现智能障碍、白内障和生长迟缓。目前认为 HIDS 发病与类异戊二烯缺陷或甲羟戊酸过剩影响固有免疫功能有关。血清 IgD 水平升高在病理过程中并不起主要作用。

临床表现和实验室检查

HIDS 多于婴儿期起病，儿童期免疫接种可加重疾病表现。发作一般持续 3 ～ 7 天。儿童和青少年期每月发作 1 ～ 2 次，成人期后发作减少或病情减轻。感染、外伤、手术和月经是可能的发作诱因。

HIDS 的常见首发症状为寒战和头痛。儿童常可出现弥漫性痛性淋巴结肿大，是 HIDS 的特征性表现。腹痛常见，但腹膜刺激征较 FMF 或 TRAPS 少见。发作时常伴有呕吐和腹泻。皮肤表现多样，包括弥漫性痛性红斑、荨麻疹和麻疹样皮疹。与 FMF 不同，皮疹无游走性，且并非好发于下肢。多达 70%HIDS 患者可有关节痛或关节炎，有时与腹痛同时出现。与 FMF 的单关节炎不同，HIDS 通常表现为多关节炎，大关节受累常见，关节腔积液以粒细胞为主，X 线一般无侵蚀性改变。HIDS 系统性淀粉样变并不常见。

炎症发作期，患者可有白细胞增高和急性期反应物升高。在发现相关致病基因之前，HIDS 的诊断需要满足间隔 1 个月以上的任意两 2 血清多克隆性 IgD 升高（≥ 100 U/ml 或 > 10 mg/dl）。大多数有 MVK 突变伴反复发热的患者满足该标准，但一小部分 MVK 突变患者具备临床表现但 IgD 正常（无高 IgD 血症的 HIDS）。血清 IgD 水平与严重程度或发作频率无关。80% 以上患者血清 IgA 亦有增加[9]。发作期尿甲羟戊酸水平显著升高。有典型病史的患者，不论血清 IgD 是否升高，可通过尿甲羟戊酸水平增高或存在 2 处 MVK 突变而诊断 HIDS。若患者有典型临床表现、血清 IgD 增高，但无基因突变或尿甲羟戊酸水平正常，则可能属于变异型 HIDS。这类患者代表了病因学的异质性。

治疗

HIDS 尚无明确有效的治疗药物。非甾类抗炎药（NSAIDs）和关节腔内类固醇激素注射可能改善 HIDS 关节炎。皮质类固醇激素、环孢素和静脉免疫球蛋白通常无效。HMG-CoA 还原酶抑制剂如辛伐他丁可有一定效果[12]。在一项 TNF-α 抑制剂依那西普的研究中，两例患者均出现显著改善。个案报道表明，部分患者应用 IL-1β 受体拮抗剂阿那白滞素或白三烯阻断剂孟鲁司特有效。HIDS 对生存率无明显影响，青春期后发作减少。

肿瘤坏死因子受体相关周期性综合征

肿瘤坏死因子受体相关周期性综合征（OMIM 142680）是显性遗传的自身炎症性疾病，与 12 号染色体短臂上编码 TNF 受体 p55 的基因 TNFRSF1A 突变有关[1]。TRAPS 患者炎症期较 FMF 和 HIDS 长，多数持续 1 周以上，有时可长达 4 ～ 6 周。在发现 TNFRS1A 突变之前，曾应用家族性爱尔兰热[13]以及良性常染色体显性家族周期性发热等名称。由于该疾病可见于不同人种，因此目前采用未限定人种的命名 TRAPS 以强调疾病的病理过程。

TNFRSF1A 蛋白，即 TNF 受体 p55，具有 4 个高度保守的富含半胱氨酸的细胞外结构域、1 个跨膜结构域和 1 个胞内死亡结构域。在最初发现的 6 个突变中，5 个是由于单核苷酸突变导致半胱氨酸被其他氨基酸替代。半胱氨酸参与二硫键形成，对维持受体三维构型具有重要作用。此外，之后发现的其余类型突变可干扰氢键形成，或造成受体细胞外结构域氨基酸增加或缺失。目前 INFEVERS 网站的 50 多种 *TNFRSF1A* 基因突变中，约半数与细胞外半胱氨酸残基被替代有关。尚未发现跨膜结构域或细胞内结构域的基因突变、无效突变（不表达蛋白）或 1 号染色体编码的 p75 TNFRSF1B 受体突变。TNFRSF1A 的两种变异型 P46L 和 R92Q 分别在非洲裔美国人和白种人中出现频率较高，与半胱氨酸突变者相比，这些患者的临床表现谱更为多样。

最初发现 *TNFRSF1A* 突变时，有关发病机制的研究认为 TRAPS 是由于细胞表面突变的 TNF 受体不能脱落造成的[1]。正常情况下，p55 受体在细胞活化时经金属蛋白酶裂解而从白细胞表面脱落，可阻断 TNF 信号重复刺激，并作为可溶性受体与膜型受体竞争配体。TRAPS 患者血清中可溶性 p55 受体水平较正常降低。对 3 例 C52F 突变患者的白细胞进行研究，发现细胞活化时胞外结构域的裂解过程受损。在其他 *TNFRSF1A* 突变的患者中，除了"脱落缺陷"，还存在突变受体的功能异常，包括与 TNF 结合减少、凋亡信号减少以及细胞内运输受损等。后者通过多条途径导致非配体依赖性的细胞活化，与 TRAPS 的显性遗传有关。目前仍未明确 TNFRSF1A 变异型 R92Q 对白细胞功能的影响。

临床表现和实验室检查

与其他遗传性周期性发热综合征一样，TRAPS 主要表现为反复发热和局部炎症[14]。尽管发作形式各异，但每次持续时间可大于 1 个月。皮肤表现较为突出，以躯干的游走性红斑最为典型（图 24-1）。红斑也可见于四肢，可向肢体远端迁移，伴相应肌群的肌痛。磁共振成像可见炎症累及肌间隔（图 24-1）。TRAPS 患者眼部受累常见，表现为眶周水肿或结膜炎，葡萄膜炎罕见。症状持续时间较长、典型皮疹、眼部受累以及皮质类固醇激素效果较秋水仙碱显著等特点，均提示 TRAPS。

TRAPS 发作时伴有显著的急性期反应。系统性 AA 型淀粉样变见于 15%TRAPS 患者（图 24-1），可导致肾衰竭。有阳性淀粉样变家族史的患者以及突变导致半胱氨酸残基被替代的患者出现淀粉样变的风险较高。由于存在新发 *TNFRS1A* 突变，对于没有家族史但仍反复出现无法解释的炎症病变者，需要考虑 TRAPS 可能。诊断 TRAPS 需要具备 *TNFRS1A* 突变和相应病史。也有报道患者表现与 TRAPS 相似，但

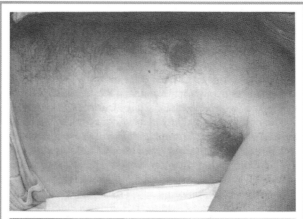

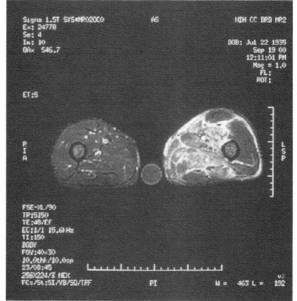

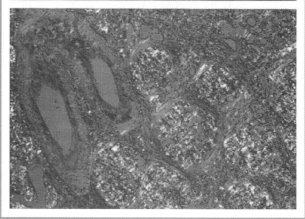

图 24-1　肿瘤坏死因子（TNF）受体相关周期性综合征（TRAPS）的临床表现。（上）T50M 突变患者典型的躯干游走性红斑。（中）TRAPS（T50M）患者的磁共振成像。该患者临床表现为左下肢皮疹和肌痛，活检提示筋膜炎和脂膜炎，但没有肌炎表现。（下）C52F 突变的 TRAPS 患者显微照相提示肾淀粉样变。需在偏振光下观察刚果红染色的肾标本

不存在 *TNFRSF1A* 突变，其分子机制尚未清楚。尽管 TRAPS 发作期症状较重，但呈自限性病程，其预后很大程度上取决于是否出现淀粉样变。

治疗

秋水仙碱不能预防急性发作和淀粉样变。NSAIDs 可用于治疗轻症患者，皮质类固醇激素则用于症状较为严重者。服用皮质类固醇激素的患者通常在病程中需要增加激素用量，同时不良反应也随之增加。TNF 受体 p75 融合蛋白依那西普可改善临床表现和实验室指标。在淀粉样变的高危患者，应用适量依那西普使 SAA 水平降至正常可能对预防淀粉样变的发生或进展有重要意义。近期研究表明 TRAPS 的病理过程是非配体依赖性的，对于不能耐受依那西普的 TRAPS 患者，有个案报道表明 IL-1β 受体拮抗剂阿那白滞素可能有效。

Cryopyrin 相关周期性综合征

Cryopyrin 相关周期性综合征包括 FCAS（OMIM 120100）[15]、MWS（OMIM 191900）[16] 和 NOMID/CINCA（OMIM607115）[17]，其中以 FCAS 病情最轻、NOMID/CINCA 最为严重，均与 *CIAS1*（cold-induced autoinflammatory syndrome 1，寒冷诱导自身炎症综合征 1）的显性遗传突变有关 [18-19]。*CIAS1* 编码的蛋白 cryopyrin（也被称为 NALP3）包含 N 末端与 FMF 相关热蛋白相同的 PYD，参与核苷酸结合和寡聚化反应的 NACHT 结构域，以及 C 末端可与微生物产物相互作用的富含亮氨酸的重复序列结构域。INFEVERS 数据库列举的 50 多种疾病相关 cryopyrin 突变几乎均位于 NACHT 结构域，由 *CIAS1* 外显子 3 编码。

Cryopyrin 蛋白可形成大分子复合物炎症体（inflammasome），通过激活半胱天冬氨酸蛋白酶 -1 将 31kDa 的 IL-1β 前体裂解为具有活性的 17kDa 片段。Cryopryin 缺陷小鼠可有多种免疫异常表现，在细菌或细菌产物刺激下不能产生活化的 IL-1β。Cryopyrin 相关周期性综合征患者的白细胞在正常情况下或多种刺激时 IL-1β 的合成是增多的。

临床表现和实验室检查

Cryopyrin 相关周期性综合征患者通常在极年幼时即出现发热、荨麻疹样皮疹和显著的急性期反应。该皮疹与真正的荨麻疹不同，可见粒细胞和淋巴细胞浸润，而并非肥大细胞。关节和神经系统受累的严重程度以及出现淀粉样变的风险，有助于三种疾病的鉴别，但不同病变之间存在一定程度的重叠。

FCAS 具有典型的发作特点，受冷凉后 1 ~ 2 小时出现皮疹、发热、多关节痛和全身症状。淀粉样变罕见，患者的生存期通常不受影响。MWS 的发作与寒冷暴露无明确相关性，表现为发热、荨麻疹、肢痛、关节痛或关节炎，有时伴腹痛、结膜炎或巩膜外层炎。大多数患者可出现感音神经性听力下降，约 1/4 患者出现 AA 型肾淀粉样变。

NOMID/CINCA 通常于婴儿期起病，病程迁延，表现为发热、荨麻疹和全身症状。可出现慢性无菌性脑膜炎，引起头痛、颅内压增高和智力障碍。感觉器官受累包括感音神经性听力下降、结膜炎和葡萄膜炎，有时可造成耳聋和（或）失明。患者还可出现长骨骨骺过度生长导致的关节病。若未经治疗，约 20% 患者在成年之前死亡，病程晚期可出现淀粉样变。这三种疾病均为显性遗传，但最初并不认为 NOMID/CINCA 是遗传性疾病，因为此类患者的生殖能力是降低的。

遗传学研究的焦点是 *CIAS1* 外显子 3 的序列。与 FMF、TRAPS 和 HIDS 类似，部分患者可符合 Cryopyrin 相关周期性综合征临床标准，但不能检测到基因突变。特别是在 NOMID/CINCA，符合临床诊断的患者中仅 50% 可以检测到 *CIAS1* 突变。尽管如此，基因检查的可行性极大地提高了对这些疾病的关注和认识。

治疗

IL-1β 受体拮抗剂阿那白滞素在三种 cryopyrin 相关周期性综合征中疗效可观。治疗后，FCAS 和 MWS 患者几近完全缓解，临床症状消失。18 例应用皮质类固醇激素或 TNF 阻断剂无效的 NOMID/CINCA 患者 [20]，每日予阿那白滞素皮下注射治疗，3 日内皮疹和结膜炎消失。其中 12 例患者行腰椎穿刺检查，颅内压、脑脊液（CSF）蛋白和白细胞计数均显著下降。患者视力稳定，1/3 听力改善。治疗 6 个月后，18 项炎性症状中 10 项完全缓解。磁共振成像提示耳蜗和软脑膜增强显著减低。这些结果表明 NOMID/CINCA 的 CNS 和外周表现与 IL-1β 过多有关，可通过阿那白滞素治疗得到改善。停用阿那白滞素数日后出现病情复发，重新治疗仍可快速改善症状，表明 NOMID/CINCA 需要阿

表 24-2　特发性周期性综合征

特点	回纹型风湿症	间歇性关节腔积液	嗜酸性滑膜炎
发作期	约 2 日，单关节炎或关节周围软组织炎症	3～5 天，单关节炎，大量积液	1～2 周，外伤诱发的单关节炎
受累关节	MCPs、PIPs、腕、肩、MTPs、踝	膝、髋、踝、肘	膝、MTP
相关情况	可合并 RA 并呈家族聚集现象	可与月经伴行；MEFV 突变杂合子？	特应性反应的个人史或家族史，皮肤划痕症
预后	约 50% 维持回纹型风湿症，约 33% 发展为 RA	发作期可预测，有时可自发缓解	自限性病程，预后良好
治疗	注射金制剂、抗疟药、柳氮磺胺吡啶	NSAIDs、秋水仙碱、关节腔内注射皮质激素、滑膜切除术	对症治疗

MCP，掌指关节；MTP，跖趾关节；NSAID，非甾类抗炎药；PIP，近端指间关节；RA，类风湿关节炎

那白滞素维持治疗。抑制 IL-1 是否能够预防 NOMID/CINCA 患者出现智力障碍或淀粉样变，有待进一步长期随访。

特发性间歇性关节病

　　与遗传性周期性发热综合征的系统性表现不同，特发性间歇性关节病主要影响关节及其周围组织（表 24-2），遗传因素并不显著。

回纹型风湿症

　　对于回纹型风湿症（palindromic rheumatism，PR）的描述最早见于 1944 年，指反复发作的急性单关节炎或关节周围炎（关节周围软组织炎症）。患病率是类风湿关节炎（RA）的 1/20，平均发病年龄 45 岁，无性别差异。偶有家族内多发 PR、或 PR 与 RA 同时出现的报道。近期研究表明 PR 患者出现 DRB-0401 和 DRB-0404 等位基因共同表位的概率较对照增加[21]。PR 是一组异质性疾病，没有特异的实验室检查或影像学表现。

临床表现和实验室检查

　　PR 呈急性发作，最初累及单个关节，持续数小时至数日。发作之间常有无症状间歇期，持续时间不等。指（趾）间关节、腕关节、肩关节和踝关节均可受累[22]。关节周围可出现直径 2～4cm 的肿胀伴触痛，可伴随关节症状出现或单独出现。肘关节、腕关节或膝关节附近，特别是手指周围，可出现小的皮下结节，有时伴疼痛。关节周围肿胀和皮下结节通常为一过性表现。

　　发作期，ESR 轻中度增高[22]。约 50%PR 患者抗环瓜氨酸肽（抗 CCP）抗体和类风湿因子（RF）阳性。抗核抗体阴性，补体水平正常。发作期滑膜活检和关节腔积液检查可见多形核白细胞。皮下结节活检可见炎症细胞，但是没有类风湿结节中纤维素样坏死改变和栅栏样单核细胞。

　　纵向数据表明 33%PR 患者最终发展为 RA。RF 转为阳性以及出现侵蚀性病变提示转为 RA 的可能性[22]。一项回顾性研究表明，RF 阳性、女性以及腕关节和近端指间关节受累是发展为 RA 的最大的危险因素[23]。近期研究表明抗 CCP 抗体比 RF 具有更好的预测价值。

治疗

　　病例个案报道表明 NSAIDs、注射金制剂、抗疟药或柳氮磺胺吡啶可有一定疗效。目前尚无有关 PR 治疗的大规模随机对照临床试验。

间歇性关节腔积液

　　间歇性关节腔积液主要表现为周期性发作的单关节炎或寡关节炎，全身症状罕见。由于发作具有周期性，患者可精确预测下次发作时间。部分病例可自发缓解[24]。目前暂无发病率数据，但该病相对罕见。常见发病年龄为 20～50 岁，无明显性别差异。有的患者月经初潮时起病、经期发作，妊娠期和绝经后病情缓解。该病一般无家族聚集现象。近期在西班牙报道了 3 例间歇性关节腔积液患者为 MEFV 突变的杂合子，提示该病可能是已知自身炎症性疾病的顿挫型。

临床表现和实验室检查

　　临床表现包括关节疼痛、肿胀和运动受限，通常

累及单个关节，偶有 1 个以上关节受累。症状一般持续 3 ~ 5 日，患者有大量关节腔积液但没有局部发红、灼热表现。以膝关节受累最为常见，髋关节、踝关节和肘关节受累较少。发作时 ESR 和白细胞计数正常。关节滑液呈轻度炎症表现，白细胞计数 < 5000/mm³。滑膜活检可见炎性细胞浸润和水肿[24]。影像学检查提示软组织肿胀，即使在反复发作的患者，也没有侵蚀性改变。

治疗

多种方法被试用于间歇性关节腔积液的治疗，包括 NSAIDs、秋水仙碱、关节腔内注射皮质类固醇激素、滑膜切除术以及关节腔内注射放射性金等。

嗜酸性滑膜炎

嗜酸性滑膜炎较为罕见，见于有特应性反应病史的患者。发病无性别差异，多于 20 ~ 50 岁起病[25]。微小外伤即可诱发急性无痛性单关节炎。关节腔积液中嗜酸性粒细胞高达 50%。嗜酸性滑膜炎被认为是皮肤划痕症在关节滑膜中的等效表现，可能由外伤激活肥大细胞，引起嗜酸性粒细胞趋化，从而导致关节腔积液[25]。膝关节受累最为常见。发作呈自限性，可持续 2 周，治疗上予对症支持即可。

临床表现和实验室检查

关节肿胀通常于 12 ~ 24 小时内急性出现并持续 1 ~ 2 周。尽管存在大量关节腔积液，但局部疼痛、灼热和发红少见。ESR 无升高，外周血白细胞、特别是嗜酸性粒细胞正常，部分患者 IgE 水平增高。最初的病例系列中，关节腔积液的白细胞轻度升高，嗜酸性粒细胞占 16% ~ 52%[25]。Charcot–Leyden 晶体（六方双锥蛋白晶体）由嗜酸性粒细胞的胞内脂酶产物构成，4℃过夜后可显现。发作缓解后滑液内增多的嗜酸性粒细胞可消失。影像学无慢性改变。

多种疾病可导致滑液嗜酸性粒细胞增多，包括 RA、银屑病关节炎和风湿热，感染性关节炎如寄生虫性、结核性和莱姆病性关节炎，以及嗜酸性粒细胞增多综合征。腺癌转移和关节造影也可造成滑液嗜酸性粒细胞增多。嗜酸性粒细胞关节炎需要与上述多种疾病相鉴别，其特点是患者有过敏反应的个人史或家族史以及皮肤划痕症[25]。

（张 婷 译 吴华香 校）

参考文献

1. McDermott MF, Aksentijevich I, Galon J, et al. Germline mutations in the extracellular domains of the 55 kDa TNF receptor, TNFR1, define a family of dominantly inherited autoinflammatory syndromes. Cell 1999;97:133–144.
2. Thomas KT, Feder HM Jr, Lawton AR, Edwards KM. Periodic fever syndrome in children. J Pediatr 1999;135:15–21.
3. Aksentijevich I, Torosyan Y, Samuels J, et al. Mutation and haplotype studies of familial Mediterranean fever reveal new ancestral relationships and evidence for a high carrier frequency with reduced penetrance in the Ashkenazi Jewish population. Am J Hum Genet 1999;64:949–962.
4. Kastner DL, Aksentijevich I. Intermittent and periodic arthritis syndromes. In: Koopman WJ, Moreland LW, eds. Arthritis and allied conditions. 15th ed. Philadelphia: Lippincott Williams & Wilkins; 2005:1411–1461.
5. International FMF Consortium. Ancient missense mutations in a new member of the RoRet gene family are likely to cause familial Mediterranean fever. Cell 1997;90:797–807.
6. French FMF Consortium. A candidate gene for familial Mediterranean fever. Nat Genet 1997;17:25–31.
7. Chae JJ, Komarow HD, Cheng J, et al. Targeted disruption of pyrin, the FMF protein, causes heightened sensitivity to endotoxin and a defect in macrophage apoptosis. Mol Cell 2003;11:591–604.
8. Cazeneuve C, Sarkisian T, Pecheux C, et al. *MEFV*-gene analysis in Armenian patients with familial Mediterranean fever: diagnostic value and unfavorable renal prognosis of the M694V homozygous genotype-genetic and therapeutic implications. Am J Hum Genet 1999;65:88–97.
9. Drenth JP, Haagsma CJ, van der Meer JW. Hyperimmunoglobulinemia D and periodic fever syndrome. The clinical spectrum in a series of 50 patients. International Hyper-IgD Study Group. Medicine (Baltimore) 1994;73:133–144.
10. Drenth JP, Cuisset L, Grateau G, et al. Mutations in the gene encoding mevalonate kinase cause hyper-IgD and periodic fever syndrome. International Hyper-IgD Study Group. Nat Genet 1999;22:178–181.
11. Houten SM, Kuis W, Duran M, et al. Mutations in *MVK*, encoding mevalonate kinase, cause hyperimmunoglobulinaemia D and periodic fever syndrome. Nat Genet 1999;22:175–177.
12. Simon A, Drewe E, van der Meer JW, et al. Simvastatin treatment for inflammatory attacks of the hyperimmunoglobulinemia D and periodic fever syndrome. Clin Pharmacol Ther 2004;75:476–483.
13. McDermott EM, Smillie DM, Powell RJ. Clinical spectrum of familial Hibernian fever: a 14-year follow-up study of the index case and extended family. Mayo Clin Proc 1997;72:806–817.
14. Hull KM, Drewe E, Aksentijevich I, et al. The TNF receptor-associated periodic syndrome: emerging concepts of an autoinflammatory disorder. Medicine (Baltimore) 2002;81:349–368.

24

15. Wanderer AA, Hoffman HM. The spectrum of acquired and familial cold-induced urticaria/urticaria-like syndromes. Immunol Allergy Clin North Am 2004;24:259–286.

16. Muckle TJ, Wells M. Urticaria, deafness, and amyloidosis: a new heredo-familial syndrome. Q J Med 1962;31:235–248.

17. Prieur AM, Griscelli C, Lampert F, et al. A chronic, infantile, neurological, cutaneous and articular (CINCA) syndrome. A specific entity analysed in 30 patients. Scand J Rheumatol Suppl 1987;66:57–68.

18. Hoffman HM, Mueller JL, Broide DH, Wanderer AA, Kolodner RD. Mutation of a new gene encoding a putative pyrin-like protein causes familial cold autoinflammatory syndrome and Muckle–Wells syndrome. Nat Genet 2001;29:301–305.

19. Aksentijevich I, Nowak M, Mallah M, et al. De novo CIAS1 mutations, cytokine activation, and evidence for genetic heterogeneity in patients with neonatal-onset multisystem inflammatory disease (NOMID): a new member of the expanding family of pyrin-associated autoinflammatory diseases. Arthritis Rheum 2002;46:3340–3348.

20. Goldbach-Mansky R, Dailey NJ, Canna SW, et al. Neonatal-onset multisystem inflammatory disease responsive to interleukin-1b inhibition. N Engl J Med 2006;355:581–592.

21. Maksymowych WP, Suarez-Almazor ME, Buenviaje H, et al. HLA and cytokine gene polymorphisms in relation to occurrence of palindromic rheumatism and its progression to rheumatoid arthritis. J Rheumatol 2002;29:2319–2326.

22. Guerne PA, Weisman MH. Palindromic rheumatism: part of or apart from the spectrum of rheumatoid arthritis. Am J Med 1992;93:451–460.

23. Gonzalez-Lopez L, Gamez-Nava JI, Jhangri GS, Ramos-Remus C, Russell AS, Suarez-Almazor ME. Prognostic factors for the development of rheumatoid arthritis and other connective tissue diseases in patients with palindromic rheumatism. J Rheumatol 1999;26:540–545.

24. Ghormley RK, Weiner AD. Periodic benign synovitis; idiopathic intermittent hydrarthrosis. J Bone Joint Surg Am 1956;38A:1039–1055.

25. Brown JP, Rola-Pleszczynski M, Menard HA. Eosinophilic synovitis: clinical observations on a newly recognized subset of patients with dermatographism. Arthritis Rheum 1986;29:1147–1151.

不常见的关节病

A. 血液学疾病及恶性病

Adel G. Fam, MD, FRCP (C) , FACP

- 反复发生的关节积血是血友病主要的临床表现。
- 血友病 A（hemophilia A）（经典血友病）是一种 X 连锁隐性遗传的凝血障碍性疾病，几乎仅见于男性。这种疾病与凝血因子Ⅷ缺乏相关。
- 血友病 B（hemophilia B）（Christmas 病）较为罕见，但与血友病 A 在临床表现上几乎无区别，是由凝血因子Ⅸ缺乏引起的。
- 与慢性溶血性贫血及风湿性临床表现相关的镰状细胞血红蛋白病（sickle-cell hemoglobinopathies），包括纯合子型镰状细胞性贫血（HB-SS）和杂合子型状态［β 地中海贫血、镰状细胞血红蛋白 C 病（S-C）和镰状细胞血红蛋白 D 病（S-D）］。
- 镰状细胞病是由珠蛋白 β 链的一个单核苷酸即谷氨酸被缬氨酸替代所导致的。

- 纯合子型镰状细胞性贫血患者中，疼痛危象、股骨头坏死和指（趾）炎是由骨髓中的镰状红细胞导致小血管闭塞引起。
- 纯合子型镰状细胞性贫血患者的骨髓炎是由缺血性骨梗死及寄生物对寄主的免疫损伤共同引起的，沙门菌是最常见的寄生物。
- 地中海贫血（thalassemia）是一组遗传性血红蛋白病，以血红蛋白中单个或多个 α 或 β 链合成障碍为特点。
- β- 地中海贫血，β 链产物的减少或缺如会导致 α 和 β 链的数目之间的不平衡。从而导致不稳定血红蛋白分子的产生、红细胞生成过程中未受影响的链发生沉淀和溶血的发生。
- 癌症引起肌肉骨骼症状的机制包括肿瘤直接浸润骨骼和关节、关节出血、继发痛风以及副肿瘤综合征。

血液系统疾病及恶性病的肌肉骨骼系统表现将在本章中叙述。表 25A-1 列出了这些疾病。

非恶性血液学疾病

血友病

血友病 A 是一种 X 连锁隐性遗传的凝血障碍性疾病，几乎只发生于男性，[新生男婴中发生比例为 1：（5000 ～ 10 000）]。血友病 A（经典血友病）是因凝血因子Ⅷ缺乏所致。而血友病 B（Christmas 病）是由凝血因子 Ⅸ 缺乏所致。组织因子 / 凝血因子Ⅶ a 复合物在启动凝血过程中起到了重要的作用，因为它可以活化组织因子生成细胞周围环境中小剂量的凝血因子 X 和Ⅸ。起始反应中生成的凝血因子 X a 和Ⅸ a 可促进凝血因子Ⅷ活化、血小板表面凝血酶生成和血液凝

固。凝血因子Ⅷ是一种分子量约为 340kDa 的促凝蛋白，在内源性凝血途径中可激活凝血因子 X [1]。在血友病，外源性凝血途径仍然未受损，因此可能是主要的凝血调节系统。染色体异常，包括基因缺失、插入或重排均可导致血友病。这些不同的遗传异常导致血友病的疾病严重程度也各不相同。已鉴定出Ⅷ因子的基因位于 X 染色体上，这使得血友病的产前诊断以及遗传咨询中的载体检测都变得易于进行。

轻度血友病患者，Ⅷ因子水平是正常水平的 6% ～ 36%，出血一般发生在轻微外伤后。在中度严重的血友病患者中，Ⅷ因子水平是的正常水平的 2% ～ 5%，在严重的血友病中，2/3 的患者Ⅷ因子水平在正常水平的 1% 或更低。血浆Ⅷ因子水平低于正常人的 5% 与自发的关节积血相关。血友病的确诊可以依赖于凝血功能检查，包括出血时间、血小板计数、凝血酶原时间、血浆凝血活酶时间及Ⅷ因子和Ⅸ因子

表 25A-1　少见关节病——血液系统疾病及恶性病

非恶性血液疾病
　　血友病性关节病
　　血红蛋白病相关的关节病
　　镰状细胞病
　　地中海贫血

恶性疾病
　　转移性（肿瘤浸润关节）
　　　转移癌性关节炎
　　　白血病关节炎
　　　淋巴瘤关节炎
　　　血管免疫母细胞性 T 细胞淋巴瘤相关性关节炎
　　　骨髓瘤关节炎
　　　巨球蛋白血症
　　非转移性（副肿瘤性）
　　　肥大性骨关节病（见第 25 章 F）
　　　癌性关节炎
　　　淀粉样变关节炎
　　　继发痛风
　　　其他：皮肌炎，副癌综合征

水平的测定。

Christmas 病（血友病 B）是由于凝血因子Ⅸ缺乏引起的，较 A 型血友病少见。Ⅸ因子基因也位于 X 染色体上。血友病 B 发生在大约 1/30 000 ～ 1/100000 新生男婴。临床特征与 A 型血友病无太大区别。Ⅸ因子是一种分子量约 60kDa 的酶原，能在组织因子 / Ⅶa 复合物的作用下转化为活化的组织蛋白酶（FⅨa）。FⅨa 与活化的 FⅧ结合，随后激活 FⅩ[2]。在极少数情况下，FⅪ、FⅦ、FⅤ、FⅩ或 FⅡ的缺乏也可能与关节积血有关。

反复发生的关节积血是 A 型血友病最常见的出血表现，发生在 2/3 以上的患者[3]。其可以自发产生或发生于轻微外伤之后。急性发病且伴有疼痛、肿胀、局部压痛及关节活动受限。关节腔内的压力上升最终使流血终止，但血凝块溶解较慢。膝、肘、踝是最常见的受累关节。髋关节出血可导致股骨头坏死。FⅧ含量低于正常水平 5% 的患者，如未得到适当的治疗，可发展为慢性关节炎，表现为关节部位间歇性疼痛、僵硬、持续性滑膜肿胀、畸形、关节不稳以及继发性骨性关节炎的发生。在 Christmas 病中，慢性关节炎较血友病 A 少见且病情更轻。

血友病性关节病被认为是由于反复关节腔出血和过量的铁沉积于滑膜及关节软骨引起。由于在正常滑膜液体中缺少凝血酶原和纤维蛋白原，血液仍然以液体形式存在。血浆逐渐被吸收后，残留的红细胞被滑膜衬里层的巨噬细胞吞噬。含铁血黄素在滑膜衬里细胞和滑膜下支持组织沉积导致慢性增生性滑膜炎和血管翳形成。滑膜炎导致溶酶体酶、胶原酶、分解代谢的细胞因子 [白细胞介素 1（IL-1）及肿瘤坏死因子（TNF）-α]、超氧阴离子和羟自由基的产生，可导致软骨的破坏和骨关节炎。X 线片往往表现出关节周围软组织肿胀影，这是由于广泛的铁沉积在滑膜引起。在晚期阶段，可能会发生骨骺变宽或过早融合、股骨和肱骨髁间切迹增宽（图 25A-1）、髌骨下方的"方形变"、肘部的桡骨小头肿大、继发骨性关节炎等。计算机断层扫描（CT）有助于检查骨与软组织损害。而磁共振成像（MRI）有助于显示关节内出血、滑液或肌肉血肿及慢性滑膜肥厚。

肌肉出血的发生频率较低，它能导致大量血液聚集或因肌肉坏死、囊肿形成而导致"血友病假瘤"的形成，有时会出现筋膜间隔综合征。股神经卡压综合征可能是由腹膜后或腰大肌血肿导致。骨膜下出血可形成骨假瘤。

化脓性关节炎是血友病关节炎罕见的并发症。金黄色葡萄球菌是最常见的病原菌，同时人类免疫缺陷病毒（HIV）感染似乎是此并发症的一个重要的促成因素。当关节积血在经 FⅧ及关节制动的治疗后仍未见及时好转时就应该怀疑化脓性关节炎的可能，特别是在出现发热或白细胞增多时。

治疗

自 20 世纪 60 年代以来，随着人类捐助的浓缩有Ⅷ因子的血浆制品包括冷沉淀物的广泛使用，通过降低血友病出血发作的严重程度和频率，改善了对血友病患者的治疗，且使得外科手术得以开展。但在 1980 年至 1985 年间，这些产品也导致了血友病患者之间的艾滋病毒及病毒性肝炎（乙型和丙型肝炎）的传播。随后通过捐助者的筛选和用抗 FⅧ单克隆抗体及加热冻干法提纯的 FⅧ纯化物就显著降低了这些传染性并发症的发生。重组 FⅧ的问世则完全消除了感染的风险。重组 FⅧ替代疗法预防性用于 1 ～ 3 岁的重度血友病儿童，以维持其血浆凝血因子水平＞ 1%[3]。这有助于减少自发出血的频率和预防关节损伤。去氨加压素（DDAVP）是一种血管加压素的人工合成类似物，可刺激 FⅧ水平的瞬间增加，可以为轻中度 A 型血友病患者提供另一种备选治疗方法[3]。FⅧ的抑制性 IgG

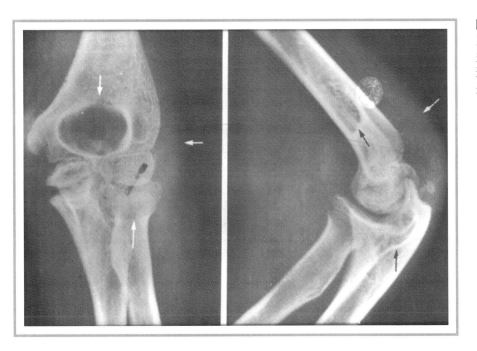

图 25A-1 慢性血友病 A 患者肘部 X 线片显示髁间切迹变宽及继发骨性关节炎伴随关节间隙狭窄，边缘骨赘，关节内骨小体形成。注意：关节周围肿胀影和高密度影是由于铁沉积在滑膜（箭头所指）

抗体存于在 5%～10% 的血友病 A 年轻患者中，但较少见于 Christmas 病。这些患者的治疗方案可选择血浆去除术及口服糖皮质激素、硫唑嘌呤、环磷酰胺或猪 F Ⅷ浓缩物。冷沉淀物或 F Ⅷ浓缩物中不含Ⅸ因子。新鲜的冰冻血浆置换是一种有效疗法，但它同时会带来一些血源性感染的风险。更推荐使用病毒灭活的 F Ⅸ浓缩物和重组 F Ⅸ因子。

急性关节积血可采取制动、冰敷和给予 F Ⅷ浓缩物或重组 F Ⅷ治疗48h。如果关节腔积液张力很大或有感染可能，推荐使用关节吸引术，且最好接着进行 F Ⅷ替代治疗。关节腔内或口服糖皮质激素的短期使用可能有一些额外的效果，但重复使用会出现副作用。对于亚急性和慢性关节炎，非甾类抗炎药（NSAIDs）——除外阿司匹林——都是相对安全和有效的。物理治疗有助于防止关节挛缩和畸形 [3]。外科滑膜切除术减少慢性滑膜炎和随后的关节损伤。关节镜下滑膜切除术同样有效且并发症较少。化学滑膜切除术（关节内注射锇酸、利福平或其他硬化剂）和辐射滑膜切除术（使用放射性同位素注射关节腔内如胶体 32 磷酸铬、90 钇或 186 铼）可能会在短期内有效。然而，化学和辐射滑膜切除术长期疗效不佳 [3]。全关节置换术的适应证为晚期的髋、肩、肘或踝关节骨关节炎。有报道对一小部分严重的血友病患者采用基因治疗，达到了初步的令人满意的效果。

血红蛋白病的相关肌肉骨骼表现

镰状细胞病

与慢性溶血性贫血和风湿现象相关的镰状细胞血红蛋白病包括：纯合子型镰状细胞贫血（HB SS）和杂合子型的镰贫 [β- 地中海贫血，镰状细胞血红蛋白 C 病（S-C），镰状细胞血红蛋白 D 病（S-D）]。SS 病主要见于非洲人，但也分布于意大利南部、希腊、土耳其、沙特阿拉伯和印度 [4]。镰状细胞疾病是因 β 珠蛋白基因中单核苷酸即谷氨酸被缬氨酸替代所致。醋酸纤维素血红蛋白电泳显示 76%～100% 的血红蛋白 SS 可确诊本病。脱氧（缺氧）导致了血红蛋白 S 的聚合，形成液晶体。这使得红细胞从双凹圆盘状变型成狭长、僵硬、新月形的镰状细胞，导致微循环阻塞和红细胞破裂（溶血），这样反过来又造成更进一步的组织缺氧和镰状细胞形成。血红蛋白聚合作用受到细胞内 Hbs，HbF 和 HbC 的浓度、血氧饱和度及 pH 值和温度的影响。

一旦这种僵硬的镰状细胞形成达到了一定的数量，微血管阻塞也就形成了。组织缺氧会导致组胺、缓激肽和前列腺素类介导的继发性炎症反应的发生，造成髓内压力增高和骨痛 [4]。疼痛危象、股骨头坏死、（指）趾炎都是由骨髓中镰状红细胞阻塞小血管引起。

这些表现，最常见于纯合子（SS）型镰状细胞病，在某些特定情况下也可能发生在较轻的杂合子型的镰状细胞血红蛋白病如 HbS：β- 地中海贫血（"镰贫 - 地中海贫血"）和 S-C 病。有镰状细胞遗传性状（HbAS）的个体，即基因突变的健康携带者，并没有肌肉骨骼症状。由 β 链的赖氨酸替代谷氨酸引起的单纯血红蛋白 C 病会产生溶血。相反，镰状血红蛋白 C 病兼有镰状细胞形成和溶血两种特性[4]。反复发生的疼痛危象主要累及长骨、关节、脊柱、肋骨临近的关节区域[5-6]。疼痛往往伴有局部肿胀和压痛。疼痛危象可在感染、脱水、酸中毒、寒冷、海拔过高以及紧张状态下被诱发。疼痛的持续时间不定，但通常不超过 2 周。"疼痛率"（每年疼痛发作次数）同 SS 贫血患者早期死亡有关。羟基脲，可以增加胎儿血红蛋白（HbF）水平，减少疼痛率，并可能最终提高生存率[5-6]。

镰状细胞性关节病由微血管缺血和滑膜梗死引起，往往侵犯大关节。临近关节区骨梗死的反应也可能造成关节疼痛。少量的非炎性滑膜积液在此病中常见。

患者的骨坏死（图 25A-2）约 33% 发生在股骨头，25% 发生在肱骨头。多个关节，包括脊椎，都可能会被受累[7]。在脊柱，多处骨梗死可导致特征性的双凹形或"林肯对数"样椎骨形成。在频繁发生疼痛危象及镰贫 /α 地中海贫血患者中骨坏死的发病风险最高。全关节置换术在继发性骨关节炎晚期患者中推荐使用，但术后并发症及局部机械松弛的发生率较高[7]。

（指）趾炎通常发生在儿童，特点为急性发作的痛性手和脚非凹陷性水肿（手足综合征）[4,6]。发热和白细胞增多可能是 S-S，S-C 和镰贫 / 地中海贫血症最初的临床表现。X 线片可能显示软组织肿胀，骨膜新骨形

成，或指骨、掌骨和跖骨髓内硬化性梗死。闪烁扫描及 MRI 检测骨梗死更敏感。症状通常在 7 天内缓解，但复发频繁。骨骺骨坏死可导致手指缩短。骨质疏松、应力性骨折、椎体塌陷、生长异常也可能在镰状细胞病中发生[6]。

Hb SS 患者骨髓炎的发生是由骨缺血梗死及宿主的免疫受损共同引起。沙门菌是最常见的损伤寄宿主免疫的寄生物，其次还有金黄色葡萄球菌和革兰氏阴性杆菌。骨髓炎通常伴随疼痛危象的发作并且可能会影响多个部位。肠道微血管的慢性镰状细胞形成可能会使肠功能失活从而导致沙门菌及其他肠道细菌的入侵。疼痛危象的症状在 1 ~ 2 周后仍未得到缓解时就应考虑骨髓炎可能。确诊可依赖于 X 线片、骨扫描以及血液或骨髓培养（通过 CT 引导下穿吸获得）。MRI 在描述骨损伤时更准确。化脓性关节炎是由与骨髓炎相同的细菌感染引起，其发生常与同一关节的骨坏死及疼痛血管阻塞危象相关。保持高度警觉性以及滑液培养对于早期诊断至关重要。

痛风是一种镰状细胞病罕见的并发症。高尿酸血症是由于慢性溶血继发红细胞生成过多，核酸合成增加及尿酸产生过多引起的。此外，30 岁时期发生的由肾缺血和肾微小梗死引起的累积性肾损害，会导致持续的高尿酸血症和痛风。

严重的镰状细胞贫血可通过输血及补充叶酸制剂（叶酸 1 ~ 5 mg/d）来治疗[4]。因慢性溶血继发的红细胞生成过多可通过耗竭叶酸储备而导致叶酸缺乏。疼痛危象的预防措施包括：避免压力、酗酒、过劳、游泳及高海拔等[4]。疼痛危象的治疗方法包括：对乙酰氨基酚、非甾类抗炎药用于轻度发作；可待因和羟考酮用于严重发作[4]。对于儿童疼痛发作，口服控释吗啡与持续静脉吗啡注射均有效[8]。羟基脲增加了 HbF 生成，从而使 Hb SS 的聚合减少[9]。已证明用羟基脲治疗成人 SS 病，既价廉又能有效减少疼痛危象的发生率[9]。在儿童 SS 病中骨髓（干细胞）移植也已有很多有效的报道。

地中海贫血

地中海贫血是一组遗传性血红蛋白病，以单个或多个血红蛋白 α 或 β 亚基合成缺陷为特点（通常情况下，α 珠蛋白和 β 珠蛋白的数目是相当的）。比如在 β- 地中海贫血中，β 链生成减少或缺失可导致 α 链和 β 链数量之间的不平衡、不稳定血红蛋白分子的生成

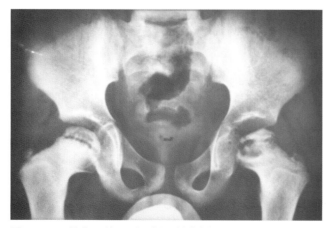

图 25A-2 骨盆 X 线显示双侧股骨头坏死

红细胞生成过程中未受影响的链发生沉淀，最终导致溶血和海因小体形成。在 β- 地中海贫血中，珠蛋白 α 链的沉淀，有着显著的细胞毒性，可破坏红细胞膜引起溶血、骨髓红系增生及脾功能亢进。这些患者体内的 HBF 和 HbA2 水平往往会升高以代偿 β 亚基减少[10]。

地中海贫血，尤其多见于有地中海生活背景人群。重型 β- 地中海贫血（又称库利贫血）是先天性溶血性贫血最严重的类型之一，患者通常需依赖输血维持生命且很少存活到成年。也只有重型 β- 地中海贫血患者伴随有骨骼肌肉的表现。这可能是由于骨髓红系增生、广泛的骨髓腔内骨质疏松、骨小梁增粗和病理性骨折导致的。骨骺畸形、腿缩短也有可能发生，但一般不会发生骨坏死。β- 地中海贫血复合镰状细胞贫血的患者往往有 HbA2，且具备 SS 病和 β- 地中海贫血共同的特征。非重型 β- 地中海贫血，是一种比较常见的疾病，一般无相关临床表现。

输血是 β- 地中海贫血主要的支持疗法，但输血后含铁血黄素沉积是一个常见的问题因而常需要去铁胺螯合疗法[10]。在一年内输血需要量增加了 40% 或者更多时有脾切除的指征。同种异体骨髓（干细胞）移植和基因转移是一种在儿童中很有前景的新治疗方案。

表 25A-2 癌症和风湿性疾病
直接肿瘤浸润关节
转移性癌性关节炎
白血病关节炎
淋巴瘤关节炎
骨髓瘤性关节炎
非转移性副肿瘤综合征性风湿病
关节
肥大性骨关节病（章 25F）癌性多关节炎
淀粉样关节炎
继发痛风
肌肉
皮肌炎和多发性肌炎
Lambert-Eaton 肌无力综合征
皮肤
手掌筋膜炎和关节炎
脂膜炎和关节炎
嗜酸性筋膜炎
血管
副肿瘤性血管炎
红斑性肢痛症
其他
多中心网状组织细胞增多症
已有的结缔组织病合并肿瘤发生
干燥综合征患者合并的淋巴瘤
作为治疗风湿性疾病的并发症的恶性肿瘤
环磷酰胺治疗后的骨髓增生异常综合征

肌肉骨骼症状与癌症

恶性病与许多肌肉骨骼表现相关（表 25A-2）[11]。癌症会引起肌肉骨骼症状的机制包括：①肿瘤直接侵袭骨和关节（骨转移、转移癌性关节炎、白血病滑膜炎和淋巴瘤关节炎）；②关节内出血（白血病）；③继发痛风（白血病、红细胞增多症、淋巴瘤、多发性骨髓瘤、癌）；和④通过肿瘤远程、非转移性的作用（副肿瘤综合征），如肥大性骨关节病。干燥综合征、类风湿关节炎（RA）和系统性红斑狼疮患者中淋巴瘤的发病率增加。用于风湿性疾病治疗的免疫抑制药物也可能导致恶性肿瘤。反过来，在肿瘤治疗中使用的化疗药物也可能会导致风湿性综合征。

肿瘤直接侵袭关节

转移癌性关节炎

转移癌性关节炎（metastatic carcinomatous arthritis），由于转移癌直接侵袭关节或临近骨组织造成，是关节炎的一种罕见类型[11-12]。关节炎可能是原发恶性肿瘤的首发临床表现。最常见的原发性肿瘤来源是支气管癌。其他来源包括乳腺癌、前列腺癌、甲状腺癌、肾癌和结肠癌。关节炎往往是单关节的，常累及膝、髋、肩、肘及踝关节。转移到肘部及膝盖远端的关节少见，累及手和脚关节也很罕见。

剧烈的骨关节疼痛现象很常见，且于夜间及活动后加重。关节积液通常是出血性的且会在关节抽吸术以后迅速重新积聚。积液为非炎性的，细胞数少且以单核细胞为主。使用细胞形态学技术，可在滑膜积液中找到肿瘤细胞（图 25A-3）[12]。X 线片通常显示临近关节的溶骨病变而骨扫描可显示其他部位转移。滑膜的癌性浸润可通过关节镜或经皮穿刺滑膜活检明确。治疗一般采取姑息性的化疗和放疗疗法。

白血病关节炎（leukemic arthritis）

关节表现见于约 14% 的白血病患者[13-14]。在急性

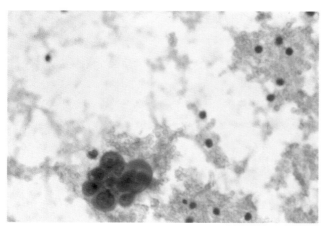

图 25A-3 右肩转移性癌性关节炎；滑液细胞学检查显示恶性细胞（肺癌），呈多形性，偏心，细胞核深染，核仁大而不规则

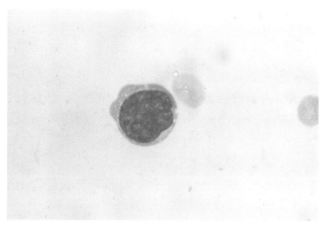

图 25A-4 急性淋巴细胞性白血病，白血病关节炎：左肘滑液通过细胞离心分离预制后免疫细胞学检查显示 cALLA 阳性淋巴母细胞（瑞氏染色，放大倍数 ×1000）

白血病尤其在儿童急性淋巴细胞性白血病中更为常见。目前已知的白血病患者关节炎的发生机制包括：白血病细胞直接侵袭关节组织及临近骨组织所致的白血病性关节炎，关节感染，关节内出血，痛风性关节炎。

白血病性关节炎是一种累及膝、肩、踝等大关节的非对称性痛性关节炎。它可能先于白血病的其他症状出现。本病特征性表现为与关节炎严重程度不相符的夜间骨痛和剧烈关节疼痛。血液和骨髓异常也不可避免地存在于此病。X 线表现包括干骺端骨质疏松、溶骨性病变，有时出现骨膜炎。确诊此病有赖于在患者关节滑液和（或）滑膜细胞找到白血病细胞[13-14]（图 25A-4）。利用间接免疫荧光法和一组早期 B 细胞和髓系抗原（例如，CALLA 或急性淋巴细胞白血病抗原）的免疫细胞学技术已被用来检测关节积液和滑膜

细胞中的白血病细胞[13-14]。白血病关节炎通常发生于系统受累广泛的患者并且对治疗的反应差。

淋巴瘤和关节炎

非霍奇金淋巴瘤患者的肌肉骨骼症状出现率高达 25%。骨痛是最常见的表现。淋巴瘤患者发生关节炎的机制包括淋巴瘤性关节炎、肥大性骨关节病（见第 25 章 F）、关节感染和继发痛风[15]。淋巴瘤性关节炎是由于淋巴瘤浸润临近的关节骨或滑膜组织所致，该病较罕见。多关节和单关节表现都有报道。在患者中如果出现与关节炎严重程度不符的严重全身症状时，尤其是出现溶骨性改变者，应考虑淋巴瘤可能。确诊依赖于骨或滑膜活检。在罕见的血管内淋巴瘤患者中出现对称性多关节炎伴发热者也有报道。

血管免疫母细胞性 T 细胞淋巴瘤相关性关节炎（angioimmunoblastic T-Cell lymphoma–associated arthritis）

血管免疫母细胞性 T 细胞淋巴瘤（AITL），以前称为血管免疫母细胞淋巴结肿大，是非霍奇金 T 细胞淋巴瘤中罕见的一种类型，特点表现为发热、体重减轻、淋巴结肿大、肝脾大、荨麻疹或其他皮疹、血管炎、浆膜炎、溶血性贫血以及多克隆高丙种球蛋白血症[16]。

非侵蚀性、不致畸的对称性血清阴性关节炎可能是该病的首发症状，或者与其他症状同时出现。手关节经常受累。滑膜活检可显示 AITL 的典型特征。滑液检测可出现白细胞增多伴 CD8+ 淋巴细胞数目下降。淋巴结活检显示小血管增生，正常淋巴结结构被浆细胞、免疫母细胞和嗜酸性粒细胞替代时可确诊此病。患者对化疗往往反应不佳，仅 30% 的患者可存活 2 年[16]。

多发性骨髓瘤和关节炎

多发性骨髓瘤是一种恶性骨髓浆细胞肿瘤，好发年龄段常在 50 ~ 60 岁。该病常表现为骨骼疼痛（特别是在背部和肋骨）、病理性骨折、血清单克隆蛋白异常及尿本 - 周蛋白。由于骨髓瘤分泌细胞因子（IL-1β，TNF-β 和 IL-8），约 1/3 的患者会发生骨质疏松。骨髓瘤性关节炎较罕见，其由骨髓瘤细胞侵袭关节及关节旁骨组织所致[17]。更常见的是约 15% 多发性骨髓瘤患者产生单克隆轻链淀粉样蛋白（AL 淀粉样蛋白），从

25

而导致**淀粉样变性关节病**（amyloid arthropathy）。关节炎通常累及肩、腕和膝关节，往往是对称的和相对无痛的，但可与 RA 临床表现类似。双肩关节滑膜淀粉样浸润会出现特征性的"垫肩征"。滑膜积液为非炎性的，总白细胞计数低（< 2000×10⁶/L）。滑液沉积物中常含"淀粉样小体"。这些小体都是荷有淀粉样蛋白的滑膜绒毛。用刚果红染色时，滑膜及滑液中的淀粉样蛋白沉积物在偏振光下呈苹果绿色双折射。骨髓瘤患者 AL 淀粉样变性其他表现包括周围神经病变、腕管综合征、皮下淀粉样蛋白沉积、巨舌症、心肌病、肾病、肝脾肿大。淀粉样变性关节炎可通过骨髓检查，血清和尿蛋白免疫电泳显示 M 蛋白，滑膜活检，腹部皮下脂肪或直肠活检等明确诊断。治疗包括对多发性骨髓瘤的基础疾病治疗，以及非甾类抗炎药对关节炎症状的对症治疗。

骨硬化性骨髓瘤是多发性骨髓瘤一种罕见类型，特点为骨硬化而非单发或多发性溶骨性骨破坏[18]。其他特点包括无痛的慢性病程及多发性神经病、脏器肿大、内分泌病、M 蛋白和皮肤改变（即 POEMS 综合征）。较常出现皮肤增厚、异常色素沉着，有时出现硬皮病的表现。也可出现体重减轻、发热、血小板增多及关节炎。

Waldenstrom 巨球蛋白血症（Waldenstrom's Macroglobulinemia）

Waldenstrom 巨球蛋白血症是一种淋巴组织恶性增生性疾病，表现为血清单克隆 IgM、淋巴结肿大、肝脾大、紫癜性皮肤病变、高黏血症的症状（头痛，视力改变）。肿瘤直接浸润关节旁骨及关节较为罕见，但可发生轻链淀粉样变性和淀粉样关节炎[17]。

副肿瘤综合征性风湿病（paraneoplastic rheumatic syndromes）

副肿瘤症状，与肿瘤组织本身仅存在一种间接联系，约在 10% 的诊断为癌症的患者中出现。高达 50% 的癌症患者会在他们疾病进展过程中的特定时间内出现副肿瘤综合征。这些副肿瘤综合征中有 1/3 在本质上是内分泌疾病；其他的通常包括血液性、风湿性及神经肌肉性疾病。在这些副肿瘤综合征性风湿病中，肥大性骨关节病、癌性多关节炎、肌炎及血管炎是最常见的（表 25A-2）。这些疾病可能在原发性恶性肿瘤诊断的同时或随后发生，但也可能比癌症发病早出现

达 2 年[11]。

副肿瘤综合征性肌肉骨骼症状的临床病程一般与原发肿瘤平行。因此，原发性肿瘤的根治性治疗，通常，但也并非绝对的，会使副肿瘤综合征症状消退。反过来，肿瘤复发也可导致肌肉骨骼症状的重新出现。副肿瘤综合征可能被误认为是肿瘤转移而导致不适当的治疗，而另一方面，真正的转移症状又可能被归因于副肿瘤综合征而延误治疗。

癌性多关节炎（carcinomatous polyarthritis）

癌性多关节炎是一种炎性的、血清阴性的关节炎，可能预示着某种恶性肿瘤的存在[11]。虽然其临床表现是多变的，但某些特征性表现仍会提示某种潜在恶性疾病的可能，并可将这种类型的多关节炎与 RA 鉴别开来。这些表现包括：发病年龄较晚；突然出现的寡关节炎或多关节炎；以累及下肢关节为主；频繁的腕关节及手关节病变；不出现骨侵蚀、畸形、类风湿因子、结节；或没有 RA 家族病史。在罕见情况其可为对称性关节炎且与 RA 表现相似。

癌性多关节炎的发生与肿瘤确诊间的时间关系通常少于 1 年。排除肥大性骨关节病或滑膜及关节周围骨组织的癌浸润，对于确立合适的治疗方案来说很关键。关节炎一般发生在乳腺癌女性及肺癌男性患者。滑膜积液一般为轻度炎症性，且红细胞沉降率（ESR）通常会升高。无明显的病理或放射学异常[11]。

癌关节炎的发病机制不明。可能的机制包括：①免疫复合物介导的滑膜炎；②滑膜和肿瘤组织中抗原决定簇的交叉反应；③细胞介导的免疫异常，导致肿瘤形成和结缔组织病发生。癌性多关节炎其实属于一种副肿瘤性疾病最有说服力的证据是：在原发肿瘤切除术后关节症状会迅速消退，而在癌症复发时则又会重新出现。本关节炎对非甾类抗炎药及关节腔内糖皮质激素的治疗反应良好。

"化疗后风湿病"（Postchemotherapy rheumatism）是一种罕见的、病因不明的自限性疾病综合征，特点为肌痛及手、足、膝及踝的游走性关节炎，常出现在一些患乳腺癌、卵巢癌或非霍奇金淋巴瘤等经环磷酰胺、5-氟尿嘧啶或甲氨蝶呤治疗后 1 ~ 3 个月的患者。

痛风在实体瘤患者中罕见，除非肿瘤广泛转移。临床上，继发性痛风不同于自发性痛风之处在于：女性较多见而痛风家族史则更少见。在血液系统恶性肿瘤中，痛风可继发于化疗所致的大量的肿瘤组织溶解

后。许多癌症的治疗方案会常规使用别嘌呤醇以预防这并发症的发生。

红斑肢痛症表现为手掌和足底的剧烈疼痛及红斑现象（手掌＞足底），常见于真性红细胞增多症或原发性血小板增多症患者。红斑性肢痛症对阿司匹林极其敏感，剂量通常不超过 325 mg/d。其他的一些副肿瘤症状还包括皮肌炎（见第 18 章）、副肿瘤性血管炎及脂膜炎[11] 等。

（徐建华 译　吴东海 校）

参考文献

1. Peake I. The molecular basis of haemophilia A. Haemophilia 1998;4:346–349.
2. Lillicup D. The molecular basis of haemophilia B. Haemophilia 1998;4:350–357.
3. Hilgartner MW. Current treatment of hemophilic arthropathy. Curr Opin Pediatr 2002;14:46–49.
4. Ballas SK. Sickle cell disease: clinical management. Baillieres Clin Hematol 1998;11:185–214.
5. Platt OS, Thorington BD, Brambilla DJ, et al. Pain in sickle cell disease. Rates and risk factors. N Engl J Med 1991;325:11–16.
6. Almeida A, Roberts I. Bone involvement in sickle cell disease. Br J Haematol 2005;129:482–490.
7. Vichinsky EP, Neumayr LD, Haberkern C, et al. The perioperative complication rate of orthopedic surgery in sickle cell disease: report of the national sickle cell surgery study group. Am J Hematol 1999;62:129–138.
8. Jacobson SJ, Kopecky EA, Joshi P, Babul N. Randomized trial of oral morphine for painful episodes of sickle-cell disease in children. Lancet 1997;350:1358–1361.
9. Moore RD, Charache S, Terrin ML, et al. Cost-effectiveness of hydroxyurea in sickle cell anemia. Am J Hematol 2000;64:26–31.
10. Perrine SP, Boosalis V. Thalassemia. In: Rakel RE, Bope ET, cds. Conn's current therapy. Philadelphia: Saunders (Elsevier); 2006:488–492.
11. Fam AG. Paraneoplastic rheumatic syndromes. Baillieres Clin Rheumatol 2000;14:515–533.
12. Fam AG, Kolin A, Lewis AJ. Metastatic carcinomatous arthritis and carcinoma of the lung. A report of two cases diagnosed by synovial fluid cytology. J Rheumatol 1980;7:98–104.
13. Evans TL, Nercessian BM, Sanders KM. Leukemic arthritis. Semin Arthritis Rheum 1994;24:48–56.
14. Fam AG, Voorneveld C, Robinson JB, Sheridan BL. Synovial fluid immunocytology in the diagnosis of leukemic synovitis. J Rheumatol 1991;18:293–296.
15. Dorfman HD, Siegeel HL, Perry MC, Oxenhandler R. Non-Hodgkin's lymphoma of the synovium simulating rheumatoid arthritis. Arthritis Rheum 1987;30:155–161.
16. Tsochatzis A, Vassilopoulos D, Deutsch M, et al. Angioimmunoblastic T-cell lymphoma-associated arthritis. Case report and literature review. J Clin Rheumatol 2005;11:326–328.
17. Roux S, Fermand J-P, Brechignac S, et al. Tumoral joint involvement in multiple myeloma and Waldenstrom's macroglobulinemia – report of 4 cases. J Rheumatol 1996;23:1175–1178.
18. Fam AG, Rubenstein JD, Cowan DH. POEMS syndrome. Study of a patient with proteinuria, microangiopathic glomerulopathy and renal enlargement. Arthritis Rheum 1986;29:233–241.

不常见的关节病

B. 风湿性疾病与内分泌疾病

Peter A Merkel, MD, MPH

- 内分泌疾病常伴有骨骼肌肉体征和症状。
- 糖尿病患者常出现一些关节活动受限的症状，包括糖尿病手综合征（diabetic hand syndrome）（也称为糖尿病手关节病变），粘连性关节囊炎（凝肩，关节周围炎），Dupuytren 挛缩，扳机指（屈肌腱鞘炎），弥漫性特发性骨肥大（diffuse idiopathic skeletal hyperostosis，DISH 综合征），神经病变性关节炎（夏科关节，糖尿病性骨关节病），以及糖尿病肌梗死。
- 甲状腺功能亢进症可伴发近端肌无力，但通常无血

清肌酸激酶的升高；甲状腺肢端病与丙硫氧嘧啶导致的药物性血管炎多伴有抗中性粒细胞胞浆抗体阳性。
- 甲状腺功能减退症可出现多关节痛、腕管综合征以及近端肌无力，同时血清肌酸激酶升高。
- 甲状旁腺功能亢进可导致骨质疏松、纤维囊性骨炎、软骨钙化以及假性痛风。
- 其他内分泌病也可能导致关节肌肉并发症，如甲状旁腺功能减低症，肢端肥大症和糖皮质激素引起的库欣综合征。

　　因各种激素水平及活性的改变，大多数内分泌异常疾病均伴有全身性症状。骨骼肌肉体征及症状是内分泌疾病常出现的临床并发症之一。在某些情况下，内分泌疾病可以风湿病为首发表现。一些风湿病症状，如肌痛，可出现在很多不同的内分泌疾病中。其他风湿病症状，如雷诺现象，仅为一种或两种特定疾病的表现。不同的内分泌疾病也可与特定的风湿病相伴发。

　　了解内分泌疾病与风湿病的联系是很重要的，原因如下：第一，了解这些临床联系可以帮助临床医生避免将其误诊为原发性风湿病，并加强对原发性内分泌疾病的治疗。第二，治疗根本性的内分泌疾病后，许多这些风湿性综合征也会完全或部分地得到缓解。第三，当患者出现某种特定的风湿病症状或体征时，这些联系可以指导临床医生进行特殊内分泌疾病的筛查。最后，内分泌疾病可以影响原有自身免疫性疾病的疾病活动度。这些发现有利于对自身免疫性疾病与内分泌疾病病理生理学联系进行进一步研究。

特定内分泌疾病的继发性风湿病表现

糖尿病

　　糖尿病与多种关节肌肉疾病相关，其中有一些只是在糖尿病中出现的独有表现[1-2]。表 25B-1 列出了糖尿病患者常见的风湿性症状。因在医学文献中上述临床表现有不止一个名字，所以命名显得有些混乱。有一些临床表现继发于糖尿病的微血管病变、神经病变并发症或结缔组织增生。这些风湿性综合征困扰着患有 1 型及 2 型糖尿病，尤其是伴有系统损害的患者。

　　糖尿病患者可出现多种关节活动受限的症状[3]。糖尿病手综合征（糖尿病手关节病变）为手掌和手指的软组织病变，最终导致皮肤的增厚、发亮和关节挛缩，易与系统性硬化症的关节炎和指端硬化相混淆。手关节病变表现为当患者双手掌及手指掌面相对时，双手不能完全贴近（祈祷者征）。粘连性关节囊炎（凝肩、关节周围炎）也是一种类似的情况，可导致肩关节严重挛缩。病变常为双侧且有时伴随有周围软组织

表 25B-1　糖尿病的风湿性临床表现

| 关节活动度受限综合征 |
| 糖尿病手综合征（糖尿病手关节病变） |
| 粘连性关节囊炎（凝肩，关节周围炎） |
| 扳机指（屈肌腱鞘炎） |
| Dupuytren 挛缩 |
| 骨质疏松 |
| 弥漫性特发性骨肥大（DISH） |
| 神经病变 |
| 神经病变性关节炎（Charcot 关节，糖尿病性骨关节病） |
| 腕管综合征 |
| 糖尿病性肌萎缩 |
| 反射性交感性营养不良（有多种异名） |
| 各种其他的神经病变 |
| 糖尿病肌梗死 |

钙质沉积[4]。物理治疗通常有效，且数月或数年后可能会自行缓解。Dupuytren 挛缩及扳机指（屈肌腱鞘炎）为糖尿病中更常见的两种棘手的潜在致残性病变。糖皮质激素注射或外科手术矫正治疗可能对这些手指病变有效。

在糖尿病患者中，另外两个常见的骨骼肌肉疾病为骨质疏松和弥漫性特发性骨肥大（DISH 综合征），其患病率逐年上升，并日益年轻化。胰岛素样生长因子可能在这些疾病的发病机制中起一定作用。尽管糖尿病与骨质疏松的相关性受到质疑，但是它与骨肥大的相关性却越来越受到肯定。弥漫性特发性骨肥大表现为脊柱韧带的骨化和钙化，但不一定都会导致严重的临床症状。

糖尿病患者可并发一些特定类型的神经病变，这些神经病变会引起关节肌肉症状或与风湿性疾病表现相似的症状。神经病变性关节炎（Charcot 关节，糖尿病性骨关节病，见 25 章 D）是继发于周围神经病变的破坏性骨及关节病变，最常累及足部[5]。尽管常导致关节间隙狭窄，强直和关节畸形，患者常无疼痛感或仅觉轻度疼痛，诊断主要依赖于影像学表现。X 线平片、骨显像和 MRI 常用于糖尿病性骨关节病的诊断及病变范围的评估。同样，糖尿病周围神经病变可增加足部感染和异体反应的概率，这种患者足部感觉缺失而对创伤不敏感，这些都最终可能会导致化脓性关节。

腕管综合征是一种正中神经病变，常累及双侧，在糖尿病患者中的发病率日益增多。与之相似的反射性交感性营养不良（神经痛）在糖尿病患者中则更为常见。糖尿病性肌萎缩的特点为对称性痛性肌无力，是由单神经病变引起的 II 型肌纤维非炎症性肌萎缩所致[6]。糖尿病性肌萎缩可能会自行改善。糖尿病患者尚可出现其他中枢性或周围性神经病变，也可以出现多发性单神经炎及神经根炎病变，这些表现与骨骼肌肉病变表现相似。

糖尿病肌梗死是一种罕见并发症，但研究者对其认识逐渐增加。表现为糖尿病患者出现急性多肌群梗死及器官损害[7]。这种病变常出现一侧肢端的剧烈疼痛。糖尿病肌梗死易与与脓性肌炎及静脉血栓性相混淆。MRI 检查可用于诊断本病，但某些情况下可能还需进行肌肉活检。糖尿病肌梗死具有自限性，但可复发。其病因尚不清楚，但可能与微血管病变及微血栓形成有关。

加强血糖控制可能并不能逆转表 25B-1 中所列病变，但可能会帮助预防远期事件。当未诊断糖尿病的患者无明确病因而出现上述病变时，最好测定其空腹血糖及糖化血红蛋白水平来进行糖尿病筛查。

甲状腺疾病

甲状腺疾病经常伴发多种骨骼肌肉问题（表 25B-2)[8-9]。尤其是甲状腺功能亢进症、甲状腺功能减低症以及甲状腺激素替代治疗常与风湿病相关。据研究报道，甲状腺功能异常在各种自身免疫综合征（如类风湿关节炎，系统性红斑狼疮及系统性硬化症）患者中更为常见，但是这些联系也受到了质疑。甲状腺疾病常见于女性，而自身免疫病中 75% ～ 90% 患者为女性，这一情况可能造成了这些自身免疫病中观察到的甲状腺疾病的发生率逐渐增加的假象。骨骼肌肉症状可以为甲状腺疾病的首发症状，有时也可以是其唯一的临床表现。

因甲状腺疾病较易诊断，而且治疗效果好，所以对出现风湿病症状的患者进行甲状腺功能异常的筛查是很必要的。达到正常的甲状腺功能状态，可以改善这类风湿病患者一部分临床症状。

甲状腺功能亢进症

甲状腺功能亢进是引起骨质疏松的一种重要的、可逆的且易检测的病因。作为替代治疗或为抑制甲状腺结节而摄入的左甲状腺素可导致骨质疏松[10]。

甲状腺毒症常可导致严重的近端肌无力。大多数

25

表 25B-2　甲状腺疾病的风湿性临床表现

甲状腺功能亢进症
　骨质疏松
　肌病
　肩周炎
　杵状指

甲状腺功能减低症
　关节痛
　对称性多关节炎
　关节松弛
　腕管综合征
　软骨钙化及假性痛风
　高尿酸血症及痛风
　肌病

此类肌病患者血清肌酸激酶水平并不升高，但会有肌电图的异常改变。当患者甲状腺功能恢复后，此种肌病也会迅速缓解。对有肌无力症状的患者均应除外甲亢。

　　甲状腺功能亢进患者也可出现肩周炎（常为双侧）。

　　甲状腺杵状指是 Graves 病的一种少见的晚期表现，特点为双手、手指及足趾的痛性软组织肿胀，并伴有杵状变及骨膜炎。其与肥大性骨关节病临床表现相似，但大部分杵状指者伴有突眼，胫前黏液性水肿且血清中可检测到长效甲状腺刺激因子。杵状指常常在甲亢的治疗后出现，目前认为其发病可能有免疫学基础。

　　尽管有人认为许多种药物与血管炎相关，但其中一些关联性缺乏文献支持。但是目前已有证据证实用于治疗甲亢的丙硫氧嘧啶及 ATD 均可导致 ANCA 相关性血管炎[11]。

甲状腺功能减低症

　　儿童及胎儿甲状腺功能减低可造成多种骨骼异常及严重的发育问题。成人甲状腺功能减低也可导致一系列骨骼肌肉问题。鉴于成人甲状腺功能减低症的高发病率，对伴有这一节中所描述症状的所有患者均应考虑诊断此病。在表现为风湿病症状的患者中常发现此前未诊断的甲状腺功能缺陷。

　　甲减伴有关节症状的患者尤其常见，临床表现从不明确的关节痛到对称性多关节炎不等，该疾病需与类风湿关节炎相鉴别。甲减患者关节腔积液为非炎症性。此外，有人发现伴有黏液性水肿患者中关节松弛

的发生率增高。腕管综合征亦由甲减引起，为双侧发病。当甲状腺功能恢复正常时，这些风湿病症状也多可完全缓解。

　　晶体性关节炎患者甲减的发病率在逐渐增加。特别是无症状软骨软化及临床假性痛风均与甲状腺功能减退相关。同样的，也有报道发现甲减与无症状高尿酸血症及痛风之间的关联性。

　　肌病是甲减的常见临床特征，包括有肌痛、肌无力（尤其是近端）。肌无力程度多为轻度到中度，伴有肌电图异常。与甲亢所致肌病相比，大多数伴有肌病症状的甲减患者血清肌酸激酶水平升高。肌肉体积多变化不大，肌活检显示肌肉纤维非炎症性的变性与再生。治疗原发的甲状腺疾病后，肌病症状也能得到缓解。

甲状旁腺疾病

　　表 25B-3 列出了甲状旁腺疾病的风湿性临床表现。

甲状旁腺功能亢进症

　　多种骨及关节异常与甲状旁腺功能亢进有关。由于对甲状旁腺功能亢进症的发现及治疗越来越早，一些骨及关节症状表现也越来越少见。但是，关节症状仍是甲旁亢疾病的常见特征性临床表现。这一节中列举了原发性甲状旁腺功能亢进症中出现的风湿性疾病。此外，相似的风湿性临床表现也可见于由肾疾病或吸收不良引起的继发性甲旁亢患者。

　　骨质疏松是甲状旁腺激素分泌增多的一种直接并发症，可导致严重的、不可逆性的骨质流失。甲旁亢导致的骨质流失特点为皮质区流失大于松质区。

　　纤维囊性骨炎（osteitis fibrosa cystica）是一种多

表 25B-3　甲状旁腺疾病的风湿性临床表现

甲状旁腺功能亢进症
　骨质疏松
　纤维囊性骨炎
　侵蚀性关节炎
　关节松弛
　软骨钙化及假性痛风
　高尿酸血症与痛风
　肌病

甲状腺旁功能减低症
　异位钙化
　肌病

骨异常综合征，可由重度甲状旁腺功能亢进症引起。由于可早期发现，该病在医疗设施全面的地区已属罕见。纤维囊性骨炎有其独特的影像学改变，包括有骨的囊性变及骨膜下骨侵蚀。临床可表现为弥漫性骨痛，也有报道表现为侵蚀性、非化脓性关节炎。甲状旁腺功能亢进还可造成关节松弛、肌腱松弛、断裂及异位钙化。

软骨钙化及假性痛风常见于甲状旁腺功能亢进患者，可作为该病的首发表现[12]。非炎症性的多关节炎在甲旁亢患者中也报道。继发于肾钙质沉积症的甲状旁腺功能亢进患者高尿酸血症及痛风的发病率逐渐升高。即便甲状旁腺激素的过度分泌得到纠正后，这些晶体诱导性疾病仍持续存在。

尽管甲状旁腺功能亢进患者常有不明确肌痛、不适，但不可逆性的近端肌病较少见且仅见于重度的甲旁亢患者。包括血管内钙化在内的异位钙化，偶可导致各种肾病变。

甲状旁腺功能减低症

甲状旁腺功能减低症以及相关的假性甲状旁腺功能减低症、假性假甲状旁腺功能减低症可出现较少见的骨异常以及皮下组织、脊旁韧带钙化。

甲状旁腺功能减低症中肌病也有报道。

肢端肥大症

肢端肥大症（acromegaly），是由脑垂体致生长激素（GH）分泌过多所致的一种少见疾病，常见病因为垂体腺瘤且可伴发多种骨骼肌肉异常。此综合征表明了生长激素对人体的多种作用[13]。儿童的骨骺尚未闭合，生长激素的过度分泌可导致巨人症，亦可导致一系列不同于成人肢端肥大表现的问题。生长激素通过刺激生产胰岛素样生长因子（insulin-like growth factors, IGF或生长调节素）而发挥许多作用。尤其是IGF-1和生长激素本身可刺激软组织及骨的增生。肢端肥大症可影响包括滑膜、软骨、法氏囊及肌肉等的不同组织。

表25B-4列出了肢端肥大症的风湿性临床表现，并将它们分类为关节、骨、神经肌肉及其他表现。

肢端肥大症患者的骨及关节症状早在其隐匿的内分泌疾病被诊断前即已出现。治疗采取外科手术切除垂体腺瘤及奥曲肽口服的联合治疗方案，可避免本病某些方面进一步恶化及某些并发症的出现。鉴于本病潜在的显著致畸作用、发病率及死亡率，早期发现是改善肢端肥大症患者生活质量的关键点。

表 25B-4　肢端肥大症的关节肌肉表现

关节
关节痛
法氏囊肥大
骨关节炎
关节松弛
软骨肥厚及变性
假性痛风（可能）
肌腱及关节囊钙化
骨
背痛
骨质疏松
骨肥厚及吸收
神经肌肉
肌病及肌肉肥厚
压迫性神经病变，如腕管综合征
缺血性神经病变
其他
雷诺现象

肢端肥大症的关节病变是由于软骨肥厚、滑膜增生及骨赘形成共同作用所致。在不明确的关节痛、关节间隙增大、关节松弛、非炎症性关节积液之后可出现退行性病变及临床骨关节炎。肢端肥大患者是否会出现软骨钙化和假性痛风在目前仍是一个饱受争议的问题。

背痛较常见，可能与椎体及椎间盘增生有关。患者常表现为脊柱的过度活动。骨质疏松可能是继发于常发生的性腺功能减退。但由于这些患者骨厚度可能会增加，故而骨密度检查有时很难发现骨质疏松。

肢端肥大症患者许多关节、软组织及骨的异常可有典型的影像学改变，包括有关节间隙增大，跟骨脂肪垫肥厚及指骨骨端肥大。一旦骨及关节病变出现，肢端肥大症的治疗似乎不能逆转骨骼关节症状，且不能阻止骨骼关节损害的进展。

肢端肥大症患者出现的神经肌肉病变包括压迫性及缺血性神经病变，同样是组织增生所致。腕管综合征尤为常见并常为双侧性。在内分泌疾病得到有效治疗之后，腕管综合征这一并发症也常能得到缓解。尽管存在肌肉肥大，一些患者可出现近端肌无力及乏力症状。随着生长激素过度分泌得到有效治疗后，肌病症状可能仍不能缓解。

奥曲肽是一种生长抑素的类似物，用于治疗肢端肥大症，偶可导致神经肌肉无力症状。奥曲肽也可能会引起甲状腺功能减低症，从而导致在前文中讨论过的那些风湿病病变的产生。

其他内分泌异常

糖皮质激素的分泌过多（Cushing 综合征）可源于原发性肾上腺素分泌增多，垂体刺激性分泌增多（Cushing 病）或外源性摄入过多，其可导致一系列骨骼肌肉病变。骨质疏松是这些病变中特定的一种，可导致病理性骨折。骨坏死可见于 Cushing 病患者，但在外源性摄入糖皮质激素过多患者中更为常见[14]。所谓的类固醇肌病可见于任何一种原因所致的糖皮质激素过多的患者。这种近端肌无力是非炎症性的，并不伴有血清肌酸激酶的升高，通过纠正激素的失衡状态可得到缓解。

糖皮质激素分泌不足（Addison 病）可引起肌痛、关节痛及屈曲挛缩。糖皮质激素替代治疗有效。目前报道的类肿瘤综合征的风湿性临床表现包括有关节痛、肌肉萎缩、骨侵蚀及腹膜后纤维化[15]。

（王晓非 译 王国春 校）

参考文献

1. Pastan RS, Cohen AS. The rheumatologic manifestations of diabetes mellitus. Med Clin North Am 1978;62: 829–839.
2. Crisp AJ, Heathcote JG. Connective tissue abnormalities in diabetes mellitus. J R Coll Phys Lond 1984;18:132–141.
3. Schulte L, Roberts MS, Zimmerman C, Ketler J, Simon LS. A quantitative assessment of limited joint mobility in patients with diabetes. Goniometric analysis of upper extremity passive range of motion. Arthritis Rheum 1993; 36:1429–1443.
4. Mavrikakis ME, Drimis S, Kontoyannis DA, Rasidakis A, Moulopoulou ES, Kontoyannis S. Calcific shoulder peri-arthritis (tendinitis) in adult onset diabetes mellitus: a controlled study. Ann Rheum Dis 1989;48:211–214.
5. Sinha S, Munichoodappa CS, Kozak GP. Neuro-arthropathy (Charcot joints) in diabetes mellitus (clinical study of 101 cases). Medicine (Baltimore) 1972;51:191–210.
6. Krendel DA. Costigan DA, Hopkins LC. Successful treatment of neuropathies in patients with diabetes mellitus [see comments]. Arch Neurol 1995;52:1053–1061.
7. Grigoriadis E, Fam AG, Starok M, Ang LC. Skeletal muscle infarction in diabetes mellitus. J Rheumatol 2000; 27:1063–1068.
8. Bland JH, Frymoyer JW. Rheumatic syndromes of myxedema. N Engl J Med 1970;282:1171–1174.
9. Bland JH, Frymoyer JW, Newberg AH, Revers R, Norman R. Rheumatic syndromes in endocrine disease. Semin Arthritis Rheum 1979;9:23–65.
10. Wartofsky L. Levothyroxine therapy and osteoporosis. An end to the controversy? Arch Intern Med 1995;155: 1130–1131.
11. Merkel P. Drugs associated with vasculitis. Curr Opin Rheumatol 1998;10:45–50.
12. Alexander GM, Dieppe PA, Doherty M, Scott DG. Pyrophosphate arthropathy: a study of metabolic associations and laboratory data. Ann Rheum Dis 1982;41:377–381.
13. Bluestone R, Bywaters EG, Hartog M, Holt PJ, Hyde S. Acromegalic arthropathy. Ann Rheum Dis 1971;30:243–258.
14. Phillips KA, Nance EP Jr, Rodriguez RM, Kaye JF. Avascular necrosis of bone: a manifestation of Cushing's disease. South Med J 1986;79:825–829.
15. Plonk JW, Feldman JM. Carcinoid arthropathy. Arch Intern Med 1974;134:651–654.

不常见的关节病

C. 高脂血症与关节炎

Robert F, Spiera, MD

■ 一些已知的血脂代谢的遗传学异常疾病可表现为不同的临床表型，每一种可能与不同的骨骼肌肉症状相关。

■ 腱黄色瘤见于Ⅱ型（家族性高胆固醇血症）、Ⅲ型高脂血症（家族性异常脂蛋白血症）。

■ 腱黄色瘤特征性好发部位为手足背伸肌腱，或足跟跟腱附着点处。

■ 骨黄色瘤，有时见于Ⅲ型高脂血症。患者易发生病理性骨折，尤其是长骨骨折。

■ 50% 的纯合子Ⅱ型高脂血症患者可出现急性发作性、游走性的炎症性关节炎。关节局部可有红斑，皮温高、肿胀及急性期反应物升高。

■ 痛风可能与Ⅰ型、Ⅳ型及Ⅴ型高脂血症的高三酰甘油血症相关。

骨骼肌肉病变的发生可由高脂血症引起，后者是由基因缺陷引起的脂蛋白生成过多或清除障碍所致。这些与脂蛋白或其受体相关的异常，会引起脂蛋白水平升高，从而导致早期动脉粥样硬化的发生发展。对这些综合征的认知可有利于对骨骼肌肉病变的恰当诊断和治疗，且有利于对增加远期心血管危险的情况进行适当治疗。

一些已知的脂代谢遗传学异常可表现为不同的临床表型（表 25C-1）[1]，每一种可能与不同的骨骼肌肉症状相关联。高脂血症也可为继发于其他疾病的临床背景（如肾病综合征、原发性胆汁性肝硬化、吸烟等）。关节炎与高脂血症可能存在相关性，因为它们具有共同的危险因素（如肥胖不仅是骨关节炎也是高脂血症的危险因素）。在这一节中，我们将关注目前认为的与高脂血症直接相关的骨骼肌肉综合征。

黄色瘤

黄色瘤可出现在任何一种遗传性的高脂血症患者中。腱黄色瘤可见于Ⅱ型（家族性高胆固醇血症）、Ⅲ型高脂血症（高脂血症相关家族性异常）[1]。腱黄色瘤特征性好发部位为手足背伸肌腱，或足跟跟腱附着点处[2]。黄色瘤也可出现在其他肌腱表面，如肱三头肌、

尺骨鹰嘴及股四头肌肌腱附着点处。跟腱黄色瘤更常见于Ⅲ型高脂血症[1]。尽管多基因高胆固醇血症患者有相似的脂质结构，但这些患者一般不出现黄色瘤。

腱黄色瘤常可见但不一定有临床症状。但是可发生肌腱炎或腱鞘炎，尤其是当跟腱处黄色瘤包块因穿鞋摩擦而刺激局部时。影像学改变包括有黄色瘤内钙化，甚至关节周围骨皮质侵蚀，推测可能是由变大肌腱的挤压作用所致[3]。在黄色瘤形成之前即出现的肌腱炎或自发性肌腱破裂较罕见，但在Ⅱa型高脂血症中曾有报道[4-5]。腱黄色瘤存在于肌腱纤维中，而且可迁移到肌腱连接处。病理检查可见泡沫细胞浸润，似乎为被吞噬（胞饮）的循环脂蛋白的残余物填充的巨噬细胞。

骨黄色瘤，偶可见于Ⅲ型高脂血症，患者易罹患病理性骨折，尤其是长骨骨折。此外，尚可出现在如手的短骨，颅骨，脊柱及骨盆。影像学表现为边界清楚的，圆形或鹅卵形透光区[6]。对一例Ⅴ型高脂血症患者股骨囊性变病灶处行病理检查，显示泡沫组织细胞及围绕胆固醇裂隙周围的肉芽肿性反应[7]。

结节性黄色瘤为皮下包块，常出现在伸肌表面，包括肘、膝、手及臀部等，可见于Ⅱ、Ⅲ及Ⅳ高脂血症患者。Ⅲ型高脂血症尚可见掌面黄色瘤（掌纹条状黄色瘤）[1]。

黄色瘤主要与遗传性脂代谢紊乱相关，但也发现

表 25C-1　高脂血症分类

表型	脂蛋白异常	血脂异常	骨骼肌肉临床表现
Ⅰ 型	乳糜微粒增多	显著的三酰甘油升高	发疹性黄色瘤
Ⅱa 型	LDL 增多	胆固醇升高	腱黄色瘤，结节性黄色瘤；游走性，发作性多关节炎；跟腱炎
Ⅱb 型	LDL 及 VLDL 增多	胆固醇及三酰甘油升高	腱黄色瘤，结节性黄色瘤；游走性，发作性多关节炎；跟腱炎
Ⅲ 型	乳糜微粒及 VLDL 残余增多	胆固醇升高；显著的高三酰甘油	腱黄色瘤，结节性黄色瘤及扁平黄色瘤
Ⅳ 型	VLDL 增多	三酰甘油升高	发疹性腱黄色瘤，结节性黄色瘤；关节痛
Ⅴ 型	乳糜微粒及 VLDL 增多	胆固醇升高；显著的甘油三酯升高；	发疹性黄色瘤

SOURCE：Modified from Fredrickson DS，Levy RI，Lees RS. N Engl J Med 1967；276：34–42，ff.，by permission of *New England Journal of Medicine*.

LDL，低密度脂蛋白；VLDL，极低密度脂蛋白

了一些更罕见的病因。脑腱黄色瘤病是一种罕见的常染色体隐性遗传病，由胆甾烷醇或二氢胆固醇在神经组织、肌腱处异常蓄积所致，可表现为共济失调、局部麻痹、痴呆及腱黄色瘤等 [8]。这些临床表现在病程的第二个十年内即可出现。另一种与腱黄色瘤相关的常染色体隐性遗传病为 β- 谷胆固醇血症，由小肠对胆固醇及植物性固醇吸收增多所致 [9]。当患者尤其是年轻患者出现腱黄色瘤而无血清胆固醇显著升高时，应考虑这些疾病。黄色瘤也可见于淤胆性肝病（如原发性胆汁性肝硬化）所致的继发性高脂血症患者。

关节病

关节病与家族性高脂血症是否有关联尚存有一些争议。一些主张高脂血症与关节病相关的研究多为基于描述性病例分析的结果 [5,10-11]，虽然未得到所有对照研究的支持 [12-13]，但也有部分对照研究证实了这一相关性 [14,15]。但是目前已有一些公认的骨骼肌肉表现。50% 的纯合子 Ⅱ 型高脂血症患者可出现急性发作性、游走性的炎症性关节炎 [16-17]，这种疾病首先累及外周大关节，如膝、踝关节等，但手、足的小关节亦可受累。关节局部可有红斑、皮温高、肿胀及急性期反应物（如红细胞沉降率、血浆纤维蛋白原）升高。此时与急性风湿热相鉴别可能会很困难，尤其一些患者可能同时有继发性于动脉粥样硬化的瓣膜病。腱黄色瘤，胆固醇水平的显著升高而且无先行的链球菌感染均有助于鉴别。通常，发作具有自限性，一般 2 周内可缓解。此类关节炎在杂合子中较少见（大约为 4%）。

家族性高脂血症患者也可出现自限性急性单关节或寡关节炎，好发于膝及踝关节。对于 Ⅳ 型高脂血症患者会出现慢性关节炎。患者可有晨僵，轻度非对称性的多关节炎。大关节、小关节均可受累，如近端指间关节、掌指关节、腕关节、膝关节、肩关节及跗跖关节、跖趾关节等 [18]。滑膜液分析显示少量炎症性或非炎症性液体，无结晶。滑膜活检可见中度滑膜增生，伴有轻度单核细胞及泡沫细胞浸润。血清三酰甘油水平可能与患者关节主诉有一定的相关性。

黄色瘤，即便作为高脂血症的标志性的体格检查特征，有时也会被误认为其他实体，如少关节炎患者的痛风石，多关节炎患者的类风湿结节等。因此，临床医生对伴有肌肉关节症状的患者进行诊察时，一定要注意这些与高脂血症相关的骨骼肌肉综合征并注意与其他常见的关节病相鉴别。

结晶性关节病（crystal disease）

痛风是一种与高尿酸血症相关的可治性关节炎，此外尚与 Ⅰ 型、Ⅳ 型及 Ⅴ 型高脂血症的高三酰甘油血症有关。如果临床怀疑为微结晶疾病，则需抽取滑膜液检查结晶。对于由退行性病及炎症引起的关节炎，胆固醇结晶的出现常提示预后差。而且在实验动物中 [19]，胆固醇结晶可引起持续的炎症反应。但是在原发性高脂血症中，胆固醇结晶并非特异性地存在于急性或慢性关节炎患者。有报道在一例 Ⅱ 型高脂血症患者的跟后囊毗邻黄色瘤处发现了结晶体，但这些结晶的意义尚不明确 [20]。

治疗

　　与 II 型高脂血症相关的急性游走性多关节炎或少关节炎具有自限性倾向。非甾类抗炎药（NSAIDs）治疗有效，但由于近来人们越来越关注长期使用非甾类抗炎药，尤其是选择性 COX-2 受体拮抗剂导致的潜在心血管不良事件，因此对具有高危因素的人群必须慎用[21]。对血脂异常的治疗有助于腱黄色瘤的消退。外科手术切除同样有效，尤其对于因穿鞋导致的机械性刺激造成的疼痛、无力等跟腱病变有效，但会复发。当血脂异常得到较好控制后，IV 型高脂血症伴发的关节炎似乎可随之缓解。

（王晓非 译　王国春 校）

参考文献

1. Fredrickson DS, Levy RI, Lees RS. Fat transport in lipoproteins: an integrated approach to mechanisms and disorders. N Engl J Med 1967;276:34–42, 94–103, 148–156, 215–225, 273–281.
2. Fahey JJ, Stark HH, Donovan WE, Drennan DB. Xanthoma of the Achilles tendon. J Bone Joint Surg Am 1973;55A:1197–1211.
3. Yaghami I. Intra- and extraosseous xanthomata associated with hyperlipidemia. Radiology 1978;128:49–54.
4. Shapiro R, Fallat RW, Tsang RC, Glueck CJ. Achilles tendinitis and tenosynovitis. Am J Dis Child 1974;128:486–490.
5. Glueck CJ, Levy R, Fredrickson DS. Acute tendinitis and arthritis. A presenting symptom of familial type II hyperlipoproteinemia. JAMA 1968;206:2895–2897.
6. Bardin T, Kuntz D. Primary hyperlipidemias and xanthomatosis. In: Klippel JH, Dieppe P (eds). Rheumatology. London: Times Mirror International Publishers Limited; 1994;27.1–27.4.
7. Siegelman SS, Schlossberg I, Becker NH, Sachs BA. Hyperlipoproteinemia with skeletal lesions. Clin Orthop 1972;87:228–232.
8. Truswell AS, Pfister PJ. Cerebrotendinous xanthomatosis. Br Med J 1972;1:353–354.
9. Shulman RS, Bhattacharyya AK, Connor WE, Fredrickson DS. Beta-sitosterolemia and xanthomatosis. N Engl J Med 1976;294:482–483.
10. Rooney PJ, Third J, Madkour MM, Spencer D, Dick WC. Transient polyarthritis associated with familial hyperbetalipoproteinemia. Q J Med 1978;47:249–259.
11. Mathon G, Gagne C, Brun D, Lupien PJ, Moorjani S. Articular manifestations of familial hypercholesterolemia. Ann Rheum Vis 1985;44:599–602.
12. Welin L, Larsson B, Svardsudd K, Tibblin G. Serum lipids, lipoproteins and musculoskeletal disorders among 50- and 60-year-old men. Scand J Rheumatol 1977;1:7–12.
13. Struthers GR, Scott DL, Bacon PA, Walton KW. Musculoskeletal disorders in patients with hyperlipidemia. Ann Rheum Dis 1983;42:519–523.
14. Wysenbeek AJ, Shani E, Beigel Y. Musculoskeletal manifestations in patients with hypercholesterolemia. J Rheumatol 1989;16:643–645.
15. Klemp P, Halland AM, Majoos FL, Steyn K. Musculoskeletal manifestations in hyperlipidemia: a controlled study. Ann Rheum Dis 1993;52:44–48.
16. Khachadurian AK. Migratory polyarthritis in familial hypercholesterolemia (type II hyperlipoproteinemia). Arthritis Rheum 1968;11:385–393.
17. Rimon D, Cohen L. Hypercholesterolemic (type II hyperlipoproteinemic) arthritis. Rheumatology 1989;16:703–705.
18. Buckingham RB, Bole GG, Bassett DR. Polyarthritis associated with type IV hyperlipoproteinemia. Arch Intern Med 1975;135:286–290.
19. Lazarevic MB, Skosey JL, Vitic J, et al. Cholesterol crystals in synovial and bursal fluid. Semin Arthritis Rheum 1993;23:99–103.
20. Schumacher HR, Michaels R. Recurrent tendinits and Achilles tendon nodule with positively birefringent crystals in a patient with hyperlipoprotenemia. J Rheumatol 1989;16:1387–1389.
21. Solomon DH, Avorn J, Stürmer T, Glynn RJ, Mogun H, Schneeweiss S. Cardiovascular outcomes in new users of coxibs and nonsteroidal antiinflammatory drugs. Arthritis Rheum 2006;54:1378–1389.

不常见的关节病

D. 神经病性关节病

Ann K. Rosenthal, MD

▪ 神经病性关节病（neuropathic arthropathy），又称 Charcot（夏科）关节，是一种破坏性关节炎，表现为受累关节或肢体在神经受损情况下出现骨折、关节半脱位及脱位。

▪ 中枢性（上运动神经元）和周围性（下运动神经元）损伤都可能导致神经病性关节病的发生、进展。

▪ 糖尿病性神经病是引起神经病性关节病的最常见原因。约有 7.5% 的糖尿病患者出现神经病性关节病。

▪ Charcot 关节病的主要病理特征包括软骨破坏，骨质硬化，骨赘和游离体形成。

▪ 关于神经病性关节病的发生有两种主要学说：神经血管学说和神经创伤学说。

▪ 典型的神经病性关节炎表现为急性或亚急性单关节炎，伴受累关节红、肿及不同程度的疼痛。

▪ 神经病性关节炎的临床特征是显著的感觉缺失和不同程度的关节疼痛并存，而后者与影像学表现不一致，表现为症状轻而关节破坏数目相对较多。

▪ 神经病性关节病的鉴别诊断包括骨髓炎、其他深部组织感染、骨折、痛风、二羟焦磷酸钙沉积病、Milwaukee 肩 / 膝综合征、骨坏死以及骨关节炎。

▪ X 线平片对诊断神经病性关节病很有意义。

▪ 疾病分期有助于治疗方案的制订，目前将疾病分为急性期、亚急性期及再塑期。

神经病性关节病是一种破坏性关节炎，表现为受累关节或肢体在神经受损情况下出现骨折、关节半脱位、脱位。1868 年，Jean-Martin Charcot 首次提出感觉性神经损伤与关节炎相关的概念[1]。神经病性关节病曾相继被称为 Charcot 关节病、神经营养性关节病、神经性关节病等。

流行病学

神经病性关节病在普通人群中确切的发病率和患病率很难确定。感觉性神经病是神经病性关节病唯一明确的危险因素。中枢性（上运动神经元）和周围性（下运动神经元）神经损伤都可能进展为神经病性关节病。

神经病性关节病相关神经病变的疾病谱随时间的推移发生了根本性的变化（表 25D-1）。在青霉素出现之前，神经病性关节病在三期梅毒脊髓痨中最多见。

目前糖尿病性神经病是神经病性关节病最常见的原因。约有 7.5% 的糖尿病患者出现神经病性关节病，而在有神经病变的糖尿病患者中发病率达 29%[2]。脊髓空洞症、脊柱裂和脊髓损伤也可能导致神经病性关节病。少见的可能导致神经病性关节病的原因包括脊髓或周围神经的炎症或肿瘤性损伤、先天性神经异常以及酒精性神经病变。少数患者没有可检测到的神经异常[3]。

病理

神经病性关节病的病理改变与晚期骨关节炎类似：软骨破坏、骨质硬化、骨赘和游离体形成。软骨和骨碎片嵌入滑膜所致破碎样滑膜是神经病性关节病的特征性表现，但是也可在严重的骨关节炎中出现[3]。影像学提示神经病性关节病在导致关节破坏的同时可出现骨和软骨过度增生，虽然两种病理生理过程均可见，但多以其中一个过程为主。

表 25D-1　神经病性关节病相关的神经性疾病

糖尿病
脊髓空洞症
脊柱裂
头颅（脑）或脊髓创伤
周围神经损伤
梅毒
多发性硬化
腓骨肌萎缩症（Charcot-Marie-Tooth disease）
家族性自主神经异常（Riley-Day syndrome）
恶性贫血
先天性痛觉缺如（先天性无痛症）
酒精中毒
淀粉样变性
沙利度胺暴露
家族性间质性肥大性多发神经病（Polyneuropathy of Dejerine-Sottas）
麻风病
雅司病
神经纤维瘤病

病理生理学

关于神经病性关节炎的病理生理学机制有两种学说。神经血管学说设想关节去神经支配后继发生理性改变，如交感神经性调节丧失后血流灌注增加，并造成骨吸收和骨形成失衡。神经创伤学说认为，受累关节失去对疼痛的保护性反应，反复的微小创伤可对其造成进一步的损害并导致不完全修复。神经血管学说得到了临床证据的支持，卧床的神经病性关节病患者无持续的创伤，受累肢体的去矿化作用出现在神经病性关节病前[4]。而损伤经常加重或诱发神经病性关节病的现象则支持神经创伤学说[5]。两种理论的原理可能都正确。

临床特点

神经病性关节病典型的表现为急性或亚急性单关节炎，伴受累关节红、肿及不同程度的疼痛。神经病性关节炎的临床特征是显著的感觉缺失和不同程度的关节疼痛并存，而后者与影像学表现不一致，表现为症状轻而关节破坏数目相对较多。Semmes-Weinstein单纤维法（10g尼龙丝试验）可以精确检测感觉异常。若病情进展缓慢，神经病性关节病常与骨关节炎类似。若急性发作、迅速进展，又与骨髓炎类似。早期检查可发现受累关节红、肿、渗液、不同程度的压痛。随病程的延长，可出现大量关节积液、关节畸形、可触及的骨赘以及关节活动度减小。疾病的分期有助于治疗方案的制定，目前将该病分为急性期、亚急性期及再塑期，（见下文处理部分）[6]。

神经病性关节病受累关节的类型与神经损伤部位有关，大小关节均可受累。糖尿病患者以足受累最常见。脊柱裂患者膝、髋、踝、腰椎受累多见。脊髓空洞症患者多表现为上肢受累。

糖尿病足神经病性关节病

糖尿病足神经病性关节病值得关注。该病多发生于50岁以上长病程的糖尿病患者中，可继发于轻微创伤或手术，80%的患者为单侧受累。据解剖位置不同可分为五种类型：趾关节型、跗跖关节型、中足型、踝型、跟骨型，其中中足受累尤为常见（图25D-1）[2]。急性期表现为足或踝肿胀，伴发皮肤溃疡也较常见。症状可急性发作且关节破坏进展迅速，影像学上数周内即可出现显著的关节溶解征象[7]。中足受累可导致跖骨弓曲度逆转和"摇椅"畸形。糖尿病患者均需要

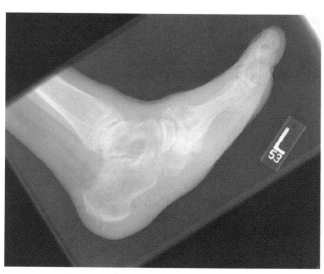

图 25D-1　糖尿病患者足神经病性关节病。显示中足塌陷导致"摇椅"畸形

考虑有无足骨髓炎或软组织感染的可能性。

诊断

神经病性关节病可依据临床证据做出诊断。对诊断有帮助的检查包括平片、骨扫描、[111] 铟标记的白细胞扫描。神经病性关节病的鉴别诊断包括骨髓炎，其他深部组织感染，骨折，痛风，二羟焦磷酸钙沉积病（CPPD），Milwaukee 肩 / 膝综合征，骨坏死和骨关节炎。在糖尿病足中鉴别骨髓炎和急性神经病性关节病比较困难。

X 线平片对诊断神经病性关节病很有意义[3]。早期的特征包括去矿化、关节间隙狭窄和骨赘形成。在确诊的病例中可见到骨断裂、关节周围碎片形成和关节半脱位等表现（图 25D-1，25D-2）。部分患者可见骨吸收、骨破坏、骨硬化和大量软组织肿胀。影像学上常用"结构紊乱"来描述神经病性关节的无序性骨破坏和骨修复，但其关节面清晰，有助于同感染性关节炎鉴别，后者受累关节面模糊。在糖尿病足神经病性关节病中，跗骨的典型病变为明显的骨断裂、游离体形成，而跖骨和前足则以骨吸收为主要病变（图 25D-2）。脊柱以多节段的胸椎和腰椎受累较为常见。

神经病性关节病中 [99m] 锝 -MDP 和 [111] 铟标记的白

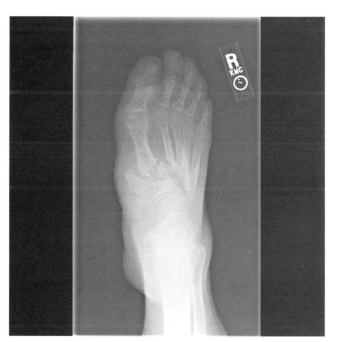

图 25D-2 糖尿病患者足神经病性关节病。前足和中足受累。典型的骨吸收和修复过程导致受累骨结构紊乱

细胞骨扫描[8] 显示放射性标记的 [99m] 锝摄取增加；然而一般的神经病和感染也可有类似的表现[9]。骨髓炎的骨性改变与神经病性关节炎在 MRI 上较难鉴别，诊断需谨慎，通常需采用多种影像学方法甚至联合骨培养方能鉴别。

神经病性关节病的滑液通常是非炎症性的，50% 为血性或黄色，积液量可以很大。在关节积液中可检出 CPPD 和碱性磷酸钙结晶，可能参与关节破坏的病理机制。

治疗

神经病性关节病无特异治疗方法。患者预后差异大，与疾病的严重程度和对治疗的反应有关。

神经病性关节病急性期的常规处理包括关节制动，通常采用石膏、支架、矫形器以及限制病变部位承重。糖尿病足神经病性关节病在制动后平均恢复的时间大约为 6 个月[4]。早期诊断和使用支具，截肢风险为 2.3%，但 23% 的患者需要使用支具 18 个月，50% 将出现复发性溃疡[10]。已有初步证据显示双磷酸盐在疾病早期破坏阶段有效[2]。

另一个主要的治疗方法是外科手术治疗，一般在再塑期采用[2]。主要用于减轻疼痛、改善关节的稳定性和对位，预防或治疗病变部位的皮肤溃疡。关节融合术在脊柱、足、踝关节和膝关节受累时有效。外生骨疣切除术可能恢复严重"摇椅"畸形足患者的部分运动功能，并减少关节疼痛。随着现代技术的发展，关节置换可能对部分患者有效。

预防可能是最好的治疗方法。注意防治糖尿病足或踝的任何微小创伤可能有助于阻止其进展为神经病性关节病。糖尿病患者有效控制血糖可减少神经病变的发病率，进而减少发生本病的风险。

（陈伟钱 译　林进 校）

参考文献

1. Gupta A. A short history of neuropathic arthropathy. Clin Orthop 1993;296:43–49.
2. Lee L, Blume P, Sumpio B. Charcot joint disease in diabetes mellitus. Ann Vasc Surg 2003;17:571–580.
3. Resnick D. Neuropathic osteoarthropathy. In: Resnick D, ed. Diagnosis of bone and joint disorders. 3rd ed. Philadelphia: Saunders; 1995:3413–3442.

4. Sinacore D, Withrington N. Recognition and management of acute neuropathic (Charcot) arthropathies of the foot and ankle. J Orthop Sports Phys Ther 1999;29:736–746.
5. Fishco W. Surgically induced Charcot's foot. J Am Podiatr Med Assoc 2001;91:288–293.
6. Eichenholtz S. Charcot joints. Springfield: Thomas; 1966.
7. Sloman-Kovacs S, Braunstein E, Brandt K. Rapidly progressive Charcot arthropathy following minor joint trauma in patients with diabetic neuropathy. Arthritis Rheum 1990;33:412–417.
8. Lipman B, Collier B, Carrera G, et al. Detection of osteomyelitis in the neuropathic foot: nuclear medicine, MRI, and conventional radiography. Clin Nucl Med 1998;23:77–82.
9. Palestro C, Mehta H, Patel M, et al. Marrow versus infection in the Charcot joint: indium-111 leukocyte and technetium-99m sulfur colloid scintigraphy. J Nucl Med 1998;39:346–350.
10. Saltzman C, Hagy M, Zimmerman B, Estin M, Cooper R. How effective is intensive nonoperative intial treatment of patients with diabetes and Charcot arthropathy of the feet? Clin Orthop 2005;435:185–190.

不常见的关节病

E. 皮肤损害

Jeffrey P Callen, MD

- 许多风湿性疾病具有显著的皮肤表现。
- 仔细的皮肤检查有助快速诊断，为诊断全身性疾病的相对无创的手段，可能获得更好的结果。
- 本章所讨论的疾病包括中性粒细胞皮肤病（Sweet综合征，坏疽性脓皮病），脂膜炎（例如结节红斑），硬化性/纤维化性疾病（例如硬斑病和硬化性黏液性水肿），脓疱和各种可能提示风湿性疾病的皮肤表现。

皮肤常常提示累及内脏器官疾病的存在，因此对皮肤的仔细检查可能有助快速诊断，为诊断全身性疾病的相对无创的手段，并可能获得更好的结果。很多风湿性疾病具有显著的皮肤损害。本章将对一组以皮肤损害为主要表现的系统性疾病做一概述。

中性粒细胞皮肤病

中性粒细胞皮肤病（neutrophilic dermatose）是以分叶核粒细胞浸润皮肤为特点的非感染性皮肤病变（表 25E-1）[1]。有些病变以血管为中心，但是典型病变和在血管炎中所见的血管壁破坏不同。中性粒细胞皮肤病包括 Sweet 综合征、坏疽性脓皮病、手背中性粒细胞皮肤病、类风湿中性粒细胞皮肤病和肠道相关性皮肤关节炎综合征。

Sweet 综合征 [2]

原来被称为急性热性中性粒细胞皮肤病，以可出现在体表任何部位的痛性红斑为特点（图 25E-1）。皮损表面可能因水肿严重形成水泡，并常伴有触痛。皮下结节和皮肤结节是 Sweet 综合征的罕见表现。特征性的组织病理学表现见图 25E-2。患者常常有发热、白细胞增多、关节痛或关节炎。发病以女性较常见。Sweet 综合征可根据与恶性肿瘤、炎症性疾病、感染、药物或者一组多种因素的潜在关系作进一步地分类。15% ~ 20% 的患者出现髓系恶性肿瘤或者白血病前期

表现。实体肿瘤非常罕见。本病的诊断需排除其他疾病，尤其是蜂窝织炎。Sweet 综合征的患者表现为过敏反应性——微小创伤就会引起特征性皮损的发生。

通过免疫荧光法常可检测到 Sweet 综合征患者血清中有抗中性粒细胞胞浆抗体（antineutrophil cytoplasmic antibodies，ANCA），但是 ANCA 并非特异针对髓过氧化物酶或者蛋白酶 -3（这种特异性可见于显微镜下多血管炎、韦格纳肉芽肿和 ANCA 相关性血管炎）。Sweet 综合征没有特异性的实验室检查。然而继发于骨髓增生异常和白血病的 Sweet 综合征患者常有贫血和血小板减少。尽管疾病主要局限于皮肤，但在小部分 Sweet 综合征患者可出现皮肤外的中性粒细胞浸润，可能侵犯任何器官（以肺最常见）。溶骨性骨损害也有报道。一种被称为复发性多发性无菌性骨髓炎（multifocal sterile recurrent osteomyelitis）的疾病可能是 Sweet 综合征的一种骨科病变的变异。

治疗主要针对各种已证实的诱发因素，包括停用可能诱发该病的药物。已知与 Sweet 综合征有关的药物包括粒 - 单核细胞集落刺激因子（granulocyt-monocye colony-stimulating factor，GMCSF）、粒细胞集落刺激因子（granulocyte colony stimulating factor，GCSF）、硼替佐米、伊马替尼、米诺环素、肼屈嗪和口服避孕药。急性病变者，短期口服泼尼松并在 2 周内逐渐减量已足够。对于无相关疾病的复发性病变，常使用氨苯砜、沙利度胺、免疫抑制剂和肿瘤坏死因子 α 拮抗剂以减少糖皮质激素的用量。急性特发性疾

表 25E-1 嗜中性白细胞皮肤病相关疾病

皮肤病	Sweet 综合征	坏疽性脓皮病（PG）	类风湿嗜中性粒细胞皮肤病	肠道相关性皮肤关节炎综合征	手背嗜中性粒细胞皮肤病
炎症性肠病 Crohn 病 溃疡性结肠炎	部分	20%～25%	无	有	偶有
类风湿关节炎	偶有	10% 表浅型，少量经典型 PG	有，偶有血清阴性	无，但关节疾病类似 RA	偶有
造血系统恶性肿瘤	25%～30%	15% 浅表型	无	无	15%
实体肿瘤	少见	少见	无	无	少见
干燥综合征	可有	无	可有	无	可有
药物诱发	偶有	无	无	无	可有
妊娠	偶有	无	无	无	无

病的患者预后通常较好，大多数患者病程仅为一过性。然而，合并白血病或者骨髓增生异常患者的病程与其相关的疾病一致。皮损常常不能缓解或者治愈，且反复发作。

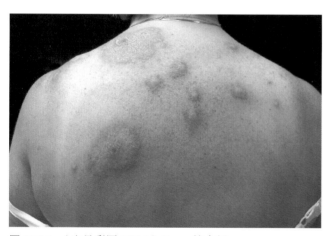

图 25E-1 （也见彩图 25E-1）Sweet 综合征

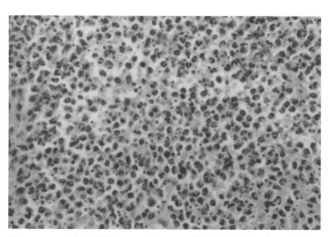

图 25E-2 （也见彩图 25E-2）Sweet 综合征的组织病理学表现

坏疽性脓皮病（pyoderma gangrenosum，PG）是一种皮肤溃疡性疾病，分为至少四种类型：经典型、非典型、造口周型和黏膜型[3]。经典型皮损为快速进展的痛性溃疡，伴有淡紫色的潜行性边缘，最常出现在腿部（图 25E-3）。非典型 PG 常常表现为表浅的皮损，多出现在手背（图 25E-4），前臂伸侧或面部。非典型 PG 的边缘可能出现水泡，临床上易与 Sweet 综合征混淆。造口周型 PG 为腔孔周围的深溃疡，通常在胃肠道或者泌尿生殖道手术后形成。最后，黏膜型 PG 的溃疡表现与单纯口疮或者营养缺乏性皮损相似。黏膜型 PG 须与白塞病相鉴别。

PG 患者常常表现为过敏反应性。因此在多种手术（如胸廓切开术或者筋膜切开术）后常有报道出现这种皮损。相关的系统损害取决于 PG 的类型。经典型和造口周型更常合并炎症性肠病和（或）关节炎。即

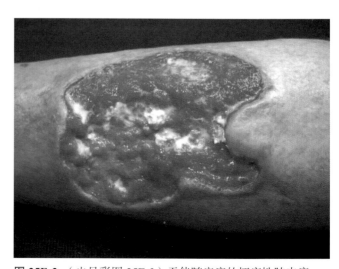

图 25E-3 （也见彩图 25E-3）无伴随疾病的坏疽性脓皮病

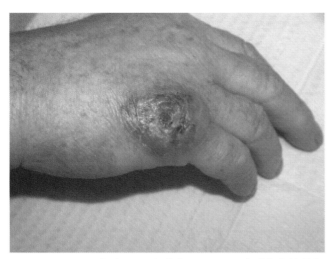

图 25E-4 （也见彩图 25E-4）非典型 PG，也称手背中性粒细胞皮肤病

使有些腔孔的形成由于其他原因如癌症手术，也应该对造口周型 PG 进行仔细检查以免遗漏炎症性肠病。而非典型 PG 在髓系白血病患者或者白血病前期患者更常见。

PG 的诊断为排他性诊断。虽然必须进行活检排除其他疾病，PG 却没有特征性的组织病理学表现。尽管过敏反应的存在可能使活检的溃疡扩大，但因为排除类似疾病尤其是感染非常重要，因此应常规行活组织检查以评价病情。皮肤活检皮损的培养也尤为重要。感染性的类似皮损并不常见，但是可见于深部真菌感染（如芽生菌病、孢子丝菌病、组织胞浆菌病和球孢子菌病）和诺卡菌病、结核杆菌、非典型分枝杆菌以及单纯疱疹病毒感染。在诊断后，应做相关检查排除炎症性肠病、类风湿关节炎、系统性血管炎、异常蛋白血症和其他血液性疾病。与 Sweet 综合征类似，PG 的中性粒细胞浸润除了皮肤外，也可出现在其他器官。

对于有基础病（例如炎症性肠病或者类风湿关节炎）的 PG，针对基础病的治疗可以改善 PG 的病情。泼尼松 [1 mg/（kg·d）] 常作为特发性 PG 的一线治疗药物。英夫利昔单抗（3 ~ 5 mg/kg 每 2 周一次，2 次后每 6 周一次）即使对于没有炎症性肠病的 PG，也是有效的治疗方法。其他治疗包括氨苯砜 [100 ~ 200 mg/d，若葡萄糖 -6- 磷酸脱氢酶（G6-PD）水平正常]，沙利度胺（100 mg/d），环孢素 [5 mg/（kg·d）]，硫唑嘌呤 [2 mg/（kg·d），若巯基嘌呤甲基转移酶（TPMT）水平正常]，麦考酚酸吗乙酯（1.0 ~ 0.5 g bid）。

手背中性粒细胞皮肤病（neutrophilic dermatosis of

the dorsal hands，NDDH）[4] 有人认为 NDDH 是一种独立的疾病，但是更多人认为可能为 Sweet 综合征 或者变异的非典型 PG。NDDH、Sweet 综合征 以及非典型 PG 基础疾病相同，而且治疗方法也相同。

类风湿中性粒细胞皮肤病（rheumatoid neutrophilic dermatosis）是类风湿关节炎的少见并发症，以手背、肘、前臂伸侧的对称性斑丘疹和斑块为特点 [5]。患者常常为类风湿关节炎的活动期且病情严重，但是至少有 2 例病例报道为血清阴性类风湿关节炎。类风湿中性粒细胞皮肤病的组织病理学与 Sweet 综合征类似。推荐的治疗方案包括：糖皮质激素、氨苯砜（100 ~ 200 mg/d）和秋水仙碱（0.6 mg bid），也有报道可自行缓解。

肠道相关性皮肤关节炎综合征（bowel-associated dermatosis–arthritis syndrome）最早在 20 世纪 70 年代发现于治疗病态肥胖的胃分流手术后。值得庆幸的是，由于手术技术的重大改革，这一综合征现在很少见。过去的手术方式形成一个盲端的肠袢，常常导致细菌的增殖，可能为临床症状形成的原因。在人们认识到类似的情况也出现在溃疡手术（该手术也形成了一个盲袢）之前，该病一直被称为肠道分流综合征。

该疾病的皮损以脓疱或者斑丘疹或（和）斑块为特点。类似 NDDH（见上）的皮损也有报道。关节表现为对称性、非变形性关节病，通常侵犯手和足的小关节。该病患者往往对包括四环素或者甲硝唑在内的抗生素反应良好。

脂膜炎

脂膜炎（panniculitis）是指皮下脂肪的炎症 [6-7]。病变过程可能从中性粒细胞浸润到淋巴细胞和组织细胞浸润，最后到纤维化。疾病分类存在争议，本章将几个明确的分类介绍如下。

结节性红斑（erythema nodosum）可能是脂膜炎的最常见类型，组织学上表现为间隔性炎症 [8]。典型结节性红斑的表现为位于下肢伸侧红色触痛性皮下结节（图 25E-5）。通常认为该病由上呼吸道和（或）肺部感染触发的反应性病变。最常见的诱因为链球菌咽炎，结核、肺孢子菌病和鹦鹉热也是常见感染原因。妊娠、口服避孕药、炎症性肠病和结节病为其他常见病因。结节病中，典型的结节性红斑伴有关节炎和肺门淋巴结肿大一起被称为 Löfgren 综合征。2/3 的

Löfgren 综合征患者为自限性，常常只需要对症治疗。

结节性红斑可能合并关节炎症，但是有时炎症位于腿部关节周围形成"关节周围炎"而并非真正的滑膜炎。应该对结节性红斑患者进行详细的病史询问和体格检查。只有临床表现不典型和病情迁延不愈的病例才需要皮肤活检。其他检查包括咽拭子培养、链球菌酶滴度检测和胸片。治疗主要为支持性治疗，包括渐进弹力袜、抬高下肢以及非甾类抗炎药。一些个例或小样本报道其他一些治疗也有疗效，如碘化钾、氨苯砜、抗疟药、秋水仙碱、糖皮质激素、免疫抑制剂和肿瘤坏死因子 α 抑制剂。

Weber-Christian 病（复发性结节性非化脓性脂膜炎）作为一个单独的疾病分类仍然存在争议。该病以复发性、多发的、伴有触痛的皮下结节和发热为特点。与结节性红斑（间隔性脂膜炎）不同，Weber-Christian 病为小叶性脂膜炎。在对疾病进行系统命名时存在的疑问是，和 Weber-Christian 病相关的小叶性脂膜炎究竟是原发疾病还是其他潜在疾病的并发症。例如，已知小叶性脂膜炎会出现在 α1 抗胰蛋白酶缺乏、胰腺疾病合并的脂膜炎和其他炎症性疾病。由于脂肪组织的炎症反应出现皮下组织外的系统性损害也有报道。该病无特效治疗方法，但建议借鉴慢性结节性红斑的治疗（见上）。

狼疮性脂膜炎（lupus panniculitis），也被称为深部狼疮，为系统性红斑狼疮非常罕见的临床表现，是慢性皮肤型红斑狼疮的一种类型。组织病理学表现既有间隔性又有小叶性炎症，有时表现为界面皮炎（免疫反应物如免疫球蛋白和补体蛋白在真皮/表皮交界处沉积），为皮肤型狼疮的特点。羟氯喹 [6.5 mg/(kg·d)]，体重为理想体重，一次或分次服用，通常作为有效的首选治疗。

脂肪皮肤硬化症（Lipodermatosclerosis）也被认为是硬化性脂膜炎，其特征性表现为内踝部触痛的皮下结节伴有皮肤色素沉着、毛细血管扩张、静脉扭曲、水肿和木质硬结（图 25E-6）[9]。该疾病常见于 40 岁以上的女性患者。组织病理学表现为脂膜的炎症以及皮肤硬化。该病偶可被误诊为局限性硬皮病或者脂膜炎的炎症类型，实际上这只是静脉功能不全的一种长期并发症。最有效的治疗为使用渐进弹力袜，压力 30 ～ 40 mmHg。

钙化性脂膜炎（Calcifying panniculitis）为钙化防御的一种变异类型更确切的称为钙性尿毒症性小动脉病（calcific uremic arteriolopathy）。该疾病常见于肾衰竭、长期透析患者。治疗包括控制血钙、血磷水平和治疗继发性甲状旁腺功能亢进。

细胞吞噬性组织细胞脂膜炎（cytophagic histiocytic panniculitis），表现为痛性皮下结节、发热、肝脾大、全血细胞减少和浆膜炎 [10]。目前认为该病是皮下脂膜炎样 T 细胞淋巴瘤的一种临床表现。在该疾病进展到能够确诊之前，常被误诊为未分化结缔组织病。治疗应直接针对原发疾病——淋巴瘤。

硬化性 / 纤维化性疾病

有些皮肤病变与皮肤增厚以及不同程度的系统性病变有关（表 25E-2）。除了局限或广泛的皮肤硬化外，这类皮肤病变之间没有必然联系。

图 25E-5 （也见彩图 25E-5）结节性红斑

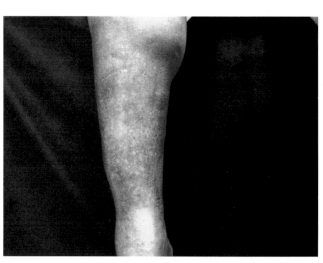

图 25E-6 （也见彩图 25E-6）脂肪皮肤硬化症

表 25E-2　与皮肤硬化和（或）纤维化相关的皮肤病变

疾病	皮肤表现	系统表现	辅助检查	治疗	备注
硬斑病（和滴状硬斑病）	硬化斑，边界可为紫罗兰色，硬化样苔藓的表皮改变可同时存在	较少累及，但有报道食管功能障碍和肺纤维化	ANA，抗 -ssDNA，抗组蛋白抗体，肺功能检查	局部运用糖皮质激素、卡泊三醇、UVA-1、甲氨蝶呤	血清阳性预示病程较长
线状硬皮病	手臂、腿部或面部的硬化性线状皮损（类军刀伤）（图 25E-7）。面部皮损可能伴有深部骨和软组织及神经系统的萎缩。硬化性苔藓可并存	同上	同上	同上	
泛发性硬斑病	广泛的硬化斑块，但乳头常不累及（图 25E-8）。硬化性苔藓可并存	同上	同上	局部治疗是系统治疗或者光照治疗的辅助治疗	
硬化性苔藓	皮肤香烟纸样改变（图 25E-9）可出现在躯干或者四肢。生殖器病变，尤其是女性因病变出血常被误认为被虐待	无	近来发现细胞外基质蛋白 1 抗体存在于该疾病患者，提示硬化性苔藓为自身免疫性疾病	局部病变使用高效的局部糖皮质激素，广泛病变使用甲氨蝶呤或者 UV 光学治疗	有生殖器病变者肿瘤风险升高
硬皮病	常见于上背部的硬化红斑	常合并糖尿病。可能出现链球菌感染后感染	活检发现有粘蛋白染色阳性的无定形物质沉积，应该行血清蛋白电泳检查	无有效治疗	偶见单克隆丙种球蛋白病
苔藓性黏液水肿	早期表现为线状肉色皮疹，最后变为硬结	单克隆丙种球蛋白病和浆细胞病常见	活检显示真皮层黏蛋白增多。需进行血清蛋白电泳、免疫电泳、骨穿或骨髓活检	合并浆细胞病患者通过干细胞移植可以达到完全缓解。无浆细胞病患者可全身使用糖皮质激素或者细胞毒药物治疗	
肾源性纤维性皮病 / 肾源性系统性纤维化	急性硬化常常发生于全身水肿后，上臂 [图 25E-11（B）]、前臂和腿部常受累。手 [图 25E-11（A）] 和脚的活动幅度受限导致患者功能受损	可能存在各种类型的肾脏疾病。也可见肺纤维化。钙化可提示病情进展	需行肾功能检查。M 蛋白。活检所见与苔藓性黏液水肿相同	肾移植可能改善病情。其他有效治疗包括沙利度胺、体外光化学疗法、血浆置换法、甲氨蝶呤、光学治疗和 IVIG	皮损可能发生于手术之后，尤其是血液透析内瘘成形术术后或者血栓性事件后
移植物抗宿主病（GVHD）	急性病变为麻疹样皮疹。随着皮肤病变逐渐慢性化，皮损表现为扁平苔藓样的病变。最后形成的硬化性皮损，常有硬化性苔藓的表面特征（图 25E-10）	肝功能异常和（或）肠道功能异常	没有 GVHD 的确诊检查。晚期活检诱发硬斑病或者硬化性苔藓，界面皮炎也常见	对局部病变可局部应用强效糖皮质激素和（或）钙调磷酸酶抑制剂。对广泛病变或系统性病变可应用光学治疗、沙利度胺、免疫抑制剂	

　　局限性皮肤硬化（localized scleroderma），其中一种亚型是硬斑病，较常见于儿童和女性[11]。其与系统性硬化病的区别在于无雷诺现象、指端硬化和内脏器官受累。硬斑病是局限性硬化的同义词，可分为 5 种亚型：①滴状硬斑病是指皮损表现为"水滴状"；②深部硬斑病指皮损深至真皮的脂膜层；③大疱状硬

斑病；④全身性硬斑病（图 25E-7）患者全身被硬化的皮肤包裹，与系统性硬化病不同的是肢体末端、颜面部和乳头不受累；⑤线状硬皮病（图 25E-8）当线状硬皮病发生在颜面部和（或）头皮时，被称为类军刀伤（en coup de sabre）。帕 - 龙综合征（Parry-Romberg syndrome）表现为颜面偏侧萎缩，常伴有线状硬皮病。然而帕 - 龙综合征患者同时存在皮肤下的骨骼和肌肉的萎缩，在某些情况下甚至可出现毗邻神经系统的萎缩。

随着时间的推移，任意类型的硬斑病患者硬化的皮肤大多会变软、病情得到改善。但是可能残留色素沉着、肢体萎缩或者变形、或者关节挛缩。对于局限性病变可局部应用糖皮质激素或者卡泊三醇。甲氨蝶呤单用或者联用甲泼尼龙冲击治疗可用于治疗泛发性疾病。也有报道紫外线光照治疗成功运用于局限性皮肤硬化。

硬化性苔藓（lichen sclerosus） 是一种浅表性皮

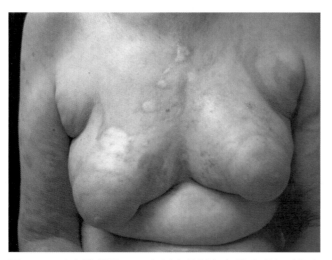

图 25E-7 （也见彩图 25E-7）泛发性硬斑病 该患者躯干部和四肢近端广泛病变，值得注意的是乳头无硬化性水肿，这是泛发性硬斑病的一大特点

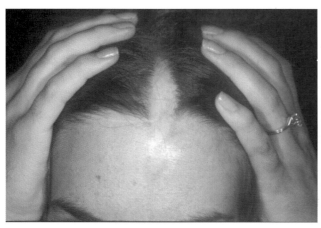

图 25E-8 （也见彩图 25E-8）线状硬皮病

肤病，目前认为与抗细胞外基质蛋白 1（extracelular matrix protein 1）的循环抗体有关[12]。该疾病表现为硬结，浅表的、萎缩的、色素减少的斑片或者斑块，外形类似于香烟纸（图 25E-9）。相同的表现也可见于某些硬斑病患者和慢性移植物抗宿主病患者（图 25E-10）。部分病例仅累及外生殖器，女性患者可能会有恶变的风险。局部运用强效糖皮质激素可作为治疗选择之一。

苔藓性黏液水肿（scleromyxedema） 是以广泛的丘疹样、硬皮病样的斑疹为特点，常常被描述为"蜡样丘疹"。皮疹分布于头部、颈部、手臂和躯干上部。丘疹样皮疹常出现在增厚硬化的皮肤上。活检显示病变部位黏蛋白沉积、纤维化和成纤维细胞增生。患者常被误诊为系统性硬化病（硬皮病）。诊断时必须排除甲状腺疾病。单克隆免疫球蛋白病，尤其是 IgG λ 型在本病中很常见，也可能和多发性骨髓瘤和淀粉样变性相关。治疗常较困难，曾经采用的方法包括细胞毒药物如美法仑、沙利度胺，新近的方法有自体干细胞移植[13]。

肾源性系统性纤维化（nephrogenic systemic fibrosis, NSF） 也被称为肾源性纤维性皮病（nephrogenic fibrosing dermopathy）或者肾源性纤维性系统病（nephrogenic fibrosing systemic disorder），是最近发现的以快速进展的皮肤增厚为特点的疾病[14][图 25E-11（A，B）]。疾病同时伴有活动受限，以足部以及手部为甚。活检所见与苔藓性黏液水肿改变相同。与其不同的是肾源性系统性纤维化缺乏单克隆丙种球蛋白病但存在肾疾病。自该病首次被描述以来，很多病例报道有系统性纤维

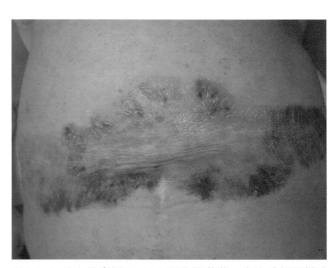

图 25E-9 （也见彩图 25E-9）硬化性苔藓。表皮香烟纸样改变，皮损内出血为其特点

银屑病相对常见。这类疾病可以由多种药物诱发，包括治疗泛发性脓疱性银屑病时全身性应用糖皮质激素突然撤药和在掌跖脓疱性银屑病治疗中肿瘤坏死因子抑制剂的应用[15]。该类疾病是银屑病的高度不稳定类型，可伴有多系统症状。口服维 A 酸、甲氨蝶呤，或者英夫利西单抗用于控制病情可能有效。手掌和足掌的脓疱皮损很难治愈并可能致残。

SAPHO 综合征是一类罕见的疾病，以滑膜炎（synovitis），痤疮（acne），手足掌的脓疱疮（pustulosis of the palms and soles），其中一个胸廓骨的骨肥厚（hyperostosis）和无菌性骨炎（osteitis）为特点[16]。该病患者可能同时患有寻常型银屑病或炎症性肠病。滑膜炎可侵犯外周或中轴关节。骨炎类似于慢性复发性无菌性骨髓炎。SAPHO 综合征患者的 HLA-B27 的阳性率增高，因此有些专家将该病归于脊柱关节病范畴。SAPHO 综合征与在本章中讨论的其他脓疱病及之前讨论的中性粒细胞皮肤病有重叠现象。该疾病的病理机制仍不明。治疗往往很棘手。个案报道或小样本报道有效的药物包括非甾类抗炎药（NSAIDs）、秋水仙碱、糖皮质激素、柳氮磺胺吡啶、甲氨蝶呤、英夫利西单抗和二代双膦酸盐。

PAPA 综合征（PAPA syndrome）以无菌性化脓性关节炎（sterile pyogenic arthritis）、坏疽性脓皮病（pyoderma gangrenosum）和痤疮（acne）为特点。通常该痤疮为结节囊肿性。该病较难和 SAPHO 综合征相鉴别。

化脓性汗腺炎（hidradenitis suppurativa）是一种顶浆分泌腺的疾病。表现为腋窝、乳房下、腹股沟皱褶区以及臀部的脓疱和瘘管形成。女性较男性多发。

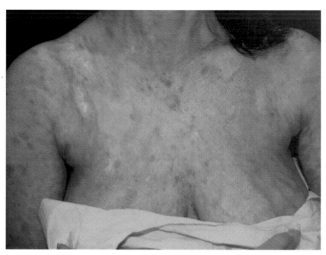

图 25E-10 （也见彩图 25E-10）移植物抗宿主病 患有慢性 GVHD 的患者常有皮肤表现。该患者广泛的皮肤病变广泛，类似于硬斑病和硬化性苔藓的皮损特点

化（尤其是肺），因此对该病的合理命名仍存在争议。许多患者通过肾移植病情得到了缓解，而其他治疗，如沙利度胺、甲氨蝶呤、肿瘤坏死因子抑制剂、血浆置换和体外光化学疗法等也取得了一定程度的疗效。目前认为 NSF 的发生与肾功能不全患者使用磁共振造影剂钆有很大关系。

脓疱性病变

下列疾病以脓疱皮损为特点，并表现为很大程度的重叠性。

泛发性脓疱性银屑病（generalized pustular psoriasis）很少见，但局限于手掌和足掌（图 25E-12）的脓疱性

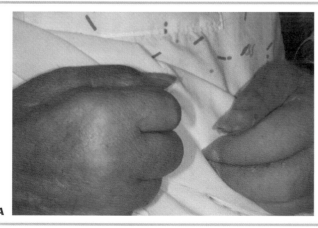
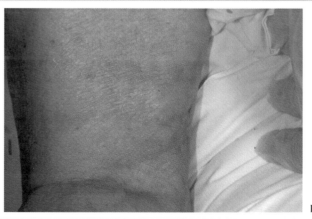

图 25E-11 （也见彩图 25E-11）（A，B）一例急性肾功衰患者在利用钆造影剂行 MRI 增强扫描后致肾源性系统性纤维化

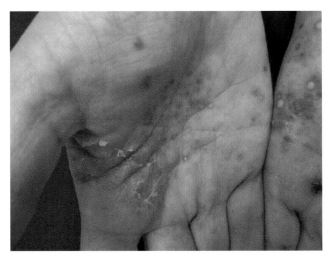

图 25E-12　（也见彩图 25E-12）掌跖脓疱病。注意观察该患者掌心的大小不等的脓疱伴痂皮

该病在某些患者可能与 Crohn 病有关。常应用口服抗生素治疗，但是不完全有效。口服异维 A 酸常被推荐使用，但是笔者认为很少有效。近来病例报道对英夫利西单抗有效。受累部位的外科切除是明确有效的治愈方法。

爆发性痤疮（acne fulminans）是一种伴有多系统症状的严重痤疮[17]。爆发性起病，多见于青少年男性。面部、胸部和上背部是好发部位。皮损刚开始可能为轻度的普通痤疮，但是可迅速发展为显著炎症，融合成痛性伴有渗出的脆性斑块，上覆血痂。系统病变包括发热、关节痛、肌肉痛、肝脾大和严重疲劳。结节性红斑可能在某些患者出现。溶骨性骨损害也曾有报道。该疾病并没有特异性实验室检查，但是可有红细胞沉降率增快、白细胞增多和贫血。口服糖皮质激素和异维 A 酸有效，口服氨苯砜也被用作辅助治疗。本病遗留瘢痕十分常见。

可能有风湿性病变的多种皮肤病变

坏血病（scurvy）由维生素 C 缺乏引起，常表现为紫癜或瘀斑伴有骨痛。该病在酗酒者中更为多见。紫癜性皮损多发于毛囊周围（图 25E-13）。仔细体检会发现特征性的螺旋样毛发坏血病偶尔表现类似于小血管炎。重新摄入维生素 C 能够缓解病情。

青斑样血管病变（livedoid vasculopathy）也称为节段性透明变性血管病变、青斑样血管炎、白色萎缩症、网状青斑伴夏季溃疡，是一类以下肢远端痛性溃疡为特点的疾病（图 25E-14），尤以内踝处多见。该疾病非炎症性疾病。活检显示特征性的血管腔内纤维素沉积。该表现可能为一些凝血功能异常，包括冷纤维蛋白原血症、凝血因子 V Leiden 突变和其他遗传性血栓性疾病以及抗磷脂抗体综合征[18]的最终结果。青斑样血管病变临床表现类似于血管炎或者淤积性皮炎。因此，皮肤活检有利于明确诊断。治疗包括戒烟和避免损伤，以及检出任何潜在的凝血异常。个案报道或小样本病例报道中证实多种血小板抑制剂和抗凝剂治疗有效。

环形肉芽肿（granuloma annulare）是一种相对常见的、通常与系统病变无关的皮肤疾病。环形肉芽肿为环形的肉色或红斑样皮损（图 25E-15），可出现在体表的任何部位。组织病理学为渐进性坏死性肉芽肿，相同的组织病理学改变也见于脂性渐进性坏死和类风湿结节。活检常常被大多数病理科医生诊断为类风湿

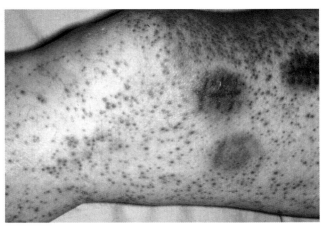

图 25E-13　（也见彩图 25E-13）坏血病。毛囊周的紫癜和螺旋状毛发（Courtesy of Kenneth E. Greer，MD，Charlottesville，VA.）

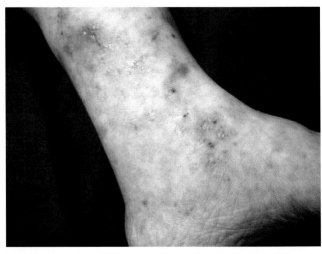

图 25E-14　（也见彩图 25E-14）青斑样血管病变（也称白色萎缩症）

结节，患者因此被误诊为风湿性疾病。皮损部位注射经稀释的曲安奈德通常能缓解病情。

另外值得一提的两种环形肉芽肿的亚型为皮下型[19]和最近被描述的急性肢端型[20]。皮下环形肉芽肿通常出现在足部或者手部，可能伴有轻微的疼痛（图 25E-16）。急性肢端环形肉芽肿通常出现在手部和手指，常伴有突发的肢端痛性红斑（图 25E-17）。肢端型常见于有各种关节炎病史的患者，治疗主要为局部应用糖皮质激素，口服抗疟药、氨苯砜或口服糖皮质激素（极少见）。

皮肤血管外坏死性肉芽肿（cutaneous extravascular necrotizing granulomas）又称为变应性肉芽肿（Churg-Strauss granulomas），曾被称为栅栏状嗜中性肉芽肿皮炎伴关节炎（palisaded neutrophilic and granulomatous dermatitis with arthritis）、类风湿丘疹（rheumatoid papules）、浅表性溃疡性类风湿渐进性坏死（superficial ulcerating rheumatoid necrobiosis）或间质性肉芽肿性皮炎伴关节炎（intersitial granulomatous dermatitis with arthritis）[21]。该病症是否为一独立存在的疾病仍有争议，且其与关节炎之间的关系仍被质疑。患者表现为对称性、环形、红斑样皮损，通常出现在间擦区（即两层皮肤彼此接触的部位，如腋窝、颈部皱褶、臀沟等，译者注）。目前认为很多药物与间质性肉芽肿性皮炎的发生有关，虽然表面上看是某种药物诱发了皮肤病变，但实际上该患者很可能患有潜在的风湿性疾病，尤其是 SLE、RA、Wegener 肉芽肿或者 Churg-Strauss 综合征。治疗包括适当地停用诱发药物以及对症治疗。

扁平苔藓（lichen planus）是一种常见的皮肤病

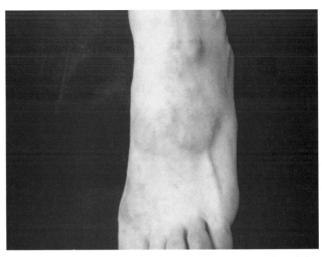

图 25E-16 （也见彩图 25E-16）皮下环形肉芽肿。该患者初次活检被判断为类风湿结节因此误诊为类风湿关节炎

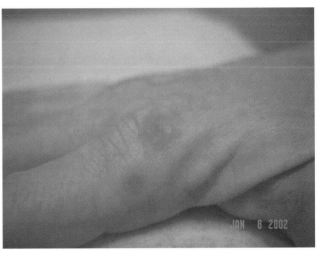

图 25E-17 （也见彩图 25E-17）急性肢端环形肉芽肿。该患者临床表现类似 Sweet 综合征，但是组织病理学表现为渐进性坏死性肉芽肿

变，以伴瘙痒的、紫色的多形丘疹和斑疹为特点（图 25E-18）。仔细观察皮损表面可发现为网状图案，又称为威克姆线条（Wickham striae）。体表任何部位均可受累，其中以手腕和口腔最为常见。侵蚀性口腔和（或）生殖器病变可能引起恶变。扁平苔藓常和丙型肝炎有关。一种扁平苔藓的变异型由药物诱发，更常见于使用金制剂或者青霉胺的患者。类似扁平苔藓样皮损可能为急性移植物抗宿主病的一种临床表现。该病为自限性疾病，可以使用局部或者全身性糖皮质激素治疗。

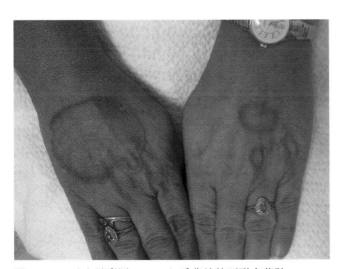

图 25E-15 （也见彩图 25E-15）手背处的环形肉芽肿

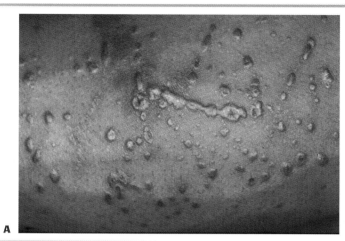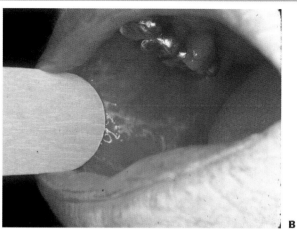

图 25E-18 （也见彩图 25E-18）腕部（A）和口腔内（B）的扁平苔藓

（胡绍先 译 王国春 校）

参考文献

1. Callen JP. Miscellaneous disorders that commonly affect both skin and joints. In: Sontheimer RD, Provost TT, eds. Cutaneous manifestations of rheumatic diseases. 2nd ed. Philadelphia: Lippincott Williams & Wilkins; 2004:221–241.

2. Cohen PR, Kurzrock R. Sweet's syndrome revisited: a review of disease concepts. Int J Dermatol 2003;42:761–778.

3. Jackson JM, Callen JP. Pyoderma gangrenosum. An expert commentary. Int J Dermatol 2006;41:916–918.

4. Walling HW, Snipes CJ, Gerami P, Piette WW. The relationship between neutrophilic dermatosis of the dorsal hands and sweet syndrome: report of 9 cases and comparison to atypical pyoderma gangrenosum. Arch Dermatol 2006;142:57–63.

5. Brown TB, Fearneyhough PF, Burruss JB, Callen JP. Rheumatoid neutrophilic dermatitis in a woman with seronegative rheumatoid arthritis. J Am Acad Dermatol 2001;45:596–600.

6. Requena L, Yus ES. Panniculitis. Part I. Mostly septal panniculitis. J Am Acad Dermatol 2001;45:163–183.

7. Requena L, Sanchez Yus E. Panniculitis. Part II. Mostly lobular panniculitis. J Am Acad Dermatol 2001;45:325–361.

8. Requena L, Requena C. Erythema nodosum. Dermatol Online J 2002;8:4.

9. Bruce AJ, Bennett DD, Lohse CM, Rooke TW, Davis MD. Lipodermatosclerosis: review of cases evaluated at Mayo Clinic. J Am Acad Dermatol 2002;46:187–192.

10. Ma L, Bandarchi B, Glusac EJ. Fatal subcutaneous panniculitis-like T-cell lymphoma with interface change and dermal mucin, a dead ringer for lupus erythematosus. J Cutan Pathol 2005;32:360–365.

11. Zulian F, Vallongo C, Woo P, et al. Localized scleroderma in childhood is not just a skin disease. Arthritis Rheum 2005;52:2873–2881.

12. Oyama N, Chan I, Neill SM, et al. Development of antigen-specific ELISA for circulating autoantibodies to extracellular matrix protein 1 in lichen sclerosus. J Clin Invest 2004;113:1550–1559.

13. Donato ML, Feasel AM, Weber DM, et al. Scleromyxedema: role of high-dose melphalan with autologous stem cell transplantation. Blood 2006;107:463–466.

14. Cowper SE, Boyer PJ. Nephrogenic systemic fibrosis: an update. Curr Rheumatol Rep 2006;8:151–157.

15. Sfikakis PP, Iliopoulos A, Elezoglou A, Kittas C, Stratigos A. Psoriasis induced by anti-tumor necrosis factor therapy: a paradoxical adverse reaction. Arthritis Rheum 2005;52:2513–2518.

16. Suei Y, Taguchi A, Tanimoto K. Diagnostic points and possible origin of osteomyelitis in synovitis, acne, pustulosis, hyperostosis and osteitis (SAPHO) syndrome: a radiographic study of 77 mandibular osteomyelitis cases. Rheumatology (Oxford) 2003;42:1398–1403.

17. Mehrany K, Kist JM, Weenig RH, Witman PM. Acne fulminans. Int J Dermatol 2005;44:132–133.

18. Hairston BR, Davis MDP, Pittelkow MR, Ahmed I. Livedoid vasculopathy: further evidence for procoagulant pathogenesis. Arch Dermatol 2006;142:1413–1418.

19. McDermott MB, Lind AC, Marley EF, Dehner LP. Deep granuloma annulare (pseudorheumatoid nodule) in children: clinicopathologic study of 35 cases. Pediatr Dev Pathol 1998;1:300–308.

20. Brey NV, Malone J, Callen JP. Acute-onset, painful acral granuloma annulare: a report of 4 cases and a discussion of the clinical and histologic spectrum of the disease. Arch Dermatol 2006;142:49–54.

21. Chu P, Connolly MK, LeBoit PE. The histopathologic spectrum of palisaded neutrophilic and granulomatous dermatitis in patients with collagen vascular disease. Arch Dermatol 1994;130:1278–1283.

不常见的关节病

F. 肥大性骨关节病

Manuel Martinez-Lavin, MD

■ 肥大性骨关节病以四肢末端皮肤和骨的异常增殖为特征。

■ 临床特征包括指 / 趾端鼓槌样畸形（常称为杵状指）和管状骨骨膜新骨形成。

■ 肥大性骨关节病的发生可能提示体内存在严重的疾病，常为肺部恶性肿瘤或炎症性疾病。

■ 血管内皮生长因子的异常表达在肥大性骨关节病发病机制中可能起主要作用。

　　肥大性骨关节病（hypertrophic osteoarthropathy，HOA）或杵状指是一组以肢体末端皮肤和骨过度增殖为特征的综合征。其最显著的表现为独特的指 / 趾端球状畸形，常称为杵状指（图 25F-1）。病程晚期出现明显的管状骨骨膜增殖和关节滑液渗出。HOA 的分类见表 25F-1[1]。在大多数情况下，HOA 常继发于内脏疾病，多集中在胸腔内。但也有原发性 HOA 的病例，以男性患者居多，并呈现家族聚集倾向。

病理特征和发病机制

　　水肿和过度胶原沉着导致杵状畸形的发生。此外，内皮细胞活化和血管过度增殖也是其重要特征，在管状骨表现为血管增生伴有骨膜层增殖[2]。

　　任何发病机制的假说都应解释表 25F-1 所列的各种疾病是如何导致 HOA 独特的结缔组织病变的。发绀型心脏病是研究其发病机制的良好模型，实际上几乎所有的发绀型心脏病患者均有杵状畸形，且 1/3 以上的患者发展成为完全型 HOA。心源性 HOA 患者循环中常出现容量分布曲线歪曲的巨大血小板。这种异常改变与正常巨核细胞在高度对分的肺血管床上破裂的观点一致。另有观点提出，在存在右向左分流的患者中，巨大血小板碎片直接进入体循环并轴向流动到达肢体最远端。在末梢循环中，异常的巨大血小板与内皮细胞相互作用，引起生长因子的释放和杵状指的形成（图 25F-2)[3]。研究发现 HOA 患者中血管性血友病因子（VWF）抗原水平升高，进一步支持了血小板 / 内皮细胞活化增强的观点。

　　血管内皮细胞生长因子（VEGF）可能参与 HOA 的发病机制。这种由缺氧诱导、血小板释放的生长因子是一种有效的血管生成刺激因子和成骨细胞分化介质。许多恶性肿瘤同样产生 VEGF，以促进肿瘤持续生长。原发性 HOA 患者和与肺癌相关的 HOA 患者血清中 VEGF 水平升高[2,4]。免疫组化研究表明杵状指的间质中 VEGF 沉积增多[5]。各种缺氧改变及肿瘤病理介导的 HOA 的发生也许可以用 VEGF 生成过多来解释，一些以内皮细胞受累为主的疾病，如感染性心内膜炎、Graves 病、或间皮瘤导致杵状指的形成也许可以同理解释。目前仍需要更多的研究来阐释 HOA 的发病机制。

临床特点

　　很多 HOA 患者没有症状，也未察觉到手指变形（图 25F-1）。但是另外一些患者，尤其是同时患有肺部恶性肿瘤的患者，可能有致残性骨痛[4]。这种疼痛的特点是部位较深，以下肢明显。

　　HOA 的诊断主要依靠体格检查和特征性的影像学表现。软组织体积增大使指甲像表面的玻璃一样向外凸起，触诊时甲床有摇摆感。足趾可同样受累，但因为可以正常伸展，早期常难以分辨。手指指数是一种实用的床旁测量杵状指的方法。用细线测量每个手指

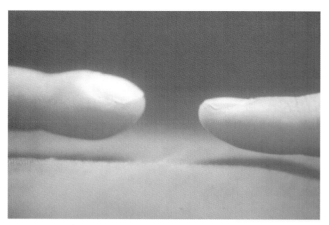

图 25F-1 杵状指（左）与正常手指对比

甲床（NB）处周长，和远端指间关节（DIP）处周长。如果 10 个 NB/DIP 比值的总和大于 10，极有可能存在杵状指[6]。

HOA 的特征显而易见时，在四肢无肌肉覆盖处，如踝和腕可能会见到骨膜肥厚且有触痛。大关节可有积液，但尚无可检出的滑膜肥厚。受累关节的活动度轻度减低。关节穿刺液为清亮黏稠，有少量炎性细胞，白细胞计数多小于 1000/mm³。这些现象提示 HOA 的关节渗液是对邻近关节骨膜新骨形成的一种反应，而不会导致炎症性或增生性滑膜病变[7]。

特殊类型的 HOA 与特有的临床表现相关。甲状腺性杵状指（见第 25B 章节）以手足小管状骨骨膜高度增生为显著特征。在甲状腺杵状指中，杵状指通常与突眼和胫前黏液性水肿并存。其他类型 HOA 局限在 1～2 个骨端，常常是对受累肢体严重的内皮损伤的反应，如微动脉瘤或感染性动脉内膜炎造成的损伤；另外，此种情况还与动脉导管未闭及血管生理性转位有关。原发性 HOA 的患者可能表现为全身皮肤过度增生，称为皮肤肥厚（图 25F-3）。皮肤过度生长导致面容粗陋、头皮呈脑回状，此为皮肤肥厚的晚期表现。此外，此类患者常表现出皮肤腺体功能障碍，表现为多汗症、皮肤溢脂或痤疮。

实验室检查和影像学表现

目前缺乏与 HOA 相关的特征性临床实验室指标。但可能找出一组反应潜在疾病的生化指标。长期杵状指造成远端指/趾骨的重塑。骨膜新生骨形成遵循一定的顺序进行，形成对称性骨改变。骨膜新生骨形成最先出现在下肢远端，然后呈向心性发展[8]。当病变程度较轻时，骨膜新骨形成仅选择性的累及部分骨（通常为胫骨和腓骨），骨膜增厚局限于骨干，且为单层结构 [图 25-F4（A）]。而严重的骨膜新骨形成则影响整个管状骨，并蔓延至干骺端和骺端，构形不规则 [图 25F-4（B）]。典型表现为关节间隙正常，无骨侵蚀或关节周围骨质减少。放射性核素骨扫描是反映骨膜受累的敏感方法。

表 25F-1 肥大性骨关节病的分类

		杵状指			
		肥大性骨关节病			
		继发性			
原发性		局限性疾病			
	全身性疾病	偏瘫	动脉瘤	感染性动脉炎	动脉导管未闭
肺部疾病	心脏病	肝疾病	肠道疾病	纵隔	混杂疾病
囊性纤维化	先天性发绀疾病	肝硬化	Crohn 病	食管癌	Graves 病
肺纤维化	感染性心内膜炎	癌	溃疡性结肠炎	胸腺瘤	地中海贫血
慢性感染			慢性感染	失弛缓症	各种恶性肿瘤
原发/转移瘤			滥用泻药		POEMS 综合征
动-静脉瘘			息肉		其他
间皮瘤			恶性肿瘤		

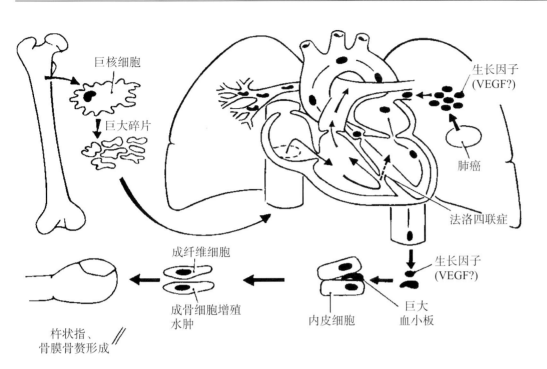

图 25F-2　肥大性骨关节病的可能发病机制

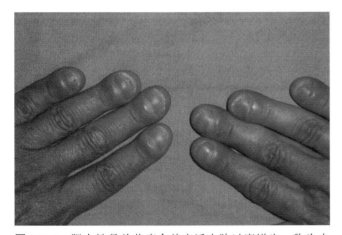

图 25F-3　肥大性骨关节病合并广泛皮肤过度增生，称为皮肤肥厚，同时合并杵状指

诊断

当 HOA 表现完全时，"鼓槌"指 / 趾这种特征性的表现使疾病的识别变得简单。尽管 HOA 的症状表现细微，但在一些肺癌的患者中，关节痛可能是首发症状，早于杵状指的出现。这类患者有时被误认为有炎性关节炎，皮肤过度增生肥厚的 HOA 患者可能被误诊为肢端肥大症。

HOA 的诊断需要满足杵状指表现和管状骨骨膜新骨形成同时存在[1]。滑液渗出并非诊断的要素。HOA 区别于其他炎性关节炎的重要特征在于其疼痛不仅局限于关节，并且累及邻近的骨。

如果既往健康的个体出现了任何 HOA 的特征，必须进行彻底检查寻找潜在疾病。原发性 HOA 的诊断必须在仔细排除表 25F-1 中所列的所有疾病后才能做出。对于既往患有肺纤维化，囊性纤维化，肝硬化或炎性肠病的患者，杵状指的发生往往提示预后不良。风湿性心脏病患者有杵状指提示可能存在感染性心内膜炎。同样，近期发病的多发性神经病患者出现杵状指，应警惕 POEMS 综合征（多发性神经病，器官肿大，内分泌异常，M- 蛋白血症和皮肤病变，见第 25B 章节）[9]。

治疗

除畸形外，杵状指本身没有症状，通常不需要治疗。伴有疼痛的骨关节病普遍对于镇痛药和非甾体类抗炎药反应良好。几个非对照的病例报道描述了一种破骨细胞性骨吸收抑制剂帕米膦酸二钠，可以缓解持续性痛性骨关节病患者的疼痛[10]。有趣的是，帕米膦酸二钠和其他双膦酸酯复合物也是有效的 VEGF 抑制剂。纠正心脏缺陷，切除肺部肿瘤或者有效治疗心内膜炎可使 HOA 症状快速得到缓解。

（武丽君　译　吴东海　校）

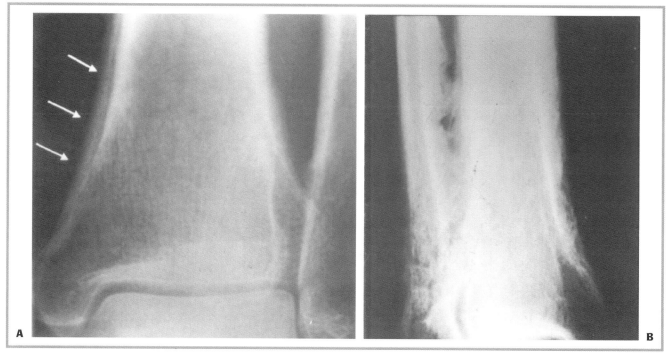

图 25F-4 肥大性骨关节病下肢远端的 X 线表现，A 为轻型病例，B 为重型病例

参考文献

1. Martínez-Lavín M, Matucci-Cerinic M, Pineda C, et al. Hypertrophic osteoarthropathy: consensus on its definition, classification, assessment and diagnostic criteria. J Rheumatol 1993;20:1386–1387.

2. Silveira L, Martínez-Lavín M, Pineda C, Navarro C, Fonseca MC, Nava A. Vascular endothelial growth factor in hypertrophic osteoarthropathy. Clin Exp Rheumatol 2000;18:57–62.

3. Vazquez-Abad D, Martínez-Lavín M. Macrothrombocytes in the peripheral circulation of patients with cardiogenic hypertrophic osteoarthropathy. Clin Exp Rheumatol 1991;9:59–62.

4. Olan F, Portela M, Navarro C, Gaxiola M, Silveira V, Martinez-Lavin M. Circulating vascular endothelial growth factor concentrations in a case of pulmonary hypertrophic osteoarthropathy. Correlation with disease activity. J Rheumatol 2004;31:614–616.

5. Atkinson S, Fox SB. Vascular endothelial growth factor (VEGF)-A and platelet-derived growth factor (PDGF) play a central role in the pathogenesis of digital clubbing. J Pathol 2004;203:721–728.

6. Vazquez-Abad D, Martínez-Lavín M. Digital clubbing: a numerical assessment of the deformity. J Rheumatol 1989; 16:518–520.

7. Martínez-Lavín M, Pineda C, Valdéz T, et al. Primary hypertrophic osteoarthropathy. Semin Arthritis Rheum 1988;17:156–162.

8. Pineda C, Fonseca C, Martínez-Lavín M. The spectrum of soft tissue and skeletal abnormalities in hypertrophic osteoarthropathy. J Rheumatol 1990;17:773–778.

9. Martínez-Lavín M, Vargas AS, Cabré J, et al. Features of hypertrophic osteoarthropathy in patients with POEMS syndrome. A metaanalysis. J Rheumatol 1997;24:2267–2268.

10. Guyot-Drouot MH, Solau-Grvais E, Cortet B, et al. Rheumatologic manifestations of pachydermoperiostosis and preliminary experience with bisphosphonates. J Rheumatol 2000;27:2418–2423.

第 26 章

复杂性区域疼痛综合征

Geoffrey Littlejohn, MD, MPH, MBBS[HON], FRACP, FRCP (EDIN)

■ 复杂性区域疼痛综合征是一种不常见但已被认知很久、影响深远的区域性肌肉骨骼疼痛病症。

■ 当前强调疼痛致敏机制及临床早期识别有利于该病的治疗和预后的改善。

复杂性区域疼痛综合征（complex regional pain syndrome，CRPS）是一种主要与感觉神经、交感神经和运动神经功能异常相关的肌肉骨骼系统病症。其临床表现多种多样，主要表现为程度与原发刺激不相符的区域性疼痛和压痛，且常伴有血管舒缩（肿胀和变色）、汗腺分泌（出汗）或运动功能异常（僵硬、乏力、震颤和张力失调）。CRPS 有一系列临床表现，其中轻型相当常见且预后良好，但较少见和严重的 CRPS 患者对治疗反应欠佳，且病情更持久。疼痛、情绪低落和残疾是该病的特征。

流行病学

定义 CRPS 的标准在不断完善[1]。目前，大多数 CRPS 可被进一步分为 CRPS Ⅰ型，以往称之为反射性交感神经营养不良症；然而，一旦重要神经损伤触发该综合征时（大约 10% 病例），则被分为 CRPS Ⅱ型，以往称之为灼性神经痛。这两种类型临床表现相同。CRPS 可发生于所有种族和地区。男女均可发病且可发生于任何年龄，但较常见于 40 ~ 60 岁。在成年患者中，男性略多于女性；但在青少年患者中，女性占绝大多数。触发因素与不同的年龄和性别分布有关。例如，继发于跌倒及桡骨远端骨折的 CRPS 多见于 60 多岁患有骨质疏松的女性。

CRPS 的患病率尚不清楚[2]。轻型 CRPS 常见于外伤后，且其临床特征可能也会混有正常损伤反应的特征。109 位随机的 Colles 骨折患者中，25% 的患者在第 9 周时有两个或更多的 CRPS 临床特征，62% 的患者在 6 个月时仍有残留症状[3]。1/200 ~ 1/20 的人在创伤处形成 CRPS。在强化运动成为心肌梗死和偏瘫患者的标准治疗之前，估计 5% ~ 20% 的患者将发展为 CRPS[4-5]。

临床特点

约 50% 的 CRPS 由外伤促发，另有 25% 与各种各样的疾病有关，包括偏瘫、脑瘤、脑膜炎等中枢神经系统疾病和带状疱疹引起的神经损伤、神经根嵌压、周围神经病等外周神经病变。药物治疗，尤其是巴比妥类药物和异烟肼，以及妊娠、转移性肿瘤、肢体的长期固定也与 CRPS 相关。约 25% 的 CRPS 患者无明显诱因，这种情况下可能与患者既往有明显或微妙的社会心理应激背景有关[6]。应激相关的心理因素也可见于上述具有特定触发因素的患者，但心理因素和 CRPS 发病之间的关系仍不清楚，因为该病持续性疼痛导致的情绪低落是机体针对该病调整的一部分。无论是因还是果，情绪低落都是 CRPS 一个特征性的临床表现。

CRPS 常影响肢体远端部分，例如髌骨、手指足趾、手或足，关键症状是疼痛程度与相应区域内的组织损伤不相符[7]。大多数患者有持续性的自发性疼痛，其性质常被描述为撕裂样或烧灼样疼痛。撕裂样疼痛可见于 1/3 的患者，而活动诱发的疼痛则存在于所有患者。许多患者描述疼痛区域为"麻木"。疼痛与皮肤的异常敏感有关，表现为异常性疼痛（即使无害的刺激，例如触摸也可诱发疼痛）和感觉过敏（即对一个给定的疼痛刺激，如针刺，痛觉增强）。除非有神经损伤的触发因素，神经专科检查疼痛和异常触痛区域仅表现为不同程度的感觉迟钝，它与神经解剖分布不符。

最严重的不适和触摸痛通常出现在肢体远端，但大多数异常触痛存在于患肢的整个范围，包括下腰部或颈部，这些均要视情况而定。脊柱相关区域通常是僵硬的。凝肩可能是 CRPS 的一种变异。在约25% 的病例中，对侧肢体也会出现类似但相对较轻的临床表现。

受累部位常有肿胀，通常为弥漫性，且受累部位的皮肤常伴有网状或青斑样外观（图 26-1）。外周交感神经张力的改变可引起皮肤颜色的其他改变（如发绀、苍白或潮红）。由于出汗，体温可升高或降低，因而没有特定的模式。CRPS 青少年患者受累肢体的远端倾于发冷，而成年患者温度较高，但二者均可在数天或数周内出现温度波动。最后，很多患者会出现肌肉功能障碍，包括四肢肌无力、近端协同收缩不能和运动范围缩小、肌张力障碍、痉挛、震颤或肌阵挛等。通常腱反射正常或活跃。久而久之，患者可出现营养状态改变，但并不常见，这些改变包括单侧毛发或指甲生长的改变（快或慢）及皮肤变薄。由于与发病机制及预后的相关性差，关于 CRPS 进展的分期系统现已很少使用[8]。

CRPS 的变异包括短暂的局限性骨质疏松，常常影响髋部。其特征是疼痛起病相当急伴活动受限而没有皮肤改变，结合适当的临床评估、X 线片、骨扫描和磁共振成像（magnetic resonance imaging，MRI）通常可以诊断[9]。其症状持续时间较短，可能是由于活动相对容易以及常常没有创伤病史，预后相对较好，但有反复发作和多部位受累的倾向，这种情形通常称为区域迁移性骨质疏松症。

实验室特点

实验室检查没有特异性的异常改变，临床特征仍是最重要的诊断依据[10]。急性期反应物不高。常规的影像学照片显示在最初的几周至数月受累区域邻近的骨骼有斑片状的骨量减少，随后出现弥漫性的骨质疏松。这仅仅有中等的诊断预测价值。良好、精细的放射学检查显示约 80% 出现皮质骨吸收。MRI 可显示更清晰的局限性或弥漫性骨丢失病变区域，多处相邻骨性区域 T2 信号增强。约 75% 确诊为 CRPS 的患者锝-三相骨扫描显示早期血流显像及后期有骨摄取增加等局部改变的异常征象（图 26-2）。血流和骨摄取减弱在儿童和青少年比成人更常见。与健侧相比，热红外成像可显示明显的改变。

病理生理学

CRPS 的确切病因尚不清楚。然而其关键的病理生理学异常是有症状区域的周围感觉神经、自主神经和运动神经功能的改变，这与外周及中枢机制均相关。两种传入伤害感受器神经纤维（小直径无髓鞘 C- 纤维和有髓鞘 A-δ 纤维）、本体感觉传入纤维（大直径有髓鞘 A-β 纤维）和交感传出纤维的活动增强似乎是许多外周症状的介导者（表 26-1）。

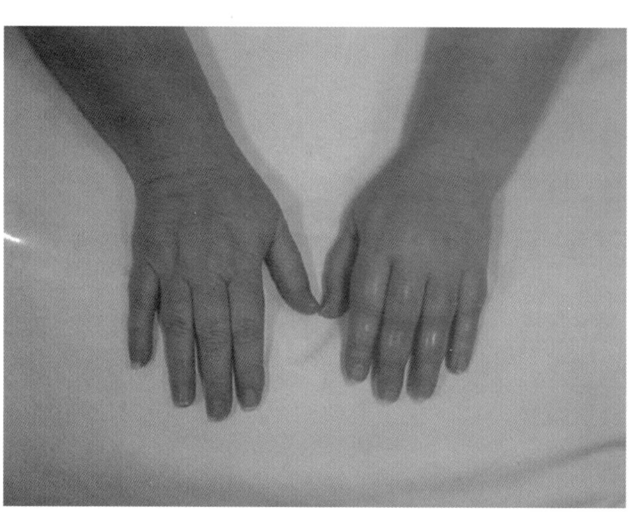

图 26-1 （也见彩图 26-1）复杂性区域疼痛综合征（Chronic regional pain syndrome，CRPS）累及左手，表现为弥漫性肿胀，皮肤颜色稍有减退及光泽发亮

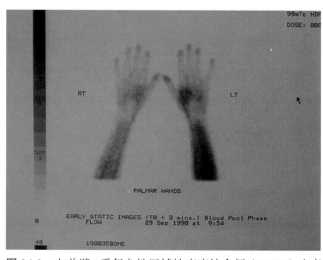

图 26-2 左前臂 / 手复杂性区域性疼痛综合征（CRPS）患者锝 - 骨扫描显示早期显像阶段受累区域有血流改变（增加）

表 26-1 复杂性区域疼痛综合征临床特征的机制

特征	机制
自发痛	外周伤害性感受器致敏
触痛，运动	机械感受器传入到致敏的灰质后角传导神经元
肿胀	C- 纤维释放神经肽，交感神经效应
出汗异常	
血管舒缩异常	
骨骼，滑膜异常	神经肽和交感神经效应
营养障碍	皮肤结构神经输入的改变

交感神经纤维活动的增强可通过释放去甲肾上腺素以增强外周伤害感受器的敏感性，降低机械和化学刺激的阈值，从而导致痛觉过敏。有一小部分的 CRPS 患者，阻断支配疼痛区域的交感神经系统将显著改善临床症状（包括疼痛）。激活的 C- 纤维释放促炎性神经肽，如 P 物质，可能会引起局部神经性炎症，导致血流增加、组织水肿和其他表现如滑膜炎及局限性骨质疏松。周围感觉神经与位于脊髓背角的深痛觉神经元相连。CRPS 患者这些神经元的自发放电增强，称为中枢致敏。由于中枢致敏，同样也可到达这些神经元的大直径有髓鞘传入 A-β 纤维会将机械感受器的感觉转化为痛觉感受。因此，无害刺激如运动和触摸可引起疼痛，同时也可解释触摸痛这一关键症状。痛觉传导神经元受其他输入信号调控，包括来自中脑释放去甲肾上腺素和 5- 羟色胺等神经递质的下行通路。这些通路再连接到大脑皮层更高级的中枢，包括与情感相关的大脑部位。CRPS 患者其他脑部变化包括疼痛涉及的肢体范围的扩大，这暗示大脑皮质的可塑性和其功能的显著改变 [12-13]。

对具有疼痛触发因素的 CRPS，很可能是这种伤害性疼痛输入到脊髓灰质后角从而激活致敏程序。其结果引起的对疼痛和损伤状态的情绪反应可增加交感神经的张力，同时也可通过上述方式改变脊髓痛觉的调节机制从而影响脊髓的敏感性。因此，不同患者有不同程度的周围神经和中枢神经的共同作用使脊髓敏感化。其引起的瀑布样下游事件将导致典型的临床特征。

治疗

CRPS 的适当治疗需要早期诊断，早期诊断的关键临床预测因素是发生在情绪激动环境下的局部疼痛，尤其是损伤后。早期特征通常是疼痛伴肿胀和血管舒缩功能变化，疼痛似乎与最初的损伤不协调，尤其是变为弥漫性和持续性。并非所有患者都有该综合征的所有症状。另一些患者最初的损伤触发因素可能持续存在，可能需要另外单独的治疗和检查。预防策略包括识别常常出现该病的临床情况。心肌梗死、脑血管事件、手部外科手术或轻微外周损伤后的早期活动是至关重要的。在创伤后，对所有的患者进行适当的安慰和解释是常规治疗的一部分。通过解释、物理治疗或药物治疗以解除焦虑和睡眠障碍均是必要的 [14]。

CRPS 是一种疼痛综合征，因此需要系统治疗。这就需要一个包括相关的家庭成员和健康专家（包括职业治疗师、理疗师、心理专家和医生等）的个性化团队。对患者进行该病本质和可期待的良好预后的教育至关重要。

对于轻型 CRPS 患者，尤其是儿童，包括水疗在内的运动疗法非常有效。为取得良好的运动效果，使用口服止痛药充分止痛是必需的，包括从对乙酰氨基酚到作用更强的阿片类药物，可依据患者的年龄选择合适的剂量。当 CRPS 发生在法医学和类似安全关系网协议的情况下，需尽可能快地进行处理，因为这些情况可作为一个明显的应激原而使其他合理的疗法失去效果。

交感神经阻断的作用仍不清楚 [15]。在一部分患者，暂时阻断症状区域的交感传出神经可以获益。有许多方法可以阻断神经，需要麻醉师或疼痛治疗小组参与。

药物治疗包括使用低剂量的三环类药物，如 25 ~ 50 mg 的阿米替林。这些药物可通过调控脊髓中枢致敏程序的下行影响而发挥作用。口服皮质类固醇，如每天服用 25 ~ 50 mg 泼尼松数周，然后逐渐减量，可能对早期 CRPS 有效 [16]。

细胞膜稳定药物，如加巴喷丁或普瑞巴林可能有效，但对照临床实验结果不一致或缺乏临床对照试验。很少有证据表明 NMDA 受体拮抗剂、阿片类或非甾类抗炎药有特别益处，尽管经常经验性地使用这些药物及其他潜在的神经调节药 [17]。双膦酸盐有助于防止骨量丢失和缓解疼痛 [18-19]。降钙素、α- 受体阻断药（哌唑嗪）、β- 受体阻断药（普萘洛尔）或钙通道阻断药（硝苯地平）有时可能有效，但上述药物均缺乏充分的

表 26-2　CRPS 的治疗原则

预测高危因素
确保准确的诊断和仔细的解释
暗示好的预期结果
识别和处理社会心理应激原（如寻求心理咨询）
鼓励活动（如理疗师的介入）
计划恢复正常的活动
提供止痛药（如对乙酰氨基酚，NSAIDs，阿片类药物）
考虑经皮神经刺激（如水疗）
考虑局部用药（如辣椒碱，二甲基亚砜）
早期使用三环类药（如午夜服低剂量阿米替林）
试用其他药物，更多用于成人（如口服皮质类固醇，普加巴林，可乐宁，双膦酸盐类，等）
每 2～4 周评估治疗效果；如无改善调整治疗方案
咨询麻醉师 / 疼痛治疗小组 交感神经阻断 其他策略
根据治疗反应联合使用上述方法

临床试验验证。对于严重的 CRPS 患者，可能需要来自疼痛管理中心的建议，极少患者也曾有采用侵入性神经调控疗法，如刺激脊髓灰质后角[20]。

　　CRPS 对治疗的反应是不可预测的。通常，越早诊断和干预，预后越好。大多数患者为轻中度，对治疗反应良好，其典型是青少年患者[14]。部分患者症状更严重和持久，这对日常活动影响很大。大多数患者积极的治疗可有较好的预后（表 26-2）。

（戴 冽 译　王国春 校）

参考文献

1. Harden RN, Bruehl SP. Diagnostic criteria: the statistical derivation or the four criterion factors. In: Wilson PR, Stanton-Hicks M, Harden RN, eds. CRPS: current diagnosis and therapy. Seattle: IASP Press; 2005:45–79.
2. Wilson P, Bogduk N. Retrospection, science and epidemiology of CRPS. In: Wilson PR, Stanton-Hicks M, Harden RN, eds. CRPS: current diagnosis and therapy. Seattle: IASP Press; 2005:19–41.
3. Atkins RM, Duckworth T, Kanis JA. Algodystrophy following Colles' fracture. J Hand Surg [Br] 1989;14:161–164.
4. Kozin F. Reflex sympathetic dystrophy syndrome. Bull Rheum Dis 1986;36:1–8.
5. Davis SW, Petrillo CR, Eichberg RD, et al. Shoulder-hand syndrome in a hemiplegic population: a 5-year retrospective study. Arch Phys Med Rehabil 1977;58:353–356.
6. Geertzen JH, de Bruijn-Kofman AT, de Bruijn HP, et al. Stressful life events and psychological dysfunction in complex regional pain syndrome type I. Clin J Pain 1998;14:143–147.
7. Littlejohn G. Complex regional pain syndrome [algodystrophy, reflex sympathetic dystrophy syndrome]. In: Isenberg D, Maddison P, Woo P, et al., eds. Oxford Textbook of Rheumatology. 3rd ed. Oxford: Oxford Medical Publications; 2004:1195–1200.
8. Steinbrocker O, Argyros TG. The shoulder-hand syndrome: present status as a diagnostic and therapeutic entity. Med Clin North Am 1958;42:1538–1553.
9. Toms AP, Marshall TJ, Becker E, et al. Regional migratory osteoporosis: a review illustrated by five cases. Clin Radiol 2005;60:425–438.
10. Rommel O, Habler H-J, Schurmann M. Laboratory tests for complex regional pain syndrome. In: Wilson PR, Stanton-Hick M, Harden RN, eds. CRPS: current diagnosis and therapy. Seattle: IASP Press; 2005:139–159.
11. Shehab D, Elgazzar A, Collier BD, et al. Impact of three-phase bone scintigraphy on the diagnosis and treatment of complex regional pain syndrome type I or reflex sympathetic dystrophy. Med Princ Pract 2006;15:46–51.
12. Krause P, Forderreuther S, Straube A. TMS motor cortical brain mapping in patients with complex regional pain syndrome type I. Clin Neurophysiol 2006;117:169–176.
13. Maihofner C, Handwerker HO, Neundorfer B, et al. Cortical reorganization during recovery from complex regional pain syndrome. Neurology 2004;63:693–701.
14. Littlejohn G. Reflex dystrophy syndrome in adolescents: lessons for adults. Arthritis Care Res 2004;50:151–153.
15. Cepeda MS, Carr DB, Lau J. Local anesthetic sympathetic blockade for complex regional pain syndrome. Cochrane Database Syst Rev 2005:CD004598.
16. Kozin F, McCarty DJ, Sims J, et al. The reflex sympathetic dystrophy syndrome. I. Clinical and histologic studies: evidence for bilaterality, response to corticosteroids and articular involvement. Am J Med 1976;60:321–331.
17. Quisel A, Gill JM, Witherell P. Complex regional pain syndrome: which treatments show promise? J Fam Pract 2005;54:599–603.
18. Manicourt DH, Brasseur JP, Boutsen Y, et al. Role of alendronate in therapy for posttraumatic complex regional pain syndrome type I of the lower extremity. Arthritis Rheum 2004;50:3690–3697.
19. Varenna M, Zucchi F, Ghiringhelli D, et al. Intravenous clodronate in the treatment of reflex sympathetic dystrophy syndrome. A randomized, double blind, placebo controlled study. J Rheumatol 2000;27:1477–1483.
20. Kemler M, De Vet HC, Barendse GA. The effect of spinal cord stimulation in patients with chronic reflex sympathetic dystrophy: two years follow-up of the randomized trial. Ann Neurol 2004;55:13.

第 27 章

结节病

Edward S. Chen, MD

■ 系统性炎症性疾病以受累器官的非干酪样肉芽肿性炎症为特征，最常累及的器官是肺、眼睛、皮肤、关节、淋巴结和上呼吸道。

■ 确诊需结合其临床表现、自然病史、主要受累器官的类型、活检确诊和对治疗的反应。

■ 如有治疗指征，糖皮质激素仍是治疗活动性结节病唯一公认有效的方法。

结节病（sarcoidosis）是一种系统性炎症性疾病，以受累器官的非干酪样肉芽肿性炎症为特征性表现[1]。结节病的病因尚不清楚，其临床表现千变万化，需排除其他疾病方可确诊。对临床表现、自然病史、活检确诊及适当的治疗反应的综合考虑有助于结节病与其他系统性疾病的鉴别。虽然该病最常累及肺部，但事实上几乎身体的任何部分均可累及，特征性的肺外表现的存在和特点可协助结节病的诊断。

流行病学

世界各地结节病的患病率差异性很大，据报道，在不同的国家（如丹麦、比利时、日本、韩国、捷克斯洛伐克）结节病患病率为 1/10 万 ~ 10/10 万不等。而该病在瑞典的患病率估计为 60/10 万 ~ 80/10 万，其原因尚不清楚[2-3]。在美国，结节病的患病率估计为 10/10 万 ~ 40/10 万。大规模筛选研究通过胸部影像学检查证实了相当数量的无症状结节病患者[4-5]。病例诊断的其他方法，如尸检报告，通常推断出更高的患病率[6-7]。结节病常在较年轻的成年人（20 ~ 40 岁）中被诊断出，但其第二个发病高峰可能出现在 50 岁以上的高加索女性。在美国，年轻的非洲裔美国妇女的结节病发病率最高。

结节病的遗传和家族相关性

对一例以上结节病患者家族的报道支持该病有一定的遗传基础。最近在美国完成的多中心研究——一项结节病病因学的病例对照研究（ACCESS）——估计结节病患者一级亲属患结节病的相对危险度约为 5[8]。与高加索人（10.9/10 万）相比，非洲裔美国人（35.5/10 万）结节病年发病率较高，但高加索人患者一级亲属患结节病的相对风险可能显著高于非洲裔美国人。

许多与结节病发病相关的基因位于主要组织相容性复合体（major histocompatibility complex，MHC）的基因位点上[9]。最近，对一个高加索人患者的队列进行全基因组连锁分析发现，一个新的基因 BTNL2（butyrophilinlike）[2] 与结节病相关[10]。这一发现已被一个非洲裔美国人患者的队列独立连锁分析研究证实，该队列来自结节病基因分析协会[11-12]。

临床特点

结节病通常累及一个以上的器官。各器官、系统受累的频率如表 27-1 所示。当考虑结节病呈现罕见且不寻常的临床表现时，必须排除其他可能的诊断[13]。

急性结节病

两种以人名命名的急性表现值得关注。第一，Löfgren 综合征（Löfgren's syndrome），包括发热、结节性红斑、双侧肺门淋巴结肿大、对称性多关节炎和眼葡萄膜炎。Löfgren 综合征在斯堪的纳维亚人中更加常见。大多数患者的结节性红斑和关节炎可在数周后缓解，通常不需要特殊治疗。部分患者可能需要非甾类抗炎药（nonsteriodal anti-inflammatory drugs，NSAIDs）或低剂量的糖皮质激素治疗。一旦缓解，仅有低于 30% 的 Löfgren 综合征会复发[14]。

表 27-1　结节病的临床特点

器官系统	临床相关疾病的概率（%）
肺	70 ～ 90
皮肤	20 ～ 30
鼻窦和上呼吸道	5 ～ 10
眼	20 ～ 30
肌肉骨骼	10 ～ 20
腹部	10 ～ 20
血液	20 ～ 30
唾液腺 / 腮腺	5 ～ 10
心脏	5 ～ 10
神经系统	5 ～ 10

第二，泪腺和唾液腺受累会引起腺体肥大和干燥综合征，可能是急性结节病的表现，称为 Heerfordt 综合征（"眼色素层腮腺热"）。Heerfordt 综合征（Heerfordt syndrome）包括一系列的表现：发热、泪腺和腮腺的肉芽肿性炎、葡萄膜炎、双侧肺门淋巴结肿大和颅神经病变。

肺结节病

高达 90% 的结节病患者肺部受累可通过胸片发现。最常见的症状包括呼吸困难和干咳。咳痰和咯血与纤维囊性肺结节病及支气管扩张有关。体格检查通常无明显异常，仅不足 20% 的患者肺部可闻及喘鸣和捻发音。

小部分患者可有不典型的胸痛。胸痛可以出现在静息状态下或活动中，产生原因可能与纵隔内肿大的淋巴结有关。然而，大部分有纵隔淋巴结肿大的患者却没有胸痛。糖皮质激素对胸痛无效，排除心脏、胃食管及肌肉骨骼疾病所致胸痛非常重要。

肺动脉高压是肺结节病少见的并发症（< 5%），通常出现在晚期肺部疾病患者中（Ⅲ 或 Ⅳ 期）。肺动脉高压与高死亡率相关。和不典型胸痛一样，需排除如睡眠呼吸暂停和肺栓塞等能引起肺动脉高压的其他潜在致病因素。

慢性皮肤结节病

高达 1/3 的结节病患者会出现各种皮损。最常见的结节病皮损包括色素沉着性结节样皮损、紫色斑块、色素脱失斑和皮下结节（图 27-1）。这些皮损最常出现在手臂和腿的伸侧，并且倾向于在瘢痕愈合和皮肤皱缩时消退。冻疮样狼疮是指发生在面部和头皮上的一种特殊类型的结节病皮损，这个名字容易让人混淆，因为其与系统性红斑狼疮毫无关联。冻疮样狼疮的皮损表现为鼻、鼻翼、颊部、眼睑、发际线和头皮的紫色斑块，均是无痛性的，但治疗通常非常棘手。

鼻窦和上呼吸道

上呼吸道病变在结节病中比较常见。症状包括严重鼻充血和鼻窦疼痛。出现声音嘶哑或喘鸣时，需要立即请耳鼻喉科医师评估并记录喉部受累情况。"鞍状鼻畸形"可能是疾病的慢性过程或是反复外科干预的结果。皮肤黏膜受累与其他无痛性表现相关，例如冻疮样狼疮。

眼

有较大比例的患者会出现眼部受累。结节性的结节病损害可累及眼的各个主要部分。肉芽肿性结膜炎和结膜结节是常见的表现，且有时较易进行活检。眼内结节病更常出现在眼前节并能在瞳孔缘、虹膜表面及小梁网上形成结节。前房的肉芽肿性葡萄膜炎能导致角膜后表面形成角质沉着物，其在裂隙灯检查中呈现"羊脂"样小滴。中间葡萄膜炎可导致悬浮的"雪球"样或"串珠"样的玻璃体混浊，这也是结节病的特征。后葡萄膜炎通常出现"蜡样"渗出物的外观和需用荧光素血管造影才能检查出的较深部脉络膜视网膜损伤。后葡萄膜炎可出现神经受累，也就是视神经炎，视神经炎发生率可高达 1/4，且可能难以与后葡萄膜炎相鉴别。两种后眼受累均可导致突发性失明。少见的眼外表现包括泪腺、泪管系统（泪囊炎）、眼眶（通常为单侧性）、角膜等的受累和巩膜炎。结节病患者眼部受累范围广泛，起病隐袭，使得定期眼科评估成为治疗中的一个重要部分。

肌肉骨骼

关节

众所周知，明显关节炎倾向发生在有急性表现的结节病（Löfgren 综合征）患者中。关节痛通常出现在慢性活动性结节病患者中。慢性结节病关节炎是一种能导致关节畸形的罕见表现（< 1%），常伴随其他慢性表现如皮肤结节病[15]。关节穿刺术检查提示白细

27

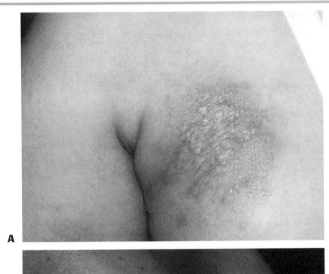
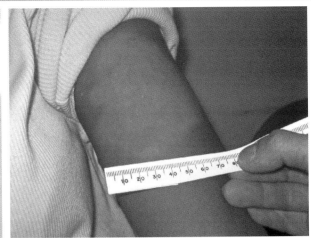
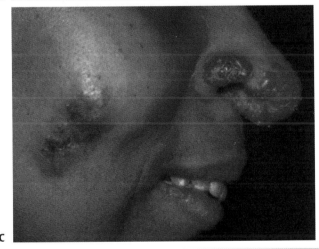

图 27-1 （也见彩图 27-1）慢性皮肤结节病。这种结节病可以有各种各样的表现，包括色素沉着性结节样皮损（A）和色素脱失斑（B）。皮损最常出现在手臂和腿的伸侧，且倾向于在瘢痕愈合和皮肤皱缩时消退。冻疮样狼疮的紫色斑块样皮肤损伤通常是无痛性的，但比其他类型的结节病皮肤损伤更难治疗（C）（图 27-C，© Adrienne Rencioc，MD，PhD，© DermAtlas；http://www.DermAtlas.org.）

胞计数轻度升高（250 ~ 5000/ml），以单核细胞为主。滑膜活检显示为非干酪样坏死性肉芽肿性炎。明显的腱鞘滑囊炎和关节周围炎的发生率较关节痛或关节炎低，但关节周围炎（炎症在关节周围而不是在关节内，有时难以与真正的滑膜炎相鉴别）已被人们很好地描述。结节病其他的关节表现包括以累及第 2 或第 3 指的紫色肿胀为特点的指炎、骶髂关节炎和双侧足跟痛。

骨

囊样、穿凿样和花边样的骨质改变常在放射学平片或其他影像学检查中观察到，且通常是偶然发现的（图 27-2）。典型的骨质破坏通常出现在手和足部骨骼，但也可出现在颅骨和椎骨。累及骨盆的骨质破坏可能会出现类似骶髂关节炎的疼痛[16]。骨活检在诊断骨结节病时是必要的，以排除有相似影像学改变的骨感染或肿瘤。

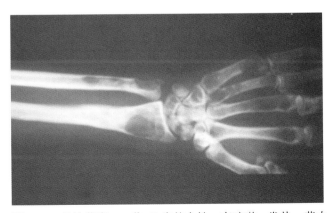

图 27-2 骨结节病。一位 45 岁的女性，有咳嗽、发热、劳力性呼吸困难和反复双手肿胀伴僵硬病史 2 ~ 3 年。通过支气管镜检查确诊结节病。此手部平片显示多发穿凿样骨质损伤，这是骨结节病的特征性表现（Johns Hopkins Arthritis Website，http：//www.hopkins-arthritis.org.，S. Levine，MD and W. Scott，MD.）

肌炎

随机肌肉活检显示 50% ~ 80% 的病例有肉芽肿，但是结节病肌肉受累通常无临床症状。通过镓扫描和磁共振成像（MRI）等影像学检查，偶尔也能发现肌肉炎症。在初始治疗后急性起病的肌无力应当考虑糖皮质激素所致的肌病。

腹部

超过 50% 的结节病患者肝活检可发现肉芽肿性炎症，但有临床意义的肝疾病仅出现在不足 10% 的患者之中。升高的肝酶可自发或经糖皮质激素治疗后下降至正常。然而，慢性肉芽肿性肝炎特别是严重或未经治疗的患者，可能进展为肝硬化[17]。通常所说的腹部结节病多指肝脾大、腹部淋巴结肿大和高血钙（以及常有骨髓受累）。

胃肠道受累较罕见。通常表现为疼痛和胃肠蠕动障碍，且对糖皮质激素治疗反应不佳。胃肠道受累为唯一或首要表现的结节病患者，需要排除其他原因所致的炎症性肠病（克罗恩病，溃疡性结肠炎）。

其他重要表现

高达 1/3 的结节病患者有多种多样的血液学表现[18]。外周淋巴结肿大常发生在疾病出现时，而且约有 10% 的病例会大量肿大的淋巴结。5% 的病例会出现巨脾。贫血、淋巴细胞减少和白细胞减少可出现在 30% ~ 50% 的病例中，而且较血小板减少更常见。多克隆丙种球蛋白病在活动性结节病患者中也较常见（约 25%）。对感染时血清球蛋白比例不升高或感染频率不断增加的患者，应当考虑普通变异型免疫缺陷病（common variable immunodefi ciency，CVID），上述两种表现在结节病患者中均不常见[19]。

心脏结节病是一种罕见但相当重要的表现，因为它能导致心脏传导阻滞、恶性心律失常和心肌病。一系列的尸体解剖表明心脏结节病的发生率可能高达 25%，但其临床确诊率少于 10%。心内膜心肌活检发现肉芽肿性炎症的比例少于 25%[20]。心脏结节病通常依赖其他部位活检确诊为结节病，同时联合心肌影像学检查，例如放射性药物负荷试验、钆增强的心脏 MRI 或正电子发射计算机断层扫描（positron emission tomography，PET）间接诊断。

神经结节病的表现可分为三类。最常见的类型是累及第 II（视神经炎）、V、VII、IX 或 XII 颅神经的神经病变。颅神经病变多与脑底部的无菌性脑膜炎相关联，且有间歇性复发的倾向。第二种类型是脑病或脊髓病，在 MRI 上表现为肿块或信号增强影。这些患者可从长疗程的免疫抑制治疗中获益。第三种类型是周围神经病变。这类并发症有潜在致残风险且糖皮质激素治疗通常无效。最近，结节病中的小纤维神经病变被认为是慢性疼痛和疲劳的重要病因[21]。

影像学特点

约 90% 结节病患者胸片检查可发现异常[22]。根据 Scadding 系统，胸片的异常结果可被人为划分为不同阶段：0，正常；I，双侧肺门淋巴结病（bilateral hilar lymphadenopathy，BHL）；II，BHL 加肺间质浸润；III，仅有肺间质浸润；IV，纤维囊性肺疾病（图 27-3）。胸部计算机断层扫描（computed tomography scans，CT）显示，结节病肺部浸润表现为典型的小结节，且趋向于沿支气管血管结构分布（图 27-4）。

炎症的存在提示结节病处于活动期，在大脑、颅神经、脊髓、心脏或其他软组织器官可通过以钆增强的 MRI 或 PET 扫描将其识别。心脏结节病可以从门电路铊扫描中判断出来。结节病行 67- 镓扫描的典型表现包括腮腺和泪腺摄取造影剂（"熊猫征"）以及双侧肺门和右气管旁淋巴结摄取造影剂（"λ征"）。尽管这些影像学结果有结节病的典型征象，但确诊仍需活检。

实验室特点

由综合代谢检查和全血细胞计数组成的常规血液学检查对甄选与肺外结节病相关的异常改变（肾功能、贫血、淋巴细胞减少症、高钙血症、高丙种球蛋白血症）有帮助。没有合适的生物标记用于判断预后或指导治疗。在部分活动期的结节病患者中，血清血管紧张素转化酶和活化维生素 D（1,25- 二羟维生素 D_3）的浓度升高，但这些检查结果特异性较差，对结节病的诊断和治疗帮助不大。

病理学

在没有引起其他肉芽肿性疾病的病因（如感染和恶性肿瘤）的情况下，结节病与分化良好的上皮肉芽

27

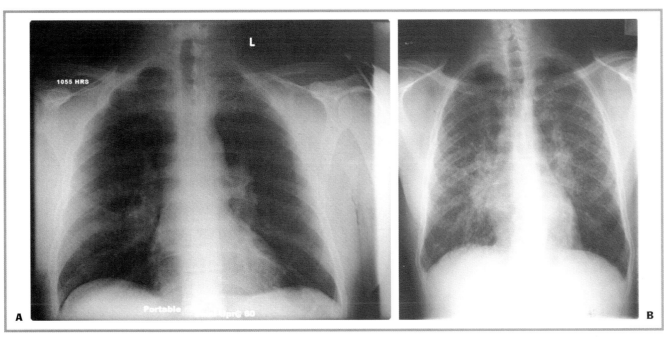

图 27-3　肺结节病（A，B）。胸片（A）符合 Scadding Ⅰ 期：双侧肺门和右侧支气管旁淋巴结肿大，不伴明显的肺实质浸润。此患者表现出全身症状（发热，无意识的体重下降）、关节痛和咳嗽。经支气管活体组织检查提示为非干酪样的肉芽肿性炎症。另一患者（B）出现双侧淋巴结肿大和肺部浸润，这意味着已进入 Scadding Ⅲ 期

肿密切相关。虽然偶尔可以看到纤维素样坏死，但这些肉芽肿是典型的非干酪样。在肺内，肉芽肿往往沿着支气管血管结构分布。

发病机制

结节病的病因尚不清楚。结节病活动期肉芽肿性炎症与辅助 T（T-helper，Th）类细胞因子 [干扰素 γ（IFN-γ）、白细胞介素（IL）-12、IL-18] 和肿瘤坏死因子（TNF）的优势表达相关[24]。携带有限 T 细胞受体的 T 淋巴细胞在肺、皮肤和其他疾病部位的寡克隆扩增支持结节病涉及抗原驱动反应这一假说[25]。这方面最令人信服的例子是，报道显示在相当大一部分斯堪的纳维亚患者中携带 Vα2.3 T 细胞受体亚单位的 T 淋巴细胞过度表达[26]。一个流行的假说是暴露于（可能为）微生物，触发结节病的发生。近期的实验室研究提示尽管结节病没有表现出任何活动性的感染，但可能与早期暴露于微生物抗原有关[27-28]。大型的多中心结节病病例对照病因学研究（ACCESS）未能确定与结节病发病风险增加相关的主要环境或职业暴露因素[29]。

处理

临床病程和预后

几乎所有的结节病患者均会经历两种临床过程之一：①持续临床缓解，②慢性疾病活动而不能缓解。因此，结节病不同于许多风湿免疫性疾病，间歇性的发作和缓解的更迭是不常见的。其中主要的例外是表现为眼神经炎和颅神经病的神经结节病，这类疾病可在明显缓解几年后再次发作。

大多数获得缓解的患者在该病确诊后最初的 2～3 年内缓解。急性结节病（Löfgren 综合征）缓解率很高（＞70%）。持续不缓解的慢性活动性疾病跟肺部严重受累（Ⅲ 或 Ⅳ 期）、鼻窦和上呼吸道受累、冻疮样狼疮、神经结节病、心脏结节病相关——这些器官系统受累以惰性表现为特征。确定患者是缓解或是慢性活动性结节病，认真随访数年（2～3 年或以上）是必要的。为了确保慢性活动性结节病患者接受恰当的治疗，以将慢性炎症导致的器官功能进行性损害降到最低，进行长期随访也是很重要的。

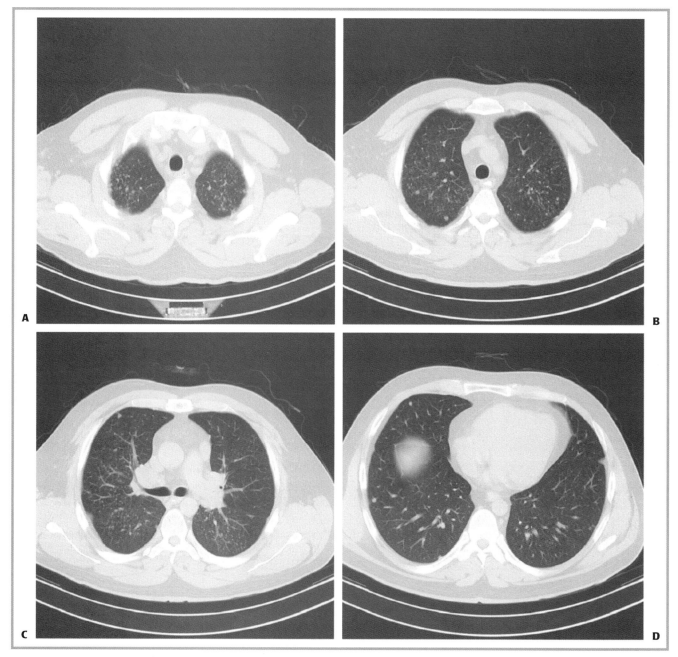

图 27-4 （A ~ D）肺结节病。胸部 CT 扫描，显示主要累及上、中肺野，沿支气管血管分布的斑片状、弥漫性网格状浸润阴影。若行胸片检查，该病变应相当于 Scadding Ⅱ 期（Scadding 分期是根据 X 线片的表现划分，而不是 CT 扫描）

尽管结节病是一种系统性的疾病，但是器官受累的范围大部分在首诊时即可确定。目前 ACCESS 研究发现在 2 年的随访中少于 25% 的患者会出现新器官受累的情况[30]。

治疗

决定治疗原则的第一步是排除即刻危及生命的临床表现的存在。对局限性皮肤受累或 Löfgren 综合征的患者，NSAIDs 可能已足够控制症状。孤立的皮肤损伤可考虑局部类固醇注射。有重要器官受累（心脏、中枢神经系统）的患者应当用大剂量糖皮质激素进行强化治疗。对于所有的患者，选择客观的证据（肺功能试验，胸部影像学，血液学检验，MRI 检查）而不是主观的症状（疲劳，咳嗽，局部疼痛）对制订良好的治疗方案是必需的。尽管结节病通常被认为是一种限制性肺部疾病（低用力肺活量或总肺活量），气道阻力（FEV1）和（或）弥散量（DLCO）的改变在一些肺部受累的患者可预示临床症状恶化。

对于需系统性治疗的患者，糖皮质激素是唯一公认对活动性炎症有效的药物。除一些眼部受累的患者，局部应用糖皮质激素（吸入型，药膏）均无效。通常患者在尝试停用糖皮质激素前（逐渐减少每天剂量至可耐受的剂量是必要的）应当接受 8 ~ 12 个月的初始治疗。Löfgren 综合征的患者一般预后良好，可考虑早期减少全身糖皮质激素的使用。慢性活动性的患者应接受低剂量糖皮质激素稳定维持治疗，而不是反复快速减量的间断使用糖皮质激素。任何治疗措施对终末期改变（瘢痕）均无疗效。大多数患者对强的松的治疗剂量存在一个下限值，低于该剂量病情将发作。

未经治疗的患者开始治疗时需要接受更高剂量的糖皮质激素（泼尼松 20 ~ 40 mg/d）以控制病情活动，第 1 个月后可逐步减量，从每隔 2 周剂量减少 5 mg/d，直至 20 mg/d，然后更要加缓慢减量（每天减少 2.5 mg）和更长的间隔期（1 ~ 2 个月减 1 次）。如果在某个减量区间症状复发或肺功能恶化，应当重新接受之前有效的泼尼松剂量并考虑增加减少激素用量的药物。多数结节病患者的平均维持剂量趋向于 5 ~ 15 mg/d。神经类结节病或心脏结节病的患者需要更高剂量的糖皮质激素联合助减激素的免疫抑制剂治疗方可获益。

激素助减剂

许多助减激素的免疫抑制剂和免疫调节剂被推荐用于减少糖皮质激素的维持剂量（理想剂量 ≤ 15 mg/d）。然而，大部分有潜力的激素助减剂还没经过严格的随机临床试验检测。糖皮质激素在治疗数天到几周内起效，而激素助减剂在取得任何明显的临床收益前需要几个月的治疗[2-6]。

抗疟药（羟氯喹，氯喹）及合成四环素（米诺环素，多西环素），这些药物无严重的不良反应，主要用于控制黏膜皮肤的病变。己酮可可碱和沙利度胺对一小部分患者有用，但有更多明显的不良反应。其他免疫抑制剂（甲氨蝶呤，麦考酚酸酯，硫唑嘌呤，环磷酰胺）联合糖皮质激素用于治疗症状严重的结节病，如单用低剂量糖皮质激素不能控制病情或出现不能耐受的糖皮质激素相关的不良反应。最近一项已完成的 II 期临床试验证实，一种针对 TNF 的单克隆抗体——

英夫利昔单抗使用后可轻度改善肺功能[31]。依那西普，一种可溶性的 TNF 抑制剂，在随机临床试验中证明是无效的[32]。需要进一步评估才能决定 TNF 拮抗剂如英夫利昔单抗（和一种类似药，如阿达木单抗）在治疗结节病中的作用。

（戴洌译 王国春校）

参考文献

1. Hunninghake GW, Costabel U, Ando M, et al. ATS/ERS/WASOG statement on sarcoidosis. American Thoracic Society/European Respiratory Society/World Association of Sarcoidosis and other Granulomatous Disorders. Sarcoidosis Vas Diffuse Lung Dis 1999;16:149–173.
2. Kitaichi M. Prevalence of sarcoidosis around the world. Sarcoidosis Vas Diffuse Lung Dis 1998;15:16–18.
3. Siltzbach LE, James DG, Neville E, et al. Course and prognosis of sarcoidosis around the world. Am J Med 1974;57:847–852.
4. Nelson RS. Sarcoidosis in the armed forces. Am J Med Sci 1953;226:131–138.
5. Pietinalho A, Hiraga Y, Hosoda Y, Lofroos AB, Yamaguchi M, Selroos O. The frequency of sarcoidosis in Finland and Hokkaido, Japan. A comparative epidemiological study. Sarcoidosis 1995;12:61–67.
6. Hagerstrand I, Linell F. The prevalence of sarcoidosis in the autopsy material from a Swedish town. Acta Med Scand 1964;425:171–174.
7. Reid JD. Sarcoidosis in coroner's autopsies: a critical evaluation of diagnosis and prevalence from Cuyahoga County, Ohio. Sarcoidosis Vas Diffuse Lung Dis 1998;15:44–51.
8. Rybicki BA, Major M, Popovich J Jr, Maliarik MJ, Iannuzzi MC. Racial differences in sarcoidosis incidence: a 5-year study in a health maintenance organization. Am J Epidemiol 1997;145:234–241.
9. Schurmann M, Reichel P, Muller-Myhsok B, Schlaak M, Muller-Quernheim J, Schwinger E. Results from a genome-wide search for predisposing genes in sarcoidosis. Am J Respir Crit Care Med 2001;164:840–846.
10. Valentonyte R, Hampe J, Huse K, et al. Sarcoidosis is associated with a truncating splice site mutation in BTNL2. Nat Genet 2005;37:357–364.
11. Rybicki BA, Hirst K, Iyengar SK, et al. A sarcoidosis genetic linkage consortium: the sarcoidosis genetic analysis (SAGA) study. Sarcoidosis Vas Diffuse Lung Dis 2005;22:115–122.
12. Rybicki BA, Walewski JL, Maliarik MJ, Kian H, Iannuzzi MC. The BTNL2 gene and sarcoidosis susceptibility in African Americans and Whites. Am J Hum Genet 2005;77:491–499.
13. Moller DR. Rare manifestations of sarcoidosis. In: Drent M, Costabel U, eds. Sarcoidosis. Vol 10. Wakefield, UK: European Respiratory Society Journals, Ltd.; 2005:233–250.

14. Gran JT, Bohmer E. Acute sarcoid arthritis: a favourable outcome? A retrospective survey of 49 patients with review of the literature. Scand J Rheumatol 1996;25:70–73.

15. Kaplan H. Sarcoid arthritis. A review. Arch Intern Med 1963;112:924–935.

16. Wilcox A, Bharadwaj P, Sharma OP. Bone sarcoidosis. Curr Opin Rheumatol 2000;12:321–330.

17. Kennedy PT, Zakaria N, Modawi SB, et al. Natural history of hepatic sarcoidosis and its response to treatment. Eur J Gastroenterol Hepatol 2006;18:721–726.

18. Lower EE, Smith JT, Martelo OJ, Baughman RP. The anemia of sarcoidosis. Sarcoidosis 1988;5:51–55.

19. Fasano MB, Sullivan KE, Sarpong SB, et al. Sarcoidosis and common variable immunodeficiency. Report of 8 cases and review of the literature. Medicine (Baltimore) 1996;75:251–261.

20. Ardehali H, Howard DL, Hariri A, et al. A positive endomyocardial biopsy result for sarcoid is associated with poor prognosis in patients with initially unexplained cardiomyopathy. Am Heart J 2005;150:459–463.

21. Voorter CE, Drent M, Hoitsma E, Faber KG, van den Berg-Loonen EM. Association of HLA DQB1 0602 in sarcoidosis patients with small fiber neuropathy. Sarcoidosis Vasc Diffuse Lung Dis 2005;22:129–132.

22. Johns CJ, Michele TM. The clinical management of sarcoidosis. A 50-year experience at the Johns Hopkins Hospital. Medicine 1999;78:65–111.

23. Sharma OP. Vitamin D, calcium, and sarcoidosis. Chest 1996;109:535–539.

24. Chen ES, Moller DR. Cytokines and chemokines in sarcoidosis. In: Baughman R, ed. Sarcoidosis. Vol 210. New York: Taylor & Francis Group; 2006:123–161.

25. Forman JD, Klein JT, Silver RF, Liu MC, Greenlee BM, Moller DR. Selective activation and accumulation of oligoclonal V beta-specific T cells in active pulmonary sarcoidosis. J Clin Invest 1994;94:1533–1542.

26. Grunewald J, Janson CH, Eklund A, et al. Restricted V alpha 2.3 gene usage by CD4+ T lymphocytes in bronchoalveolar lavage fluid from sarcoidosis patients correlates with HLA-DR3. Eur J Immunol 1992;22:129–135.

27. Song Z, Marzilli L, Greenlee BM, et al. Mycobacterial catalase-peroxidase is a tissue antigen and target of the adaptive immune response in systemic sarcoidosis. J Exp Med 2005;201:755–767.

28. Ebe Y, Ikushima S, Yamaguchi T, et al. Proliferative response of peripheral blood mononuclear cells and levels of antibody to recombinant protein from Propionibacterium acnes DNA expression library in Japanese patients with sarcoidosis. Sarcoidosis Vasc Diffuse Lung Dis 2000;17:256–265.

29. Newman LS, Rose CS, Bresnitz EA, et al. A case control etiologic study of sarcoidosis: environmental and occupational risk factors. Am J Respir Crit Care Med 2004;170:1324–1330.

30. Judson MA, Baughman RP, Thompson BW, et al. Two year prognosis of sarcoidosis: the ACCESS experience. Sarcoidosis Vas Diffuse Lung Dis 2003;20:204–211.

31. Baughman RP, Drent M, Kavuru M, et al. Infliximab therapy in patients with chronic sarcoidosis and pulmonary involvement. Am J Respir Crit Care Med 2006;174:795–802.

32. Utz JP, Limper AH, Kalra S, et al. Etanercept for the treatment of stage II and III progressive pulmonary sarcoidosis. Chest 2003;124:177–185.

第 28 章

贮存和沉积病

DUNCAN A. GORDON, MD, FRCPC, MACR

■ 某些少见的关节病是由于正常物质（如金属离子的沉积）或异常物质（如脂质）的贮存所造成的。

■ 血色病、褐黄病和 Wilson 病以细胞内正常金属离子（分别为铁、钙和铜）的沉积为特征。

■ Gaucher 病、Fabry 病、Farber 病和多中心网状组织细胞增多症的风湿表现主要是由于细胞异常脂质得贮存所造成的。

本章包括一些因正常物质如金属离子沉积，或异常物质如脂质贮存所致的少见关节病 [1]。血色病、褐黄病和 Wilson 病以细胞内正常金属离子（分别为铁、钙和铜）的沉积为特征。Gaucher 病、Fabry 病、Farber 病和多中心网状组织细胞增多症的风湿性表现是因为细胞异常脂质的贮存所致。关节痛可能是血色病系统受累的首发表现，而关节炎是褐黄症、Wilson 病和多中心网状组织细胞增多症的主要表现。

血色病

血色病（hemochromatosis）是一种常见的常染色体隐性遗传性疾病，1000 名欧洲白种人中有 5 人患病。其特征是体内过多的铁贮存和含铁血黄素沉积，导致组织损伤和器官功能障碍 [2]。除非有家族史，本病症状很少出现在 40 岁以前，患病的概率男性是女性的 10 倍，女性月经对该病有保护作用。小肠铁吸收和内脏铁沉积增加导致出现肝硬化、心肌病、糖尿病、垂体功能障碍（包括性功能低下），干燥综合征和皮肤色素（主要为黑色素）沉着。在一项对 2851 名血色病患者的调查中发现，症状平均在诊断前 10 年出现。关节痛（44%）是最常见和最麻烦的主诉之一 [3]。

1996 年通过定位克隆法在 6 号染色体人白细胞抗原（human leukocyte antigen，HLA）–A 座位附近发现了遗传血色病基因（*HFE*，*HLA-H*）[4]。超过 90% 的典型患者出现 HFE 基因 C282Y 突变。其杂合子和纯合子基因型分别与疾病表现的轻重相关。血色病引起的关节炎在纯合子中最常见，与其铁超负荷有关。

C282Y 突变在白种人中最常见，绝大多数 C282Y 纯合子血清铁蛋白水平和转铁蛋白饱和度升高。然而，非白种人患者 C282Y 突变缺乏与血清铁水平和转铁蛋白平均值升高无关 [5]。

长期过量的铁摄取和慢性再生障碍性贫血及地中海贫血患者反复输血可能导致铁沉积。如果铁超负荷不引起组织损伤，这种疾病被称为含铁血黄素沉积症。出现组织损伤称为继发性血色病。与特发性血色病相比，继发性血色病的巨噬细胞铁沉积与组织损伤较少和终末器官功能障碍较轻有关。

耶尔森化脓性关节炎是血色病患者少见的并发症，因为这种微生物需要富铁环境。乙型和丙型肝炎病毒感染可能加重血色病患者的肝损伤 [6]。

临床表现

慢性进行性关节炎主要累及第 2 和第 3 掌指关节（metacarpophalangeal，MCP）和近端指间关节（proximal interphalangeal，PIP），约半数病例出现这一特征（图 28-1）。MCP 受累往往是诊断时最常见的典型风湿病特征 [7]。优势手可能单独受累或更严重。手指关节和腕关节轻度压痛合并运动受限。大关节，如肩、髋和膝关节也可受累。髋或肩的血色病性关节病可以快速进展。真正的晨僵不是血色病的表现。

C282Y *HFE* 突变杂合子可能患手骨关节炎的风险更高 [8]。因此，累及 MCP 和腕关节的骨关节炎样疾病，尤其是在 50 ～ 60 岁的男性，是潜在血色病可能性的信号。关节病也可见于青少年以及 26 岁以下的青年人，在疾病的其他表现出现之前。

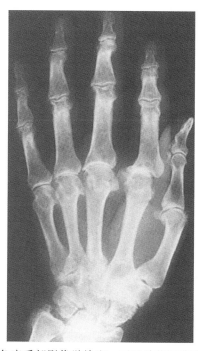

图 28-1　血色病手部影像学检查。可见关节间隙变窄，软骨下囊性损伤，关节腔隙不规则，轻度半脱位，骨质硬化和掌指关节小骨赘。腕关节尺侧出现软骨钙化，拇指指间关节周围软组织钙化（Courtesy of Dr. H.R.Schumacher，Jr.）

影像学检查

血色病的影像学改变类似于骨关节炎，但血色病较少出现骨赘增生。尺骨茎突侵蚀可能提示类风湿性疾病，但是不规则的关节变窄和硬化囊形成更能说明出现了退行性过程。虽然远端指间关节可能受累，但全身骨关节炎样的腕掌关节改变不是其特征。未合并血色病的焦磷酸钙晶体沉积病也可能出现某些类似的MCP改变。可以出现一定程度的弥漫性骨质疏松，这可能与性腺功能减退有关，也可能是源于铁对骨的直接破坏作用。软骨钙化是该病出现关节病的一个特征，50% 患者晚期可以出现该并发症；也可能是部分患者唯一的异常表现[7]。肩、腕、髋和膝的透明软骨、腕三角韧带和耻骨联合的纤维软骨可能受累。这些病例可能出现双水焦磷酸钙晶体滑膜炎的双重影响。软骨钙化提示可能发生了血色病。

实验室特点

滑液黏度良好，白细胞计数在 1000 /mm^3 以下。假性痛风的急性发作期，可能出现滑液白细胞增多及焦磷酸钙晶体。除这种急性发作期外，红细胞沉降率往往正常。慢性肝病患者类风湿因子可能阳性。

当血清铁升高，高铁蛋白浓度合并血浆铁结合蛋白即转铁蛋白饱和度升高时应该怀疑为此诊断[2]。后者转铁蛋白饱和度升高更为特异，是诊断该病的基石[2]。对群体筛查来说，更简单的不饱和铁结合力（unbound iron binding capacity，UIBC）敏感性更高，假阳性更低。肝针吸活检能提供更明确的血色病铁超负荷的证据，但是现在往往用于诊断不明确的病例，或更常用于评价纤维化、肝硬化或肝肿瘤相关肝损伤的严重程度。

特发性血色病的铁沉积影响肝实质细胞，而网状内皮细胞受累最常见于继发性血色病。滑膜活检表明铁沉积在滑膜的 B 型合成衬里细胞。类风湿关节炎、创伤性关节积血、血友病和绒毛结节性滑膜炎，沉积发生在更深层或巨噬细胞样 A 型衬里细胞。含铁血黄素沉积也可能出现在软骨细胞。通过皮肤和小肠黏膜活检、骨髓、棕黄层或尿沉渣可能发现更多铁沉积的证据。在服用铁螯合剂去铁胺后，尿中铁的排泄量与血色病肝实质中出现的铁相关。在有条件的地方，直接无创的磁测量肝铁含量是一种早期检测铁超负荷的定量方法，也可用于治疗效果的快速评价。

关节炎的发病机制不明，因为退行性关节改变未必与滑液铁相关。血友病和类风湿关节炎患者软骨钙化少见，故滑液含铁血黄素沉积是软骨钙化的原因受到质疑。有人推测离子铁可能抑制焦磷酸酶活性并导致关节焦磷酸钙局部聚集。软骨钙沉积易发生炎症和退行性关节病[2]。

治疗

血色素沉积症患者诊断后，从医学预防的角度，应至少对一级亲属进行生化筛查。通过检测血清铁结合转铁蛋白或 UIBC 检查进行筛查。对 *HFE* 的 C282Y 突变进行基因分析是有用的辅助诊断，有助于考虑和预测健康亲属的发病风险[2]。但是，这并不表示铁的贮存或预后。

积极的放血治疗可延长寿命，可以阻止或逆转许多器官损伤。需要进行每周放血直到铁清除并出现轻度贫血。静脉放血可能不能阻止血色病关节炎的进展，但是在某些病例治疗后关节炎会有改善。对有遗传性缺陷者应考虑预防性的放血术。使用静脉去铁胺进行铁螯合物治疗通常有效但不实用，因为费用高并且需要静脉给药。即使给用非甾类抗炎药（NSAIDs）也可能难以控制关节炎症状。经肝代谢的药物，如双氯芬酸钠或萘丁美酮应该避免使用。必要时可行假髋、膝和肩关节成形术。

黑尿病（褐黄病）

黑尿病（alkaptonuria，AKU）是一种罕见的常染色体隐性遗传性疾病，原因是尿黑酸氧化酶（homogentisic acid oxidase，HGO）完全缺失[9]。通过 6 个家系的研究发现该基因定位于染色体 3q2。此后一个西班牙研究组成功克隆了人 HGO 基因，并确定是 AKU 的致病基因[10]。HGO 包含有误用突变基因而表现为功能的缺失。这一缺陷引起尿黑酸蓄积，尿黑酸是苯丙氨酸和酪氨酸正常代谢的中间产物，从尿中排泄。这种酸的碱化和氧化导致尿变黑。体内的尿黑酸以色素聚合物的形式在软骨沉积，程度较轻的蓄积在皮肤和巩膜。由于色素所致组织着色变深而称之为褐黄病（ochronosis）。

关节软骨深层的色素与胶原纤维结合，导致这些组织失去正常的弹性，变得易脆和纤维化。异常软骨的侵蚀导致软骨下骨剥脱和着色的软骨小碎片侵入骨、滑膜和关节腔[11]。这些着色的软骨碎片可能会变成骨软骨小体形成的病灶。

临床特点

通常 40 岁以后开始出现进行性的退行性关节病，并伴有症状出现[9]。包括脊柱（褐黄病性脊柱强直）和外周大关节炎，包括软骨钙质沉积，骨软骨小体形成和滑液渗出（褐黄病性外周关节病）。最初脊柱椎间盘的纤维环和髓核出现色素沉积（图 28-2）。此后膝、肩和髋受累；外周小关节不受影响。对成年人来说，脊柱炎最初的表现是急性椎间盘综合征。最终其临床表现类似强直性脊柱炎，出现进行性腰椎僵硬和身高变矮。

该病经常导致严重的残疾，关节僵硬和活动受限突出，而疼痛不明显[9]。膝关节渗出、捻发音和屈曲性挛缩常见，但通常缺乏其他关节炎症的表现。有时会在关节液中发现漂浮的深色软骨碎片。骨软骨小体的形成是滑膜软骨碎片沉积的反应，在膝关节内或周围可触及，直径可达数厘米。

褐黄症的关节外表现包括耳郭变蓝色和钙化，巩膜三角色素沉着和鼻、腋窝及腹股沟的着色。男性前列腺结石常见，由于心脏瓣膜色素沉积可能听到心脏杂音。

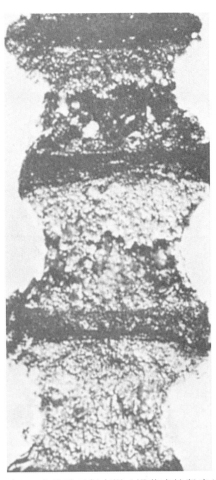

图 28-2 一名 49 岁的死于肾衰竭（褐黄病性肾病）的女性黑酸尿症患者部分腰椎。变黑的椎间盘变薄，局部钙化。该患者自 36 岁起出现疼痛，腰背活动进行性受限。显微镜检查易碎裂的椎间盘显示非折射的色素颗粒（Reprinted from Cooper J, Moran TJ. Studies on ochronosis. I.Report of case with death from ochronotic nephrosis. Arch Pathol 1957；61：46-53）

影像学特点

X 线可见的最早特征是脊柱多发性椎间盘空洞，最终，整个脊柱椎间盘骨化、变窄、塌陷和融合。软骨钙质沉着可以累及耻骨联合、肋软骨和耳蜗。与强直性脊柱炎相反，骶髂关节和骨突关节不受累。外周关节的 X 线表现和原发性骨关节炎类似，软骨间隙消失，边缘骨赘形成和软骨下骨质致密。与原发性骨关节炎不同，肩和髋的变性更严重，并可见骨软骨小体。

实验室特点

当患者有排黑色尿液的病史，或新鲜尿液静置后或碱化后颜色变黑，应怀疑 AKU。对于缺乏上述病史的患者，只有糖尿病试验假阳性或关节炎发作时才能做出诊断。关节镜可发现深色的滑膜。特异性的酶学方法可以对尿和血中的尿黑酸进行定量，HGO 基因的分子克隆可以检测出杂合子携带者[10]。

滑液通常是清亮的，黄色和黏性的，不会因为碱化而变深。有时滑液可能混杂许多碎屑颗粒类似磨碎的胡椒（图 28-3）。白细胞计数为几百个，以单核细胞为主。偶然在单核细胞和多核细胞的细胞质中可以见到黑色的包涵体，这是被吞噬的黄褐病色素。

对滑液沉淀物进行离心和显微镜检查可发现着色软骨的碎片。渗出液可能包含二水焦磷酸钙晶体并且无炎症表现。着色的软骨碎片埋入滑膜，并经常被巨细胞包围[11]。

目前针对这种代谢性疾病尚无有效的治疗方法，但是除草剂尼替西农，是一种酶抑制剂，可以去除或显著减轻 AKU 患者尿黑酸的排泄。少数试验证明使用低剂量的该药物可能阻止关节破坏并使疼痛减轻。然而其副作用可能妨碍长期服用[12]。当膝关节游离软骨小体妨碍运动时，可以通过外科手术去除。人工关节置换可能有帮助。

WILSON 病

Wilson 病（肝豆状核变性）是一种罕见的代谢性疾病，由于铜的沉积，引起肝、脑和肾功能障碍。这是一种常染色体隐性遗传性疾病，大多数人群的患病率为 1/30 000。本病可在 6 ～ 40 岁出现症状。13 号染色体相关基因的突变和缺陷可以部分地解释广泛的 Wilson 表型变异[13]。

临床特点

全身铜增加。肝铜的蓄积导致肝硬化；角膜形成特征性的 Kayser–Fleischer 环；基底节出现豆状核变性以致运动障碍；肾出现肾小管损伤[13]。高达 50% 的成年患者出现关节病，但儿童患者关节炎罕见[14]。患者通常在儿童或青春期出现肝或神经系统症状。8 ～ 16 岁患者出现的最常见表现为肝疾病，症状包括黄疸、恶心、呕吐和不适，急性肝衰竭罕见。12 岁前神经症状少见。发音障碍和随意运动协调性下降是最常见的症状。其他症状包括：急性溶血性贫血，关节痛，肾结石和肾小管酸中毒。关节病的特征是轻度早发的腕、掌指关节、膝或脊柱的骨关节炎。偶见关节活动度过度[14]。腕关节的骨化小体可能与软骨下囊肿有关。膝关节髌骨软化，剥脱性骨软骨炎或软骨钙质沉积症可能与轻度的膝关节渗出有关。早期治疗的患者关节病变较轻，病程较长且未治疗的患者关节病变更重。少数患者表现为急性或亚急性多关节炎，与类风湿关节炎相似，并且可能出现类风湿因子阳性。这些血清阳性病例可能是青霉胺治疗的结果。

关节病的发病机制不明，其出现和神经、肝或肾疾病无关。虽然观察发现 Wilson 病患者出现软骨钙质沉积症，但光镜和透射电子显微镜未在滑液或软骨及滑膜活检中发现含钙的晶体。通过元素分析在少数 Wilson 病患者的关节软骨内发现铜，这在理论上可以引起由氧自由基介导的组织损伤[14]。虽然其出现的关节病通常比血色病中轻，但其引发的原因可能类似，也许涉及焦磷酸钙的沉积和慢性关节炎的发展。

影像学特点

放射学表现包括软骨下囊肿，关节间隙变窄，硬化，显著的骨赘形成和多发性钙化游离小体，在腕部尤甚。与血色病不同，髋和掌指关节受累不常见。

股骨粗隆和其他肌腱插入部位的骨膜炎，关节周围钙化和软骨钙质沉积病均有报道。脊柱改变主要见于胸椎中段至腰段，包括形成方椎、椎间关节间隙变窄、骨赘和骨软骨形成。

Wilson 病的骨骼表现包括多达 50% 患者出现弥漫

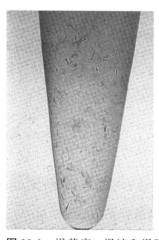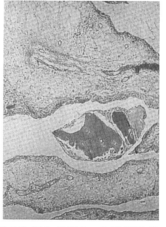

图 28-3 褐黄病：滑液和滑膜（宏观和显微）。左侧滑液提示多数深色颗粒和碎片外观类似磨碎的胡椒。右侧为低倍显微镜所见滑膜，提示深染的软骨碎片（苏木精和伊红染色）（Reprinted with permission from Hunter T, Gordon DA, Ogryzlo MA. The ground pepper sign of synovial fluid: a new diagnostic feature of ochronosis. J Rheumatol 1974；1：45–53.）

性骨质疏松。骨质疏松通常无症状，除非出现自发性骨折[14]。骨软化症、Milkman 假骨折和肾性骨营养不良都有报道。有些病例来自营养缺乏地区，这也可能影响骨骼的异常。

实验室特点

虽然 Kayser–Fleischer 角膜环是 Wilson 病的特异性表现，但该病的确诊依赖于实验室检查。绝大多数病例血清铜和铜蓝蛋白水平下降，有症状的患者尿铜排泄增加。经胆汁排泄的铜量显著减少。肝针刺活检可能发现铜沉积的微量化学证据，但组织化学方法不可靠。对于疑诊病例，放射性核素铜检查也许是必要的。

滑膜活检提示滑膜衬里细胞增生并出现轻度炎症。常规方法检查不能见到焦磷酸钙或铜的沉积。关节形态学改变的研究报道很少。有报道滑膜可见微绒毛形成，细胞增生，慢性炎症浸润和血管改变。关节液白细胞计数低。

治疗

治疗可以选择铜螯合剂青霉胺和限铜饮食。青霉胺能否控制关节病尚不明确，但现有的系列研究提示早期诊断并且加大铜螯合治疗，关节病较轻。偶有报道 Wilson 病患者服用青霉胺后出现急性多关节炎，多肌炎或系统性红斑狼疮样综合征等副作用。对不能耐受青霉胺的患者，可使用曲恩汀或四硫钼酸盐作为螯合剂。只有急性肝衰竭或长期肝硬化的患者选择肝移植而非青霉胺或曲恩汀。在其他情况下，针对症状的治疗足以控制关节炎症状。

Gaucher 病

Gaucher 病（Gaucher's disease）是溶酶体糖脂贮积症，葡糖脑苷脂在脾、肝和骨髓的网状内皮细胞中蓄积[15]。这是一种葡糖脑苷脂酶水解酶活性低下的常染色体隐性疾病。Gaucher 病的基因位于 1 号染色体 q21 区。利用现代 DNA 技术已能克隆葡糖苷脂基因，并鉴定其突变。Gaucher 病患者所有体细胞葡糖脑苷脂活性缺陷，富含葡糖脑苷脂的巨噬细胞导致该病所有的非神经表现。

值得庆幸的是 Gaucher 病最严重的类型很罕见，然而轻型的 Gaucher 较常见，尤其是在犹太人群中。

Gaucher 病分为不同的临床亚型。Ⅰ 型，最常见的类型，称为成人型或慢性型，占所有病例的 99%。在 Ashkenzi 犹太人中，这是一种常见的家族性疾病，而其他类型可以出现在所有种族。此型定义为无神经系统受累，影响成年人，患者葡糖脑苷脂在网状内皮系统累积导致器官肿大、脾功能亢进、结膜黄斑、皮肤色素沉着和骨关节病。其预后最好，但可能会误诊为幼年型类风湿关节炎。

临床特点

部分 Ⅰ 型患者很少或没有临床症状。这些病例仅在由于其他原因进行骨髓检查时才被发现，或者出现轻度血小板减少。

Ⅱ 型，婴儿型，是暴发性疾病，出现严重的脑受累并在 18 个月内死亡。Ⅲ 型，中间型或青年型，青年发病，出现许多慢性型的特征，有或无中枢神经系统功能障碍。

Ⅰ 型常有骨骼受累，Ⅲ 型较轻，而 Ⅱ 型不累及骨骼。肌肉骨骼受累见于成人型和青年型，但罕见以首发症状出现。患者通常出现淋巴结病，肝脾大或脾功能亢进的体征和症状。然而，风湿性症状可能在病程早期出现。临近骨的病变导致髋、膝或肩疼痛。年轻患者最常见的症状是髋或近端胫骨的慢性疼痛。可能持续几天，但经常复发。另一种症状是股骨和胫骨的剧痛（骨危象），伴随触痛、肿胀和红斑。单关节髋或膝退行性变是典型表现，有时出现难以解释的游走性多关节炎。骨疼痛随着年龄增大趋于缓解。其他骨骼表现包括病理性长骨骨折，脊椎压缩，股骨或肱骨头或胫骨近端骨坏死。骨坏死可以缓慢进展或迅速出现骨危象。这些危象通常一次仅累及一个骨区域。因为急性期反应物和骨扫描通常为阳性，临床表现类似急性骨髓炎（假性骨髓炎）。这些病例进行外科引流往往导致感染和慢性骨髓炎。由于感染的风险增加，一般建议对骨损伤进行保守治疗。

影像学特点

无症状部位的影像学常有骨质疏松、斑片状硬化和皮质增厚。骨坏死（尤其是髋骨）以及股骨和椎骨的病理性骨折是 Gaucher 病最严重和致畸形的表现。股骨受累是骨症状的"晴雨表"。股骨远端变宽，锥形瓶状的放射学表现经常出现，但喇叭形骨也可出现在胫骨和肱骨。

实验室特点

出现骨疼痛或其他关节症状时，血清酸性磷酸酶和血管紧张素转换酶通常升高。然而，诊断 Gaucher 病最可靠的方法是测定白细胞 β 葡萄糖苷酶。骨髓见 Gaucher 细胞可确诊该病，Gaucher 细胞是一种大的脂质贮存组织细胞。这种细胞需与另一种溶酶体贮积病 Krabbe 病（半乳糖脑苷脂贮积病）的球状细胞进行鉴别。然而，组织学方法诊断 Gaucher 病是不必要的，并可能导致误诊。况且由于继发感染的风险，不推荐做骨活检。可进行肝的针吸活检测定葡萄糖苷脂，但检测洗脱的白细胞和培养的皮肤成纤维细胞提取物的葡糖脑苷脂酶较容易。这些检测也可用于发现杂合子携带者。羊膜穿刺术用于患病胎儿的出生前检测。明确诊断后，建议其家庭成员或及父母进行遗传学筛查。虽然酶测定对遗传筛查有帮助，但聚合酶链反应法分析 DNA 要精确得多[15]。

治疗

直到最近，Gaucher 病仍是以对症治疗为主，控制疼痛和感染为最根本。对于成年患者，脾切除可能控制脾功能亢进，但此后骨疾病可能加重。双膦酸盐可能对 Gaucher 病患者的骨病有效。间断静脉帕米膦酸和口服钙剂治疗对某些有严重骨受累的 I 型 Gaucher 病患者有效。为了防止出现脾切除术后的感染，推荐部分脾切除，因为其有肝和骨保护效应。经常需要行关节成形术和全关节置换术，但假肢松动较其他疾病更常见。出血也是手术的问题。

随着商品化的酶替代品，即改良的葡糖脑苷酶（Ceredase，西利酶）的应用，使得 Gaucher 病的有效治疗成为现实。但该药价格昂贵，而且应用也并非没有局限性[16]。定期静脉输注这种酶数月以上，Gaucher 病的表现会消退[15]。除了酶替代治疗，其他治疗包括减少底物，活性部位特异伴侣蛋白疗法和基因治疗[17]。后者涉及构建包含编码葡糖脑苷脂酶基因片段的反转录病毒载体，使其进入自身干细胞并进行自身移植。

Fabry 病

Fabry 病（Fabry disease）是一种溶酶体脂质贮积病，糖鞘脂类物质在神经、内脏、皮肤和骨关节组织中广泛蓄积。这是一种 α- 半乳糖苷酶 A 缺乏导致的性连锁遗传病。致病基因定位定位于 X 染色体长臂中段。

临床特点

该病主要是一种慢性进展性疾病，男性多发，临床表现广泛而不特异；因此，常被漏诊或延误诊断。童年期血管内及血管周围的沉积特别明显，从而在臀部、大腿、下腹部等部位出现特征性的深蓝色皮疹或红色血管角质瘤或血管扩张。当弥漫出现时，称为"堆积弥漫性血管角化瘤"，这时几乎总伴随有少汗症。

肾是主要的受累靶器官，童年或青少年期逐渐出现蛋白尿，尿沉渣异常，包括双折光脂质晶体（马耳他十字，Maltese crosses）。进行性肾疾病可导致肾衰竭。神经鞘脂在心血管和脑血管的沉积与肾疾病平行，可导致血管功能不全如年轻患者出现原因不明的脑卒中或死亡。眼部病变严重，裂隙灯检查可见早期的特征性角膜混浊，这有助于疾病的诊断，甚至对于杂合子女性患者。

某些患者出现隐匿进展的多关节炎，合并手指退行性改变和屈曲挛缩，尤其是远端指间关节。滑膜血管和结缔组织中发现泡沫细胞。放射照片可能显示脊柱的骨梗死样表现和骨质疏松。髋和距骨的骨坏死也有报道。80% 的儿童或年轻成人可出现疼痛危象，表现为手足烧灼样感觉异常，随后可累及整个四肢。这些发作常伴随发热和红细胞沉降率的增快。

患者的家庭应进行遗传学筛查。测定白细胞和成纤维细胞 α- 半乳糖苷酶和 α- 半乳糖苷酶活性的比值可以合理地区分携带者和非携带者。目前通过 DNA 研究来确诊疾病的结果仍不可靠。

治疗

目前尚无令人满意的治疗方法。有一项基因治疗的随机对照试验，即利用腺病毒合成重组 AxCAG α-半乳糖酶 A 进行酶的替代治疗[18]。抗血小板药物可能抑制血管损伤。苯妥英或卡马西平可能可以改善烧灼感觉异常。如不进行透析或移植，绝大多数男性患者 50 岁前死于肾衰竭。

Farber 病

Farber 病（Farber disease）是一种溶酶体脂质贮积病，糖脂神经酰胺在许多组织内广泛蓄积，包括皮肤和肌肉骨骼系统[19]。这是一种酸性酰胺酶缺陷的常染色体隐性疾病。患病儿童 4 个月时出现症状，4 岁前死亡。

首发表现可能是声带增厚导致的哭声嘶哑或关节肿痛。随后出现触痛性的皮下结节，早期出现结节与生存缩短有关。四肢均可能肿胀和触痛，但是局限的关节肿胀伴随手指、腕、肘和膝周围结节更为突出。晚期可出现关节挛缩，尤其影响手指和腕。胃肠道、心血管和神经系统逐渐受累，死于呼吸系统疾病。根据白细胞和成纤维细胞内神经酰胺酶的缺陷可确诊该病。

脂色素性组织细胞增生症

脂色素性组织细胞增生症（lipochrome histiocytosis）是一种极为罕见的溶酶体贮存病，伴随肺浸润、脾大、高球蛋白血症、多关节炎和感染机会增加[20]。这种疾病为家族性。组织细胞出现脂色素颗粒，外周血白细胞活性受损。

多中心网状组织细胞增多症

多中心网状组织细胞增多症（multicentric reticulohistiocytosis）是一种罕见的原因不明或家族相关的皮肤关节炎。其特征是组织细胞内糖脂蓄积，多核巨细胞聚集于皮肤和关节[21]。最常见的表现是痛性破坏性多关节炎，与类风湿关节炎类似，因此患者可能被误治。绝大多数患者关节表现在皮肤损害前出现，但是皮肤结节的出现和部位分布并不完全与类风湿关节炎特点相同（图 28-4）。虽然儿童期可见自限性类型，但成人多中心网状组织细胞增多症主要见于中年女性。

临床特点

本病隐匿起病，特征是多关节炎、皮肤结节，许多病例可见黄斑瘤。甲襞周围小丘疹和念珠样聚集合并面部和手的皮肤结节是其特征。大小不等的皮肤结节为淡黄色、紫色，出现在手（图 28-5）、肘、面部和耳朵。1/4 的患者口腔、鼻和咽部黏膜的受累，有时出现溃疡。多种内脏器官也可能受累。

当 PIP 受累时，对称性多关节炎与类风湿疾病相似；当主要累及远端指间关节时，其又与银屑病关节炎相似。腱鞘也可能受累。疾病进展多年后多关节炎可能缓解。

早期放射学检查发现"弹孔样"骨损伤类似痛风

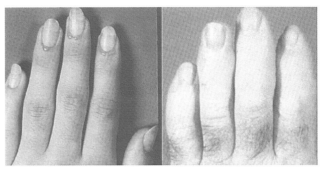

图 28-4　16 岁女性多中心网状组织细胞增多症患者的手指（左）可见多个红褐色触痛丘疹结节，分布于甲周。右侧是另一名有多个结节的患者手指。这些结节坚硬，大小波动可变，可能自发消失（Reprinted from Revised Clinical Slide Collection on the Rheumatic Diseases, with permission of the American College of Rheumatology.）

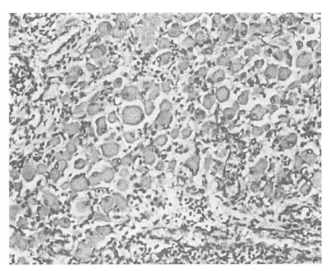

图 28-5　一名 54 岁女性多中心网状组织细胞增多症患者的（膝）滑膜显微照片，可见大量的组织细胞和多核巨细胞，这些细胞内含有大量的过碘酸 - 希夫（periodic acid-Schiff, PAS）染色阳性物质（Reprinted from McCarthy DJ, Koopman WJ. Arthritis and allied conditions. Philadelphia：Lea & Febiger；1993.）

石。晚期 X 线片可见严重关节破坏。可能出现脊柱侵蚀和半脱位包括寰 - 枢椎破坏。

实验室特点

目前未发现该病有特异性的实验室检查异常，确诊依赖于受累组织的活检。皮肤和滑膜（图 28-5）被大的多核巨细胞浸润。细胞质呈"毛玻璃"样，脂质和糖蛋白 PAS 染色阳性（PAS 阳性），这些细胞确切的内容物尚未被证实，但可能是糖脂。三酰甘油、胆固醇和磷酸酯在损伤处出现，提示组织细胞受刺激产生这些物质或者那就是一种脂贮积病。因为 T 细胞标记的出现，有人提出由于这些巨细胞表达 T 细胞的标记，因此有人推测它们可能起源于淋巴细胞，但多中心网状细胞增多症的细胞也表达巨噬细胞的标记[21]。也有人提出这些细胞来源于单核/巨噬细胞，因为可以检测到巨噬细胞活化的细胞因子如 IL-1β、IL-12 和肿瘤坏死因子 α（tumor necrosis factor alpha，TNF-α）。TNF-α 的分布与类风湿滑膜细胞增殖时类似。滑液白细胞计数从 220 ～ 79 000/mm³，以单核细胞为主。关节滑液检查瑞特染色涂片或生理盐水涂片可见巨细胞或大的异型巨噬细胞。

上述多中心网状组织细胞增多症特异的组织学表现与典型的皮肤结节和成纤维细胞风湿病多关节炎中的胶原基质内的成肌纤维细胞有很大差异[22]。

虽然病因未明，但是可能与潜在的恶性肿瘤和结核有关。类风湿因子阴性。有些患者结核菌素反应阳性（PPD 阳性）。报道的部分病例合并干燥综合征和多发性肌炎。多中心网状组织细胞增生症与多种恶性肿瘤有关联[21]。尚无死于疾病本身的报道，但患者可能遗留严重的关节残疾。

治疗

部分病例尤其在儿童患者的皮肤病变和关节炎可自行缓解。其余病例糖皮质激素或外用氮芥可能改善皮肤损伤。对于皮肤和关节病变严重的病例，糖皮质激素、甲氨蝶呤（methotrexate，MTX）及环磷酰胺或环孢素、双膦酸盐联合治疗可能有效。单用小剂量 MTX 有长期疗效，MTX 联合羟氯喹也有益。该病滑膜内出现 TNF-α 提示除了 MTX，TNF-α 抑制剂的应用可能获得临床和血清学的显著改善[23]。

（李 洁 译 卢 昕 校）

参考文献

1. Rooney PJ. Hyperlipidemias, lipid storage disorders, metal storage disorders and ochronosis. Curr Opin Rheumatol 1991;3:166–171.
2. Pietrangelo A. Hereditary hemochromatosis—a new look at an old disease. N Engl J Med 2004;350:2383–2397.
3. McDonnell SM, Preston BL, Jewell SA, et al. A survey of 2,851 patients with hemochromatosis: symptoms and response to treatment. Am J Med 1999;106:619–624.
4. Feder JN, Gnirke A, Thomas W, et al. A novel MHC class I-like gene is mutated inpatients with hereditary hemochromatosis. Nat Genet 1996;13:399–408.
5. Adams PC, Reboussin DM, Barton JC, et al. Hemochromatosis and iron-overload screening in a racially diverse population. N Engl J Med 2005;352:1769–1778.
6. Piperno A, Fargion S, D'Alba R, et al. Liver damage in Italian patients with hereditary hemochromatosis is highly influenced by hepatitis B and C virus infection. J Hepatol 1992;16:364–368.
7. Mathews JL, Williams HJ. Arthritis in hereditary hemochromatosis. Arthritis Rheum 1987;30:1137–1141.
8. Ross JM, Kowalchuk RM, Shaulinsky J, et al. Association of heterozygous hemochromatosis C282Y gene mutation with hand osteoarthritis. J Rheumatol 2003;30:121–125.
9. Perry MB, Suwannarat P, Furst GP, et al. Musculoskeletal findings and disability in alkaptonuria. J Rheumatol 2006; 33:2280–2285.
10. Fernandez-Canon JM, Grandadino B, Beltram-Valero de Bernabe D, et al. The molecular basis of alkaptonuria. Nat Genet 1996;14:19–24.
11. Gaines JJ, Tom GD, Khan Khanian N. The ultrastructural and light microscopic study of the synovium in ochronotic arthropathy. Hum Pathol 1987;8:1160–1164.
12. Suwannarat P, Obrien K, Perry MB, et al. Use of nitisinone in patients with alkaptonuria. Metabolism 2005;54:719–728.
13. Gow PJ, Smallwood RA, Angust PW, et al. Diagnosis of Wilson's disease: an experience over three decades. Gut 2000;46:415–419.
14. Memerey KA, Eider W, Brewer GJ, et al. The arthropathy of Wilson's disease: clinical and pathologic features. J Rheumatol 1988;15:331–337.
15. Pastores GM, Meere PA. Musculoskeletal complications associated with lysosomal storage disorders: Gaucher disease and Hurler-Scheie syndrome (mucupolysaccharidosis type 1). Curr Opin Rheumatol 2005;17: 70–78.
16. Grabowski GA. Enzyme therapy is not enough. Lancet 2001;358(Suppl):S29.
17. Brady RO. Emerging strategies for the treatment of hereditary metabolic storage disorders. Rejuvenation Res 2006;9:237–244.
18. Schiffmann R, Kopp JB, Austin HA 3rd, et al. Enzyme replacement therapy in Fabry Disease: a randomized controlled trial. JAMA 2001;285:2743–2749.
19. Chanoki M, Ishii M, Fukaik, et al. Farber's lipogranulomatosis in siblings: light and electron microscopic studies. Br J Dermatol 1989;121:779–785.
20. Rodey GE, et al. Defective bacteriocidel activity of peripheral blood leukocytes in lipochrome histiocytosis. Am J Med 1970;49:322–327.
21. Gorman JD, Danning C, Schumacher HR, et al. Multicentric reticulohistiocytosis: case report with immuno-chemical analysis and literature review. Arthritis Rheum 2000;43:930–938.
22. Romas E, Finlay M, Woodruff T. The arthropathy of fibroblastic rheumatism. Arthritis Rheum 1997;40:183–187.
23. Shannon SE, Schumacher HR, Self S, Brown AN. Multicentric reticulohistiocytosis responding to tumor necrosis factor-alpha inhibition in a renal transplant patient. J Rheumatol 2005;32:565–567.

第 29 章

淀粉样变

Pasha Sarraf, MD, PHD　Jonathan Kay, MD

■ 淀粉样变的流行病学表现具有地域差异。阿尔茨海默病是一种最常见的局灶性淀粉样变，AL 淀粉样变是美国最常见的系统性淀粉样变，而淀粉 A 蛋白（AA）淀粉样变在全球最为常见。

■ 淀粉样原纤维素结构类似于编织电缆，由特殊的变异蛋白在组织沉积而成。淀粉样沉积并不会引起炎症反应，但是会影响其周围组织的功能。

■ 不同淀粉样变的临床表现各异。

■ 偏振光显微镜下呈现特殊的"苹果绿"双折射光有助于淀粉样变的诊断，免疫组化有助于进一步分型。

■ 治疗措施主要是降低异常蛋白的产生，或通过手术去除淀粉样变组织或器官。

　　淀粉样变病（amyloid diseases）涉及多种蛋白，这些蛋白都具有形成原纤维的特性[1]。这些原纤维在不同的组织沉积和积累，从而影响器官的正常功能，导致具有特定临床表现的淀粉样变。淀粉样变可以是局灶性进展，也可累及多个脏器表现为系统性受累。此外，淀粉样变可以是一种原发病，也可以继发于其他疾病。轻链和重链淀粉样变（以前称为原发性淀粉样变）以及家族性淀粉样变属于原发性淀粉样变，而 AA 及 Aβ₂M 淀粉样变（透析相关性淀粉样变）属于继发性淀粉样变。（特发性）淀粉样变在美国最常见，而在其他国家 AA 淀粉样变较为常见。在局灶性淀粉样原纤维沉积中，只有阿尔茨海默病和朊病毒沉积病可导致严重病变，其他局灶性淀粉样原纤维沉积通常仅影响局部器官的机械活动，是良性病变。

　　淀粉样变是 1854 年 Rudolph Virchow 通过免疫组化染色在脑组织中发现淀粉样物质而命名的，并被沿用至今[2]。Virchow 发现在那些切片中淀粉样小体被碘染成淡蓝色，经过酸处理后变为亮紫色；而其他部位经过碘和硫酸染色后呈黄色。由于其染色模式具有植物纤维素的特性，Virchow 推测淀粉样小体由纤维素类物质组成，并将其命名为"amyloid"。Amyloid 一词起源于希腊语"amylon"，指含有淀粉或者类似淀粉的一类物质。但这种命名并不准确，因为现在已明确淀粉样变沉积物主要是蛋白质，尽管也包含了一些可能与沉积蛋白相关的碳水化合物。目前，关于淀粉样变的研究主要集中在其蛋白组分的研究。

　　刚果红（一种染淀粉样沉积物的苯胺类纺织染料）的发现促进了对淀粉样变蛋白结构的认识。刚果红分子沉积并垂直排列于淀粉样原纤维长轴，明显增强了这些原纤维的各向异性并使其在偏振光显微镜下呈现出"苹果绿"双折光。所有淀粉样变蛋白都具有以下共同特征：交错 β 折叠结构、组织原纤维超微结构以及嗜刚果红产生苹果绿双折光，并且这些特征与蛋白的来源无关。

　　淀粉样物质沉积为多种成分构成的非结晶物[3]。多种蛋白都可导致淀粉样变，这些蛋白没有共同的前体，也不具有任何遗传同源性。事实上，任何一种蛋白在适当的环境下都可以形成淀粉样原纤维。淀粉样沉积物的其他成分还包括血清淀粉 P 物质和蛋白聚糖，尽管他们不是原纤维本身的组成部分，但是对淀粉样变在局部沉积可能起着重要作用。

　　淀粉样沉积物的命名依据于其主要蛋白成分，所有淀粉样原纤维蛋白都被称为"protein A-"（其后缀根据来源蛋白确定，例如：AL 表示免疫球蛋白轻链、AA 表示血清淀粉样 A 蛋白）。淀粉样变的病理类型及其导致的疾病都是根据蛋白来源而命名。因此，AA 淀粉样变取代了继发性淀粉样变，AL 淀粉样变取代了原发性淀粉样变以及骨髓瘤相关性淀粉样变。目前，已鉴定出 24 种可以导致典型淀粉样变临床表现的蛋白。然而，其中大多数的淀粉样变相当少见，主要以遗传性疾病呈家族聚集性发生。

发病机制

淀粉样原纤维的结构类似编织电缆，由 3 ～ 6 个单纤维相互围绕另一个单纤维而形成原纤维[4]。每一个单纤维都包含一个 β 片层结构，该结构由许多单独的、与肽键无关的非共价键形成。这种高度有序的结构有利于某些小分子（例如，刚果红）以及大分子（例如，蛋白聚糖和血清淀粉 P 物质）的结合。

淀粉样变的发生和进展过程完全依赖于其使动蛋白，但一般都符合以下 3 种病理过程的 1 种：野生型蛋白的过量产生和沉积、变异蛋白的沉积以及异常的内源性蛋白裂解产生的蛋白碎片沉积。第一种病理过程可见于 AA 或老年性 ATTR 淀粉样变，它们分别为血清淀粉 A 蛋白或甲状腺素转运蛋白的过渡产生和沉积。在第二种病理过程中发生基因突变使野生型蛋白发生改变，并且突变后蛋白具有淀粉样变的特性导致遗传性淀粉样变（例如家族性 ATTR 或者 AGel 淀粉样变）。第三种病理过程可见于 AL 淀粉样变，这种淀粉样变是正常的免疫球蛋白轻链被限制性裂解从而导致淀粉样变。未折叠的蛋白裂解产物通过"种子聚合"的机制发生自身交联从而形成一种称为"种子"的高级结构产物。"种子"一旦形成就会起到模板的作用，促进产生新的单体分子从而加速淀粉样原纤维的形成。

淀粉样原纤维在体内和体外均可形成。事实上任何蛋白都可在体外形成淀粉样原纤维，但能在体内沉积的淀粉样蛋白分子的种类却是有限的。这种差异目前仍不清楚，或许与受累个体的修饰差异相关。这些差异可能与如下因素相关（但不限于此）：体内特异性的内源性蛋白水解酶、某些基因位点的单核苷酸多态性消除了淀粉样变基因突变的效应以及淀粉样蛋白合成数量。这些因素决定发病时间以及疾病的进展速度。

患者体内存在可检测的淀粉样沉积物是疾病表现的必要条件。虽然不同患者器官受累程度和速度以及疾病表现各异，但体内淀粉样物质总负荷与疾病程度直接相关，即使在同种类型淀粉样蛋白致病的患者。因此，降低淀粉样物质的总量可以稳定或者改善病情。

淀粉样物质沉积并不会引起体内明显的炎症反应。这与观察到的动物实验结果一致，淀粉样原纤维在动物体内并没有诱导全身急性相反应或者炎症反应。由于缺乏明显炎症反应，有人推测淀粉样原纤维导致临床病变与其直接引起的细胞毒作用相关。在阿尔茨海默病，淀粉样 β 蛋白低聚物可以引起神经元细胞病变而干扰试验动物的认知能力。但是，目前还缺乏其他淀粉样蛋白在体内直接引起周围组织细胞病变的证据。并且，淀粉样变的临床观察提示器官淀粉样物质沉积干扰其生理功能是主要的发病机制。在心脏淀粉样变，心肌细胞的固有收缩力并不受淀粉样物质沉积的影响；相反，淀粉样原纤维在心肌层沉积可影响心肌的弹性能力导致心脏充盈量减低而发生限制性心肌病。同样，视网膜细胞并不受甲状腺素转运蛋白在玻璃体沉积的影响，因为失明数年后通过置换液化的玻璃体仍可以使视力恢复。此外，为恢复家族性淀粉样变患者衰竭器官的功能，进行器官移植后数年并没有出现反复的器官功能衰竭，直到再次发生淀粉样物质沉积而出现临床症状。这些现象提示淀粉样变的临床表现是由于淀粉样物质沉积影响器官和组织结构从而导致器官功能衰竭进行性加重。因此，尽可能快的抑制淀粉样物质的产生和沉积是实现预防疾病进展的关键。

流行病学

不同地区淀粉样变的流行病表现有所差异[5]。尽管在美国以及全世界阿尔茨海默病是最常见的淀粉样变，但是本章将主要阐述常见的系统受累的淀粉样变。在美国，AL 是最常见的系统性淀粉样变。人口稳定的明尼苏达州 Olmstead 县于 1950—1989 年提供的关于本病可靠的流行病学资料显示，人群中约 1/10 万会发生 AL 淀粉样变[6]。在 Mayo 医学中心的 AL 淀粉样变患者中，18% 患者诊断为多发性骨髓瘤、16% 患者在发病前被诊断为未定性单克隆免疫球蛋白病。在所有的多发性骨髓瘤患者中，约 20% 患者进展到 AL 淀粉样变。

在全球，AA 是最常见的系统性淀粉样变。在工业化国家，炎症是导致 AA 淀粉样变的主要因素，而在发展中国家，系统性或慢性感染是导致 AA 淀粉样变的主要原因。

遗传性淀粉样变主要与甲状腺素转运蛋白（transthyretin，TTR）发生基因突变相关，导致系统性的 ATTR 淀粉样变或者局灶性老年心脏淀粉样变。TTR V122I 突变是人类最常见的淀粉样变相关的 TTR 变异体，在非裔美国人中，其发生率为 3.9%；而在非洲西部某些地区的人群突变率超过 5%。在局灶性老年心脏淀粉样变患者中 TTR V122I 是检出率最高的蛋白类型。

临床特点

淀粉样变可以表现为系统性疾病，也可以表现为局灶性疾病。系统性淀粉样变主要有四类：AL、AA、ATTR 以及 Aβ_2M（表 29-1）。已发现的局灶性淀粉样变种类较多。阿尔茨海默病、局灶性的喉淀粉样变和尿路淀粉样物质沉积是最常见的局灶性淀粉样变。

除了在阿尔茨海默病中观察到淀粉样变的直接细胞毒作用外，其他淀粉样变主要表现为受累部位正常生理功能受限（如前文所述）。淀粉样变临床表现的差异与不同类型的淀粉样蛋白相关。表 29-2 总结了多种淀粉样蛋白与临床综合征的相关性以及各种淀粉样蛋白在局灶性淀粉样变器官受累的分布情况。下面的内容将对常见的系统性淀粉样变（AL、AA、ATTR 以及 Aβ_2M）进行详细描述。

AL 淀粉样变

AL 淀粉样变临床表现多样[7]。肾、心脏和肝是其最常见和最突出的受累器官；该病可以累及除中枢神经系统以外的其他任何器官。在 AL 淀粉样变中，肾受损主要累及肾小球出现蛋白尿导致肾病综合征，其24 小时蛋白尿可以超过 2 g。并非罕见的是，在一些进展型患者，每天排泄的尿蛋白总量可高达 5 ~ 15 g。

表 29-1 系统性淀粉样变

类型	相关因素	HC		免疫组化			
		CR	SAP	λ/κ	SAA	β_2M	TTR
AL	浆细胞恶病质	+	+	+	−	−	−
AA	慢性炎症	+	+	−	+	−	−
Aβ_2M	长期透析	+	+	−	−	+	−
ATTR	家族性	+	+	−	−	−	+

缩写：λ/κ，λ 和 κ 轻链；β_2M，β_2 微球蛋白；CR，刚果红；HC，组织化学；SAA，血清淀粉 A 蛋白；SAP，血清淀粉 P 物质；TTR，甲状腺素转运蛋白

该表描述了 4 类系统性淀粉样变的组化和免疫组化特征。组织被刚果红着色表明存在淀粉样蛋白，然后根据沉积蛋白免疫组化染色的差异而进一步分类

人类淀粉样变以及其前体蛋白分类。各种淀粉样变以及对应的蛋白广泛分布于系统性和局灶性疾病。值得注意的是某些蛋白可出现在多种疾病中，例如：AL 淀粉样变既可以出现在局灶性病变中，也可以表现为系统性病变；AGel 淀粉样变可以出现在神经病变的系统性疾病中，也可以表现为局灶性病变。这种区别根据主要临床需要在其缩写前加 "L"（localized）或 "S"（systemic）以分别表示为局灶性或系统性病变

心脏受累进展较为隐匿。在 AL 淀粉样变患者中，大多数患者出现明显心脏病变时，往往都已发生明显心肌损伤。室上性心动过速多为心房扩大的结果。限制性心肌病可导致直立性低血压，因其限制了心室充盈，并且与外周神经系统受累导致的自律性障碍相关。

出血和能动障碍是 AL 淀粉样变累及消化道时最常见的表现。早饱感也是比较常见的症状，与胃排空延迟有关。细菌过度生长伴明显吸收障碍可导致腹泻以及维生素 B$_{12}$、叶酸、胡萝卜素缺乏。出血可见于消化道的任何部位，但胃和小肠更易受累。AL 淀粉样蛋白多会在肝沉积，但是很少出现相关临床症状。

在 AL 淀粉样变患者中，约 20% 患者周围神经系统受累可早于内脏受累数月至数年。这类患者可表现为感觉神经病变或（和）自主神经病变。感觉异常多从下肢开始，呈向心性进展。尽管运动神经受累非常少见，但是一旦累及则影响较大，可出现足下垂及畸形步态。自主神经系统受累在 AL 淀粉样变患者中比较常见，通常导致胃肠运动障碍、阳痿以及直立性低血压。

AL 淀粉样变肺部受累主要有两种表现形式。一种是在肺实质表现为肿瘤样包块，并多伴有肺门及气管周围淋巴结增大。尽管这些包块可以逐渐长大，但是一般不会危及生命。另一种表现为肺间质弥漫性受累，导致肺硬化从而限制其生理功能。还有些少见的情况，AL 淀粉样蛋白沉积在喉头和气管局部，出现声音嘶哑，严重时可导致严重的上呼吸道功能障碍。

AL 淀粉样变的血液学异常包括紫癜和血栓形成。淀粉样物质沉积于血管壁可导致血管脆性增加。皮肤毛细血管受损导致红细胞渗出形成紫癜。在 AL 淀粉样变患者，轻微揉眼睛或头面部长时间向下都可引起眶周紫癜，形成典型的"浣熊眼"。患者也可出现 X 因子缺乏，这一现象被认为与沉积于脾的淀粉样蛋白吸收凝血因子相关，在肾病综合征时，凝血因子还会随蛋白的丢失而流失。这种因素（凝血因子被局部沉积的淀粉样蛋白吸收）加上纤溶酶原系统异常两者共同作用使静脉血栓发生率明显增加。

尽管 AL 淀粉样变累及皮肤、肌肉以及舌头很常见，但是很少出现软组织和关节的临床表现。腕管综合征多为双侧受累，可出现在系统病变临床表现前数年，与淀粉样蛋白在腕部沉积压迫正中神经相关。淀粉样变也可累及骨骼肌，典型肩关节病变累及肌腱和滑囊导致假性肥大，在极度瘦弱的患者出现"肩垫

表 29-2 人淀粉样变：蛋白、前体及疾病

	类型	原纤维蛋白	主要临床形式
系统性	获得性	AL，免疫球蛋白轻链	浆细胞异常
		AH，免疫球蛋白重链	浆细胞异常
		ATTR，甲状腺素转运蛋白	家族性淀粉样变
		AA，血清淀粉蛋白 A	炎症相关性
		Aβ₂M，β₂ 微球蛋白	透析相关性
	遗传性	AFib，纤维蛋白原 α 链	家族性系统性淀粉样变
		AAPOA Ⅰ，载脂蛋白 A Ⅰ	家族性系统性淀粉样变
		AAPOA Ⅱ，载脂蛋白 A Ⅱ	家族性系统性淀粉样变
		ALys，溶菌酶	家族性系统性淀粉样变
局灶性	中枢神经系统	Aβ，β- 蛋白前体	阿尔茨海默病、唐氏综合征
		APrP，朊病毒病	Gertsmann-Straussler-Scheinker 病、Creutzfeldt-Jacob 病
		ACys，胱抑素 C	脑血管淀粉样变（冰岛型）
		ABri，ABriPP 前体蛋白	家族性痴呆（英国/丹麦型）
	眼	AGel，凝溶胶蛋白	家族性淀粉样变（芬兰型）
		ALac，乳铁蛋白	家族性角膜淀粉样变
		AKer，角膜上皮素	家族性角膜淀粉样变
	内分泌相关	ACal，降钙素	甲状腺髓样癌
		AIAPP，糊精（胰岛淀粉多肽）	胰岛素瘤，2 型糖尿病
		AIns，胰岛素	胰岛素瘤，2 型糖尿病
		APro，催乳素	垂体淀粉样变
		AANF，心钠素	心脏/心房淀粉样变
	其他	AKep，角蛋白（角膜上皮素）	皮肤淀粉样变
		AMed，乳凝集素	老年性大动脉淀粉样变

征"。淀粉样蛋白可在骨骼沉积，当其沉积于股骨颈时，通过放射线可观察到囊性透光区，并影响骨骼的抗拉强度，容易发生病理性骨折。AL 淀粉样变患者可出现巨舌，但发生率较低。增大的舌头触诊较硬，可导致发音、吞咽障碍及窒息感。

AL 淀粉样变与 B 细胞异常和单克隆增殖相关。虽然这对阐释本病很重要，但仅仅通过细胞单克隆增殖和重链或轻链的合成来解释本病是远远不够的。Waldenstrom 巨球蛋白血症、多发性骨髓瘤、未定性单克隆免疫球蛋白病或良性 B 细胞扩增都可导致 AL 淀粉样变发生。然而，这些细胞克隆产生大量的蛋白似乎并不是必须的，因为有 10%～20% 的 AL 淀粉样变患者并未在血和尿中检测到单克隆蛋白。由于在 AL 淀粉样变患者体内，正常血清轻链比例颠倒，而且 λ

链较 κ 链更明显，故免疫球蛋白轻链结构对本病发展更为重要。而 λ 链亚型较其他类型更容易产生原纤维。此外，AL 淀粉样变蛋白原纤维几乎都包括免疫球蛋白轻链可变区，或完整区段或部分片段。但是，目前仍不清楚为何在不同患者间受累的器官及疾病进展存在差异。

AL 淀粉样变是最严重的淀粉样变，组织学确诊后一般存活时间 18～24 个月[8,9]。以腕管综合征或周围神经病变为最初表现的患者比首发心脏受累患者预后更好。有少数 AL 淀粉样变患者可进展为多发性骨髓瘤，因此适时随访并进行必要的检查极为重要。

AL 淀粉样变的治疗主要是抑制异常浆细胞增殖，比如美法仑和泼尼松[8-9]。有时也可使用化疗药物，如环磷酰胺或苯丁酸氮芥。长春碱和阿霉素需谨慎使用，

因为这些药对伴神经病变或心肌病的患者有特殊的毒性。针对合适的患者采用大剂量静脉使用美法仑加自体干细胞移植也是一种选择。对于疾病更严重的患者，采取中剂量美法仑与干细胞治疗是一种耐受性良好的替代治疗方案[10]。条件允许的患者可接受骨髓移植，平均生存时间延长至 40 个月，而未接受骨髓移植的患者平均存活时间为 18 个月。

AA 淀粉样变

血清淀粉 A 蛋白（Serum amyloid A，SAA）属于急性期蛋白[11]。血浆正常浓度为 1 ~ 3 μg/ml。在急性期，SAA 浓度迅速增加 200 ~ 300 倍，在数天内降至正常。SAA 引起的淀粉样变是全世界最常见的一种淀粉样变。任何炎症刺激都可以启动 SAA 基因从而诱发 AA 淀粉样变。肺结核是导致 AA 淀粉样变的最常见原因，但是在工业化国家，风湿病例如类风湿关节炎、幼年类风湿关节炎、血清阴性脊柱关节病以及自身免疫相关综合征是导致 AA 淀粉样变的主要原因。在患者出现淀粉样变相关临床症状前数年，即可在活检组织中检测到 AA 淀粉样原纤维。

AA 淀粉样变最重要的临床表现是肾受累，常表现为肾病综合征。肾受累一般发生于关节炎之后 10 ~ 20 年，也可以出现在原发炎性疾病稳定后。因此，AA 淀粉样变容易与其他累及肾的病理过程相混淆，例如金所致肾病。另外，急性炎症爆发可以加速已经患有炎性疾病的患者进展为 AA 淀粉样变，例如肺结核或其他慢性炎症的患者。因此，新发活动性结核患者可于数周进展为肾病综合征，可能是局部淀粉蛋白的沉积加速了系统性 AA 淀粉样变的进展。

AA 淀粉样变可发生胃肠道出血。AA 蛋白沉积于血管壁导致血管扩张性下降以及脆性增加，从而发生血管破裂出血。尽管有文献报道 AA 淀粉样变可以累及心脏、神经、骨骼肌或舌，但其发生率极低。对于已经发生肾病综合征的患者考虑诊断 AA 淀粉样变非常重要，即使其从未患有炎症性或感染性疾病。这种情况可见于家族性地中海热（familial Mediterranean fever，FMF），该病表现为患者亚临床型 SAA 和其他急性期反应物升高，但没有临床症状。这类患者最终可能会发展为系统性淀粉样变。由于 FMF 患者多生活在发展中国家，环境因素（例如地方性感染）导致慢性炎症而增加这些患者进展为 AA 淀粉样变的风险。

SAA 是在肝产生的一种高度保守的急性期蛋白，包括四种基因型：saa 1 和 saa 2 参与急性生理调节，saa 3 是一个不表达的假基因，saa 4 持续表达维持基础水平。尽管各种 SAA 蛋白已经被证实是高密度脂蛋白（high-density lipoprotein，HDL）的载脂蛋白成分，但在正常情况下以 SAA4 蛋白为主，并且与 AA 淀粉样变病理机制无关。SAA1 和 SAA2 是与 AA 淀粉样变发病相关的主要蛋白，同时在 HDL 中也有少量表达。然而，这两种蛋白水平在糖皮质激素和促炎因子如 IL1 和 IL6 作用下明显升高。这些蛋白广泛存在于多种物种之间，并且其表达与急性反应密切相关，这些现象提示 SAA 蛋白在控制炎症的过程中发挥重要作用。因此，目前认为慢性炎症导致这类蛋白持续产生，并随时间推移而形成淀粉样原纤维并在组织沉积。

SAA1 和 SAA2 均由 104 个氨基酸组成，在肝其 N- 末端被内源性蛋白酶裂解生成一个包含 76 个氨基酸残基的片段。全长蛋白与裂解产物均可在患者的血清和 AA 淀粉样沉积中发现。在 AA 淀粉样变患者，SAA1 和 SAA2 都能形成淀粉样原纤维；然而 SAA1 对淀粉样原纤维形成的作用较大。其机制仍不清楚。根据单核苷酸多态性将 saa1 基因分为 3 个单体型：1.1（1.α），1.2（1.β）和 1.3（1.γ）。在高加索人 1.1/1.1（1.α/1.α）基因型患者发展为 AA 淀粉样变的风险高出其他基因型 3 ~ 7 倍[12]。

AA 淀粉样变的治疗主要是控制潜在的炎性疾病进展。在血清 SAA 蛋白水平低于 10 mg/L 的 AA 淀粉样变患者临床预后较好。在更严重的 AA 淀粉样变患者，肾移植能有效恢复肾功能。但是，如果潜在的炎症未被控制，AA 淀粉蛋白仍会沉积到移植后的肾。

ATTR 淀粉样变

遗传性淀粉样变可由多种不相关的蛋白引起（表 29-2）。这些综合征表现为不同程度外显率的常染色体显性遗传。尽管遗传突变一出生就存在，但一般不会在 30 岁以前发病。这一类综合征具有一些共同特点，多表现为心肌病、肾病及多神经病变。然而，每种淀粉样蛋白都形成一个单独的疾病，具有独特的临床特征。大多数遗传性淀粉样变均由甲状腺素转运蛋白（TTR）变异造成，目前已鉴定出超过 100 种的变异体[13]。TTR 是一种前白蛋白，在凝胶电泳时跑在白蛋白之前。甲状腺素转运蛋白是一种血浆蛋白，携带约 20% 的血浆甲状腺素，并且也是维生素 A 相关的视

29

黄素连接蛋白。TTR 首先在肝合成多肽单体，进入血浆后形成由相同单体结合的四聚体。野生型蛋白都有明显的 β 折叠结构，如果某个氨基酸发生改变即可影响其聚合和原纤维的形成。

并非所有的 TTR 相关的淀粉样变都是由变异 TTR 引起。野生型 TTR 的蛋白裂解片段也可形成原纤维，并在心脏沉积导致老年性心脏淀粉样变。这种非遗传因素相关的淀粉样变可累及大约 25% 80 岁以上的人群。

多数 TTR 相关的淀粉样变都是以周围神经病变起病。通常首先表现为下肢远端感觉神经受累，其后逐渐累及近端四肢。约 20% 患者以腕管综合征为首发症状，与 TTR 淀粉蛋白沉积压迫正中神经有关。自主神经病变可导致胃肠道症状（例如腹泻、便秘交替出现）或泌尿生殖系异常（例如尿失禁或者阳痿）。

虽然周围神经病变最为常见，但是 ATTR 淀粉样变患者死亡主要与心肌病和肾病相关。主要死亡原因是心肌病（约 60%），肾病只占死亡原因的 5%～7%。约 20% 的 ATTR 淀粉样变患者会发生玻璃体淀粉蛋白沉积，这与脉络丛分泌 TTR 以及淀粉样原纤维在玻璃体沉积有关。

ATTR 淀粉样变通过遗传学检测 TTR 突变而确诊，这些突变主要发生在第 2～4 个外显子。目前，PCR-RFLP 技术已普遍用于患者的诊断及其家族成员携带突变基因情况的检测。

ATTR 淀粉样变可通过肝及其他受累器官移植来治疗。肝移植后可以合成野生型 TTR，并可迅速降低循环的变异 TTR。肝肾联合移植适用于明显肾受累的患者。积极预防 ATTR 淀粉样变患者出现严重营养不良或心肌病极为重要，因为一旦发生这些情况，其移植存活率明显下降。即使进行器官移植后，淀粉蛋白沉积持续存在，可能是局部少量异常蛋白沉积形成小的病灶促进正常蛋白沉积于此。由于这一现象存在，因此一些早年发病的 ATTR 淀粉样变患者可能需要进行反复器官移植。

Aβ₂M 淀粉样变

Aβ₂M 淀粉蛋白主要沉积于骨关节组织[14]。可表现为肩痛和腕管综合征，长期血液透析的患者出现手指不可逆屈曲挛缩需高度怀疑本病（β₂ 微球蛋白相关或透析相关性淀粉样变）。慢性肾衰竭还未接受透析治疗的患者往往不常见 Aβ₂M 淀粉样变的症状和体征。

中轴骨骼受累可见于约 10% 的长期血液透析的患者，表现为破坏性脊柱关节病，其影像学特征包括椎间盘狭窄、椎体终板侵蚀并且没有明显的骨赘形成。低位颈椎常常受累，胸腰椎也可受累。随颈椎受累进展，也可表现为 Aβ₂M 淀粉蛋白在齿状突周围软组织及高位颈椎椎体囊状沉积，称为假瘤。神经系统很少受累，一般为 Aβ₂M 淀粉蛋白在颈腰椎沉积导致脊髓病，尤其是那些接受血液透析 20 年及以上的患者。

长期血液透析的患者可出现四肢骨骼囊状骨损伤。软骨下淀粉囊肿在腕骨常见，也可见于髋臼或长骨，例如股骨头或股骨颈、肱骨头、桡骨远端及胫骨平台。不像甲状旁腺功能亢进棕色瘤，本病骨囊肿主要累及邻近关节部，病灶逐渐增多并扩大。由于淀粉蛋白沉积于骨薄弱部尤其是股骨颈，可导致病理性骨折。

在长期透析的患者，也可出现内脏 Aβ₂M 淀粉蛋白沉积，其病程一般在 10 年以上。虽然也有关于消化道及心血管并发症的报道，内脏 Aβ₂M 淀粉蛋白沉积一般不会出现症状。

Aβ₂M 淀粉样变的 β₂ 微球蛋白属于 MHC Ⅰ 类分子轻链。β₂ 微球蛋白存在于多种生物体液中，在肾小球滤过并在近曲小管重吸收被分解。在透析患者，由于 β₂ 微球蛋白合成率大于其清除率，导致患者血清 β₂ 微球蛋白水平是未透析患者的 60 倍。

目前理论认为 Aβ₂M 淀粉样变为蛋白高级糖基化产物（AGE）修饰蛋白导致其不能被蛋白酶水解，并增加其胶原亲和性以及刺激活化单核白细胞，促进其释放促炎因子，例如 TNF-α、IL-1-β 以及 IL-6。高级糖基化产物修饰的蛋白几乎不被透析所清除[14-15]。因此，进行透析的患者这些异常蛋白的水平比正常肾功能或者肾移植成功者高。AGE 修饰的 β₂ 微球蛋白可在长期透析患者的淀粉蛋白沉积物中发现，这些异常蛋白在 Aβ₂M 淀粉样变发展中起重要作用。Aβ₂M 淀粉蛋白主要在骨关节组织沉积可能与 AGE 修饰蛋白对胶原亲和力更高有关。大量 Aβ₂M 淀粉蛋白沉积有症状的患者需手术治疗。在过去的几十年，由于新的、更多透析膜的出现延缓了腕管综合征及骨囊肿的发生，并降低了 Aβ₂M 淀粉样变的发生率。肾移植成功的患者可以阻止 Aβ₂M 淀粉蛋白沉积进展，甚至可以逆转该病理过程。Aβ₂M 淀粉样变患者肾移植成功后，可以显著改善关节痛和僵硬。因此，在出现明显的 Aβ₂M 淀粉蛋白沉积前，对合适的患者进行早期肾移植是目前最好的预防措施。

局灶性淀粉样变

局灶性淀粉样变涉及多种器官系统，包括眼、泌尿生殖系、内分泌系统以及呼吸道（表 29-2）。除了阿尔茨海默病外，其他的局灶性淀粉样变极少见并且诊断比较困难。局灶性淀粉样变最常累及泌尿生殖系和呼吸道[13]。

局灶性淀粉样变可涉及整个泌尿生殖系统，但是以膀胱和尿道常见，可表现为血尿和排尿障碍。局灶性淀粉沉积主要为免疫球蛋白轻链或重链，偶有 SAA 沉积。AL 和 AH 淀粉蛋白一般只在局部沉积，很少进展为系统性疾病。并且，局灶性 AL 或 AH 淀粉样变通常为自限性疾病，预后良好。治疗主要为去除局部沉积的淀粉蛋白。

在呼吸道，AL 淀粉蛋白沉积表现为局灶性。局灶性淀粉样变影响呼吸道主要表现为三种形式：支气管淀粉样变（约占 50%）、结节薄壁组织淀粉样变（约占 45%）以及弥漫性薄壁组织淀粉样变（约占 5%）。支气管淀粉样变既可以是局限性的黏膜下淀粉蛋白沉积，也可以广泛累及支气管树。CT 扫描可显示淀粉蛋白呈结节或斑片状，可伴钙化、气管周围增粗和主支气管、叶支气管、支气管狭窄。在结节性薄壁组织淀粉样变，CT 扫描表现为锐利的边缘分叶结节，多位于胸膜下。这些结节大小各异，大者直径可达 15 cm，约 50% 的患者可出现钙化。在弥漫性肺实质和肺泡间隔淀粉样变，淀粉蛋白广泛沉积，可累及小血管以及间质；也可表现为多发性淀粉样变小结节。高分辨率扫描可见异常网状影、小叶间隔增厚、小结节（直径 2 ~ 4 mm）以及胸膜下明显的融合阴影[16]。这些局限性淀粉样变的影像学表现有时难以和系统性淀粉样变区别。弥漫性肺实质淀粉样变患者比气管支气管或实质结节淀粉样变患者更常死于呼衰。

局灶性淀粉蛋白沉积于呼吸道时，可通过手术切除以达到治疗目的。其他淀粉蛋白也可以沉积于呼吸道，但其发生率很少并且不会导致明显的病理表现。

诊断

影像学

核素闪烁成像通过[123]I 标记血清淀粉 P 物质发现淀粉沉积的部位[17]。持续成像可用于检测淀粉样变的进展或消退。但是，这项技术仅用于耐受放射性同种异体蛋白的患者，并且只有在专业的检测中心才能完成。

广泛用于诊断系统性淀粉样变的影像技术只有超声心动图[18-19]。淀粉样变的特殊超声心动图表现包括心房扩大、左心室变小、室间隔及房间隔增厚、心脏回声增强等。在晚期病例，充盈受限更为明显。但是，当患者出现淀粉样变的超声心动图改变时，其中位生存期仅为 6 个月。而且，治疗成功的患者，其超声心动图表现也不会随之消失。

心脏 MRI 技术发展迅速，在诊断心脏淀粉样变方面已成为超声心动图的重要辅助技术[20]。通过使用钆增强心脏 MRI 可以提供较好的空间分辨率（约 2 mm）和组织对比度，可以很好地区分病变组织和正常心肌。淀粉蛋白沉积累及心脏时，在静脉注射钆增强后，心脏 MRI 能够提供整体和心内膜下增强的定性诊断。尽管心脏淀粉样变没有确定的 MRI 表现，但是以后的研究可阐明非侵入性手段的联合可用于选择确诊病例，更多侵袭性手段，如心内膜下心肌活检则可用于追踪自然病程。

由于系统性淀粉样变无特殊表现，影像学检查只能作为评估有症状患者的体格检查和实验室检查的辅助手段。尽管系统性淀粉样变均可累及胃肠道，但是胃肠道淀粉样变的放射性表现很少见。由于淀粉蛋白沉积在血管，导致局部缺血及水肿，可在腹部 CT 扫描时发现受累部位黏膜均匀增厚。

超声或者 CT 扫描可在淀粉样变早期发现肾增大。与残留肾皮质相比，肾实质常表现为弥漫性增强回声，因为残余肾皮质结构在早期患者比较正常。随疾病进展，肾因大量皮质变薄而缩小。

组织病理学

一旦怀疑淀粉样变，需通过活检而确诊，在偏振光显微镜下表现为特殊的"苹果绿"双折光并通过免疫组化进一步确定特定的亚单位蛋白。活检部位既可以取受累器官，也可以取未受累的器官。以取未受累器官更常见，因为内脏活检容易出现并发症和不适。为诊断淀粉样变多取以下 3 个部位的活检：胃肠道（直肠或胃十二指肠）活检、腹部皮下脂肪抽吸和唇腺活检[5]。

直肠活检，在直肠镜或乙状结肠镜下完成，由于其部位易接近，成为胃肠道活检的首选[5]。活检标本应包括黏膜下血管，因为血管比黏膜和肌层更容易出现淀粉蛋白沉积。尽管直肠活检数据最可靠，但是在胃或十二指肠合适的部位取包含血管的组织进行活检也可诊断淀粉样变。

腹部脂肪抽吸检查最早在淀粉样变患者尸检标本中发现脂肪细胞周围有淀粉蛋白沉积；其中在头皮和腹部分离的脂肪组织淀粉样蛋白沉积最多[21]。腹壁脂肪组织抽吸检测的敏感性在55%～75%，与直肠活检相似。该活检方式对诊断AA、AL及ATTR有用，但是由于Aβ₂M淀粉蛋白沉积的器官分布特异性，腹部脂肪抽吸对诊断 $A\beta_2M$ 淀粉样变并不可靠。

唇腺活检取材于唇黏膜的唾液腺[22]。以前，取牙龈做活检检测淀粉样蛋白沉积，但其敏感性很低。诊断AA、ATTR或AL淀粉样变，唇腺活检比直肠活检或腹部脂肪抽吸更敏感。

如果高度怀疑淀粉样变，但上述方法均无阳性发现时，应对受累器官进行活检。当肾受累，肾活检常可以提供诊断信息。ATTR和AL淀粉样变的主要累及心脏和骨髓，需对其进行活检以明确诊断。尽管淀粉样变可累及腓肠神经，但是很少取腓肠神经活检，因其容易引起疼痛、愈合缓慢以及感觉异常等后遗症。此外，由于淀粉蛋白沉积的不一致，导致腓肠神经活检的敏感性较其他受累器官活检更低。

拟诊断淀粉样变有3点必不可少[23]。①活检发现淀粉样蛋白的先验概率取决于患者临床表现。为了确定先验概率，需要充分考虑患者病史（包括详细的家族史）、完整的体格检查以及实验室检查，实验室检测应包括血清和尿蛋白电泳以及尿液检查评估蛋白尿。②通过组织样本免疫组化检测评估淀粉样蛋白沉积，并鉴定其淀粉蛋白的类型。偶有一些炎症性疾病患者可发展为AL淀粉样变，或者血清单克隆蛋白病患者进展为AA淀粉样变。由于这些疾病治疗相差甚大，因此确定诊断十分必要。③在炎性疾病患者，AA淀粉蛋白沉积于腹部脂肪并非少见，例如类风湿关节炎或强直性脊柱炎。但是，经过较长时间随访发现这些患者中大部分都没有器官功能障碍的证据。因此，并非所有淀粉蛋白沉积的患者就会发展为淀粉样变病；活检结果需谨慎解读。

小结

风湿科医生在识别和治疗淀粉样变中起至关重要的作用。淀粉样变发生和进展隐匿，数年后才可出现器官受损的临床表现。延误诊断可导致淀粉样原纤维负荷增加，并错失有效的治疗及改善预后的时机。每种淀粉样变都以一个独特的症候群而被发现，这种发现虽然不能确定诊断，但是可以引导一个精明的内科医生遵从适当的方法诊断并迅速干预疾病过程。最后，尽管淀粉样变具有明显的异质性，但是临床诊断和治疗途径却十分明确，认真理解疾病表现的发病机制可以很好指导医生给予患者正确的处理。

（袁国华 译　卢 昕 校）

参考文献

1. Sipe JD, Cohen AS. Review: history of the amyloid fibril. J Struct Biol 2000;130:88–98.
2. Majno G, Joris I. Extracellular pathology. In: Cells, tissues, and disease: principles of general pathology. Oxford: Oxford University Press; 2004:250–267.
3. Pepys MB. Amyloidosis. Annu Rev Med 2006;57:223–241.
4. Merlini G, Bellotti V. Mechanisms of disease: molecular mechanisms of amyloidosis. N Engl J Med 2003;349:583–596.
5. Buxbaum J. The amyloidoses. In: Klippel JH, Dieppe PA, eds. Rheumatology. Mosby yearbook. 1998;8.27.1–8.27.10.
6. Kyle RA, Linos A, Beard CM, et al. Incidence and natural history of primary systemic amyloidosis in Olmsted County, Minnesota, 1950 through 1989. Blood 1992;79:1817–1822.
7. Kyle RA, Gertz MA. Primary systemic amyloidosis: clinical and laboratory features in 474 cases. Semin Hematol 1995;32:45–59.
8. Skinner M, Anderson J, Simms R, et al. Treatment of 100 patients with primary amyloidosis: a randomized trial of melphalan, prednisone, and colchicine versus colchicine only. Am J Med 1996;100:290–298.
9. Kyle RA, Gertz MA, Greipp PR, et al. A trial of three regimens for primary amyloidosis: colchicine alone, melphalan and prednisone, and melphalan, prednisone, and colchicine. N Engl J Med 1997;336:1202–1207.
10. Comenzo RL. Amyloidosis. Curr Treat Options Oncol 2006;7:225–236.
11. Gillmore JD, Lovat LB, Persey MR, Pepys MB, Hawkins PN. Amyloid load and clinical outcome in AA amyloidosis in relation to circulating concentration of serum amyloid A protein. Lancet 2001;358:24–29.
12. Booth DR, Booth SE, Gillmore JD, Hawkins PN, Pepys MB. SAA1 alleles as risk factors in reactive systemic AA amyloidosis. Amyloid 1998;5:262–265.
13. Benson MD. Amyloidosis. In: Koopman WJ, Moreland LW, eds. Arthritis and allied conditions: a textbook of rheumatology. Philadelphia: Lippincott Williams & Wilkins; 2005:1933–1960.

14. Kay J. β₂-microglobulin amyloidosis. Int J Exp Clin Invest 1997;4:187–211.

15. Miyata T, Inagi R, Iida Y, et al. Involvement of beta 2-microglobulin modified with advanced glycation end products in the pathogenesis of hemodialysis-associated amyloidosis. Induction of human monocyte chemotaxis and macrophage secretion of tumor necrosis factor-alpha and interleukin-1. J Clin Invest 1994;93:521–528.

16. Georgiades CS, Neyman EG, Barish MA, Fishman EK. Amyloidosis: review and CT manifestations. Radiographics 2004;24:405–416.

17. Hawkins PN, Lavender JP, Pepys MB. Evaluation of systemic amyloidosis by scintigraphy with 123I-labeled serum amyloid P component. N Engl J Med 1990;323:508–513.

18. Shah KB, Inoue Y, Mehra MR. Amyloidosis and the heart: a comprehensive review. Arch Intern Med 2006;166: 1805–1813.

19. Falk RH, Plehn JF, Deering T, et al. Sensitivity and specificity of the echocardiographic features of cardiac amyloidosis. Am J Cardiol 1987;59:418–422.

20. Maceira AM, Joshi J, Prasad SK, et al. Cardiovascular magnetic resonance in cardiac amyloidosis. Circulation 2005;111:186–193.

21. Westermark P, Stenkvist B. A new method for the diagnosis of systemic amyloidosis. Arch Intern Med 1973;132: 522–523.

22. Hachulla E, Janin A, Flipo RM, et al. Labial salivary gland biopsy is a reliable test for the diagnosis of primary and secondary amyloidosis. A prospective clinical and immunohistologic study in 59 patients. Arthritis Rheum 1993;36:691–697.

23. Comenzo RL, Zhou P, Fleisher M, Clark B, Teruya-Feldstein J. Seeking confidence in the diagnosis of systemic AL (Ig light-chain) amyloidosis: patients can have both monoclonal gammopathies and hereditary amyloid proteins. Blood 2006;107:3489–3491.

29

第 30 章

关节肿瘤

Andrew J. Cooper, Mdjames D. Reeves, Mdsean P. Scully, MD, PHD

■ 最常见的关节肿瘤是色素沉着绒毛结节性滑膜炎和滑膜软骨瘤。磁共振成像（MRI）是这些疾病最好的诊断手段。

■ 其他原发关节肿瘤较罕见，包括树状脂肪瘤，滑膜血管瘤，囊内软骨瘤，滑膜软骨肉瘤。

■ 继发关节肿瘤有滑膜肉瘤和骨巨细胞瘤。

■ 恶性肿瘤转移到骨骼后，也会侵蚀破坏关节间隙。

关节肿瘤可来源于关节组织，或由邻近肿瘤组织侵入，或远处转移而来。色素沉着绒毛结节性滑膜炎和滑膜软骨瘤是最常见关节增生性疾病。其他原发疾病很罕见，包括树状脂肪瘤、滑膜血管瘤、囊内软骨瘤和滑膜软骨肉瘤等。滑膜肉瘤和骨巨细胞瘤有侵入关节倾向。恶性肿瘤转移到骨骼后，也会侵蚀破坏关节间隙。

原发性关节肿瘤

色素沉着绒毛结节性滑膜炎

色素沉着绒毛结节性滑膜炎（pigmented villonodularsynovitis，PVNS）是一种罕见的病因不明的累及滑膜衬里层的增生性疾病。PVNS 不会显示细胞异型，但近来有证据表明其存在细胞遗传学异常。滑膜炎的存在表明了这种疾病也是一个炎性反应过程。其发病原因目前仍然未明确。PVNS 是一种以滑膜炎和滑膜含铁血黄素沉积为病理特征的疾病[11]。PVNS 有三种病理类型：仅累及腱鞘的孤立病灶即腱鞘骨巨细胞瘤；孤立的关节内结节病灶即局限性 PVNS；广泛滑膜受累的绒毛结节形成和色素沉着性滑膜炎（弥漫性 PVNS）[2-3]。本节主要关注后两种病理类型。

典型临床表现为 20～40 岁患者主诉单关节外伤性肿胀[4-9]。80% 为膝关节受累。部分患者会有关节疼痛、发热和僵硬[7-8,10]。当关节内形成大的带蒂结节时，就会出现运动功能障碍如关节紧锁和行动不稳[11]。这些症状大多间歇发作而且进展缓慢[7]。实验室检查全血细胞计数和红细胞沉降率都在正常范围内，有助于排除感染和类风湿关节炎。关节穿刺可见棕色、红色和黄色的关节液[7,9,12]。

疾病早期 X 线平片显示关节周围滑膜肿胀、骨密度正常，关节间隙正常而钙化不常见[13]。晚期才会出现骨骼改变。近来研究发现 PVNS 组织表达基质金属蛋白酶，导致骨和软骨破坏[14]。在滑膜较少的关节如髋关节，绒毛邻近骨可导致轻微骨侵蚀。绒毛不断增生，关节囊内压力增加，绒毛也开始侵蚀骨骼，产生关节囊肿[15-16]。如没有被及时诊断和治疗，就会发生关节破坏。

由于含铁血黄素的沉积，在磁共振成像（MRI）中的典型图像是 T1 和 T2 相低信号的结节状病灶（图 30-1，图 30-2）[12]。在快速场回波序列（fast field echo，FFE）中的低信号病灶对 PVNS 很有诊断价值。常可发现髋关节、踝关节、肘关节和腕关节等部位的关节积液和骨侵蚀[17]。在局限性 PVNS 患者 MRI 可见单个结节性肿块[6]。MRI 检查有利于显示病变范围和指导外科医生制订治疗方案。

对于诊断困难的病例可通过关节镜检查显示病变的大体改变。局限性 PVNS 表现为孤立的黄色有蒂结节，表面呈分叶状，切上去有切黄油样的感觉。好发于膝关节前间隙，外观与腱鞘骨巨细胞瘤相似[6,8]。弥漫性 PVNS 呈现为滑膜内有大量绒毛褶皱和无蒂（或有蒂）结节而明显增厚，仿佛被棕色或橙色的海藻所覆盖，像葡萄串样的结节突起在关节腔里。这些病灶易碎，轻微触碰就会出血。有些绒毛呈球根状看上去

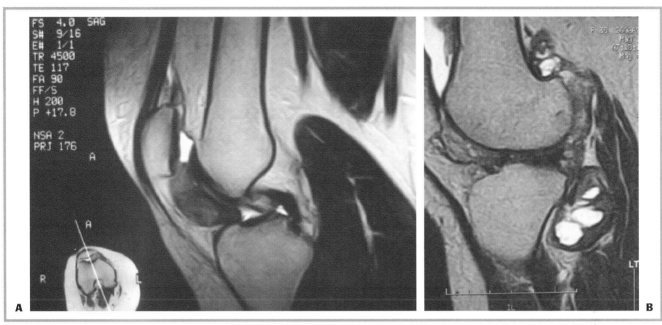

图 30-1　膝关节前间隙受累的 PVNS 呈现不均匀的团块状结节（MRI T2 序列）膝关节后间隙广泛受累的 PVNS，低信号区域提示有含铁血黄素沉积（MRI T1 序列）

30

像杂乱的胡子。有些绒毛末端尖细像蕨类植物。绒毛侵蚀骨，也有些绒毛会增生超过关节囊而延伸到关节外的软组织中 [4-6,18]。组织活检病理能够确诊 PVNS。PVNS 的三种病理类型有着相似的组织学改变——滑膜下结缔组织中细胞过度增生 [19]。滑膜衬里层细胞有 1 ~ 3 层厚，构成了绒毛和结节的轮廓。在部分区域绒

毛末端融合形成裂隙。滑膜下基质中包含有能产生胶原的成纤维细胞和具有噬菌作用的组织细胞。这些细胞多角形，细胞核暗淡和细胞质丰富，有增生倾向，可见有丝分裂相。有些组织细胞吞噬含铁血黄素；有些融合形成多核巨细胞；也有些形成泡沫细胞。嗜含铁血黄素巨噬细胞使滑膜呈现锈褐色，多见于弥漫性 PVNS。含脂质的泡沫细胞让滑膜呈现黄色多见于局限性 PVNS。泡沫细胞和嗜含铁血黄素巨噬细胞多位于周边，而巨细胞则分散在整个疏松结缔组织（图 30-1）[19]。

孤立结节病灶局部切除预后良好 [6]，然而，年轻患者一旦诊断弥漫性色素沉着绒毛结节性滑膜炎，就应该行滑膜全切术 [9,12]。如果 MRI 显示病变部位关节镜可及，采用关节镜下滑膜切除术更好一些，伤残率相对低 [12]。如果病变部位关节镜下无法切除，开放性滑膜切除术是必要的 [2-3,9]。过去，滑膜切除术后复发率高达 40%，滑膜切除不完全被认为是肿瘤复发的主要原因 [2,7,9,16]，关节镜下滑膜切除术也有相同顾虑。弥漫型 PVNS 患者滑膜的清除程度决定了术后复发率 [20]。对膝关节 PVNS 患者，经前或后径路开放性滑膜切除术，术后伤残率低，复发率为 8%[9]。老年弥

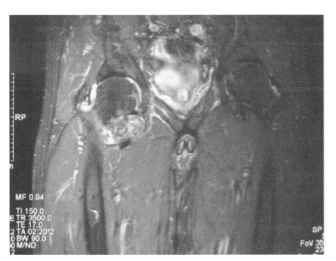

图 30-2　MRI 显示滑膜和软骨游离体巢

漫型 PVNS 患者合并有退行性关节病变，关节成形术治疗效果会更好。而在年轻患者中，则一般是不推荐行关节成形术。

放射疗法可作为外科手术治疗外控制病情的进展的辅助疗法。一项前瞻性研究中发现外照射放疗联合（前径路）关节镜滑膜亚全切除术成功率与滑膜全切术相当。在弥漫型膝关节 PVNS 患者滑膜切除不完全时，作者推荐予以辅助性抗炎剂量 2600cGy 的外照射放疗[21]。关节腔内注射 90 钇已经应用于弥漫型 PVNS 的治疗中，其疗效尚无明确定论，仍处于实验阶段。对于弥漫型 PVNS，滑膜全切除术伤残率较高，而关节腔内注射 90 钇可能成为滑膜亚全切除术的有效辅助手段。应用前应告知患者该治疗有延缓修复、加重强直，甚至引发肉瘤样变的风险[7,9]。

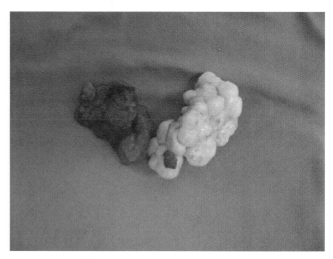

图 30-3 （也见彩图 30-3）Gross 照片。滑膜软骨瘤中所见与周围滑膜并存的软骨游离体

滑膜软骨瘤病

滑膜软骨瘤病（synovial chondromatosis）是一种滑膜下间充质细胞向成软骨细胞分化而非向成纤维细胞分化的良性化生性疾病。这些细胞并不产生胶原，而是形成了软骨结节。软骨结节最初生长于疏松结缔组织中，逐渐向关节腔内突起，表面仅覆盖着滑膜衬里细胞层，最终会从软骨巢中脱落形成关节腔内游离体（图 30-2）。在关节液的营养作用下，成软骨细胞继续增殖。游离体逐渐增大，其中心部分因得不到营养，逐渐坏死并钙化[22]。

由于滑膜中含有大量透明软骨结节，大体上滑膜表面有些肿胀（图 30-3）。这些结节形状各异、半透明、呈灰白色。显微镜下可见各成熟阶段的软骨巢，偶尔可发现毛细血管侵入软骨结节，导致软骨内骨化发生[22]。

滑膜软骨瘤病发生有三个阶段[23]。初始阶段，游离体尚未形成，但在滑膜内化生已经发生。在中间阶段，游离体出现。在最后一阶段，化生已停止，多个游离体持续存在。

该病的好发年龄是 30 ～ 40 岁，复发常见于男性。几乎都是单关节受累，常合并滑囊炎或腱鞘炎。尽管髋关节、肘关节、肩关节、踝关节等关节也可受累，半数以上会累及膝关节[22,24]。常见临床表现为关节肿胀、不适及活动受限。随着疾病进展，会出现关节屈曲、固定等运动障碍[24-25]。最终，带蒂软骨结节和游离体会破坏关节面导致更严重的症状。

早期软骨还没有矿化，X 线平片仅可见非特异性

软组织肿胀。由于局部压力增高，有时可见到骨破坏。在第二期和第三期，可见到多发近关节的钙化或游离体（图 30-4）。典型表现是这些结节大小相似，分布均匀。终末期关节间隙狭窄、骨赘形成、硬化及大量游离体钙化[26]。

对于骨坏死、类风湿关节炎、创伤性关节炎或退

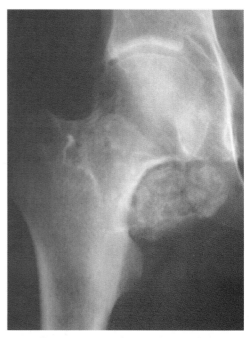

图 30-4 X 线平片显示滑膜软骨瘤病患者髋关节钙化软骨

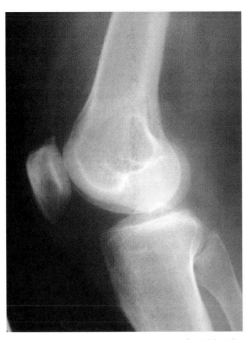

图 30-5 膝关节 X 线侧位平片显示股骨远端骨骺透亮区，活检病理显示为骨巨细胞瘤

行性关节炎患者，应考虑诊断合并继发性滑膜软骨瘤病。如果在诊断软骨瘤之前就有以上基础病变，那就更应该诊断继发性滑膜软骨瘤病。同原发性滑膜软骨瘤病相比，继发滑膜软骨瘤病患者形状不一的骨软骨结节形成少，复发率低，组织学表现不典型[11,26-27]。

MRI 有助于确定软骨结节的位置，是确立滑膜软骨瘤病诊断最好的无创检查方法。未成熟的软骨结节表现为 T1 相中等密度和 T2 相中到高密度（图 30-5）。钙化和骨化区域在 T1 及 T2 相均显示低信号。游离体中含有骨髓脂肪组织时，在 T1 相会显示高信号[26,27]。

治疗滑膜软骨瘤病就是要摘除游离体并且切除一切病变滑膜。开放性手术后会出现关节强直，复发率高达 11%。极少病变会转化为软骨肉瘤[25-27]。髋关节的滑膜软骨瘤病可以用关节镜辅助手术，利用关节镜明确关节腔内的病变，可避免髋关节脱臼和减少创伤。部分外科医生认为在关节镜辅助下行滑膜切除术及游离体摘除是非常有效的[30]。同样关节镜下治疗肩关节滑膜软骨瘤病，也显现了游离体清除彻底，手术后疼痛减轻，康复过程迅速等优势[31]。在许多软骨良性肿瘤的发病机制中均存在 Hedgehog 信号通路异常。在鼠的滑膜软骨瘤病模型中，Hedgehog 信号转录因子表达

增加，药物诱导封闭 Hedgehog 信号通路可能成为未来的治疗选择[28]。

其他的原发关节肿瘤

关节腔内可能出现孤立的脂肪瘤，但是非常罕见。更常见的是由于树状脂肪瘤（lipoma arborescens）引起的关节腔内堆积大量的脂肪组织。实质部分是脂肪滑膜绒毛，则常见于骨关节炎、类风湿关节炎和创伤性关节炎。常发生于膝关节，引起关节肿胀疼痛[29]，外科滑膜切除治疗有效。

滑膜血管瘤（synovial hemangiomas）多见于儿童和青年，主要累及膝关节。X 线平片可见该病特征性病变的静脉石。组织学上证实是软组织血管瘤。无论是局限性还是弥漫性血管瘤都会引发关节疼痛和关节内积血。良性血管瘤均应手术切除治疗。

关节囊内孤立软骨瘤同关节外软骨瘤一样都是软骨良性肿瘤，易发生钙化。表现为关节内实性结节。

滑膜软骨肉瘤（synovial chondrosarcomas）很罕见，可以原发也可继发于滑膜软骨瘤病，需广泛性手术切除治疗。

继发性关节肿瘤

滑膜肉瘤

滑膜肉瘤（synovial sarcoma）并不常见，是间充质细胞受累的高度恶性肿瘤。好发于韧带附近和筋膜面，偶见长于关节内或毗邻关节。好发于 15 ~ 40 岁，下肢受累常见[32]。尽管称之为滑膜肉瘤，却很少源于关节内。但也有个案报道存在关节内孤立滑膜肉瘤[34]。

患者典型主诉为一个缓慢增大的软组织肿物。50% 的情况下会伴有疼痛。X 线平片上显示为体积较大的分叶状关节外肿块。约 1/3 患者可见布满肿物的斑点状钙化影。其 MRI 表现不具有特异性，但对缩小诊断范围和描述肿瘤解剖范围有帮助[29]。

明确诊断依赖于活检病理。滑膜肉瘤有 3 种病理类型。受累上皮样细胞和间充质分化细胞的双相型最常见。肥大的立方形或高柱状上皮细胞可形成腺样裂隙和囊样腔隙。圆形和卵圆形上皮细胞形成网和束。纺锤形的成纤维细胞以类似于纤维肉瘤一样的方式分布其中。有时镜下呈现要么上皮细胞占优势（罕见），要么成纤维细胞占优势（较常见），这种病理改变被

30

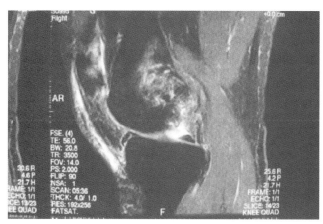

图 30-6 股骨远端矢状位快速自旋回波（fast spin echo，FSE）成像：股骨远端巨细胞瘤沿交叉韧带侵入关节腔

划分为单相型。单相型易与其他源于上皮或纤维来源的肿瘤相混淆，有学者认为其预后不良。还有一种类型以组织学上可见存在很多有丝分裂相圆细胞为特征，该类型少见，但分化不良，进展迅速，预后较差[22,32,35]。

绝大多数滑膜肉瘤患者存在 SYT-SSX2 染色体（X，18）易位置换的融合产物。该融合产物可调控 β 环连蛋白聚集并迁移至核内，继而发挥调控细胞间黏附的作用。应用分子生物学方法检测该融合蛋白逐渐成为诊断滑膜肉瘤的一条新标准[36]。

滑膜肉瘤诊断一旦明确，就应该行广泛性滑膜切除术并清除所有受累淋巴结[32]。尽管辅助放疗和化疗改善了总体预后，局部和肺内转移的风险仍很高。5 年和 10 年的生产率分别为 55% 和 40%[37]。高龄、肿瘤大于 5 cm，且在 10 倍视野下存在 10 个或以上有丝分裂期细胞都是肿瘤转移和（或）死亡的危险因素[33]。

巨细胞瘤

巨细胞瘤（giant cell tumor）是一种来源不明的良性肿瘤，局限性侵袭，好发年龄 20～40 岁。50% 的患者受累膝关节（股骨远端和胫骨近端）[32]，其次常受累桡骨远端和肱骨近端。X 线平片可见单纯性骺端和邻近关节面的溶骨性破坏[22]。常可侵蚀到关节（图 30-6），易复发，有 1%～2% 患者会恶变并转移到肺部。在切除部位填充苯酚、骨移植物和甲基丙烯酸甲酯能够减少复发和保留关节功能。高速电钻也可以减少复发。为防止恶变转移，对于不能手术切除的巨细胞瘤应选择放疗[32]。

（王 梅 译 李鸿斌 校）

参考文献

1. Tyler WK, Vidal AF, Williams RJ, Healey JH. Pigmented villonodular synovitis. J AAOS 2006;14:376–385.
2. Rao AS, Vigorita VJ. Pigmented villonodular synovitis (giant cell tumor of the tendon sheath and synovial membrane): a review of eighty-one cases. J Bone Joint Surg Am 1984;66:76–94.
3. Granowitz SP, D'Antonio J, Mankin HL. The pathogenesis and long term end results of pigmented villonodular synovitis. Clin Orthop 1976;114:335–351.
4. Docken WP. Pigmented villonodular synovitis: a review with illustrative case reports. Semin Arthritis Rheum 1979;9:1–22.
5. Dorwart RH, Genant HK, Johnston WH, Morris JM. Pigmented villonodular synovitis of synovial joints: clinical, pathologic, and radiologic features. AJR Am J Roentgenol 1984;143:877–885.
6. Bravo SM, Winalski CS, Weissman BN. Pigmented villonodular synovitis. Radiol Clin North Am 1996;34:311–326.
7. Byers PD, Cotton RE, Deacon OW, et al. The diagnosis and treatment of pigmented villonodular synovitis. J Bone Joint Surg Br 1968;50:290–305.
8. Flandry F, Hughston JC. Pigmented villonodular synovitis. J Bone Joint Surg Am 1987;69:942–949.
9. Flandry F, Hughston JC, Jacobsen KE, Barrack RL, McCann SB, Kurtz DM. Surgical treatment of diffuse pigmented villonodular synovitis of the knee. Clin Orthop 1994;300:183–192.
10. Wu KK, Ross PM, Guise ER. Pigmented villonodular synovitis: a clinical analysis of twenty-four cases treated at Henry Ford Hospital. Orthopedics 1980;3:751–758.
11. Jaffe HL. Tumor and tumorous conditions of the bone and joints. Philadelphia: Lea and Febiger; 1958.
12. Michael RH. Pigmented villonodular synovitis. Orthop Nurs 1997;16:66–68.
13. Lewis RW. Roentgen diagnosis of pigmented villonodular synovitis and synovial sarcoma of knee joint. Radiology 1947;49:26.
14. Uchibori M, Nishida Y, Tabata I, et al. Expression of matrix metalloproteinases and tissue inhibitors of metalloproteinases in pigmented villonodular synovitis suggests their potential for joint destruction. J Rheumatol 2004;31:110–119.
15. Schwartz HS, Unni KK, Pritcherd DJ. Pigmented villonodular synovitis. A retrospective review of affected large joints. Clin Orthop 1989;247:243–255.
16. Scott PM. Bone lesions in pigmented villonodular synovitis. J Bone Joint Surg Br 1968;50:306–311.
17. Cheng XG, You YH, Liu W, Zhao T, Qu H. MRI features of pigmented villonodular synovitis (PVNS). Clin Rheumatol 2004;23:31–34.
18. Goldman AB, DiCarlo EF. Pigmented villonodular synovitis: diagnosis and differential diagnosis. Radiol Clin North Am 1988;26:1327–1347.

19. Jaffe HL, Lichtenstein L, Sutro CJ. Pigmented villonodular synovitis, bursitis, and tenosynovitis. Arch Pathol 1941; 31:731–765.

20. De Ponti A, Sansone V, Malchere M. Results of arthroscopic treatment of pigmented villonodular synovitis of the knee. Arthroscopy 2003;19:602–607.

21. Blanco CE, Leon HO, Guthrie TB. Combined partial arthroscopic synovectomy and radiation therapy for diffuse pigmented villonodular synovitis of the knee. Arthroscopy 2001;17:527–531.

22. Enneking WF. Clinical musculoskeletal pathology. 3rd ed. Gainesville, FL: University of Florida Press; 1990:243–250, 255–259, 312–317, 439–441.

23. Milgram JW. Synovial osteochondromatosis. J Bone Joint Surg Am 1977;59:792–801.

24. Trias A, Quintana O. Synovial chondrometaplasia: review of world literature and a study of 18 Canadian cases. Can J Surg 1976;19:151–158.

25. Coles MJ, Tara HH. Synovial chondromatosis: a case study and brief review. Am J Orthop 1997;26:37–40.

26. Crotty JM, Monu JU, Pope TL. Synovial osteochondromatosis. Radiol Clin North Am 1996;34:327–342.

27. Wuisman PI, Noorda RJ, Jutte PC. Chondrosarcoma secondary to chondromatosis. Report of two cases and a review of the literature. Arch Orthop Trauma Surg 1997; 116:307–311.

28. Hopyan S, Nadesan P, Yu C, Wunder J, Alman BA. Dysregulation of hedgehog signaling predisposes to synovial chondromatosis. J Pathol 2005;206:143–150.

29. Laorr A, Helms CA. MRI of musculoskeletal masses. A practical text and atlas. New York: Igaku-Shoin; 1997:159–161, 275–280, 329–345.

30. Chen CY, Chen AC, Chang YH, Fu TS, Lee MS. Synovial chondromatosis of the hip: management with arthroscope-assisted synovectomy and removal of loose bodies: report of two cases. Chang Gung Med J 2003;26:208–214.

31. Fowble VA, Levy HJ. Arthroscopic treatment for synovial chondromatosis of the shoulder. Arthroscopy 2003;19: E2.

32. Campanacci M. Bone and soft tissue tumors. New York: Springer-Verlag; 1981:99–135, 1109–1126, 1243–1252, 1289–1306.

33. Kaakaji Y, Valle DE, McCarthy KE, Nietzschman HR. Case of the day. Case 4: synovial Sarcoma. AJR Am J Roentgenol 1998;171:868–870.

34. Namba Y, Kawai A, Naito N, Morimoto Y, Hanakawa S, Inoue H. Intraarticular synovial sarcoma confirmed by SYT-SSX fusion transcript. Clin Orthop 2002:221–226.

35. Machen KS, Easley KA, Goldblum JR. Synovial sarcoma of the extremities. A clinicopathologic study of 34 cases, including semi-quantitative analysis of spindles, epithelial, and poorly differentiated areas. Am J Surg Pathol 1999; 23:268–275.

36. Pretto D, Barco R, Rivera J, Neel N, Gustavson MD, Eid JE. The synovial sarcoma translocation protein SYT-SSX2 recruits beta-catenin to the nucleus and associates with it in an active complex. Oncogene 2006;25:3661–3669.

37. Enzinger FM, Weiss SW. Soft tissue tumors. 2nd ed. St. Louis: Mosby; 1988:638–688, 861–881.

30

第 31 章

遗传性结缔组织病

Reed Edwin Pyeritz, MD, PHD

■ 参与组成结缔组织的基因已绘制，这些基因编码着数百个蛋白质。

■ 遗传性结缔组织病（HDCT）既在家庭内部和家庭之间存在很大的可变性，又存在遗传异质性。

■ 对应的表型：①纤维素的病变，如成骨不全症，马方综合征（Marfan's syndrome）；②蛋白聚糖代谢紊乱，如黏多糖症；③骨发育不全和软骨发育异常，如软骨发育不全的侏儒症；④新陈代谢的先天缺陷，如高胱氨酸尿症。

组成结缔组织的分子和组织，称为细胞外基质，其结构异常复杂。这些组织普遍存在，其控制合成、组装和代谢的基因的数量、结构、基因图谱上的位置和调控大部分均未知。然而，参与编码结缔组织代谢和骨骼发育的数百个蛋白质的基因已绘制[1]，而编码这些蛋白质的基因突变导致各种疾病。遗传性结缔组织病（heritable disorders of connective tissue，HDCT）遵循孟德尔定律，但类似许多这样的疾病，既在家庭内部和家庭之间存在相当大的可变性，又存在遗传异质性[2-3]。

一些常见的疾病，如骨关节炎、骨质疏松症和主动脉瘤，涉及结缔组织为主，在散发的家庭中遵循孟德尔定律，而在大多数情况下，多个基因和其他因素可能是其重要的致病因素和发病机制[4]。

HDCT 的表型特征，有时就像天然生成的，仍然超越了生化和遗传的理解范围[5]。200 多种疾病被称为 HDCT，其中较为熟悉的患病率为 1∶50000 ～ 1∶3000，许多的疾病较罕见。目前尚无 HDCT 的精确分类，其分类最终必须以病理学为基础。故目前使用一些传统的表型分组：A. 纤维素的病变，如成骨不全症；B. 蛋白聚糖代谢紊乱，如黏多糖症；C. 骨发育不全和软骨发育异常，如软骨发育不全的侏儒症（见第 35 章）；D. 新陈代谢的先天缺陷，随后影响结缔组织，如高胱氨酸尿症和黑尿症。然而，许多典型的马方综合征，以前被认为是典型的纤维素障碍的疾病之一，现在确认为信号的失调，为潜在的转化生长因子 -β（transforming growth factor beta，TGF-β）复合物和细胞外微纤丝的交互作用受损。

马方综合征

马方综合征（Marfan syndrome，MFS）的患者有多个器官和组织的异常，以骨骼、眼、心血管、肺和中枢神经系统异常为特征，诊断主要依据为临床特征和常染色体显性遗传模式[6]。所有的病例研究证实其基本缺陷为纤维蛋白 1（*FBN1*），其位于 15q21，为细胞外微纤维的主要成分[7]。微纤维广泛存在，10 ～ 14 nm，与弹性蛋白原结合，形成弹性纤维，纤维蛋白作为重要的功能分子存在于任何含有弹性纤维的器官，如动脉、韧带和肺实质，及与微纤维和弹性蛋白无关联的其他组织，如眼悬韧带纤维、表皮真皮交界处、软骨膜。因此，有缺陷的纤维蛋白与 MFS 的多效表现是一致的。

在过去的几年，每个表型的 MFS 分子和细胞的发病机制和与 MFS 相关的疾病的原因和机制取得了很大进展。没有 MFS 的常染色体显性遗传的异位晶状体、主动脉瘤和高挑身材是由基因 *FBN1* 突变引起的[8]。先天性挛缩性蜘蛛指（趾）综合征是由位于 5 号染色体的 *FBN2* 突变所致，为纤维蛋白家族的另一成员。突变的 *FBN1* 的小鼠模型表现出许多 MFS 的特征，其原因是在发育和成长过程中 TGF-β 的过度表达[9-10]。正常的微纤维会组织潜在的 TGF-β 黏合的复合物，而纤维蛋白 1 的突变导致失调。晶状体异位是微纤维的拉伸强度异常的一个特征。

MFS 的骨骼表现包括瘦高身材[11]；身体比例异常，

长臂距和上部量 / 下部量的比例减少（细长指），瘦长指（蜘蛛脚样指）；前胸畸形（漏斗胸，鸡胸，或不对称组合）；脊柱曲度异常（脊柱侧弯，后凸过度，胸椎曲度的消失导致"直背"）；伸展过度或少见的先天性四肢关节挛缩；髋臼前突；长窄的扁平足；多数患者有近视，大约有一半的晶体半脱位（晶状体异位）。主动脉窦水平上的动脉扩张联合动脉中层弹力纤维的发育不全；主动脉瓣关闭不全，解剖结果显示其主要的死亡原因与心血管有关。大多数患者出现二尖瓣脱垂，一些患者尤其是儿童可导致严重的二尖瓣关闭不全。疝气频繁；5% 的患者因肺尖肺大泡导致气胸；胸肌，三角肌和腰椎区的萎缩纹是诊断标志。腰骶部硬脊膜膨出，通常无症状，偶然通过计算机断层扫描（CT）或磁共振成像（MRI）发现，但可能会导致盆腔脊膜膨出和神经根问题[12-13]。

治疗上以预防和姑息治疗为主。升主动脉的大小应遵循超声心动图。β- 受体阻滞药建议用于减少主动脉壁的压力，当主动脉直径大于 50%（成人 45 ～ 50 mm）时应修复主动脉根部[14-15]。在儿童和青少年时期应积极管理脊柱侧弯，曲率超过 40°时，应考虑手术稳定[16]。增高青春期的荷尔蒙水平可以调节身高过高和减少脊柱曲度恶化，这种治疗在年轻女孩偶尔使用，但很少用于年轻的男性。大多数患者关节不脱臼，但如果有些患者脱臼，髌骨是最常见的错位。MFS 的患者在中年可能会倾向于发展退行性关节疾病和骨质疏松症。MFS 的妇女在怀孕期间主动脉夹层动脉瘤及破裂的风险增加；主动脉根部直径大于 40 mm 是妊娠的禁忌。

MFS 小鼠模型对氯沙坦有显著的积极的反应，除了其血管紧张素受体阻断作用外，其可干扰 TGF-β 的作用[17]。氯沙坦治疗 MFS 的临床试验目前在人体中进行。

高胱氨酸尿症

高胱胺酸尿症（homocystinuria）是先天性蛋氨酸的代谢过程中胱硫醚 β- 合成酶缺乏活性所致。临床特征类似 MFS，包括晶状体异位，高挑身材，细长指和蜘蛛脚样指，前胸和脊柱畸形[18]。广义骨质疏松症，紧密结合的关节，动脉和静脉血栓形成，颧红晕，智力低下。高胱胺酸尿症为常染色体隐性遗传，这一点与 MFS 存在区别，而主动脉瘤和二尖瓣脱垂不是高胱氨酸尿症的特征。一部分患者由于骨质疏松而出现背部疼痛和椎体塌陷。多数患者没有典型的关节病。

该病的 3 个主要特征：精神发育迟滞，结缔组织病和血栓，其发病机制尚不清楚。一种假说认为同型半胱氨酸和甲硫氨酸的巯基干扰胶原交联。如果假设正确，那么这是硫醇类的形式，其复杂结构类似同型半胱氨酸，能够延长青霉胺的用法。纤维蛋白富含半胱氨酸，链内和链间的二硫键连接是微纤维的形成和发挥功能的关键。高胱氨酸血症的一些表型与 MFS 相似可能是通过活化一部分同型半胱氨酸的巯基基团而破坏微纤维[19]。

约 50% 的患者从生化和临床上对大剂量维生素 B_6 有反应（通常每天超过 50 mg 维生素 B_6），它是脱硫醚 β- 合成酶的必须辅助因子。治疗和生化上需要足够水平的叶酸和维生素 B_{12}。维生素 B_6 的治疗虽然能够在生化上有效地纠正该病，但不能逆转已经存在的精神发育迟滞和异位晶状体，故强调必须早期诊断和治疗。早期诊断是可行的，因为许多国家的新生儿筛查测试就包括血中甲硫氨酸升高。不幸的是一些对维生素 B_6 反应良好者可能逃逸筛查测试。对维生素 B_6 无反应者，低甲硫氨酸饮食和口服甜菜碱治疗（刺激同型半胱氨酸的甲基化转化为甲硫氨酸）是常规的治疗方法，如果能够容忍饮食和维生素，这种方法可以成功。

斯蒂克勒综合征

斯蒂克勒综合征（Stickler syndrome）是一种比较常见的常染色体显性遗传疾病，临床表现为严重进展的近视；玻璃体退化；视网膜脱离；渐进性耳聋；腭裂，下颌骨发育不全；关节可僵直，可过度弯曲；骨骺发育不良；关节疼痛可能导致残疾、脱位或退化[20]。这种情况又称为进行性关节与眼病（progressive arthro-ophthalmopathy），经常诊断不足，部分原因是由于患者不是综合征的所有临床特征都表现出来，另一部分原因是医生在诊断过程中没有获得详细的家族史以提示其为遗传性疾病。如果患儿有先天性腕、膝和踝关节肿胀，特别是有罗班异常（小颌、腭裂及舌后坠）；年轻人患有退行性髋关节疾病；和有听力丧失、退化性关节炎或视网膜脱离怀疑 MFS 的患者应高度怀疑此病。至少有 4 个基因突变可引起斯蒂克勒综合征，其中 3 个已被确认[21]。前胶原 α1（Ⅱ）或 α1（Ⅺ）（分别为 COL2A1 和 COL11A2）的突变导致经典斯蒂克勒综合征。这两个基因表达于软骨和玻璃体，

31

软骨和玻璃体以Ⅱ型和Ⅺ型胶原为主。有一种斯蒂克勒综合征却无眼部表现，原因可能是前胶原α2（Ⅺ）（*COL11A2*）的突变，这种蛋白是Ⅺ型胶原的成分，仅在软骨中存在，而不是玻璃体的组成部分。约有2/3的患者有*COL2A1*基因突变，典型的突变为翻译链过早的终止。而有些家系并没有这二个基因突变的连锁遗传。家系之间的临床特点可变性比在家系内广泛得多，这反映了遗传的异质性。

Ehlers-Danlos 综合征

Ehlers-Danlos 综合征（The Ehlers–Danlos syndromes，EDS）是一组表型广泛变异的疾病，可能是由于广泛的遗传异质性所致。综合征的基本临床特点主要累及关节和皮肤：皮肤弹性异常升高，易淤血，关节活动度异常增高及异样组织脆性[22]。内脏临床表现可能出现在特殊类型的EDS。EDS根据表型和遗传特征分为六种类型，但也存在许多其他临床类型[23]，在个例研究中，研究已证实该病存在相当大的异质性。其广泛的表型和生化特征却对临床医生的诊断无帮助，约有50%的患者有至少一个"基本的"特征不能分类。

Ehlers-Danlos，传统型

传统的EDS（原Ⅰ和Ⅱ型）临床表现为关节及皮肤活动度异常增高，皮肤弹性脆性增高，易淤血，轻微外伤即可裂开伤口，缝合后易形成异常瘢痕。先天性髋脱位的新生儿，以及在以后的生活中有习惯性关节脱位、关节积液、马蹄内翻足和脊柱滑脱，均是关节不牢固的结果。在这个综合征中关节积血和"关节积血性残疾"这种描述类似于皮肤的淤血。有时脊柱侧弯很严重。这种类型的EDS属常染色体显性遗传，具有很大的可变性。传统EDS的自我管理强调预防创伤和创伤时细心的照料。孕有EDS胎儿的妊娠很容易发生胎膜早破。这种类型的EDS为基因的异质性，一半的病例因*COL5A1*和*COL5A2*基因突变所致[24]。*COL1A1*基因杂合突变可以导致传统的EDS的表型，往往伴随成骨不全症的轻度临床特点。*COL1A1*基因的纯合突变的少数个体有传统的EDS，并伴随严重的心血管疾病。

Ehlers-Danlos，运动过渡型

运动过渡型EDS（原Ⅲ型）与传统类型相比，无明显的皮肤累及，中度至重度的关节过度伸展。这种类型的特征为患者轻度关节松弛，无关节不稳，特别是患者的亲属也有类似的临床表现[25]。在一些病例，这种特征对诊断并没什么帮助，除非它有明显的轻度残疾，如果有的话，应怀疑该病。已有报道这种广泛的表型有大量的生物化学和分子异常，包括Ⅰ型和Ⅲ型胶原和腱糖蛋白-X[26]。

Ehlers-Danlos，血管型

血管型EDS（原Ⅳ型）是目前最严重的类型，其动脉和肠有自发破裂的倾向[27]。Ⅲ型胶原的异常是其致病因素。目前*COL3A1*基因存在许多突变。皮肤受累表现多样：皮肤菲薄，一些患者几乎是半透明的皮肤，其他一些患者可能只有皮肤弹性异常增高的特点。关节松弛也各不相同，但可能局限于足趾。该类型通常为常染色体显性遗传，很多患者在他们的家系中零星出现，表明他们是一个新的杂合子突变。大部分患者与Ⅰ型胶原蛋白相比，Ⅲ型胶原相对不足，这种不足可以用培养的真皮成纤维细胞检测到。由于检测相对简单，且在该条件下结果非常特异，往往能通过生化检测确诊[27]。

Ehlers-Danlos，脊柱后侧凸型

脊柱后侧凸型（原Ⅵ型）为常染色体隐性遗传，其特征为脆性眼球，典型的关节和皮肤的过度伸展，严重的脊柱侧弯的倾向。因胶原蛋白链（PLOD）中缺乏赖氨酰羟化酶，皮肤中几乎不含有赖氨酸。维生素C是赖氨酰羟化酶的必要的辅助因子，补充药理剂量的维生素C可能是有益的。

Ehlers–Danlos，关节松弛型

关节松弛型EDS（以前的ⅦA和ⅦB型）的典型表现是显著关节松弛、先天脱位、中度身材矮小和各种皮肤受累。其病因是不能将Ⅰ型前胶原裂解成N-前肽，这是转变为成熟胶原的必须过程。α1（Ⅰ）和α2（Ⅰ）前胶原切割位点的突变可导致该型病变，而前胶原缺陷表现为显性性状。

Ehlers–Danlos，皮肤脆裂型

皮肤脆裂型EDS（以前的ⅦC型）是一种隐性遗传病，因分解Ⅰ型前胶原的N肽酶基因（*ADAMTS2*）缺陷导致。该疾病主要累及皮肤和筋膜，关节较少受累[28]。

表 31-1　Ehlers-Danlos 综合征

类型	曾用名	临床特征 [a]	遗传类型	OMIM 号 [b]	分子缺陷
传统型	EDS Ⅰ和Ⅱ	关节活动度异常增高；皮肤弹性异常升高；萎缩性瘢痕；光滑、柔软的皮肤；皮下椭球。	AD	130000（EDS Ⅰ）	Ⅴ型胶原（EDS Ⅰ）
运动过渡型	EDS Ⅲ	关节活动度异常增高；一些皮肤弹性异常升高；± 光滑、柔软的皮肤	AD	130010（EDS Ⅱ）130020	? COL5A1，COL5A2（EDS Ⅱ），TNXB
血管型	EDS Ⅳ	皮肤菲薄；容易淤血；鼻子小而薄；肢端早老症；大、中型动脉、子宫和肠道的破裂	AD	130050（225350）（225360）	Ⅲ型胶原缺乏
脊柱后侧凸型	EDS Ⅵ	关节活动度异常增高；先天性、进行性脊柱后侧凸；脆性巩膜致眼球破裂；组织脆性；动脉扩张；二尖瓣脱垂	AR	225400	PLOD
关节松弛型	EDS ⅦA 和ⅦB	关节活动度异常增高，严重者半脱位；先天性髋关节脱位；皮肤弹性异常升高；组织脆性	AD	130060	1. Ⅰ型前胶原 N- 端未分裂2. COL1A1 或 COL1A2 的突变
皮肤脆裂型	EDS ⅦC	严重皮肤脆性；皮肤弹性的降低；易于淤血；疝气；胎膜早破	AR	225410	1. Ⅰ型前胶原 N- 端未分裂2. ADAMTS2 的缺乏
未分类类型	EDS Ⅴ	典型的特征	XL	305200	?
	EDS Ⅷ	典型的特征和牙周的疾病	AD	130080	?
	EDS Ⅹ	较轻的典型特征，二尖瓣脱垂	?	225310	?
	EDS Ⅺ	关节的不稳定	AD	147900	?
	EDS Ⅸ	典型特征；枕角	XL	309400	同门克斯综合征等位基因

注：AD，常染色体显性；AR，常染色体隐性；XL，X- 连锁；MVP，二尖瓣脱垂；OMIM，人类孟德尔遗传联机系统；?，未知

[a] 按照诊断的重要性顺序列出

[b] 人类孟德尔遗传联机系统列值 [1]

31

关节不稳定综合征

家族性关节不稳定性综合征（familial joint instability synchrome）的主要表现是多发的四肢关节不稳定，该疾病曾被认为是 Ehlers Danlos 综合征的一型。反复关节脱位是常见主诉，尤其是肩或膝[29]。关节过伸的程度各异，但多为轻度，皮肤受累少见。该综合征不少见，且常与很多残疾相关。诊断标准是家族内存在明显变异的常染色体显性遗传，这一标准强调了解详细家族史的必要性，如果可能，要包括近亲的检查。生化缺陷不明确。

Larsen 综合征以先天性脱位、特征性面容（包括前额突出、鼻柱扁平和眼距增宽）、关节脱位和骨骼发育不良为特征。关节脱位多发生在膝（特征性改变是胫骨前脱位）、髋和肘关节。掌骨缩短，指骨呈圆柱形指端变细缺失。一些患者可出现腭裂、脑积水、脊髓节段异常和中重度身材矮小。已知的几个父母正常而后代多个患病的实例，提示该疾病为常染色体隐性遗传；然而，亲代子代均患病的例子同样存在，符合显性遗传。隐性遗传更常与严重身材矮小和脊柱畸形引起的神经系统并发症相关。显性基因定位于染色体 3p21.1-p14.1。

成骨不全综合征

成骨不全（osteogenesis imperfecta，OI）综合征有多种不同临床表型[2,5,10]，包括骨受累、眼睛受累、牙齿受累、听觉受累及心血管受累。根据遗传类型和临床表型的不同进行分类（表 31-2）。

表 31-2 成骨不全综合征

分型	临床特征	遗传学	OMIM 号[a]	基本缺陷
I	骨折数量各异；畸形少；身高正常或接近正常；蓝巩膜；听力损失常见但并不总是存在；DI 异常	AD	166200	典型，无功能的 *COL1A1* 等位基因
II	宫内或出生后不久死亡；出生时多发骨折，包括肋骨（可呈串珠状）和其他长骨；颅顶轻度钙化；肺高压	AD / AR	166210 / 259400	*COL1A1* 或 *COL1A2*；典型的甘氨酸替代；偶见的三螺旋结构部分缺陷 *COL1A2* 缺陷和无功能等位基因
III	骨折常见，长骨在宫内即开始进行性畸形变；严重身材矮小；蓝巩膜，随年龄增长颜色渐变浅；ID 和听力损失常见	AD	259420	*COL1A1* 和（或）*COL1A2* 一个（单氨基酸替代）或很少两个突变
IV	骨折常见；身材矮小常见；骨变形常见但不严重；巩膜颜色可见浅灰色到正常色；听力损失各异；DI 常见	AD	166220；166240	*COL1A1* 或 *COL1A2* 点突变，*COL1A2* 外显子跳跃突变
V	与 IV 型类似，伴肥大骈胝形成，前臂旋前旋后受限；无 DI	AD		*COL1A1* 或 *COL1A2* 无突变?
VI	与 IV 型类似，但骨折更早更频繁；无 DI；钙化减少但无钙盐代谢缺陷	?		血清碱性磷酸酶增高，*COL1A1* 或 *COL1A2* 无突变

缩写：AD，常染色体显性；AR，常染色体隐性；DI，牙本质发育；OMIM，人类孟德尔遗传联机系统
[a] 人类孟德尔遗传联机系统表列值[1]

I 型成骨不全

I 型 OI 最常见，为常染色体显性遗传，与大量家族内变异有关。某一患者可表现为严重身材矮小，伴频繁骨折和多发残疾，但其受累亲属可表现为生活完全不受限。该疾病是由 α1（I）和 α2（I）前胶原基因缺陷导致，*COL1A1* 缺陷多与蓝巩膜有关，*COL1A2* 缺陷多与身材矮小有关[31]。

II 型成骨不全

II 型包含典型的先天变异，几乎均于婴儿期或胎内即死亡。大部分患者是由 α1（I）或 α2（I）前胶原基因的新变异造成（假如患者存活并生育，疾病表型显性遗传）。"隐性优势"遗传模型可解释杂合子变异引起的严重表型。较少患者有患病同胞和正常父母，一些病例中，父母性腺的低水平变异导致了后代多发变异的可能。

III 型成骨不全

III 型包括严重骨骼畸形、脊柱后侧凸、身材矮小和多种骨折。多为散发，暗示其可能是新型变异或常染色体隐性遗传导致。

IV 型成骨不全

IV 型遗传和表型均与 I 型类似，只是不常见，与蓝巩膜无关，骨折发生平均较 I 型少。

自然病程

这些分型中骨受累的自然史类似。均被称为"脆性骨"；有时胎儿即可发生骨折，尤其是 II 型，因此允许产前进行 X 线诊断。这类患者可能出生时即表现为四肢短而弯曲和多发肋骨骨折，后者在 X 线上表现为典型"串珠样"改变。其他 I 型或 IV 型患者，可能不发生或较少发生骨折，但有蓝巩膜、乳白色牙或听力丧失，表明其变异基因的存在。胶原合成缺陷导致了骨的脆性和可变形性。因此，OI 的骨受累表现其实是骨质疏松症的一种遗传类型。可见"鳕鱼椎"（椎体的上下两端在膨大椎间盘的压力下呈扇形变）或扁平椎，尤其是老年患者，衰老或绝经使该症状进一步恶化，也可见于骨折或矫形手术后椎体固定的年轻患者。

I、III、IV 型患者骨折的发生率在青春期常减少。部分患者可形成假关节并导致骨折不连接。OI 患者常形成肥大骈胝，与骨肉瘤鉴别困难。关于 OI 患者的骨肉瘤发病风险是否增高的争论一直存在；不管怎样，该风险并不高，但当患者未骨折而出现骨痛时则需要警惕，尤其是老年患者。I 型患者的关节松弛有时很显著，其关节脱位多由频发骨折、韧带松弛或肌腱破裂引起的畸形导致。

OI 的鉴别诊断包括特发性幼年骨质疏松症、

Hajdu-Cheney 综合征（如骨质疏松症、多发沃姆骨、肢端骨质溶解症）、致密性成骨不全症（侏儒症、脆骨症、下颌支缺失、颅囟不闭合、肢端骨质溶解）和低磷酸酯酶症。发现家族中骨质疏松症的易感性与 I 型胶原突变有关。因此识别某一特定基因变异的能力，但并不一定有益于临床诊断。此外，不被认为是综合征的共有问题可能是由细胞外基质的这个或那个构成因素缺陷导致的。

多种激素和药物已被试用于该疾病的治疗。补钙、降钙素和维生素 D 均无效，除非该方面存在明确的缺陷。口服或注射双膦酸盐在减少年轻患者骨折发生率和改善其骨骼生长方面取得了显著疗效 [32-33]。然而，骨的整体质量并未得到改善，而且，儿童该治疗多久、能否治疗成人等问题并未得到解决 [34]。骨髓移植可提供正常的间充质干细胞，给人们带来一些希望 [35]，自体间充质干细胞的基因治疗研究正在进行。

弹性纤维性假黄瘤

弹性纤维性假黄瘤（pseudoxanthoma elasticum）主要累及眼睛、血管和皮肤 [36]。尽管最易识别的眼底病变是玻璃膜破裂形成的血管样条纹，但也可出现视网膜出血引起的视力进行性丧失。肌性动脉的中层膜发生弹性纤维退化，其组织学特点类似动脉中层硬化。四肢脉搏逐渐消失，间歇性跛行常见。血管受累的并发症如心肌梗死、脑卒中和胃肠道出血是主要死亡原因。特征性皮损多出现在弯曲受压部位，粗糙不平类似鸡皮。骨和关节一般不受累。全身弹性纤维钙化。大部分患者起病于 ABCC6 的突变，为常染色体隐性遗传，该基因编码一种 ATP 酶依赖的跨膜转运蛋白，主要表达在肝和肾 [37]。基因突变使细胞外基质受到影响的可能性提高，这是由转运缺陷导致循环代谢失调引起。

骨化性纤维发育不良

骨化性纤维发育不良（fibrodysplasia ossificans progressiva，FOP）以韧带、肌腱和腱膜的进行性骨化为特征 [39]。多数 1 岁左右起病，常伴随明显的炎症过程和胸背侧、颈、头皮的结节形成。此阶段可出现局部发热、白细胞增多和红细胞沉降率增快，有时可被误诊为急性风湿热。短的大趾伴（或不伴）短的拇指

是正确诊断的重要线索，FOP 是先天性拇外翻的主要原因。该常染色体显性遗传病大部分是由新型突变造成的。肺容量的进行性受限导致了呼吸功能不全和致死性肺炎，使得患者预期寿命显著缩短。FOP 的病因是 ACVR1 突变，该基因编码 I 型成骨蛋白的受体 [40]。

黏多糖病

黏多糖病（mucopolysaccharidoses，MPS）是由于蛋白聚糖分解代谢的先天性缺陷造成 [41]。尽管疾病表型各异，但各个患者均有黏多糖尿和蛋白聚糖代谢物在多个组织的沉积。根据表型、基因和生化检查的不同，将 MPS 分为多种不同亚型（表 31-3）。身材相对矮小是各型 MPS 共有标准，在 I H 型（Hurler 综合征）、II 型（Hunter 综合征）、IV 型（Morquio 综合征，短躯干侏儒症的原型）和 VI 型（Maroteaux-Lamy 综合征）患者中尤为显著。除 IV 型更为严重外，余各型 MPS 骨骼发育不良的 X 线表现类似。尽管"多发性成骨不全"被用于描述该疾病，但它并不是 MPS 特有的，类似改变见于多种贮存障碍性疾病。主要 X 线表现是颅盖厚、蝶鞍扩大呈 J 形、下颌短而宽、椎体两面凸出、牙齿发育不全、肋骨宽、锁骨短而厚、髋外翻、掌骨宽而近端突出和指（趾）骨短。

无严重障碍的 I S 型（Scheie 综合征）、轻度 II 型、IV 型和 VI 型患者可存活到成年。这些患者中，相当多的残疾是由进行性关节病和 C1—C2 半脱位引起的横断性脊髓病造成。严重者，特别是 I S 型患者，进行关节置换是有益的，尤其是髋关节置换。I H 型、IV 型和 VI 型患者应特别注意，当出现上运动神经元症时，应考虑进行颈椎融合术。除 IV 型外，关节强直称得上是个显著特征。与其他体部特征如面貌丑陋类似，III 型患者的关节活动性减少并不显著。I S 型中，强直手、髋关节病和角膜模糊是其主要残疾。各型均可见腕管综合征引起的功能障碍。轻度 II 型、IV 型和 VI 型患者的主要生命威胁来自心脏瓣膜病和进行性中小气道狭窄。后者经常出现阻塞性睡眠呼吸暂停或全麻的并发症。

无黏多糖尿的黏多糖代谢基因缺陷病包括黏脂贮积症 [42]。II 型，类似于 Hurler 综合征的严重型，因其培养细胞中含有大量的包涵体也被称为 I 细胞病。III 型，也被称为假 -Hurler 多营养障碍，包括关节强直、角膜模糊、腕管综合征、身材矮小、面容丑陋等症，

31

表 31-3 黏多糖病

疾病 OMIM 名号 [a]	临床表现	遗传学	尿 MPS	酶缺陷	定位
MPS Ⅰ 252800		AR	硫酸皮肤素；硫酸肝素	α-L- 艾杜糖醛酸酶；IDUA	4p16.3
MPS Ⅰ H Hurler	丑陋面容；严重 DM；角膜混浊；进展性 MR；多 10 岁前死亡				
MPS Ⅰ S Scheie	关节强直；角膜混浊；主动脉瓣疾病；智力正常；存活至成年				
MPS Ⅰ H/S Hurler-Scheie	中间型				
MPS Ⅱ 309900		XL	硫酸皮肤素；硫酸肝素	艾杜糖 2- 硫酸酯酶；IDS	Xq28
Hunter，重度	无角膜混浊，其他方面与 MPS Ⅰ H 类似；15 岁前死亡				
Hunter，轻度	关节强直；存活至 30 ～ 60 岁；智力正常				
MPS Ⅲ A 252900 Sanfilippo A	轻度体格特征和 DM；严重进展性 MR	AR	硫酸肝素	乙酰肝素 N- 硫酸酯酶（磺酰胺酶）	17q25.3
MPS Ⅲ A 252900 Sanfilippo B	难与 MPS Ⅲ A 相鉴别	AR	硫酸肝素	N- 乙酰 -α-D 氨基葡萄糖苷酶；NAGLU	SGSH 17q21
MPS Ⅲ A 252900 Sanfilippo C	难与 MPS Ⅲ A 相鉴别	AR	硫酸肝素	乙酰辅酶 A- 氨基葡糖苷；N- 乙酰转移酶；MPS3C	14
MPS Ⅲ A 252900 Sanfilippo D	难与 MPS Ⅲ A 相鉴别	AR	硫酸肝素	N- 乙酰葡糖胺 -6- 硫酸酯酶；GNS	12q14
MPS Ⅳ A 253000 Morquio A	重度特征性骨改变；角膜混浊；主动脉瓣反流；薄釉质	AR	硫酸角质素	6- 硫酸氨基半乳糖；GALNS	16q24.3
MPS Ⅳ B 253000 Morquio B (O'Brien–Arbisser)	轻度骨改变；角膜混浊；齿发育不全；正常釉质	AR	硫酸角质素	β1- 半乳糖苷酶；GLB1	3p21.33
MPS Ⅴ	不再使用				
MPS Ⅵ 253200 Maroteaux-Lamy		AR	硫酸皮肤素	芳基硫酸酯酶 B（N- 乙酰 - 半乳糖 -4- 硫酸酯酶）	5q11-q13
重度	严重 DM 和角膜混浊；心脏瓣膜病；白细胞包涵体显著；智力正常；存活至 20 岁				
中度	受累类型同严重型，但较轻				
轻度	受累类型同严重型，但轻微				
MPS Ⅶ 253230	DM；进展性 MR；白细胞包涵体；肝脾大	AR	硫酸皮肤素；硫酸肝素	β1- 葡萄糖醛酸糖苷酶；GUSB	7q21.11
MPS Ⅷ 253230	不再使用				
MPS Ⅸ 601492	身材矮小；透明质酸在关节周围软组织中进行性沉积	AR	透明质酸	透明质酸酶	3p21.3-p21.2

缩写：AD，常染色体显性；AR，常染色体隐性；DM，多发性成骨不全；MR，精神发育迟滞；OMIM，人类孟德尔遗传联机系统；WBC，白细胞；XL，性连锁
[a] 人类孟德尔遗传联机系统表列值[1]

有时还存在轻度精神发育迟缓，能存活至成年。尽管黏多糖分解代谢存在明确缺陷，黏多糖在溶酶体内堆积，但上述两型均无黏多糖尿。两者都是常染色体隐性遗传和遗传异质性疾病。基本的生化缺陷在于一种酶，该酶负责溶酶体酶翻译后修饰，该缺陷导致了多种酶缺陷和黏多糖及黏脂质在组织中的堆积。

黏多糖尿可被几个标准筛查中的任何一个检出，所以要求进行代谢筛查时，整套标准检查至少要查一项。尿中黏多糖的分离鉴定有助于鉴别疾病的几种分型，但确诊需要酶学分析。通过生化或分子基因方法进行产前诊断是可能的。

与其他溶酶体疾病一样，黏多糖及黏脂质病具有其特征：①产生胞内沉积；②因为降解酶并不是严格特异的，所以沉积物有异质性；③电镜显示沉积呈空泡样；④多组织受累；⑤该疾病的临床病程呈进展性。缺陷酶的替代治疗有可能性，但技术上较困难且获益短暂。骨髓移植治疗无中枢神经系统受累的患者有效，在精神发育迟滞患者中的应用正在研究中[43]。酶替代疗法治疗Ⅰ型 MPS 是可行的[44]，而用于其他类型的治疗目前处于临床试验阶段。

（李小霞 译　吴东海 校）

参考文献

1. Online Mendelian Inheritance in Man OMIM. McKusick-Nathons Institute for Genetic Medicine, Johns Hopkins University (Baltimore), and National Center for Biotechnology Information, National Library of Medicine (Bethesda, MD). Available at: http://www.ncbi.nlm.nih.gov/omim.
2. Royce PM, Steinmann B, eds. Connective tissue and its heritable disorders: molecular, genetic and medical aspects. 2nd ed. New York: Wiley-Liss; 2001.
3. Rimoin DR, Connor JM, Pyeritz RE, Korf BR, eds. Principles and practice of medical genetics. 5th ed. New York: Elsevier; 2007.
4. Pyeritz RE. Common structural disorders of connective tissue. In: King RA, Rotter JI, Motulsky AG, eds. The genetic basis of common diseases. 2nd ed. New York: Oxford University Press; 2001.
5. Beighton P, de Paepe A, Danks D, et al. International nosology of heritable disorders of connective tissue, Berlin, 1986. Am J Med Genet 1988;29:581–594.
6. DePaepe A, Deitz HC, Devereux RB, Hennekem R, Pyeritz RE. Revised diagnostic criteria for the Marfan syndrome. Am J Med Genet 1996;62:417–426.
7. Loeys B, Nuytinck L, Delvaux I, et al. Genotype and phenotype analysis of 171 patients referred for molecular study of the fibrillin-1 gene FBN1 because of suspected Marfan syndrome. Arch Intern Med 2001;161:2447–2454.
8. Pyeritz RE. Marfan syndrome and other disorders of fibrillins. In: Rimoin DL, Connor JM, Pyeritz RE, Korf B, eds. Principles and practice of medical genetics. 5th ed. New York: Elsevier; 2007, Chapter 149.
9. Neptune ER, Frischmeyer PA, Arking DE, et al. Dysregulation of TGF-beta activation contributes to pathogenesis in Marfan syndrome. Nat Genet 2003;33:407–411.
10. Ng CM, Cheng A, Myers LA, et al. TGF-beta-dependent pathogenesis of mitral valve prolapse in a mouse model of Marfan syndrome. J Clin Invest 2004;114:1543–1546.
11. Erkula G, Jones KB, Sponseller PD, Dietz HC, Pyeritz RE. Growth and maturation in Marfan syndrome. Am J Med Genet 2002;109:100–115.
12. Pyeritz RE, Fishman EK, Bernhardt BA, Siegelman SS. Dural ectasia is a common feature of the Marfan syndrome. Am J Hum Genet 1988;43:726–732.
13. Foran JR, Pyeritz RE, Dietz HC, Sponseller PD. Characterization of the symptoms associated with dural ectasia in the Marfan patient. Am J Med Genet A 2005;134:58–65.
14. Gott VL, Greene PS, Alejo DE, et al. Replacement of the aortic root in patients with Marfan's syndrome. N Engl J Med 1999;340:1307–1313.
15. Miller DC. Valve-sparing aortic root replacement in patients with the Marfan syndrome. J Thorac Cardiovasc Surg 2003;125:773–778.
16. Sponseller PD, Hobbs W, Riley LH III, Pyeritz HE. The thoracolumbar spine in Marfan syndrome. J Bone Joint Surg Am 1995;77:867–876.
17. Habashi JP, Judge DP, Holm TM, et al. Losartan, an AT1 antagonist, prevents aortic aneurysm in a mouse model of Marfan syndrome. Science 2006;312:117–121.
18. Pyeritz, RE. Homocystinuria. In: Beighton P, ed. McKusick's heritable disorders of connective tissue. 5th ed. St. Louis: Mosby; 1993:137–178.
19. Majors A, Pyeritz RE. Deficiency of cysteine impairs deposition of fibrillin-1: implications for the pathogenesis of cystathionine β-synthase deficiency. Mol Genet Metab 2000;70:252–260.
20. Rose PS, Levy HP, Liberfarb RM, et al. Stickler syndrome: clinical characteristics and diagnostic criteria. Am J Med Genet 2005;138A:199–207.
21. Richards AJ, Baguley DM, Yates JR, et al. Variation in the vitreous phenotype of Stickler syndrome can be caused by different amino acid substitutions in the X position of the type II collagen Gly-X-Y triple helix. Am J Hum Genet 2000;67:1083–1094.
22. Byers PH. The Ehlers-Danlos syndromes. In: Rimoin DL, Connor J, Pyeritz RE, Korf B, eds. Principles and practice of medical genetics. 5th ed. New York: Elsevier; 2007, Chapter 149.
23. Beighton P, De Paepe A, Steinmann B, Tsipouras P, Wenstrup RJ. Ehlers-Danlos syndromes: revised nosology, Villefranche, 1997. Am J Med Genet 1998;77:31–37.
24. Malfait F, Coucke P, Symoens S, et al. The molecular basis of classic Ehlers-Danlos syndrome: a comprehensive study of biochemical and molecular findings in 48 unrelated patients. Hum Mutat 2005;25:28–37.

25. Grahame R. Time to take hypermobility seriously (in adults and children). Rheumatology 2001;40:485–487.

26. Zweers MC, Dean WB, van Kuppevelt TH, et al. Elastic fiber abnormalities in hypermobility type Ehlers-Danlos syndrome patients with tenascin-X mutations. Clin Genet 2005;67:330–334.

27. Pepin M, Schwarze U, Superti-Furga A, Byers PH. Clinical and genetic features of Ehlers-Danlos syndrome type IV. The vascular type. N Engl J Med 2000;342:673–680.

28. Malfait F, De Coster P, Hausser I, et al. The natural history, including orofacial features of three patients with Ehlers-Danlos syndrome, dermatosparaxis type (EDS type VIIC). Am J Med Genet 2004;131A:18–28.

29. Horton WA, Collins DL, DeSmet AA, Kennedy JA, Schmike RN. Familial joint instability syndrome. Am J Med Genet 1980;6:221–228.

30. Sillence D. Osteogenesis imperfecta. In: Rimoin DL, Connor JM, Pyeritz RE, Korf B, eds. Principles and practice of medical genetics. 5th ed. New York: Elsevier; 2007, Chapter 149.

31. Hartikka H, Kuurila K, Korkko J, et al. Lack of correlation between the type of COL1A1 or COL1A2 mutation and hearing loss in osteogenesis imperfecta patients. Hum Mutat 2004;24:147–154.

32. Rauch F, Plotkin H, Travers R, et al. Osteogenesis imperfecta types I, III, and IV: effect of pamidronate therapy on bone and mineral metabolism. J Clin Endocr Metab 2003;88:986–992.

33. Zeitlin L, Rauch F, Plotkin H, Glorieux FH. Height and weight development during four years of therapy with cyclical intravenous pamidronate in children and adolescents with osteogenesis imperfecta types I, III, and IV. Pediatrics 2003;111:1030–1036.

34. Lindsay R. Modeling the benefits of pamidronate in children with osteogenesis imperfecta. J Clin Invest 2002;110:1239–1231.

35. Horowitz EM, Gordon PL, Koo WK, et al. Isolated allogeneic bone marrow-derived mesenchymal cells engraft and stimulate growth in children with osteogenesis imperfecta: implications for cell therapy of bone. Proc Natl Acad Sci U S A 2002;99:8932–8937.

36. Uitto J. Inherited abnormalities of elastic tissue. In: Rimoin DL, Connor JM, Pyeritz RE, Korf B, eds. Principles and practice of medical genetics. 5th ed. New York: Elsevier; 2007, Chapter 149.

37. Bergen AA, Plomp AS, Schuurman EJ, et al. Mutations in ABCC6 cause pseudoxanthoma elasticum. Nat Genet 2000;25:228–231.

38. Miksch S, Lumsden A, Guenther UP, et al. Molecular genetics of pseudoxanthoma elasticum: type and frequency of mutations in ABCC6. Hum Mutat 2005;26:235–248.

39. Smith R, Athanasou NA, Vipond SE. Fibrodysplasia (myositis) ossificans progressiva: clinicopathological features and natural history. QJM 1996;89:445–446.

40. Shore EM, Xu M, Feldman GJ, et al. A recurrent mutation of the BMP type I receptor ACVR1 causes inherited and sporadic fibrodysplasia ossificans progressive. Nat Genet 2006;38:525–527.

41. Neufeld EE, Muenzer J. The mucopolysaccharidoses. In: Scriver CR, Beaudet AL, Sly WS, Valle D, eds. Metabolic basis of inherited disease. 8th ed. New York: McGraw-Hill; 2001:3421–3452.

42. Kornfield S, Sly WS. I-cell disease and pseudo-hurler polydystrophy: disorders of lysosomal enzyme phosphorylation. In: Scriver CR, Beaudet AL, Sly WS, Valle D, eds. The metabolic and molecular bases of inherited disease. 8th ed. New York: McGraw-Hill; 2001.

43. Staba SL, Escolar ML, Poe M, et al. Cord-blood transplants from unrelated donors in patients with Hurler's syndrome. N Engl J Med 2004;350:1960–1969.

44. Kakkis ED, Muenzer J, Tiller GE, et al. Enzyme-replacement therapy in mucopolysaccharidosis I. N Engl J Med 2001;344:182–188.

第 32 章

骨与关节发育异常

William A. Horton, MD

■ 软骨发育异常是软骨的遗传性异常，可影响骨的生长。

■ 软骨发育异常的常见问题：呼吸窘迫，负重关节的骨关节炎，牙列拥挤，肥胖，产科问题，因身材矮小导致的心理原因。

■ 骨软骨病是一组因骨骼生长局部紊乱所导致的局限性非炎症性关节病。

骨发育异常是一大类涉及骨骼发育与功能异常的疾病。包括本章要讨论的软骨发育不全和骨软骨病，也包括骨发育不良，例如成骨不全综合征（在第 31 章已讨论），其他疾病非常少见或者与风湿病关系很小。

软骨发育异常

软骨发育异常（chondrodysplasia）字面上解释：异常（dys），软骨（chondro），发育（plasia）。用以代指软骨的遗传性异常并进而影响骨的发育[1]。临床上典型表现为不同程度的侏儒和骨、关节畸形。然而，因为引起软骨发育异常的突变基因并非特异性的针对骨生长，临床上常累及其他软骨，例如关节软骨和其他组织[1-3]。

发病机制

大部分骨的形成和生长通过软骨内成骨，软骨作为骨骼形成的模板。胚后骨化作用发生在骨骼两端的生长板[4]。生长板有前缘和后缘。本质上，软骨模板生成于生长板前缘，进而被生长板后缘不断扩大的骨骼取代。软骨内骨化作用负责从妊娠中期到青春期的骨骼纵向生长。

软骨基质结构蛋白和调节生长板功能的蛋白，包括生长因子、受体、转录因子的编码基因突变可导致软骨发育异常。这些蛋白质参与软骨内骨化的不同方面，保障骨骼的正常生长[4-5]。尽管知之甚少，这些蛋白质的功能异常可导致骨骼生长和临床表现异常的多种软骨发育异常。

分类

目前已经确认超过 100 种软骨发育异常。过去十年根据不同临床表现，骨骼 X 线片特征，生长板组织学和遗传模式，软骨发育不全已经被分为不同组别，其中许多是由一个普通突变基因所致[1,6]。一个良好的软骨发育异常分类，如软骨发育不全或脊椎骨骺发育不良（spondyloepiphyseal dysplasia，SED），通常包含了一组病症，根据病变严重程度有胎儿期致死性病变和常见于正常人的轻度病变（非软骨发育异常）。目前分类方案主要是基于分子遗传学研究，但许多疾病的遗传基础尚未确定。因此，该分类方案有待继续发展完善。

诊断

一些条件下，像软骨发育不全，可通过观察患者简单的诊断出。然而，诊断通常是基于临床，影像学和遗传特性的独特组合所形成的共识[1-3,7]。由于患者的临床特征常随认识的时间而变化，因此在对患者进行评估时需要考虑这一过程。最有价值的信息通常来自骨骼的 X 线片；目前已经制定了具体的影像学诊断标准[7-10]。影像学特征同临床表现一样，随着年龄的变化而改变。青春期前的影像学资料更有价值，因为许多疾病的影像学特点在骨骺闭合后消失。事实上，往往难以通过青春期后的 X 线片获得一个特定的诊断。由于许多患者为所在家族中的第一个并且所知的唯一病例，因为尚不能确定遗传模式，所以一个谱系的帮助可能不大。然而，有时家族史能为疾病的诊断提供重要线索。

据以往而言，实验室检查还没有有效的应用于软骨发育异常的诊断。然而，随着特定基因突变被更好地确定，基因检查可能有助于检测由人类常见基因突变引起的疾病，如软骨发育不全或与早发性骨关节炎相关的某些形式的迟发型SED。虽然对生长板标本进行组织学评估往往可发现特征性改变，但很少进行标本活检，因为通常可以通过其他手段来进行诊断。

软骨发育不全的常见特点总结见表32-1[6]，更多的信息可见近期的综述[1-2,5,7,11]。最新的信息和参考资料可见由 McKusick 和他的同事们开发的人类在线孟德尔遗传（http://www.ncbi.nlm.nih.gov/omim/）。

软骨发育异常分类

软骨发育不全

这类常染色体显性遗传性疾病包括以下内容：致死性发育异常，围产期死亡最常见的软骨发育异常；软骨发育不全，目前最常见的非致命性软骨发育异常；软骨发育不良。虽然这3种疾病严重程度不同，但具有相似的特征，都有编码成纤维细胞生长因子受体3（fibroblast growth factor receptor 3，FGFR3）基因杂合突变。

软骨发育不全

软骨发育不全（achondroplasia）是短肢侏儒症的原型，表现为出生时躯干狭长，四肢短小（尤其是近端），头大，前额突出和中面部发育不全。大多数关节可过度伸展，尤其是膝关节，但肘关节活动受限。最严重的病变同椎管狭小相关，特别是在枕骨大孔水平。这种病变可导致肌张力低下、发育停滞、发育迟缓、呼吸暂停，甚至四肢轻瘫和部分婴儿的猝死。儿童常见的症状包括中耳感染，牙列拥挤和弓形腿。

如无早期存在危及生命的神经系统问题，患者可有正常的寿命。在成年后，男性平均身高达到132 cm（约45英寸），女性达到124 cm（约40英寸）。疼痛常见于负重关节，可能由于关节体力活动和更为常见的肥胖，这些共同加重骨骼错位。然而，软骨发育不全的患者很少发展为骨关节炎。腰椎狭窄可能会导致腿部的皮肤感觉异常，跛行和麻木，大小便功能障碍。

软骨发育不全症的孕妇需要密切监测并选择剖宫产。由于身材矮小的杂合子软骨发育不全人群之间更容易通婚，他们的后代有25%存在更严重的纯合子软骨发育不全风险。

软骨发育不良

软骨发育不良（hypochondroplasia）通常直到童年中后期才被确认，软骨发育不良的患者似乎有"轻度"软骨发育不全，表现为四肢短小（大多位于肢体近端）、身体短粗和正常或稍微膨大的头颅。超过中度短小 [12.7 cm（约5英寸）或更小] 时才有显著表现。因软骨发育不良表现轻微，临床上不易被发现，所以真正的发病率未知。

脊椎骨骺发育不良

脊椎骨骺发育不良（spondyloepiphyseal dysplasia，SED）的是一大类临床特征多样的反映不同程度的Ⅱ型胶原蛋白功能障碍的常染色体显性遗传性疾病。Ⅱ型胶原蛋白是软骨的主要结构蛋白。严重时，含有Ⅱ型胶原的多种类型的软骨和其他组织都会受到影响；病情较轻时，只有相应的软骨受到影响。

先天性脊椎骨骺发育不良

先天性脊椎骨骺发育不良（SED congenita）是短躯干性侏儒症的原型。先天性脊椎骨骺发育不良的新生儿表现为脖子短，短的桶形的躯干，有时伴有腭裂，马蹄内翻足。近端四肢很短，但手、脚、头部和面部大小正常。这些现象随着时间的推移变得更加突出。脊柱侧弯通常发生在儿童可导致呼吸窘迫。齿状突发育不全可能会诱发颈肌不稳定和脊髓压迫，但是猝死罕见。三十几岁常会发生骨关节炎，尤其是髋部和膝盖骨关节炎。高度近视很常见，年龄较大的儿童和成人可能会发生视网膜剥离。成人身高范围是95～128 cm（35～50英寸）。

Kniest 发育不良

Kniest 发育不良（Kniest dysplasia）的婴儿在出生时躯干和四肢较短，脸扁平，眼睛突出。他们的手指很长，多疣状，许多有马蹄内翻足和腭裂。儿童期最严重的表现是关节逐步增大伴随着痛苦的挛缩变形，最终导致骨关节炎。听力丧失常见，视网膜剥离往往并发高度近视。

Stickler 发育不良

Stickler 发育不良（Stickler dysplasia）主要的临床

表 32-1 部分软骨发育异常患者特殊表现

类别和病变	OMIM	遗传特征	基因位点	严重度	风湿并发症
软骨发育不全					
致死性骨发育不全	187600/187610	AD	FGFR3	致死性	
软骨发育不全	100800	AD	FGFR3	++/+++	关节痛
季肋发育不全	146000	AD	FGFR3	+	
脊椎骨骺发育不良（SED）					
Ⅱ型软骨成长不全	200610	AD	COL2A1	致死性	
软骨形成不全	14600	AD	COL2A1	致死性	
先天性 SED	183900	AD	COL2A1	+++	早发性 OA
Kniest 发育不良	156550	AD	COL2A1	+++	挛缩，早发性 OA
Sticker 发育不良	108300	AD	COL2A1	++	早发性 OA
Sticker 样发育异常	184840	AD	COL11A1	++	早发性 OA
Sticker 样发育异常	184850	AR	COL11A2	++	早发性 OA
晚发性 SED		AD	COL2A1	+	早发性 OA
迟发性 SED	313400	XLR	SEDL	+	早发性 OA
多发性骨骺发育不良（MED）/假性软骨发育不全					
多发性骨骺发育不良	600969	AD	COMP	+++	关节痛，早发性 OA
假性软骨发育不良	177170	AD	COMP	+++	关节痛，早发性 OA
骨畸型性发育不良					
ⅠB型软骨成长不全	600972	AR	DTDST	致死性	
Ⅱ型骨发育不全	256050	AR	DTDST	致死性	
骨畸型性发育不良	222600	AR	DTDST	+++	早发性 OA，挛缩
干骺端软骨发育不全					
Jansen 型	156400	AD	PTHR1	+++	挛缩
Schmid 型	156500	AD	COL10A1	++	
McKusick 型	250250	AR	RMPR	+++	
变型骨发育不良					
变型骨发育不良	250600	AD	未知	+++	挛缩
斑点状软骨发育异常					
肢根型	215100	AR	ACDPA	致死性	挛缩
X 连锁隐性遗传（CDPX1）	302950	XLR	ARSE	+++	
X 连锁显性遗传（CDPX2）	302960	XLD	EBP	++/+++	挛缩
短骨症					
Hobaek 型	271530	AR	未知	++	关节痛，髋部、背部僵硬
Maroteaux 型		AR	未知	++	关节痛，髋部、背部僵硬
常染色体显性遗传型	113500	AD	未知	++	关节痛，髋部、背部僵硬

　　缩写：ACDPA，乙酰辅酶 A 磷酸二羟丙酮乙酰转移酶；AD，常染色体显性遗传；AR，常染色体隐性遗传；ARSE，芳基硫酸酯酶 E；COL10A1，X 型胶原 α Ⅰ 链；COL11A1，Ⅺ型胶原 α2 链；COL11A2，Ⅱ型胶原 α Ⅱ 链；COL2A1，Ⅱ型胶原 α1 链；COMP，软骨低聚基质蛋白；DTDST，骨畸形发育不良硫酸盐转移因子；EBP，δ8-7 甾醇异构酶依莫帕米结合蛋白；FGFR3，纤维母细胞生长因子受体 3；OA，骨关节炎；PTHR1，甲状旁腺激素相关蛋白受体 1；RMPR，线粒体 RNA 的 RNA 加工核酸内切酶组件；XLD，X 连锁显性遗传；XLR，X 连锁隐性遗传

　　OMIM：人类在线孟德尔遗传，提供大量的引用（http://www.ncbi.nlm.nih.gov/omim）

表现为视力问题。出生时通常出现高度近视，伴腭裂和下颚缩小。儿童时期可能会发生视网膜剥离，可伴脉络膜视网膜和玻璃体变性。青春期常发生感音性耳聋。典型的骨关节炎出现在二三十岁。身材矮小不是斯蒂克勒发育不良的典型表现；事实上，有些患者表现为马凡氏征的特点和关节松弛。编码XI胶原蛋白的基因突变可出现类似斯蒂克勒发育不良的表现。

迟发性脊椎骨骺发育不良

某些 II 型胶原蛋白突变的主要表现为负重关节的早期骨关节炎。X 线片通常表现为微小的 SED 病变，但这些患者的身材正常，且没有其他异常。家族性（或常染色体显性遗传）骨关节炎有时被用来描述这种综合征。已发现几例 II 型胶原基因频发突变的家族性骨关节炎。一个 X 连锁编码"sedlin"蛋白的基因突变可以在男性患者中产生一个类似，但临床表现不同的病变，称为迟发性脊椎骨骺发育不良（late-onset SED）。

多发性骨骺发育不良和假性软骨发育不全

多发性骨骺发育不良（multiple epiphyseal dysplasia，MED）和假性软骨发育不全（pseudoachondroplasia）被归为一类，因为这两种疾病中都发现了软骨低聚基质蛋白（cartilage oligomeric matrix protein，COMP）基因突变。

因中度四肢短小，步态蹒跚和关节疼痛，Fairbank 型 MED 通常在童年得到诊断。X 线片表现为广泛骨骺受累。Ribbing 型的 MED 可能直至青春期才被发现。因病变通常局限于近端股骨，Ribbing 型 MED 往往与双侧型 Calvé-Perthes 病相混淆。这两型都有中等身材矮小（145 ～ 170 cm）和负重关节的骨关节炎。

假性软骨发育不全通常表现为 2 ～ 3 岁时严重的骨骼生长放缓伴步态不稳和广泛的关节松弛。头面部正常，手宽短，尺侧偏斜。随着年龄增长症状恶化。主要并发症与关节活动过度有关，进而产生各种畸形，病变主要累及膝关节。常发生髋部和膝关节的骨关节炎。

骨畸形性发育不良

骨畸形性发育不良（diastrophic dysplasia）通常是在出生时明显。婴儿表现为四肢短、指（趾）短和拇指的近端位移（搭车拇指）。可能是掌指关节的骨融合

导致的指（趾）关节粘连和手尺骨偏斜。常见有腭裂和马蹄内翻足。婴儿生后不久可有外耳炎症；愈合后导致纤维化的小耳朵（菜花样畸形）。脊柱侧弯和多发性关节挛缩通常在儿童期开始，通常为渐进性表现，预后严重。成年后的身高从 105 ～ 130 cm（40 ～ 44 英寸）不等。

干骺端软骨发育不全

干骺端软骨发育不全（metaphyseal chondrodysplasias，MCDs）是一组异质性疾病，共同表现为干骺端 X 线异常。然而，有研究表明，他们并不具有共同的遗传基础。

Jansen 型干骺端软骨发育不全

在出生时存在严重的四肢缩短、前额突出和下颚缩小。有些婴儿有马蹄内翻足和高钙血症。儿童期出现关节增大和活动受限。髋关节和膝关节的屈曲挛缩往往会造成过度弯曲的体位。

Schmid 型干骺端软骨发育不全

因为四肢尤其是腿（弓形腿）的中度缩短，步态不稳和偶发性髋关节疼痛，2 ～ 3 岁时这种疾病通常会变得明显。成人身材轻度矮小，其他异常少见。

McKusick 型干骺端软骨发育不全

McKusick 型 MCD 也称为软骨——毛发发育不全，患者 2 ～ 3 岁时表现为生长迟缓。特点是四肢短小，弓形腿，和胸腔下部比例失常。手脚宽短，手指短而粗硬。韧带松弛显著。头发黄色，稀疏，皮肤轻微色素沉着。部分患者出现相关疾病，包括免疫缺陷、贫血、先天性巨结肠症和吸收不良。成人表现为显著性侏儒症，易患某些感染及皮肤、淋巴组织的恶性肿瘤。

间向性发育不良

间向性发育不良（metatropic dysplasia）的新生儿四肢短小和躯干窄长。婴儿后期或童年早期开始出现脊柱后凸侧弯，可导致心肺功能问题。齿状突发育不全常见。大多数关节增大，活动受限，往往出现髋关节和膝关节挛缩。

斑点状软骨发育异常

斑点状软骨发育异常的疾病（chondrodysplasia

punctata，CDP）在 X 线上共同表现为点状骨骺，但具体特征差异很大。

肢根型斑点状软骨发育异常

在婴儿出生时肢根型 CDP（rhizomelic CDP）表现为严重的对称性肢体短缩，多发性关节挛缩，白内障，鱼鳞病样皮疹，头发缺失，小头畸形，面部扁平伴鼻尖发育不全。婴儿通常在第 1 年内死亡。

X 连锁斑点状软骨发育异常

斑点状软骨发育异常可能是 X 连锁显性或隐性遗传。隐性遗传形式为 CDPX1 型，呈对称性且预后严重；显性遗传形式为 CDPX2 型，表现相对较轻且不对称。CDPX2 型表现为不同程度的挛缩，白内障，皮疹和脱发。随着时间的推移不对称性表现和脊柱侧弯可进一步发展，但 CDPX2 型患者寿命通常正常。

短骨症

已确认有 3 种类型的短骨症（brachyolmia），所有类型具有相似的临床特征（表 32-1）。共同表现为儿童中早期躯干轻度矮小。通常在青春期出现背部和髋部疼痛，并持续到成年。背部僵硬常见，部分患者出现脊柱侧弯。

幼年型骨软骨病

幼年型骨软骨病（juvenile osteochondroses）是一组因局部骨骼生长紊乱导致局限性非炎症性关节病[12-13]的异质性疾病，总结至表 32-2。儿童可表现为受累关节的无痛性限制性运动障碍（如 Legg-Calvé–Perthes 病和 Scheuermann 病）或局部疼痛偶有压痛和肿胀（如 Freiberg 病、Osgood-Schlatter 病和 Osgood-Schlatter 病）。骨骼生长的改变可产生畸形，如胫骨弓形内翻的 Blount 病。

幼年型骨软骨病的诊断通常可以通过放射学证实，磁共振成像有时可用于确定损害。发病机制涉及原发性和继发性软骨内骨化中心的缺血性坏死。某些情况下也可能涉及应激和损伤。这些疾病的大多为散发性，但家族型已有报道。

骨与关节发育异常的处理

骨与关节发育不良所导致的骨骼生长缺陷没有确切治疗方法。因此，治疗旨在预防和矫正骨骼畸形和防止非骨骼并发症。治疗方案随疾病病程改变而调整，以期预测和及早治疗疾病相关问题。

许多软骨发育异常患者常并发以下问题，包括呼吸窘迫，负重关节的骨关节炎，牙列拥挤，肥胖，产科困难和因身材矮小所致的心理问题。已制定可以解决这些问题的一般指南[1,3]。如大多数软骨发育异常患者应避免接触性运动和可导致压迫及损伤关节的其他活动。进展性骨关节炎常需行关节置换。儿童期开始饮食调控，以防止成年后的肥胖。应在幼儿期开始牙科保健以有效处理牙列拥挤和错位。由于骨盆狭小，大多数软骨发育异常的孕妇应在高危产前诊所诊治，大多情况下应行剖宫产。非致死性软骨发育异常患者智力通常正常，但因为患者与同龄人显而易见的"不同"，他们及其家庭往往得到特定团体的帮助，如美国小人物、人类生长基金会和面向该人群的出版物[11]。实用信息也可通过网站获得，如：http://www.lpaonline.org/。

表 32-2　幼年型骨软骨病

受累部位	人名名称	典型发病年龄	性别差异
股骨头骨骺	Legg–Calvé–Perthes 病，扁平髋	3 ～ 12 岁	男性
胫骨结节	Osgood-Schlatter 病	10 ～ 16 岁	无差别
跟骨	Sever 病	6 ～ 10 岁	无差别
第二跖骨头	Freiberg 病	10 ～ 14 岁	无差别
椎体	Scheuermann 病	青春期	男性
内侧的胫骨近端骨骺	Blount 病，胫骨内翻	婴儿期或青春期	无差别
活动关节的软骨下区（尤其是膝关节、髋关节、肘关节和踝关节）	剥脱性骨软骨炎	10 ～ 20 岁	男性

（孙传银译　林进校）

参考文献

1. Horton WA, Hecht JT. The chondrodysplasias: general concepts and diagnostic and management considerations. In: Royce PM, Steinman B, eds. Connective tissue and its heritable disorders. 2nd ed. New York: Wiley-Liss; 2002: 641–676.

2. Rimoin D, Lachman R, Unger S. Chondrodysplasias. In: Rimoin DS, Connor JM, Pyeritz RE, Korf BR, eds. Emery and Rimoin's principles and practice of medical genetics. 4th ed. London: Churchill Livingstone; 2002:4071–4115.

3. Sponseller PD, Ain MC. The skeletal dysplasias. In Morrissy RT, Weinstein SL, eds. Lovell & Winter's pediatric orthopaedics. 6th ed. Philadelphia: Lippincott Williams & Wilkins; 2006:205–250.

4. Morris NP, Keene DR, Horton WA. Biology of extracellular matrix: cartilage. In Royce PM, Steinman B, eds. Connective tissue and its heritable disorders. 2nd ed. New York: Wiley-Liss; 2002:41–66.

5. Horton WA. Molecular genetic basis of the human chondrodysplasias. Endocrinol Metab Clin North Am 1996;25: 683–697.

6. Hall CM. International nosology and classification of constitutional disorders of bone (2001). Am J Med Genet 2002;113:65–77.

7. Spranger J, Maroteaux P. The lethal osteochondrodysplasias. Adv Hum Genet 1995;19:1–103.

8. Spranger JW, Brill PW, Poznanski A. Bone dysplasias, an atlas of genetic disorders of skeletal development. 2nd ed. New York: Oxford University Press; 2002.

9. Wynne-Davies R, Hall CM, Apley AG. Atlas of skeletal dysplasias. Edinburgh: Churchill Livingstone; 1985.

10. Tabyi H, Lachman RS. Radiology of syndromes, metabolic disorders, and skeletal dysplasias. 4th ed. St. Louis: Mosby; 1996.

11. Scott CI Jr, Mayeux N, Crandall R, Weiss J. Dwarfism, the family and professional guide. Irvine, CA: Short Stature Foundation & Information Center, Inc.; 1994.

12. Sharrard WJW. Abnormalities of the epiphyses and limb inequality. In: Paediatric orthopaedics and fracture. 3rd ed. Oxford: Blackwell Scientific Publications; 1993:719–814.

13. Herring JA, ed. Disorders of the knee/Disorders of the leg/Disorders of the foot [three chapters]. In: Tachdjian's pediatric orthopedics, 3rd ed. Philadelphia: Saunders; 2002:789–838, 839–890, 891–1038.

第 33 章

骨坏死

Thorsten M. Seyler, MD   *David Marker, BS*   *Michael A. Mont, MD*

■ 骨坏死或缺血性骨坏死是指通过多种不同路径，最终导致骨死亡及关节破坏的一种结果，股骨头是最常见的骨坏死部位。

■ 80% 以上的骨坏死同时累及双侧。除髋外，最常发生坏死的部位还包括膝、肩、踝及肘部。

■ 骨坏死最常见的危险因素包括：糖皮质激素的应用、过量饮酒及吸烟。

■ 股骨头坏死的首发症状通常是腹股沟区深处的搏动性疼痛，通常疼痛逐渐发生，呈间歇性，偶可突然发病。

■ 目前非手术治疗手段包括：血管舒张剂、降脂药物、前列环素类似物、抗凝药、双膦酸盐、高压氧治疗、体外冲击波疗法等。但上述治疗方案的有效性尚无数据证实。

■ 目前有四种手术治疗方法，其目的是保护股骨头并延缓关节置换术的时间，包括核心减压术、截骨术、非血管化骨移植术和血管化骨移植术。

■ 很多骨坏死的患者最终需要接受全关节置换术或关节表面置换术治疗。

骨坏死（Osteonecrosis，ON）通常也被称为缺血性骨坏死，是一种导致病理性骨死亡的疾病。有许多直接和间接导致骨坏死的原因，骨坏死可以是多因素的而且可以出现关节破坏。股骨头坏死是 ON 中最常见的类型，也将是本章阐述的重点。大于 10% 的 ON 病例，当出现髋部受累症状的同时亦可出现膝及肩受累。近 3% 的病例会出现多于 3 个解剖学部位的受累。每年新诊断的 ON 患者数为 10 000 ～ 20 000，在美国大约有 10% 的髋关节置换手术与 ON 相关。骨坏死通常发生于 40 岁左右，但实际上患者发病年龄范围很宽泛。因很多 ON 患者相对年轻，所以在很多病例中出现置换的关节寿命可能比患者的预期寿命短，因此需要采取多种措施保护股骨头。

鉴于风湿病患者通常需要接受长期糖皮质激素治疗，有发生 ON 的高危因素，因此，风湿病医生通常成为 ON 患者的首诊医生。保护关节的关键在于对 ON 早期诊断。ON 曾经是一种非手术治疗效果欠佳、最终需接受手术干预的疾病。但目前许多新的非手术性治疗手段在早期患者中也取得了一定的疗效，这也提示了早期诊断的重要性。下文部分讲详细阐述 ON 的危险因素以及病理生理学过程，进一步讲解疾病的分期，最后将讲述非手术及手术治疗方法。

危险因素及发病机制

近年随着对 ON 深入研究，该疾病的危险因素也得到了进一步确定。最常见的危险因素包括：应用糖皮质激素、过量饮酒以及吸烟。其他的危险因素以及相关情况详见表 33-1。近 15% 的 ON 患者没有明确的诱因，被称为特发性 ON。ON 的危险因素不是相互独立的，每一个危险因素都增加了可能导致特定的病理环境，促进骨缺血甚至进一步骨坏死发生。这些异常病理改变在骨内或者骨外、血管内或者血管外均有可能出现。发病机制可以分为直接和间接致病因素。

直接病因

ON 的直接病因包括创伤、氮气泡（潜水病，深海潜水所致）、多种骨髓增生性疾病、镰状红细胞病以及可以导致直接骨细胞损伤的病理过程（如放射线）。损伤与 ON 之间的因果联系在髋关节脱臼或骨折的患者中是显而易见的。一项研究表明，大约 16% 的非移位型股骨头头下骨折患者出现 ON，而移位型股骨头头下骨折患者出现 ON 的比例则为 27%[1]。

创伤性血管闭塞是骨缺血最直接的病因。骨折和脱臼可以直接损伤骨内及骨外血管，导致特殊骨如髋

表 33-1　与骨坏死相关的危险因素及临床情况

直接因素
骨折
脱臼
妊娠
放射
化学治疗
器官移植
超敏反应
骨髓增生性疾病（戈谢病，白血病）
镰状红细胞病
凝血异常（易栓症，低纤溶状态）
系统性红斑狼疮
戈谢病
地中海贫血
减压病
肝功能异常
胃肠道疾病
潜水病
间接因素
糖皮质激素
酒精
香烟
特发性
遗传因素

骨失去血液供应。最初的损伤可以导致 ON 的发生，后续的愈合修复过程本身也会加重这一病变。动物实验的结果证实了"股骨头 ON 起源于新骨尝试修复替代死骨过程的失败"这一假说[2]。同样，血管造影的研究结果证实了股骨头负重区存在上支持韧带动脉血管外闭塞以及血管再生不良，提示了闭塞并非只发生于修复过程[3]。

动脉和静脉畸形是发生 ON 相对常见的原因。但静脉畸形究竟是 ON 的原因还是结果目前还尚不清楚。在大鼠骨坏死模型上的研究表明，股骨头骨骺骨软骨病（Legg-Calve-Perthes 病）可以导致股骨骨骺板继发性机械失稳、局部塌陷，并最终导致血供异常，上述过程与创伤性缺血改变是类似的[4]。

血管的机械性阻塞也可由栓塞事件所致，其栓子可能来源于脂肪栓、镰状红细胞或者氮气泡（详见潜水病或减压病部分）。ON 患者较普通人群更容易发生易栓症、低纤溶状态、遗传性凝血功能障碍[5]。

其他与 ON 有强相关性的疾病还包括戈谢病（详见第 28 章）、白血病以及骨髓增生性疾病。上述疾病

可能导致骨内骨髓改变，并使股骨头和股骨颈骨髓腔空间内压力增加。但由于骨髓腔空间无法扩张，因此在压力增加后，骨本身无法代偿，最终将会导致血管受压、缺血以及细胞损伤的发生。

其他可能导致 ON 的直接因素还有放射线、化疗、热损伤等引起的细胞毒性，这些外界刺激均会导致骨及骨髓细胞的损伤或坏死，并最终导致 ON。即使中等剂量的酒精对骨细胞也有毒性，但目前尚未有体外研究结果证明生理可耐受的酒精浓度对细胞有直接毒性。同样，尽管糖皮质激素可以增加脂肪聚集，导致骨细胞死亡，但动物模型中尚未成功地证实与人类 ON 类似的塌陷。

间接病因

80% 以上的 ON 患者都曾有糖皮质激素应用、酒精摄入或者吸烟史，但上述危险因素的具体致病机制目前尚不清楚。就糖皮质激素而言，在 2 ~ 3 个月内应用超过 2 g 的泼尼松（或等效剂量）可以增加 ON 发生的风险[7]。ON 通常在应用糖皮质激素后平均 3 ~ 5 个月发生[8]。不论是饮酒和吸烟，发生 ON 的风险取决于用量。

对 3 个 ON 家系的遗传学研究证实存在 II 型胶原基因突变，表明常染色体显性遗传可能导致股骨头 ON 的发生[9]。其他的一些遗传学研究表明 ON 可能与酒精代谢酶、药物转运蛋白 P- 糖蛋白在内的多态性相关联。ON 的遗传学危险因素尚待进一步研究，其研究成果可能将来会用于筛查 ON 的高危人群。另外，上述研究结果也提示了非手术治疗手段可能会延缓疾病的进展。

病理学

尽管 ON 的病因和疾病相关因素不同，但所有的 ON 病例的病理改变是相似的。许多因素，包括 ON 发生的部位和范围均可能影响疾病进展的速度。有些患者小范围的损伤可能在修复过程中维持稳定。但超过 90%ON 患者的自身修复无效，病情逐步进展[6]。典型的早期损伤在组织学上表现为出血、坏死、被正常黄骨髓包绕等征象。造血成分的缺失以及髓脂肪细胞微泡改变是显而易见的。这种病理改变继续进展并可以导致红骨髓及黄骨髓的广泛坏死，并伴发组织细胞碎片吞噬现象。由于没有血管再生，坏死区域无细胞，

周围区域则是修复和坏死交替出现。大面积损伤无法自行修复则进一步进展为 ON 的中晚期阶段，组织学上表现为不规则骨小梁以及脂肪组织的楔形或锥形死骨，随着病情的进展，上述组织将被颗粒、网状或不定形组织所替代。死骨区以软骨板下软骨骨折为特点。软骨骨折则会最终导致骨、骨髓和骨皮质的坏死。

自我修复失败后，由于纤维瘢痕组织的形成可以将坏死骨组织及正常组织隔离开来，导致血管再生及组织修复无法进行。瘢痕组织形成后，损伤将继续进展，坏死区域出现机械性失稳。坏死小梁的压力性骨折将会导致软骨和软骨下骨的塌陷。股骨头的塌陷可以导致大量软骨的破坏，并且导致关节的退行性改变。

临床特点

ON 的临床症状可能出现于创伤或病理损伤后数月至数年。首发症状为腹股沟区深在的、搏动性疼痛，通常隐袭起病，间断发作，偶可突发起病。起病初期疼痛往往与活动或负重相关，随着疾病的进展将出现休息痛。疾病的临床表现与影像学表现之间并不平行。一些无症状患者在影像学上也可以发现骨破坏。处于临床晚期的患者疼痛加重，活动范围严重受限。ON 患者的病程不尽相同，从起病到疾病晚期可能会持续数月至数年。

影像学分期

任何出现腹股沟区疼痛的、具有 ON 危险因素的患者都应尽早进行影像学检查。已经诊断 ON 的患者则需要对双侧关节及其他可能受累的部位进行评价。80% 以上的 ON 患者可同时出现双侧关节受累。除髋以外，最常出现坏死的部位包括膝、肩、踝和肘关节。

诊断 ON 最准确的影像学检查手段包括 X 线和磁共振成像（magnetic resonance imaging，MRI）。而其他的检查手段，包括骨扫描、骨活检、计算机断层扫描（computed tomography，CT）、正电子发射扫描（positron emission tomography，PET）对于诊断疾病及制订治疗方案都不是必需的。ON 研究过程中的一个重要障碍是目前尚无一项被广泛接受的、用于评判疾病严重程度及评判预后的分类方法。不同的研究者因为临床经验的不同、对比研究的数据结果不同，对 ON 有着不同的分类方法。目前对 ON 的影像学表现有 16

种常用的分类系统，其中的 4 种 [包括 Ficat-Arlet、宾夕法尼亚大学、国际骨循环学会（Association Research Circulation Osseous，ARCO）、日本骨科协会（Japanese Orthopaedic Association）] 分类系统应用最为广泛，在 1985 年至今的相关研究中占到 85% 以上的比例。每个系统的分期详见表 33-2。在一项关于评分系统的系统性研究中 [10]，下列参数被认为最为有用。

- 对于股头损伤应当被分为塌陷前及塌陷后，塌陷前损伤预后相对良好。
- 需要对坏死范围进行评估，损伤越小预后越佳。
- 需要对股骨头压缩程度进行评估，压缩破坏 < 2 mm 时预后较好。
- 应当重视髋臼受累表现，任何骨关节炎的征象都将使治疗选择受限。
- 应当寻找新月征（图 33-1）表现，提示股骨头塌陷与否。
- 应当寻找弥漫性硬化及囊肿存在的证据。

非手术治疗方案选择

对于早期诊断的骨坏死，非手术治疗方案可能有效，但是究竟哪个病程阶段对特定的治疗干预手段有效还尚不清楚。历史上，非手术治疗方案很大程度上是与减重相关，如使用手杖拐杖减轻局部负重。人们推测减压的方法会减慢病情的进展，对股骨头可能具有保护作用。但有数据已经证实这种方法并不成功：在诊断后的 4 年有超过 80% 的患者病情进展、出现股骨头塌陷 [11]。

鉴于现有非手术治疗手段的效果欠佳，目前人们正在积极寻找新的非手术治疗方案。其中最常见的治疗方案包括药物治疗、高压氧疗法、体外冲击波疗法、电刺激（直流电，脉冲电磁场疗法）等。上述治疗手段均需要在股骨头发生生物力学塌陷（影像学新月征表现）之前进行。

药物治疗旨在促进血管再生和骨生长以改善 ON 患者的病理生理学特点。其中最常用的药物包括血管舒张剂、降脂药、前列环素类似物、抗凝剂和双膦酸盐。表 33-3 列出了上述药物及其生理作用，并给出了相关临床实验的结果。这些药物的有效性还需要进一步的临床观察证实。

高压氧治疗概念是基于"增加氧化作用可以避免进一步的骨坏死并促进愈合"的理念而提出的。脉冲

33

表 33-2　股骨头骨坏死的影像学分类

分期	描述
	Ficat 和 Arlet
Ⅰ	正常
Ⅱ	硬化或囊性变，不伴有软骨下骨折
Ⅲ	新月征（软骨下塌陷）和（或）软骨下骨塌陷
Ⅳ	骨关节炎的关节软骨减少、骨赘形成
	宾夕法尼亚大学
Ⅰ，Ⅱ	前两级与 Ficat 和 Arlet 标准相同
Ⅲ	仅有新月征
Ⅳ	软骨下骨塌陷
Ⅴ	关节狭窄或髋臼改变
Ⅵ	进一步的退行性改变
	每一项改变都根据磁共振成像上损伤的范围大小分为 A、B、C 三级（分别代表小、中、大）
	ARCO
0	无损伤
1	X 线及 CT 检查正常，但至少一项其他影像学检查结果呈阳性改变
2	硬化、骨质溶解、局部空洞形成
3	新月征和（或）关节表面变平
4	骨关节炎、髋臼改变、关节破坏
	日本研究委员会
1	分界线 根据与负重区域的关系（从中间到两边）被进一步分为 1A 1B 1C
2	关节平面早期变平期，但在坏死区域周围无分界线
3	囊性变 根据股骨头的位置进一步分为 3A（中间） 3B（两侧）

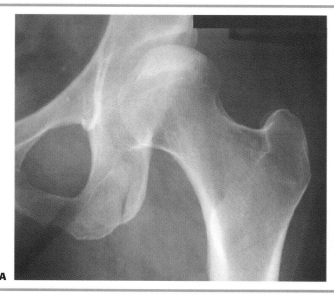
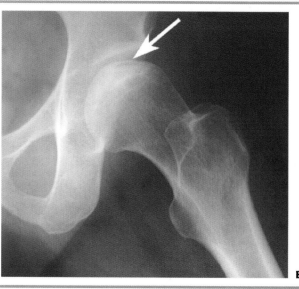

图 33-1　前后位（A）以及侧位（B）进展期股骨头坏死 X 线影像学表现。侧位相（B）可见新月征（箭头所示），新月征是软骨下骨折的反映，代表股骨头的生物力学损伤

表 33-3 药物治疗选择及临床效果

药物	作者	年份	随访时间（个月）	临床观察结果
降脂药 [a]	Pritchett[15]	2011	90（60～132）	同时服用大剂量糖皮质激素联合他汀类药物的 284 名患者中有 3 人（1%）罹患骨坏死
双膦酸盐 [b]	Agarwala[16]	2005	12（3～60）	60 名患者中有 6 人（10%）出现疾病进展需要接受手术治疗
	Lai[17]	2005	> 24	29 名患者中 2 人（7%）出现股骨头破坏需要接受进一步治疗
前列环素类似物 [c]	Disch[18]	2005	25（11～37）	全部的 17 名患者均得到 Harris 髋关节评分、骨坏死进展范围、关节活动度、疼痛程度、患者自身满意度等方面的改善
抗凝药 [d]	Glueck[19]	2005	161（108～216）	20 名患者中的 19 人（95%）疾病进展得到控制

[a] 降低与系统性红斑狼疮、骨坏死等疾病相关的高血脂水平
[b] 减少破骨细胞对骨的重吸收并促使新骨形成
[c] 抑制血小板聚集、降血压，促进缺血区域血管再生
[d] 逆转与低纤溶状态和（或）易栓症相关的异常的凝集病理过程

电磁场疗法、直流电刺激以及冲击波疗法都是为了刺激成骨细胞活性并促进新骨形成，在这类理论中，上述刺激可以防止股骨头塌陷，并促进愈合。在上述治疗手段中，体外冲击波疗法可能是最有效的。但也有些专家对脉冲电磁场疗法和直流电刺激疗法持怀疑态度。

手术治疗方案选择

在股骨头塌陷前，有多种手术治疗方法可供选择。一些外科医生也开始联合应用手术及前文所提及的非手术方案进行治疗。这些治疗策略的选择也主要是基于常用传统的减重疗法预后差的现状。目前基于保护股骨头及延缓（或避免）全髋关节置换术目的的手术术式主要有以下四大类型：①核心减压术，②截骨术，③非血管化骨移植术，④血管化骨移植术。上述手术方案可以单独施行，部分也可联合进行：比如核心减压术就可以与辅助骨移植联合进行。

核心减压术

核心减压术在早期诊断的 ON 患者（股骨头塌陷前）中可能对股骨头具有保护作用。有研究报道，在一项长达 5～10 年的随诊观察中，核心减压术对 70%～90% 的患者具有股骨头保护作用[12]。核心减压术的技术手段是不断发展的。不同的外科医生在最初的钻取初始核心孔道后的操作过程是不同的：一部分外科医生钻孔后对孔道不做处理，另一部分医生在孔中进行骨移植。在应用核心减压术的同时也可以应用多种骨生长因子、干细胞、原成骨细胞介质等以改善长期预后。

截骨术

股骨近端的截骨术，技术难度大，治疗效果欠佳。但日本的研究却显示本手术的成功率较高，这可能是与特定人群存在特定异常的血管解剖结构相关。截骨术的目的在于通过从负重区域将坏死组织移出，使压力移位至健康骨上。为增加这一过程的有效性，骨生长因子也开始用于辅助治疗。

非血管化骨移植

骨移植的目的在于为软骨下骨及关节软骨提供结构支持。这一过程通过从健康骨上获取移植物，并重塑移植至坏死骨来实现。移植物可通过活板门窗口移入股骨头或股骨颈。外科医生同样在这一过程中应用生长及分化因子以改善患者预后。

血管化骨移植

血管化骨移植是非血管化骨移植后无足够血管再生时的术式选择。与非血管化骨移植类似，在血管化骨移植中，生长因子、成骨细胞因子也可能会增加手术的有效性并改善长期预后。血管化骨移植术的不利点包括，技术困难、耗时长，并且会增加供骨部位的并发症。手术的操作过程需要两个团队合作进行：其中一组负责股骨准备，另外一组负责从腓骨上获取待

33

移植骨。

全关节置换术

尽管有早期手术及非手术治疗方案，许多患者最后病情仍然进展到骨坏死的晚期。全髋关节置换术是一项针对晚期患者的标准治疗手段。在所有的全关节置换术中，超过 10% 是针对 ON 患者开展的。除了全髋关节置换术外，其他的关节置换术（如部分股骨头表面置换术、金属对金属关节表面置换术）也可供选择。

历史上，采用标准全髋关节置换术治疗 ON 患者的疗效较全髋关节置换术整体人群差。近年来，随着假体设计及手术技术的进步，使得患者的生存率有所改善。但是，标准全髋关节置换术的缺点在于，手术本身牺牲了骨组织并且减少了今后手术方案的选择。这一点在年轻的 ON 患者中显得非常重要，因为他们以后很可能会需要接受再次治疗。

表面置换术

股骨头局部表面置换术或半髋关节置换术是使用骨水泥型股骨头假体，重新恢复患者的股骨头结构，与未损伤的髋臼相契合。这种假体的植入方法，使术后出现脱臼的概率减少。同时保留骨量，为日后转换全髋关节置换术提供了条件。金属对金属关节表面置换术相对局部表面置换术应用得更为广泛，其可以提供更好的功能，能够更好的缓解疼痛，对运动幅度的改善更好。金属对金属关节表面置换术最初在上世纪中叶是一个被推崇的手术，但由于假体的松动和失败率高，所以这个手术逐渐被冷落。近年来随着新的承压表面技术手段的更新，人们重新对此项技术产生兴趣。最近有一项研究表明 42 位接受金属对金属关节表面置换术的 ON 患者，5 年的关节生存率为 95%[14]。

建议治疗方案及预后

在为 ON 患者制订治疗方案的时候，许多特殊化的因素需要被认真考虑，包括整体健康情况、年龄/预期寿命、并发症及活动程度。全关节置换术及其他大手术对有慢性病及预期寿命短的患者并不适用。相反，年轻人或活跃的患者应该选择延迟全关节置换术的治疗方案，包括骨移植或骨保留手术如金属对金属关节表面置换术。因为预期寿命长，年轻患者很可能

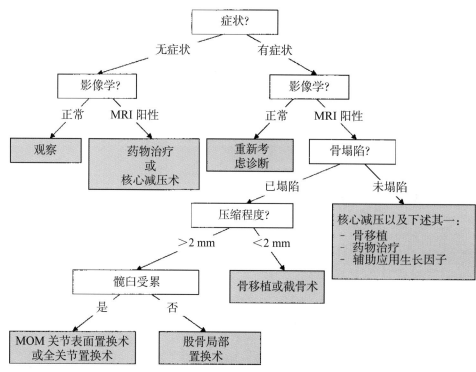

图 33-2 骨坏死建议治疗流程。
MOM，金属对金属

需要翻修手术治疗。图 33-2 给出了基于症状及影像学特点的 ON 建议治疗基本流程，其目的是针对 ON 的疾病分期选择合适的治疗手段。将来还可能会出现更多的保髋非手术治疗方法。

（黄慈波 译　卢 昕 校）

参考文献

1. Assouline-Dayan Y, Chang C, Greenspan A, Shoenfeld Y, Gershwin ME. Pathogenesis and natural history of ON. Semin Arthritis Rheum 2002;32:94–124.

2. Levin D, Norman D, Zinman C, Misselevich I, Reis DN, Boss JH. Osteoarthritis-like disorder in rats with vascular deprivation-induced necrosis of the femoral head. Pathol Res Pract 1999;195:637–647.

3. Atsumi T, Kuroki Y, Yamano K. A microangiographic study of idiopathic ON of the femoral head. Clin Orthop 1989:186–194.

4. Kikkawa M, Imai S, Hukuda S. Altered postnatal expression of insulin-like growth factor-I (IGF-I) and type X collagen preceding the Perthes' disease-like lesion of a rat model. J Bone Miner Res 2000;15:111–119.

5. Jones LC, Hungerford DS. Osteonecrosis: etiology, diagnosis, and treatment. Curr Opin Rheumatol 2004;16:443–449.

6. Mont MA, Hungerford DS. Non-traumatic avascular necrosis of the femoral head. J Bone Joint Surg Am 1995; 77:459–474.

7. Mont MA, Jones LC, Hungerford DS. Nontraumatic osteonecrosis of the femoral head: ten years later. J Bone Joint Surg Am 2006;88:1117–1132.

8. Koo KH, Kim R, Kim YS, et al. Risk period for developing osteonecrosis of the femoral head in patients on steroid treatment. Clin Rheumatol 2002;21:299–303.

9. Liu YF, et al. Type II collagen gene variants and inherited osteonecrosis of the femoral head. N Engl J Med 2005; 352:2294–2301.

10. Mont MA, Marulanda GA, Jones LC, et al. Systemic analysis of classification systems of osteonecrosis of the femoral head. J Bone Joint Surg Am. 2006;88(Suppl 3):126–130.

11. Mont MA, Carbone JJ, Fairbank AC. Core decompression versus nonoperative management for osteonecrosis of the hip. Clin Orthop 1996:169–178.

12. Mont MA, Tomek IM, Hungerford DS. Core decompression for avascular necrosis of the distal femur: long term followup. Clin Orthop 1997:124–130.

13. Mont MA, Ragland PS, Etienne G. Core decompression of the femoral head for osteonecrosis using percutaneous multiple small-diameter drilling. Clin Orthop 2004:131–138.

14. Mont MA, Seyler TM, Marker DR, Marulanda GA, Delanois RE. Use of metal-on-metal total hip resurfacing for osteonecrosis of the femoral head: an analysis of 42 hips compared to osteoarthritis. J Bone Joint Surg Am. 2006;88(Suppl 3):90–97.

15. Pritchett JW. Statin therapy decreases the risk of osteonecrosis in patients receiving steroids. Clin Orthop 2001: 173–178.

16. Agarwala S, Jain D, Joshi VR, et al. Efficacy of alendronate, a bisphosphonate, in the treatment of AVN of the hip. A prospective open-label study. Rheumatology (Oxford) 2005;44:352–359.

17. Lai KA, Shen WJ, Yang CY, et al. The use of alendronate to prevent early collapse of the femoral head in patients with nontraumatic osteonecrosis. A randomized clinical study. J Bone Joint Surg Am 2005;87:2155–2159.

18. Disch AC, Matziolis G, Perka C, et al. The management of necrosis-associated and idiopathic bone-marrow oedema of the proximal femur by intravenous iloprost. J Bone Joint Surg Br 2005;87:560–564.

19. Glueck CJ, Freiberg RA, Sieve L, et al. Enoxaparin prevents progression of stages I and II osteonecrosis of the hip. Clin Orthop 2005:164–170.

33

第 34 章

Paget 骨病

Roy D, Altman, MD

■ 在美国大于 40 岁的人群中，有 1% 的人患有 Paget 骨病，这是一种成人骨骼慢性疾病，以增加骨的吸收和沉积为特点，结果导致骨基质软化，骨肥大畸形。

■ 绝大多数患有 Paget 骨病的成年人无症状，拍骨 X 线片时可被诊断。

■ 当出现骨肥大和骨基质结构破坏时，可出现骨痛、骨折和神经受累。

■ 有效和安全的抑制剂已开发出来并达到了很好的治疗效果。

Paget 骨病（Paget's disease of bone）是一种以成人骨骼的吸收和沉积增加为特点的一种慢性疾病，常导致骨基质软化，骨肥大畸形。最初，有大量不断增加的多核破骨细胞被激活导致骨吸收极度活跃，随后激活众多的成骨细胞导致的骨沉积，结果造成正常骨结构破坏同时伴有散在的骨纤维化。这种改变可以局限于局部骨骼，也可弥漫分布到全身骨组织中。

Paget 骨病最常累及的部位是骨盆、股骨、颅骨、胫骨、椎骨、锁骨和肱骨。

美国 40 岁以上人群中，约 1% 患有 Paget 骨病[1]。发病率随着年龄的增加而增加，男女之比为 2∶1。Paget 骨病多见于欧洲，尤其英国，但不包括斯堪的纳维亚半岛和他们在澳大利亚、新西兰和美国的移民后裔。Paget 骨病在非洲和亚洲少见。

Paget 骨病的病因不详。Paget 骨病患者的亲属中患病率增加，遗传研究已经证明这与位于第 5 对染色体的死骨片（Sequest rosome）1 基因变异有关[2]。还有其他证据显示 Paget 骨病发病与病毒感染尤其是副粘病毒感染有关[3]，存在着人与人之间的传播。

临床表现

虽然 Paget 骨病通常无症状，但可能出现的骨痛、骨性膨大和骨畸形。骨痛为深部疼痛，偶尔可有严重的骨痛，尤其是夜间骨疼。当肥大变形的骨体压迫神经时，疼痛会进一步加重。Paget 骨病有时会加重骨性关节炎的疼痛[4]在连续的关节部位。而关节僵硬和疲劳进展较慢和不典型。

不同部位骨骼的受累可导致不同的症状，例如颅骨增大，造成前额突出，帽子可能变大了一号；听力下降可能是由于岩脊受侵，累及耳蜗，患者可出现头痛、头晕、头皮静脉充盈等表现。

脊椎骨可能变大、强度减弱甚至断裂，导致患者身高变矮，前屈畸形（或类人猿）姿态。受累的椎骨可能压迫脊髓发出的神经根导致疼痛，感觉迟钝、无力或下肢截瘫或截瘫；长骨弓形变后造成功能下降、步态异常、挛缩。所累及的骨有发生骨折的风险。

Paget 骨病容易发生高输出量性心衰。不到 1% 的 Paget 骨病患者骨病变部位可能出现肉瘤变性。高钙血症可以伴发或不伴发甲状旁腺功能亢进症。Paget 骨病预后通常较好，特别是经过治疗后。极少数 Paget 骨病患者发展为肉瘤则预后较差。

诊断

Paget 骨病患者通常是由于其他原因进行 X 线或化验检查而被发现的。通过症状及体格检查可疑似诊断，X 线特征性改变可确定诊断。大多数患者血清碱性磷酸酶升高，骨特异性血清碱性磷酸酶的意义更大。行锝酸盐（pertechnitate）放射性核素骨扫描可以判断骨骼的累及范围。如果怀疑恶性病变则需做骨活检。对于 Paget 骨病患者其他激活骨转换的标记物（例如尿中的骨代谢标记物）可以轻度升高，仅此类标记物对于 Paget 骨病无明显诊断价值。

治疗

关于 Paget 骨病的治疗，开发安全有效的抑制剂已刻不容缓，Paget 骨病的治疗理念变得更积极。如果患者出现了活动性 Paget 骨病的临床改变需要给予抑制治疗，包括对于无症状的 Paget 骨病患者。如果其血清碱性磷酸酶升高至正常范围上限的 2 倍，则不用期望抑制治疗能完全恢复已存在的听力下降、骨变形和（或）骨性关节炎。

当患者一侧肢体远端弯曲时，患者会提升足跟来平衡步态。如果状况允许，患者应避免长期卧床休息，以防止高钙血症和长期静止导致的骨质疏松。外科手术通常可以缓解受压的神经或置换继发性骨性关节炎累及的关节。

麻醉药或非甾类抗炎药可以减轻骨骼疼痛。提倡补充膳食中钙和维生素 D。

双膦酸盐比较有效，可以治疗骨疼、防止或减缓无手术条件患者的无力和瘫痪的进展，防止继发性关节炎、进行性听力下降或进一步的骨变形，并且减少外科手术中受累骨骼的出血。晨起空腹用一大杯 [170 ~ 227 g（6 ~ 8 盎司）] 水把双膦酸盐服下，患者应保持直立体位，禁食至少 30 分钟。其他药物如肠外降钙素和普卡霉素（plicamycin）也有部分效果。

双膦酸盐常见的不良反应有食管炎和骨痛。静脉用双膦酸盐可能导致药物热和流感样综合征。有报道双膦酸盐可致下颌骨骨坏死，但特别少见，这在高剂量静脉注射双膦酸盐相对多见 [5]。

阿仑膦酸钠（福善美，默克公司生产）是一种强力的含氮双膦酸盐，口服 40 mg/d，共 6 个月 [6]。如果碱性磷酸酶已经正常，阿仑膦酸钠可以使用 3 个月。阿仑膦酸钠除了有引起食管和胃溃疡的副作用外，耐受性很好。

依替膦酸二钠（Didronel，宝洁公司生产的乙羟乙酸二钠制剂）是最早用于治疗 Paget 骨病的双膦酸盐 [7]。治疗反应期与治疗前血清碱性磷酸酶的水平呈负相关。依替膦酸二钠重复治疗的效果不同，且重复治疗增加了抗药性。依替膦酸二钠治疗后假关节部位的骨痂趋于钙化。依替膦酸二钠的剂量为 5 mg/(kg·d) 或者 400 mg/d（适用于体重在 40 ~ 80 kg 的患者）。依替膦酸二钠的不良反应包括腹部绞痛、腹泻、高磷血症、增加骨疼痛，并可能增加骨折的风险。高磷血症似乎是由于依替膦酸二钠直接影响肾脏的结果。依替膦酸二钠导致食管炎是罕见的。

帕米膦酸（APD，阿可达，诺华制药公司生产）对破骨细胞的作用是依替膦酸二钠的 100 倍。帕米膦酸治疗 Paget 骨病产生快速强烈生化反应 [8]。用生理盐水或葡萄糖静脉注射液配制帕米膦酸 60 ~ 90 mg 静脉输入。各种给药方法都是有效的，包括每天给药一次持续 3 ~ 5 天，每周给药一次持续 3 ~ 5 个星期，每月 1 次疗效评估等，反复给药可增加耐药性。帕米膦酸的不良反应包括一过性药热（通常 < 39.2 ℃）、一过性淋巴细胞减少、轻度一过性恶心和葡萄膜炎。

利塞膦酸钠（Actonel，赛诺菲 - 安万特公司生产）是一个含氮双膦酸盐，口服 30 mg/d，给药 2 个月 [9]。有长期缓解的报道。也有报道胃食管炎和其他非特异的胃肠道反应。

替鲁膦酸钠（Skelid 替鲁膦酸钠片 ® 赛诺菲温斯洛普 INDUSTRIE）是一种含氮的双膦酸盐，口服 400 mg/d，共 3 个月 [10]。主要不良事件是食管炎。

唑来膦酸（Zoledronate，择泰，诺华制药公司生产）是一种有效的双膦酸盐，静脉注射 4mg，输液 15 分钟。疗效比利塞膦酸钠时间更长 [11]。肾衰竭、发热、流感样综合征、骨骼疼痛均有类似用药报道。

合成的鲑鱼降钙素（Miacalcin）通常为 100 IU/0.5 ml，第 1 个月皮下或肌肉注射，每天 1 次 [12]。药物剂量的减少或治疗间隔的拉长取决于治疗后的反应。可能出现原发或继发抗降钙素反应。多数患者会在停用降钙素 6 个月内病情恶化。

鲑鱼降钙素通常规格为 400 IU/2 ml，需冷藏。不良反应包括胃肠道反应、心血管反应和局部注射部位反应。大部分副作用发生在注射后数分钟，持续 1 小时左右。

由于光辉霉素的严重副作用，仅用于病情严重的患者。

尽管 Paget 骨病是罕见的，但人们仍然对它的发病机制和治疗充满兴趣。通过研究 Paget 骨病，人们更深入地了解了骨代谢和其他骨疾病。以我们目前的知识水平来说，不管是患者还是医生，关注 Paget 骨病患者是一件非常有意义的事。

（王 芳译 黄慈波 校）

34

参考文献

1. Altman RD, Bloch DA, Hochberg MC, Murphy WA. Prevalence of pelvic Paget's disease of bone in the United States. J Bone Miner Res 2000;15:461–465.

2. Michou L, Collet C, Laplanche JL, Orcel P, Cornelis F. Genetics of Paget's disease of bone. Joint Bone Spine 2006;73:243–248.

3. Kurihara N, Zhou H, Reddy SV, et al. Expression of measles virus nucleocapsid protein in Osteoclasts induces Paget's disease-like bone lesions in mice. J Bone Miner Res 2006;21:446–455.

4. Altman RD. Musculoskeletal manifestations of Paget's disease of bone. Arthritis Rheum 1980;23:1121–1127.

5. Woo S-B, Hellstein JW, Kalmar JR. Systematic review: bisphosphonates and osteonecrosis of the jaw. Ann Intern Med 2006;144:753–761.

6. Walsh JP, Ward LC, Stewart GO, et al. A randomized clinical trial comparing oral alendronate and intravenous pamidronate for the treatment of Paget's disease of bone. Bone 2004;34:747–754.

7. Altman RD, Johnston CC, Khairi MRA, Wellman H, Serafini AN, Sankey RR. Influence of disodium etidronate on clinical and laboratory manifestations of Paget's disease of bone (osteitis deformans). N Engl J Med 1973;289:1379–1384.

8. Vasireddy S. Talwalkar A, Miller H, Mehan R, Swinson DR. Patterns of pain in Paget's disease of bone and their outcomes on treatment with pamidronate. Clin Rheumatol 2003;22:376–380.

9. Crandall C. Risedronate: a clinical review. Arch Intern Med 2001;161:353–360.

10. Morales-Piga A. Tiludronate. A new treatment for an old ailment: Paget's disease of bone. Expert Opin Pharmacother 1999;1:157–170.

11. Reid IR, Miller P, Lyles K, et al. Comparison of a single infusion of zoledronic acid with risedronate for Paget's disease. N Engl J Med 2005;353:898–908.

12. Martin TJ. Treatment of Paget's disease with calcitonins. Aust N Z J Med 1979;9:36–43.

骨质疏松症

A. 流行病学和临床评估

Kenneth G. Saag, MD, MSC

- 美国每年有超过 150 万骨质疏松相关骨折发生。
- 骨质疏松骨折大多发生在股骨颈、椎体或腕骨。90% 的髋部骨折和脊柱骨折与骨质疏松相关。
- 在目前 50 岁的人群中，髋部、脊椎或者远端前臂骨折的风险在白种人女性中约 40%，白种人男性中约 13%。

- 两种数值用于定量骨密度 (bone mineral density, BMD)：T 值是患者骨密度测量值高于或低于年轻正常人平均 BMD 的标准差偏离值。Z 值是测量值高于或低于年龄相当人的平均 BMD 的标准差偏离值。
- 世界卫生组织 (The World Health Organization, WHO) 定义骨质疏松为 T 值 ≤ −2.5。

骨质疏松和骨折的流行病学

仅在美国就有 1000 万以上的人患骨质疏松症 (osteoporosis)，340 万人骨密度 (bone mineral density, BMD) 低下，每年有 150 万骨质疏松相关骨折发生[1]。2002 年美国用于骨质疏松性骨折的直接医疗费用超过 180 亿美元[2]。

常见骨质疏松性骨折的发生率、患病率和临床后果

骨质疏松性骨折大多累及股骨颈、椎体或者腕骨。90% 的髋部骨折和脊柱骨折与骨质疏松相关。50% ~ 70% 的肱骨、肋骨、骨盆、踝骨和锁骨骨折病例也可由骨质疏松引起。

在 50 岁的个体中，关于髋部、脊椎或者前臂远端骨折的终身危险率，白种人女性约为 40%，白种人男性约为 13%。表 35A-1 显示了男性和女性不同部位的骨折终身危险率[3-6]。骨折的整体健康状况不仅取决于骨折的发生率，也取决于人口数量大小。骨折是主要的国际公共健康问题。尽管髋部骨折在亚洲人群中不如在白种人中常见，但 33% 的骨质疏松性骨折发生于亚洲。此外，在亚洲和许多发展中国家，骨折人数增长迅速。骨质疏松骨折的经济费用包括外科手术费和住院治疗、康复、长期护理、药品和劳动力的丧失。

髋部骨折

1999 年，北美女性髋部骨折的估计数字是 340 000[7]。到 2050 年，预计这一数字将超过 500 000[8]。年龄在 65 ~ 69 岁之间的女性中，每年髋部骨折的发生率约为 2/1000。然而，在 80 ~ 84 岁人群中，发生率增长了 13 倍，每年达 26/1000[9]。和非疗养院居民相比，疗养院居民的髋部骨折风险高 4 倍[10]。在 300 000 因髋部骨折住院治疗的患者中，每年多达 20% 的患者 1 年内死于骨折，常死于并发症。除 1 年内死亡率增长外，20% 需要疗养院护理，50% 幸存者没有完全康复。髋部骨折的经济费用等同于脑卒中的费用[11]。

椎骨骨折

椎骨骨折发生率在 50 岁以前很低，但以后几乎呈指数增长。骨折高发部位为胸腰椎接合部 (T12 和 L1) 和胸椎中部。椎骨骨折是出现更多骨质疏松症相关问题的预兆：约 50% 椎骨骨折的患者以后会有其他骨折。椎骨骨折导致的身高降低不仅引起肺功能下降，而且因身体外观改变会导致忧郁症。除了急性椎骨骨折发

表 35A-1 骨折的终身危险率

人群	髋部骨折（%）	前臂远端骨折（%）	临床椎骨骨折（%）	X 线（%）
白种人女性	14 ～ 17[3-6]	14 ～ 16[3-6]	16[3,6]	35[4]
白种人男性	5 ～ 6[3-5]	2 ～ 3[3-5]	5[3,6]	未知
黑种人女性	6[5]	未知	未知	未知
黑种人男性	3[5]	未知	未知	未知

生所致的 6 ～ 8 周的剧烈疼痛外，椎骨骨折的死亡率也高于一般人群。

腕骨骨折

在美国，女性腕骨骨折的发生率在绝经期迅速增长，60 岁以后达高峰。这一高峰效应与老年人摔倒的模式有关：年迈老人易于髋部着地——因此比伸手去撑会经受更严重的骨折。相比于没有骨折的女性，发生桡骨骨折的女性很可能更瘦些，并且肱三头肌力量降低。

骨质疏松症诊断的骨密度标准

骨质疏松症主要依赖脆性骨折来诊断。**脆性骨折或非创伤骨折**，指的是发生于从站立高度或更低处（如从椅子上滑落后）摔倒或其他低冲力创伤所致的骨折。在没有骨质疏松性髋部、椎骨或腕骨骨折时，骨密度标准可用于诊断骨质疏松症。两种分值用于定量骨密度。第一，T 值是患者骨密度测量值高于或低于正常年轻人的平均 BMD 的标准差偏离值。第二，Z 值是测量值高于或低于年龄相当人的平均 BMD 的标准差偏离值。

世界卫生组织（WHO）界定骨质疏松症为 T 值 ≤ –2.5。严重骨质疏松症界定为 T 值 ≤ –2.5 加上至少一处骨折。骨量减少为 BMD 在 –2.5 ～ –1。正常骨密度为 BMD 大于 –1。

这些 WHO 标准基于白种人女性与 BMD 相关的骨折发生率的流行病学数据。这些 BMD 界值应用于其他种族和性别人群的准确性仍未明确。对于绝经前女性和小于 50 岁男性，Z 值——包括相对年龄和性别基础参考标准的 BMD——可能比 T 值更适用。然而，T 值是 WHO 规定的预测骨折风险和疾病状态的标准。BMD 标准在预测相对骨折风险的同时并不能判定其低骨密度的原因（如甲状腺功能亢进症或糖皮质激素引起的骨质疏松症）。

单独使用 BMD 标准，60 ～ 70 岁的白种人女性中有 1/3 患有骨质疏松症[12]。到了 80 岁，超过 2/3 白种人女性罹患骨质疏松症。基于股骨颈骨密度的第三次全国健康和营养状况调查显示，估计 18% 的白种人女性有骨质疏松症；大约 50% 白种人有骨量减少[13]。将该 T 值应用于男性，有 1% ～ 4% 的白种人男性有骨质疏松症，多达 33% 的人有骨量减少[13]。

骨质疏松症的临床评估

骨质疏松症的临床评价取决于确认引起骨折的生活方式和危险因素（见第 35B 章）、适当的查体和了解继发性骨代谢疾病病史。除了骨量监测，如检测 BMD 外，对骨质疏松症患者的医学评估应当包括综合病史的采集和体格检查。评估的目的有两个方面：①确定骨质疏松症的后果和并发症（如疼痛和功能障碍），②确认导致骨质疏松症的并存因素（如饮食中钙缺乏，糖皮质激素使用，低 25- 羟维生素 D 水平的危险因素等）。

病史

对个人伴随骨质疏松症风险的仔细评估包括代谢性骨病家族史、身高和体重的变化、负重锻炼的数量和频率、日晒程度、既往骨折、生育史（特别对有性腺机能减退迹象的）、内分泌紊乱、饮食因素（包括生活方式和目前钙、维生素 D、钠和咖啡因的摄入）、抽烟、喝酒、锻炼、肾衰竭或肝衰竭、过去和现在用药史和其他。此外，增加摔倒的风险，如神经肌肉疾病、步态不稳和不安全的生活条件，也应该考虑到。骨痛史可能有用，但在发生骨折前，骨质疏松症一般不痛。例如，约 2/3 的椎骨骨折发生时并没诊断出来。

体格检查

使用一种称作测距仪准确测量身高，是骨质疏松症体格检查的重要部分[14]。比较患者的目前身高和年轻时的最大身高（如通过患者的驾驶证作参考）对确定身高丢失是很有用的。身高丢失 2 英寸（约 5 cm）能敏感提示椎骨压缩。脊椎的检查应包括脊体的对位和椎体或椎旁的压痛。如果目前驼背（见图 35A-1），应当考虑到肺部危害的可能性，并测量患者肋骨底到髂嵴距离（髂肋距）。水牛背、易瘀血和有擦痕暗示库欣综合征。蓝巩膜沟提示先天成骨不全。牙缺失的数目与 BMD 相关。关节评估可以提示风湿病引起的低 BMD。雄性激素检查可帮助确定性腺功能减退。神经系统检查重点放在肌肉萎缩或神经损伤而易于摔倒上。观察患者的步态是检查的一个重要部分。

骨质疏松症骨骼成像

常规放射学技术

X 线平片不能准确评估 BMD。骨质流失 30% ~ 40% 或以上才能在 X 线上显示。股骨颈骨小梁模式的评估（Singh 指数）与骨质疏松症相关。其他放射学测量，如髋轴长度，也与骨折风险相关。椎骨骨折有不同的模式，可以依据椎板变形、椎骨前部楔形和压缩性骨折半定量分级[15]。

双能 X 线吸收测定法

双能 X 线测定法（Dual-energy X-ray absorptiometry,

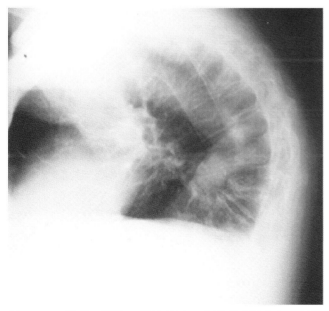

图 35A-1　驼背。侧位 X 线片显示一名骨质疏松症患者继发多发性胸椎骨折，使得胸椎显著后凸

DXA）是运用最广的骨量测量技术。DXA 提供了一种快速、可靠、准确的 BMD 测量法，且更少放射线暴露。DXA 是目前骨质疏松症患者诊治和临床研究的"金标准"。

骨密度测量有助于骨折风险分层，指导治疗选择，监测治疗反应。尽管骨量和骨转换率与骨强度相关，DXA 测量的 BMD 是髋部和椎骨骨折最强的预报器。BMD 每降低约 1 个标准差，骨折的风险增加 1.3 ~ 3 倍。尽管任何部位的骨折风险可用 DXA 准确评估，股骨颈的 BMD 比椎骨、桡骨、跟骨的 BMD 能更好预测髋部骨折。关于抗骨质疏松症治疗的反应，药物治疗后 BMD 的增加是引起了骨折风险下降的主要因素。

双能 X 线测定法，作为一种 BMD 的二维测量，不是测量立体密度而是面积密度。BMD 报告为 g/cm² 的绝对值；与年龄、种族、性别相匹配比较（Z 值）；与年轻成年正常个体的骨质比较 [T 值或年轻成年人 Z 值，图 35A-2（A，B）]。1 个标准差偏离的 T 值或 Z 值相当于约 0.06 g/cm² 的改变，相当于 BMD 改变约 10%。DXA 也提供密度影像，用于说明扫描质量和确定明显的压缩性椎骨和各种各样的人工器具。有些更新的 DXA 设备可生成更高分辨率的侧位脊椎图，可以确定椎骨骨折。

大多主要的 DXA 制造者使用国家健康与营养检查服务 Ⅲ（National Health and Nutrition Examination Service Ⅲ，NHANES Ⅲ）数据库来决定正常年龄和性别匹配的 BMD 参数，特别是髋部。因为不同的 DXA 仪器所测的结果有所不同，除非使用转换公式，否则不同设备的结果不能相互比较。

双能 X 线吸收法可用于测量中心和外周部位的骨质。中心 DXA 部位（髋部和脊柱）是最佳的影像定位点，原因有两个。第一，这些部位的测量有较高的准确度。第二，这些部位骨小梁的数目与骨质疏松症负荷和骨折风险高度相关。多部位测量增加了骨质疏松症诊断敏感性。对于脊柱，DXA 报告个体椎骨测量值和 L1 ~ L4 椎骨的总 BMD。在髋部，股骨颈、股骨转子和全髋 BMD 测量值提供该部位的骨折风险评估。相较而言，Ward 三角和腕部的一个测定区域，预测价值较低。与髋部和脊柱部位比较，它们的结果重复性较差。Ward 三角 BMD 测量的临床价值非常有限。总之，骨质疏松症治疗的确定应基于中心部位的 BMD 测量。

序列 DXA 检查的意义在于发现特定部位 BMD 改变的速度。需要 2.77% 的改变才能得出统计学上 95%

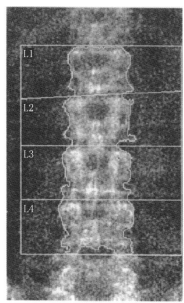

Image not for diagnostic use
k = 1.129, d0 = 44.3
116 × 145

DXA Results Summary:

Region	Area (cm^2)	BMC (g)	BMD (g/cm^2)	T - Score	Z - Score
L1	13.91	10.86	0.781	- 1.3	0.4
L2	15.15	13.94	0.920	- 1.0	0.9
L3	16.98	16.54	0.974	- 1.0	1.0
L4	17.53	16.46	0.939	- 1.6	0.4
Total	63.58	57.80	0.909	- 1.3	0.7

Total BMD CV 1.0%, ACF = 1.019, BCF = 1.055, TH = 8.785
WHO Classification: Osteopenia
Fracture Risk: Increased

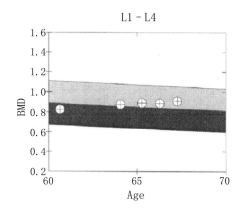

Source: Hologic

DXA Results Summary:

Scan Date	Age	BMD (g/cm^2)	T - Score	BMD Change vs Baseline	vs Previous
05/19/2004	67	0.909	- 1.3	10.1%*	2.5%
05/28/2003	66	0.887	- 1.5	7.4%*	- 0.4%
05/22/2002	65	0.891	- 1.4	7.9%*	1.7%
03/07/2001	64	0.876	- 1.6	6.1%*	6.1%
10/01/1997	60	0.825	- 2.0		

Total BMD CV 1.0%

A * Denotes significant change at the 95% confidence level.

图 35A-2 A. 腰椎的双能 X 线测定 DXA 报告。DXA 显示的是 L1～L4 的图像。骨矿含量（bone mineral content，BMC）和骨密度（bone mineral density，BMD）显示在右上。BMD 描绘在腰椎参考数据库上，显示了患者目前值和以往值，以＋示（见右中）。右中图的黑色柱状提示相对正常年龄两个标准偏差以上，淡色提示两个标准偏差以下。T 值提示患者最初归类为骨量减少，但是在抗骨吸收治疗后 T 值增长到正常范围。腰椎BMD 增加 10.1%。

可信度的有意义差别。这个数值乘以测量设备的精度错误值（变量系数），以确定 BMD 改善或恶化是否有统计学意义。例如，如果设备有 2% 的精度错误值，约需要 5.6% BMD 改变值才能肯定确实有意义，而不是偏移或者精度错误值所致。序列 DXA 监测抗骨质疏松症治疗反应的价值仍有争论。

骨质疏松症发生于整个身体中并非同质的，它取决于年龄和骨量流失的原因。这样，测量部位间高达 15% 的不一致性并非罕见，特别在老年人中。由于在 65 岁以上成年人椎板和椎弓跟骨关节炎的高发性，脊柱前后

部 DXA 测量会产生一个 BMD 升高的错误评估。在老年人中，髋部和脊柱侧面像可以克服这一问题。人工物品（如肠道的钙片、衣物上的金属物体、口袋里的物体），位置错误（错误椎体的影像，髋部旋转不良），和解剖上变形或变异（严重脊柱侧凸、动脉硬化、椎骨压缩性骨折）可影响 DXA 的精度和准确性[16]。

QCT 和超声

质量计算机断层扫描术（Quantitative Computed Tomography，QCT）和 DXA 一样，可定量测定骨流失

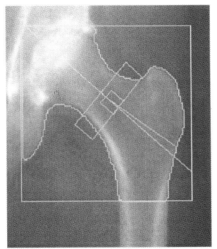

Image not for diagnostic use
k = 1.141, d0 = 51.4
106 ×105

DXA Results Summary:

Region	Area (cm^2)	BMC (g)	BMD (g/cm^2)	T-Score	Z-Score
Neck	5.22	3.27	0.626	-2.0	-0.4
Troch	12.52	10.13	0.809	1.1	2.2
Inter	16.30	16.99	1.042	-0.4	0.7
Total	34.05	30.40	0.893	-0.4	0.9
Ward's	1.11	0.46	0.419	-2.7	-0.3

Total BMD CV 1.0%, ACF = 1.019, BCF = 1.055, TH = 5.865
WHO Classification: Normal
Fracture Risk: Not Increased

Total

(图) Reference curve and scores matched to White Female
Source: NHANES

Source: NHANES

DXA Results Summary:

Scan Date	Age	BMD (g/cm^2)	T-Score	BMD Change vs Baseline	vs Previous
05/19/2004	67	0.893	-0.4	9.6%*	-1.4%
05/28/2003	66	0.905	-0.3	11.1%*	5.6%*
05/22/2002	65	0.857	-0.7	5.2%*	0.0%
03/07/2001	64	0.856	-0.7	5.1%*	5.1%*
10/01/1997	60	0.815	-1.0		

Total BMD CV 1.0%
B * Denotes significant change at the 95% confidence level.

图 35A-2 B. 髋部 DXA 报告。显示为左髋部，参数同（A）。如同脊椎一样，髋部 BMD 有显著增长。星号标志着 DXA 精度决定的两个测量值间显著增长或下降。全髋 BMD 增加 9.6%

和准确评估骨折风险，相较 DXA 而言，QCT 可测量准确的体积 BMD 和准确地区分骨小梁和骨皮质。QCT 可能高估了老年人和糖皮质激素使用者的骨流失，因为骨髓中脂肪在这两种临床背景下有所增加。除了稍高的放射线暴露外（尽管少于常规 CT 检查），依赖于其他临床用途的图像设备和 QCT 较高的价格限制了它的大范围应用。

超声是一种测量骨量和其他骨特性的补充手段。相比 DXA 或者 QCT，这种方法可取之处在于设备费用较低，轻便和没有电离辐射。尽管胫骨、髌骨、远端桡骨和近端指骨也能用超声检测，但超声检测通常应用于跟骨。骨质疏松症的超声诊断没有通用标准且不可能用超声测量方法预测 BMD。在诊断骨质疏松症上，相比 DXA 和 QCT，超声相对不敏感。因此，即使是很小的异常也要用中心 DXA 来复核。

骨量测定的指征

骨量检查仅在测量结果将影响治疗决定时适用。人们一般在知道他们的 BMD 低于正常时才开始骨质疏松症治疗。美国预防服务专责小组推荐应对有骨质

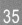

疏松骨折风险增加的 60 岁以上女性进行常规筛查[17]。国际临床密度计量协会推荐骨密度检查用于所有 65 岁以上女性、70 岁以上男性、脆性骨折者、任何有与骨质疏松症有关的疾病或者服药者、预计要进行骨质疏松症治疗的人群和长期使用激素替代治疗的女性[18]。

骨转换的测量

骨转换生化标志物是细胞产生的一些分子，能在尿液或血液中测定。尽管骨形成和骨吸收通常是相偶联的，骨转换生化标志的测定可判断骨代谢的失衡。表 35A-2 列举了反映骨形成或骨吸收的骨标志物。

骨形成标志

骨形成标志反映了成骨细胞的新骨合成或前骨胶原的代谢后产物（表 35A-2）。骨特有的碱性磷酸酶和骨钙素增加代表成骨细胞活性。胶原前蛋白，特别是Ⅰ型前胶原的血清羧基端和氨基端肽可以测量，作为胶原蛋白合成的标记。

骨吸收标志

骨吸收标志反映了破骨细胞活性和胶原蛋白的降解（表 35A-2）。吡啶啉交链包括吡啶啉和脱氧吡啶啉。这些碎片，释放入血液循环中，最终由肾排泄。脱氧吡啶啉对骨胶原蛋白降解更特异。

骨生物标志提供了骨骼代谢的动态表现，而 DXA 提供的是静态的评估。骨标志物的检测可区分患者是处于高骨转换还是低转换。骨折风险与更快的骨转换有关。抗骨吸收治疗引起的骨转换下降可减少骨折的发生，并不依赖 BMD 的改变。骨标志物也有助于监测抗骨吸收治疗的依从性。

表 35A-2　骨转换的生化指标

骨形成	骨吸收
血清检验	
骨特异碱性磷酸酶	Ⅰ型胶原蛋白氨基端肽
骨钙素	Ⅰ型胶原蛋白羧基端肽
前骨胶原Ⅰ羧基端前肽	
前骨胶原Ⅰ氨基端前肽	
尿检验	
	Ⅰ型胶原蛋白氨基端肽（NTX）
	Ⅰ型胶原蛋白羧基端肽（CTX）
	吡啶林和脱氧吡啶林交链

表 35A-3　低骨量的继发原因评价

典型实验室检查
25- 羟维生素 D
血清生化检查，包括钙、肌酐、白蛋白、磷和总蛋白
全血细胞计数和分类
肝功能检查，包括总碱性磷酸酶
尿钙和肌酐（钙 / 肌酐比或者收集 24 小时尿液）

有临床指征的其他检查
骨转换标志［骨特异碱性磷酸酶，骨钙素，和（或）尿胶原蛋白降解物］
血清完整甲状旁腺激素（iPTH）
促甲状腺激素（TSH）
红细胞沉降率（ESR）
性腺功能不足评价
皮质醇增多症评价
酸 - 碱评价
血、尿免疫电泳
四环素双标签骨活检

其他的实验评价

实验室评估可协助寻找低 BMD 的继发原因。表 35A-3 列举了适用于特定临床情况的实验室检查。然而，如果预检查概率（pretest probability）较低，这些检查可能导致大量的假阳性结果。因此，这些检查仅在患者的病史，体检和其他实验室结果提示非常必要时才使用。

目前，维生素 D 是一项引起众多关注的实验室评估。25- 羟维生素 D 水平测量适用于骨质疏松症患者。低于 32 ng/dl（80 nmol/ml）需要补充。

（叶德邵 译　赵东宝 校）

参考文献

1. National Osteoporosis Foundation. Fast facts on osteoporosis. Available at: http://www.nof.org/osteoporosis/diseasefacts.htm. Accessed July 2, 2007.
2. National Osteoporosis Foundation. Physician's guide to prevention and treatment of osteoporosis. Belle Mead, NJ: Excerpta Medica; 1998.
3. Melton III LJ, Chrischilles EA. How many women have osteoporosis? J Bone Miner Res 1992;7:1005–1010.
4. Chrischilles EA, et al. A model of lifetime osteoporosis impact. Arch Intern Med 1991;151: 2026–2032.
5. Cummings SR, Black DM, Rubin SM. Lifetime risks of hip, Colles', or vertebral fracture and coronary heart disease among white postmenopausal women. Arch Intern Med 1989;149:2445–2448.

6. National Osteoporosis Foundation. Osteoporosis: review of the evidence for prevention, diagnosis, and treatment and cost-effectiveness analysis. Status report. Osteoporos Int 1998;8(Suppl 4):S1–S88.

7. Popovic JR. 1999 National Hospital Discharge Survey: annual summary with detailed diagnosis and procedure data. Vital Health Stat 2001;13:i–v, 1–206.

8. Cooper C, Campion G, Melton LJ III. Hip fractures in the elderly: a world-wide projection. Osteoporos Int 1992;2: 285–289.

9. Farmer ME, et al. Race and sex differences in hip fracture incidence. Am J Public Health 1984;74:1374–1830.

10. Sugarman JR, et al. Hip fracture incidence in nursing home residents and community-dwelling older people, Washington State, 1993–1995. J Am Geriatr Soc 2002;50: 1638–1643.

11. Johnell O. The socioeconomic burden of fractures: today and in the 21st century. Am J Med 1997;103:20S–25S, discussion 25S–26S.

12. Ross PD. Osteoporosis: frequency, consequences, and risk factors. Arch Intern Med 1996;156:1399–1411.

13. Looker AC, et al. Prevalence of low femoral bone density in older US adults from NHANES III. J Bone Miner Res 1997;12:1761–1768.

14. Green AD, et al. Does this woman have osteoporosis? JAMA 2004;292:2890–2900.

15. Genant HK, et al. Vertebral fracture assessment using a semiquantitative technique. J Bone Miner Res 1993;8: 1137–1148.

16. Watts NB. Fundamentals and pitfalls of bone densitometry using dual-energy X-ray absorptiometry (DXA). Osteoporos Int 2004;15:847–854.

17. Nelson HD, et al. Osteoporosis and fractures in postmenopausal women using estrogen. Arch Intern Med 2002;162:2278–2284.

18. International Society for Clinical Densitometry (ISCD). Official positions of the ISCD. J Clin Densitom 2002; 5(Suppl).

35

骨质疏松症

B. 病理和病生理

Philip Sambrook, MD, FRACP

■ 骨质疏松症的病理生理学包括许多遗传、激素、营养和环境因素，这些因素中一些危险因素已被确定。

■ 虽然遗传因素对峰值骨量影响较大，但在胎儿期、儿童期、青春期，激素、营养和环境可调节遗传决定的骨生长模式。

■ 在以后的生活中，个人的骨量是胎儿期、儿童期和青春期累积的峰值骨量除去随后的骨丢失率的结果。

■ 老年人髋骨骨折率较高不仅由于他们骨强度较低，还由于他们跌倒的风险增加。现已确定的跌倒，乃至髋部骨折的危险因素包括：平衡差、肌无力、认知障碍和服用精神药物。

■ 骨骼处于不断更新的过程，称为重塑。在正常成人骨骼中，成骨细胞介导的新骨形成与破骨细胞骨重吸收相平衡，即骨形成和骨重吸收紧密偶联。

■ 骨内主要的细胞类型是破骨细胞、成骨细胞和骨细胞，破骨细胞负责骨重吸收，成骨细胞直接负责骨形成，骨细胞起源于成骨细胞，可能对适应机械负荷发挥作用。

■ 破骨细胞骨重吸收主要调节器包括 RANK 配体和它的两个已知的受体 RANK 和骨保护素（osteoprotegerin，OPG），RANK 和 OPG 对骨重吸收起相反作用。

骨质疏松症的病理生理基础是多因素的，包括遗传决定的峰值骨量，由于全身或局部的激素变化和环境影响导致骨重塑中微妙的改变。从多种生物水平以及已知的危险因素考虑这些过程是非常有价值的，对骨质疏松症发病机制的任何理解都要求了解正常的骨结构和功能。

骨结构和功能

骨骼是一种十分致密的结缔组织，主要有纤维胶原蛋白、矿物质（如磷酸钙晶体）以及其他成分（如水）组成。虽然它们是体内最坚固的结构之一，但由于其结构和材料特性，骨骼保持着一定程度的弹性。

骨的分型

成年后个人的骨量是胎儿期、儿童期和青春期累积的峰值骨量除去随后的骨丢失率的结果。在生长和发育期，骨产生有两个主要过程——膜内骨化，如发生在头盖骨；涉及生长板的软骨内骨化，如发生在肢骨。建模是完成骨骼形态特性和整体结构的过程。

从分子水平到整骨结构，骨有强烈的分层特点。在胶原纤维和其相关的矿物水平上，骨以两种常见的特殊存在形式，编织骨和板层骨。编织骨迅速形成，最典型的是在胎儿期以及骨折修复过程产生的骨痂中，编织骨胶原蛋白是可变的。板层骨形成速度更慢且更精确，其胶原纤维和它们相关的矿物被排列成薄板（薄片），板层骨在不规则的空间重叠排成的圆柱状单位称为**哈弗系统**（Haversian systems）（图 35B-1）。每个哈弗系统由中央的一条哈弗管周围被呈同心圆排列的板样骨组织围绕组成。哈弗系统是重塑过程的结果。重塑不同于上面提到的建模，在重塑中骨的粗糙形状通过骨膜或骨内膜表面的变化而被改变。

骨内主要的细胞类型为破骨细胞、成骨细胞和骨细胞。破骨细胞负责骨吸收，其来源于造血干细胞。成骨细胞来源于局部间充质细胞，是关键的骨细胞，直接负责骨形成。成骨细胞通过旁分泌因子，也能调

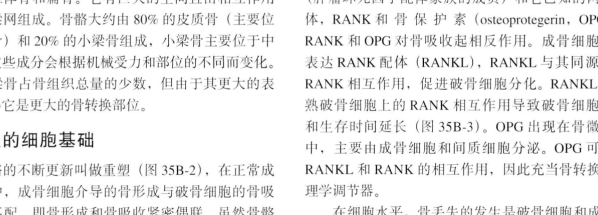

图 35B-1 哈弗系统。板层骨由被称作哈弗系统（骨单位）的重叠的圆柱单位组成，每个骨单位由同心骨板环绕一条中央的哈弗管组成，哈弗管直接与骨髓腔相通（From Sambrook，Schrieber，Taylor，Ellis，eds. The musculo-skeletal system. Philadelphia：Churchill Livingstone；2001.）

外环骨板

骨膜

间骨板

同心圆排列层状骨单位（哈弗系统）

哈弗管内毛细血管

Volkmann's 管内毛细血管

同心圆排列层状骨单位（哈弗系统）

节破骨细胞骨吸收。骨细胞可能来源于重塑过程中被包埋的成骨细胞，重塑通过骨小管将成骨细胞相互连接且可能对适应机械负荷发挥作用。

在更高一级的结构序列，在（a）密质骨或皮质骨和（b）小梁骨或松质骨之间有机械性重大区别。皮质骨主要位于长骨骨干，骨皮质是实心的，唯一的空间有骨细胞、血管和腐蚀腔。小梁骨主要位于长骨的两端、椎体骨和扁骨。它有巨大的空间且由相互作用的骨小梁网组成。骨骼大约由 80% 的皮质骨（主要位于周围骨）和 20% 的小梁骨组成，小梁骨主要位于中轴骨。这些成分会根据机械受力和部位的不同而变化。虽然小梁骨占骨组织总量的少数，但由于其更大的表面积使得它是更大的骨转换部位。

骨重塑的细胞基础

骨骼的不断更新叫做重塑（图 35B-2），在正常成人骨骼中，成骨细胞介导的骨形成与破骨细胞的骨吸收精确匹配，即骨形成和骨吸收紧密偶联。虽然骨骼中包含的小梁骨比皮质骨更少，然而小梁骨的骨转换比皮质骨更快，3 ~ 10 倍且对骨吸收和形成的变化更敏感。此外，解剖部位的不同，如接近滑膜关节或邻近骨髓中造血组织而不是脂肪组织的部位，其骨重塑率也不同。

骨重塑是一个有序的过程，称为骨转换**基本多细胞单位**或**骨重塑单位**（bone remodeling unit，BMU）。在这个循环中，骨吸收由破骨细胞的募集启动，由来源于骨内衬细胞的蛋白酶类作用于骨基质，由破骨细

胞形成一个吸收坑（称为 Howship 陷窝）（图 35B-2）。骨吸收阶段之后是骨形成阶段，此阶段中成骨细胞与类骨质（未矿化的骨基质）填充陷窝。这个周期中骨形成与吸收偶联对维持骨骼的完整性至关重要。重塑周期中解偶联，致使骨吸收或骨形成超过另一方会导致骨结构总体改变（骨生成或丢失）。

破骨细胞骨吸收的主要调节器包括 RANK 配体（肿瘤坏死因子配体家族的成员）和它已知的两个受体，RANK 和骨保护素（osteoprotegerin，OPG）[1]，RANK 和 OPG 对骨吸收起相反作用。成骨细胞表面表达 RANK 配体（RANKL），RANKL 与其同源受体 RANK 相互作用，促进破骨细胞分化。RANKL 与成熟破骨细胞上的 RANK 相互作用导致破骨细胞活化和生存时间延长（图 35B-3）。OPG 出现在骨微环境中，主要由成骨细胞和间质细胞分泌。OPG 可阻断 RANKL 和 RANK 的相互作用，因此充当骨转换的生理学调节器。

在细胞水平，骨丢失的发生是破骨细胞和成骨细胞活化不平衡的结果。如果吸收和形成过程不平衡，就会导致重塑失调；这种失衡可能会被新骨重建周期启动率（激活频率）增加所扩大。绝经期后的雌激素缺乏可导致重塑失衡，伴骨转换增加，绝经后的第一年重塑几乎翻倍。这种失衡可导致小梁骨进行性丢失，部分原因是由于破骨细胞形成增加。功能性破骨细胞形成增强似乎是促炎性细胞因子增加的结果，如白介素 -1（IL-1）和肿瘤坏死因子，雌激素对此呈负向调节 [2-3]。

35

图 35B-2 骨重塑周期。当内层细胞活化后暴露在骨表面,骨重塑过程开始,破骨细胞前体到达位点且当其开始挖掘重吸收坑时变成活化的破骨细胞。当破骨细胞完成重吸收过程,成骨细胞被吸引到该位点,这些成骨细胞形成有机基质(主要是 I 型胶原),随后被矿化。在这个过程结束时,旧骨被新骨取代,骨吸收和骨形成在这个过程中相偶联

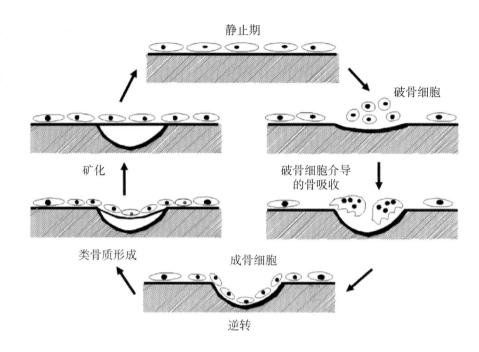

病理生理学

骨质疏松性骨折是骨强度下降和随年龄增加跌倒发生率增加共同作用的结果。骨丢失发生是绝经后妇女雌激素缺乏,并通过与激素无关的、与年龄相关的机制(如继发性甲状旁腺功能亢进和机械负荷下降)导致的结局。绝经可能是所有骨质疏松危险因素中最重要的,且绝经后骨量流失是骨质疏松症一个最重要的原因,刚绝经时骨量丢失最快。绝经越早,风险越大。男性和女性年龄相关的骨量丢失从 30 ~ 50 岁开始。不同部位的骨丢失其发生年龄和速率不同。

虽然骨密度可预测骨强度,然而许多其他的骨特性也对骨强度有影响,这些包括骨的整体结构(形状和几何)、骨微结构(小梁和皮质)、矿化的程度和微损伤的累积以及骨转换率,均能影响骨的结构和材料特性,除骨密度外的这些特性被称为骨质量。骨重塑率的改变也能影响骨材料和结构特性。

钙稳态和激素调节

除了作为支撑结构作用外,骨骼的另一个主要功

图 35B-3 破骨细胞由巨噬细胞、单核细胞的前体细胞(CFU-M)形成,破骨细胞表达 RANK,且 RANKL 可增强其中每个步骤。骨 RANKL 主要由成骨细胞和间质细胞产生,然后 RANKL 能活化其中每个步骤。骨保护素(OPG)是一个诱导受体拮抗剂,能阻断 RANK 和RANKL 间的相互作用以及破骨细胞的形成、活化和生存,因此导致凋亡增强。CFU:colony forming units,菌落形成单位

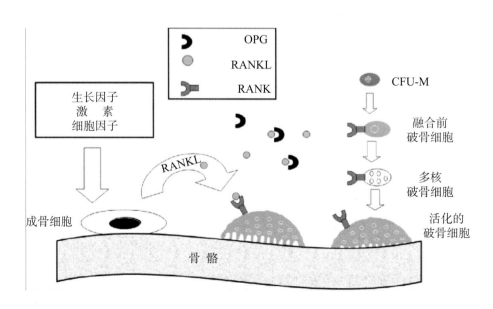

能是维持钙稳态。体内超过 99.9% 的钙储存于骨骼内，维持正常的血钙依靠肠道钙吸收、肾的排泄和骨动员或钙摄取间的相互作用。虽然血钙水平代表小于 1% 的体内总供给，然而正常的血钙水平对维持正常的细胞功能是极其重要的。三种主要的激素参与血钙的平衡调节：甲状旁腺素（parathyroid hormone，PTH）、1,25-$(OH)_2$D 和降钙素，PTH 和 1,25-$(OH)_2$D 是钙和骨稳态的主要调节器。PTH 作用于肾增加钙的重吸收和磷的排泄以及 1,25-$(OH)_2$D 的产生，也作用于骨骼，增加骨吸收，1,25-$(OH)_2$D 是骨吸收有效的刺激器以及肠钙（和磷）吸收更有效的刺激器，对骨矿化也是必要的，肠钙吸收可能是最重要的钙稳态途径，虽然降钙素能直接抑制破骨细胞骨吸收，而它在正常成人钙稳态中发挥次要作用。

　　许多反馈回路可调控血钙、PTH 和 1,25-$(OH)_2$D 的水平，低血钙水平可直接通过刺激 PTH 释放（和合成）而刺激 1,25-$(OH)_2$D 的合成。对 PTH 和 1,25-$(OH)_2$D 水平增加的生理反应是逐步增加血钙水平。第二个反馈回路维持血钙在一个窄的生理范围内。扰乱这些调控机制，或者增加 / 减少 PTH、1,25-$(OH)_2$D、降钙素的产生可在多种不同的疾病中出现，包括骨质疏松症。

骨的机械特性

　　骨硬度和强度依赖两个因素：材料特性和三维结构。在简单的生物力学方面，如果承受的负荷超过它的强度骨将会骨折。骨强度受结构的改变、微损伤的累积、矿物质的改变和骨转换所影响。

　　从工程学理论看，弹性模量，也被叫做杨氏模量（Yong's modulus），是应力（负荷）和应变（变形）的比值或曲线的斜率，代表材料的硬度。韧性（在不受破坏的影响下吸收能量的能力）是曲线下面积。屈服应变的增加导致骨更坚硬。当矿物含量增加，强度（杨氏弹性模量）也增加，而应力 / 应变曲线下面积不增加，这与韧性减少相平行。因此骨骼不可能存在一种矿物含量状态使得强度和韧性都非常好[4]。

　　大部分形式的骨质疏松症，骨丢失不是均匀分布于整个骨骼（图 35B-4），原因尚不清楚，部分小梁骨完全吸收，导致相邻骨板连接丢失，这导致骨强度的下降和增加骨折风险。因为骨小梁重塑面积 / 体积比值高，骨丢失更大程度上倾向于影响这种类型的骨骼，例如脊柱和髋部。微结构的变化似乎也很重要，相比

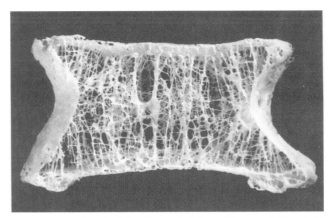

图 35B-4　老年人椎体的结构，随着年龄增加，骨小梁结构显著丢失（Courtesy of L. Mosekilde，Aarhus University Hospital，Denmark.）.

于正常人，髋部骨折的患者小梁骨的特点是微结构孔隙增加且厚度减少。

危险因素

　　骨质疏松症的许多危险因素已被确定（表 35B-1），这些被认为与其潜在的病理生理影响相关。

遗传的影响

　　骨折的危险与骨密度（bone mineral density，BMD）直接相关。在任何年龄，BMD 是所达到的峰值骨量和随后的骨丢失（绝经后和年龄相关）的综合结果。虽然遗传因素是决定峰值骨量的主要因素，最近的研究证明在胎儿期、儿童期和青春期环境影响可调节遗传决定的骨生长模式。遗传因素对于骨骼大小和组成贡献较大。比较同卵和异卵双胎结果显示超过 50% 的骨峰值由遗传因素决定[5]，50 岁后亲属反复骨折的家族史应高度怀疑遗传所致。遗传因素可调节骨骼发育和功能包括 CBFA1 基因和 RANK/RANKL 系统。

　　遗传因素成为骨质疏松症患病率种族差异的基础，髋部骨折更常发生于瘦弱的人而不是那些超重的人，低体重是髋部骨折的一个危险因素。一般来说，非裔美国人比同龄的白种人有更高的 BMD，且非裔美国人较少发生骨折。亚洲血统人比白种人有更低的骨密度和更高的骨折率。在骨质疏松症比较常见的形式中，遗传因素在调节骨骼的大小和几何形状、骨量、骨的超声特性和骨转换中发挥着重要的作用。这些表型可

35

表 35B-1　骨质疏松症的危险因素

确定的危险因素

低骨量 /BMD

老年

女性

种族（白种人或亚洲人）

家族史

高跌倒风险

低创伤骨折史

钙摄入 < 400 mg/d

低体重

吸烟

内分泌相关的骨质疏松症

库欣综合征 / 皮质类固醇治疗

甲状腺功能亢进 / 甲状腺素替代治疗

性腺功能减退症（见表 35B-2）

神经性厌食 / 运动诱导的闭经

甲状旁腺功能亢进

妊娠

GNRH 激动药 / 拮抗药

1 型糖尿病

活动改变相关的骨质疏松症

类风湿关节炎

制动或失重

慢性气道阻塞

脑血管意外

强直性脊柱炎

环境因素相关的骨质疏松症

酗酒

乳糜泻

胃切除术

药物（见表 35B-3）

移植后骨丢失

肥大细胞增生病

特定遗传病相关的骨质疏松症

成骨不全症

Menkes 综合征

Ehlers–Danlos 综合征

高胱氨酸尿

马方综合征

骨质疏松症 - 假神经胶质瘤综合征

能受多个基因、环境因素和基因环境相互作用的综合影响。全基因组连锁研究已经发现染色体 1p36、1q21、2p21、5q33-35、6p11-12、和 11q12-13 位点显示明确的或可能的与 BMD 相联系。

一些研究中发现维生素 D 受体基因多态性与骨量相关。饮食中的钙和维生素 D 的摄入可能改变这种相关性。另一个重要的影响转录因子 Sp1 的功能基因多态性的基因被证实在 Ⅰ 型胶原 α1 基因上，这种多态性可不依赖 BMD 预测骨质疏松性骨折，可能通过其对胶原基因的调节和骨质量的影响[6]。更罕见的是，骨质疏松症或高 BMD 可能是单一基因突变的结果，例如脂蛋白受体相关的蛋白 5 基因失活突变引起骨质疏松症 - 假神经胶质瘤综合征，是一个与低 BMD 相关的状态。相反，高骨量综合征被同样基因的激活突变引起。

营养因素

在动物中限制钙可导致低骨量。在人类，儿童钙缺乏可导致佝偻病，尽管人们可能会预测低钙摄入将可能与骨质疏松症相关，但钙摄入与骨质疏松症的关系仍存在争议。钙平衡研究显示绝经前妇女每天钙摄入超过 800 mg 能避免净骨丢失，绝经后妇女每天可能需要高达 1500 mg。

在生长过程中，饮食中钙摄入在形成和维持峰值 BMD 中发挥作用，不同的环境和生活因素，特别是体力活动，也能调节这种影响。在成长的儿童中，补充钙可小幅度增加 BMD，但并不是呈持续状态，可能只表现为现存骨单位矿化的增加而不是 BMD 的持续增加。在许多骨质疏松症患者相关研究中，补充钙仅导致轻度抑制骨转换和获得较少的骨量。

钙不是饮食中可影响骨的唯一成分，维生素 D 对饮食钙吸收和骨矿化作用非常重要。在许多国家，维生素 D 被添加到食物中，皮肤充分暴露于紫外光下对维持正常的血钙水平也是必要的。

目前并没有充足的证据表明微量元素，像镁、锌、铜和硼对骨健康有重要影响。一些饮食，特别是那些富含大豆蛋白的饮食，是雌激素的重要来源。钠摄入对骨和钙代谢有重要影响，因为钠负荷导致肾钙排泄增加，低钠饮食可减少年龄相关的骨丢失。过多的蛋白质和咖啡因摄入与骨丢失相关，钠、食物蛋白和咖啡因的摄入对骨健康的影响与其他环境因素影响相比可能相对较小，酒精是另一个可能非常重要的饮食成分，摄入过量可致不利影响但适度摄入可能有利。

体力活动

机械力对骨骼形状和造型有强有力的影响。在细胞水平，骨细胞被嵌入在个体矿化骨的陷窝里，适应机械变形和负荷。早期对机械负荷的生化反应可能包括诱导前列腺素的合成，增加氧化亚氮和胰岛素样生长因子的产生，改变氨基酸转运子，且最终增加新骨形成。骨能对物理应力产生反应，推测骨骼存在一个力学稳态感应器，能感应负荷并产生反应，例如严重损伤、疾病或空中飞行后的制动与迅速骨丢失相关，如果这些状况持续存在，像截瘫或偏瘫的患者，可能发生骨折，骨吸收的增加与急性制动相关。机械负荷对骨量的正面影响在运动员中可见，骨密度的增加通常是部位特异性的并且局限于承受负荷的肢体。流行病学研究发现缺少体力活动与低 BMD 和骨折相关。然而体育锻炼仅能对 BMD 产生有限的改变，甚至已证明对减少骨折的意义更小。

性腺功能减退症

除了更年期骨丢失外，任何与性腺功能减退症（hypogonadism）相关的状态可能会导致骨质疏松症。（表 35B-2）。在较年轻群体中，导致闭经的疾病是骨丢失的主要原因，常见的原因为神经性厌食和原发性卵巢功能衰竭相关的疾病例如 Turner 综合征和化疗，继发性卵巢功能衰竭是由于垂体功能紊乱和因长期使用 GnRh 激动药引起功能性性腺功能衰退（如子宫内膜异位症的治疗）也可能与骨质疏松症相关。

药物和骨质疏松症

许多药物可导致 BMD 减少且因此增加了骨折的风险（表 35B-3）。在风湿性疾病中，糖皮质激素

（glucocorticoids，GC）是其中最重要的，它们的影响是依赖于剂量和疗程的[7]。GC 通过多种途径影响骨骼，可影响骨形成和骨吸收，但最重要的作用似乎是直接抑制骨形成。在大多数情况下，骨形成的减少是由于直接影响成骨细胞谱系的细胞。成骨细胞和骨细胞凋亡增加也被认为是糖皮质激素性骨质疏松症的一个重要机制。已证明 GC 能减少成骨细胞和破骨细胞的生成率，引起成骨细胞早期死亡和减少破骨细胞的生存率。性激素产生的变化可间接导致骨形成减少。GC 增加成骨细胞 RANKL 的表达和减少 OPG 的表达，导致破骨细胞凋亡延缓。GC 的另一个作用是减少肠道钙的吸收。在一些患者，继发性甲状旁腺机能亢进也可增加骨转换和扩大重塑空间，但这似乎是临时现象，随着长期使用 GC，骨转换实际上是减少的。抗惊厥药也可导致骨量改变和骨质疏松症的危险增加[8]，口服的抗凝药也可以[9]。因为雌激素和睾酮缺乏都可促使骨量丢失，减少性激素水平的药物也可引起骨量丢失，使用促性腺激素释放激素兴奋剂来抑制雄激素的方法现经常用来治疗复发和转移的前列腺癌，因为这能诱导医源性的雄性激素低下，使患者性功能减退，现已成为一个重要的医源性骨质疏松症的原因。同样，雌激素抑制剂（用于治疗乳腺癌）现在被认为与骨量丢失和骨折相关[10]。相反，一些药物可能会增加骨量和减少骨折，噻嗪类利尿药可减少肾钙排泄且与 BMD 增加和髋骨骨折率减少相关。多种流行病学研究提示他汀类药使用者髋骨骨折率比不使用者低，但前瞻性的临床研究并没有证实对骨量和骨转换有更大的作用。

骨转换

高骨转换率可独立于其他危险因素如 BMD 预测骨折，这些高转换者对治疗的反应可能更好。骨重塑率能通过测量血清骨钙素和特异的碱性磷酸酶（骨形成标志物）或 I 型胶原羧基末端肽（一种胶原分解产物被用作骨吸收标志物）来评估，尿吡啶也能用于评估骨吸收。

跌倒的危险因素

老年人髋部骨折发生率高不仅由于他们较低的骨强度，而且也由于他们跌倒风险增加。已确定的跌倒、乃至髋部骨折的危险因素包括：平衡差、肌无力、认知障碍和服用精神药物。

表 35B-2　"性腺功能减退"骨质疏松症的常见原因

女性
双侧卵巢切除术
化学治疗
芳香酶抑制剂
神经性厌食
运动诱导的闭经

男性
先天性睾丸发育不全综合征
睾丸切除
Kallman 综合征

男性和女性
血色素沉积症
促性腺激素释放激素类似物
性腺发育不全
垂体疾病

35

表 35B-3　骨质疏松症相关的药物

皮质类固醇
环孢素
甲状腺素
肝素
抗惊厥药
促性腺激素释放激素激动剂
芳香酶抑制剂
细胞毒药物

（贺玲玲　译　赵东宝　校）

参考文献

1. Boyle WJ, Scott Simonet W, Lacey DL. Osteoclast differentiation and activation. Nature 2003;423:337–342.
2. Cenci S, Weitzmann MN, Roggia C, et al. Estrogen deficiency induces bone loss by enhancing T-cell production of TNF-alpha. J Clin Invest 2000;106:1229–1237.
3. Pfeilschifter J, Koditz R, Pfohl M, Schatz H. Changes in proinflammatory cytokine activity after menopause. Endocr Rev 2002;23:90–119.
4. Currey JD. The mechanical properties of bone. In: Currey JD, ed. Bones: structure and mechanics. 2nd ed. Princeton, NJ: Princeton University Press; 2002:54–122.
5. Naganathan V, MacGregor A, Snieder H, Nguyen T, Spector T, Sambrook PN. Gender differences in the genetic factors responsible for variation in bone density and ultrasound. J Bone Miner Res 2002;17:725–733.
6. Mann V, Hobson EE, Li B, et al. A COL1A1 Sp1 binding site polymorphism predisposes to osteoporotic fracture by affecting bone density and quality. J Clin Invest 2001;107:899–907.
7. Van Staa TP, Leufkens HGM, Abenhaim L, Zhang B, Cooper C. Use of oral glucocorticoids and risk of fractures. J Bone Miner Res 2000;15:993–1000.
8. Petty S, Paton LM, O'Brien TJ, et al. Effect of antiepileptic medication on bone mineral measures. Neurology 2005;65:1358–1365.
9. Gage BF, Birman-Deych E, Radford, MJ, Nilasena, DS, Binder EF. Risk of osteoporotic fracture in elderly patients taking warfarin: results from the national registry of Atrial Fibrillation 2. Arch Intern Med 2006;166:241–246.
10. Eastell R, Hannon R. Long term effects of aromatase inhibitors on bone. J Steroid Biochem Molec Biol 2005;95:151–154.

骨质疏松症

C. 绝经后骨质疏松症的治疗

Nelson B. Watts, MD

■ 骨质疏松症治疗的主要目标是预防骨折。

■ 通过药物增加骨密度只能部分解释观察到的骨折风险减小。表明这些药物还有其他效应来提高骨质量以减小骨折风险。

■ 骨健康的重要因素包括足量摄取钙和维生素 D、规律的负重锻炼及避免吸烟等不健康因素。

■ 药物干预的指征是 T 值 ≤ –2.5 的女性及 T 值 ≤ –1.5 且伴危险因素的女性。

■ 治疗骨质疏松症的药物包括双膦酸盐类、降钙素类、选择性雌激素受体调节剂和甲状旁腺激素。

■ 治疗骨质疏松症的药物分为抗骨吸收和促骨形成药物。目前唯一可用的促骨形成药物是特立帕肽（甲状旁腺激素）。

■ 双膦酸盐通过两大机制起效：减少破骨细胞对骨的再吸收和加速破骨细胞的凋亡（程序性细胞死亡）。

■ 降钙素通过与特定破骨细胞受体的结合减少骨的再吸收。

■ 选择性雌激素受体调节剂在不同组织引起雌激素调节基因的不同表达，发挥激活或抑制效应。它的功效表现为减少骨的再吸收并可能减小乳腺癌的风险。

■ 特立帕肽刺激骨形成，观察发现在增加椎骨骨矿密度方面特立帕肽是骨转换抑制剂的 2 ~ 3 倍。

■ 双膦酸盐对多数患者来说仍是一线药物，而特立帕肽可能更适于高危患者及应用骨转换抑制剂达不到期望效应的人群。

骨质疏松症是一种隐匿的，以骨量减少和骨微结构改变为特征，导致骨脆性增加和易发生骨折的代谢性骨病综合征。换言之，骨质疏松症是指骨质量和数量下降而在日常生活中易发生骨折的一种疾病。

骨质疏松症可通过骨密度测定的结果和脆性骨折的发生进行诊断。治疗骨质疏松症的主要目标是预防骨折。对于骨量低下但还未发生骨折的患者，治疗的目标是防止初次骨折。对已有一次或多次骨折的患者，则急需干预以防止再次骨折。骨折的治疗同样重要但通常是骨科医生的工作。处理骨质疏松并发症（躯体残疾、社会心理问题）的则是初级护理医师或骨质疏松专科医师。

许多药物被批准用于治疗骨质疏松症。均是增加骨矿密度和减小骨折风险。然而，最近的研究表明增加骨密度只能部分解释观察到的骨折风险的减小。这表明这些药物有其他效应来提高骨质量以减小骨折风险。不过目前还不清楚骨质量的哪些方面有改善及如

何测量这些改变。

生活方式

不论是否有骨质疏松，每个人都应有一个健康的生活方式。骨健康的重要方面包括足量摄取钙和维生素 D、积极的生活方式（如规律的承重锻炼）及避免吸烟等消极因素（表 35C-1）。

对于超过 50 岁的男性和女性，钙的推荐摄入量为每天 1200 mg。绝经后女性大约每日从饮食中获得钙 500 ~ 600 mg，故每日仍需补充钙 500 ~ 700 mg。碳酸钙是最便宜的补充剂。为了最有效地吸收碳酸钙，需分次并伴随食物服用，每次剂量不超过 500 mg。柠檬酸钙价格较高但导致胃肠道问题较少。

维生素 D 是吸收和同化钙所必需的。维生素 D 同样对骨的重建有直接作用，同时对肌肉强度和平衡性有直接或间接的作用。维生素 D 可通过皮肤受紫

表 35C-1　对预防和治疗骨质疏松症有重要价值的生活方式

钙：超过 50 岁的成人每天的推荐摄入量是 1200 mg 　　大多数妇女每天需要 500 ～ 700 mg 的钙补充剂 　　碳酸钙价廉而有效 　　枸橼酸钙对有消化道不适的患者来说更易耐受
维生素 D：官方推荐摄入量为每天 400 ～ 800 IU；高剂量（每天 1000 ～ 2000 IU）也常常是需要的 　　常规的多种维生素补充剂含有 400 IU 维生素 D 　　建议超过 70 岁的人额外补充维生素 D（总量每天 800 IU），除了多种维生素或补充维生素 D 外，推荐钙和维生素 D 联用
锻炼：尽可能承重锻炼，推荐散步，一周至少 4 次，每次至少 40 分钟 　　也建议脊柱的伸张锻炼
避免吸烟及其他可能的消极因素，如大量摄入咖啡因、蛋白质、磷等

表 35C-2　减少跌倒风险的建议事项

动作符合人体运动力学，避免推、拉、弯、举
尽可能矫正听觉和视觉缺陷
地板和地毯完好没有不平整表面
不要四处摆放小块地毯
光照明亮不眩目
夜间照明灯遍及全屋
电话就在手边
电线短，不阻路
杂物不阻路
宠物不躺在脚边或床边
浴缸、淋浴和马桶边有扶手
浴缸和淋浴的地面有防滑层
浴室排水通畅以免地面湿滑
备床头桌放置杂物，以免地面杂乱
厨房整洁，烹调用具伸手可及
楼梯两侧有扶手，地面不滑
没有物品堆积在台阶上
所有入口状况良好
鞋适脚
行路不稳时使用手杖
最重要的是：别匆忙！

外线照射产生，同时一些食物也富含维生素 D。尽管如此，维生素 D 缺乏却很常见。在接受治疗的骨质疏松女性中超过半数出现维生素 D 缺乏 [1]。每天补充 1000 ～ 2000 IU 的维生素 D 通常是必要的，能确保血浆中足够的 25- 羟维生素 D 水平（30 ～ 60 ng/ml）。（常规的多种维生素补充剂含有 400 IU 维生素 D；一些钙补充剂通常含有 100 IU 或 200 IU 维生素 D。）维生素 D 补充疗法能减少跌倒风险，同时有骨外的一些其他益处。

钙和维生素 D 能减缓绝经初期女性的骨丢失，但不能阻止。但对已有骨质疏松的老年女性，钙和维生素 D 能防止骨丢失并减少椎体和非椎体骨折的风险。

承重锻炼，如散步或低强度的有氧运动对防治骨质疏松是非常适宜的。患者散步最好能一周 4 次，每次超过 40 分钟。散步时最好携带轻的物体 [453 ～ 907 g（1 ～ 2 磅）]。对抗锻炼也是有益的。

因为大部分骨质疏松性骨折都有一些诱因，如外伤或跌倒，所以应劝告患者尽量减少跌倒的危险以及避免那些可能对骨骼有不良作用的活动（例如高强度的活动：推、拉、弯、举）。表 35C-2 列举了一些减少跌倒风险的建议事项。

骨折的可能后果包括急性和慢性的疼痛、体态的改变（身高缩短、脊柱后凸或驼背）、抑郁、依赖及不适应。这些问题需要确认和处理。如果患者疼痛，那医生和患者都一定要清楚骨质疏松不是疼痛的根本原因，治疗潜在的骨质疏松不太可能缓解疼痛。

药物

许多药物可减少曾有过骨折（prevalent fractures）或（和）骨密度（T 值 ≤ –2.5）的女性发生骨质疏松性骨折的风险。药物能阻止刚绝经女性的骨丢失。表 35C-3 显示了美国食品与药品管理局（Food and Drug Administration，FDA）批准用于治疗绝经后骨质疏松症的药物。它们根据机制可分为抗骨吸收药物和促骨形成药物。除特立帕肽为促骨形成药物，其他均为抗骨吸收药物。

不同的研究小组做了很多关于"预防"和"治疗"的研究。预防方面研究了刚绝经的健康妇女。典型预防研究涉及的女性为 50 岁左右，即绝经后 3 ～ 5 年，其骨密度通常正常或在临界值。相反，关于治疗的研究纳入骨量低的老年女性，她们多数有过一次或多次

表 35C-3　FDA 批准用于治疗绝经后骨质疏松症的药物（按字母顺序）和降低骨折风险的证据

药物	椎骨骨折	非椎骨骨折	髋部骨折
双膦酸盐类			
阿伦膦酸盐（福善美）	是	是	是
伊班膦酸盐（Boniva）	是	否	否
利塞膦酸盐（Actonel）	是	是	是
降钙素类（密盖息、Fortical）	是	否	否
雷洛昔芬（易维特）	是	否	否
特立帕肽（Forteo）	是	是	否

骨折，因而发生再次骨折的风险很高。一项典型的关于治疗的研究纳入了接近 70 岁的女性，她们的椎体或髋部骨密度低下（通常两个都低），常伴有一次或多次脊椎压缩性骨折。关于预防和治疗的研究终点都是骨密度的变化。然而，骨质疏松治疗的最大益处是降低骨折风险，这只能在大型研究的治疗组中看到。药物减低骨折风险的证据在表 35C-3 中可看到。所有药物均能减小椎骨骨折的风险，但并非所有药物均能降低髋部骨折和非椎骨骨折的风险。

双膦酸盐

双膦酸盐类有一个共同的化学结构（P-C-P）使它们和骨表面的羟基磷灰石高亲和力结合。它们能抵抗分解代谢并通过两大机制起效。第一，双膦酸盐抑制破骨细胞活性。第二，加速破骨细胞凋亡（程序性细胞死亡）。有三种双膦酸盐（阿伦膦酸盐、伊班膦酸盐、利塞膦酸盐）被批准用于预防和治疗绝经后骨质疏松症。双膦酸盐没有系统毒性。

阿伦膦酸盐（福善美）是第一个被 FDA 批准（1995）用于预防和治疗骨质疏松症的双膦酸盐。三期药物临床试验纳入 1000 例近 70 岁的女性骨质疏松症患者，给予阿伦膦酸盐每天 10 mg，三年后发现椎骨密度增加约 10%，而其他部位的骨密度也有增加[2]。

骨折干预试验（Fracture Intervention Trial，FIT）纳入 2000 名股骨颈骨密度低且先前有椎骨骨折的老年女性，发现阿伦膦酸盐降低椎骨、髋部和腕骨骨折率约 50%[3]。

福善美有 5 mg/ 片、10 mg/ 片、35 mg/ 片、40 mg/ 片、70 mg/ 片的片剂和单剂 70 mg 的液体剂。70 mg 片剂 +2800 IU 维生素 D 的剂型可供每周服用一次。阿伦膦酸盐被批准用于预防骨丢失的剂量是 5 mg/d 或 35

mg/ 周，治疗骨质疏松症的剂量是 10 mg/d 或 70 mg/周。阿伦磷酸盐同时被批准用于治疗糖皮质激素诱导的骨质疏松症（5 mg/d 用于男性和绝经前妇女，10 mg/d 用于雌激素分泌不足的女性）。

利塞磷酸盐（Actonel）在 2000 年得到 FDA 的批准。两个重要的纳入超过 3600 名先前有椎骨骨折伴骨密度低下女性的研究显示了它对降低椎骨骨折的功效[2,4]。这些试验的主要终点是新发的放射学证实的椎骨骨折，两个研究分别降低 41% 和 49%。新发椎骨骨折率降低在治疗后一年就非常显著。非椎骨骨折是这些研究的第二终点，降低 33% ～ 39%（P=0.02）[4]。利塞膦酸盐显著增加椎体骨密度和一定程度的髋部骨密度。

迄今为止最大型的骨质疏松试验纳入了 9500 名女性，利塞膦酸盐显著降低骨量低下绝经后妇女的髋部骨折风险[5]。但其中只有临床骨折危险因素（不一定有骨量低下）参与试验的部分老年女性并没有获益。

利塞膦酸盐能防止刚绝经妇女的骨丢失。利塞膦酸盐在临床试验的 16 000 名受试者中显示了良好的耐受性。总体上，不良事件的发生率和安慰剂组相似。

利塞膦酸盐有 5 mg/ 片、35 mg/ 片的片剂以及 35 mg 片剂 + 碳酸钙的混合剂型，利塞膦酸盐被批准用于预防和治疗绝经后骨质疏松症和糖皮质激素诱导性骨质疏松症。这些指征服用利塞膦酸盐的剂量为 5mg/ 天或 35mg/ 周。

伊班膦酸盐（Boniva）口服 2.5 mg/d 和间断服法（隔日口服 20 mg，共 12 次，每 3 个月为 1 周期）均显示可降低新发椎骨骨折，此研究纳入约 3000 名有椎骨骨折的女性[6]。伊班膦酸盐被批准用于预防和治疗绝经后骨质疏松症，可口服（2.5 mg/ 天或 150 mg/ 月）或静脉（每 3 个月一次，每次在 15 ～ 30 秒内予以

35

3 mg）给药。伊班膦酸盐没有显示对髋部骨折的效果。尽管总体上对非椎骨骨折无效，但上市后研究数据显示每日口服疗法（而非间断服法）显著降低股骨颈 T 值≤ –3.0 女性的非椎骨骨折。

羟乙基膦酸盐、帕米膦酸盐和唑来膦酸盐等双膦酸盐在美国可选用。尽管它们没有被 FDA 批准用于骨质疏松症，也时常会超适应证选用。

在两个前瞻性随机对照试验显示羟乙基膦酸盐（依替膦酸钠）能增加绝经后骨质疏松女性骨密度。用于治疗骨质疏松症时，羟乙基膦酸盐为间断周期给药（400 mg/ 天共 14 天，每 3 个月为 1 个周期）。如同所有的双膦酸盐，羟乙基膦酸盐需空腹服用才有效，但它可在两餐之间、睡前或夜间服用。

帕米膦酸盐（阿可达）是另一双膦酸盐，没有被 FDA 批准用于骨质疏松症。它是静脉给药。典型的用法是初始剂量 90 mg，至少 60 分钟输入，后面每隔 3 个月给予 30 mg。静脉用帕米膦酸盐用于不能耐受口服双膦酸盐的患者。

唑来膦酸（择泰）被批准用于治疗恶性肿瘤的骨并发症，用于骨质疏松症目前处于三期临床试验的后期。一个二期的研究认为静脉予 4 mg/ 年的剂量引起的骨矿密度和骨转换指标的变化和其他双膦酸盐相似 [7]。

双膦酸盐的剂量、耐受性和不良反应

双膦酸盐口服吸收率低。为保证吸收，需晨起空腹清水送服，服药后 30 分钟内不能进食和平卧（每月口服的伊班膦酸盐至少需 60 分钟）。因为含氮双膦酸盐可刺激食管，需大杯清水送服（使药片冲下）且进食前不能平卧（避免反流）。口服双膦酸盐不能用于活动性上消化道疾病患者，出现上消化道不适或服药后不能保持直立的患者应停用。

口服双膦酸盐最常见的副作用是食管刺激（烧灼感、消化不良、吞咽痛）。这些可见于约 10% 的每日口服阿伦膦酸盐的患者，但少见于每周或每月给药的。阿伦膦酸盐液体剂对于口服片剂有副反应的患者可能较好。药物说明书提到小部分患者可有肌肉骨骼的不适，停药后可以缓解，但也有不能缓解的，机制不明。静脉给予双膦酸盐常可伴急性时相反应（发热和肌痛），如有发生，很可能仅发生在初次使用时。下颌骨坏死主要见于癌症患者高剂量静脉应用帕米膦酸盐或唑来膦酸，但也有少数是口服双膦酸盐，机制还不清楚。

双膦酸盐用多久

双膦酸盐在骨中停留时间很长。理论上，药物蓄积到一定程度，此时停止治疗仍可保留一些抗骨折效果。长期的数据表明阿伦膦酸盐和利塞膦酸盐治疗达十年是安全的，但治疗 3 ～ 5 年后，可暂停治疗 1 ～ 2 年，即"药物休假期"，这不会大大"牺牲"抗骨折的效能。

降钙素

降钙素是肽类激素，由甲状腺的专门细胞分泌。鲑鱼降钙素用来治疗骨质疏松症是因为它比人降钙素更有效和持续时间更长。降钙素通过结合破骨细胞的特定受体直接降低骨的再吸收。

皮下注射降钙素剂型于 1984 年上市（目前有降钙素、Miacalcin、Fortical），鲑鱼降钙素（50 ～ 100 IU/ 天）可使椎骨骨密度轻度增加，略微少于其他药物。因为总体反应有限、短暂的效果、注射的不便与不适、相对高的费用、有限的耐受性（约 20% 皮下注射鲑鱼降钙素的患者发生恶心和面红），皮下注射降钙素未被广泛应用。

降钙素鼻喷剂（Miacalcin）于 1995 年上市。另一品牌 Fortical 在 2005 年由 FDA 批准。经鼻方式的耐受性优于皮下注射。降钙素鼻喷剂的推荐剂量是 200IU（1 次喷射）/ 天。它被批准用于治疗绝经后骨质疏松症，但未被批准用于预防骨质疏松及治疗糖皮质激素诱导性骨质疏松症。一个 5 年期纳入超过 1000 名有椎骨骨折妇女的研究显示降钙素鼻喷剂对椎骨骨量只有适量影响，但对新发椎骨骨折的发生率有 33% 的降低 [8]。这项研究同时显示降钙素对非椎骨骨折或髋部骨折无效。

降钙素鼻喷剂耐受性极好。长期应用的安全性无需担心。降钙素可能有镇痛作用，时常用于椎骨骨折急性疼痛的患者。

雌激素

雌激素（口服和经皮制剂）单用或联合黄体酮被批准用于预防骨丢失，但不用于治疗骨质疏松症。妇女健康倡议研究中雌激素和结合雌激素可减少椎骨、非椎骨和髋部骨折，但由于风险利益比不佳，激素疗法不推荐用于治疗骨质疏松症 [9]。雌激素或绝经后激素疗法主要是为缓解绝经期症状，应使用最低必需剂量，最短时期使用。

雷洛昔芬

雷洛昔芬（易维特）是选择性雌激素受体调节剂（selective estrogen-receptor modulator，SERM）。与雌激素受体结合后，选择性雌激素受体调节剂在不同组织引起雌激素调节基因的不同表达，发挥激活或抑制效应。雷洛昔芬（60 mg/ 天）被 FDA 批准用于预防刚绝经妇女的骨丢失和治疗已有的骨质疏松症。在治疗绝经后骨质疏松症方面，MORE 试验评估了雷洛昔芬的效能，这项研究纳入超过 7700 名女性[10]。新发椎骨骨折风险下降 30% ~ 50%。研究显示雷洛昔芬对髋部骨折或非椎骨骨折无影响。

雷洛昔芬通常耐受性好，但伴有下肢痛性痉挛和潮热的增加。与雌激素相似，雷洛昔芬可使静脉血栓风险增加，每年发生率约为 3/1000。虽然雷洛昔芬对血脂有好的作用 [减少低密度脂蛋白（low-density lipoprotein，LDL），对高密度脂蛋白（high-density lipoprotein，HDL）和三酰甘油起中性作用]，但对心血管疾病似乎仅是中性作用。有趣的是，在骨质疏松的试验中，雷洛昔芬可减少乳腺癌的发生率。一些大型试验也证实这效果，但到目前为止，雷洛昔芬并不是预防乳腺癌的适应证药物。

特立帕肽（1-34 重组人甲状旁腺素）

尽管连续暴露甲状旁腺素或其活性片段可致骨再吸收增强，但每日皮下注射的特立帕肽（rhPTH 1-34；Forteo）是促骨形成药物。它刺激骨形成，在增加椎骨骨密度方面 2 ~ 3 倍于抗骨吸收药物。在骨折预防试验中，超过 18 ~ 20 个月的特立帕肽治疗之后，椎骨和非椎骨骨折减少 55% ~ 65%[11]。用特立帕肽治疗应限定在两年内，因为缺乏长期的安全性和效果的数据。它比其他药贵得多（少于 20 美元 / 天）。剂量是 20 μg / 天，皮下注射。副反应包括恶心、头晕和下肢痛性痉挛。可能发生高血钙症但少见。老鼠终生给予高剂量特立帕肽可致骨肉瘤。因此，Forteo 可能同样不适于发生恶性骨肿瘤危险性高的患者（儿童、先期放射治疗的患者、Paget 病或无法解释的血清碱性磷酸酶增加）。特立帕肽通常用于有高危骨折因素的患者或其他治疗失败的患者。

联合治疗

联合两种抗骨吸收药物（例如双膦酸盐合并雌激素或雷洛昔芬）能使骨密度额外增加。然而，没有研究表明联合治疗比单药更能减少骨折风险。甲状旁腺素或特立帕肽和一个抗骨吸收药物的联合似乎可减少特立帕肽对骨密度的反应性[12]。然而，周期性 1-34 重组人甲状旁腺素疗法（用 3 个月停 3 个月）与每日服用阿伦膦酸盐的患者相比，骨密度的收益相似[13]。当甲状旁腺素治疗停止，骨密度开始下降，但在甲状旁腺素或特立帕肽治疗后用双膦酸盐能产生额外收益[14]。

未来

一项大型临床试验显示 1-84 甲状旁腺素能减少新发椎骨骨折，对非椎骨骨折和髋部骨折无影响。100 μg/ 天，皮下注射时，高血钙症的发生率高于特立帕肽。在 2006 年 3 月，药厂收到 FDA 的"批准"信件，但关注高血钙症和其他一些问题，例如药物提供设备，需要更多的讨论或数据。

雷尼酸锶在其他国家可选用，但美国没有。锶既抗再吸收又有促合成作用。一次 2 g，2 次 / 天的口服剂量能减少椎骨和非椎骨骨折的风险[15-16]。上市后研究分析认为其对髋部骨折也有影响。

尽管更多雷洛昔芬的骨外效应数据仍在被收集，新的选择性雌激素受体调节剂如屈洛昔芬和碘昔芬的临床试验因对子宫内膜的不利影响已经中断。Laxofoxifene 在 2005 年被 FDA 拒绝。其他选择性雌激素受体调节剂，包括阿佐昔芬和 bazedoxifene 正在研究中。

地诺单抗（AMG-162）是一种针对核因子 κB 受体活化因子配体（RANKL）的单克隆抗体，是一种骨保护素类似物。RANKL 是破骨细胞分化所必需的。地诺单抗通过拮抗 RANKL，使破骨细胞形成减少而达到抗再吸收效果。在二期临床试验中，地诺单抗能增加椎体、髋部、前臂的骨密度，其增加骨密度以及减少骨转换的效能至少与阿伦膦酸盐相似[17]。根据三期临床试验的进展，地诺单抗的剂量为 60 mg/月，皮下注射。相关的小样本试验显示本药的耐受性良好。

总结和结论

足量的钙、维生素 D 和承重锻炼对每个人都很重要，对于预防骨丢失和治疗骨质疏松症来说是最基本的。有效的药物可减少发生骨折的风险。药物干预的指征是 T 值 ≤ –2.5 的女性及 T 值 ≤ –1.5 且伴有危险因素的女性。阿伦膦酸盐和利塞膦酸盐对减少多种骨折有证据且耐受性好。特立帕肽机制与众不同，可能更适合有高风险的患者和用抗骨吸收药物治疗未能达到理想反应的患者。

（夏 婷 译 赵东宝 校）

参考文献

1. Holick MF, Siris ES, Binkley N, et al. Prevalence of vitamin D inadequacy among postmenopausal North American women receiving osteoporosis therapy. J Clin Endocrinol Metab 2005;90:3215–3224.
2. Reginster J-Y, Minne HW, Sorensen OH, et al. Randomized trial of the effects of risedronate on vertebral fractures in women with established postmenopausal osteoporosis. Osteoporos Int 2000;11:83–91.
3. Black DM, Cummings SR, Karpf DB, et al. Randomised trial of effect of alendronate on risk of fracture in women with existing vertebral fractures. Lancet 1996;348:1535–1541.
4. Harris ST, Watts NB, Genant HK, et al. Effects of risedronate treatment on vertebral and nonvertebral fractures in women with postmenopausal osteoporosis—a randomized controlled trial. JAMA 1999;282:1344–1352.
5. McClung MR, Geusens P, Miller PD, et al. Effect of risedronate on the risk of hip fracture in elderly women. N Engl J Med 2001;344:333–340.
6. Chesnut CH III, Skag A, Christiansen C, et al. Effects of oral ibandronate administered daily or intermittently on fracture risk in postmenopausal osteoporosis. J Bone Miner Res 2004;19:1241–1249.
7. Reid IR, Brown JP, Burckhardt P, et al. Intravenous zoledronic acid in postmenopausal women with low bone mineral density. N Engl J Med 2002;346:653–661.
8. Chesnut CH III, Silverman S, Andriano K, et al. A randomized trial of nasal spray salmon calcitonin in postmenopausal women with established osteoporosis: the Prevent Recurrence of Osteoporotic Fractures study. Am J Med 2000;102:267–276.
9. Writing Group for the Women's Health Initiative Investigators. Risks and benefits of estrogen plus progestin in healthy postmenopausal women. JAMA 2002;288:321–333.
10. Ettinger B, Black DM, Mitlak BH, et al. Reduction of vertebral fracture risk in postmenopausal women with osteoporosis treated with raloxifene—results from a 3-year randomized clinical trial. JAMA 1999;282:637–645.
11. Neer RM, Arnaud CD, Zanchetta JR, et al. Effect of parathyroid hormone (1–34) on fractures and bone mineral density in postmenopausal women with osteoporosis. N Engl J Med 2001;344:1434–1441.
12. Black DM, Greenspan SL, Ensrud KE, et al. The effects of parathyroid hormone and alendronate alone or in combination in postmenopausal osteoporosis. N Engl J Med 2003;349:1207–1215.
13. Cosman F, Nieves J, Zion M, Woelfert L, Luckey M, Lindsay R. Daily and cyclic parathyroid hormone in women receiving alendronate. N Engl J Med 2005;353:566–575.
14. Black DM, Bilezikian JP, Ensrud KE, et al. One year of alendronate after one year of parathyroid hormone (1–84) for osteoporosis. N Engl J Med 2005;353:555–565.
15. Meunier PJ, Roux C, Seeman E, et al. The effects of strontium ranelate on the risk of vertebral fracture in women with postmenopausal osteoporosis. N Engl J Med 2004;350:459–468.
16. Reginster J-Y, Seeman E, De Vernejoul M-C, et al. Strontium ranelate reduces the risk of nonvertebral fractures in postmenopausal women with osteoporosis: treatment of Peripheral Osteoporosis (TROPOS) Study. J Clin Endocrinol Metab 2005;90:2816–2822.
17. McClung MR, Lewiecki EM, Cohen SB, et al. Denosumab in postmenopausal women with low bone mineral density. N Engl J Med 2006;354:821–831.

第 36 章

风湿病的康复

Thomas D. Beardmore, MD, FACP, FACR

- 目前的卫生和教育系统对残疾患者的医疗主要集中在以疾病为中心的模式上，没有考虑到患者的社会角色及患者生存期内与社会的相互关系。
- 对残疾患者更全面的医疗应考虑到环境因素对患者的影响，提供生物-心理-社会的医疗模式，而不仅仅是单纯的药物治疗。
- 全面的医疗措施不仅仅考虑到患者的风湿性疾病，还要把患者视为一个功能性的整体，以促进残疾患者的最佳功能恢复。这种健康促进措施的中心在于让患者对于自身健康负责，包括身体、心理、社交和社会各方面。
- 对于风湿性疾病引起残疾的患者，多学科合作进行康复更加有效。多学科合作组的关键成员包括：风湿病学家、骨科医师、物理治疗师、职业治疗师、康复护士、心理学家和职业康复专家。

风湿病患者的康复问题主要表现为活动受限。干预的重点在保留和恢复功能，所有的治疗技术都可以运用。以风湿病学家为主导和协调的多学科合作的治疗组可以运用内科、手术、心理和物理治疗等各种手段。尽管疾病病情进展的控制可能不理想，这种治疗仍然可以有效地改善功能。

功能、残疾、健康的国际分类（ICF 分类）

世界卫生组织（the World Health Organization, WHO）在 2001 年提出了功能、残疾、健康的国际分类（ICF 分类）[1]。这个分类尝试理解并且把慢性病患者的体验分类。目前的大多数卫生保健和教育系统仍然遵循以疾病为中心的模式，将残疾归因为疾病相关的功能缺损。这种模式没有考虑到残疾者本身的社会角色及患者整个生存期内与社会的关系。ICF 分类将健康和残疾视为一个整体，用中性的术语来定义，包括环境因素，提供了生物-心理-社会这种模式而不是单纯的医学模式。

在 ICF 分类中，健康问题（疾病或障碍）可以影响身体功能 [生理和（或）心理]、结构（解剖结构）、个体活动（例如行走），个人生活和环境（例如工作、运动、娱乐）。每个人的健康状况、身体功能、活动和参与都是相互关联的，同时被个体（例如年龄、应对方式）和环境因素（例如建筑结构、社会态度）所影响。功能和残疾都是多方面的。功能包含了由身体结构或功能，活动和参与影响的各种能力。残疾则是功能不良，活动受限或者参与受限。活动指的是个体水平而参与则发生在社会水平。因此，疾病（健康状态）可以导致身体功能受损，身体功能影响活动和参与，而后两者又是相互关联的。活动是个体水平的功能状况，可能在活动的性质、时间和质量各方面受限。而参与则与生活状况相关，同时也与损伤、活动、健康状态和环境因素相关，同样可能在参与的性质、时间和质量各方面受限。风湿性疾病可能出现的残疾的例子列举在表 36-1 里。在 ICF 模式中，药物治疗是直接针对患者的健康状况，它会对患者的身体功能产生影响。康复治疗则致力于改善患者的活动和参与能力。公众教育、立法和一般建筑设计则可以改善残疾患者在社区中的参与能力。

康复组及设置

全面的医疗措施目的在于最优化地改善患者功能。这个措施不仅仅缓解和治疗潜在的风湿性疾病，更重要的是将患者视为具有功能的整体，提升患者的功能。其中心在于让患者对自身的健康负责，包括身体、心

表 36-1　风湿性疾病：残疾举例

健康状况	身体功能损伤	活动受限	参与受损
类风湿关节炎	膝关节痛、轻微的屈曲挛缩	不能长距离行走	不能参与娱乐活动（例如打高尔夫球、散步）
头面部盘状红斑狼疮	脱发和皮肤色素脱失	无	社交活动受限（社交恐惧症，害羞）
硬皮病	雷诺现象	无	不能参与冬季运动
多发性肌炎	近端肌肉无力	上下楼梯受限	不能进入房屋、公共建筑物，不能走上路沿
系统性红斑狼疮	光敏感	无	不能参与户外活动
强直性脊柱炎	背痛和僵硬	上举和弯腰受限	不能从事中、重体力工作，娱乐活动受限（例如打保龄球）

理、社交和社会各方面。

由多学科专家组成的医疗小组能帮助患者达到最佳的治疗效果。在医院里，这个治疗小组可以以风湿病学家为组长，包括作业治疗师、物理治疗师、心理学家、社会工作者、康复护士和骨科医师。患者也是这个小组的一员，需要承担选择现实的治疗目标和实现手段的责任。疾病的早期和门诊治疗阶段，并不需要所有的学科都参与到康复中来。而对于进展的和复杂的疾病，不仅有疾病因素，还有日常生活活动受限、抑郁、失业，失去保险，这就需要一个专家组来进行康复。组长随着问题的出现而选择合适的专家，并且要确保小组成员之间的沟通，设定现实的和可以达成的治疗目标。

康复应该从疾病的一开始即进行并贯穿始终。在疾病的早期，内科医师可以运用内科治疗解决大多数功能障碍。根据病情的需要，内科医生可以将患者转诊到不同的学科：例如活动受限转诊到门诊物理治疗，日常生活活动问题转诊到作业治疗，心理问题转诊到心理学家。进展期的疾病则可以考虑短时间的住院治疗，这样可以向患者提供更进一步的康复治疗。在日常生活中观察患者并对药物和康复治疗计划做出细微的调整。

在美国，住院诊断关联组（diagnostic related groups，DRGs）管理目前的医疗系统并偿付患者的住院费用，这是为了减少美国医疗的总花费而设计的并且取得了实效。急性病的住院日和医疗费用都得到了降低。但住院康复治疗并不由 DRG 系统确定，但也有减少住院日的趋势。目前对于进展性风湿性疾病伴有严重功能受损的患者可以住院康复治疗。

患者要住院治疗需要获得联邦保险的授权。目前，联邦保险同意住院治疗的患者需要有日常生活活动受限，并且门诊治疗无效。疾病必须严重到需要内科医师和健康专业人员日常监护。每周必须进行至少 18 小时的住院多学科综合康复治疗，应包括两种主要的治疗（物理治疗、作业治疗和语言治疗）。18 小时的治疗中 3 小时可以进行社工和心理康复，作为附加的治疗。

对于有严重功能障碍但不需要每天进行 3 小时的治疗，但必须每天至少做 1 小时的物理治疗的患者，可以使用过渡性病房或者专业护理设施。残疾程度较轻并且需要专业护理和功能训练（例如关节成形术后力量训练和步态训练）的患者也可以考虑这种治疗方式。住院和门诊患者的康复治疗目标均为患者在日常环境中坚持康复训练。

临床试验表明多学科治疗组的患者比常规门诊治疗组的患者获益更多。类风湿关节炎的活动期患者的住院康复治疗的改善效果能够维持 2 年[2]。出院后 2 周可以看到最明显的改善，用 Ritchie 关节指数来衡量可以看出具有统计学意义的改善，包括关节肿胀的数量，疾病活动性的 VAS 评分，疼痛的 VAS 评分及医生的总体评估。4 周的时候，接受住院康复治疗的 39 名患者中的 7 名达到了美国风湿病协会 ACR20 的标准，或者比未接受治疗的门诊患者症状改善。1 年的时候，住院康复患者的疾病活动度 VAS 评分仍然有显著的改善，而用 ACR20 衡量，住院康复组的改善率为 46%，而门诊康复组的改善率为 23%。最近有报道门诊多学科综合治疗与住院治疗同样有效。门诊患者经过治疗后，功能状态、生活质量、健康状况及疾病的活动性随时间增长而显著改善[3]。此外，由临床护理专家进行治疗协调同样有效，并能减少总花费。多学科综合治疗的重要性已经被证明了。但在推荐这种治疗之前仍然有一些工作要做，所有的患者都能在门诊治疗中获益。治疗计划的制定应该由有经验的风湿病学家决定而不仅仅考虑经济因素。残疾最重的患者还是住院治疗最有效。

除了类风湿关节炎，多学科康复治疗对强直性脊柱炎也有效[4]。考虑到其他许多风湿性疾病都具有炎性和多关节受累的特性，康复性的医学治疗都是有效的，应该用于所有患者。

患者的评估

除了通常的风湿病学病史和体格检查，还需要评估患者的功能。通过间接的提问可以最有效地获知患者的功能，例如：你的关节炎是怎么影响你的生活的？请给我描述一下你每天都做什么。这些问题让患者有机会把风湿性疾病及其对患者日常活动中最重要的功能的影响联系在一起。通过这些信息，患者和治疗小组就可以形成共同的目标。所有的小组成员都应该获得其学科特异性的病史。问诊的内容包括日常生活活动，其中包括个人洗漱、如厕、进食、交通步行，职业活动包括家务劳动，爱好和其他业余活动。日常生活活动通常用独立、监督下、辅助或不能来描述。穿衣还进一步分为穿上半身的衣服和下半身的衣服。

作业治疗师必须专门地记录上肢和手的功能，包括握力、精确的捏力，拇指和示指的捏力及柱状抓握。物理治疗所进行的活动也需要记录，包括躯干的紧张度、下肢的功能，转移能力，例如可以俯卧、侧卧、从一侧翻到另一侧、由仰卧位变到坐位、由坐位变到站立位、步行以及上下楼梯。步行可以分为家庭性步行和社区性步行，借助或不借助辅助具或轮椅辅助。

风湿性疾病主要影响肌肉骨骼系统，导致灵活性、肌肉力量和关节活动范围下降等，因此体格检查同样应该以功能为导向。手工肌力检查是测试肌力最常用的方法（表36-2）。从 0 级到 5 级，从没有活动到正常肌力，重要的是要记住正常的肌力有很大的变异性，取决于性别、体型、锻炼情况，肌力正常人的人也可能在不知不觉中就丧失了部分运动功能。关节活动度要通过角度计进行测量，记录下与正常值的差异。还需要特别注意关节的对线，记录屈曲挛缩、不稳定和畸形。

有很多种方法来记录长期的功能，在风湿病学领域最常用的是 ACR 功能分级，分为 I 到 IV 级（见附录 I）。这种分类很有用，将患者大致分为正常功能组到丧失能力组（步行和日常生活活动需要辅助）。ACR

表 36-2 肌力分级：徒手肌力检查

分级	描述
5 级（正常）	抗重力和最大阻力完成全范围关节运动
4 级（好）	能抗重力，部分阻力完成全范围关节运动
3 级（尚可）	能抗重力完成全范围关节运动，不能抗阻力
2 级（差）	去除重力的情况下可完成全范围的关节运动
1 级（微弱）	轻微的肌肉收缩，无关节运动
0 级（零）	无肌肉收缩

分类用途广泛，久经考验，但是对很小的功能改变不敏感。其他有用的功能评价工具有关节炎影响量表，Stanford 健康评价问卷和功能影响量表。每种量表都依赖于患者对功能的自我管理报告或专业人员的观察。它们可以用于大型研究中对功能改变的评测，对大研究组和办公室或医院的单个患者同样实用。ICF[1] 为致残过程的研究提供了框架，并且提出了综合核心要素，为临床提供了需要评测的指标。为风湿病学提供的包括类风湿关节炎、骨性关节炎和骨质疏松症的核心要素。这些核心要素目前正在进行验证。

疼痛的控制

疼痛常常是风湿性疾病患者的主诉，以及引起活动能力下降和功能丧失的原因。如果患者有疼痛，就难以达到和康复小组的合作并治疗成功。通过标准的治疗方案来控制疾病有时是控制疼痛的最有效的方法，并因此改善活动能力。糖皮质激素的关节腔内注射治疗作为一种补充疗法，可以控制炎症和疼痛，预防屈曲挛缩并改善关节活动范围和功能。局部用药（例如辣椒碱和水杨酸乳膏）也可以考虑使用，特别是作为物理治疗和作业治疗的辅助方法。在运动前 20～30 分钟口服止痛药，包括低剂量 NSAIDs 和麻醉剂，对物理治疗也是有效的帮助。为了正常的运动和工作可以偶尔使用止痛药物和麻醉药物。

物理治疗

热疗和冷疗

冷疗和热疗是肌肉骨骼系统疾病最常用的理疗方

法，支持这两种疗法的文献也最多。冷疗和热疗几个世纪以来一直用于肌肉骨骼系统损伤，尤其是急性损伤。只要使用恰当这些理疗都是无害的，并且可以改善患者的疼痛、肌肉痉挛及主动运动的参与能力，这些对患者的预后都是有利的。冷疗和热疗成本低、使用方便，可以用于门诊、私人办公室和家庭。大多数实验报道冷疗和热疗可以有效改善骨骼肌肉系统损伤的症状，可以减轻疼痛和肌肉痉挛，改善循环，改善关节活动范围[5]。皮肤、深部组织会发生温度的变化，偶尔也发生在关节腔。除了改善临床症状，实验证明冷疗和热疗对关节炎症的动物模型都有缓解疼痛的作用。冷疗和热疗不能改变关节炎症，但可以改善炎症继发的疼痛和行为改变[6]。

一项关于冷疗和热疗临床效果的系统性综述研究报道随机双盲的对照数据很少，许多研究不满足随机双盲的标准，用客观的评价方法发现冷疗和热疗对疾病的活动性，包括炎症都没有影响[7]。与不治疗相比，所有患者都更愿意做冷疗或热疗，但对这两种治疗没有偏向。因为这两种治疗都是无害的，所以可以作为一个缓解疼痛的家庭治疗处方。

热疗通常采用接触皮肤的热袋、电疗袋、水浴、蜡疗或温热袋。结合水疗或漩涡浴进行主动或被动运动可以改善关节活动范围。温热袋里包含一种化学物质，通过放热反应产热。这种温热袋不比电疗袋和湿热治疗好，缺点是只能一次性使用从而增加了成本。热疗的禁忌证是感觉缺失、减退或者血供障碍。

超声治疗可以对更深的组织进行热疗。它对风湿性疾病的有效性并没有被对照试验证明。超声治疗的缺点在于在必须在专门的地点进行，不是很方便并且增加了成本。

冷疗减轻疼痛、肌肉痉挛和血供，引起血管痉挛从而减少组织的代谢、炎症和水肿。冷疗的这些作用使其成为肌肉骨骼系统损伤后即刻治疗的标准方案。冷疗在局部应用最多30分钟，可以降低皮肤和皮下组织的温度。深部组织的冷疗效果也会发生，取决于应用的时间和软组织的深度。

冷疗代表性的处方是冰袋、可重复使用的凝胶袋、化学冰袋，或者直接用冰块按摩疼痛的区域。化学冰袋通过吸热反应起冷疗作用，但因为价格较贵而且只能一次性使用因而很少使用。冷却喷雾例如氯乙烷通过"喷雾和牵伸"技术在风湿性疾病中常用于颈部和背部的疼痛综合征。皮肤被喷雾冷却，从而缓解疼痛和肌肉痉挛。之后就可以进行主动或被动的牵伸。

电刺激

经皮神经电刺激（Transcutaneous electrical nerve stimulation，TENS）可用于疼痛的门诊治疗。通过佩戴在腰间的控制设备，对皮肤进行低电压的间断或持续的电刺激。患者可以自行根据需要控制刺激的强度。这种方法用于非炎症的临床症状，特别是骨性关节炎的慢性疼痛，膝关节疼痛，慢性肩关节疼痛，或其他躯体主要关节的疼痛。TENS 通常用于对热疗、冷疗、牵伸、运动和其他理疗都已经耐受的患者。一篇将 TENS 和安慰剂对比治疗膝骨性关节炎的综述报道 TENS 在缓解疼痛，改善膝关节僵硬方面好于安慰剂[8]。尽管缺乏对其他疾病有效性的对照试验，TENS 仍然被患者广泛接受，并将一直作为一种常用的治疗方法。

水疗

水疗结合了运动疗法和温热水浴。可以进行门诊间歇治疗或者以温泉浴的方式进行持续治疗，这是风湿性疾病最古老的治疗方法之一。治疗的目的是减轻疼痛，缓解痛苦，促进健康。水疗的对照试验也很少。但也有一些迹象表明，同样作为门诊定期治疗，进行水疗的患者比那些坐着进行水浴、平地运动或放松治疗的患者获益更多[9]。这种改善不只是生理的，还包括情绪的，反映在 AIMS-2 问卷上。一篇关于温泉浴治疗的更广泛的系统性综述显示了这种疗法在设计上的许多不足，例如缺少标准化的治疗，很少有对照组，治疗组的目的不一致，很少有治疗结果评测数据，例如生活质量的评定。结论是尽管实验的结果都有积极的发现，并且被患者广泛接受，温泉浴仍不能作为一种推荐的治疗方法[10]。温泉浴的积极影响可能被环境的改变所影响，例如不用上班和完成家务，精神和体力的放松，让人愉快的温泉景色，而这些和水疗无关。

休息

休息可以是局部的或者是全身的。休息可以缓解急性炎症和疼痛，促进关节恢复正常位置。局部休息通过夹板或吊带实现，而全身休息则需要卧床休息。作为综合治疗计划的一部分，短期的休息可以让患者更好地参加运动训练和回归工作。要避免长时间的休息,不管是局部还是全身的长时间的休息都导致明显的肌肉萎缩。仅仅几周的局部制动就会使肌容积减少21%[11]。与保持活动的患者相似,约 1/3 的类风湿关节炎患者休息后症状改善[12]。越来越多的证据表明长时间卧床休息作为基本治疗是没有帮助的,不应该作为常规方法。对风湿性疾病的康复治疗也一样。卧床休息会使包括急性背痛和髋关节术后患者在内的一些患者情况更糟[13]。

运动疗法

运动疗法必须考虑相关的疾病活动性,包括炎症的程度,关节的稳定性,肌肉萎缩及长短期功能目标。运动处方可以是主动的或者被动的,辅助的、抗阻的或是有氧的。

被动运动由物理治疗师来执行,牵伸和温和的关节活动度练习是以维持关节活动范围及减少挛缩为目的。这种方法用于疼痛严重和虚弱的患者,例如急性炎症、急性肌炎及术后恢复期。由于疼痛和虚弱不能完成全关节范围活动的患者在主动运动时可以给予辅助。等长运动有主动的肌肉收缩而无肌肉缩短或关节运动,可以维持肌肉力量,常常作为由于疼痛而不能耐受关节活动的患者最初的运动处方,例如关节成形术后的患者。

大多数风湿性疾病的患者可以通过抗阻运动和有氧运动获益。抗阻运动应该根据个体情况、虚弱的部位及相关的疾病进行调整适应,目标是增强肌力和耐力。有氧运动和抗阻运动对骨性关节炎是有益的。膝骨关节炎的患者进行每周 3 次,每次 1 小时的步行和抗阻运动后,疼痛减轻,残疾改善,屈肌力量增加[14]。对于髋关节骨性关节炎的患者效果是类似的但稍逊一筹。治疗效果包括轻到中度的疼痛改善,残疾结果评定和患者全面评测的显著改善[15]。运动疗法改善类风湿关节炎患者的有氧运动能力和力量,并不加重疼痛或疾病的活动性[16]。至少每天 30 分钟的休闲运动可以改善强直性脊柱炎患者的疼痛和僵硬[17]。每周进行 5 天背部运动后,通过健康评估问卷 - 残疾指数（Health Assessment Questionnaire Disability Index,HAQ-DI)评测能看到健康状况的改善。疾病早期的患者获益最多。对于系统性红斑狼疮的患者,有氧运动和力量训练并没有使疾病恶化,而使疲劳减少,功能状态、力量及心血管适应性改善[18]。

步行辅助工具

手杖、腋杖和助行器都可以用来改善步态,包括虚弱、疼痛和下肢关节不稳定。最有用的手杖是用木头或者铝合金制作的。它们应该价格低廉,重量轻,高度容易调节,抓握的部分舒适并且有宽大的橡胶尖端,从而与光滑的地面牢固地接触。手杖的长度应该合适,从而使肘关节维持屈曲 30°。应用单个手杖或腋杖可以使力弱或者疼痛关节 25% 的正常负重转移到对侧肢体。双侧支撑时可以将疼痛下肢高达 100% 的负重转移到上肢。有些患者带着手杖并不是为了支撑体重,他们只是把它作为一个信号,告诉其他人自己有步行的问题,在相遇时应该给予礼让。

应该给予患者正确使用步行辅助工具的指导。单个的支撑应该用于疼痛下肢的对侧,在对侧腿的站立期支撑体重。多个足部的辅助工具（例如四足杖）对于本体感觉受损或平衡障碍的患者更为安全。有一些类风湿的患者,手腕不能承重或者有显著的手部畸形,就需要修改步行辅助工具来适应患者的这些问题,可以用前臂槽、定制的手柄和尼龙搭扣带。这些设施可以使肘关节维持屈曲 90°,避免腕部和手受力。

腋杖用于更严重的患者,双侧使用时可以提供更好的支持。需要对腋杖进行调整,使腋窝没有压力。需要指导患者如何在腕关节和肘关节伸展的情况下用上肢负重。通过使用腋杖,患者的疼痛或力弱的腿可以负重很少或基本不负重。腋杖对恢复期和急性损伤的患者最有用。有严重腕部和手部关节炎的患者使用常规的腋杖会不舒服,因此需要使用平台式的腋杖。

助行器比手杖和腋杖提供更大的支撑面,适用于需要更好的步行稳定性的患者。助行器必须比较轻,从而便于携带。为了患者的安全和舒适,还可以附加轮子、刹车和座椅。助行器对术后恢复期、年老的、虚弱的和那些需要最大支持以达到平衡的患者都很有用。

轮椅用于社区性步行功能受损的患者。家庭型步行受限的患者利用轮椅可以提高在社区内活动的独立性。上肢功能正常,具有足够的力量和耐力推动轮椅的患者建议使用手动轮椅。术后、虚弱和年老的患者不愿独立外出,可以选用由家人推动的手动轮椅。电动轮椅和手推车一般用于上肢功能很差的患者。

上肢辅助工具

市场上可以买到很多种类的辅助设备，用于改善上肢功能受损患者的日常生活活动能力。把手加大的工具、厨房用具和餐具可以改善患者的捏力和抓握能力。电动刀具和工具等电力设备可以用于代替患者减弱的握力和很差的上肢力量。够物器具可以用来帮助患者从地板上和架子上取回物体。袜筒和长手柄的鞋拔可以使穿鞋袜和脱鞋袜变得容易。穿衣杆可以帮助肩关节活动受限的患者。长手柄的刷子、梳子和海绵可以帮助改善上肢的洗刷和会阴护理。

改变衣物的细节可以使穿衣服变得简单。在衣服鞋袜上应用按扣挂钩、突出的拉链和尼龙搭扣可以改善捏力的问题。裤子采用松紧带，套头的毛衣和衬衫采用 V 领也可以使穿脱衣服变得容易。

家庭的安全性可以通过物理治疗师和作业治疗师的家访来评估。可以通过在入口通道处安装高度减半的楼梯、坡道和扶手来辅助活动能力受损的患者。加宽门的通道可以允许助行器或者轮椅通过。家具的摆放和房间的大小应该足够助行设备和轮椅活动自如。小块的地毯和松散的电线应当移除。对于膝关节和髋关节活动受限和力弱的患者，在椅子腿下面加上一个4 英寸（约 10 cm）厚的高密度泡沫垫或木块，可以提高椅子的高度，改善患者由坐到站的能力。提高坐便器的高度可以使如厕变得容易。浴室里则需要在浴盆和淋浴区的地面铺上橡胶垫，增加摩擦力防止跌倒。如果患者有平衡障碍和摔倒的风险就需要应用浴盆的抓握杆及淋浴凳。手持的淋浴喷头可以让洗澡变得容易。

矫形装置

夹板和吊带对于改善稳定性，减轻疼痛和炎症是很有用的。有效的支具会限制运动，因此推荐短期使用以保持肌力。上肢夹板最常使用，也是患者和内科医师最为接受的（表 36-3）。尽管疼痛和炎症减轻了，但没有研究表明可以预防畸形的发生。通过测量握力及手指及手的灵活性发现，短期使用腕部支具可能降低手的功能[19]。这些潜在的不良反应对患者来说不受重视，因为当可以选择不继续使用夹板时大多数的患者还是会继续佩戴夹板。当患者畸形严重，需要制动来缓解疼痛、改善稳定性时，可以请矫形专家和作业治疗师会诊为患者定制支具。

腕部制动的支具对于腕管综合征是很有价值的。手腕被固定在背伸 20°～30° 的中立位。环形夹板对于手指弯曲的天鹅颈畸形很有效，通过使近端指间关节处在更适于精细捏取的稍屈曲位而改善捏力。对于屈曲畸形，环形夹板是无效的，也没有研究表明长期应用环形夹板可以预防畸形发生。环形夹板可以用银来制作，从而增强美观性和佩戴的依从性。

腕掌关节（carpometacarpal，CMC）固定夹板（拇指托）对于腕掌关节的退行性病变非常有效，可以用于患者疾病发作出现拇指基底部的疼痛时。此外，类似用力捏物这种会增加腕掌关节受力的活动也应该减少。最常用的避免这类活动的方法是通过橡胶或泡沫增大笔的尺寸，同时提醒患者写字时轻轻握住笔可以预防疼痛。

在制作较昂贵的支具（例如，踝足矫形器）及关节融合术前，可以先用石膏或较轻的玻璃纤维试验做

表 36-3　常用的上肢矫形器

疾病	畸形	问题	解决方法
类风湿关节炎	手指屈曲的天鹅颈畸形	无；弹响；外观	环形夹板（稳定近端指间关节于屈曲位）
腕管综合征	无	夜间痛，感觉迟钝	腕关节支具，维持 20°～30° 背伸位
第一腕掌关节骨性关节炎	无	捏物时腕掌关节疼痛	拇指托，拇指人字形绷带
类风湿关节炎	无	疼痛；掌指关节、近端指间关节的炎症	手休息位夹板（从腕到远端指间关节维持休息位）
槌状指	远端指间关节屈曲	无	硬质远端指间关节夹板，20° 过伸

模型来制动，看看疼痛是否缓解。如果模型制动可以缓解疼痛，那么较硬的矫形器或关节融合术就可以改善疼痛和功能。

下肢矫形器

最简单的限制关节活动减轻疼痛的矫形器是弹力绷带、弹力或橡胶套及贴扎治疗。对于膝关节退行性关节炎，大多数患者通过使用弹力或橡胶套减少关节活动范围可以改善症状。对于髌骨关节炎或者膝关节运动轨迹异常的患者，膝关节贴扎可以改善膝关节的疼痛和功能。与对照组相比，25% 的患者通过膝关节贴扎改善髌骨的运动轨迹，从而缓解膝关节疼痛。对于有显著力弱和畸形的患者，需要邀请熟悉生物力学的矫形支具师或骨科专家来会诊，应用更专业的支具。这些专业支具的缺点在于更加昂贵，以及佩戴依从性的比例较低。

矫形鞋

许多类风湿关节炎和退行性关节炎的患者都有足部的疼痛和畸形。通过关注患者的鞋可以很容易的处理这些问题（表 36-4）。对于鞋最重要的是表面柔软，脚趾的空间需要够深够宽以容纳畸形的足趾。这样的鞋可以避免摩擦水泡和皮肤破损。

类风湿关节炎常常有足底的疼痛，特别是在畸形的抬高的脚趾的跖骨区，脂肪垫处向前移动的突起的跖骨头处最为常见。由于这些畸形，可能发生跖痛症、胼胝和破溃。这些问题可以通过在鞋内的垫子嵌入跖骨头近端的跖骨垫，或者放置外置的跖骨头近端的跖骨条来避免。跖痛症和骨突疼痛的患者可以使用嵌入

式的高密度聚丙烯垫。对于症状持续存在的患者，需要转诊到矫形支具师处进行定制聚丙烯鞋垫或塑型鞋垫。应用凉鞋或者塑型的鞋可以让患者无痛地行走。随机对照试验表明通过使用足部支具和特制的鞋可以减轻患者行走和上下楼梯时的疼痛，延长无痛行走的时间[21]。这些试验都没有发现支具和矫形鞋的不利因素。

职业康复和残疾

肌肉和骨骼系统的疾病是美国残疾和不能工作的最主要原因[22]。类风湿关节炎的致残率很高，超过 1/3 的仍在工作的类风湿关节炎患者在 5 年后不能再继续工作[23]。系统性红斑狼疮的患者在 3 年后有 40% 的患者不能继续工作[24]。康复治疗的目标之一是维持工作能力。达到这个目标需要进行工作变更、职业再训练和职业康复。据报道关节炎和肌肉骨骼系统疾病的患者，进行职业康复后恢复工作的比例为 0 ～ 71%[25-26]。职业康复成功的主要障碍在于伤残保险的支付。对于类风湿关节炎患者，疼痛程度严重、老龄和教育程度低也是再就业的障碍。对于系统性红斑狼疮的患者，教育程度低、接受医疗补助、没有医疗保险、从事体力劳动、贫穷和疾病活动度高都是早期工作能力残疾的预估因素。而种族、性别、受累器官损伤和病程并不是工作能力残疾的预估因素。

美国的社会保障管理局对全美国实施统一的残疾计划。有两种计划适用于残疾的患者，社会伤残保险（Social Security Disability Insurance，SSDI）和社会保险（Social Security Insurance，SSI）。对于 SSDI，患者必须满足残疾的要求，并且支付了足够时间的社会保

表 36-4　专业的矫形鞋

疾病	畸形	问题	解决方法
类风湿关节炎 / 骨性关节炎	拇外翻和拇囊炎	疼痛、炎症	足趾部分宽大、柔软、深，延展性好的皮革
类风湿关节炎	足趾抬高	疼痛、红、足背溃疡	足趾部分深，柔软的皮革表面，延展性好的表面，环形垫，凉鞋
类风湿关节炎	足跟外翻	足跟痛	内侧楔形垫、系带帆布靴支持踝部
类风湿关节炎	跖指关节半脱位及胼胝	跖痛症	跖骨条；跖骨垫；嵌入的鞋垫
骨性关节炎	拇趾僵化	第一跖指关节疼痛	跖骨条；硬质鞋垫；弧形底鞋垫

险，通常是 40 个季度。对于 SSI，患者必须有残疾，收入减少但没有工作的要求。在社会保险系统下，残疾被定义为不管之前的工作或经历，目前不能从事任何类型的工作。其定义是"因为医学上确定的身体或精神损伤，不能从事任何实际的有报酬的活动，这些身体和精神损伤可能致死或者持续存在不少于 12 个月"[27]。

一旦决定申请残疾，最重要的是向社会保险办公室提供疾病对功能和工作能力造成影响的证据。在社会保险系统下申请残疾，患者需要在当地的地方办公室完成申请。地方办公室会对患者的申请进行审查来确定患者是否适合申请残疾。如果患者满足残疾的要求，就会给予支付。如果不满足，就需要患者和内科医师提供更多的医疗信息。如果有需要，可能需要请医学或心理学专家进行会诊检查，费用由社会保障管理局承担。如果残疾申请没有通过，患者可以上诉，在行政法律判决前举行会举行一次庭审。庭审时，患者会被询问类风湿性疾病是如何影响他们的生活和工作能力的。患者可以提出额外的医学信息，拥有证人和律师来阐明自身残疾的合法性。但残疾被判定存在后，由法律判决进行赔付。除了按月支付外，加入 SSI 的患者可以立即获得医疗补助的资格，而那些加入 SSDI 的患者 2 年后能获得医疗保险资格。

（谢欲晓 译 王国春 校）

参考文献

1. World Health Organization (WHO). International classification of functioning, disability and health: ICF. Geneva: WHO; 2001.
2. Vliet Vlieland TP, Breedveld FC, Hazes JM. The two-year follow-up of a randomized comparison of in-patient multidisciplinary team care and routine outpatient care for active rheumatoid arthritis. Br J Rheumatol 1997;36:82–85.
3. Vliet Vlieland TP. Multidisciplinary team care and outcomes in rheumatoid arthritis. Curr Opin Rheum 2004;16:153–156.
4. Band DA, Jones SD, Kennedy LG, et al. Which patients with ankylosing spondylitis benefit from an inpatient management program? J Rheumatol 1997;24:2381–2384.
5. Oosterveld FG, Rasker JJ. Treating arthritis with locally applied heat or cold. Semin Arthritis Rheum 1994;24:82–90.
6. Sluka KA, Christy MR, Peterson WL, Rudd SL, Troy SM. Reduction of pain-related behaviors with either cold or heat treatment in an animal model of acute arthritis. Arch Phys Med Rehab 1999;80:313–317.
7. Robinson VA, Brosseau L, Casimiro L, et al. Thermotherapy for treating rheumatoid arthritis (Cochrane Review). Cochrane Database Syst Rev 2006:1.
8. Osiri M, Welch V, Brosseau, L, et al. Transcutaneous electrical nerve stimulation for knee osteoarthritis. Cochrane Database Syst Rev 2000:CD002823.
9. Hall J, Skevington SM, Maddison PJ, Chapman K. A randomized trial of hydrotherapy in rheumatoid arthritis. Arthritis Care Res 1996;9:206–215.
10. Verhagen AP, Bierma-Zeinstra SMA, Cardosa JR, de Bie RA, Boers M, de Vet HC. Balneotherapy for rheumatoid arthritis. Cochrane Database Syst Rev 2003:CD000518.
11. Veldhuizen JW, Verstappen FT, Vroemen JP, Kuipers H, Greep JM. Functional and morphological adaptations following four weeks of knee immobilization. Int J Sports Med 1993;14:283–287.
12. Alexander GJ, Hortas C, Bacon PA. Bed rest, activity and the inflammation of rheumatoid arthritis. Br J Rheumatol 1983;22:134–140.
13. Allen C, Glasziou P, Del Mar C. Bed rest: a potentially harmful treatment needing more careful evaluation. Lancet 1999;354:1229–1233.
14. Ettinger WH Jr, Burns R, Messier SP, et al. A randomized trial comparing aerobic exercise and resistive exercise with a health education program in older adults with knee osteoarthritis. The Fitness Arthritis and Seniors Trial. JAMA 1997;277:25–31.
15. Van Baar ME, Assendelft WJJ, Dekker J, Oostendorp RAB, Bijlsma JWJ. Effectiveness of exercise therapy in patients with osteoarthritis of the hip or knee: a systematic review of randomized clinical trials. Arthritis Rheum 1999;42:1361–1369.
16. Van den Ende CH, Vliet Vlieland TP, Munneke M, Hayes JM. Dynamic exercise therapy in rheumatoid arthritis: a systematic review. Br J Rheumatol 1998;37:677–687.
17. Uhrin Z, Kuzis S, Ward MM. Exercise and changes in health status in patients with ankylosing spondylitis. Arch Intern Med 2000;160:2969–2975.
18. Ramsey-Goldman R, Schilling EM, Dunlop D, et al. A pilot study on the effects of exercise in patients with systemic lupus erythematosus. Arthritis Care Res 2000;13:262–269.
19. Egan M, Brosseau L, Farmer M, et al. Splints/orthoses in the treatment of rheumatoid arthritis. Cochrane Database Syst Rev 2003:CD004018.
20. Cushnaghan J, McCarthy C, Dieppe P. Taping the patella medially: a new treatment for osteoarthritis of the knee joint? BMJ 1994;308:753–755.
21. Farrow SJ, Kingsley GH, Scott DL. Interventions for food disease in rheumatoid arthritis: a systematic review. Arthritis Rheum 2005;53:593–602.
22. Calvez A, Blanchet M. Disability trends in the United States population 1966–76: analysis of reported causes. Am J Public Health 1981;71:464–471.
23. Yelin E, Meenan R, Nevitt M, Epstein W. Work disability in rheumatoid arthritis: effects of disease, social, and work factors. Ann Intern Med 1980;93:551–556.
24. Partridge AJ, Karlson EW, Daltroy LH, et al. Risk factors for early work disability in systemic erythematosus: results

from a multicenter study. Arthritis Rheum 1991;40:2199–2206.

25. de Buck PD, le Cessie S, van den Hout WB, et al. Randomized comparison of a multidisciplinary job-retention vocational rehabilitation program with usual care in patients with chronic arthritis at risk for job loss. Arthritis Care Res 2005;53:682–690.

26. Straaton KV, Maisiak R, Wrigley JM, Fine PR. Musculo-skeletal disability, employment, and rehabilitation. J Rheumatol 1995;22:505–513.

27. Disability Evaluation Under Social Security. SSA Publication No. 64-039. ICN No. 468600, Wahington DC: US Department of Health and Human Services, Social Security Administration, Office of Disability; 2003.

36

第 37 章

关节炎中的社会心理因素

Alex Zautra, PHD; Denise Kruszewski, MS

■ 患者之所以在风湿性疾病最重要的症状（包括疼痛和疲劳）面前表现出脆弱，社会心理因素是重要原因。

■ 积极和消极的情感都会影响患者对疾病的适应性，伴有抑郁的风湿病患者预后不良。

■ 认知能力，包括患者对自身疾病的掌控感，对日常的健康状态非常重要，提高自信心的措施也能够缓解疼痛和提高心理功能。

■ 社会因素也会对疾病产生影响，社会资源能否得到良好利用是风湿病患者健康的重要决定因素。

社会心理因素在风湿性疾病的发生和发展中都发挥着重要作用。在这一章中，我们介绍的一些概念可能有助于读者理解这种关系。应激的概念以及个体对应激的反应能帮助我们更好地理解风湿性疾病各种临床表现所涉及的社会心理挑战和生理机制。对于了解**谁**受到疾病和其他应激因素的影响最重以及他们**何时**最脆弱，社会心理因素是必不可少的，这一点日趋明朗。我们将以对适应性的讨论最为本章的结尾，因为适应性对于每个人具备成功应对疾病的能力非常重要。

应激

应激源可以被定义为始动事件，它可以是急性或者慢性的、大或者小的，也可以是一些创伤性事件，可以发生在从幼年到成年的任何时间。根据 Hans Seyle 最初提出的模型，疾病可以被认为是应激源。应激反应可以被定义为从生理和心理两方面测得的对始动事件的反应。这些应激反应在不同个体间不尽相同，可能是构成应激源和关节炎之间联系的潜在机制。

应激事件的性质可能会影响风湿性疾病患者的疾病过程及其严重程度。例如，一项研究表明，类风湿关节炎（rheumatoid arthritis，RA）患者在重大应激事件刚发生后症状减轻，而在轻微的应激事件发生后的几周内症状加重[1]。对这一发现的一种解释是重大应激事件可能使生理应激反应调动起来，在这个过程中，免疫功能的某些方面受到了抑制。相反，轻微的应激事件可能增强免疫功能的其他方面。例如，目前已经

证明，免疫刺激激素催乳素和雌二醇的升高参与介导了 RA 患者的人际冲突和病情复发之间的联系[2]。因此，应激事件可能产生较高水平的免疫相关激素，从而加重疾病的活动性。

创伤性事件，包括儿童期受虐待和以后生活中的不良事件，也被认为与风湿性疾病患者病情的加重有关联。例如，一项研究表明，纤维肌痛症患者体格检查时较多的压痛点与儿童期受虐待有关[3]。此外，成人时期的创伤性事件也同样影响疾病的严重程度。在一项对纤维肌痛症患者的研究中发现，创伤后紧张症（post-traumatic stress disorder，PTSD）患者的症状与创伤时疼痛的程度有关[4]。创伤形成的应激导致了 PTSD 的心理症状，而心理因素又反过来导致疼痛加重。此外，有人认为下丘脑 - 垂体 - 肾上腺（hypothalamic–pituitary–adrenal，HPA）轴功能的破坏是创伤性事件和疾病严重程度之间联系的生理基础。事实上，皮质醇反应过度或不足都与创伤的经历有关[5]，而皮质醇分泌失调和患者面对疾病时的脆弱性增加有关[6]。不能检测出的较低的皮质醇水平常常在应激过程中强化促炎过程，从而导致 RA 患者的关节肿胀和压痛以及纤维肌痛症患者的疲劳感加重。这些例子证明了描述应激事件和疾病严重程度之间关联的复杂性，特别是当这些关联是由生理和心理两方面的应激反应介导时。然而，应激源和应激反应或许是导致慢性疼痛的因素，而社会心理因素在慢性疼痛中也发挥着作用。事实上，在应激对健康的作用中，应对应激反应的个体差异可能发挥突出的作用。应对因素包括以情感为主的、认

知的或社会的，我们把每个方面列举如下。

心理因素

情感因素

研究者将情感定义为波动的情绪状态和稳定的人格特征。积极和消极的情感都会影响风湿病患者对疾病的适应。抑郁症是最常用来被研究的风湿性疾病患者的情感障碍之一。哈德森及其同事提出 [7]，一些风湿性疾病（如纤维肌痛），可被归为具有情感异常的一系列疾病，如抑郁、疲劳和痛觉过敏。事实上，抑郁症状可以被视为慢性疼痛的一部分，而不是疼痛的病因。神经影像学研究已经确定了疼痛的情感和感官元件各自的不同定位 [8]。研究不断证实了风湿性疾病患者中抑郁和疼痛严重程度之间的联系。表现出更多抑郁症状的 RA 患者多个星期中的平均疼痛程度更高，应激时疼痛增加更明显，伴随疼痛出现的情感异常更多 [9]。在 RA 患者中，抑郁和应激与炎性指标相关，表明这些因素也增加疾病的活动性 [10]。由此看来，在应激期间，抑郁是增加风湿病患者疼痛和炎症的关键因素。这种易感性似乎并非仅指当前的抑郁状态，如最近的研究表明，有抑郁病史的 RA 患者每天感受疼痛的时间更长 [11]。

人们也对其他渗透了情感的稳定人格特征进行了研究，比如神经质和外向性。研究表明神经质能增加人们对应激的易感性，并与 RA 患者的疼痛和情绪有关，这提示这种人格特征可能会影响疼痛和情绪。另一方面，即使是在应激期间，外向性的人格特点也为积极的情感奠定了基础。

到目前为止，讨论集中在个体之间的情感差异。然而，单个个体的情感体验也时有不同，每天，甚至每个小时都在变化；情感紊乱最严重时疾病恶化的风险也会升高。这种区别很重要，说明了不是**谁**最容易受压力的影响，而是人**何时**最脆弱。进而，由于积极和消极的情感都对风湿患者的生活质量及其对疾病的适应能力有影响，所以当考虑个体情感随时间的变化时，以不同的方式研究这两方面的情感就变得很重要。

消极情感的增强与疼痛的加剧有关，也与更强的疼痛敏感性有关 [13]。消极情感与应激直接相关 [14]。这提示，对于疼痛的患者来说，消极的情感可能是疼痛体验的一部分，同时也是对应激的反应。相反，积极

的情感实际上可能降低了风湿患者对应激的易感性。事实上，较高水平的积极情感在应激和疼痛发作期间可能尤其重要。因此，较高水平的积极情感可能会抑制风湿性疾病相关的疼痛敏感性。

然而，很少有人关注其他可能与慢性疼痛相关的情感因素。进一步研究积极和消极情感的高和低活动状态可能是有意义的。例如，愤怒（一种高活动性的消极情感状态）和疲劳（一种低活动性的消极情感状态）各自与应激及疼痛的相关性不一样。这种情况也适用于兴奋（一种高活动性的积极的情感状态）相对于冷静（一种低活动行的积极的情感状态）。不同的情绪状态可能会指导人们建立不同心理干预措施来提升一种或者另一种情感状态。

认知因素

区分对应激反应的情感和认知因素很有用，尽管这种区分多少有些武断。定义认知应激反应的一个有效方式是一个人能否妥善处理自己的心理控制感。在这些认知过程中，包括自我效能、自我超越和疼痛灾难化。即使不考虑这种应对能力，注意力也是影响风湿病患者疼痛的一种基本认知过程。

风湿性疼痛患者的日常体验中充满了对何时以及如何出现疼痛的不确定感。这种不确定感觉表明个体的心理控制感在日常健康和对应激的反应中都非常重要。自我效能是患者对他们疾病的控制信念的关键组成部分。这个概念起源于 Bandura 的工作，他定义自我效能为人们对于自己执行和完成既定任务的能力的信心 [15]。由 Lorig 及其同事建立的关节炎自我效能标尺，有助于研究者量化疼痛、功能和其他关节症状方面的信念。这个标尺的高分显示关节炎患者具有更高的疼痛阈值并对实验的疼痛测试具有更强的耐受性 [16]。增加风湿病患者自我效能的措施可以改善他们对疼痛的耐受及其心理功能 [17]。因此，不仅自我效能是风湿病患者健康的重要组成部分，而且有证据提示个体可能通过接受教育改进和提升他们在这一领域的认知信念。而这些信念又转变为人们的日常行为。例如，一项关于纤维肌痛的患者研究显示自我效能与和疼痛相关行为的减少有关，包括痛苦的表情和呻吟 [18]。

从消极的方面看，疼痛灾难化是以有限的自我效能和自我控制的信念（特别是关于疼痛的信念）为特征的。这些信念与各种风湿性疾病患者疼痛程度的加剧、疼痛相关行为的增加、疼痛相关的致残性增加以

及患者卫生保健设施的使用增多相关[19]。大脑中有一些与疼痛的预测、疼痛的情绪因素、对疼痛的注意和运动控制有关的关键区域，神经影像学通过显示疼痛灾难化和这些大脑关键区域的激活之间的联系，进一步阐明这些发现[20]。疼痛灾害难化的特点是对疼痛的高度关注，这一点指出了慢性疼痛患者注意过程的重要性。

对疼痛的高度注意与注意力部署的基本认知过程有关。注意力部署可以定义为有选择性地关注或者在某些情况下从刺激中转移注意力的能力，而后者则更为重要。这种能力的缺乏对风湿病患者也有潜在意义，比如会增加疼痛症状[19]。事实上，风湿病患者也表现出注意功能下降，如注意力总体部署、选择性注意和工作中记忆力的缺陷[21]。这些缺陷也存在于经历过创伤（尤其是儿童期受虐待）的人身上[22]。此外，正如疼痛可能部分源于受损的注意力部署一样，疼痛本身也在扰乱其他注意过程中起作用[23]。

尽管认知因素主要被作为影响适应慢性疼痛的可修饰过程而研究，但重要的是要承认，也有一些认知因素随着时间的推移呈现比较稳定的水平。研究者已经研究了诸如内部控制点、乐观、悲观和记忆等因素，在此仅举几例。在既稳定又有可塑性的认知因素的作用上，还需要更多的研究。

社会因素

来自社会的应激源是应激源中最具挑战性的类型。即便对于没有疾病的人来说，一系列的社会压力和相应的反应也确实存在，但这些在风湿病患者身上更为突出。更多规划考虑了不同的依附类型和持久的积极的社会关系分支。

社会性痛苦是一个新概念，主要关注社会关系和生理痛苦的相互影响。社会性痛苦是指个体在感觉到被自己所渴望的社会关系排斥或被自己社会关系网中的重要成员鄙视时的情感反应[24]。正如生理上的痛苦是合理的，因为它对健康发出了威胁信号；社会痛苦也是合理的，因为它促进社会联系。神经影像学研究表明，生理性疼痛的情感成分和被社会排斥的体验，都激活前扣带皮层的同一个区域（anterior cingulate cortex，ACC）[25]。慢性疼痛的患者是常常会经历社会性痛苦的一个特别的群体，他们可能因与他人发生冲突而成为受社会排斥的对象，其中包括不能理解他们痛苦的专业医疗人员[24]。缺乏理解有时会使风湿病患

者感到耻辱，这进一步对患者的病情和社会关系产生不利影响。人生之初，在与家人和其他看护者的相互交流中就开始有了社会联系的机会。人们普遍认为，对看护人早期的依附关系影响了自我调整过程和人际关系的发展。尤其是根据情感社会化理论的假设，孩子是基于看护者对他们情感的反应来学习如何调整他们自己的情感的[26]。因此，稳定的依附关系为如何有效地管理情感提供了模板。相反，不稳定的看护关系为情感调节不力以及难以形成持久的社会关系奠定了基础。重要的是要注意到，由于受虐待的形式、严重程度和时间长短的不同，每个人在这些领域遇到的困难可能也不尽相同。有趣的是，研究也表明许多（甚至大多数）在童年时期遭受了虐待的人成年后有能力处理好人际关系。正如儿童时期的伤害和忽视一样，这些成人之间的人际关系也可能会影响目前的心理功能[27]。

生理的疼痛和社会联系之间的关系已经在风湿性疾病患者中得到证明。一项研究表明，当他们的配偶在身边时，纤维肌痛患者对疼痛的敏感性会降低[28]。有趣的是，检测到这些结果的同时，人们发现与疼痛相关的大脑区域的活动性有所下降，对热刺激产生的疼痛也有所降低。然而，社会联系的影响似乎比它看起来更加复杂。人际关系通常利弊兼有，这两个方面都影响着人们对应激和和疼痛反应[29]。因此，拥有社会资源是有帮助的，但仅此是不够的。这些资源的特征和利用这些资源的能力，尤其是在应激时期，才是健康强有力的决定因素。

适应性

适应性这个概念为风湿病患者在适应疾病和其他应激源的过程中提供了一种应对内心脆弱和利用资源的手段。适应性是心理、社会和经济资源的存在，以及个体获取和利用这些资源的能力。适应性意味着保护自己免受应激的不利影响和从应激事件中恢复的能力。更重要的是，与其说适应性是规则的例外，不如说适应性就是规则。事实上，Masten 在提到孩子如何在最困难的童年时期得以存活时，把适应性描述为"普通的魔力"，是指容易达到的人类适应系统而不是超乎寻常的能力[30]。这一点在风湿病患者身上同样适用，很多患者可以巧妙的适应和处理他们的疼痛。对那些遇到困难的患者，行为疗法可能是最成功的，因

为它帮助他们获得已有的资源而不是关注自己社会心理功能的缺陷。

观察性研究将继续为研究社会心理因素和应激提供强有力的支持，进而促进我们对健康的生物社会心理模型和风湿性疾病之间关系的理解。

（赵 娟 安乐美 译 张卓莉 校）

参考文献

1. Potter PT, Zautra AJ. Stressful life events' effects on rheumatoid arthritis disease activity. J Consult Clin Psychol 1997;65:319–323.

2. Zautra AJ, Burleson MH, Matt KS, Roth S, Burrows L. Interpersonal stress, depression, and disease activity in rheumatoid arthritis and osteoarthritis patients. Health Psychol 1994;13:139–148.

3. McBeth J, MacFarlane GJ, Benjamin S, Morris S, Silman AJ. The association between tenderpoints, psychological distress, and adverse childhood experiences: a community-based study. Arthritis Rheum 1999;42:1397–1404.

4. Sherman JJ, Turk DC, Okifuji A. Prevalence and impact of posttraumatic stress disorder-like symptoms in patients with fibromyalgia syndrome. Clin J Pain 2000;16:127–134.

5. Cicchetti D, Rogosch FA. Diverse patterns of neuroendocrine activity in maltreated children. Dev Psychopathol 2001;13:677–694.

6. Heim C, Ehlert U, Hanker JP, Hellhammer DH. Abuse-related posttraumatic stress disorder and alterations of the hypothalamic-pituitary-adrenal axis in women with chronic pelvis pain. Psychosom Med 1998;60:309–318.

7. Hudson JI, Mangweth B, Pope HG, et al. (2003). Family study of affective spectrum disorder. Arch Gen Psychiatry 2003;60:170–177.

8. Rainville P, Duncan GH, Price DD, Carrier B, Bushnell MC. Pain affect encoded in human anterior cingulate but not somatosensory cortex. Science 1977;277:968–971.

9. Zautra AJ, Smith B. Depression and reactivity to stress in older women with rheumatoid arthritis and osteoarthritis. Psychosom Med 2001;63:687–696.

10. Zautra AJ, Yocum DC, Villanueva I, et al. (2003). Immune activation and depression in women with rheumatoid arthritis. J Rheumatol 2003;31:457–463.

11. Conner T, Tennen H, Zautra AJ, Affleck G, Armeli S, Fifield J. Coping with chronic arthritis pain in daily life: within-person analyses reveal hidden vulnerability for the formerly depressed. Pain 2006;128:128–135.

12. Affleck G, Tennen H, Urrows S, Higgins P. Neuroticism and the pain-mood relation in rheumatoid arthritis: insights from a prospective daily study. J Consult Clin Psychol 1992;60:119–126.

13. Janssen SA. Negative affect and sensitization to pain. Scand J Psychol 2002;43:131–137.

14. Zautra AJ, Johnson LM, Davis MC. Positive affect as a source of resilience for women in chronic pain. J Counsel Clin Psychol 2005;73:212–220.

15. Keefe FJ, Smith SJ, Buffington ALH, Gibson J, Studts JL, Caldwell DS. Recent advances and future directions in the biopsychosocial assessment and treatment of arthritis. J Consult Clin Psychol 2002;70:640–655.

16. Keefe FJ, Affleck G, Lefebvre JC, Starr K, Caldwell DS, Tennen H. Coping strategies and coping efficacy in rheumatoid arthritis: a daily process analysis. Pain 1997;69:43–48.

17. Lorig KR, Mazonson PD, Holman HR. Evidence suggesting that health education for self-management in patients with chronic arthritis has sustained health benefits while reducing health care costs. Arthritis Rheum 1993;36:439–446.

18. Buckelew SP, Parker JC, Keefe FJ, et al. Self-efficacy and pain behavior among subjects with fibromyalgia. Pain 1994;59:377–384.

19. Keefe FJ, Lumley M, Anderson T, Lynch T, Carson KL. Pain and emotion: new research directions. J Clin Psychol 2001;57:587–607.

20. Gracely RH, Geisser ME, Giesecke MAB, Petzke F, Williams DA, Clauw DJ. Pain catastrophizing and neural responses to pain among persons with fibromyalgia. Brain 2004;127:835–843.

21. Dick B, Eccleston C, Crombez G. Attentional functioning in fibromyalgia, rheumatoid arthritis, and musculoskeletal pain patients. Arthritis Rheum 2002;47:634–644.

22. Perry BD, Pollard RA, Blakley TL, Baker WL, Vigilante D. Childhood trauma, the neurobiology of adaptation and use-dependent development of the brain: how states become traits. Infant Mental Health 1995;16:271–291.

23. Eccleston C, Crombez G. Pain demands attention: a cognitive-affective model of the interruptive function of pain. Psychol Bull 1999;125:356–366.

24. MacDonald G, Leary MR. Why does social exclusion hurt? The relationship between social and physical pain. Psychol Bull 2005;131:202–223.

25. Eisenberger NI, Lieberman MD, Williams KD. Does rejection hurt? An fMRI study on social exclusion. Science 2003;302:290–292.

26. Liotti G. Disorganized/disoriented attachment in the etiology of dissociative disorders. Dissociation, 1992;4:196–204.

27. Roche DN, Runtz MG, Hunter MA. Adult attachment: A mediator between childhood sexual abuse and later psychological adjustment. J Interpersonal Violence 1999;14:184–207.

28. Montoya P, Larbig W, Braun C, Preissl H, Birbaumer N. Influence of social support and emotional context on pain processing and magnetic brain responses in fibromyalgia. Arthritis Rheum 2004;50:4035–4044.

29. Davis MC, Zautra AJ, Reich JW. Vulnerability to stress among women in chronic pain from fibromyalgia and osteoarthritis. Ann Behav Med 2001;23:215–226.

30. Masten AS. Ordinary magic: resilience processes in development. Am Psychol 2001;56:227–238.

第 38 章

关节炎自我管理策略

Teresa J. Brady, PHD

■ 自我管理，如患者参与相关的教育和体育运动，是关节炎非药物治疗策略的核心内容。

■ 现有证据表明自我管理教育、体育运动和减肥对关节炎患者有益。

■ 研究显示目前只有极少数关节炎患者参与到自我管理教育中。

自我管理，如参与相关的教育和体育运动，是美国风湿病学会（American College of Rheumatology，ACR）制订的指导关节炎患者进行非药物治疗指南的核心内容。患者以控制关节炎为目标的任何行为都可认为是自我管理，但美国医学研究院（Institute of Medicine，IOM）对自我管理的定义则强调，能保证改善患一种或一种以上慢性病患者生活质量的行为才是自我管理[1]。尽管关节炎患者可能尝试用各种方法提高生活质量，但却缺乏科学的自我管理策略。参与自我管理学习并形成习惯、进行中等强度的体育活动以及控制体重这三项是适用最广泛的自我管理策略，本章进行了循证医学综述。这三项策略同时也被疾病控制中心与关节炎预防计划推荐，构成了公共卫生机构关于预防残疾信息的核心（表 38-1）。第四个策略，即疑似类风湿关节炎患者的及时诊断与合理治疗，针对性较强，这里不做论述。本章将提出如下建议：通过使用一种便捷的行为指导模式帮助患者进行自我管理，以提高临床咨询工作效率。

自我管理核心策略

自我管理教育——"关节炎患者的自理"

公共卫生机构"关节炎患者的自理"这一以患者为中心的建议，强调了自我管理教育的重要性。但并非所有患者教育都以培养自我管理意识为目的。传统的患者教育大多强调提供关于疾病及其治疗方法的信息，采用口头指导方式并辅以讲义和手册。而自我管理教育旨在培养并强化患者应对关节炎日复一日的困扰所需的技巧和信心，并不需太多的说教和互动教学等形式。一项关节炎患者教育尝试的 Meta 分析显示，包括行为管理在内的教育措施，在缓解疼痛、改善功能障碍和减少压痛关节数等方面的效果显著优于简单的信息传播[2]。讲义和手册是有效的辅助资料，但不能只依靠它们来进行自我管理。多项研究已证明了短期教育（3～6 个月）可以改变患者对疾病的认知，但未能改善其健康状况[1]。

建立在循证医学基础上的自我管理教育可面向个人或在小组中开展。在多种提供自我管理教育的途径中，最经济实用的是参考关节炎患者自我管理项目（Arthritis Self-Management Program，ASMP），亦被称为关节炎基金会自助项目，或者慢性疾病患者自我管理项目（Chronic Disease Self Management Program，CDSMP）等。ASMP 和 CDSMP 都是为期 6～7 周的小组教育项目，由受过训练的非专业和专业人士指导，遵循结构化的流程。Lorig 等开发这两个项目旨在提高参与者治疗慢性病的信心，并培训疾病自我管理的各种技能，如解决问题、实施计划、决策以及与医疗护理专业人士的沟通等[1]。

关节炎基金会自 1981 年以来一直广泛推广关节炎患者自我管理项目（ASMP），亦被称为关节炎基金会自助项目。Lorig 和他的同事们已经证实，ASMP 项目参加者在 4 年的随访中，有 43% 的患者疼痛减轻，19% 的患者就诊次数下降。对同时患有关节炎、糖尿病、心脏病和肺病的该项目的参与者进行了一般性慢性病项目的评价，2 年随访中因健康问题所致的困扰和使用卫生服务的频率（门诊和急诊）都显著改善。Lorig 等还研发了西班牙语版本的 ASMP 和 CDSMP，

表 38-1　关节炎患者自我管理策略 / 预防残疾的公共卫生机构核心建议

策略 / 信息	解释	资源
自我管理教育 / "建立患者应对关节炎的技巧"	研究表明通过提高自理能力和健康行为（锻炼、休闲、认知行为症状治疗），能够改善躯体健康（疼痛、残疾、抑郁、无助），并减少医疗费用（看医生）[1]	关节炎自我管理项目（也称为关节炎基金会自助项目）http://www.arthritis.org/events/ 慢性疾病自我管理项目 http://patienteducation. stanford. edu
体育锻炼 / "动起来"	研究表明通过体育锻炼可改善关节功能，提高灵活性、肌肉力量和耐力，提高心血管和心理健康 [6]	关节炎基金会体育锻炼项目 http://www. arthritis. org/events/ 关节炎基金会的水疗项目促进健康 http://projectenhance.org
减肥 / "控制你的体重"	适度减轻体重 [4.5 ~ 6.8 kg（10 ~ 15 磅）] 可以缓解关节症状和延缓膝关节骨关节炎进程	各种减肥项目的可行性分析 http://www.consumer.gov/weightloss

也取得了类似的效果 [1]。

ASMP 和 CDSMP 在关节炎患者中的效果不分伯仲。Lorig 等研究发现 ASMP 项目在应用 4 个月时进行的随访中表现较 CDSMP 好，但二者差异在 12 个月随访时完全消失 [3]。Goeppinger 等一项类似研究发现，在 4 个月的随访中，大部分 CDSMP 项目的非洲裔美国人参与者有更明显的疼痛减轻和功能障碍改善 [4]。两位研究者都认为 CDSMP 和 ASMP 对关节炎患者有益。Lorig 的研究结论是 ASMP 项目是关节炎患者的首选，而 Goeppinger 等认为 CDSMP 项目对关节炎同时伴多种并发症的患者更有效。

虽然目前已有多个不同版本的独立开发的自我管理教育项目，也进行了相应的临床评价，但都没有广泛应用。有数个通过计算机系统量身定做的函授项目已被证实在改善健康状况和减少就诊率方面显示出明显优势。每周进行函授并辅以电话随访支持的项目被证明有益于患者健康状况的改善。Lorig 等正在测试基于互联网的 ASMP 和 CDSMP 版本 [1]。

Meta 分析研究证实，关节炎患者确实能从自我管理教育中获益，尽管是短期的小幅度的改善，但仍有显著统计学意义。例如，近来一项关于类风湿关节炎（RA）自我管理教育的循证医学（Cochrane Collaboration）Meta 分析发现，通过 ASMP 等进行的行为干预，可以使患者在整体健康评估、抑郁、残疾等方面获得低 - 中等程度即 10% ~ 12% 的改善。若只给予信息干预，如口头教育或宣传手册、社会支持 / 咨询等措施，均无法获得切实效果。

尽管研究已证实自我管理教育在改善健康状况及节约成本方面有显著作用，但大多数关节炎患者并未受到自我管理教育。根据 2003 年全国性调查报告，只有 11% 的成年关节炎患者参加了指导他们如何处理与关节炎相关问题的教育课程或学习班 [5]。临床医生应向患者特别介绍自我管理教育项目如 ASMP 和 CDSMP，督促患者参与进来。下面有关自身管理支持的部分将讨论临床医师如何帮助患者参与到自身管理项目中。

体育运动——"动起来"

体育运动是关节炎患者自我管理活动的核心。而 "动起来" 无论对普通人还是关节炎患者都是重要的公共健康号召。尽管早期的治疗指南建议关节炎患者不要活动，但越来越多的研究证据支持患者在专业指导下进行治疗性锻炼和适度的自主体育运动。Westby 和 Minor 所总结的循证医学证据指出，关节炎患者可以安全的参加适度运动——如散步、骑固定脚踏车、有氧舞蹈、水中锻炼以及轮换训练等——而并不会加重病情。这种有规律的适度锻炼可以在功能、灵活性、肌肉力量和耐力、心血管健康和心理健康等方面获得有临床价值的改善 [6]。

2002 年美国风湿病学会（American College of Rheumatology，ACR）通过讨论制定了骨关节炎（osteoarthritis，OA）和类风湿关节炎（RA）患者进行体育活动的指导建议。两者均包括了有氧运动（OA 患者每周至少 3 天，每天 30 分钟；RA 患者每周至少 2 ~ 3 天，每天 20 ~ 30 分钟）和下肢力量锻炼项目 [6]。在缺乏关于关节炎人群每周 3 次以上的身体锻炼的相关数据的现实情况下，这些指导建议依照美国运动医学学会关于一般健康人群的指南而制定，内容仅做了少许修改。

对于关节炎患者，体育活动有明显益处，不活动可能加重疲劳、耐力减低、丧失力量和灵活性等致残因素对疾病的影响，以及因关节炎造成的情绪低落。不活动也可能增加关节炎患者患伴随疾病的风险，如心血管疾病、糖尿病和骨质疏松。尽管有以上益处，自己报告的关节炎患者中，仍有43%并未进行体育休闲活动，只有32%的患者达到了关节炎相关体育活动指导建议中每周至少3次的30分钟适度体育活动的要求[7]。

研究已经证实，无论是群体还是家庭体育活动都是有益的[6]。关节炎患者可以在各个地方机构，如基督教青年会所、健康俱乐部、老年或社区中心、公园和娱乐场所等，获得适宜的体育活动的指导和支持。其中部分项目由关节炎基金会负责宣传并给予赞助。散步是最广泛进行的体育活动。关节炎患者可以根据自身体力和当前病情轻松地调整散步的距离和速度。关节炎基金会已出版书籍《轻松散步》，借以帮助关节炎患者开始散步运动。

关节炎基金会开发了两个社区项目，为关节炎患者提供安全的体育活动选择：称作关节炎基金会锻炼计划的陆地锻炼项目和称作关节炎基金会水中运动计划的水中锻炼项目。两个项目都是每周2～3次的以小组为单位的锻炼计划，训练灵活性和轻度耐力。尽管目前的评价数据来自于小样本非对照的研究，但初步结果显示这两个项目均使患者身心受益[8]。

而并非针对关节炎患者的体育活动项目也会有助于关节炎患者。例如华盛顿大学开发的"促进健康项目"——在假设有60%患有关节炎的老人群体中，通过采用灵活性、平衡性、力量、耐力等练习来提高健康状况。"促进健康项目"已证实大部分参加者在SF-36健康评估系统的参数明显改善，而在身体机能方面的改善可达35%[9]。

尽管只有少数关节炎患者遵循关节炎患者的运动锻炼指南进行自我管理，但2003年中仍有55%的关节炎患者表示曾有医生或保健专业人士建议他们通过增加体育活动来改善关节症状[5]。虽然对医生推荐的体育活动的疗效仍无确切研究结论，美国预防工作组经过回顾性研究推断，联合采用诸如患者目标设定、书面医嘱、邮件或电话随访等多元化手段，将可以实现对关节炎患者的行为干预指导[10]。美国预防医学会推荐按照下文所述的"5A模式"[11]安排关节炎患者的

体育活动。医生建议结合社区体育活动项目会收到更好的疗效[10]。

减肥——"控制你的体重"

减肥作为对膝骨关节炎的基本预防措施已被广泛认同。Felson等发现，女性每减掉11磅（约5 kg）体重，患膝骨关节炎的风险可减少50%[12]。肥胖与骨关节炎的进展有密切联系。Felson和Chaisson在对体重和骨关节炎关系的综述中推断"膝骨关节炎患者适当减轻体重［10～15磅（4.5～6.8 kg）］可能会缓解症状并延缓膝骨关节炎的进展"[13]。近来Messier等证实每减轻1磅（0.45 kg）体重，行走一步时膝关节的负荷便减少4磅（1.81 kg）[14]。

关节炎、饮食和活动促进（The Arthritis, Diet, and Activity Promotion Trial，ADAPT）研究表明，超重和肥胖的成年膝骨关节炎患者通过联合饮食控制和锻炼，自己报告的疼痛、关节功能以及体能评估均有改善。联合干预组的受试者比单纯锻炼组和单纯饮食控制组受试者减轻了更多体重（5.7%的体重），并获得了较大的健康改善（功能改善24%，膝关节疼痛减轻30%）[15]。

ADAPT研究中使用了结构化的饮食和锻炼计划。一些商业目的和互助的饮食项目也对减肥有效。非针对关节炎患者的社区项目"体重观察者"通过调整饮食结构结合体育运动并进行合理的减重规划，来达到减轻体重的目的。"体重观察者"是一项大样本多中心双盲对照试验，受试者平均减轻了近5%的体重。Tsai和Wadder在一项对商业减肥项目的系统回顾分析中发现，尽管循证证据不充足，但肥胖流行对健康造成的损害仍使体重问题受到关注，人们会求助于商业的和自助的减肥项目如"体重观察者"、TOPS和"匿名暴饮暴食者"[16]。

尽管如此，大多数超重或肥胖的关节炎患者并未得到减肥的专业建议。而2003年的一项调查显示，只有37%的超重或肥胖关节炎患者表示医生或保健专业人士曾建议他们通过减肥来改善关节症状[5]。Mehrotra等发现是否接受过专业建议是能否尝试减肥的最强预测指标。获得专业减肥建议后尝试减肥的肥胖者比未获得建议者多3倍[17]。下述"5A"简短咨询模式也可用于减肥建议。利用"健康体重管理合作伙伴"网站提供的资料，临床医生可以评估减肥计划（http://www.consumer.gov/weightloss）[18]。

临床实践中如何提供自我管理支持

自我管理活动必须是患者自觉自愿地自我践行。医生和其他临床工作者在提供自我管理支持中扮演重要角色，正如 IOM 所定义的"卫生保健工作者系统地提供教育和支持来增强患者处理自身健康问题的技能和信心"[1]。日常的临床实践没有更多时间来提供复杂的行为干预，但是简单的行为咨询技巧可以强化咨询或建议的效果。5A 模式最初用来指导戒烟，也适用于建立如体育活动和减肥等的自我管理策略，是一个非常有用的指导自我管理的组织构架[18-20]。

5A 模式

5A 模式是指制定合理的自我管理方案所应遵循的实用性很强的 5 个步骤。无论开展怎样的自我管理活动，医生都必须完成 5A 模式的各项任务。"5A"最早为 Glasgow 等描述，现介绍如下[19]。

评估

评估（assess）当前的行为和信念，如体力活动水平，是否参加了自我管理教育项目，对减肥重要性的认知程度等。在帮助患者规划自我管理的方案时，对患者参与课程、体育运动或减肥的意愿和意志力进行评估也是很重要的。

建议

提供明确而详细的个性化建议（advise），如减肥和体育活动的必要性，加强锻炼或参加课堂教育的益处，让患者知道放弃疾病自我管理的危害。

协商

对于自我管理目标的设定医患双方应协商（agree）合作。关于行为改变实施方案必须双方意见一致、有针对性和可行性。也许医生认为减肥是首要目标，但患者本身却可能认为改善活动能力最实际。因此，切合实际的自我管理实施方案要着眼于患者自身的目标，应该把他们的价值观、处事原则和意志力都考虑在内。将计划落实于书面将有助于成功。

帮助

通过提供教育材料和推荐患者参加，如 ASMP（也称为关节炎基金会自助项目）的社区服务，参与体育锻炼，进行减肥等方法，来帮助（assist）患者提升技巧和自信以落实计划。并且帮助他们确定由谁来支持他们的自我管理。

安排随访

成功的行为改变需要不断的支持和帮助。"我希望你给关节炎基金会打电话，参加自助课程"或"我希望你去看看这 3 个减肥项目"这类有针对性的信息介绍可以促进自我管理。随访电话和电子邮件联系也可以提供支持和强化。自我管理计划应当在随访时进行再评价，使患者的进步得到肯定，存在的问题也能解决。

对于临床医生来说实践这 5 个 A 同等重要，缺一不可。Flocke 等在一项对锻炼和减肥咨询的 5A 模式临床实践评价中，发现评估和建议频率较高，但帮助和安排随访很少[20]。而忽略评估直接给予建议的临床咨询，或在自我管理活动已完成任务和计划任务尚未达成一致时就进行下一步的医疗活动，都不可能有效地帮助患者把自我管理活动中的关键内容纳入到他们的日常生活中。

结论

自我管理教育、体育运动和减肥已被证明对关节炎患者有益。这三点皆被写进 ACR 关节炎诊治指南和 2010 年国民健康目标之中，也是公共健康的核心号召。但实际上很少有关节炎患者重视自我管理。大多数关节炎患者缺乏足够的运动，仅一多半患者表示医生曾建议其增加体育锻炼。一半以上的关节炎患者超重或肥胖[5]，仅 1/3 的患者表示医生曾建议其通过减肥来缓解关节症状。自我管理的确是关节炎患者自己的责任，但卫生保健机构应该在促进患者落实自我管理这一行动中扮演重要角色。

（达古拉 译　李鸿斌 校）

参考文献

1. Brady TJ, Boutaugh ML. Self-Management education and support. In: Bartlett S, ed. Clinical care in the rheumatic diseases. 3rd ed. Atlanta: American College of Rheumatology; 2006:203–210.
2. Superio-Cabuslay E, Ward MM, Lorig KR. Patient education interventions in osteoarthritis and rheumatoid arthri-

tis: a meta-analytic comparison with non-steroidal anti inflammatory drug treatment. Arthritis Care Res 1996;9: 292–301.

3. Lorig K, Ritter PL, Plant K. A disease-specific self-help program compared with a generalized chronic disease self-help program for arthritis patients. Arthritis Rheum 2005;53:950–957.

4. Goeppinger J, Ensley D, Schwartz T, ct al. Managing co-morbidity and eliminating health disparities: disease self-management education for persons with arthritis. Manuscript in preparation.

5. Hootman J, Langmaid G, Helmick CG, et al. Monitoring progress in arthritis management—United States and 25 states, 2003. MMWR 2005;54:484–488.

6. Westby MD, Minor MA. Exercise and physical activity. In: Bartlett S, ed. Clinical care in the rheumatic diseases. 3rd ed. Atlanta: American College of Rheumatology; 2006: 211–220.

7. Shih M, Hootman J, Krueger J, et al. Physical activity in men and women with arthritis. National Health Interview Survey, 2002. Am J Prev Med 2006;30:385–393.

8. Boutaugh ML. Arthritis Foundation community-based physical activity programs: effectiveness and implementation issues. Arthritis Rheum 2003:49:463–470.

9. Wallace JI, Buchner DM, Grothaus L, et al. Implementation and effectiveness of a community-based health promotion program for older adults. J Gerontol Med Sci 1998;53A:M301–M306.

10. Berg AO. Behavioral counseling in primary care to promote physical activity: Recommendation and rationale. Am J Nurs 2003;103:101–107.

11. Jacobson DM, Strohecker L, Comptob MT, et al. Physical activity counseling in adult primary care. Am J Prev Med 2005;29:158–162.

12. Felson DT, Lawrence RC, Dieppe PA, et al. Osteoarthritis: new insights part 1: the disease and its risk factors. Ann Intern Med 2000;133:635–646.

13. Felson DT, Chaisson CE. Understanding the relationship between body weight and osteoarthritis. Ballieres Clin Rheumatol 1997;11:671–681.

14. Messier SP, Gutckunst DJ, Davis C, et al. Weight loss reduces knee-joint load in overweight and obese older adults with osteoarthritis. Arthritis Rheum 2005;52:2026–2032.

15. Messier SP, Loeser RF, Miller GD, et al. Exercise and dietary weight loss in overweight and obese older adults with knee osteoarthritis. Arthritis Rheum 2004;50:1501–1510.

16. Tsai AG, Wadden TA. Systematic review: an evaluation of major commercial weight loss programs in the United States. Ann Intern Med 2005;142:56–66.

17. Mehrotra C, Naimi TS, Serdula M, et al. Arthritis, body mass index, and professional advice to lose weight. Implications for clinical medicine and public health. Am J Prev Med 2004;27:16–21.

18. Serdula MK, Khan LK, Dietz WH. Weight loss counseling revisited. JAMA 2003;289:1747–1750.

19. Glasgow RE, Goldstein MG, Ockene JK, Pronk NP. Translating what we have learned into practice: principles and hypotheses for interventions addressing multiple behaviors in primary care. Am J Prev Med 2004;27: 88–101.

20. Flocke SA, Clark A, Schlessman K, et al. Exercise, diet and weight loss advice in the family medicine outpatient setting. Fam Med 2005;37:415–421.

第 39 章

疼痛治疗

John B. Winfield, MD

- 慢性弥漫性疼痛（如纤维肌痛症）患者常因缺少客观的临床及实验室证据而被视为没有真正的疼痛，导致其病痛长期迁延。
- 疼痛主要分四种：伤害感受性疼痛、神经病理性疼痛、复杂病因所致的慢性疼痛和精神性疼痛。
- 疼痛评估应包括可能的心理和社会因素，它们能够影响疼痛的感受。
- 草率的诊断、令人生厌的检查、过度的物理治疗、微小创伤后的制动和不加节制的超负荷工作，是使

- 本应自限性的急性疼痛向慢性疼痛综合征转化的重要因素。
- 如果患者疑患有纤维肌痛症，那么重要的是要证实患者的疼痛。
- 非甾类抗炎药、阿片类药物、肌肉松弛剂、抗抑郁药、抗癫痫药和局部止痛剂等药物可以有效治疗患者的疼痛综合征。
- 物理治疗、认知行为治疗、有氧运动，补充和替代医疗对特定患者的疼痛可能有效。

在门诊，镇痛治疗常被排在疾病诊断和治疗之后。但遗憾的是，在西方国家，疼痛特别是慢性疼痛，是导致残疾和医疗费用高涨的最重要原因之一[1]。慢性弥漫性疼痛患者由于缺少客观的临床及实验室证据（如：纤维肌痛症），常被视为没有"真正"的疼痛而导致病痛的长期迁延。因此，对每一个患者都要进行是否存在疼痛的评估。如果疼痛存在，缓解疼痛就应成为医生工作的主要目标。事实上，疼痛应被视为一种疾病，而不是一种感觉症状[2]。

疼痛的本质

国际疼痛研究学会（International Association for the Study of Pain，IASP）提出的疼痛定义是："伴随真正的或潜在的组织损伤，或以这种损伤描述的一种不愉快感觉和情感体验"[3]。从神经生理学的角度看，疼痛是一种复杂的感觉 - 知觉的相互作用，涉及脊髓伤害感受传入的同期处理。这种传入可激活中枢神经系统，在大脑的多个区域留下疼痛感受的记忆（图 39-1）。

除了体反射的伤害感受和传入具有明确的感觉成分外，传导通路以及与情感、动机、认知方面有关的脑部区域，也在疼痛感受中起重要作用。这些因素影

响着疼痛的主观感觉和痛苦感受。两个主要的应激反应系统——下丘脑 - 垂体 - 肾上腺轴和交感神经系统也会被激活。应激反应在慢性疼痛综合征（如纤维肌痛症）会变得不相适应。负面情感（焦虑和抑郁）、其他负面精神因素（自身条件下的不可预知感和失控感）以及特定的认知方面（负面信念和归因、灾难化）也可作为应激源作用于这些系统。

疼痛的分类

疼痛主要分为四类：伤害感受性疼痛、神经病理性疼痛、复杂病因的慢性疼痛和精神性疼痛。伤害感受性疼痛是组织炎症或损伤时，较细的有髓鞘的 Aδ 传入纤维和（或）无髓鞘的 C 传入纤维上的外周疼痛感受器受到刺激而引起的。疼痛感受一般与伤害刺激相"匹配"。但是，正常的伤害感受性疼痛也可出现外周敏化（末梢伤害感受器的阈值降低）和中枢敏化（中枢神经系统的疼痛放大）。这些外周和中枢的传入可导致痛觉异常（一种痛觉改变，正常的非疼痛刺激，如轻触也可导致疼痛）和痛觉过敏（对既往的疼痛性刺激产生过强的疼痛反应）。除全身感染或退行性风湿性疾病之外，伤害感受性疼痛还可表现为腱鞘炎的局部肌肉骨骼疼痛、压迫性神经病、神经卡压综合征、滑囊炎和各种局限性关节炎等。肌肉骨骼疼痛经常规治

什么是疼痛？平行处理

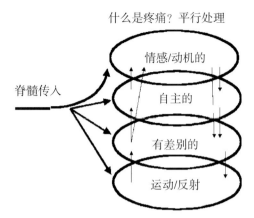

图 39-1 外周组织损伤或炎症部位发出的疼痛信号经平行处理向大脑的多个区域同时传递。这些大脑区域的传入信号相合，构成了疼痛感受。例如，大脑认知区域给出的疼痛感受可能非常轻微（吃比萨后的消化不良），也可能非常恐怖（从外周传入的相同的胃痛信号，在另一个人却诊断为胃癌）。显然，后者的疼痛感受要严重得多。相似的，如果一个人患有抑郁，大脑的情感／动机区域的疼痛感受可能更加严重（Courtesy of Alan R. Light，PhD.）

疗后常表现为自限性，但也可转为慢性并导致功能障碍。

神经系统损伤或病变可导致神经病理性疼痛，周围和中枢神经系统均参与其中。神经病理性疼痛有三种常见类型：周围神经病理性疼痛（如带状疱疹后神经痛、痛性糖尿病性神经病、血管炎性神经病、脊神经根损伤导致的神经根性疼痛）、中枢神经病理性疼痛（如中枢性脑卒中后疼痛、脊髓损伤性疼痛）和癌性神经病理性疼痛。复杂性区域疼痛综合征（反射性交感神经营养不良，RSD）是另外一种神经病理性疼痛综合征。神经病理性疼痛可表现为突发性电击样不适感或烧灼感。神经病理性疼痛可伴痛觉过敏（刺激结束后疼痛依然存在、扩散，反复触摸可渐进性加重）。中枢敏化和周围神经元的异位放电，无论是自发性的还是在运动中经机械力产生的，均可产生这种特殊类型的疼痛，治疗上则需要特殊的药物治疗，详见下述。

复杂病因的慢性疼痛见于纤维肌痛症和许多本质相近的区域疼痛综合征，如偏头痛、颞颌关节病、肠易激综合征和非典型性胸痛。在实践中，对一个特定患者的诊断常取决于首诊的是哪科医师。如风湿病学医师可能诊断为"纤维肌痛症"，而胃肠科医师则诊断为"肠易激综合征"。以前这类疾病因缺少结构性病变而被称为"功能性疼痛综合征"，但现在发现它们在病因和病理生理上有着密切的联系。因此，有关此类疾病的精神生理学／神经生理学的最新进展强调将其重新分类，统一归于中枢敏化综合征[4]。

总的来看，中枢敏化综合征构成了巨大的个人和社会负担，传统治疗往往不能取得良好效果。对这种分类的原型——"纤维肌痛症"来说，疼痛可由轴性躯干部扩散到身体的广泛区域，主要累及肌肉。患者将症状描述为"令人疲惫的""悲惨的"或"难以忍受的"。中枢伤害感受处理的改变导致疼痛阈值和耐受性的下降。纤维肌痛症的主要症状——慢性广泛性疼痛、疲劳和多发躯体症状——涉及心理和生理两个层面，至少部分与长期压抑和抑郁有关。女性、基因[5]、儿时的不良经历、抗压力差、恶劣的环境和文化是重要诱发因素。因此，应该从生物心理社会学的角度来看待纤维肌痛症及相关综合征[6]。最近，有关成人、小儿纤维肌痛综合征疼痛的治疗指南已经发表[7]。

更纯粹的精神性疼痛见于躯体形式和躯体化疾病以及歇斯底里。

疼痛的治疗

一般疗法

疼痛治疗的首要问题是对疼痛原因进行准确的评估与诊断。评估应包括可能导致疼痛体验的心理及社会文化因素。另外，医师还应注意纤维肌痛症常合并有炎性疾病，如类风湿关节炎（rheumatoid arthritis，RA）和系统性红斑狼疮（systemic lupus erythematosus，SLE）。草率的诊断、令人生厌的检查、过度的物理治疗、微小创伤后的制动和不加节制的超负荷工作，是使本应自限性的急性疼痛向慢性疼痛综合征转化的重要因素。如果怀疑患者患有纤维肌痛症，那么重要的是要证实患者的疼痛。诸如"它完全是你精神问题"之类的说法，只会使病情迁延反复。对患者来说，疼痛是真实存在的。另一方面，了解影响病情的其他混杂因素，如悬而未决的诉讼和索赔等，也很重要。

对急性伤害感受性疼痛（＜ 30 天），应根据疼痛的强度，按阶梯单独或联合应用非阿片类或阿片类镇痛药。对于明确的肌肉骨骼疼痛，初期可联合使用皮质类固醇注射、调整身体活动、夹板固定、反作用力护具和局部热敷、冷敷等保守治疗。有些患者则需要外科手术缓解疼痛和（或）保护功能。对潜在问题的性质、局限性及预后的健康教育可能使患者盲目乐观。但无论如何，应使患者尽快恢复正常活动和工作。

慢性疼痛（> 6 个月）若有明显伤害感受性疼痛成分，可采用与急性疼痛相同的阶梯镇痛药物治疗。需要强调的是，治疗应是综合性的，包括各种辅助药物、锻炼、心理学和行为疗法等，以减少患者痛苦，提升自我治疗效果。对许多区域慢性疼痛综合征而言，应请富有经验的精通整体、非手术治疗的专家会诊。

疼痛的评估

在医师诊室里的疼痛评价应从生物心理社会的角度，也就是除了确定引起疼痛的生物学因素外，还应注意心理和社会文化因素对疼痛体验可能存在的放大及延长效应（详见参考文献 8）。疼痛强度测量应采用语言、数字标尺或视觉模拟评分。对纤维肌痛症，作者发现在多个疼痛点使用压力痛觉测量仪（正常 4 kg/cm²）确定痛觉阈值非常有用。疼痛行为，如警觉、搓手、痛苦面容、叹息等，与患者对慢性疼痛的"自控"能力负相关。一个包含生理和心理健康状况量表 [改良的健康评价问卷（health assessment questionnaire，HAQ）]、疼痛、疲劳、患者总体自我评价的视觉模拟评分、当前症状清单、无助感及认知功能量表的简单自评表可以在数分钟内完成[9]。对繁忙的医师而言，这些简单易行的评价对疼痛的社会心理评价和治疗反应监测都极为有用。患者的婚姻变故、社会认可程度、当前的应激状态也是重要的评价项目。简单的提问，如"你的童年生活如何？"常会发现患者不良的童年经历，如虐待等。这些均会增强患者对慢性疼痛的易感性[10]。在多学科条件下，明尼苏达多项人格量表（Minesota Multiphasic Personality Inventory，MMPI）、社会支持问卷（Social Support Questionnaire，SSQ）、疾病影响描述（Sickness Impact Profile，SIP）和多维疼痛量表（Multidimensional Pain Inventory，MPI）获得的信息对更全面地评价疼痛十分有用。通过这种方式可以确定慢性疼痛患者亚群，预测其对跨学科治疗的反应[11]。

疼痛的药物治疗

图 39-2 所示的是一个有用的基于伤害感受性疼痛强度 [如骨性关节炎（osteoarthritis，OA）] 的阶梯药物治疗方案。作为多模式镇痛的一部分，小剂量阿片类药物对对乙酰氨基酚 + 非甾类抗炎药

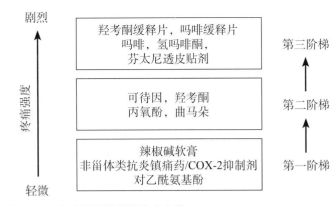

图 39-2　疼痛的阶梯药物治疗方案

（nonsteriodal anti-inflammatory drugs，NSAIDs）+ 环氧合酶 -2（cyclooxygenase-2，COX-2）抑制剂治疗无效的 OA 患者有效，且潜在的致命并发症更少[12]。根据合理应用阿片类药物治疗剧烈骨骼肌肉疼痛的指南，应排除有药物滥用史患者、注意患者疼痛迁延不愈的心理及社会因素、签署阿片类药物治疗的知情同意书、一名医师 / 一名药师共同处方以及密切监控用药行为。觅药行为（假性成瘾）提示疼痛未得到充分控制。

阿片类镇痛药

阿片类药物可与脑部处理疼痛信息区域的 μ、κ 或 δ 受体（起镇痛作用的主要是 μ 受体）和外周感觉纤维的突触前和突触后末梢结合，抑制 P 物质和其他递质的释放。曲马朵还可抑制去甲肾上腺素和 5- 羟色胺的再摄取。表 39-1 列举了常用的阿片类药物。阿片类药物的副作用包括：便秘、恶心、呕吐、镇静、认知损害、瞳孔缩小、肌阵挛、尿潴留和呼吸抑制。老年人对阿片类药物的镇痛性能和副作用较敏感，起始剂量应减少 25% ~ 50%。阿片类药物对绝大多数慢性风湿性疼痛患者有效、安全且耐受性良好。在门诊，阿片类药物的滴定需数周或数月，减量则需 2 ~ 3 周，期间可待因（0.2 ~ 0.4 mg/d）有助于控制戒断症状。对服用阿片类药物的患者，要在初始、滴定、剂量调整和维持治疗期间进行随访监测，对药物的有效性和副作用进行评估。

肌肉松弛剂

中枢性肌肉松弛剂，如 carisprodol（soma）、环苯扎林（flexeril）、美他沙酮（skelaxin）、美索巴莫

表 39-1　阿片类镇痛药

药物	口服等效剂量	初始剂量	备注
短效			
硫酸吗啡（roxanol）	30 mg	15 ～ 30 mg/4h	所有药物均需从小剂量开始并滴定；早期开始直肠给药；多数阿片类药物可与对乙酰氨基酚或阿司匹林（勿超过最大剂量）联合应用；短效阿片类药物常用于爆发痛
可待因（fiornal）	120 mg	30 ～ 60 mg/4 ～ 6h	
氢可酮（lortab）	30 mg	5 ～ 10 mg/3 ～ 4h	
羟考酮（percodan）	20 ～ 30 mg	5 ～ 10 mg/3 ～ 4h	
氢吗啡酮（dilaudid）	7.5 mg	1.5 mg/3 ～ 4h	
丙氧酚（darvon）	100 mg	100 mg/4h	
曲马朵（ultram）	120 mg	50 ～ 100 mg/6h	
美沙酮（dolophine）	—	15 ～ 60 mg/8h	
长效			
硫酸吗啡缓释片（MS contin）	30 mg	5 ～ 10 mg/3 ～ 4h	
羟考酮缓释片（oxycontin）	20 ～ 30 mg	10 ～ 20 mg/12h	
芬太尼透皮贴剂（duragesic）	不详	见说明书	

（robaxin，robaxisol）、替扎尼定（zanaflex）和巴氯芬（lioresal，kemstro）等，可以作为肌紧张所致的伤害感受性疼痛的辅助用药，作用中等。间断应用或睡前单用（如：环苯扎林 10 mg），对纤维肌痛症及其他慢性疼痛综合征作用有限。常见的副作用有镇静和其他中枢神经系统副作用。有滥用可能的，特别是 carisprodol，突然停药可导致戒断症状。

抗抑郁药

三环类抗抑郁药（tricyclic antidepressants，TCAs）对神经病理性疼痛有明确作用，对弥漫性和局灶性疼痛综合征有中等作用，但其副作用（口干、嗜睡和体重增加）影响了患者的接受度。选择性 5- 羟色胺再摄取抑制剂（selective serotonin reuptake inhibitors，SSRIs），如氟西汀（百忧解，10 ～ 40 mg/d）或西酞普兰（喜普妙，20 ～ 40 mg/d）在治疗纤维肌痛症的随机对照研究中有一定作用，但三环类抗抑郁药和 5- 羟色胺再摄取抑制剂联合应用与单用二者之一相比，可极大地改善此类患者的疼痛、睡眠和整体状况。如不考虑抑郁症状，双重（5- 羟色胺 / 去甲肾上腺素）再摄取抑制剂（serotonin/noradrenaline reuptake inhibitors，SNRIs），如文拉法辛（郁复伸，150 ～ 225 mg/d）或度洛西汀（辛百达，30 ～ 60 mg/d）[13]，对纤维肌痛症的疼痛和众多症状的改善效果要优于 SNRIs。当慢性疼痛综合征伴发抑郁时，首先要积极治疗抑郁。停用 SSRIs 和 SNRIs 时应逐渐停药。根据治疗原则，应注意观察患者有无抑郁加重及自杀想法。

抗癫痫药

卡马西平（得理多）及一系列新型抗癫痫药已经成为治疗神经病理性疼痛的一线药物[14]。加巴喷丁（诺立汀，900 ～ 1800 mg/d，分 3 次服用）是一种 3- 烷基化 γ- 氨基丁酸（gamma-amino butyric acid，GABA）的类似物，最初是作为一种抗癫痫药而推出的。最近推出的普瑞巴林（乐瑞卡，150 ～ 425 mg/d，分次服用）[15]对慢性疼痛状态（包括纤维肌痛症）及相关症状和各类型的神经病理性疼痛有良好的疗效。这些药物可以改善相关的抑郁和焦虑状态，剂量应在数周内逐渐增加，停药时也应逐渐减量。

局部用药

辣椒碱系从红辣椒中获取的，局部应用可以与伤害感受神经元外周末梢的辣椒素受体结合，抑制伤害性刺激激活疼痛通路。除了局部有轻微烧灼感外，辣椒碱几乎没有毒性，可以作为弥漫性区域肌肉骨骼疼痛综合征、关节炎所致关节痛和神经病理性疼痛的辅助治疗。5% 利多卡因贴（lidoderm）可用于疼痛局部，24 h 内可用 12～18 h，最多可用 3 贴，镇痛效果好而且安全。

其他药物

抗焦虑药，如氯硝西泮（klonopin）、劳拉西泮（ativan）、替马西泮（restoril）、阿普唑仑（xanax）、丁螺环酮（buspar），在慢性疼痛中具有抗伤害感受作用，常与抗抑郁药及抗癫痫药联合应用。普拉克索（mirapex，多巴胺 -3 受体激动剂）对需阿片类药物镇痛的患者可以降低疼痛评分，缓解疲劳，改善功能。

纤维肌痛症的药物治疗

睡前小剂量阿米替林或与环苯扎林（flexeril）联用，是治疗纤维肌痛症和相关慢性疼痛综合征的成熟方案。SNRIs 与加巴喷丁（诺立汀）或普瑞巴林（乐瑞卡）联合应用，对有严重异常性疼痛和痛觉过敏的患者非常有效。肾上腺皮质激素和非甾类抗炎药对纤维肌痛症本身无效，但对伴发的炎症过程（"疼痛发生器"）有治疗作用。阿片类药物应避免用于纤维肌痛症，但对某些疼痛极其剧烈，其他镇痛药均无效的患者，可以应用阿片类药物提高生活质量并维持功能。如果应用阿片类药物，应与上文述及的多学科治疗。

精神疗法和心理治疗联合应用

采用药物和非药物的方法治疗失眠，对改善患者总体状况非常重要。应积极治疗患者的睡眠障碍，并从睡眠健康指导开始，如：白天应避免小憩和咖啡因等。许多患者需要药物治疗，目前除传统的安眠药外，还有许多非苯二氮䓬类催眠药，如：唑吡坦（ambien）、扎来普隆（sonata，半衰期 1 h，用于睡中觉醒）或佐匹克隆（lunesta），可供选用。羟丁酸钠（xyrem）也非常有效，大有前途。对上述治疗无效的患者，应进行正规的睡眠评估。

疲劳是纤维肌痛症的常见主诉，会随着疼痛、抑郁和睡眠障碍的有效改善，加上分级有氧锻炼而逐步减轻。莫达非尼（provigil，100～200 mg，qd）对总主诉疲劳难以克服的患者有效，而且可以作为有氧锻炼早期的"桥梁"治疗。

心理和行为治疗

在这一领域，近来很强调治疗策略的重要性[8,16]。抑郁、焦虑、应激、睡眠障碍、疼痛认知和治疗策略以及个体差异是许多疼痛患者疼痛经历的核心部分，常决定着慢性疼痛的治疗效果。除非心理和行为治疗被充分认识并实施，否则就无法保证药物对纤维肌痛症及相关综合征的炎性伤害感受性疼痛或弥散性疼痛的治疗效果。对 RA 和 OA 患者而言，可以降低疼痛评分或疼痛行为的比较成熟的行为治疗方法是"关节炎自我治疗方案"（Arthritis Self-Management Program）[17] 和认知行为治疗（包括健康教育、放松和紧张控制技巧训练、已学技能的练习和预防复发）。自我保健教育和电话咨询对 OA 患者可能有效，但尚无对 RA 患者的研究。认知行为治疗对纤维肌痛症及相关疼痛综合征的弥漫性疼痛的疗效还有待证实。

物理治疗 / 理疗

物理治疗的目的是减轻疼痛、改善功能、减少残疾，提高自我治疗效果。尽管有的物理治疗策略和方法已有明确疗效，但仍需严密设计的临床试验对疗效加以验证。

锻炼

除了对骨、关节、肌肉的潜在病理过程有治疗作用之外，锻炼对纤维肌痛症及相关慢性疼痛综合征也是有效的治疗方法。锻炼除了对心血管、肌肉张力和力量大有裨益，还可改善疼痛的主观及客观感受和患者的总体状况。许多慢性疼痛患者感觉肌肉无力且易疲劳，因而有"运动会加重病情"的担心，结果是不锻炼，肌肉状态也就变得越来越差，日常活动都成了挑战。在"一个好天"的额外运动可诱发疼痛和疲劳，可能的原因是在锻炼造成肌纤维损伤，导致促炎细胞因子（肿瘤坏死因子、白介素 -1 和 -6）释放，作用于外周和中枢系统所致。理想的锻炼应该是低负荷（步行、水中有氧运动、固定式自行车而非跑步），从非常轻微负荷开始逐渐增加至可耐受和力量训练。鼓励和正面强化可减少一般的依从性差问题。肥胖、不正确的姿势、超负荷工作或家务，都是肌肉疼痛和疲劳的原因，应予注意。每日在热水淋浴后进行牵拉训练非常有益。

热疗与冷疗

热疗（热水袋、蜡疗、水疗等多种形式）被证明对伤害感受性疼痛有益，配合锻炼（关节活动、拉伸、力量训练）效果更佳。桑拿、热水澡、淋浴以及热泥疗可减轻弥漫性区域疼痛。尽管冷疗（冷水袋、浸泡或冷喷雾）并不优于表浅热疗，但具有更快速的镇痛作用，尤其是在受伤后即刻。

按摩、痛点注射、针灸和经皮神经电刺激

轻柔的按摩容易被弥漫性疼痛综合征患者所接受，但作为一种完全被动的治疗方法，其无法促进患者的自我疼痛控制。痛点注射疗效短暂，一般应避免应用。针灸和电针的神经生理学作用，包括神经系统释放阿片样物质和其他神经递质。数项随机对照试验表明，针灸可以改善主观疼痛感觉，提高痛阈，但对慢性疼痛综合征的长期疗效尚不清楚。经皮神经电刺激（transcutaneous electrical nerve stimulation，TENS）治疗局限性肌肉骨骼疼痛方面的一个优点是：患者在家就可进行治疗。

补充和替代医学

补充和替代医学（complementary and alternative medicine，CAM）目前广为人知，但关于替代补救治疗的生化本质和作用机制的资料多十分匮乏，也缺少针对其疗效、安全性和成本效益的高质量研究。许多医生虽缺少此领域的知识，但却非常鄙视 CAM，结果是患者不愿意告诉医生其正在应用 CAM 进行自我治疗。这有一定的危险性，因为药物之间可能存在相互作用。患有慢性疼痛和疲劳的患者，如纤维肌痛症，常因传统医学治疗无效加之许多医生又缺少同情和理解，而成为应用 CAM 的主流人群。只有等到神经科学、行为科学和卫生保健发展到"生物医学社会"治疗策略惠及绝大多数慢性疼痛患者时，CAM 才能继续得到发展。在当下，一个行之有效的方法就是对 CAM 的应用保持探究之心，在某种 CAM 治疗相对廉价且有效时，避免发表负面意见，而且鼓励对究竟是安慰剂效应起作用，还是促进自我疼痛控制起作用，进行研究。

小儿疼痛

除 1 岁以内的小儿外，小儿疼痛的治疗方法与成人相近。应特别注意小儿往往不能报告其遭受的疼痛与恐惧（如医生与针）、年龄相关的药理学因素和与成人不同的社会心理变化（如旷课）。临床上有些小儿尽管有明显疼痛但未被完全识别并治疗，而另一些健康的小儿却又反复主诉全身疼痛。对此类患者，医生必须仔细鉴别，避免不必要的检查，重点放在生活方式干预、减轻学校负担、提倡有氧运动上（详见参考文献 18）。

老年人的疼痛

疼痛，特别是肌肉骨骼疼痛，在老年人中非常常见，但其与衰老无关，对其的耐受性也并不比年轻人更好。这些对老年人疼痛的误解是造成社区和医疗机构对老年人的慢性疼痛治疗不足（或根本就没有治疗！）的重要原因。实际上，一项家庭护理研究显示：在过去 24 h 内，有 71% 的患者至少有一种疼痛主诉，2/3 的患者有持续性疼痛或每日痛，但只有 15% 的患者接受过镇痛药物治疗[19]。老年人的疼痛感受不同于年轻人和中年人：痛阈较高、较少主诉疼痛、非典型性疼痛表现（如意识错乱、烦躁不安或其他行为改变）、疼痛较少引起明显焦虑和常合并抑郁。老年人表现出较低的自身我治疗能力，并愿意采用被动应对策略（如祈祷和许愿），而非认知应对方法。他们对疼痛导致的损害易感性更强。

美国老年学会（American Geriatrics Society）已发表了老年人慢性疼痛治疗指南[20]。影响对老年人疼痛的准确评估的特殊障碍包括：不愿意报告疼痛、采用非典型描述词描述疼痛、对诊断性检查和药物恐惧以及因感觉和认知损害导致的交流困难。至于老年人的药物治疗，其目的、愿景和权衡应公开讨论。对轻度疼痛，单用对乙酰氨基酚或联合应用塞来昔布（西乐葆）是有益的。对中度或重度疼痛应使用阿片类药物，但剂量应遵守"低起、慢长"原则。卫生保健部门必须知道有些老年患者在获得药物治疗时面临的经济困难。对老年人疼痛的非药物治疗应被列入健康保健计划，成为其不可或缺的一个部分。

疼痛的有创治疗

局部麻醉药物注射、硬膜外技术和射频消融对特定患者有效，但经常被不适当地用于麻醉疼痛门诊。而且，这些方法在慢性弥散性疼痛的风险 - 效益比和长期治疗效果尚未充分确定。

（林冰译 樊碧发毛 鹏校）

39

参考文献

1. Koleva D, Krulichova I, Bertolini G, Caimi V, Garattini L. Pain in primary care: an Italian survey. Eur J Public Health 2005;15:475–479.

2. Siddall PJ, Cousins MJ. Persistent pain as a disease entity: implications for clinical management. Anesth Analg 2004;99:510–520, table.

3. International Association for the Study of Pain. Classification of chronic pain. Description of chronic pain syndromes and definitions of pain terms. New York: Elsevier; 1994.

4. Yunus MB. Fibromyalgia and overlapping disorders: the unifying concept of central sensitivity syndromes and the issue of nosology. Semin Arthritis Rheum 2007;36:339–356.

5. Diatchenko L, Slade GD, Nackley AG, et al. Genetic basis for individual variations in pain perception and the development of a chronic pain condition. Hum Mol Genet 2005;14:135–143.

6. Winfield JB. Pain in fibromyalgia. Rheum Dis Clin North Am 1999;25:55–79.

7. Burckhardt C, Goldenberg D, Crofford LJ, et al. Guideline for the management of fibromyalgia syndrome pain in adults and children. APS clinical practice guidelines series, no. 4. Glenview, IL: American Pain Society; 2005: 1–109.

8. Keefe FJ, Bonk V. Psychosocial assessment of pain in patients having rheumatic diseases. Rheum Dis Clin North Am 1999;25:81–103.

9. Pincus T, Swearingen C, Wolfe F. Toward a multidimensional Health Assessment Questionnaire (MDHAQ): assessment of advanced activities of daily living and psychological status in the patient-friendly health assessment questionnaire format. Arthritis Rheum 1999;42:2220–2230.

10. Winfield JB. Psychological determinants of fibromyalgia and related syndromes. Curr Rev Pain 2000;4:276–286.

11. Turk DC. The potential of treatment matching for subgroups of patients with chronic pain: lumping versus splitting. Clin J Pain 2005;21:44–55.

12. Goodwin JL, Kraemer JJ, Bajwa ZH. The use of opioids in the treatment of osteoarthritis: when, why, and how? Curr Pain Headache Rep 2005;9:390–398.

13. Arnold LM, Lu Y, Crofford LJ, et al. A double-blind, multicenter trial comparing duloxetine with placebo in the treatment of fibromyalgia patients with or without major depressive disorder. Arthritis Rheum 2004;50:2974–2984.

14. Sindrup SH, Jensen TS. Efficacy of pharmacological treatments of neuropathic pain: an update and effect related to mechanism of drug action. Pain 1999;83:389–400.

15. Crofford LJ, Rowbotham MC, Mease PJ, et al. Pregabalin for the treatment of fibromyalgia syndrome: results of a randomized, double-blind, placebo-controlled trial. Arthritis Rheum 2005;52:1264–1273.

16. Bradley LA, Alberts KR. Psychosocial and behavioral approaches to pain management for patients with rheumatic disease. Rheum Dis Clin North Am 1999;25:215–232.

17. Lorig KR, Mazonson PD, Holman HR. Evidence suggesting that health education for self-management in patients with chronic arthritis has sustained health benefits while reducing health care costs. Arthritis Rheum 1993;36:439–446.

18. Zempsky WT, Schechter NL. Office-based pain management. The 15-minute consultation [review; 65 refs]. Pediatr Clin North Am 2000;47:601–615.

19. Ferrell BA, et al. Pain in the nursing home. J Am Geriatr Soc 1990;38:409–414.

20. AGS panel on Chronic Pain in Older Persons. The management of chronic pain in older persons. J Am Geriatrics Soc 1998;46:635–651.

第 40 章

关节和软组织的注射治疗

Juan J.Canoso, MD, FACP, MACR

■ 从关节和软组织内抽液或向其内注射时，为成功地确定穿刺针的位置，需要对解剖有清楚的了解。

■ 抽取关节滑液和组织液是诊断和治疗的重要环节。

■ 关节和软组织内注射皮质类固醇可能有益于短 - 长期治疗。

风湿病学中应用的治疗性注射包括：关节腔、腱鞘、软组织内注射皮质类固醇、关节腔内注射透明质酸和放射性胶体，目前后者的应用尚存争议，皮质类固醇和透明质酸已被广泛应用，下文将对此进行探讨。

皮质类固醇注射

注射应按以下源于临床经验的标准进行：①期望迅速的局部疗效；②有证据表明这种治疗有效；③与患者讨论过其他替代的治疗方案；④注射类固醇不太可能造成局部损伤；⑤已把有关不良反应告知患者；⑥基础疾病，如类风湿关节炎，其治疗已达最佳化；⑦医生应熟悉相关的解剖学知识；⑧注射部位可适当休息；⑨安排患者定期复诊。

适宜进行皮质类固醇注射的结构包括：各个动关节，腱滑液鞘，浅层及深层滑液囊，各类结缔组织。对于纤维肌痛综合征的各个压痛点，只有在其他的对类固醇激素有反应的病理改变被认为对疼痛有促进作用时才进行注射治疗。当抽出滑液后，针头可以在腔内各方向移动，并在穿刺后的 X 线片上回顾性地观察到关节腔内有残留的空气时，可视为关节腔内注射准确无误。如果情况允许，尽量采用超声波引导下穿刺，可提高准确性，获得更好的疗效 [1]。

- **功效** 表 40-1 列出了局部注射皮质类固醇情况，在一些情况下可预测有长期疗效，但另一些只有短期姑息治疗作用，某些情况下甚至无效。当存在争论时，可在超声引导下进行试验性治疗以确定注射类固醇激素实际应用价值。

- **药物的选择** 易于溶解的类固醇酯，如甲泼尼龙、

曲安奈德、磷酸倍他米松等，局部作用较弱。而己酸丙炎松这种微溶制剂作用最大，可用于肘部、肩部、膝等深部组织 [29]。近端指间关节（PIP）和掌指关节（MCP），位于皮下的滑囊、腱鞘以及腕管最好使用弱效的类固醇药物以减少组织萎缩。

- **类固醇剂量** 各个部位和依据诊断所需的最佳剂量目前还没有统一标准。表 40-1 列出了作者使用的表达为甲泼尼龙的等效剂量。

- **应该使用预充式注射器还是多剂量的皮质类固醇针剂？** 最近一项有关局部注射皮质类固醇后感染率的调查显示，使用预充式注射器造成医源性感染的概率（1/162 000）要低于使用未封装在无菌注射器内的皮质类固醇（1/21 000）。

- **针身长度** 大部分局部注射可以使用 13 mm，27 号针（如胰岛素注射器；图 40-1 至 40-5），如狭窄性手指和拇指腱鞘炎、桡骨茎突狭窄性腱鞘炎、腕管综合征、网球肘，以及腕关节和肘关节（桡骨小头）注射。肩部和膝部注射需要 35 ～ 38mm，21 号针，肥胖患者则需要使用脊椎穿刺针进行股骨转子注射。

- **需不需要稀释药物** 我常问一个问题："你把类固醇与局部麻醉剂混合使用吗？" 如果想限制药物扩散，例如用于扳机指、扳机拇指、网球肘、跟腱后滑囊炎，应该使用未稀释的类固醇。但如果病变范围较大，如臀肌筋膜挛缩综合征，与局部麻醉剂混合稀释后注射更为有效。

- **皮肤消毒** 酒精或聚维酮碘溶液都可用于皮肤消毒，二者都能有效杀灭细菌、真菌、病毒。以酒

表 40-1　皮质类固醇注射的疗效

病种	效果	类固醇剂量[a]	参考文献
扳机指	有效	10 ～ 15 mg	2
扳机拇指	有效	10 mg	3
桡骨茎突狭窄性腱鞘炎	有效	10 ～ 15 mg	4
MCP 和 PIP 关节	有效	10 ～ 15 mg	5
黏液囊肿	不确定	5 mg	6
第一腕掌关节 OA	无效	10 ～ 15 mg[b]	7
腕管综合征	有效	30 ～ 40 mg	8
非感染性鹰嘴滑囊炎	有效	20 ～ 30 mg	9
网球肘	短期有效	10 ～ 15 mg	10
高尔夫球肘	有效	10 mg	11
肩峰下撞击征	不确定	40 mg	12
冻肩	有效	80 mg	13
锁骨上神经阻滞	短期有效	40 mg	14
肩锁关节综合征	不确定	10 ～ 15 mg	15
颈痛	无效		16
坐骨神经痛	无效		17
关节突关节	无效		18
骶髂关节	短期有效		19
髋关节骨关节炎	短期有效		20
膝关节骨关节炎	短期有效	40 ～ 80 mg	21
类风湿膝关节炎	短期有效	80 mg	22
鹅足综合征	有效	40 mg	23
跟后滑囊炎	不确定	10 ～ 15 mg	24
跖筋膜	有效	20 mg	25
胫骨后肌腱鞘炎	可能导致断裂		
跟腱炎	可能导致断裂		
Morton 神经瘤	不确定	20 mg	26
孤立性继发性 MTP 滑囊炎	不确定	10 ～ 15 mg	
类风湿结节	有效	15 ～ 20 mg	27
肌筋膜扳机点	有效	利多卡因	28
纤维肌痛压痛点	未知	利多卡因	

MCP，掌指；PIP，近端指间关节；MTP，跖趾；OA，骨关节炎；RA，类风湿关节炎

[a] 指甲泼尼龙剂量；如使用己曲安松则剂量减半

[b] 当炎症明显时

精（70% ～ 92%）涂擦 1min 或 10% 聚维酮碘涂擦 2min，等待消毒剂干燥，重复 3 次。皮肤消毒的程序尚无定论。

- **无菌手套**　无论是否使用无菌手套注射后都可能出现感染[30]，但作者认为应该使用手套，起码操作者的非优势手要戴上手套，以避免用装类固醇的注射器更换抽液注射器时被漏液不慎污染[32]。

- **局部麻醉**　经验丰富，手法娴熟的临床医生可以迅速、几乎无痛、准确有效地进行穿刺，这时可以省去麻醉环节。作者本人因穿刺经常不够准确而需要反复进针时，会使用不含肾上腺素的利多卡因（2%）进行麻醉。

- **注射前需要将滑膜积液排空吗？**　对于类风湿关节炎患者，在进行膝关节类固醇注射治疗前排空滑膜积液可以提高疗效[33]。

- **如何避免在注射黏稠的类固醇混悬液时针头突然脱落？**　当用优势手的拇指推注注射器时，用非优势手的示指和拇指握住针头。

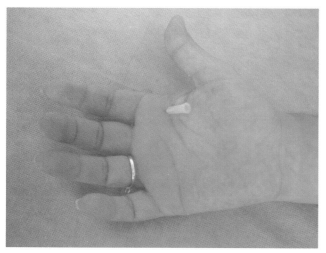

图 40-1 扳机指注射。于示指近端掌褶皱处穿刺，向远端进针

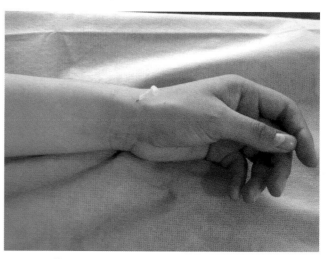

图 40-3 桡骨茎突狭窄性腱鞘炎注射。将针头对准肿胀的桡骨茎突腱鞘刺入

- **使用抗凝剂的患者可以进行注射吗？** 有证据显示，在国际标准化比值（INR）疗效范围内，对抗凝患者进行关节和软组织注射是安全的[34]，在注射后应用力按压穿刺点数分钟。在这种情况下，在进行腕管注射时要格外慎重，因为最轻微的出血都会带来严重后果。

- **手部和手腕注射的止血** 在进行手部和手腕注射时（包括腕管注射），抬高上肢可以避免静脉出血。

- **注射部位需要休息吗？** 对膝部滑膜炎来说，注射类固醇后，让关节休息 24 h 可以得到更好的疗效[35]。

- **在同一部位可以进行多少次注射？** 作者认为总计（而不是每年）不超过 3 次较为适宜，当然实际治疗中有许多例外。

- **并发症（表 40-2）** 常见的不良反应是心悸和面部潮红，但持续时间很少超过 4 h。对于糖尿病患者而言，根据类固醇剂量不同（比如，一位患 3 个扳机状指和双侧腕管综合征的糖尿病患者）可能导致血糖值暂时上升。深肤色的患者浅层组织注射后，注射部位经常出现皮肤色素减退的情况，例如桡骨茎突狭窄性腱鞘炎患者。

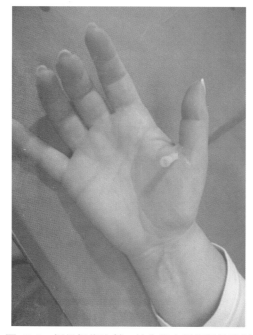

图 40-2 扳机拇指注射。针头指向拇指籽骨穿刺

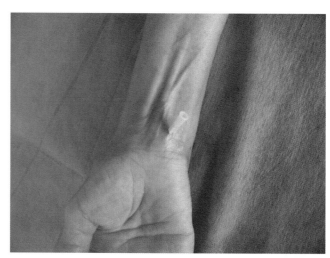

图 40-4 腕管综合征注射。从远端腕褶皱近端 1.5 cm 和掌长肌肌腱的尺侧进针

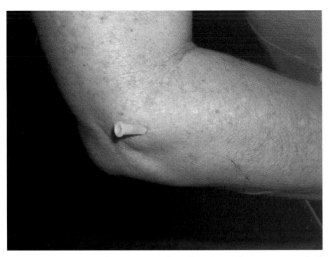

图 40-5　网球肘注射治疗。以肱骨外上髁远端 2～3 mm 为穿刺点进针

表 40-2　注射药物引起的局部以及全身反应
面部潮红及心悸
皮肤萎缩
脂肪萎缩
色素脱失
注射后红肿
感染
肌腱断裂
类固醇性关节病
骨坏死
高血糖
垂体抑制
过敏反应

40

透明质酸注射（黏弹性物质补充剂替代治疗）

透明质酸注射经常用于治疗因骨关节炎而引起的疼痛[36]。黏弹性物质补充剂替代治疗起效较慢，但其药效比注射皮质类固醇更持久[37]。目前有两种类型的药物可供选择，一种是高分子制剂海兰 G-F20（平均分子量为 6 000 000）。另一种是分子量在 800 000～2 000 000 之间的低分子量透明质酸制剂。黏弹性物质补充剂替代治疗最早被用于膝关节的治疗，但对其他关节如肩部、髋部、脚踝等也有疗效。通常一疗程包括每周一次，连续 3 周的关节腔内注射。期间可能会出现一些不良反应，常见的有注射后疼痛，同时伴或不伴关节液渗出。另一种并发症是假性化脓性滑膜炎，这种麻烦的并发症需要入院治疗，并在等待抗生素培养结果同时给予静脉抗生素治疗。此外有患者出现肉芽肿样反应的报道。对鸟类蛋白过敏的患者可能会出现变态反应。黏弹性物质补充剂替代治疗的适应证包括：①不能使用抗炎药物的患者和使用镇痛剂后疼痛并未缓解的患者，以及②拒绝接受或不适宜进行手术的骨关节炎晚期患者。黏弹性物质补充剂替代治疗十分昂贵，但最近一项卫生成本研究显示，给予黏弹性物质补充剂治疗较只采用适宜的治疗而未用黏弹性物质补充剂的疗效更好[38]。

（赵孟君 译　卢 昕 校）

参考文献

1. Naredo E, Cabero F, Beneyto P, et al. A randomized comparative study of short term response to blind injection versus sonographic-guided injection of local corticosteroids in patients with painful shoulder. J Rheumatol 2004;31:308–314.
2. Murphy D, Failla JM, Koniuch MP. Steroid versus placebo injection for trigger finger. J Hand Surg [Am] 1995;20: 628–631.
3. Maneerit J, Sriworakun C, Budhraja N, et al. Trigger thumb: results of a prospective randomised study of percutaneous release with steroid injection versus steroid injection alone. J Hand Surg [Br] 2003;28:586–589.
4. Zingas C, Failla JM, Van Holsbeeck M. Injection accuracy and clinical relief of de Quervain's tendinitis. J Hand Surg [Am] 1998;23:89–96.
5. McCarty DJ, Marman JG, Grassanovich JL, et al. Treatment of rheumatoid joint inflammation with intrasynovial triamcinolone hexacetonide. J Rheumatol 1995;22:1631–1635.
6. Rizzo M, Beckenbaugh RD. Treatment of mucous cysts of the fingers: review of 134 cases with minimum 2-year follow-up evaluation. J Hand Surg [Am] 2003;28:519–524.
7. Meenagh GK, Patton J, Kynes C, et al. A randomised controlled trial of intra-articular corticosteroid injection of the carpometacarpal joint of the thumb in osteoarthritis. Ann Rheum Dis 2004;63:1260–1263.
8. Hui AC, Wong S, Leung CH, et al. A randomized controlled trial of surgery vs steroid injection for carpal tunnel syndrome. Neurology 2005;64:2074–2078.
9. Smith DL, McAfee JH, Lucas LM, et al. Treatment of nonseptic olecranon bursitis. A controlled, blinded prospective trial. Arch Intern Med 1989;149:2527–2530.
10. Smidt N, Lewis M, Hay EM, et al. A comparison of two primary care trials on tennis elbow: issues of external validity. Ann Rheum Dis 2005;64:1406–1409.
11. Stahl S, Kaufman T. The efficacy of an injection of steroids for medial epicondylitis. A prospective study of sixty elbows. J Bone Joint Surg Am 1997;79:1648–1652.

12. Akgun K, Birtane M, Akarirmak U. Is local subacromial corticosteroid injection beneficial in subacromial impingement syndrome? Clin Rheum 2004;23:496–500.

13. Carette S, Moffet H, Tardif J, et al. Intraarticular corticosteroids, supervised physiotherapy, or a combination of the two in the treatment of adhesive capsulitis of the shoulder: a placebo-controlled trial. Arthritis Rheum 2003;48:829–838.

14. Vecchio PC, Adebajo AO, Hazleman BL. Suprascapular nerve block for persistent rotator cuff lesions. J Rheumatol 1993;20:453–455.

15. Jacob AK. Sallay PI. Therapeutic efficacy of corticosteroid injections in the acromioclavicular joint. Biomed Sci Instrum 1997;34:380–385.

16. Carette S, Fehlings MG. Clinical practice. Cervical radiculopathy. N Engl J Med 2005;353:392–399.

17. Carette S, Leclaire R, Marcoux S, et al. Epidural corticosteroid injections for sciatica due to herniated nucleus pulposus. N Engl J Med 1997;336:1634–1640.

18. Carette S, Marcoux S, Truchon R, et al. A controlled trial of corticosteroid injections into facet joints for chronic low back pain. N Engl J Med 1991;325:1002–1007.

19. Zelle BA, Gruen GS, Brown S, et al. Sacroiliac joint dysfunction: evaluation and management. Clin J Pain 2005;21:446–455.

20. Kullenberg B, Runesson R, Tuvhag R, et al. Intraarticular corticosteroid injection: pain relief in osteoarthritis of the hip? J Rheumatol 2004;31:2265–2268.

21. Godwin M, Dawes M. Intra-articular steroid injections for painful knees. Systematic review with meta-analysis. Can Fam Physician 2004;50:241–248.

22. Weitoft T, Larsson A, Saxne T, et al. Changes of cartilage and bone markers after intra-articular glucocorticoid treatment with and without postinjection rest in patients with rheumatoid arthritis. Ann Rheum Dis 2005;64:1750–1753.

23. Calvo-Alén J, Rua-Figueroa I, Erausquin C. Treatment of anserine bursitis. Local corticosteroid injection vs. a NSAID. A prospective study. Rev Esp Reumatol 1993;20:13–15.

24. Canoso JJ, Wohlgethan JR, Newberg AH, et al. Aspiration of the retrocalcaneal bursa. Ann Rheum Dis 1984;43:308–312.

25. Genc H, Saracoglu M, Nacir B, et al. Long-term ultrasonographic follow-up of plantar fasciitis patients treated with steroid injection. Joint Bone Spine 2005;72:61–65.

26. Thomson CE, Gibson JN, Martin D. Interventions for the treatment of Morton's neuroma. Cochrane Database Syst Rev 2004:CD003118.

27. Ching DW, Petrie JP, Klemp P, et al. Injection therapy of superficial rheumatoid nodules. Br J Rheumatol 1992;31:775–777.

28. Kamanli A, Kaya A, Ardicoglu O, et al. Comparison of lidocaine injection, botulinum toxin injection, and dry needling to trigger points in myofascial pain syndrome. Rheumatol Int 2005;25:604–611.

29. Eberhard BA, Sison MC, Gottlieb BS, et al. Comparison of the intraarticular effectiveness of triamcinolone hexacetonide and triamcinolone acetonide in treatment of juvenile rheumatoid arthritis. J Rheumatol 2004;31:2507–2512.

30. Seror P, Pluvinage P, d'Andre FL, et al. Frequency of sepsis after local corticosteroid injection (an inquiry on 1160000 injections in rheumatological private practice in France). Rheumatology 1999;38:1272–1274.

31. Edwards PS, Lipp A, Holmes A. Preoperative skin antiseptics for preventing surgical wound infections after clean surgery [review]. Cochrane Database Syst Rev 2004:CD003949.

32. Yood RA. Use of gloves for rheumatology procedures. Arthritis Rheum 1993;36:575.

33. Weitoft T, Uddenfeldt P. Importance of synovial fluid aspiration when injecting intra-articular corticosteroids. Ann Rheum Dis 2000;59:233–235.

34. Thumboo J, O'Duffy JD. A prospective study of the safety of joint and soft tissue aspirations and injections in patients taking warfarin sodium. Arthritis Rheum 1998;41:736–739.

35. Chakravarty K, Pharoah PD, Scott DG. A randomized controlled study of post-injection rest following intra-articular steroid therapy for knee synovitis. Br J Rheumatol 1994;33:464–468.

36. Bellamy N, Campbell J, Robinson V. Viscosupplementation for the treatment of osteoarthritis of the knee. Cochrane Database Syst Rev 2005:CD005321.

37. Caborn D, Rush J, Lanzer W, et al. Synvisc 901 Study Group. A randomized, single-blind comparison of the efficacy and tolerability of hylan G-F 20 and triamcinolone hexacetonide in patients with osteoarthritis of the knee. J Rheumatol 2004;31:333–343.

38. Torrance GW, Raynauld JP, Walker V. Canadian Knee OA Study Group. A prospective, randomized, pragmatic, health outcomes trial evaluating the incorporation of hylan G-F 20 into the treatment paradigm for patients with knee osteoarthritis (part 2 of 2): economic results. Osteoarthr Cartil 2002;10:518–527.

第 41 章

非甾类抗炎药

Leslie J. Crofford, MD

■ 非甾类抗炎药（Nonsteriodal anti-inflammatory drugs，NSAIDs）通过抑制前列腺素的产生缓解炎症和疼痛。

■ 前列腺素的生物合成是通过三种酶的级联反应来实现的。目前的 NSAIDs 主要抑制环氧合酶（cyclooxygenase，COX），这是它产生作用和副作用的原因。

■ 不同 NSAIDs 的药理学特性（包括 COX-1 或 COX-2 的选择性以及药物半衰期等）影响药物的不良反应。

■ NSAIDs 最常见的不良反应包括消化道溃疡、哮喘、过敏反应以及肝、肾、心血管系统损害。

■ NSAIDs 的安全使用包括：按不同个体并发症情况选用最合适制剂，及时监控不良反应、加用适当的胃肠道保护药等。

红、肿、热、痛作为炎症的主要特征，常见于大多数风湿病患者。在东西方的传统医学中，降低炎症反应的治疗策略均是以应用植物类药物开始的，并且沿用了数个世纪[1]。从柳树皮中提取的水杨酸是第一个被证实具有抗炎效应的植物成分；通过化学方法转变为阿司匹林后，其药理学性能得到提高。1899 年，阿司匹林被命名为"阿司匹林"，并成为首批市场上销售最为广泛的药物之一，时至今日，阿司匹林仍然是应用最为广泛的药物之一。与阿司匹林具有相同的抗炎、止痛、解热等作用的其他一些药物被统称为非甾类抗炎药（NSAIDs），它们是化学结构各异的一组化合物（表 41-1）。1971 年，研究证实水杨酸及其他非甾体消炎药是通过抑制膜相关脂肪酸—花生四烯酸代谢产物前列腺素（prostaglandins，PGs）的合成发挥其药理作用的。该发现证明了前列腺素 PGs 在介导炎症反应的症状及体征中发挥着重要作用。然而，前列腺素在正常的生理状态和疾病中均发挥作用。因此，为安全使用非甾体消炎药，我们应当明白，所有的 NSAIDs 同时具有可预测的治疗作用和不良反应。

前列腺素的合成需要至少三种生物合成酶的参与，其中环氧化酶（COX）为目前 NSAIDs 作用的靶点。近年来，随着前列腺素 PG 生成的生物学过程的明确，在 NSAIDs 的作用机制的理解上取得了重大进展。如环氧合酶异型酶 COX-2 的发现，其在炎症过程中高表达。特异性抑制 COX-2 可阻断炎症部位 PG 的大量合成，却保留了某些组织经由 COX-1 途径产生的生理性 PG。非特异性 NSAIDs（对 COX-1 与 COX-2 均抑制）与 COX-2 特异性 NSAIDs 相比，二者在不良事件方面有所不同。对比研究发现两类 NSAIDs 的临床治疗效果相当，说明由 COX-2 介导合成的 PG 是造成关节发生炎症及疼痛的原因。除了对 COX 的选择性抑制作用不同，这些非甾类抗炎药物的差异还与其化学结构、药理性质相关。上述所有因素都与风湿病患者使用 NSAIDs 的有效性及安全性相关。应当强调的是，阐明前列腺素（PG）生物学特性有利于进一步发现抗感染治疗的新靶标。

前列腺素的生物学特征

前列腺素功能的多样性取决于细胞及组织特异性的各种稳态的 PGs 的产生，连接不同胞内信号通路的 PG 受体的多样性，以及参与 PG 合成通路中的酶。这些酶诱导炎症局部 PG 合成急剧增多。PGs 的生物合成需三步级联反应，包括：①来源于细胞膜、含 20 碳的多不饱和脂肪酸—花生四烯酸的水解反应；②花生四烯酸经 COX 催化氧化为内过氧化物 PGH_2；③ PGH_2 经特异性 PG 合成酶催化转变为具有生物活性终产物（图 41-1）。前列腺素合成途径第一步由磷脂酶 A2（phospholipase A2，PLA2）介导。尽管前列腺素的合成是由 PLA2 的活化和花生四烯酸的释放来调节的，

表 41-1 非甾类抗消炎药和水杨酸盐

化学种类	通用名	商品名
羧酸类：水杨酸和水杨酯	阿司匹林	安纳辛[a]，Ascriptin[a]，拜耳[a]，布富林[a]，Easprin，Ecotrin[a]，安匹林[a]，midol 等
	二氟苯水杨酸	二氟尼柳
羧酸类：苯乙酸	双氯芬酸钾	凯芙兰
	双氯芬酸钠	扶他林
	双氯芬酸钠 + 米索前列醇	奥斯克
羧酸类：含碳的杂环酸	依托度酸	罗丁，罗丁 XL
	吲哚美辛	吲哚美辛，吲哚美辛 SR
	酮咯酸	Toradol
	舒林酸	奇诺力
	甲苯酰吡酸钠	托来汀
丙酸类	氟比洛芬	ansaid
	酮洛芬	Odudis，欧露维，Actron[a]，Orudis KTa
	奥沙普秦	Daypro
	甲氧萘丙酸	萘普生
	甲氧萘丙酸钠	Naprosyn，aleve[a]
	布洛芬	Motrin，Dolgesic，Advil[a]，Motrin IB[a]，Excedrin IB，Genpril[a]
灭酸类	甲氯芬那酸	敏康能
烯醇类	吡罗昔康	费啶
	美洛昔康	莫比可
非酸类	萘丁美酮	瑞力芬
磺胺类	塞来昔布	西乐葆
非乙酰化水杨酸	胆碱水杨酸	奥斯克
	水杨酸镁	Bayer Select[a] Doan's Pills[a]
	三柳胆镁	Trilisate，tricosal
	双水杨酯	Amigesic，Disalcid
	水杨酸钠	

[a] 药物可在药房购买，为非处方药品

但前列腺素的净生成量由 COX 的表达水平决定[2]。

COX-1 与 COX-2 是同源二聚体，镶嵌于细胞核外膜和内质网的脂质双分子层内，具有双重的酶促功能——催化环氧化和过氧化作用。尽管 COX-1 与 COX-2 结构相似，但二者重要的差异在于少量氨基酸残基的不同，从而导致生物学的显著差异。例如，COX-2 更易于被胞内的氢过氧化物"引爆"，在花生四烯酸低浓度环境下 COX-2 仍保持催化活性。另外，COX 酶疏水核心部位氨基酸残基的改变导致酶活性位点的"形状"的不同，据此研发了特异性抑制 COX-2 的药物[2]。

COX 亚型间最显著的差异在于其 mRNA 及翻译后蛋白的表达及调节水平的不同，这恰好与 COX-1、COX-2 不同的生物学效应直接相关。COX-1 在绝大多数组织中都有表达，其表达水平差异不大。经由 COX-1 介导产生的前列腺素参与众多组织的重要生理过程。细胞在受到刺激后胞内花生四烯酸含量升高，经 COX-1 产生的前列腺素亦随之增加。然而 COX-1

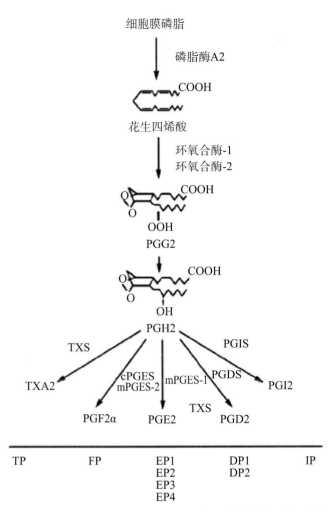

图 41-1 前列腺素的生物合成途径。前列腺素合成的第一步是通过磷脂酶 A2 的作用，细胞膜的磷脂释放出花生四烯酸，经 COX-1、COX-2 催化加上两分子氧后再经氢过氧化物酶催化反应依次生成 PGG2、PGH2。PGH2 是一种不稳定的中间产物，可以很快地被细胞和组织内各自特异的前列腺素合成酶转化为稳定的前列腺素。PGE2 有三种不同的合成酶，其中之一的 mPGES-1 与 COX-2 相似，可在促炎信号诱导下表达增加。稳定的前列腺素以自分泌或旁分泌的方式与细胞表面受体结合，进而发挥作用

在炎症期前列腺素合成中发挥作用不大。COX-1 是在成熟的血小板上表达的唯一亚型，并且是正常胃肠黏膜上的优势亚型[3]。

一般情况下，COX-2 仅表达于少数组织，主要是肾脏及脑。在正常的生殖、心血管、骨骼等生理学中，COX-2 同样发挥重要作用。对风湿病来说重要的是 COX-2 表达是很容易被诱导的，这解释了前列腺素在炎症局部合成大大增加的原因。细胞因子如 IL-1、TNF-α 和其他的炎症介质[3] 可刺激 COX-2 表达。糖皮质激素可抑制 COX-2 表达，这是其具有抗炎特性的部分原因（见第 42 章）。

COX 酶的产物 PGH2 是一种不稳定的中间产物，在第三步前列腺素合成酶作用下迅速转变为几种稳定的前列腺素中的一种。通常情况下，上述过程是细胞特异性的，一种细胞只产生一种或两种类型丰富的前列腺素[2]。重要、稳定的前列腺素有 PGD2、PGE2、PGF2α、前列环素（PGI2）、血栓素（TXA2），它们具有不同的生物学作用，这对理解 NSAIDs 的药效及安全性是很重要的。PGE2 被认为是最重要的炎症介质[4]。机体内存在多种 PGE 合成酶，其中包括微粒体 PGE 合成酶（microsomal PGE synthase-1，mPGES-1），该酶与 COX-2 类似，炎症期经诱导后高表达。促炎细胞因子能够促进 mPGES-1 表达，糖皮质激素则抑制其表达。炎症期 COX-2 与 mPGES-1 协同在炎症局部产生高水平的 PGE2。PGE2 有四种受体（EP 受体），各有不同的信号转导通路。分子进化研究证明已发现的数个受体簇均含有 PGE2 受体[5]。最早分为环磷酸腺苷（CAMP）增加的受体簇（EP2，EP4，IP- 前列环素受体，和 DP-PGD2 受体）和环磷酸腺苷降低的受体簇（EP3，TP–TXA2 受体）。祖 EP1 受体由 EP3 受体分出，它的功能主要是与 FP（PGF2α）、TP 受体一起增加胞内钙离子浓度。

前列腺素在细胞核内的潜在作用引起了广泛兴趣，这种作用可能通过 PGs 与核内前列腺素受体或胞内蛋白的交互作用而出现。在生理性体液中，PGD2 可缓慢脱水转变为环戊酮 PGs 和 PGJ2[6]。PGJ2 和其他的环戊酮 PGs 包含一个高反应性的 α、β 不饱和酮成分，该成分可其他蛋白形成化合物。据认为环戊酮 PGs 作为过氧化物酶体增殖物激活受体（peroxisome proliferator-activated receptors，PPARs）的配体，在炎症的消退过程中发挥作用。同样，研究认为某些特定转录因子的共价修饰可介导免疫和炎症应答的调控[7]。

NSAIDs 的作用机制

NSAIDs 最重要的作用机制是通过与花生四烯酸竞争性结合 COX 上的催化位点从而抑制前列腺素的产生，它对过氧化物酶的作用很小[2]。值得注意的是，对乙酰氨基酚虽未被归类为 NSAIDs，但其在体外可抑制 COX 的活性。一般认为，它是通过抑制 COX 酶

的过氧化物酶的活性来实现的。对乙酰氨基酚在含大量氢过氧化物环境中（如炎症局部）失效而无抗炎作用[8]。NSAIDs 可能有三种不同的抑制动力学模式：①快速可逆性结合（如布洛芬）；②时间依赖的快速低亲和力可逆性结合，继之高亲和力迟缓可逆性结合（如萘普生、塞米昔布）；③快速可逆性结合，继而共价修饰（如阿司匹林）。从临床角度出发，根据 NSAIDs 对 COX-1 或 COX-2 的选择性作用对其进行分类是十分必要[9]。目前临床使用的 NSAIDs，在治疗浓度时抑制 COX-1 也抑制 COX-2，而低剂量阿司匹林（81mg）则选择性抑制 COX-1。对 COX-2 的特异性抑制源于 COX-2 和 COX-1 疏水通道间的结构差异，使得 COX-2 较 COX-1 多含一个"侧袋"，COX-2 上 NSAIDs 的结合位点较 COX-1 增加约 20%。

研究表明，极高剂量 NSAIDS 在细胞内的作用显示出了不依赖于 COX 的活性，这些机制的重要性仍然未知。水杨酸钠和阿司匹林可抑制转录因子 NF-KB 的活性，提示一种可能的重要抗炎机制。与一些前列腺素相似，某些 NSAIDs 可结合并激活 PPAR 家族成员及其他胞内受体。另一个可能的机制是诱发了内源性抗炎机制。通过鼠类炎症模型实验证实水杨酸的抗炎作用可被腺苷 A2 受体拮抗剂阻断，这提示水杨酸可能刺激腺苷的释放。选择性的 COX-2 抑制剂可能拥有一些独特的结构特征，能促进某些肿瘤细胞非 -COX 依赖的凋亡和血管新生[10]。

临床药理学

表 41-1 列出了水杨酸类及其他 NSAIDs 的化学结构种类、药理学性质。绝大多数的 NSAIDs 为弱有机酸，可被胃肠道完全吸收。NSAIDs 一旦被吸收，（＞95%）即与血清蛋白高度结合，未结合的游离状态 NSAIDs 量相对较少。临床上人血白蛋白显著减少如活动期类风湿关节炎（rheumatoid arthritis，RA）患者、老年人、慢性疾病患者，能够导致游离型 NSAIDs 量增加，发生毒性反应的风险也随之升高。由于炎症局部的血管通透性增加，药物和血清蛋白的高结合率可致 NSAIDs 的转运增加。半衰期较长的 NSAIDs 需长时间方可到达药物的稳态浓度，这对它达到完全治疗作用的时间是有影响的。NSAIDs 的清除需经肝代谢为无活性代谢物，随胆汁和尿液排泄出体外。大多数 NSAIDs 通过微粒体的含细胞色素 P450 的混合功

能氧化酶系统代谢，一些经此途径代谢的药物之间被认为具有相互作用。此外，代谢酶的活性也有基因变异致某些群体代谢药物更慢。肝肾疾病、老龄也可影响某些 NSAIDs 的药物代谢动力学[11]。水杨酸盐有乙酰化的水杨酸盐（如：阿司匹林）和非乙酰化水杨酸盐（如：水杨酸钠、水杨酸胆碱、三柳胆镁、双水杨酸等）。阿司匹林和水杨酸盐易于在胃肠道酸性或中性环境中被吸收。这些药物的剂型影响药物的吸收，但不影响药物生物利用度。阿司匹林缓释片中含制酸剂，从而提高微环境中的 pH，同时肠溶片结构使得阿司匹林在肠道缓慢吸收。阿司匹林栓剂的使用使其在直肠的滞留时间延长，生物利用度提高。阿司匹林在自发状态或酶作用下可快速脱乙酰基成为水杨酸盐。水杨酸盐主要与白蛋白结合，在白蛋白浓度较低如活动期 RA 患者中，随着水杨酸使用剂量的增加，水杨酸的药理作用和毒性反应也更为显著。水杨酸盐主要经肝代谢由肾排泄。血清中水杨酸盐含量与摄取的药物量有一定相关性，剂量稍增加即可能会引起血浆含量的显著升高。

治疗作用

非甾类抗炎药具有解热、镇痛、抗炎作用。大量证据提示这些作用是通过抑制 COX-2 来实现的[3]。炎症及诱导产生细胞因子作为内源性致热源可致机体发热，前列腺素介导发热早已为众人所知。COX-2 在脑血管的诱导表达和发热具有时间的相关性。COX-2 缺失的情况下，机体不会发热。炎症局部产生的前列腺素使外周疼痛感受器敏感性增加，并且延长缓激肽、组胺、NO 和其他疼痛介质的促炎作用。近期研究证明了前列腺素在脊髓水平表现出的中枢致敏作用导致痛觉过敏（放大一般疼痛刺激的疼痛感）和痛觉异常（对正常无害刺激产生疼痛感）。COX-2 在脊髓后角表达一定的基础量，炎症期间表达量增多。抑制 COX-2，而非 COX-1，可降低脊髓前列腺素的合成[12]。

非甾类抗炎药在所有与炎症及疼痛相关的风湿性疾病中均可应用，其疗效在骨关节炎（OA）、RA、痛风、急性疼痛治疗中有较好的研究。某种 NSAID 对特定的适应证是否有效这一问题在随机对照试验很难判定。然而，一些药物对某些适应证具有传统偏向性（如吲哚美辛用于痛风及强直性脊柱炎），这些倾向的机制有待进一步研究确定。通常，受其不良反应的限

制，NSAIDs 的应用在控制症状的前提下应遵循短期、低剂量的原则。

阿司匹林可用于心血管疾病的二级预防，但是在预防既往无心血管疾病病史者的心血管事件方面，其应用仍具有争议。美国预防服务机构（US Preventive Services Task Force）的最新推荐指南认为，具有冠心病事件高风险（增加 3%～5%），持续时间超过 5 年的患者，使用阿司匹林预防治疗将利大于弊[13]。无证据表明阿司匹林以外的 NSAIDs 可有效预防心血管血栓形成，故而使用 NSAIDs 时常联用小剂量阿司匹林。当然，需警惕阿司匹林不当使用史以及须考虑药物间的交互作用。最近研究数据表明，一些 NSAIDs 可降低阿司匹林的抗血栓形成作用[14-15]。

不良反应

非甾类抗炎药可在多个器官产生毒性作用（表 41-2）。绝大多数不良反应的发生与参与重要生理功能的前列腺素受到抑制有关。由于 NSAIDs 的治疗作用及不良反应的发生机制相同，因此这些药物的治疗窗相对较窄。当然某些药物不良反应发生与前列腺素的抑制无关，而与药物本身相关。

胃肠道

上消化道损伤是阿司匹林和非特异性 NSAIDs 类药物最重要的不良反应，其中溃疡及其并发症最为常见。数百万的人规律服用阿司匹林和 NSAIDs，因此从公共健康的立场出发，这就提高了 NSAID 相关的胃肠道疾病的总发生率。降低 NSAIDs 胃肠道损伤的期望促使特异性 COX-2 抑制剂的发展。这些药物抑制 COX-1 的作用很弱，其对胃肠道产生损伤的风险也相应降低。

来自关节炎，风湿病及老年医学信息系统（Aging Medical Information System，ARAMIS）的前瞻性研究数据表明：在服用非特异性 NSAIDs 药满 1 年的类风湿关节炎患者中，每 1000 名中有 13 名出现了严重的

表 41-2　非特异性和 COX-2 特异性非甾类抗炎药的不良反应

器官系统	非特异性 NSAIDs	COX-2 特异性 NSAIDs
胃肠道	消化不良 胃十二指肠溃疡 消化道出血（全消化道） 结肠炎	降低上消化道（UGI）溃疡发生 降低消化道出血发生
肾	高血压 水肿 急性肾衰竭 间质性肾炎 肾乳头坏死	
肝	转氨酶升高 少见的严重肝反应	
哮喘	加重阿司匹林诱发的呼吸道疾病（AERD）	与阿司匹林诱发的呼吸道疾病无交叉反应
过敏反应	超敏反应	磺胺过敏者禁用塞来昔布
心血管系统	血小板功能障碍	高剂量使用长效、高特异性 COX-2 抑制剂（如罗非昔布）动脉血栓风险增加
中枢神经系统	头晕 嗜睡 认知功能障碍 无菌性脑膜炎	

AERD，aspirin-exacerbated respiratory disease，阿司匹林诱发的呼吸道疾病；NSAIDs，nonsteriodal anti-inflammatory drugs，非甾类抗炎药；UGI，upper gastrointestinal tract，上消化道

胃肠道并发症[16]。由于胃肠道保护措施或COX-2特异性NSAIDs的应用，使得NSAID相关的严重胃肠道并发症的发生率已下降，但是仍无预防措施可以完全消除NSAIDs使用带来的风险。不幸的是，尽管使用了多种策略降低NSAIDs不良反应发生的风险，仍然对这些方法相当多患者无效。因使用NSAID导致上消化道出血而住院的患者死亡率为5%～10%。消化道出血是溃疡最常见的并发症，也可以出现梗阻及穿孔[17]。

流行病学研究表明，与非应用者相比，应用非特异性NSAIDs的患者发生溃疡并发症的风险增加了4倍，即使使用低剂量阿司匹林（小于等于325 mg）溃疡出血的风险也增加2倍[18]。在没有其他危险因素的患者中严重胃肠道并发症（包括出血、穿孔或梗阻）年发生率约为0.5%，而在RA患者中年发生率为2%～4%[16]。

除了损伤胃十二指肠黏膜，应用NSAID药物还与消化不良及消化道其他部位的损伤相关。至少有10%～20%服用NSAIDs的患者会出现消化不良[17]。消化道症状的有无并不能很好的预测NSAID相关胃肠道并发症的发生，仅有少数有严重胃肠道事件的患者有前驱的消化不良症状[16]。其他胃肠道不良事件包括药物导致的食管炎、小肠溃疡、小肠狭窄、结肠狭窄、小肠憩室以及炎性肠病的恶化[17]。因大肠或小肠的穿孔或出血而住院的患者中服用NSAIDs药物者是未服用者的2倍。700例患者尸检结果发现，服用NSAIDs或小剂量阿司匹林者中8%的患者有小肠溃疡，而未服用NSAIDs者的发生率中仅为0.6%；服用NSAIDs药物的患者中24%存在胃十二指肠溃疡[19]。基础状态下COX-2在结肠的表达较近端消化道高，当结肠存在炎症时其表达显著升高。实验发现，COX-2抑制或者遗传缺失会使结肠炎显著恶化，这说明COX-2来源的前列腺素可能对黏膜起到保护作用。

抑制前列腺素后所引起的黏膜损伤与上皮黏液及碳酸氢盐分泌的减少、黏膜血流量的降低、上皮细胞再生能力的减低、以及黏膜对损伤的抵抗力下降相关。受损的黏膜屏障不能抵抗内源性因子（如胃酸、胃蛋白酶及胆盐）及外源性因子（如NSAIDs）的损伤，进而引起新的黏膜损伤，增加出血风险。阿司匹林及多种NSAIDs的酸性特质会引发局部黏膜受损。另外，胆汁分泌继而通过胃十二指肠反流的NSAID的活性代谢产物（如舒林酸）也可以引起局部黏膜损害。前列腺素受到抑制是胃十二指肠溃疡发生的主要机制。最好的证明就是，肠溶片、非口服剂型或者直肠给药都不能降低溃疡发生的风险。另外，血小板功能异常增加了NSAIDs相关性胃肠黏膜损伤出血的风险。

在正常的胃十二指肠黏膜及血小板中，前列腺素的产生依赖于COX-1。然而，在已受损的黏膜中，COX-2的抑制可能会增加黏膜损伤的风险。消化道及其他组织的损伤能够诱导COX-2的表达。COX-2来源的前列腺素通常会抑制炎症细胞特别是中性粒细胞的作用，从而减轻损伤。这些发现或许可以解释为什么之前有过溃疡的患者，即使用了胃肠道保护措施，其溃疡再发的风险仍相对较高（～25%）[21]。

并不是所有患者发生NSAIDs相关的消化道出血的风险都相同。表41-3列举了NSAIDs相关胃十二指肠溃疡发生相关的危险因素[17]。在胃肠道保护治疗的临床实验中可以明确这些高危因素，在那些高危人群中风险降低最多[22]。完全阻止NSAID相关消化道损伤的唯一方法是不服用这类药物，短时间应用一种最低有效量NSAIDs药物可以降低胃肠道风险。当然，也有一些其他方案用来降低阿司匹林及NSAID使用后上消化道并发症的危险（表41-3）。

目前正在进行一些大型随机对照临床试验，来评价应用特异性COX-2抑制剂及非特异性NSAIDs的患者的溃疡及溃疡并发症的发生率[23-25]。这些随机对照试验及其他研究得到的数据表明，COX-2特异性越好的药物其胃肠道不良事件的发生率越低，使溃疡及溃疡并发症的发生风险降低了约50%。然而，同时服用阿司匹林可能会降低COX-2特异性NSAIDs的胃肠道益处。目前还没有资料显示使用COX-2抑制剂比胃肠道保护措施更好[24]。

另一个有效的预防消化道并发症的措施是将前列腺素换成米索前列醇，后者是一种稳定的前列腺素E1类似物。研究发现，服用非特异性NSAIDs的RA患者，服用200 µg米索前列醇，每天4次，严重胃肠道并发症发生率可以降低40%（OR：0.598；95%可信区间0.36～0.98）。因会引起强烈的腹泻，通常大剂量米索前列醇很难耐受。内镜研究发现质子泵抑制剂（proton pump inhibitors，PPIs）可有效地使服用NSAIDs患者的胃十二指肠溃疡的愈合并减少其复发。一项流行病学研究也发现应用抑制分泌药物后NSAID相关的消化道出血的风险降低了40%。幽门螺杆菌阳

表 41-3　NSAID 引起的上消化道溃疡

明确的危险因素
1. 高龄（65 岁后风险呈线性增加）
2. 有症状或无症状性溃疡病史
3. 联合使用抗凝药
4. 联合使用糖皮质激素
5. 严重的全身疾病
6. 大剂量或多种 NSAIDs 联合用药（包括小剂量阿司匹林）

可能危险因素
1. 吸烟
2. 饮酒
3. 合并幽门螺旋杆菌感染

保护措施
1. 质子泵抑制剂
2. 米索前列醇（200 mg，每天 4 次）
3. 特异的 COX-2 抑制剂（不能同时合用阿司匹林）

表 41-4　肾毒性危险因素

高危因素
1. 容量不足（如脱水、显著失血、感染性休克）
2. 严重的充血性心衰
3. 肝硬化

低至中危因素
1. 原有肾疾病（如糖尿病或高血压性肾病、肾病综合征）
2. 麻醉诱导

可能危险因素
高龄

性的溃疡患者继续服用阿司匹林或 NSAIDs 时，PPIs 奥美拉唑在防止消化道再出血方面优于根除幽门螺杆菌疗法[26]。在服用 NSAIDs 药物并有近期溃疡出血史的患者中，接受塞来昔布治疗和双氯芬酸加奥美拉唑治疗的两组患者溃疡出血的再发风险是相似的。目前尚无证据支持 H2 受体阻滞剂或制酸剂能够预防严重胃肠道并发症[27]。

肾

肾产生的前列腺素对于维持体内水盐平衡及肾脏血流量有重要作用。NSAIDs 对肾功能潜在的副作用包括水电解质平衡紊乱，急性肾功能减退，间质性肾炎及肾乳头坏死。其中最常见是水盐平衡紊乱所引起的高血压及水肿。急性肾衰竭更常见于有效血容量不足的患者，特别是伴有充血性心力衰竭、肝硬化及肾功能不全的患者（表 41-4）。规律服用阿司匹林能够增加肾病患者恶化为慢性肾衰竭的风险[28]。

COX-1 及 COX-2 都组成性在肾有表达，但分布有所不同[28]。COX-1 及 COX-2 肾小球及肾小管都可表达。COX-2 在致密斑表达，对肾素的基础性分泌及上调起关键作用。在肾髓质，COX-1 主要表达在髓质集合管，而 COX-2 表达在间质细胞。在基因敲除小鼠以及用特异性抑制剂处理过的小鼠中，COX-1 及 COX-2 对于维持血压及肾功能起相反的作用[29]。COX-2 抑制剂可以降低肾髓质的血流量，减少尿量，同时增强血管紧张素 II 的加压作用。相反，血管紧张素 II 的加压

作用能被 COX-1 抑制剂所钝化。

肾生理学研究证明特异性 COX-2 抑制剂和非特异性 COX 抑制剂对肾功能的作用相似。在轻到中度肾功能不全的患者或有其他急性肾功能不全危险因素的患者，应避免应用或谨慎应用非特异性及特异性 COX-2 抑制的 NSAIDs。

肝

在临床试验中，高达 15% 的服用 NSAIDs 的患者中会有一项或多项肝功能指标临界性升高，而 ALT 或 AST 显著升高（指高于正常上线 3 倍以上）约 1% 左右。如继续服用，这些实验室异常可能加重或保持稳定，也可能为一过性升高。罕见的严重肝损伤包括黄疸、致命性爆发性肝炎、肝硬化以及肝功能衰竭（其中一些引起死亡）。最常引起肝损伤的 NSAIDs 是双氯芬酸及舒林酸。多数 NSAIDs 均可引起转氨酶升高，尤其常见于双氯芬酸。舒林酸最易引起胆汁淤积。儿童患 Reye 综合征（病毒感染、肝细胞损伤、脂肪变性）常与服用阿司匹林有关[30]。开始 NSAID 药物治疗后，应在 8 ~ 12 周评价患者的肝功能情况。

哮喘及过敏反应

10% ~ 20% 的哮喘患者对阿司匹林及非特异性 NSAIDs 过敏，从而引起哮喘恶化及眼鼻反应。以往所说的阿司匹林敏感性哮喘，患者有慢性上、下呼吸道黏膜炎症、鼻窦炎、鼻息肉及与超敏反应不相关哮喘，现在将这些患者定义为有阿司匹林加重的呼吸系统疾病（aspirin-exacerbated respiratory disease，AERD）。

41

据报道一些研究证明 COX-2 特异性抑制剂对于 AERD 患者是安全的。尽管这些研究属于激发试验，不是长期安慰剂对照研究，但仍有一定说服力[31]。

阿司匹林及所有 NSAIDs 药物均能引起超敏反应，包括皮疹（其中包含中毒性表皮坏死松解型药疹及 Stevens-Johnson 综合征）、导麻疹 / 血管性水肿、皮肤血管炎、过敏或类过敏反应。塞来昔布含有磺胺基团，不能用于对磺胺类药物过敏的患者[31]。

心血管

随着特异性 COX-2 抑制剂的研发及广泛应用，COX 抑制剂的心血管副作用受到关注。前列腺素在正常心血管及心血管损伤时的作用比较复杂，很难描述 NSAID 的副作用。已知血管前列环素 I_2（PGI_2）主要由 COX-2 产生[32]。血管中的 PGI_2 可以拮抗 TXA_2，从而抑制血小板激活，介导血管舒张。罗非昔布作为一种长效、高度特异性 COX-2 的 NSAIDs 药物，由于其能够增加心血管事件的风险而撤市。罗非昔布明确地能够增加心血管风险，但其他非特异性及特异性 COX-2 NSAIDs 的风险程度仍存在很大争议。目前认为，这些风险可能相对比较低[33]。

服用 NSAIDs 的患者心衰的发生风险有所增高，特别是有基础心肾疾病的老年患者。这似乎主要与 NSAID 药物对肾的影响相关，然而正确认识二者之间的关系并及时停止充血性心衰患者 NSAIDs 的使用非常重要。有一些证据证明塞来昔布在这类人群中比其他 NSAIDs 类可能更为安全[34]。

其他副作用

非选择性 NSAIDs 因具有抗血小板的作用而增加出血的风险，尤其是在全身抗凝治疗的患者。此时非阿司匹林水杨酸类及 COX-2 特异性 NSAIDs 作为首选。其他血液系统副作用不常见，可以出现中性粒细胞减少，特别常见于吲哚美辛及保泰松中。这两种药物已经不再使用。

神经系统的副作用包括无菌性脑膜炎，常见于布洛芬及其他丙酸衍生物。该副作用最常出现于系统性红斑狼疮，机制尚不清楚。精神病及认知功能障碍最常见于老年患者。

因 COX-2 来源的前列腺素为排卵和受精卵着床过程所必须，故 NSAID 对生殖系统的不良反应是增加不孕的概率。尽管这个副作用很罕见，但对不孕症的女

性还是应该停用 NSAIDs。NSAIDs 会导致动脉导管过早闭合，因此它们不能用于妊娠后 3 个月。

药物的相互作用

由于 NSAIDs 在肝微粒体细胞色素 P450 氧化酶系统作用下代谢，因此可以预料其存在药物间相互作用。长期使用 NSAIDs 时，有必要评价可能出现的药物相互作用。

水杨酸盐和非甾类抗炎药的相互作用

水杨酸盐和 NSAIDs 竞争相同的蛋白结合位点，因此在代谢时会相互影响。这种竞争可以导致 NSAIDs 浓度升高（如与吲哚美辛）或降低（如与布洛芬、萘普生）。同样还发现一些 NSAIDs（如布洛芬，而不是双氯芬酸、塞来昔布）的持续用药可以减弱阿司匹林引起的 COX-1 抑制作用，从而抑制阿司匹林的抗血小板作用[14]。

抗高血压药

非甾类抗炎药会降低利尿剂的作用，特别是袢利尿剂。这是由于抑制了前列腺素的合成，而不是药代动力学相互作用的结果。NSAIDs 同样能够抑制血管紧张素转化酶抑制剂的作用，可能是由于其增加了钠潴留[28]。

抗凝药

临床上发现，服用华法林的患者同时服用任何 NSAIDs 都会显著延长凝血酶原时间。这可能是蛋白结合位点被置换，或者华法林和凝血酶的代谢的改变所引起。在开始服用 NSAIDs 时，需要更严密的检测患者凝血时间。

甲氨蝶呤

阿司匹林降低甲氨蝶呤的清除率，其他 NSAIDs 也有与此相同的作用[35]。塞来昔布不改变 RA 患者 MTX 的药代动力学[36]。

小结和结论

非甾类抗炎药是风湿病患者重要的治疗手段之一。与所有药物一样，它们的效益 / 风险比都应该被认真

评估。NSAIDs 是有效的抗炎、止痛药，可以使许多患者的生活质量得到提高。这些重要的有利的作用应当与可能出现的不良反应相权衡。尤其在老年、有多种伴发疾病、或同时服用多种药物的患者中，评价用药风险更为重要。通常，这些患者用药需要更为谨慎；要密切注意使用剂量最小、最短效的药物，及时减量停药，对存在胃肠道危险因素的患者同时应用胃肠道保护措施。上述这些有特殊风险者，对乙酰氨基酚及非阿司匹林水杨酸类可以作为备选方案。通过抑制其他前列腺素生物合成酶或前列腺素受体阻断前列腺素促炎作用，可能是不远将来的富有成效的治疗新策略。

（张缪佳 译　王国春 校）

参考文献

1. Vane JR, Botting RM. The history of anti-inflammatory drugs and their mechanism of action. In: Bazan N, Botting J, Vane J, eds. New targets in inflammation: inhibitors of COX-2 or adhesion molecules. London: Kluwer Academic Publishers and William Harvey Press; 1996:1–12.

2. Smith WL, DeWitt DL, Garavito RM. Cyclooxygenases: structural, cellular, and molecular biology. Ann Rev Biochem 2000;69:145–182.

3. Crofford LJ, Lipsky PE, Brooks P, Abramson SB, Simon LS, van de Putte LBA. Basic biology and clinical application of specific COX-2 inhibitors. Arthritis Rheum 2000; 43:4–13.

4. Stichtenoth DO, Thoren S, Bian H, Peters-Golden M, Jakobsson P-J, Crofford LJ. Microsomal prostaglandin E synthase is regulated by pro-inflammatory cytokines and glucocorticoids in primary rheumatoid synovial cells. J Immunol 2001;167:469–474.

5. Toh H, Ichikawa A, Narumiya S. Molecular evolution of receptors for eicosanoids. FEBS Lett 1995;361:17–21.

6. Narumiya S, FitzGerald GA. Genetic and pharmacological analysis of prostanoid receptor function. J Clin Invest 2001;108:25–30.

7. Tilley SL, Coffman TM, Koller BH. Mixed messages: modulation of inflammation and immune responses by prostaglandins and thromboxanes. J Clin Invest 2001;108: 15–23.

8. Boutaud O, Aronoff DM, Richardson JH, Marnett LJ, Oates JA. Determinants of the cellular specificity of acetaminophen as an inhibitor of prostaglandin H2 synthases. Proc Natl Acad Sci U S A 2002;99:7130–7135.

9. Lipsky PE, Abramson SB, Crofford L, DuBois RN, Simon L, van de Putte LBA. The classification of cyclooxygenase inhibitors [editorial]. J Rheumatol 1998;25: 2298–2303.

10. Tegeder I, Pfeilschifter J, Geisslinger G. Cyclooxygenase-independent actions of cyclooxygenase inhibitors. FASEB J 2001;15:2057–2072.

11. Verbeek RK. Pathophysiologic factors affecting the pharmacokinetics of non-steroidal anti-inflammatory drugs. J Rheumatol 1988;15:44–57.

12. Yaksh TL, Dirig DM, Conway CM, Svensson C, Luo ZD, Isakson PC. The acute antihyperalgesic action of nonsteroidal, anti-inflammatory drugs and release of spinal prostglandin E2 is mediated by inhibition of constitutive spinal cyclooxygenase-2 (COX-2) but not COX-1. J Neurosci 2001;21:5847–5853.

13. Hayden M, Pignone M, Phillips C, Mulrow C. Aspirin for the primary prevention of cardiovascular events: a summary of the evidence for the U.S. Preventive Services Task Force. Ann Intern Med 2002;136:161–172.

14. Catella-Lawson F, Reilly M, Kapoor SC, et al. Cyclooxygenase inhibitors and the antiplatelet effects of aspirin. N Engl J Med 2001;345:1809–1817.

15. MacDonald TM, Wei L. Effect of ibuprofen on cardioprotective effect of aspirin. Lancet 2003;361:573–574.

16. Singh G, Ramey DR, Morfeld D, Shi H, Hatoum HT, Fries JF. Gatrointestinal tract complications of nonsteroidal anti-inflammatory drug treatment in rheumatoid arthritis: a prospective observational cohort study. Arch Intern Med 1996;156:1530–1536.

17. Wolfe MM, Lichtenstein DR, Singh G. Gastrointestinal toxicity of nonsteroidal antiinflammatory drugs. N Engl J Med 1999;340:1888–1899.

18. Garcia Rodriguez LA, Hernandez-Diaz S. Relative risk of upper gastrointestinal complications among users of acetaminophen and nonsteroidal anti-inflammatory drugs. Epidemiology 2001;12:570–576.

19. Allison MC, Howatson AG, Torrance CJ, Lee FD, Russell RI. Gastrointestinal damage associated with the use of nonsteroidal aniinflammatory drugs. N Engl J Med 1992; 327:749–754.

20. Wallace JL. Prostaglandin biology in inflammatory bowel disease. Gastroenterol Clin North Am 2001;30: 971–980.

21. Chan FKL, Hung LCT, Suen BY, et al. Celecoxib versus diclofenac and omeprazole in reducing the risk of recurrent ulcer bleeding in patients with arthritis. N Engl J Med 2002;347:2104–2110.

22. Laine L, Bombardier C, Hawkey CJ, et al. Stratifying the risk of NSAID-related upper gastrointestinal clinical events: results of a double-blind outcomes study in patients with rheumatoid arthritis. Gastroenterology 2002;123: 1006–1012.

23. Bombardier C, Laine L, Reicin A, et al. Comparison of upper gastrointestinal toxicity of rofecoxib and naproxen in patients with rheumatoid arthritis. N Engl J Med 2000; 343:1520–1528.

24. Silverstein FE, Faich G, Goldstein JL, et al. Gastrointestinal toxicity with celecoxib vs nonsteroidal anti-inflammatory drugs for osteoarthritis and rheumatoid arthritis. The CLASS study: a randomized controlled trial. JAMA 2000;284:1247–1255.

25. Schnitzer TJ, Burmester GR, Mysler E, et al. Comparison of lumiracoxib with naproxen and ibuprofen in the Therapeutic Arthritis Research and Gastrointestinal Event Trial (TARGET), reduction in ulcer complications: randomised controlled trial. Lancet 2004;364: 665–674.

41

26. Chan FKL, Chung SCS, Suen BY, et al. Preventing recurrent upper gastrointestinal bleeding in patients with helicobacter pylori infection who are taking low-dose aspirin or naproxen. N Engl J Med 2001;344:967–973.

27. Graham DY, Agrawal NM, Campbell DR, et al. Ulcer prevention in long-term users of nonsteroidal anti-inflammatory drugs. Arch Intern Med 2002;162:169–175.

28. Brater DC, Harris C, Redfern JS, Gertz BJ. Renal effects of COX-2 selective inhibitors. Am J Nephrol 2001;21: 1–15.

29. Qi Z, Hao C-M, Langenbach RI, et al. Opposite effects of cyclooxygenase-1 and -2 activity on the pressor response to angiotensin II. J Clin Invest 2002;110:61–69.

30. Belay ED, Bresee JS, Holman RC, Kahn AD, Sharhriai A, Schonberger LB. Reye's syndrome in the United States from 1981 through 1997. N Engl J Med 1999;340:1377–1382.

31. Crofford LJ. COX-2: where are we in 2003? Specific cyclooxygenase-2 inhibitors and aspirin-exacerbated respiratory disease. Arthritis Res Ther 2003;5:25–27.

32. FitzGerald GA, Patrono C. The coxibs, selective inhibitors of cyclooxygenase-2. N Engl J Med 2001;345:433–442.

33. McGettigan P, Henry D. Cardiovascular risk and inhibition of cyclooxygenase: a systematic review of the observational studies of selective and nonselective inhibitors of cyclooxygenase 2. JAMA 2006;296:1633–1644.

34. Hudson M, Richard H, Pilote L. Differences in outcomes of patients with congestive heart failure prescribed celecoxib, rofecoxib, or non-steroidal anti-inflammatory drugs: population based study. BMJ 2005;330:1370.

35. Furst DE, Hillson J. Aspirin and other nonsteroidal anti-inflammatory drugs. In: Koopman WJ, ed. Arthritis and allied conditions. Philadelphia: Lippincott Williams & Wilkins; 2001:665–716.

36. Karim A, Tolbert DS, Hunt TL, Hubbard RC, Harper KM, Geis GS. Celecoxib, a specific COX-2 inhibitor, has no significant effect on methotrexate pharmacokinetics in patients with rheumatoid arthritis. J Rheumatol 1999; 26:2539–2543.

第 42 章

糖皮质激素

Frank Buttgereit, MD   Gerd-Rudiger Burmester, MD

■ 糖皮质激素具有强大的抗炎和免疫调节作用，可用于治疗多种风湿性疾病。

■ 糖皮质激素通过抑制白细胞进入炎症组织，干扰参与炎症过程的细胞功能，抑制体液因子 如参与免疫炎性过程的细胞因子和前列腺素的产生。

■ 糖皮质激素通过以下几种机制来实现自身功能，包括改变蛋白质合成，释放细胞内蛋白质复合物包括糖皮质激素受体，以及改变生物膜的特性。

■ 糖皮质激素的起始剂量取决于疾病的类型和所表现的严重程度。

■ 由于长期使用糖皮质激素会产生显著毒性，仅在需控制症状的情况下，才推荐每日剂量小于 7.5mg。

　　糖皮质激素（glucocorticoid GC ）已经在临床使用 50 多年，它们是一类作用强大且实惠的药物，具有强大的抗炎和免疫调节作用，可用来治疗风湿病和其他疾病。近年来，这类药物的应用范围不断地扩大 [1-2]。而且，近几年我们对糖皮质激素作用的认识也在不断增强，特别是在其作用机制、临床应用、潜在副作用，以及新型糖皮质激素药物发展方面 [2-5]。本章的题目是糖皮质激，因为术语皮质类固醇或肾上腺皮质激素不能准确地说明这类化合物。肾上腺皮质的确合成糖皮质激素，但也合成盐皮质激素和雄激素。类固醇虽然经常被使用（例如类固醇诱导的骨质疏松症），但其定义同样不准确，因为它只简单描述为以多环结构为特征的化合物，包括胆固醇和性激素。

作用机制

对免疫细胞的细胞作用

　　糖皮质激素治疗疾病时发挥着重要的抗炎和免疫调节作用。常用的 GC 药物有很多特定的疗效，此类药物包括泼尼松、泼尼松龙、甲泼尼松和地塞米松等。然而，在日常应用时可总结出如下的临床作用：

- 抑制白细胞转运及其进入炎症部位
- 干扰白细胞、成纤维细胞、血管内皮细胞的功能
- 抑制炎症过程中相关体液因子的产生和作用

　　事实上，所有初次和二次免疫细胞都或多或少受其影响。表 42-1 列出了其对不同类型细胞产生的最重要的作用。

分子机制

　　迄今为止已明确有四种不同的机制，有兴趣的读者可在近期的综述中找到更详细的内容 [2-3]，胞质 GC 受体（cGCR）介导的基因组效应是经典机制，通过该机制 GC 上调或者下调特异调节蛋白质合成。GC 分子结合到 cGCRα 上，形成有活性的 GC/cGCRα 复合物，复合物再结合到特定的 DNA 结合位点上，这些位点被称为糖皮质激素的反应元件。在某种情况下，这将导致特定蛋白质合成的上调，我们把这个过程叫做反式激活，其中涉及每个细胞的 10 ~ 100 个基因。也存在糖皮质激素的负效应元件。但其抑制作用通常是由 GC/cGCR 复合物对转录因子如 NF-κB 和激活蛋白 1（AP-1）的负干扰而介导的。通过后一机制，GCs 下调促炎细胞因子的合成，如 IL-1、IL-6 和 TNF-α。许多基因的调节都是通过这个机制，此机制被称为反式阻抑。总之，据估计 GCs 类药物影响着全基因组中大约 1% 的基因的转录 [7]。

　　GC 基因作用的调控中，必须要提到 cGCR-α 的另一个剪接变异体—— cGCR-β 亚型，这种亚型不与配体结合，但可能会抑制 cGCR-α 介导靶基因的反式激活 [2,8]。

　　最近已清楚，GCs 也通过 cGCR-α 非基因组效应

表 42-1　糖皮质激素对初次和二次免疫细胞产生的重要作用

单核 / 巨噬细胞
- ↓循环细胞的数目（↓髓细胞生成，↓释放）
- ↓ MHC Ⅱ类分子和 FC 受体的表达
- ↓促炎细胞因子（例如，IL-2、IL-6、TNF-α）和前列腺素的合成

T 淋巴细胞
- ↓循环细胞的数量（再分布效应）
- ↓ IL-2（很重要）的生成和作用

粒细胞
- ↓嗜酸性粒细胞和嗜碱性粒细胞的数量
- ↑循环的中性白细胞的数目

内皮细胞
- ↓血管通透性
- ↓黏附分子的表达
- ↓白细胞介素 -1 和前列腺素的生成

成纤维细胞
- ↓增生
- ↓纤维黏连蛋白和前列腺素的生成

From Uttgereit F，Saag K，Cutolo M，et al. Scand J Rheum 2005；34：14–21，by permission of *Scandinavian Journal of Rheumatology*（www.tandf.no/rheumatology）and Taylor & Francis.

发挥作用。Croxtall 及其同事提出 GC 结合后，形成的 GC/cGCR 复合物不仅介导经典的基因组作用，而且配体的结合也启动了蛋白（分子伴侣和副分子伴侣如 Src）从多蛋白复合物的快速释放。这些蛋白复合物也包括 cGCR。分子伴侣能在几分钟内产生相应的效应，远比基因效应更迅速 [9]。

糖皮质激素也通过膜结合的糖皮质激素受体（mGCR）产生快速和有治疗意义的效应，这种效应被称为 mGCR 介导的非基因效应。目前，在健康对照人群的外周血单个核细胞中已经证实存在 mGCR。而在类风湿关节炎患者中（RA），单核细胞的 mGCR 阳性率与疾病活动度的各项参数呈明显的正相关。mGCR 的一个功能是通过诱导细胞凋亡介导细胞溶解。因此，目前一般认为 mGCR 按以下方式进行负反馈调节：免疫刺激（或者疾病的高度活动）可诱导免疫细胞，比如单核细胞、mGCR 的表达。这反过来又导致了相当大比例的细胞经受糖皮质激素诱导的凋亡，从而降低了免疫系统的活性。但此机制仍处于推测阶段，需要更深入的研究来证实 mGCR 的功能活性 [2]。

最后，高浓度的 GCs 能嵌入细胞膜内，例如质膜和线粒体膜，改变膜的性质。这是非特异非基因组效应的基础，这种效应可能是通过改变质膜阳离子的转运和线粒体的质子移动而介导的。这些与生物膜的理化作用，很可能就是大剂量 GCs 产生免疫抑制和抗炎作用的重要原因。通过关节内注射或静脉 GCs 冲击治疗可达到很高的 GCs 浓度。

临床应用

风湿病患者经过糖皮质激素治疗有希望获得的临床效果多数是由反式阻抑介导的，这包括减少临床体征和炎症症状，延迟类风湿关节炎的放射学进展。

炎症抑制

炎症过程（如关节炎、肌炎）常常以炎性介质（如 PGE2 和细胞因子）合成上调为特征。糖皮质激素最重要的临床效果是减少酶的合成，这些酶参与 PGE2（详见第 41 章）和促炎细胞因子如 IL-1 和 TNF-α 的生物合成。根据所用药物剂量不同，此过程在几小时或几天内通过反式阻抑完成，最终导致炎症症状、体征（包括疼痛）得到明显缓解。

阻止放射学进展

Kirwan[10] 第一次证实糖皮质激素可以阻止患者类风湿关节炎的放射学进展。1997 年 Boers 及其同事们发表了一个多中心、双盲的随机临床试验（COBRA），在此试验中，早期类风湿关节炎患者被随机分到两组，一组使用两种可改变病情抗风湿药物（DMARDs：来氟米特和甲氨蝶呤）联合泼尼松（起始为 60mg/d，每周减量一次，在 6 周内逐步减少到 7.5mg/d 并在 28 周停止使用）的下台阶治疗，另一组单独使用柳氮磺吡啶治疗。联合药物治疗组在阻止关节破坏方面与单独使用柳氮磺吡啶组相比，有显著的统计学差异。这项研究的延续观察中，联合治疗组在阻止影像学破坏方面有长期的作用（4 ～ 5 年）[12]，这些数据后来也得到了其他研究的支持，其中有些研究是新近发表的 [13–15]。

促炎因子如 IL-1 和 TNF-α 在类风湿关节炎关节破坏过程中起着关键作用。它们刺激成骨细胞和 T 淋巴细胞产生 RANKL，后者结合破骨细胞前体细胞和成熟的成骨细胞上的 RANK。这就诱导出更多活化的破骨

细胞，导致类风湿关节炎的骨重吸收和侵蚀。糖皮质激素可以通过反式阻抑减少促炎因子的合成，进而阻止类风湿关节炎的影像学进展。

糖皮质激素在日常治疗中的应用

在不同的临床情况使用不同剂量的糖皮质激素在本质上是根据临床经验，很少有证据来支持在特定临床情况下的选择。尽管如此，糖皮质激素的使用剂量与患者临床病情的活动度和严重程度呈正相关，这点是很明确的。这种临床抉择（大部分是成功的）的合理性有以下几点：①大剂量以剂量依赖的方式增加cGCR 的饱和度，从而增强上面所讨论的治疗相关的GC 基因组效应；②一般认为随剂量增加非基因组 GC的效应也逐渐显现。在过去的几十年中，临床学家在日常治疗中已经形成了糖皮质激素的剂量界标，虽然在定义上还不是十分清晰，但已明确地分组为每天 7.5 mg、30 mg 和 100 mg 泼尼松龙等效物。通过大会一致讨论的结果，在 2002 年发表了关于糖皮质激素剂量和治疗策略标准术语的推荐意见 [5]。

糖皮质激素抵抗

糖皮质激素抵抗在类风湿关节炎的治疗中还不明确。尽管如此，在常规治疗时，其缓解临床症状的效果随着时间的延长而逐渐减退，是糖皮质激素抵抗的迹象 [6]。按照这个定义，超过 30% 的 RA 患者在治疗

3 ~ 6 个月后会出现糖皮质激素抵抗。表 42-3 总结了风湿性疾病中关于糖皮质激素抵抗的最新的分子基础知识。应指出的是，以上所说的糖皮质激素抵抗不同于另一个称为家族性 / 散发性糖皮质激素抵抗的特殊疾病，这是一种罕见的疾病，分为全身性和局部靶组织对糖皮质激素产生抵抗。对于此病，我们已经证实了其 GCR 基因上会产生几种不同遗传突变，这些突变会阻碍正常的信号传导。

副作用

除期望获得的临床作用外，因糖皮质激素的多效性，也会引起一系列的副作用，从而限制其临床应用，尤其在较高剂量或长时间用药时更易出现（表 42-2）。最近，一篇有实用科学数据的综述分析了糖皮质激素在低剂量（≤ 10 mg/d 的泼尼松龙等效量）治疗类风湿关节炎患者时的副作用。作为关键信息，最近从对小剂量糖皮质激素治疗类风湿关节炎的随机、对照试验中所获取的安全资料提示，小剂量糖皮质激素的副作用不大，与安慰剂相比没有统计学差异。

骨骼肌副作用

糖皮质激素是继发性骨质疏松症的最常见病因。骨质疏松发生率呈时间和剂量依赖性，目前还没有一个确切的安全剂量。虽然有一些研究表明，每天使用

表 42-2　糖皮质激素剂量和治疗制度的标准化命名

科学术语	剂量	临床应用	基因组效应（受体饱和度）	非基因组效应	副作用
小剂量	≤ 7.5	许多风湿性疾病的维持治疗	+（< 50%）	?	相对很少
中等剂量	> 7.5 到≤ 30	主要慢性风湿性疾病的起始剂量	++（> 50% 到< 100%）	(+)	剂量依赖，如果长期使用会出现较多
大剂量	> 30 到≤ 100	亚急性风湿性疾病的起始剂量	++ (+)（几乎 100%）	+	不能长期使用，因为严重的副作用
超大剂量	> 100	急性或者有潜在生命危险恶化的风湿性疾病	+++（几乎 100%）	++	不能长期使用，因为非常大的副作用
冲击治疗	≥ 250	相当严重或者有潜在生命危险的情况（风湿性疾病）	+++（100%）	+++	大部分病例具有相对较少副作用的发生率

剂量是以 mg/d 的泼尼松等效物
数据来自参考文献 2 和 5

表 42-3 风湿性疾病中糖皮质激素抵抗的可能机制

减少 GCR 数目和（或）减少配体的亲和力
（副）分子伴侣的多形性改变和（或）过度表达
增加炎性转录因子的表达
GCR 的磷酸化改变
GCR-β 的过度表达
多药抗药基因 MDR1
膜连接 GCRs（mGCRs）表达的改变

From Buttgereit F, Saag K, Cutolo M, et al. Scand J Rheum 2005；34：14–21, by permission of *Scandinavian Journal of Rheumatology*（www.tandf.no/rheumatology）and Taylor & Francis. ABBREVIATIONS：GCR, glucocorticoid receptor.

大约 7.5 mg 的泼尼松是相对安全的，但在一项纵向研究中，患者每天使用 7.5 mg 泼尼松，20 周后观察到患者脊柱小梁骨平均丢失 9.5%。然而，值得注意的是，一些炎症疾病，例如 RA，骨质疏松的发生是多因素的。除糖皮质激素的使用外，还有其他的因素也会促进骨质疏松的发生，包括体力活动的减少、病程和疾病活动度。同时，我们也要考虑独立的危险因素，例如年龄、性别、遗传易感性、营养因素、内分泌失调、体重等。但骨质疏松可能是长期使用小剂量糖皮质激素治疗的最常见副作用。我们已经建立了预防和治疗糖皮质激素引起的骨质疏松的相关策略。（参考第 35 章）

对于那些使用小剂量糖皮质激素的患者，骨坏死并不常见，即使是使用更大剂量糖皮质激素，到底是糖皮质激素还是潜在的疾病导致骨坏死的病理过程仍有争议。虽然备受质疑，目前认为肌病与小剂量糖皮质激素（每天少于 7.5 mg 泼尼松）的使用无关。

内分泌和代谢性副作用

在之前没有糖耐量异常的患者中，糖皮质激素呈剂量依赖性地引起空腹血糖及更显著的餐后血糖升高。有糖尿病的高危因素，如家族史、高龄、肥胖、曾患过妊娠糖尿病的患者，在使用糖皮质激素时，新发高血糖症的风险增加。但通常随着糖皮质激素的停止使用，这种情况可以迅速恢复，只有少数患者会继续发展为持续性糖尿病。

慢性内源性和外源性糖皮质激素过多引起的最值得注意的效应是体内脂肪的重新分布和体重的增加，长期使用糖皮质激素治疗的患者典型的特征是向心性肥胖及四肢消瘦。

心血管副作用

糖皮质激素导致血脂异常，然而其在动脉粥样硬化中的作用却还有争议，大剂量的糖皮质激素被认为有助于心血管疾病的产生，但目前却缺乏证据显示小剂量糖皮质激素可以显著增加类风湿关节炎患者的心血管疾病发生率，因为合成的糖皮质激素几乎没有盐皮质激素效应，它们小剂量时导致高钠血症，低钾血症，水钠潴留的作用都很低，虽然如此，仍有约 20% 使用过外源性糖皮质激素的患者可引发高血压，其具体机制仍未阐明，但糖皮质激素诱导的高血压是呈剂量相关性，并且在小剂量或者中剂量使用时很少出现。心律失常及猝死更少发生，主要限于使用超大剂量冲击治疗的患者。

皮肤副作用

临床上与皮肤有关的副作用包括医源性库欣综合征、分解代谢效应（皮肤萎缩、紫癜、条纹、易瘀血、伤口愈合不良）、类固醇性痤疮、毛发效应。类库欣综合征表现，紫癜和易淤血的发生率在每日使用大于 5 mg 泼尼松并且超过 1 年的患者中超过 5%。

眼科副作用

长期全身应用糖皮质激素可导致后囊下白内障。在一组平均使用 6 年，每天 5 ~ 15 mg 泼尼松的类风湿关节炎患者中，有 15% 患有白内障，而在不用泼尼松，其他方面匹配的类风湿关节炎患者对照组中白内障的发生率只有 4.5%。全身性应用糖皮质激素还可增加青光眼的风险，在一般人群中，18% ~ 36% 使用糖皮质激素的患者中会出现眼内压的增高，这些副作用的发生率在某些家族中趋向于更高，表明与遗传基础有一定关系，之前患有青光眼的患者对糖皮质激素更敏感，在使用糖皮质激素时病情会恶化。

胃肠道副作用

据报道，目前使用糖皮质激素的患者罹患胃溃疡的总的估测相对危险度为 2.0。然而，危险度的增加几乎完全由于同时用非甾类抗炎药治疗（NSAIDs；见第 41 章）。同时用 NSAIDs 治疗的患者的相对危险度为 4.4，但对于那些单独使用糖皮质激素的患者来说，风险（1.1）并没有显著增加。

感染性副作用

应用糖皮质激素会增加多种病毒、细菌、真菌和寄生虫感染的易感性。一个涵盖 71 项临床试验、超过 2000 例患者的荟萃分析显示：患有不同疾病和使用不同剂量糖皮质激素的患者，感染的相对危险度为 2.0。因此，医生应该预测一些常见和罕见的微生物感染的风险，意识到糖皮质激素可能会导致某些典型的临床特征不明显，延误诊断。

心理和行为的紊乱

由糖皮质激素引起的精神病的发病率为 5%～6%，这在学术界已经达成了共识。然而，大多数病例与大剂量使用糖皮质激素有关，而基础疾病，例如系统性红斑狼疮的影响通常很难排除在外。糖皮质激素治疗和一些轻度的情绪紊乱有关，例如：抑郁、兴奋、易怒或情绪不稳、焦虑、失眠、记忆和认知障碍。这些症状的准确发生率在使用常规剂量糖皮质激素的风湿病患者中还不明确，但是每天使用少于 20～25 mg 泼尼松的患者不会出现显著的症状。

新的糖皮质激素受体的配体

在过去的 50 多年，我们已有一些方法来提高安全 / 危险的比率[4]，例如关节内注射和最佳剂量给药法。现在有种新的方案就是：传统的糖皮质激素通过脂质体靶向给药。脂质体是一些大约为 100 nm 的小囊泡，是糖皮质激素药物的运载体。这些脂质体有选择地在炎症部位聚集，结果使得局部的糖皮质激素药物达到很高的浓度，如在炎症的关节处。目前研究发现，在大鼠身上注射由脂质体运载的泼尼松龙磷酸液能明显持久地控制关节炎症[18]。其他使传统糖皮质激素治疗最佳化的措施是改变糖皮质激素的释放时间（定时释放片剂配方）。这里也要提到作为潜在药物研究的甘草次酸。这种物质能抑制 11-β- 羟基固醇脱氢酶的活性，增加内源性糖皮质激素的水平和功能，重点研究新型的配体，这些配体能明显地提高治愈率。

不过，现在看来对传统糖皮质激素药物所做的努力几乎达到了极限[4]。进一步的改善需要崭新的药物，这些药物目前正在研究当中。迄今为止，对能改善治疗 / 毒性比的糖皮质激素药物受体的创新性研究至少

取得 2 个有希望的进展。第一进展是所谓的硝基甾类化合物，这类化合物在结构上属于脂肪族或芳香族分子，这些分子把传统糖皮质激素药物与 NO 基团连在一起。氧化亚氮泼尼松龙或氧化亚氮氢化可的松等药物会慢慢地释放氧化亚氮，这些氧化亚氮会加强抗炎效果，在动物模型中诱导比泼尼松龙稍轻微的骨质疏松[19]。第二组制剂是选择性的糖皮质激素受体激动剂（SEGRAs）。又称"分离的糖皮质激素"。最近几年一些背景知识已经清楚，很多糖皮质激素药物的副作用大多数是由反式激活机制引起的（例如：糖尿病、青光眼）。然而，大多数抗炎效应是由反式抑制机制（例如：抑制促炎症细胞因子和前列腺素合成酶的生成）[2,20-21] 介导的。和传统的糖皮质激素药物[22-23] 对比，SEGRAs 能诱发希望的反式抑制效应而减少不希望的反式激活效应的发生。最近报道在动物实验中，这类药物中的一种药物能有效地发挥抗炎效应，同时会减少副作用，例如体重增加和皮肤萎缩[21]。

总之，过去几年的研究成果很大地提高了人们对糖皮质激素的认识，糖皮质激素是最有效的抗炎药物。特别是对作用机制的新发现和量 / 效关系的新认识，促使人们加大研究，其目的在于把从科学研究获取的知识尽快地应用到临床。一些旨在开发新的糖皮质激素受体的配体的药物可能会提高安全 / 危险的比率，这将会给风湿病患者带来福音。

（尚 可 译　王友莲 校）

参考文献

1. Thiele K, Buttgereit F, Zink A. Current use of glucocorticoids in patients with rheumatoid arthritis in Germany. Arthritis Rheum 2005;53:740–747.
2. Buttgereit F, Straub RH, Wehling M, Burmester GR. Glucocorticoids in the treatment of rheumatic diseases. An update on mechanisms of action. Arthritis Rheum 2004;50:3408–3417.
3. Rhen T, Cidlowski JA. Antiinflammatory action of glucocorticoids – new mechanisms for old drugs. N Engl J Med 2005;353:1711–1723.
4. Buttgereit F, Burmester GR, Lipworth BJ. Optimised glucocorticoid therapy: the sharpening of an old spear. Lancet 2005;375:801–803.
5. Buttgereit F, da Silva JA, Boers M, et al. Standardised nomenclature for glucocorticoid dosages and glucocorticoid treatment regimens: current questions and tentative answers in rheumatology. Ann Rheum Dis 2002;61:718–722.

6. Adcock IM, Lane SJ. Mechanisms of steroid action and resistance in inflammation. Corticosteroid-insensitive asthma: molecular mechanisms. J Endocrinol 2003;178: 347–355.

7. Goulding NJ, Flower RJ. Glucocorticoid biology – a molecular maze and clinical challenge. In: Goulding NJ, Flower RJ, eds. Milestones in drug therapy: glucocorticoids. Basel: Birkhäuser Verlag; 2001:5.

8. Buttgereit F, Saag K, Cutolo M, da Silva JAP, Bijlsma JWJ. The molecular basis for the effectiveness, toxicity, and resistance to glucocorticoids: focus on the treatment of rheumatoid arthritis. Scand J Rheum 2005;34:14–21.

9. Croxtall JD, Choudhury Q, Flower RJ. Glucocorticoids act within minutes to inhibit recruitment of signalling factors to activated EGF receptors through a receptor-dependent, transcription-independent mechanism. Br J Pharmacol 2000;130:289–298.

10. Kirwan JR. The effect of glucocorticoids on joint destruction in rheumatoid arthritis. The Arthritis and Rheumatism Council Low-Dose Glucocorticoid Study Group. N Engl J Med 1995;333:142–146.

11. Boers M, Verhoeven AC, Markusse HM, et al. Randomised comparison of combined step-down prednisolone, methotrexate and sulfasalazine with sulfasalazine alone in early rheumatoid arthritis. Lancet 1997;350: 309–318.

12. Landewe RB, Boers M, Verhoeven AC, et al. COBRA combination therapy in patients with early rheumatoid arthritis: long-term structural benefits of a brief intervention. Arthritis Rheum 2002;46:347–356.

13. Van Everdingen AA, Jacobs JW, Siewertsz Van Reesema DR, Bijlsma JW. Low-dose prednisone therapy for patients with early active rheumatoid arthritis: clinical efficacy, disease-modifying properties, and side effects: a randomized, double-blind, placebo-controlled clinical trial. Ann Intern Med 2002;136:1–12.

14. Wassenberg S, Rau R, Steinfeld P, Zeidler H. Very low-dose prednisolone in early rheumatoid arthritis retards radiographic progression over two years: a multicenter, double-blind, placebo-controlled trial. Arthritis Rheum 2005;52:3371–3380.

15. Svensson B, Boonen A, Albertsson K, van der Heijde D, Keller C, Hafstrom I. Low-dose prednisolone in addition to the initial disease-modifying antirheumatic drug in patients with early active rheumatoid arthritis reduces joint destruction and increases the remission rate: a two-year randomized trial. Arthritis Rheum 2005;52:3360–3370.

16. Da Silva JA, Jacobs JW, Kirwan JR, et al. Safety of low dose glucocorticoid treatment in rheumatoid arthritis: published evidence and prospective trial data. Ann Rheum Dis 2006;65:285–293.

17. Iwamoto J, Takeda T, Ichimura S. Forearm bone mineral density in postmenopausal women with rheumatoid arthritis. Calcif Tissue Int 2002;70:1–8.

18. Metselaar JM, Wauben MH, Wagenaar-Hilbers JP, Boerman OC, Storm G. Complete remission of experimental arthritis by joint targeting of glucocorticoids with long-circulating liposomes. Arthritis Rheum 2003;48: 2059–2066.

19. Paul-Clark MJ, Mancini L, Del Soldato P, Flower RJ, Perretti, M. Potent antiarthritic properties of a glucocorticoid derivative, NCX-1015, in an experimental model of arthritis. Proc Natl Acad Sci U S A 2002;99:1677–1682.

20. Schacke H, Döcke WD, Asadullah K. Mechanisms involved in the side effects of glucocorticoids. Pharm Ther 2002;96:23–43.

21. Schacke H, Schottelius A, Döcke W, et al. Dissociation of transactivation from transrepression by a selective glucocorticoid receptor agonist leads to separation of therapeutic effects from side effects. Proc Natl Acad Sci U S A. 2004;101:227–232.

22. Miner JN. Designer glucocorticoids. Biochem Pharmacol 2002;64:355–361.

23. Coghlan MJ, Jacobson PB, Lane B, et al. A novel anti-inflammatory maintains glucocorticoid efficacy with reduced side effects. Mol Endocrinol 2003;17:860–869.

第 43 章

关节炎的手术治疗

Joseph A. Buckwalter, MS, MD   W. Timothy Ballard, MD

■ 外科治疗关节炎和肌肉骨骼疾病是为了防止病情进展、减轻疼痛、和（或）改善关节功能。

■ 外科干预成功与否取决于术前、术中及术后的周密考虑。

■ 目前绝大多数由关节炎所造成的大关节损伤和破坏采用全关节置换术治疗是可行的。

其他治疗不能缓解的疼痛是最常见的关节炎手术干预指证。关节功能丧失是次常见的指证，与缓解疼痛相比，手术能否恢复关节功能难以预测。手术治疗方法包括关节清理、滑膜切除、截骨术、软组织关节成形、关节切除成形、关节融合、关节置换术等。此外，腱鞘滑膜切除术及肌腱损伤的修复重建术可使类风湿关节炎（RA）患者受益。

尽管手术可以达到很好的治疗效果，但是仍然可以给患者带来一些严重的风险。术中及围术期的并发症包括大量失血、心律失常和停搏、神经血管损伤、感染、静脉血栓形成、肺栓塞等。术后晚期并发症包括延迟感染、假体松动和磨损。即使没有并发症，关节清理、滑膜切除、截骨术等手术治疗的效果也会随着时间的推移而变差。正因如此，需要对每位患者仔细考虑手术治疗潜在的风险及长短期预期效果。但是，非手术治疗效果不满意或是病情进展的患者，最好在关节变形、失稳、关节挛缩、肌肉萎缩之前由外科医师进行评估，及时采取手术治疗。否则，一旦出现了上述情况，会降低手术治疗效果，增加并发症的发生。

术前评估

关节炎导致的或可能导致的脊柱不稳和神经损害是外科手术的绝对指征，除此之外，其余情况下是否行手术治疗都是可以选择的。术前应对患者进行全面评估，并充分理解治疗方法。主管医师需要对疼痛程度和功能受限情况进行评估，并了解患者的社会职业需求及期望。在计划手术前，需要告知患者手术的收益及风险。总的来说，非手术治疗无效、疼痛不能缓解的患者，手术效果明显。另外，患者的年龄、全身健康状况、术后康复及预防干预的依从性也会影响手术效果。

虽然患者有明显的关节病变、疼痛和功能丧失，但是如果医生术前不能仔细评估引起症状的原因，仍可能会导致手术效果不满意。常见的诊断困难存在于鉴别腰椎源性髋痛和颈椎源性肩痛。类风湿关节炎和其他类型的炎症性关节炎都可引起关节严重变形，而导致检测神经损伤变得困难。由于潜在疾病和应用抗炎药物抑制了感染的炎症反应，使得患者即使发生关节感染，也可能症状不典型。对于大多数患者，只要通过仔细询问病史、认真体格检查及 X 线平片检查，就能足够判定症状的来源。但在某些病例，需要结合关节腔穿刺、电生理检查以及其他的影像学检查来确定疼痛及功能障碍的原因。

在考虑采取手术干预之前，首先应该对患者采取的是非手术治疗，包括药物、助步器、活动限制、理疗、矫形器等。支具能辅助控制不稳定和减轻脊柱、膝、踝、腕、拇指等诸关节的疼痛。下肢患有关节炎的患者可以考虑使用拐杖。拐杖可以减少体重对下肢关节的负荷，还可降低行走时用于维持骨盆高度的髋外展肌力量，从而可使对侧髋关节的反作用力降低近 20%。

减肥可以减轻肥胖患者的症状，增加手术成功的概率。已证明肥胖患者行全关节成形术后感染概率增高[1]，术中失血量相对多[2]。肥胖是否会使假体松动，目前还不是很清楚，这也可能与肥胖患者活动量少有关。某些超重患者，关节炎导致的疼痛和活动受限使得减轻体重或避免体重增加更困难。对于这些患者，尽管肥胖会增加相关风险，医师还是应该推荐其手术治疗。

术前进行全面的病史采集、体格检查以及仔细的围术期管理非常重要。手术治疗能给许多患者带来很好的收益，尤其是骨关节炎（OA）患者，可是这些患者大多年龄较大，心肺功能、肾功能、及外周血管功能减退，这些内容都需要术前仔细评估，一些患者甚至需要进行相应治疗后才可进行手术。龋齿、咽炎、膀胱炎及其他潜在的感染灶都应在术前充分治疗。男性有前列腺增生的症状需要术前进行尿路检查，女性是否伴有无症状的泌尿系感染也应进行术前评估。术前实验室评估包括血红蛋白、血细胞比容、尿常规以及其他针对不同个体所需要的诊断性检查。

术前准备

术前应向患者介绍有关手术计划、手术风险、常见并发症、术后康复的类型和程度、预期术后疼痛和功能改善情况。术前应尽可能减少非甾类抗炎药（NSAIDs）和皮质类固醇的使用，以降低术中及术后并发症，如大量出血、切口延迟愈合等。术前物理康复师和职业治疗师对患者进行评估和指导，将有利于患者术后康复。对于某些患者，推迟手术时间，使他们有机会积极治疗心血管疾病或其他系统疾病，从而改善营养状况、提高肌力、减轻体重，对提高手术效果有好处。

疾病相关因素

不同关节疾病，手术适应证及手术方式可大不相同。因此，医生在决定手术或建议患者进行手术之前要考虑每种疾病的特点。

骨关节炎

骨关节炎（osteoarthritis，OA）的手术方式有多种，其目的都是减轻患者症状，同时又能保留或修复软骨关节面，这些手术方式包括经关节镜下关节清理术、软骨下骨切除或钻孔术、软骨移植术。关节清理术通过移除剥脱的软骨、骨、半月板碎片（甚至骨赘），能起到改善关节机械功能、减轻疼痛的效果。软骨下骨切除、钻孔术能刺激软骨修复组织的形成，但是因修复组织缺乏正常关节软骨的特性，常常会发生退变。用骨软骨组织、软骨膜组织、骨膜组织、软骨细胞移

植替换局部区域退变软骨，短期内在少数患者可以产生良好的效果。总的来说，目前旨在保留、修复已退变软骨面并减轻症状的手术方法对少数病情较轻的患者有一定的作用，但是对有严重的关节退变患者可能无效。

截骨术能矫正力线不良，将负荷从退变关节面区域转移到关节软骨良好的区域。在部分 OA 患者，髋膝关节截骨术能减轻疼痛，但总的来说预后不如关节置换术好。因此，外科医师往往推荐那些年轻活动量大、关节稳定性好、关节活动度满足功能需要、肌肉功能良好、仍保留部分关节软骨良好的患者行截骨术。

重度 OA 可选择关节融合术，能减轻疼痛、恢复稳定、重建力线。但关节融合术后使得关节融合无法活动，这使得该术式应用受到限制。此外，关节融合术后会增加其他关节的负荷及运动量，可能会引起这些关节退变加速。例如，髋关节融合术后会增加腰椎和同侧膝关节退变的几率。目前，关节融合术常用于治疗颈椎、腰椎、指间关节、第一跖趾关节、腕关节、踝关节的退变。

对于某些关节，切除退变的关节面，应用聚乙烯、金属或其他人工合成材料制作的假体进行置换，可以减轻疼痛，恢复关节活动度（图 43-1）。在过去几十年中，髋关节置换和膝关节置换被证明是减轻疼痛，维持或改善关节功能的有效方法。近年来，髋关节、膝关节、肩关节和肘关节置换术的方法和假体都有很大进步。但是，关节置换也有它的局限性，首先，假体表面缺乏关节软骨的分子结构以及耐磨性能，其次，假体必须固定于骨上。而目前没有一种合成材料能复制关节软骨的性能，比如无痛、摩擦小，能将负荷均匀分散到整个滑膜关节，也没有任何一种假体能做到像关节软骨和骨连接那样稳定和耐磨。因此，磨损限制了假体的寿命，一旦假体松动会导致手术失败。鉴于以上原因，目前关节置换还无法为年轻有活力的患者提供一生的正常功能。

类风湿关节炎

类风湿关节炎（rheumatoid arthritis，RA）患者需要仔细评估以防术中和围术期神经损伤。除此之外，还需要恰当确定各关节手术流程及手术时机，以便降低感染和其他并发症的风险。

大多数 RA 患者颈椎受累，会引起脊柱不稳定，增加神经损伤风险。由于活动受限和肌肉失用性萎

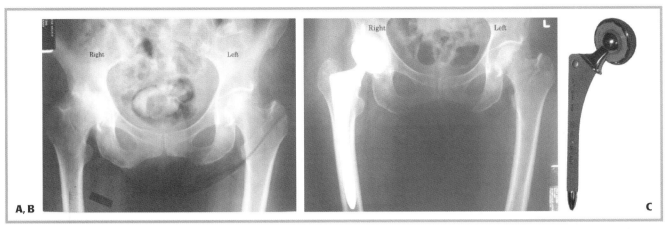

图 43-1 （A）一位 61 岁女性的骨盆正位片显示左髋关节正常，右髋关节严重骨关节炎。注意 X 线片按照患者正面对读者的方向进行了翻转。（B）同一患者进行了非骨水泥全髋关节置换。（C）这位患者所使用的同型号非骨水泥全髋关节置换假体的图片

缩，神经损害很难发现。为了准确评估神经损伤的风险，RA 患者应该有术前一年内颈椎主动屈伸动力侧位 X 线片。Collins 及其同事[3] 在一项回顾性研究中报道，113 名接受了全髋关节置换术或全膝关节置换术的 RA 患者，有 69 例（61%）患者出现寰枢椎半脱位、寰枢椎交锁或下枢椎半脱位，这 69 个患者中有 35 人（50%）在入院时没有相应临床表现或脊柱不稳定的症状。若在屈伸侧位片上寰枢椎关节不稳超过 7 ~ 10 mm，或枢椎以下椎体关节超过 4 mm，进行择期手术前，通常需要固定不稳的椎体关节。寰枢椎及枢椎以下受累较轻的患者应当在术前由麻醉师进行会诊评估，考虑进行清醒插管。

对多关节受累的患者，应认真计划并确定不同关节的先后手术时机，以达到最佳康复效果。下肢手术前，首先需要行上肢的外科手术固定，以便使用拐杖及上肢辅助下进行前后移动、从椅子上起立和爬楼梯。例如，一个腕关节和髋关节同时受累的患者，要先进行腕关节融合术，再进行髋关节成形术，这样对患者有利。下肢多关节受累时，分期手术还是同期手术，取决于受累的关节部位和病变 de 严重程度。例如，患者同时存在双膝关节严重病变及挛缩，应同时进行双膝关节置换术。在这种情况下，如果只进行一侧膝关节置换术，患者在站立时，未治疗侧膝关节的屈曲挛缩会使治疗侧也屈曲，这会影响到术后康复。足踝关节疾病的治疗应先于膝、髋关节的治疗，因为足踝在膝、髋关节手术恢复时可以为下肢提供稳定的支撑。

长期使用皮质类固醇会增加 RA 患者手术治疗的复杂性。由于肾上腺功能被抑制，围术期常需要给予

这些患者"负荷剂量"的皮质类固醇。皮质类固醇的长期使用及 RA 疾病本身均能影响结缔组织，使皮肤及浅表血管脆弱，因此，处理这类患者要特别谨慎。例如，病情严重的患者，很小的压力就会引起血肿或皮肤溃疡，贴胶布也可将皮肤撕裂。此外，长期低剂量使用皮质类固醇的 RA 患者，骨折、感染、胃肠出血或溃疡的发生率增加。RA 患者全关节置换术后感染的概率比 OA 患者大[1]。RA 患者通常需要进行多个关节置换，一旦一个关节感染，其他关节随之感染的概率也会增加[4]。

许多 RA 患者术前都曾服用非甾类抗炎药（NSAIDs）和（或）甲氨蝶呤。一项涉及 165 例全髋关节置换术患者的回顾性研究显示，在入院时服用 NSAIDs 的患者胃肠出血和（或）低血压的发生率较不服用的患者增高[5]。围术期继续甲氨蝶呤治疗的患者，切口和其他术后并发症的发生率并没有增高。Perhala 等人[6] 曾进行过一项全髋关节置换的对照研究，一组患者为甲氨蝶呤持续治疗患者，共 60 例 92 髋，另一组为未服用甲氨蝶呤的患者，共 61 例 110 髋，结果显示甲氨蝶呤组有 8 例 8 切口发生并发症（8.7%），而未服用甲氨蝶呤组有 5 例 6 切口出现并发症（5.5%，P=0.366）。Sany 等人[7] 进行了一项随机、非双盲前瞻性研究，涉及服用甲氨蝶呤的 64 例 RA 患者，结果显示术前一周停用甲氨蝶呤组和一直未停用组，在切口愈合方面没有差异，二者均无感染发生。

肿瘤坏死因子（TNF）抑制剂是一类令人兴奋的治疗炎性关节炎的新药。肿瘤坏死因子 α 是一种细胞因子，它能通过金属蛋白刺激软骨基质降解。虽然这

些药物能减轻炎性关节炎患者的疼痛，改善关节功能，但是同时会增加各种感染的风险。目前还没有制订关于其围术期应用的严格指南。但是，我们不建议围术期使用肿瘤坏死因子（TNF）抑制剂，尤其是像全髋关节置换术这样有假体植入的手术。

青少年特发性关节炎

对青少年特发性关节炎（JIA）行关节置换术一般比较保守，仅用于疼痛难忍和（或）关节功能下降的患者，手术时机通常推延至患者骨骼发育成熟时进行。关节置换术要尽量推延，还因为年轻患者的预期寿命比假体的使用期限要长。而且，以后每次翻修手术都要丢失更多的假体周围骨量，远期预后会更差。JIA患者往往需要肌腱延长术来纠正挛缩，并需预防性行滑膜切除等手术以减轻症状、延缓关节破坏。

JIA患者也存在重要的麻醉风险。尽管颈椎受累和伴随神经病变发生率不如RA成人高，但是这些情况在JIA患者也有发生。所以，JIA患者术前也需要像前面所述的RA患者一样拍摄X线平片。枢椎侧块塌陷，伴或不伴枢椎受累，可导致头部旋转倾斜固定畸形，这使得全麻时建立气道非常困难。小下颌畸形常伴有颞下颌关节受累，会使气管内插管困难。枢椎及附件的运动受限制时，区域麻醉同样难以进行。

骨坏死

骨坏死的治疗目前仍存在争议，一部分是因为其自然病史尚不清楚。尽管非类固醇抗炎药和减轻关节负荷的方法常用于暂时减轻症状，但研究显示二者均对远期效果无作用。电磁刺激法也只是基于实验基础上的。许多外科治疗骨坏死的方法已经用于治疗髋关节骨坏死。髓芯减压术（从股骨外侧表面钻孔至股骨头坏死区），同时行或不行骨块移植，常用来治疗未塌陷、髋臼未受累的股骨头坏死，能减轻大部分患者的疼痛症状。但通常认为这种术式不适用于股骨头已塌陷的患者。当然，对于这些患者，还有很多其他术式供选择，包括股骨截骨术（方法是将无病损的股骨头区域放置于承重区）、关节融合术等。股骨头置换及全髋关节置换术的预后很好，但是要考虑到假体的使用寿命，尤其是对年轻患者。

强直性脊柱炎

伴有严重关节病变的强直性脊柱炎（ankylosing spondylitis，AS）患者进行关节置换术能减轻疼痛、改善功能。截骨术能纠正部分AS患者的脊柱畸形。AS患者脊柱受累时，会存在广泛的韧带钙化及异位骨化，这使得区域阻滞麻醉存在一定困难甚至无法进行。病程长的AS患者往往有严重的颈椎、胸椎、腰椎后凸畸形，气管内插管会比较困难。胸部扩张受限会使术中和术后管理变得复杂。与相似手术的患者或正常人相比，AS患者术中术后出血一般较多。出血多的原因可能是骨化的组织收缩止血的能力差，而不是由血液凝固和血小板功能缺陷引起。

AS患者，弥散性特发性骨膜肥厚或创伤后骨关节病增加了术后异位骨化的风险。尽管全髋关节成形术后AS患者疼痛明显减轻，但由于关节周围异位骨化以及长期软组织挛缩、肌肉萎缩，关节活动范围恢复常常受到限制，有很多方法被试用于预防术后异位骨化，但局部放射治疗似乎还是预防术后异位骨化最有效的方法，术后早期分次和单次低剂量照射髋部及外展肌对异位骨化预防有效。

银屑病性关节炎

前面谈到NSAIDs及甲氨蝶呤对手术的影响，在手术治疗银屑病性关节炎时也同样适用。但银屑病性关节炎还有自己特有的围术期风险，由于手术对患者的生理和（或）心理刺激可能导致手术部位发生银屑病皮疹，人们也称之为同型现象或Koebner现象，这个过程甚至可能引起患者全身银屑病复发。银屑病性关节炎患者术后感染风险较大。Menon和Wroblewski[8]报道，38例接受全髋关节置换术的银屑病性关节炎患者，其中有9.1%浅表切口感染，5.5%发生切口深部感染。

血友病性关节病

手术治疗血友病性关节病尽管有大量出血的风险，但是效果很好。滑膜切除术最常用于膝关节和肘关节，它能增加大多数患者关节活动范围，减轻疼痛。当血友病性关节病患者同时具有严重关节退变时，进行全膝关节和全髋关节置换术治疗能有效改善功能、减轻疼痛[9]。

血友病性关节病的围术期的管理相对比较困难。围术期输注凝血因子是主要的危险因素，必须仔细监护。多次输入凝血因子可以导致血栓形成。曾有报道称血友病性关节病患者择期手术后发生了弥散性血管内凝血。普遍认为，体内凝血因子抗体水平高的患者禁忌行大的择期手术。

血友病控制良好且无获得性免疫陷陷综合征（AIDS）的患者，非输血相关性感染的风险是否会增高，目前还不清楚。关节感染是血友病比较罕见的并发症，但是一旦发生，必须早期诊断、正确治疗。感染人免疫缺陷病毒（HIV）-1 的血友病患者，如果还没有发展为 AIDS，与血清 HIV-1 抗体阴性的个体相比，手术感染的风险并没有增高。

色素绒毛结节性滑膜炎

色素绒毛结节性滑膜炎最常累及膝关节，发病年龄从 20 岁到 90 岁都可以发生。除膝关节外，色素绒毛结节性滑膜炎也可发生于踝关节和肩关节，可能还有其他不易被我们发现的关节。关节镜检查对早期诊断有帮助。在关节切开或关节镜下进行滑膜切除术，可以减轻症状，并可能治愈局限病变的患者。但滑膜切除术对病变弥散的患者治疗效果较差，1/3 以上的患者术后会复发。放射治疗不能降低其复发概率，反而可以引起局部软组织并发症。

滑膜软骨瘤病

滑膜软骨瘤病较为少见，可导致软骨游离体的形成，软骨游离体可存在于关节腔和滑膜内，偶发于关节周围软组织内。这种情况会导致疼痛、关节交锁以及关节活动功能丧失，并可引起关节退变。

清除关节内游离体，必要时进行滑膜切除能减轻症状，改善尚未发展为退变性关节病患者的关节功能。但是术后游离体可再次在多个关节内复发。对于有退变性关节病的患者，可以行关节置换联合滑膜切除的手术治疗。

手术部位

关节炎类型不同、解剖部位不同，外科手术治疗的结果也不同。因此，选择最佳手术治疗方式时应基于病变关节、关节炎类型、患者年龄及其他社会医疗因素进行综合考虑。

髋

手术治疗髋关节炎采用最多的是全髋关节置换术，其次为截骨术及关节融合术。全髋关节置换术又分为骨水泥型（如采用聚甲基丙烯酸甲酯固定）及非骨水泥型两种类型。在美国每年要植入 120 000 个以上髋关节假体（图 43-1）[10]。截骨术及关节融合术在某些特定患者效果也不错。

近 40 年的临床研究证明，全髋关节置换术是治疗髋关节慢性疾病疼痛和功能障碍的有效方法。最近一项长期随访研究显示，只要选择适当的病例，全髋关节置换术后能给患者提供二十多年功能良好的关节[11]。最初，髋关节置换术适应年龄为 60 ~ 75 岁，但是过去十年的研究显示，小于 60 岁和大于 75 岁的患者也可从此手术中获益。髋关节置换术后，大部分患者都能提高关节功能，即使对于那些未能达到预期功能的患者，也从手术中获益了。

在过去 20 年，髋关节置换术后静脉血栓形成风险和感染风险都显著下降。文献报道早期的髋关节置换因感染而导致的失败率较高，但是随着现代无菌技术及预防性抗生素的使用，感染发生率已降低至 < 1%[12]。假体松动成为髋关节置换术后远期失败的主要原因，最近的研究解释了这个问题的发生原因。聚乙烯磨损产生微颗粒，刺激骨水泥型假体的骨 - 水泥界面发生骨溶解。在非骨水泥型假体中，它也能刺激假体 - 骨界面发生骨溶解。骨溶解能导致假体松动，骨缺损及骨折（图 43-2）。近 10 年来，骨水泥固定技术的改进使无菌性股骨假体松动发生率从 40% 降至低于 5%。研究表明，即使在年龄小于 50 岁的患者中进行骨水泥型髋关节置换术，术后随访 16 ~ 20 年，也只有 8% 的患者出现股骨假体松动[13]。然而，虽然骨水泥技术改进，但骨水泥型髋臼假体术后松动发生率并没有明显的降低。初步随访结果 [图 43-1（B）] 显示使用非骨水泥型髋臼假体的术后效果较骨水泥型效果好。目前世界范围内全髋关节置换都趋向于使用非骨水泥股骨假体。非骨水泥股骨假体的设计是通过多种方法对股骨髓内柄的部分或全部进行多孔涂层，使骨组织能长入孔内，形成一个稳定的骨内固定，而不需要骨水泥固定。改进股骨假体几何形状及使用多孔涂层增加了假体使用寿命，有理由预期大多患者假体使用寿命可以超过 20 年。1994 年 9 月，美国国立卫生研究院健康发展评定小组评价了全髋关节置换术的实用性及科学性，认为全髋关节置换术是治疗髋关节疼痛及功能障碍的非常成功的方法，可以使广大患者的症状和功能得到长期改善[10]。专家组提出假体松动仍然是一个有待解决的问题，建议对患者定期随访，早

期发现假体松动，并在发生明显的骨缺损或骨折之前进行早期治疗（图 43-2）。

尽管全髋关节置换术是一成功式，但它仍存在一定的局限性，尤其是对年轻的患者。年轻患者的预期寿命要比假体的使用寿命长，若选择髋关节置换术，可能要面临二次或多次翻修手术。此种情况下可以选择其他术式，如截骨术、关节融合术、关节切除成形术等。影像学无退变或仅有轻度退变的年轻髋臼发育不良患者，行股骨和骨盆截骨术能有效减轻疼痛，但是目前还不清楚手术能否阻止髋臼发育不良的自然病程。对于年龄超过 40 岁，有明显关节退变的患者，截骨术效果欠佳。关节融合术能为年轻患者提供稳定、耐用、无痛的髋关节，如果手术成功，患者可以恢复活动，而不像关节置换那样有很多活动的限制。不过，对于关节融合术后髋关节僵直的状况，有些患者不能接受。长期随访显示，关节融合术后，一些患者存在坐下及使用公共交通工具的困难，但疼痛却得到缓解，日常生活良好。对于关节融合以后继发腰骶痛的患者，可考虑转行全髋关节置换术。

微创手术（minimally invasive surgery，MIS）一词是相对于常规全膝关节置换、全髋关节置换术而言。

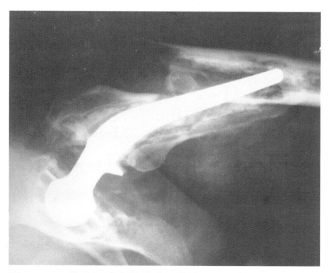

图 43-2　X 线片显示左髋关节置换术后股骨侧骨水泥周围骨吸收，假体松动及股骨近端骨折。这名 67 岁的男性患者 14 年前行髋关节置换，最近 7 年没有对其进行评估。虽然有严重的假体周围骨溶解，但此患者髋关节一直没有任何症状，直到他被一根电线绊倒导致骨折才被发现骨溶解现象。早期发现无症状骨溶解，及时进行手术翻修可以阻止骨折发生及广泛骨量丢失

微创手术是一个定性的术语，它没有客观的指标来衡量定义，如以切口的长短。大多数矫形外科医师不都认为皮肤切口的长度是微创手术中最重要的因素。目前，随着手术器械的改进及手术入路的改良，微创手术最大限度地保护了深部组织，减少了手术失血量，增加术后功能，促进术后更快恢复。

关节切除成形术，原本是用来治疗结核性髋关节炎及骨髓炎，目前很少作为首选手术，但是可以用于全髋关节置换术后难治性感染，以及不适于广泛关节重建且功能要求不高的患者。关节切除成形术后，近端股骨可以与髋臼及髂骨相关节。令人惊讶的是，大多数患者术后没有疼痛，并且可以下床活动，但大多行走需要扶单拐或双拐，或需要垫高足底。现在，关节切除成形术常用来作为全髋关节置换失败且无法返修的补救措施。

膝

膝关节炎治疗的手术方式有多种，如关节镜、截骨术、关节置换术。这些手术的适应证有很大的不同。

膝关节镜已广泛应用在很多关节炎的诊断和治疗中。对于由机械性因素引起的症状如半月板撕裂或游离体（图 43-3），关节镜手术治疗特别有效。关节镜下滑膜切除术治疗血友病、色素绒毛结节性滑膜炎、滑膜软骨瘤病、尚无明显软骨损伤的早期 RA，能减轻关节疼痛及肿胀。关节镜下滑膜切除术能否改变远期病程目前还不清楚。关节镜下关节清理术或软骨成形术治疗退变的膝关节炎（不包括退变性半月板撕裂及关节内游离体）虽能短期内减轻一些患者的症状，但不能改变疾病本身的病程发展。

膝关节截骨术的目的是将承重力线从胫股关节面退变部位移向非退变部位，并可能同时会刺激非承重的退变间室软骨部分纤维化。膝关节截骨术大部分是胫骨近端外翻截骨术，可将承重力从退变的内侧胫股关节间室移向软骨面尚好的外侧间室。膝关节外翻畸形或极度内翻畸形的患者，优先考虑股骨截骨术。相对全膝关节置换术而言，截骨术主要用于年轻、体重大、活动量多的患者，并且要求是非炎性关节，膝关节屈曲挛缩＜50°，屈曲度＞90°，仅内侧间室或外侧间室关节炎且没有髌骨关节间室受累。截骨术后 80%～90% 的患者术后可维持 6～9 年，60%～70% 的患者术后 10～15 年仍有很好的效果[14]。这些结果很难与全膝关节置换术相比较，因为后者的手术患者

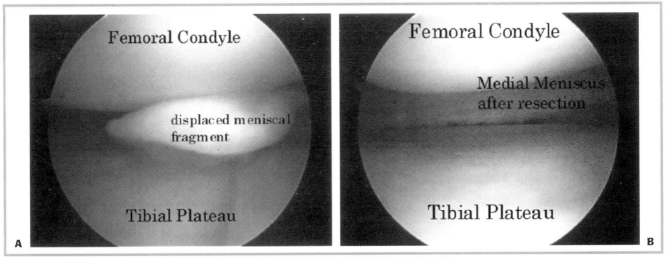

图 43-3　A. 一位 35 岁男性膝关节内侧间室的关节镜表现，图中显示移位的内侧半月板撕裂。碎片位于内侧股骨髁及胫骨平台之间。B. 去除半月板碎片后的同一内侧间室

年龄大、活动量小。

与全髋关节置换术相似，全膝关节置换术也有骨水泥固定和非骨水泥固定两种方式（图 43-4）。几个大型的研究显示无论采用哪种固定方式，胫骨和股骨假体的效果都很好，随访 10 ～ 12 年，假体有 97% 的生存率[15]。尽管骨水泥固定的报道效果不错，但目前认为，患者年龄超过 50 或 60 岁、骨质不佳时采用骨水泥固定，而年轻患者为保存骨量推荐采用非骨水泥假体固定。髌骨问题是导致全膝关节置换术失败的最主要原因。与胫骨和股骨不同，非骨水泥型髌骨假体需要一个金属托来供骨质长入，这就使得其结果比骨水泥型全聚乙烯髌骨假体差很多，因此近几年不再受欢迎。

单髁关节置换术是膝关节置换术的一种，仅置换内侧或外侧间室，而对侧间室的关节软骨得以保留。尽管这种术式已经使用了几十年，但是也只是最近几年才又重新引起人们的兴趣。单髁关节置换术截骨少，并且能最大程度的保存骨量。只要选择恰当的病例，与全膝关节置换相比，单髁关节置换术中失血少，术后恢复快。但是单髁关节置换术不适用于严重畸形或是三间室骨关节炎的患者。

膝关节融合术可用于治疗膝关节难治性感染及全

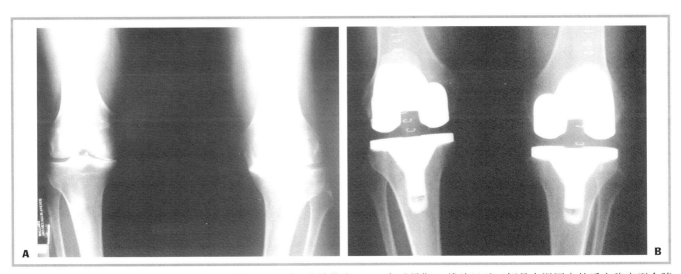

图 43-4　A. 一位 74 岁患者的双膝正位 X 线片显示严重骨关节炎。B. 术后早期 X 线片显示双侧骨水泥固定的后方稳定型全膝关节置换。注意缝合皮肤的皮钉

膝关节置换术失败后无法翻修的患者。尽管术后膝关节活动度丧失，但膝关节融合术能使下肢恢复无痛性承重。关节切除成形术也可作为全膝关节置换术失败后的一种治疗方法。

足和踝

治疗足踝关节炎的手术方式包括盂唇切除术（骨赘切除术）、关节镜清理术、截骨术、关节融合术、关节置换术等。

骨赘多发生于关节边缘，在正常走路时撞击引起症状。在第一跖趾关节背侧及胫距关节，骨赘常发生于前侧。盂唇切除术虽无法治愈基础疾病，但能减轻其机械症状及由此引起的疼痛。游离体也是引起机械症状的常见原因，它可以在关节镜下移除。

踝上胫骨截骨术可重塑力线，使承重轴通过胫距关节。对各种先天性踝关节病及创伤后退变的踝关节起到保护作用。低位胫骨截骨术治疗踝关节中度原发性 OA，可以使症状得到长期缓解。截骨术主要适用于非炎性关节炎。对于血友病性关节病患者，截骨术也可减轻疼痛、减少关节内出血。

对于严重关节炎患者，足及踝的关节融合术能减轻疼痛，增加关节稳定性。虽然术后需要严格限制爬山、跑步等剧烈活动，但这些关节的融合是可以忍受的。即使对儿童来说，也可以忍受。踝关节和（或）距骨周围关节融合术后，绝大多数患者可以缓解疼痛，改善功能，但是有 5% ~ 30% 的患者会发生初期骨不连。据报道 RA 患者胫距关节融合术后有 25% ~ 40% 会发生感染及切口延迟愈合，但是大多数患者远期治疗效果很好。

与全髋关节或全膝关节置换术不同的是，踝关节置换术没有预期的效果好。术后 5 ~ 10 年，有 60% ~ 90% 的假体失败。现在大多数医师仅将其用于多关节受累、活动量小的老年关节炎患者。

手和腕

OA 最常累及远端指间关节和拇指腕掌关节，而炎性关节病更易累及近端指间、掌指、腕掌、桡腕、远端桡尺关节。外科医师可以通过一系列关节和软组织手术来治疗这些疾病。

当对 RA 患者的腕关节及手进行评估时，必须要获得患者腕手功能性活动的病史，仔细观察任何新近的变化。指间关节无法主动屈或伸和（或）掌指关节

保留有被动活动，通常提示韧带断裂。相比正常人，RA 患者的屈肌和伸肌腱容易断裂。炎性关节病，潜在的超微结构变化减弱了韧带功能，加之异常的骨质突起，特别是远端桡尺关节的骨突起，可以磨损已变弱的韧带，使之更易发生断裂。腱鞘切除术不仅可以减轻疼痛，增加活动范围，而且还可以增加抓持力，同时似乎还可以保护肌腱，特别是在同时切除异常骨突起的情况下。急性韧带断裂应当早期请外科医师会诊评估，在纤维化及挛缩之前考虑重建术。RA 累及手时，掌指关节可通常利用硅树脂假体作为屈曲间隙衬垫来进行重建。通过手术将伸肌腱向中心固定和手内肌向尺侧邻指转移，可以部分纠正手指的尺侧倾斜以及伸肌腱断裂引起的尺侧半脱位。

关节融合术常用于指 / 趾间关节、腕骨、腕关节的终末期关节病治疗。融合术治疗指 / 趾间关节炎，最好是将其融合在一个部分屈曲的状态。通过不同方法，95% 以上的病例都可以获得牢固融合。关节融合术还适用于桡尺关节疾病，或选择性用于腕关节疾病。虽然腕关节融合会使腕关节活动范围及握力下降，但却可以长期缓解疼痛，获得良好的稳定。

外科医师很少推荐对炎性腕掌关节进行关节融合，因为这些关节的活动对于手的总体功能极为重要。退变的腕掌关节可以行关节置换（关节面重建及软组织插入，通常是拇长展肌或桡侧腕屈肌肌腱的一部分），这可以明显缓解疼痛，增加握力。由于腕关节融合可以获得预期效果，腕关节置换的开展较少。腕关节置换报道的中期效果不一，短期结果优劣混杂。硅胶树脂衬垫假体失败率较高，平均 5 ~ 6 年大约有 50% 的患者疼痛无明显缓解而失败。虽然腕关节置换设计不断改进，但假体失败仍是目前需解决的一个问题。对于部分桡腕关节退变疾病患者，近排腕骨的重建（如近排腕骨切除术）可减轻疼痛。

肘关节

日常生活中需要大范围的肘关节屈曲、伸展、旋前及旋后等运动的参与。内固定可以很好地完成肘关节融合，但结果会造成明显的功能障碍，因为肘关节运动功能的丧失却无法通过肩关节及腕关节活动来足够弥补。庆幸的是，桡骨头切除、滑膜切除术、关节镜以及关节置换都可用作治疗肘关节病变，并取得良好疗效。

关节炎中，初始累及桡肱关节的类风湿疾病及创

伤后关节疾病并不少见。桡骨头切除术治疗肘关节炎，可增加肘关节活动范围，减轻疼痛。如果内侧副韧带复合体完整，桡骨头切除术后桡骨的近端移位极少，也很少出现肘关节不稳，其中期效果良好。在一组病例中，84%的类风湿患者在术后6个月诉疼痛减轻明显[16]。滑膜切除术可单独或与其他术式联合治疗肘关节炎，如桡骨头切除术。血友病患者行滑膜切除术后，可缓解疼痛，减轻肿胀，并且减少关节积血的发生。关节镜不仅可以有效地滑膜切除，还可以取出游离体、去除骨赘。

人工肘关节置换起步较髋关节及膝关节置换晚，但发展迅速。对于年轻活动量大的患者行创伤后肘关节置换，松动率较高，随访5~8年时，松动的发生率达50%。然而，对于炎性疾病、低需求的患者行肘关节置换，其中期疗效还不错，假体生存率及优良率超过90%[17]。90%以上的患者疼痛减轻，关节功能改善可达到功能范围。

肩关节

肩胸关节及上肢的其他部位可以代偿肩关节运动，因此盂肱关节炎患者很少需要手术治疗。但是，保守治疗无效、严重影响生活的肩关节炎，需要考虑手术干预。

对于有严重盂肱关节炎的年轻患者，肩关节融合术可显著减轻疼痛，并可保持上肢长期稳定。肩关节融合术效果可靠，鲜有并发症。即使对盂肱关节进行了融合，肩胸关节及上肢的代偿，仍然可以使肩带骨外展50°、屈曲40°。

近期，全肩关节置换在治疗严重盂肱关节炎方面得到了越来越多的应用（图43-5），主要用于治疗盂肱类风湿关节炎。据报道，全肩关节置换可以使大多数患者减轻疼痛，改善日常基本功能。全肩关节置换最常见的远期并发症是关节盂假体松动[18]。为此，最近人们尝试应用半关节置换，即只置换肱骨头而不置换关节盂表面。研究表明，恰当选择患者，包括肩袖撕裂关节病——慢性回旋肌大块撕裂继发肱骨头上移及盂肱关节、肩峰下表面退变，半关节置换效果良好。

颈椎

颈椎关节炎本身可以引起疼痛及神经功能损害，其继发颈椎不稳也可造成疼痛和神经损害。脊柱融合可减轻疼痛，重建稳定，在一些病例还可阻止神经损害的发展。对某些患者，通过手术对脊髓及神经根减压可减轻疼痛、改善神经功能。

手术治疗类风湿关节炎累及颈椎患者的适应证有：

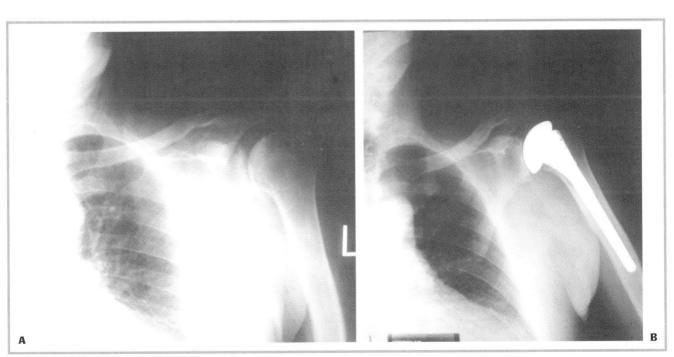

图43-5 （A）一位左肩严重盂肱关节炎的80岁男性患者的X线片。（B）同一患者行肩关节置换术后

保守治疗无法缓解的疼痛，神经功能损害，以及影像学证据表明即将发生脊髓受压。通常用寰齿前间距来判断寰枢椎不稳的程度，寰齿后间距预测术后神经功能改善的可能性[19]。现有证据表明，颈椎融合越早，效果越好。一些学者建议，寰枢椎半脱位合并寰齿后间隙 ≤ 14 mm，或颅底陷入超过 5 mm，或椎管矢状径 ≤ 14 mm，即使无神经损害表现，也应接受受累间隙的手术融合。颈椎融合可以使大多数患者的疼痛得到缓解，但神经功能的改善却不尽相同，这与术前影像学不稳定及神经功能状态有关。

50 岁以上的人群，大约 50% 的人有影像学上颈椎骨关节炎的表现，而在 65 岁以上的人群该比例占到 75%。与 RA 不同，这些患者几乎没有颈椎不稳。然而，由于退变狭窄，颈椎骨关节炎可以出现疼痛及神经损害。椎板切除或椎板成形术进行后方减压可以治疗骨关节炎。椎板切除术是切除一个或多个椎板的部分或全部，进而提供良好的显露及减压，但代价是可能引起脊柱不稳及随之而来的脊柱后凸。椎板成形术的方法有多种，但通常包括完全切除责任间隙一侧椎板和同间隙对侧椎板的 80%，随后在椎板边缘松解椎管，这可以为多个间隙进行良好的减压，但代价是颈椎活动度下降。两种术式之间如何选择，仍存在争议。

围术期管理

围术期管理的目标：恢复运动及功能，减轻疼痛，预防并发症。为达最佳手术效果，关节置换患者必须参与旨在改善活动范围及恢复功能的物理治疗计划。物理治疗通常在关节置换术后 24 h 内开始，一般持续 6 周或更长时间，包括住院康复、家庭保健、及门诊康复。新的康复治疗方案明显增加了术后 48 ~ 72 h 出院患者数量，患者出院后可利用门诊物理治疗进行康复。现在一般认为住院康复主要是针对那些术后恢复缓慢或存在多种疾病的患者。持续被动功能锻炼器（CPM）曾常规应用在早期恢复阶段，但目前除特殊情况必须借此为辅助功能锻炼，一般不常规使用。

术后早期通常应用麻醉药进行镇痛，并在随后几周内逐渐停止使用。患者自控镇痛（PCA）泵通过基础剂量和间歇给药相结合的方式输注镇痛药物进行有效的镇痛。PCA 每小时给药的最大剂量由医师提前设置好，随后患者可根据需要按压按钮来调控镇痛药剂量，从而达到最佳镇痛效果。腰麻及硬膜腔外给药，

越来越多的用在全髋及全膝关节置换患者中，其不仅可作为手术麻醉使用，也可用作术后镇痛。硬膜外置管术后可保留 2 ~ 3 天，并且不影响离床活动及其他功能锻炼。此外硬膜外置管还有一个优点是，血管舒张剂联合硬膜外麻醉可降低血栓形成的风险。

血栓形成是任何脊柱或下肢手术术后潜在的并发症，其在未经预防的髋关节置换患者中尤为常见。据报道，在缺乏预防措施的情况下，深静脉血栓的发生率高达 74%，症状性肺栓塞的发生率高达 3.4%[20]。最近一篇 Meta 分析显示使用华法林、气压泵及低分子肝素可显著降低深静脉血栓及症状性肺栓塞的风险[20]。在这些措施当中，华法林被认为是最有效和最安全的。低分子肝素可增加术后出血风险。

接受较大的关节重建手术的患者通常需要围术期输血。对血液传染疾病、过敏反应和输血反应等风险的担忧，使得围术期血液管理技术得到提高。多年以来，相对异体输血，预存自体血输血已经成为相对安全的选择方案，虽然昂贵但可以节省时间。更新的进展有围术期回收式自体输血及促红细胞生成素类似物的应用。从手术部位收集血液再利用，可以减少关节置换术后异体输血[21]。择期手术在术前应用促红细胞生成素类似物刺激骨髓红细胞生成，也可以减少术后异体输血。

术后并发症

术后随时都可能发生并发症，但大多发生在术后 1 周之内。严重术后并发症包括感染、神经血管损伤、肺栓塞以及关节脱位[10]。关节置换术后的患者需要特别监测，复查影像学，判断有无骨溶解，一旦有骨溶解，早期治疗可以阻止进一步造成严重骨缺失，避免灾难性的手术失败（图 43-2）[10]。下肢关节置换失败大多发生在术后前 10 年内，多数患者在出现明显骨缺失、下沉甚至骨折之前都没有症状，因此必须对关节置换术后患者的进行常规随访，包括标准的临床和影像学评估，以获得患者的基本资料。

除此之外，还要注意感染的早期征象。早期发现关节假体感染，有可能保留住假体。慢性感染若不取出假体，很难成功治愈，或者说几乎不可能。多关节置换的患者若有一个关节发生感染，应积极治疗并密切观察，因为其他人工关节有发生慢性血源性感染的风险。

诊断操作和手术操作所致的菌血症与人工关节感染之间的相关性尚不确定。然而，许多报道显示，牙

科操作引起的菌血症可播散到关节置换假体。正因如此，推荐人工关节置换的患者牙科操作前 1 h 要给予 2 g 青霉素，首剂 6 h 后再给予 1 g[22]。对于青霉素过敏患者可在牙科操作前 1 h 给予 1 g 红霉素，首剂后 6 h 追加 500 mg。推荐在泌尿系、胃肠道及其他可引起菌血症的操作前使用口服抗生素预防感染。

手术治疗新方式

髋及膝关节置换使大量患者疼痛缓解、获得稳定及功能改善。不幸的是，磨损及松动可导致关节置换失败。其他手术治疗方式虽也可为一些关节炎患者缓解或减轻疼痛，但是，这些手术方式在恢复关节功能方面却不能令人非常满意。关节融合甚至关节置换对术后功能都有限制，其他治疗方式也无法可靠的阻止或逆转关节退变。因此，关节炎的治疗亟待有新的治疗方法。新的关节承重界面，包括高度抛光的金属合金假体，高铰链聚乙烯假体以及陶瓷界面假体正在研究中。随着假体设计改进，腕关节及踝关节置换有望提高疗效。

旨在保护或恢复软骨关节面的手术方法也正在研究，如联合人工基质、生长因子和软骨细胞或间充质干细胞植入、退变组织的手术切除、力线畸形的矫正。虽然这些方法尚未在炎性疾病关节中证明有效，但这些方法有望恢复关节面的完整。

（马　丽　译　卢　昕　校）

参考文献

1. Wymenga AB, Horn JRY, Theeuwes A, Muyfiens HL, Siootl TJ. Perioperative factors associated with septic arthritis after arthroplasty. Prospective multicenter study of 362 knee and 2,651 hip operations. Acta Orthop Scand 1992;63:665–671.
2. Lehman DE, Capello WN, Feinberg JR. Total hip arthroplasty without cement in obese patients. J Bone Joint Surg Am 1994;76:854–862.
3. Collins DN, Barnes CL, FitzRandolph RL. Cervical spine instability in rheumatoid patients having total hip or knee arthroplasty. Clin Orthop 1991;272:127–135.
4. Murray RP, Bourne MH, Fitzgerald RH. Metachronous infections in patients who have had more than one total joint arthroplasty. J Bone Joint Surg Am 1991;73;1469–1474.
5. Connelly CS, Panush RS. Should nonsteroidal anti-inflammatory drugs be stopped before elective surgery? Arch Intern Med 1991;151:1963–1966.
6. Perhala RS, Wilke WS, Clough JD, Segal AM. Local infections complications following large joint replacement in rheumatoid arthritis patients treated with methotrexate versus those not treated with methotrexate. Arthritis Rheum 1991;34:146–152.
7. Sany J, Anaya JM, Canovas F, et al. Influence of methotrexate on the frequency of postoperative infectious complications in patients with rheumatoid arthritis. J Rheumatol 1993;20:1129–1132.
8. Menon TJ, Wroblewski BM. Charnley low-friction arthroplasty in patients with psoriasis. Clin Orthop 1983;300:127–128.
9. Kelly SS, Lachiewicz PE, Gilbert MS, Bolander ME, Jankiewicz JJ. Hip arthroplasty in hemophilic arthropathy. J Bone Joint Surg Am 1995;67:828–834.
10. Total Hip Replacement. NIH Consensus Statement 1994;12:1–31. Available at: http://consensus.nih.gov/1994/1994HipReplacement098html.htm.
11. Callagham JJ, Albright JC, Goetz DD, Olejniczak JP, Johnston RG. Charnley total hip arthroplasty. Minimum twenty-five-year follow-up. J Bone Joint Surg Am 2000;82:487–497.
12. Fitzgerald RH. Total hip arthroplasty sepsis. Prevention and diagnosis. Orthop Clin North Am 1992;23:259–264.
13. Sullivan PM, MacKenzie JR, Callaghan JJ, Johnston RG. Total hip arthroplasty with cement in patients who are less than fifty years old. J Bone Joint Surg Am 1994;76:863–869.
14. Insall IN, Joseph DM, Msika G. High tibial osteotomy for varus gonarthrosis. A long-term follow-up study. J Bone Joint Surg Am 1984;66:1040–1048.
15. Rand JA, Ilstrup DM. Survivorship analysis of total knee arthroplasty. Cumulative rates of survival of 9200 total knee arthroplasties. J Bone Joint Surg Am 1991;73:397–409.
16. Summers GD, Talor AR, Webley M. Elbow synovectomy and excision of the radial head in rheumatoid arthritis: a short term palliative procedure. J Rheumatol 1988;15:566–569.
17. Kraay MJ, Figgie MP, Inglis AE, Wolfe SW, Ranawat CS. Primary semiconstrained total elbow arthroplasty. Survival analysis of l13 consecutive cases. J Bone Joint Surg Br 1994;76:636–640.
18. Brostrom LA, Wallensten R, Olsson E, Anderson D. The Kessel prosthesis in total shoulder arthroplasty. A five-year experience. Clin Orthop 1992;277:155–160.
19. Boden SD, Dodge LD, Bohlman HH, Rechtine GR. Rheumatoid arthritis of the cervical spine. J Bone Joint Surg Am 1993;75:1282–1297.
20. Freedman KB, Brookenthal KR, Fitzgerald RH, Williams S, Lonner JH. A meta-analysis of thromboembolic prophylaxis following elective total hip arthroplasty. J Bone Joint Surg Am 2000;82:929–938.
21. Grosvenor D, Goyal V, Goodman S. Efficacy of postoperative blood salvage following total hip arthroplasty in patients with and without deposited autologous units. J Bone Joint Surg Am 2000;82:951–954.
22. Nelson JP, Fitzgerald RH, Jaspers MT, Little JW. Prophylactic antimicrobial coverage in arthroplasty patients. J Bone Joint Surg Am 1990;72:1–2.

43

第 44 章

补充和替代疗法

Erin L.Arnold, MD   William J. Arnold, MD

■ 补充和替代疗法被广泛地应用于风湿病和肌肉骨骼疾病的患者中

■ 口碑营销、容易获得、青睐天然的治疗促成了它们的流行

■ 大多数补充和替代疗法缺乏科学依据和临床试验

越来越多的人采用补充替代疗法（CAM）治疗自身的疾病。在一项对说英语患者的调查中发现，42.1%的患者在 1 年内至少使用 16 种特殊的 CAM 疗法中的一种疗法[1]。在这个研究人群中，患者对 CAM 治疗师的访视超过了对初级医师的访视。50% 以上的患者有肌肉骨骼疾病（关节炎、背痛或颈痛）。用于 CAM 治疗的自费花销为 270 亿美元，相当于全部美国医师访视的自费开销。这个研究显示，患者更倾向于 CAM 疗法联合常规疗法，而不是替代常规疗法。

大多数风湿性疾病都有慢性痛、病程不可预知及疗效欠佳的特点。因此，风湿病患者，特别是骨关节炎、纤维肌痛患者，常常在医师建议的常规治疗外再寻求 CAM 治疗[2]。

患者通常不愿意与他们的医师讨论 CAM 治疗。但是，为了防止患者发生危险的药物相互作用及接受已知有害的治疗方式，作为全面病史和体检的一部分，必须询问 CAM 治疗情况[3]。38.5% ～ 55% 的患者未告知他们的医师自己正在使用 CAM 疗法[1-2]，原因很简单，医师们并未询问。只有 15% 的患者因惧怕医师不赞成他们使用 CAM 疗法而有意隐瞒[2]。由于医学界尚未有更精确的 CAM 疗效的评价，医师们应用现有的医学证据[1-3]去要求患者使用 CAM 疗法。

气功、生物反馈、减压术

气功、生物反馈和减压术广泛地用于治疗疼痛、抑郁和焦虑症状。特别是这些疗法更普遍用于治疗纤维肌痛患者。

气功教患者用集中精神、平静、洞察力治疗他们的症状[4]。一个前瞻性、观察性的病例对照研究发现纤维肌痛患者组比对照组在治疗风湿病时更多使用 CAM 疗法（$P < 0.001$）[5]。纤维肌痛患者认为精神疗法（气功、松弛疗法、自助组、祈祷）比非处方产品、其他疗法和饮食疗法更有益。在一项非对照研究中，225 名慢性疼痛患者接受气功治疗，在随后的 4 年随访中，60% 的患者显示出持续的疼痛改善[4]。

生物反馈疗法就是用电子监测仪教患者怎样用精神去影响躯体的机能（循环、疼痛感觉）。一项针对 RA 患者的研究中，生物反馈治疗减少了患者的就诊次数、住院天数和医疗费用[6]。为期 18 个月的一项用生物反馈法治疗 23 例雷诺现象的患者的研究中，Yocum 和他的同事[7]发现，在治疗 18 个月后，患者仍然能提高手部基础温度，伴有结缔组织病包括系统性红斑狼疮、硬皮病的患者温度提升得最高。

松弛技术通过呼吸训练减轻压力而获益。一项针对 RA 患者的随机对照试验显示松弛技术可显著地减轻患者的疼痛、疾病活动性和焦虑状态[8]。

祈祷和精神治疗

大多数美国人相信祈祷的治疗作用。Eisenberg 和他的同事[1]观察的患者中，7% 的患者报道他们在使用常规疗法的同时还使用精神疗法，35% 的患者通过祈祷宣泄他们的健康问题。那些慢性病患者要求治疗他们的躯体疾病的同时也要给予他们的情绪和精神的关注。

一些研究表明，精神疗法和健康结果呈正相关。远距离疗法被认为是在远距离使他人身心获益的有意

识的专一的动作。它包括祈祷、触摸疗法、Reiki 和 LeShane 疗法。一项对远距离疗法随机试验的系统综述发现，在 23 个满足入选标准的研究中，13 个（57%）显示远距离疗法能够获得具有统计学意义的显著改善[9]，9 个研究显示无效，1 个研究显示了负相关的结果。所以，要得出确切疗效的结论是困难的，而且简单的摒弃远距离疗法也是困难的。

锻炼

有证据表明力量增强、伸展、全身运动和瑜伽可以改善各种关节炎的症状。成人有规律的锻炼可以减少 32% 的功能减退[10]。缺乏规律的运动，几乎使人体机能成倍的减退，[OR 1.5；95% 的可信区间，1.5～2]。在膝骨关节炎的随机对照试验研究中，有管理和无管理的两组患者的病情改善显示了统计学的差异[11]。与对照组相比，治疗组症状的改善在 1 年的时间里持续存在，并且更少的患者需要进行膝关节手术。另一个独立研究中，腕管综合征的患者经过瑜伽的锻炼握力明显改善，疼痛显著减轻，该瑜伽程序以上身姿势为基础，包括柔性锻炼、纠正手、腕、上臂和肩的关节力线，增加最佳关节位置的认知[12]。

针灸

基于相信"气"对健康是必需的，针灸是一种通过纠正"气"失衡来治疗疾病的方法。用实心无菌的金属针刺入皮肤，手工或电刺激已知的"气"流。针灸通常用来治疗疼痛，被认为是骨关节炎、雷诺症、纤维肌痛和下腰痛的有用治疗方法[13]。随机对照试验的 meta 分析表明针灸治疗腰背痛的效果优于其他对照治疗[14]。一项用针灸治疗膝骨关节炎疼痛的随机对照试验中，针灸治疗与对照组相比，疼痛的减轻具有统计学意义[15]。另一个随机对照试验的 meta 分析显示，针灸治疗慢性下腰痛也是有效的[16]。

按摩

按摩是 CAM 疗法之一，被广泛使用，且通常是安全的。各种按摩技术都在被应用（表 44-1），应鼓励患者与按摩医师讨论他们的临床状况。根据这些信息，按摩师可以制定一个达到预期疗效，避免副作用

表 44-1 按摩和 BODYWOR

西式按摩
瑞典按摩法：用油或药水进行全身按抚、揉捏浅表肌肉层
深部组织按摩法：重压深部肌肉或组织
扳机点疗法：手指深压扳机点
肌筋膜放松法：稳定按压以拉伸筋膜

东方整理式按摩
穴位按压：在针刺穴位点用手指和手按压
结构整合疗法
脊椎指压治疗法：短时、迅速推拿特定部位
整骨手法：推拿，关节和筋膜放松直接对损伤部位
罗尔芬按摩法：筋膜放松技术对包绕肌肉和组织的筋膜进行深度按压
反射法：对器官和身体部位相对应的手、足底和耳穴位进行按摩
颅骶系疗法：轻柔推拿头骨使脑脊液在颅骶平衡

的按摩方案。例如，已知有骨质疏松或长期服用皮质激素有骨折风险的患者应避免深度按压。一项随机双盲安慰剂对照试验比较瑞典按摩法 - 电神经刺激疗法（TENS）和假 TENS 法治疗纤维肌痛的患者，试验组失眠、疼痛、疲劳、焦虑和抑郁症状减少，同时皮质醇生成减少[17]。

草药制剂、补充剂和维生素

在美国，草药治疗是进展最快的一种 CAM 治疗方法。因为其天然性，被认为是安全的，也是有效的。使用草药制剂治疗时，必须注意它与其他处方药之间的相互作用或含有的违禁成分或污染成分可能带来的毒副作用。因为大部分用于减轻疼痛的草药制剂会影响类花生酸的代谢，其副作用可能和非甾类抗炎药（NSAIDs）相似，许多草药制剂和添加剂会影响凝血系统，术前评估必须包括草药使用情况的询问。

草药与补充剂的制备都没有按照 1994 年膳食补充剂健康教育法进行严格质检和质控。在草药制剂中，污染物（例如铅、砷）以及非甾类和甾类可被检测到。补充剂中可能含有或不含有指定剂量的，甚至根本就不含有广告所说的成分。除了目前的安全性问题，这些差异性也使得补充剂的研究结果难以解释。

至今为止，研究的最充分的营养补充剂是硫酸氨基葡萄糖和硫酸软骨素。葡糖胺 - 软骨素的关节炎干预试验（GAIT）评估了单用葡糖胺、单用软骨素、葡糖胺 - 软骨素联合治疗、单独使用塞来昔布与安慰剂对照治疗 1583 名轻或中至重度疼痛的膝骨关节炎的疗

44

效[18]。在治疗中至重度疼痛组中，79% 的服用葡糖胺 - 软骨素的患者减轻了疼痛，54% 的服用安慰剂的患者减轻了疼痛。在轻度疼痛组中，葡糖胺 - 软骨素疼痛缓解率与安慰剂相似（分别是 63% 和 62%）。因为这些补充剂没有明显的副作用，大多数临床医师同意或鼓励他们的膝骨关节炎患者使用补充剂。

来自炎性关节炎的动物模型的实验研究提示绿茶中的多酚类物质有保护关节的作用[19]，每天饮用 3 ~ 4 杯绿茶有助于防止关节炎的进展。甲磺酰 - 甲烷（MSM）与安慰剂比较可以减少膝骨关节炎的 WOMAC 疼痛指数并提高功能积分[20]。

有症状的系统性红斑狼疮患者服用 ω3 鱼油的补充剂，与安慰剂比较，可显著减轻疾病的活动性（SLAM-R 测评）[21]。

维生素 C 和维生素对骨关节炎的患者被推测为是有效的。研究发现髋和膝骨关节炎患者维生素 D 水平偏低[22]。维生素 D 缺乏已被证实是骨关节炎患者发生骨折的危险因子。低水平的血 25- 羟维生素 D[25(OH)D] 与原发性膝骨关节炎低骨密度相关[23]。在 55 ~ 69 岁年龄段的女性摄入较多的维生素 D 与患 RA 的低风险相关。[相关危险指数（RR）0.66；95% 的 CI，0.42 ~ 1.01；P=0.06][24]。摄入较多的维生素 C 的患者有较低的骨关节炎的发病率。理论上抗氧化剂有助于防止膝骨关节炎的进展[25]。

膳食与关节炎

除了痛风的预防和治疗外，还没有确切的证据提示某一种食物可以导致或治愈关节炎。但是一些正在增加的证据提示食物的变化可以减轻某些症状，甚至影响疾病的进程。Oleocanthal 是初榨橄榄油的额外的产物，它呈剂量依赖地抑制环氧化酶（COX）-1 和 COX-2，因此可以抑制炎症[26]，一些研究还提示此物质可以降低患 RA 的危险[27]。不幸的是，一个人需消耗半升油才能获取 2 片布洛芬的效果。研究结果的不一致，使得预防和治疗关节炎的饮食建议无法成文（意译）。鼓励患者改变饮食习惯，有助于体重的减轻，有利于健康的全面改善。每减少 5Kg 体重就可以减少

50% 骨关节炎发病率，特别是体重超过理想体重 10% 的妇女的骨关节炎的发病率[28]。

红肉和一些植物油（谷物、向日葵、红花）含有 ω6 脂肪酸，可以合成花生四烯酸—前列腺素和白三烯的构件。消除或减少 ω6 脂肪酸，代之以 ω3 可以有助于减轻疼痛和炎症。ω3 脂肪酸是二十碳五烯酸（EPA）和二十二碳六烯酸（DHA），它可以与形成花生四烯酸的 ω6 脂肪酸竞争。富含 ω3 的食物具有防止 RA 发作的作用[27]。ω3 来源于深海鱼、沙丁鱼、亚麻籽、绿豆、豆腐和橄榄油，患者也可以从食物中获取更多的 ω3 脂肪酸。

多样化的治疗

据信佩戴铜镯可以减轻关节炎的疼痛。在一项安慰剂对照试验中，Walker 和 Keats 证实了大多数佩戴铜镯的患者感受了关节痛减轻[29]，相比之下，佩戴经涂色，外观像铜镯的患者疼痛很少减轻。研究者发现，在试验结束时，铜镯总重量减轻，推测可能是由于铜被皮肤吸收所致，当然，此推测也是有争议的。但是对于那些想尝试另类疗法的患者，可以推荐他们买不经防锈处理的镯子佩戴。

静电磁疗与脉冲电磁料不同，（后者在永久磁铁上通过脉冲电流，是医学上已被接受的疗法），它通过增加循环、抑制炎症、影响 C 神经纤维、改变细胞极性来减轻疼痛。两个磁疗的科学试验[30-31] 证实静电磁疗可以减轻关节炎的症状。然而，由于随访周期短，样本量少限制了其结果的应用，尚需更多的研究。

蜂蜇或蜂毒注射疗法可缓解关节症状。在疼痛部位或穴位处涂上含有抗炎物质的蜂毒可减轻炎症。动物实验研究表明蜂毒可以抗炎[32] 防止鼠的诱导性关节炎形成[33]。但是尚无人体研究，而且过敏反应的风险可能超过可能的获益。

有用的资源

互联网有助于医师给他们的患者提供 CAM 的选择，见表 44-2 和附录Ⅳ。

表 44-2　互联网有用的资源

替代疗法

Altmednet.com：http：//www.altmednet.com（许多 CAM 链接）

关节基础：http：//www.arthritis.org

询证医学：http：//www.cochrane.org/index.htm（综述）

全国补充替代医学中心：http：//nccam.nih.gov（由 NIH 提供 CAM 信息、支持和指导）

康复系统

Ayruvedic medicine：http：//ayruvedahc.com

中国医学：http：//acupuncture.com

自然疗法医学：美国自然疗法医师协会 http：//www.naturopathic.org

顺势疗法：全国顺势疗法中心：http：//www.homeopathic.org

脊椎推拿法：美国脊椎推拿协会：http：//www.amerchiro.org

骨病医学：美国骨病协会：http：//www.aoa-net.org

气功，生物反馈，减压术

身心医学协会：http：//www.mindbody.harvard.edu（信息和介绍）

气功协会 http：//www.dharma.org（信息和链接）

祈祷和精神疗法

国立卫生院 http：//www.nihr.org

瑜伽

美国瑜伽协会 http：//www.americanyogaassociation.org/

按摩

全国按摩治疗和整合疗法资格 http：//www.ncbtmb.com（介绍）

美国按摩疗法协会 http：//www.amtamassage.org（关于按摩的信息和按摩师的服务诊所）

中药制剂，补充剂，维生素

美国食品药品监督管理局 http：//www.fda.gov（药品监督网对草药制剂的警示）

美国植物理事会 http：//www.herbs.org（有关草药的信息）

草药网 http：//www.amfoundation.org（草料的数据库）

NIH 营养保健品官方网站 http：//dietaty–supplements.info.nih.gov

美国饮食营养协会 http：//www.eattright.org（对注册营养师的介绍）

美国中医协会 http：//www.americanherbalistsguild.com（对草药职业医师的介绍）

（王丽英　译　吴东海　校）

参考文献

1. Eisenberg DM, Davis RB, Ettner SL, et al. Trends in alternative medicine use in the United States. 1990–1997. JAMA 1998;280:1569–1575.

2. Rao JK, MiboIiak K, Kroenke K, Bradley J, Tierney WM, Weinberger M. Use of complementary therapies for arthritis among patients of rheumatologists. Ann Intern Med 1999:131:409–416.

3. Sugarman J, Burk L. Physicians' ethical obligations regarding alternative medicine. JAMA 1998;280:1623–1625.

4. Kabat-Zinn J, Lipworth L, Burney R, Sellers W. Four year follow-up of a meditation-based program for the self-regulation of chronic pain: treatment outcomes and compliance. Clin J Pain 1986;2:159–171.

5. Pioro-Boisset M, Esdaile JM, Fitzcharles MA. Alternative medicine use in fibromyalgia syndrome. Arthritis Care Res 1996;9:13–17.

6. Young LD, Bradley LA, TIlmer RA. Decreases in health care resource utilization in patients with rheumatoid arthritis following a cognitive behavioral intervention. Biofeedback Self Regul 1995;259–268.

7. Yocum DE, Hodes R, Sundstrom WK, Cleeland CS. Use of biofeedback training in treatment of Raynaud's disease and phenomenon. Rheumatology 1985;12:90–93.

8. Bradley LA, Young LD, Anderson KO, et al. Effects of psychological therapy on pain behavior of rheumatoid arthritis patients. Treatment outcome and six-month followup. Arthritis Rheum 1987;30:1105–1114.

9. Astin LA, Harkness E, Ernst E. The efficacy of distant healing: a systematic review of randomised trials. Ann Intern Med 2000;132:903–910.

10. Dunlop DD, Selmanik P, Song J, et al. Risk factors for functional decline in older adults with arthritis. Arthritis Rheum 2005;52:1274–1282.

11. Deyle D, Henderson NE, Matekel RL, Ryder MG, Garber MB, Allison SC. Effectiveness of manual physical therapy and exercise in osteoarthritis of the knee. Ann Intern Med 2000;132:173–181.

12. Garfinkel MS, Singhal A, Katz WA, Allan DA, Reshetar R, Schumacher HR. Yoga-based intervention of carpal tunnel syndrome: a randomized trial. JAMA 1998;280:1601–1603.

13. NIH Consensus Development Panel on Acupuncture. Acupuncture. JAMA 1998;280:1518–1524.

14. Ernst E, White AR. Acupuncture for back pain: a meta-analysis of randomized controlled trials. Arch Intern Med 1998;158:2235–2241.

15. Berman BM, Lao L, Langenberg P, Lee WL, Gilpin AM, Hochberg M. Effectiveness of acupuncture as adjunctive therapy in osteoarthritis of the knee; a randomized, controlled trial. Ann Intern Med 2004;141:901–910.

16. Manheimer E, White A, Berman B, Forys K, Ernst E. Meta-analysis: acupuncture for low back pain. Ann Intern Med 2005;142:651–663.

17. Sunshine WI, Field TM, Quintino O, et al. Fibromyalgia benefits from massage therapy and transcutaneous electrical stimulation. J Pain Rheumatol 1996;2:18–22.

18. Clegg DO, Reda DJ, et al. Glucosamine, chondroitin sulfate, and the two in combination for painful knee osteoarthritis. N Engl J Med 2006;354:858–860.

19. Haqqui TM, Anthony DD, Gupta S, et al. Prevention of collagen-induced arthritis in mice by polyphenolic fraction from green tea. Proc Natl Acad Sci U S A 1999;96:4524–4529.

20. Kim L, Axelrod L, Howard P, et al. Efficacy of methyl-sulfonylmethane (MSM) in knee osteoarthritis pain; a pilot clinical trial. Paper presented at: American Association of Naturopathic Physicians 20th annual meeting; August 24–27, 2005; Phoenix, AZ.

21. Duffy EM, Meenagh GK, McMillan SA, et al. The clinical effect of dietary supplementation with omega-3 fish oils and or copper in systemic lupus erythematosus. J Rheumatol 2004;31:1551–1556.

22. McAlindon TE. Influence of vitamin D status on the inci-

dence of progression of knee osteoarthritis. Ann Intern Med 1996;125:353–361.

23. Bischoff-Ferrari HA, Zhang Y, Kiel DP, Felson DT. Positive association between serum 25-hydroxyvitamin D level and bone density in osteoarthritis. Arthritis Rheum 2005;53:821–826.

24. Merlino LA, Curtis J, Mikuls TR, Cerhan JR, Criswell LA, Saag KG, Iowa Women's Health Study. Vitamin D intake is inversely associated with rheumatoid arthritis: results from the Iowa Women's Health Study. Arthritis Rheum 2004;50:72–77.

25. McAlindon TE, Jacques P, Zhang Y, et al. Do antioxidant micronutrients protect against the development of knee osteoarthritis? Arthritis Rheum 1996;39:648–656.

26. Beauchamp GK, Keast RSJ, Morel D, et al. Ibuprofen-like activity in extra-virgin olive oil. Nature 2005;437:45–46.

27. Pattison DJ, Harrison RA, Symmons DPM. The role of diet in susceptibility to rheumatoid arthritis: a systematic review. J Rheumatol 2004;31:1310–1319.

28. Felson DT. Weight loss reduces the risk for symptomatic knee OA in women: the Framingham study. Ann Intern Med 1992;116:535–542.

29. Walker WK, Keats DM. An investigation of the therapeutic value of the "copper bracelet" - dermal assimilation of copper in arthritic/rheumatoid conditions. Agents Actions 1976;6:454–459.

30. Valbona C, Hazlewood CF, Jurida G. Response of pain to static magnetic fields in postpolio patients: a double-blind pilot study. Arch Phys Med Rehab 1997;78:1200–1203.

31. Weintraub MI. Magnetic biostimulation in painful diabetic peripheral neuropathy: a novel intervention. Am J Pain Manage 1999;9:9–18.

32. Chang YR, Bliven ML. Anti-arthritic effect of bee venom. Agents Actions 1979;9:205–211.

33. Eiseman JL, Von Bredow J, Alvar AP. Effect of honeybee (*Apis mellifera*) venom on the course of adjuvant-induced arthritis and depression of drug metabolism in the rat. Biochem Pharmacol 1982;31:1139–1146.

风湿病的分类和诊断标准

诊断标准的提出有多种目的。对于一种疾病，制定诊断标准的目的是为了：①将一组患者归类（例如为了开展人群调查，选择参加治疗性试验的患者，或分析多中心患者比较的结果）；②诊断某一个患者；和③评估疾病的发生率、严重程度和预后。

制定疾病诊断标准的指南，其初衷是为了确保参加临床调查的患者诊断的正确性，而不是为了某一个患者的诊断。而实际上目前制定的诊断标准在用于临床研究的同时，也已经被作为指南用于患者的诊断。但应用这些指南时应当注意，诊断标准是通过统计分析得来，以求用最低数量的变量达到最佳的群体辨别，而不是针对某一个个体的诊断。

制定的诊断标准都是经验性的，并不能确定或排除任何一个患者的诊断，它的意义在于为来自不同中心的各组患者参加临床研究包括治疗性试验提供了一个标准。

理想的诊断标准应该是绝对敏感的（即所有患此疾病的患者都有这些体征和阳性实验室检查）和绝对特异的（即阳性体征和实验室检查绝不会在其他疾病中出现）。但遗憾的是，很少有这样的标准存在。通常，敏感性越高，特异性越低，反之亦然。制定诊断标准时会选择合理的敏感性和特异性组合。

其他风湿病和肌肉骨骼疾病的最新诊断标准可在美国风湿病学会的网站上找到（http：//www. rheumatology. org/publications/classification/index. asp? aud=mem）。

纤维肌痛综合征的分类标准 [a]

1. 广泛疼痛的病史
   定义：当有以下表现时考虑为广泛疼痛：躯体左、右侧疼痛，腰部以上、以下疼痛，另外，必须同时存在中轴部位（颈椎或前胸或胸椎或下背部）疼痛。根据该定义，肩部和臀部疼痛归为所在一侧的疼痛；下背部疼痛是指靠下部位的疼痛

2. 指压时 18 个压痛点中有 11 个出现疼痛 [b]
   定义：18 个压痛点中有至少有 11 个出现指压疼痛
   枕部：双侧，枕骨下方肌肉附着点
   下颈部：双侧，第 5 至第 7 颈椎横突间隙前方
   斜方肌：双侧，斜方肌上缘中点
   冈上肌：双侧，肩胛棘上方近内侧缘
   第 2 肋骨：双侧，第 2 肋骨与软骨交界处，恰在交界处的外侧上缘
   肱骨外上髁：双侧，肱骨外上髁远端 2 cm 处
   臀部：双侧，臀部外上象限，臀肌前皱襞处
   大转子：双侧，大转子的后方
   膝部：双侧，膝内侧脂肪垫关节折皱线的近侧

SOURCE：Adapted from Wolfe F，Smythe HA，Yunus MS，et al. The American College of Rheumatology 1990 criteria for the classifi cation of fi bromyalgia. Report of the multicenter criteria committee. Arthritis Rheum 1990；33；100~172，with permission of the American College of Rheumatology.

[a] 两条标准必须同时满足。广泛疼痛必须持续至少 3 个月。其他疾病的存在不能排除纤维肌痛的诊断

[b] 指压时应该使用大约 4kg 的压力。压痛点是指当触诊时患者表示受压部位疼痛为"阳性"，触痛不算疼痛

类风湿关节炎分类标准 [a]

标准	定义
1. 晨僵	关节内及周围，在最大活动度之前持续至少1小时。
2. 3个或以上关节区	医生观察到的至少同时3个关节区有软组织肿胀或积液（非单纯骨性增生）。14个可能的区域是左右近端指间关节、掌指关节、腕关节、肘关节、膝关节、踝关节和跖趾关节。
3. 手关节炎	腕关节、掌指关节或近端指间关节中至少有一个关节区肿胀（定义同上）。
4. 对称性关节炎	同一区域的关节左右两侧同时受累（近端指间关节，掌指关节或腕关节双侧受累，但非绝对对称）。
5. 类风湿结节	由医生观察到的位于骨突、伸肌表面、关节旁的皮下结节。
6. 血清类风湿因子	任何方法检查显示血清类风湿因子含量异常，该检查方法在正常人群中的阳性率不超过5%。
7. 放射学改变	手和腕的后前位平片上可见典型的类风湿关节炎放射学改变，必须包括侵蚀或受累关节内或旁明确的脱钙（不包括单纯的骨关节炎表现）。

SOURCE：Reprinted from Arnett FC，Edworthy SM，Bloch DA. et al. The American Rheumatism Association 1987 revised criteria for the classifi cation of rheumatoid arthritis. Arthritis Rheum 1988；31：315–324，with permission of the American College of Rheumatology.

MCP，掌指；MTP，跖趾，PIP，近端指间

[a] 满足7条诊断标准中的4条可以认为是类风湿关节炎。1~4条标准必须存在至少6周。具有其他疾病的患者不能排除诊断。不做典型的、明确的或可能的类风湿关节炎的定义

类风湿关节炎进展的分类

Ⅰ期，早期
[*] 1. X线检查未见破坏改变。
2. 可能存在骨质疏松的放射学表现。

Ⅱ期，中度
[*] 1. 骨质疏松的放射学表现，有或没有轻度软骨下骨破坏，可能有轻度软骨破坏。
[*] 2. 无关节畸形，可能存在关节活动受限。
3. 邻近肌肉萎缩。
4. 关节外软组织损伤，如结节和腱鞘炎。

Ⅲ期，重度
[*] 1. 除骨质疏松外，放射学检查可见软骨和骨破坏。
[*] 2. 关节畸形，如半脱位、尺侧偏斜或过伸、无纤维性或骨性强直。
3. 广泛的肌肉萎缩。
4. 关节外软组织损伤，如结节和腱鞘炎。

Ⅳ期，终末期
[*] 1. 纤维性或骨性强直。
2. Ⅲ期的标准。

SOURCE：Reprinted from Steinbrocker O，Traeger CH. Batterman RC. Therapeutic criteria in rheumatoid arthritis. JAMA 1949；140：659–662，with permission.

[*] 标有星号的标准在各期的分类中是必需的

类风湿关节炎临床缓解的标准 [a]

必须满足5条或以上的下述条件，且至少持续存在2个月以上：
1. 晨僵时间不超过15分钟。
2. 无疲乏。
3. 无关节痛（病史）。
4. 活动时无关节压痛或疼痛。
5. 无关节或腱鞘的软组织肿胀。
6. 红细胞沉降率：女性（Westergren法测定）小于30 mm/h，男性小于20 mm/h。

SOURCE：Reprinted from Pinals RS，Masi AT，Larsen RA. et al. Preliminary criteria for clinical remission in rheumatoid arthritis. Arthritis Rheum 1981；24：1308–1315，with permission of the American College of Rheumatology.

[a] 这些标准可用来描述自发缓解及药物导致的缓解。不可用其他原因来解释未能满足的条件。比如，如果存在可能由于退行性骨关节炎引起的膝关节疼痛，则不能算作"无关节痛"。排除：如果存在类风湿关节炎相关的活动性血管炎、心包炎、胸膜炎、肌炎及不解释的近期体重减轻或发热，则不能定义为完全临床缓解

类风湿关节炎功能状态的分类标准 [a]

I 级	可以完成日常活动（自理，工作或业余活动）
II 级	可以自理并完成工作，但业余活动受限
III 级	可以自理，但工作和业余活动受限
IV 级	自理、工作及业余活动能力均受限

SOURCE：Reprinted from Hochberg MC，Chang RW，Dwosh I. et al. The American College of Rheumatology 1991 revised criteria for the classification of global functional status in rheumatoid arthritis. Arthritis Rheum 1992；35；498–502，with permission of the American College of Rheumatology.

[a] 日常自理活动包括穿衣、吃饭、洗澡、梳洗打扮。业余活动 [娱乐和（或）休闲] 和职业活动（工作、上学、家政）是指患者愿意做的，并且有年龄和性别的差异

美国风湿病学会类风湿关节炎改善程度定义（ACR20）

必须同时满足：{ 压痛关节数改善 ≥ 20%
　　　　　　　 肿胀关节数改善 ≥ 20%

加

以下 5 项中的 3 项改善 ≥ 20%：
患者疼痛评估；
患者总体评估；
医生总体评估；
患者总体评估；
急性期反应物（ESR 或 CRP）。

疾病活动测量	评价方法
1. 压痛关节数	ACR 压痛关节数，评估 28 个或更多的关节。通过触摸、按压和推动关节记录不同类型的压痛。根据压痛的类型最终判断是否具有关节压痛。
2. 肿胀关节数	ACR 肿胀关节数，评估 28 个或更多的关节，分为关节肿胀或不肿胀。
3. 患者疼痛评估	水平视觉模拟尺（通常 10 cm）或 Likert 尺评估患者当前的疼痛水平。
4. 患者总体评估	患者对关节炎情况的总体评估。一种方法是使用 AIMS 评估工具中的问题："考虑到关节炎对您造成的所有影响，在尺子上用 'X' 做出标记。"同时为患者提供一个水平视觉模拟量尺（通常 10 cm），也可以使用 Likert 尺。
5. 医生总体评估	医生使用水平视觉模拟尺（通常 10 cm）或 Likert 尺评估患者的疾病活动度。
6. 患者躯体功能评估	经验证的，可靠的患者自我评估工具。在 RA 试验中经证明可敏感的反应患者躯体功能变化的各种评估工具，包括 AIMS、HAQ、健康质量（或指数）、MHIQ 和 MACTAR。
7. 急性期反应物	Westergren 法的 ESR 或 CRP 水平。

SOURCE：Reprinted from Felson DT，Anderson JJ，Boers M，et al. American College of Rheumatology preliminary definition of improvement in rheumatoid arthritis. Arthritis Rheum 1995；38；727–735，with permission of the American College of Rheumatology.

ACR，美国风湿病学会；AIMS，关节炎影响测量尺度；CRP，C 反应蛋白；ESR，红细胞沉降率；HAQ，健康评估调查问卷；MACTAR（McMaster Toronto Arthritis Patient Preference Disability Questionnaire），麦克麦斯特多伦多关节炎患者功能丧失调查问卷；MHIQ（McMaster Health Index Questionnaire），麦克麦斯特健康指数调查问卷；RA，类风湿关节炎

脊柱关节病分类标准 [a]

炎性腰背痛或滑膜炎
非对称性
或下肢受累为主，加以下 1 项或多项：
阳性家族史
银屑病
炎性肠病
关节炎发生前 1 个月内的尿道炎、宫颈炎或急性腹泻
左右臀区交替疼痛
肌腱附着点炎
骶髂关节炎

变量	定义
炎性腰背痛	既往或现在有背部或颈部痛的症状，并有下列至少 4 条：(a) 45 岁以前发病；(b) 隐匿起病；(c) 活动后缓解；(d) 晨僵；(e) 至少持续 3 个月
滑膜炎	过去或现在有非对称性关节炎或主要累及下肢的关节炎
家族史	一级或二级亲属中有下列任何一种情况：(a) 强直性脊柱炎；(b) 银屑病；(c) 急性葡萄膜炎；(d) 反应性关节炎；(e) 炎性肠病
银屑病	过去或现有经医生诊断的银屑病
炎性肠病	过去或现有经医生诊断的克罗恩病或溃疡性结肠炎，并经放射学或内镜检查明确
臀区交替疼痛	过去或现有左右臀区交替疼痛
肌腱附着点炎	过去或现有跟腱或足底筋膜附着点的自发痛或检查时的压痛
急性腹泻	关节炎发病前 1 个月内发生的腹泻
尿道炎	关节炎发病前 1 个月内发生的非淋球菌性尿道炎或宫颈炎
骶髂关节炎	骶髂关节放射学评分双侧 2～4 级或单侧 3～4 级。放射学评分方法：0 正常；1 可能；2 轻度；3 中度；4 强直

SOURCE：Reprinted from Dougados M，Van Der linden S，Juhlin R，et al. The European Spondylarthropathy Study Group preliminary criteria for the classifi cation of spondylarthropathy. Arthritis Rheum 1991；34：1218–1227，with permission of the American College of Rheumatology.

[a] 此分类方法的敏感性为 78.4%，特异性为 89.6%。若包括放射学骶髂关节炎的证据，敏感性增加至 87.0%，特异性轻度降低至 86.7%。分类标准中变量的定义列在其后

风湿热的诊断标准 [a]

主要条件	次要条件	前驱链球菌感染的证据
心肌炎	临床表现	咽拭子培养或急性链球菌抗原试验阳性
多关节炎	关节痛	链球菌抗体滴度升高
舞蹈症	发热	
环形红斑	实验室检查	
皮下结节	急性期反应物红细胞沉降率或 C 反应蛋白升高	
	心电图 PR 间期延长	

SOURCE：Reprinted from Special Writing Group of the Committee on Rheumatic Fever，Endocarditis，and Kawasaki Disease of the Council on Cardiovascular Disease in the Young，American Heart Association：guidelines for the diagnosis of rheumatic fever：Jones criteria，updated 1992. JAMA 1992；268：2069–2073，with permission.

[a] A 组链球菌前驱感染的证据加两个主要条件，或一个主要条件加两个次要条件提示急性风湿热可能很大

手、髋和膝骨关节炎的分类标准

手骨关节炎的分类标准，传统格式 [a]

手疼痛或晨僵，并且有以下特征中的 3 或 4 条：

10 个指定关节中 2 个或以上的硬性组织膨大

DIP 关节中 2 个或以上硬性组织膨大

3 个以下 MCP 关节肿胀

10 个指定关节中至少 1 个畸形

SOURCE：Reprinted from Altman R，Alarcon G，Appelrouth D，et al. The American College of Rheumatology criteria for the classifi cation and reporting of osteoarthritis of the hand. Arthritis Rheum 1990；33：1601–1610，with permission of the American College of Rheumatology.

MCP，掌指

[a] 10 个指定关节是指双手第 2 和 3 远端指间（DIP），第 2 和 3 近端指间（PIP）和第 1 腕掌（CMC）关节。此分类标准的敏感性为 94%，特异性为 87%。

髋骨关节炎的分类标准，传统格式 [a]

髋部疼痛和以下 3 条特征中的至少 2 条：

ESR ≤ 20 mm/h

放射学检查示股骨或髋臼骨赘形成

放射学检查示关节间隙变窄 [上方、中轴和（或）内侧]

SOURCE：Reprinted from Altman R，Alarcon G，Appelrouth D，et al. The American College of Rheumatology criteria for the classifi cation and reporting of osteoarthritis of the hip. Arthritis Rheum 1991；34：505–514，with permission of the American College of Rheumatology.

ESR，红细胞沉降率（Westergren 法）

[a] 此分类标准的敏感性为 89%，特异性为 91%

膝骨关节炎（OA）的分类标准

临床和实验室

膝关节痛加以下 9 条中至少 5 条：

年龄 > 50 岁

晨僵 < 30 分钟

骨擦音

骨压痛

骨性膨大

触诊不热

ESR < 40 mm/h

RF < 1∶40

SF OA

92% 敏感性

75% 特异性

临床和放射学

膝关节痛加放射学：骨赘形成加以下 3 条中至少 1 条：

年龄 > 50 岁

晨僵 < 30 分钟

骨擦音

91% 敏感性

86% 特异性

临床 [a]

膝关节痛加以下 6 条中至少 3 条：

年龄 > 50 岁

晨僵 < 30 分钟

骨擦音

骨压痛

骨性膨大

触诊不热

95% 敏感性

69% 特异性

SOURCE：Reprinted from Altman R，Asch E，Bloch G，et al. Development of criteria for the classifi cation and reporting of osteoarthritis；classifi cation of osteoarthritis of the knee. Arthritis Rheum 1986；29：1039–1049，with permission of the American College of Rheumatology.

缩写：RF，类风湿因子；SF OA，OA 的关节液特征（清亮、黏性，或白细胞计数 < 2000/mm³）

[a] 另一种临床分类是符合 6 条中的 4 条，敏感性为 84%，特异性为 89%

急性痛风性关节炎的分类标准

A. 关节液中有典型的尿酸盐结晶，或者

B. 通过化学方法或偏振光显微镜证实痛风石中含有尿酸盐结晶或存在下列临床、实验室和 X 线表现的 12 条中的 6 条：
1. 1 次以上急性关节炎发作
2. 在 1 天内炎症达到最重程度
3. 单关节炎发作
4. 可看到关节发红
5. 第一跖趾关节疼痛或肿胀
6. 包括第一跖趾关节的单侧发作
7. 包括跗关节的单侧发作
8. 可疑痛风石
9. 高尿酸血症
10. 一个关节的非对称性肿胀（放射学）
11. 骨皮质下囊性变而无侵蚀（放射学）
12. 关节炎发作期间关节液微生物学培养阴性

SOURCE：Adapted from Wallace SL，Robinson H，Masi AT，et al. Preliminary criteria for the classifi cation of the acute arthritis of primary gout. Arthritis Rheum 1977；20：895–900，with permission of the American College of Rheumatology.

系统性红斑狼疮的分类标准 [a]

标准	定义
1. 面颊疹	固定红斑，平坦或隆起，在面颊突起（颧突）表面，不超过鼻唇沟
2. 盘状红斑	突起性红斑伴角化鳞状皮屑和毛囊栓；陈旧皮损处可有萎缩性瘢痕
3. 光敏感	对日光有特殊反应的皮疹，通过病史或医生观察发现
4. 口腔溃疡	口腔或鼻腔溃疡，通常是无痛的，医生观察到的
5. 关节炎	非侵蚀性关节炎，2 或 2 个以上外周关节受累，有压痛、肿胀或积液的特征
6. 浆膜炎	(a) 明确胸膜炎病史，表现为胸痛或医生听到的胸膜摩擦音或胸腔积液证据；或 (b) ECG 记录的心包炎或心包摩擦音或心包积液证据
7. 肾功异常	(a) 持续的尿蛋白 > 0.5 g/d，或者大于 3+；或 (b) 细胞管型：可以是红细胞、血红蛋白、粒状、管状或混合管型
8. 神经系统异常	(a) 癫痫 - 未用可疑药物或者已知的代谢功能异常，例如尿毒症，酮症酸中毒，电解质失衡；或 (b) 精神病——未用可疑药物或者已知的代谢功能异常，例如尿毒症，酮症酸中毒，电解质失衡
9. 血液学异常	(a) 溶血性贫血伴网织红细胞增多；或 (b) 白细胞减低，在两次或多次检查中低于 4000/mm^3；或 (c) 淋巴细胞减少，在两次或多次检查中低于 1500/mm^3；或 (d) 血小板减低，未用可疑药物而低于 100 000/mm^3
10. 免疫学异常 [b]	(a) 抗 DNA：抗天然 DNA 抗体阳性；或 (b) 抗 SM 核抗原抗体阳性；或 (c) 抗磷脂抗体阳性：①血清抗心磷脂抗体 IgG 或 IgM 阳性；②狼疮抗凝物标准试验阳性；或③持续六个月梅毒血清学试验假阳性，并被梅毒螺旋体制动反应或荧光密螺旋体抗体吸收试验证实
11. 抗核抗体	通过免疫荧光或等效试验获得异常的抗核抗体滴度，且未使用已知可诱导药物性狼疮的相关药物

SOURCE：Adapted from Tan EM，Cohen AS，Fries JF，et al. The 1982 revised criteria for the classifi cation of systemic lupus erythematosus（SLE）. Arthritis Rheum 1982；25：1271–1277，with permission of the American College of Rheumatology.

SOURCE：Adapted from Hochberg ME. Updating the American College of Rheumatology revised criteria for the classifi cation of systemic lupus erythematosus [letter]. Arthritis Rheum 1997；40：1725，with permission of the American College of Rheumatology.

[a] 此分类标准基于 11 条诊断标准，目的是为了在临床研究中鉴别患者，即在任一观测时期患者必须同时满足 11 条中的 4 条，方可诊断系统性狼疮

[b] 第 10 条标准于 1997 年更改

系统性硬化（硬皮病）的诊断标准 [a]

A. 主要标准

近端硬皮：手指和掌指或跖趾关节近端皮肤对称性增厚、紧绷和硬化。这种改变可能影响到整个肢体、面部、颈部和躯干（胸和腹）。

B. 次要标准

1. 指端硬化：上述皮肤改变仅限于手指的皮肤；
2. 指端凹性瘢痕或者指垫变薄：因缺血而导致的指端凹陷或指垫组织减少；
3. 双肺基底部纤维化：在标准的 X 线上位于肺基底部的显著的双侧条索网格状影或条索结节密度影；也可表现为弥漫的斑片影或"蜂窝肺"。这些改变不应该是原发性肺病的改变。

SOURCE：Adapted from Subcommittee for Scleroderma Criteria of the American Rheumatism Association Diagnostic and Therapeutic Criteria Committee. Preliminary criteria for the classifi cation of systemic sclerosis（scleroderma）. Arthritis Rheum 1980；23：581–590，with permission of the American College of Rheumatology.

[a] 此分类标准的目的是为了在临床试验、群体调查和其他研究中将患者进行归类。若满足 1 个主要标准或 2 个及以上的次要标准，患者可被诊断为系统性硬化症。局灶限性硬皮病，嗜酸细胞性筋膜炎和各种类型的假性硬皮病被排除在外

多发性肌炎和皮肌炎的诊断标准 [a]

标准	定义
1. 对称性肌无力	肢带肌和胫前屈肌无力，进展数周至数月，有或没有肌痛或者呼吸肌受累
2. 肌活检证据	Ⅰ型和Ⅱ型肌纤维坏死，吞噬，再生伴随嗜碱性粒细胞增多，大囊状肌核和有显著的核仁，肌束周围萎缩，肌纤维大小不一，炎症渗出常出现在血管周围
3. 肌酶升高	血清肌酶升高，尤其是肌酸激酶升高和血清醛缩酶、谷草转氨酶、丙酮酸转氨酶、乳酸脱氢酶升高
4. 肌电图异常	三联征：短、小的多相运动单位，纤颤波，正锐波和插入性激惹，不协调的高频重复放电
5. 皮肤特征	眼睑淡紫色皮疹，伴有眶周水肿（heliotrope 征），手背红斑皮疹伴脱屑（尤其是掌指和近端指间关节伸面，Gottron 征），也可累及到膝、肘、内踝、面部、颈部和躯干上部

Data from Bohan A，Peter JB. Polymyositis and dermatomyositis（fi rst of two parts）. N Engl J Med 1975；292：344–347，with permission.

[a] 确诊的定义为如下：确诊皮肌炎：必须有皮疹加其余 4 条诊断标准中的 3 条；确诊多发性肌炎：无皮疹，其余 4 条诊断标准均需符合。可能的皮肌炎：有皮疹加其余 4 条诊断标准中的 2 条；可能的多发性肌炎：无皮疹，其余 4 条诊断中的 3 条。可疑的皮肌炎：有皮疹加其余 4 条诊断标准中的 1 条；可疑的多发性肌炎：无皮疹，其余 4 条诊断中的 2 条。

有以下表现应排除皮肌炎或多发性肌炎的诊断。

- 中枢或外周神经系统疾病，包括运动神经元病，肌电图表现为肌束震颤或长束征，感觉改变，神经传导时间减低，肌活检表现为某一类型的肌纤维萎缩和群化。
- 持续的缓慢进展的肌无力，有阳性家族史或腓肠肌肥大，这些提示肌营养不良。
- 肌活检提示肉芽肿性肌炎，如结节病。
- 感染，包括旋毛虫病、血吸虫病、锥虫病、葡萄球菌病和弓形虫病。
- 最近使用了药物或毒物，如氯贝丁酯和酒精。
- 横纹肌溶解症，表现为肉眼可见的肌红蛋白尿，常与剧烈运动、感染、挤压伤、肢体动脉闭塞、长时间昏迷和惊厥、高电压事故、中暑、恶性高热综合征和某种海蛇的毒液中毒。
- 代谢性疾病如 McArdle 综合征。
- 内分泌疾病如甲状腺毒症、黏液性水肿、甲状旁腺功能亢进、糖尿病或库欣综合征。
- 胆碱能药物有效，对 d- 筒箭毒碱敏感，对反复神经刺激反应减退的重症肌无力。

干燥综合征的分类标准 [a]

1. 眼部症状
   定义：以下 3 个问题至少 1 个回答"是"：
   a. 你有超过 3 个月的每日持续的干眼吗？
   b. 你有反复出现的眼内沙或砾样感觉吗？
   c. 你每天超过 3 次使用泪液替代物吗？

2. 口腔症状
   定义：以下 3 个问题至少 1 个回答"是"：
   a. 你每天都感觉到口干并持续了 3 个月吗？
   b. 成年后你有反复或者持续的唾液腺肿大吗？
   c. 你经常饮用液体来帮助吞咽干的食物吗？

3. 眼征
   定义：眼部受累的客观证据，以下 2 个实验至少有 1 个阳性：
   a. Schirmer-1 试验（≤ 5 mm，5 min 内）
   b. 荧光素评分（～ 4，参照 van Bijsterveld 评分系统）

4. 组织病理学特征
   定义：小唾液腺活检显示病灶分数～ 1（病灶定义为至少 50 个单核细胞聚集；病灶分数定义为每 4 mm² 腺体组织的病灶的个数）

5. 唾液腺受累
   定义：唾液腺受累的客观证据，以下 3 个实验至少 1 个阳性：
   a. 唾液腺闪烁照相术
   b. 腮腺造影
   c. 无刺激的唾液腺流率（≤ 1.5 ml，15 min 内）

6. 自身抗体
   定义：以下抗体中至少 1 个阳性
   a. 抗 Ro/SS-A 或 La/SS-B 抗体
   b. 抗核抗体
   c. 类风湿因子

排除标准：已存在的淋巴瘤，获得性免疫缺陷综合征，结节病或移植物抗宿主病

SOURCE：Reprinted from Vitali C，Bombardieri S，Moutsopoulos HM，et al. Preliminary criteria for the classifi cation of Sjögren's syndrome. Arthritis Rheum 1993；36：340–347, with permission of the American College of Rheumatology.

[a] 诊断原发性干燥综合征时，符合 6 条诊断标准中的 3 条，有较高的敏感性（99.1%），但特异性低（57.8%），这种分类方法被用于作为可能的原发性干燥综合征的诊断基础。但是，当符合 6 条诊断标准中的 4 条（血清学指标只有抗 SSA 和 SSB 阳性）时，该标准具有很高的敏感性（93.5%）和特异性（94.0%），因此它可被用于作为确诊原发性干燥综合征的诊断标准

结节性多动脉炎的诊断标准 [a]

标准	定义
1. 体重下降 ≥ 4 kg	自从患病以来体重下降 4 kg 或更多，非饮食因素或其他因素引起
2. 网状青斑	肢端或者躯干的部分皮肤呈现花斑状或网状
3. 睾丸痛或者压痛	睾丸疼痛或者压痛，不是由于感染、创伤或者其他原因
4. 肌痛，肌无力或腿压痛	弥漫性肌痛（排除肩带和骨盆肌）或肌无力或腿部肌肉压痛
5. 单神经病或多神经病	单出现神经病，多发单神经病或多神经病
6. 舒张压 > 90 mmHg	出现舒张期血压高于 90 mmHg 的高血压
7. BUN 或者肌酐升高	BUN 大于 40 mg/dl 或肌酐大于 1.5 mg/dl，排除脱水或梗阻的原因
8. 乙型肝炎病毒	血清乙型肝炎病毒表面抗原或抗体阳性
9. 动脉造影异常	动脉造影显示内脏血管动脉瘤或者闭塞，排除动脉硬化、纤维肌性发育异常或者其他非炎症原因
10. 小或中等血管活检	组织学改变显示动脉的血管壁上有粒细胞或多形核白细胞和单个核细胞浸润

SOURCE：Reprinted from Lightfoot RW Jr，Michel BA，Bloch DA，et al. The American College of Rheumatology 1990 criteria for the classifi cation of polyarteritis nodosa. Arthritis Rheum 1990；33：1088–1093, with permission of the American College of Rheumatology.

BP 血压；BUN 血尿素氮

[a] 此分类标准中，患者符合 10 条中最少 3 条，可被诊为结节性多动脉炎；满足 3 条或 3 条以上标准，诊断敏感性为 82.2%，特异性 86.6%

过敏性紫癜的分类标准 [a]

标准	定义
1. 可触知的紫癜	轻度隆起的"紫癜"出血性皮损，与血小板减少无关
2. 发病年龄	首次出现症状在 20 岁或以下
3. 肠绞痛	弥漫性腹痛，进食后加重，或者诊断肠缺血，经常伴血性腹泻
4. 活检血管壁粒细胞浸润	组织学改变显示动或静脉血管壁上粒细胞浸润

SOURCE：Reprinted from Mills JA，Michel BA，Bloch DA，et al. The American College of Rheumatology 1990 criteria for the classifi cation of Henoch–Schonlein purpura. Arthritis Rheum 1990；33：1114–1121，with permission of the American College of Rheumatology.

[a] 患者如符合 4 条诊断标准中至少 2 条，可被诊断为过敏性紫癜。满足 2 条或 2 条以上标准，诊断敏感性为 87.1%，特异性 87.7%

变应性肉芽肿性血管炎的分类标准 [a]

标准	定义
1. 哮喘	哮喘病史或者弥漫性呼气时高调啰音
2. 嗜酸性粒细胞	白细胞分类计数中嗜酸性粒细胞 > 10%
3. 单神经病或多神经病	出现单神经病，多发单神经病或者多神经病（即手套或袜套分布），与系统性血管炎相关
4. 不固定的肺内浸润	影像学上游走的或者短暂的肺部浸润（不包括固定浸润灶），与系统性血管炎相关
5. 鼻旁窦异常	鼻旁窦急性或慢性疼痛或压痛，或影像学上鼻旁窦区显示混浊不清
6. 血管外嗜酸性粒细胞	动脉、小动脉或小静脉活检显示血管外嗜酸性粒细胞聚集

SOURCE：Adapted from Masi AT，Hunder GG，Lie JT，et al. The American College of Rheumatology 1990 criteria for the classifi cation of Churg–Strauss syndrome （allergic granulomatosis and angiitis）. Arthritis Rheum 1990；33：1094–1100，with permission of the American College of Rheumatology.

[a] 患者如果具备 6 条诊断标准中至少 4 条，可被诊断为变应性肉芽肿性血管炎。符合 4 条或 4 条以上标准，诊断敏感性为 85%，特异性为 99.7%

韦格纳肉芽肿的分类标准 [a]

标准	定义
1. 鼻子或口腔炎症	痛性或无痛的口腔溃疡，或化脓，或血性鼻腔分泌物
2. 异常的胸部影像学	胸部影像学检查显示小结节，固定浸润灶，或者空腔
3. 尿沉渣	少量血尿（每高倍视野 > 5 个红细胞），或尿沉渣中可见红细胞管型
4. 活检可见肉芽肿样炎症	组织学检查显示动脉或小动脉的血管壁内血管周围或血管外区域肉芽肿样炎症

SOURCE：Reprinted from Leavitt RY，Fauci AS，Bloch DA，et al. The American College of Rheumatology 1990 criteria for the classifi cation of Wegener's granulomatosis. Arthritis Rheum 1990；33：1101–1107，with permission of the American College of Rheumatology.

[a] 患者具备 4 条诊断标准中至少 2 条，可被诊断为韦格纳肉芽肿。满足 2 条或以上的标准，诊断的敏感性 88.2%，特异性为 92%

巨细胞动脉炎的分类标准 [a]

标准	定义
1. 起病年龄 ≥ 50 岁	症状或检查异常发生于 50 岁或以上
2. 新发生的头痛	新发的或新类型的头部局部疼痛
3. 颞动脉异常	颞动脉压痛或波动减弱，与颈动脉血管硬化无关
4. ESR 升高	ESR ≥ 50 mm/h（Westergren 法）
5. 动脉活检异常	动脉活检显示血管炎，特征是典型的单核细胞浸润或肉芽肿样炎症，可见多形核巨细胞

SOURCE：Reprinted from Hunder GG，Bloch DA，Michel BA，et al. The American College of Rheumatology 1990 criteria for the classifi cation of giant cell arteritis. Arthritis Rheum 1990；33：1122–1128，with permission of the American College of Rheumatology.

[a] 患者如果具备 5 条诊断标准中至少 3 条，可诊断为巨细胞（颞动脉）炎。具备 3 条或 3 条以上标准，诊断的敏感性为 93.5%，特异性为 91.2%

大动脉炎的分类标准[a]

标准	定义
1. 起病年龄 ≤ 40 岁	症状或阳性发现出现在 40 岁以前
2. 肢体跛行	出现活动时一个或多个肢体肌肉感到疲劳和不适，尤其是上肢
3. 肱动脉搏动减弱	单侧或双侧的肱动脉搏动减弱
4. BP 差 > 10 mmHg	两上臂动脉收缩压差异大于 10 mmHg
5. 锁骨下动脉或主动脉杂音	听诊时可闻及单侧或双侧锁骨下动脉或腹主动脉杂音
6. 动脉造影异常	主动脉造影显示主动脉主要分支或四肢近端大的动脉管腔狭窄或闭塞，排除动脉硬化，纤维肌性发育不良或其他原因；异常改变通常为局灶性或节段性

SOURCE：Reprinted from Arend WP，Michel BA，Bloch DA，et al. The American College of Rheumatology 1990 criteria for the classifi cation of Takayasu arteritis. Arthritis Rheum 1990；33：1129–1132，with permission of the American College of Rheumatology.

BP，血压（指两上肢收缩期血压的差值）

[a] 患者具备 6 条诊断标准中至少 3 条，可被诊断为大动脉炎。满足 3 条或 3 条以上标准，诊断的敏感性为 90.5%，特异性为 97.8%

过敏性血管炎的分类标准[a]

标准	定义
起病年龄 ≥ 16 岁	首发症状在 16 岁以后
发病时的用药	症状发生时的药物可能是诱发因素
可触及的紫癜	皮肤一处或多处轻度隆起的紫色皮疹，指压不变白，与血小板减少无关
斑丘疹	皮肤一处或多处平坦和隆起的皮损，大小不一
小动脉和小静脉的活检	组织学检查显示血管周围或血管外区域粒细胞浸润

SOURCE：Reprinted from Calabrese LH，Michel BA，Bloch DA，et al. The American College of Rheumatology 1990 criteria for the classifi cation of hypersensitivity vasculitis. Arthritis Rheum 1990；33：1108–1113，with permission of the American College of Rheumatology.

[a] 患者具备至少诊断标准 5 条中至少 3 条，可被诊断为过敏性血管炎。具备 3 条或以上标准，诊断的敏感性为 71%，特异性为 83.9%

川崎病诊断指南[a]

1. 发热持续超过 5 天

加以下标准中至少 4 条标准：

2. 多形性皮疹

3. 双侧结膜充血

4. 下列一个或多个黏膜病变
   弥漫性口腔或咽部充血
   口唇红斑或龟裂
   草莓舌

5. 急性非化脓性颈部淋巴结病（至少一个淋巴结直径 > 1.5 cm）

6. 下列一个或多个肢端皮肤病变
   手掌和（或）足底红斑
   手和（或）足硬结水肿
   手指鳞片样脱屑

SOURCE：Reprinted from Kawasaki T，Kosaki T，Okawa S，et al. A new infantile acute febrile mucocutaneous lymph node syndrome（MLNS）prevailing in Japan. Pediatrics 1974；54：271–276，with permission.

[a] 需要与其他类似疾病鉴别

白塞病的诊断标准 [a]

标准	定义
1．复发性口腔溃疡	由患者或医生观察到的小的或大的口疮，或疱疹样溃疡，12 个月内至少发作 3 次
加以下标准中至少 2 条：	
2．复发性生殖器溃疡	由医生或患者观察到的口疮性溃疡或疤痕
3．眼睛受累	
4．皮肤受累	由医生或患者观察到的结节红斑，假性毛囊炎或丘疹脓疱性皮损；或医生观察到的成年人非皮质激素引起的痤疮样皮疹
5．针刺试验阳性	24～48 h 后由医生观察结果

SOURCE：Reprinted from International Study Group for Behçet's Disease. Criteria for diagnosis of Behçet's disease. Lancet 1990；335；1078–1080, with permission.

[a] 标准仅适用于无其他病因可解释时。具备诊断标准中的复发性口腔溃疡加上其他 4 条标准中至少 2 条，诊断的敏感性为 91%，特异性为 96%

抗磷脂抗体综合征初步的诊断标准 [a]

血栓形成：

(a) 一个或多个动脉、静脉、小血管血栓形成事件，可发生在任何组织或器官

(b) 血栓由影像或多普勒超声或组织病理学确定，浅表静脉血栓除外

(c) 经组织病理学证实的血栓形成，而不伴有明显的血管壁炎症

妊娠发病率：

(a) 妊娠 10 周或以后，一个或多个无法解释的经超声或直接检查显示胎儿形态正常的胎儿死亡

(b) 在妊娠 34 周或以前，一个或多个形态学上正常的因严重的子痫前期或严重的胎盘功能不足导致的胎儿早产

(c) 在孕 10 周以前，3 次或更多的无法解释的连续的自然流产，而应排除母体解剖学或激素水平的异常以及父亲或母亲染色体异常

实验室标准：

(a) 采用 ELISA 方法检测的 β_2- 糖蛋白 1 或抗心磷脂抗体 IgG 或 IgM 中或高滴度升高，且至少间隔 6 周的联系 2 次或多次检查中均升高

(b) 依照国际血栓与止血学会指南检测的血浆狼疮抗凝物阳性，且至少间隔 6 周的联系两次或多次检查中均阳性

SOURCE：Adapted from Wilson WA，Gharavi AE. Koike T，et al. International consensus statement on preliminary classification criteria for definite antiphospholipid syndrome. Report of an International Workshop. Arthritis Rheum 1999；42；1309–1311 with permission of the American College of Rheumatology.

[a] 明确的 APS 至少应满足一个临床标准和一个实验室标准

世界卫生组织关于骨量减少和骨质疏松的诊断标准 [a]

正常	BMC 或者 BMD 低于成人峰值骨量不超过一个标准差，T 值＞ –1
骨量减少	BMC 或者 BMD 低于成人峰值骨量介于 1～2.5 个标准差之间，–2.5＜T 值≤ –1
骨质疏松	BMC 或者 BMD 低于成人峰值骨量超过 –2.5 个标准差，T 值≤ –2.5
严重骨质疏松	BMC 或 BMD 低于成人峰值骨量超过 –2.5 个标准差，伴一处或多处脆性骨折，T ≤ –2.5 加上脆性骨折

SOURCE：Adapted from Assessment of fracture risk and its application to screening for postmenopausal osteoporosis. Report of a WHO study group. World Health Organ Techn Rep Ser 1994；843；1–129.

[a] 骨质疏松的 WHO 诊断标准是根据骨矿物质含量（BMC）或骨密度（BMD）测定结果制定的。这些标准也可用于中轴或外周骨骼的测量

幼年类风湿关节炎（JRA）的诊断标准

Ⅰ．概况

　　JRA 诊断标准小组委员会于 1982 年回顾了 1977 年诊断标准 [1]，推荐 JRA 作为幼年慢性关节炎的名称，这一疾病可分为三个亚型：全身型，多关节型和少关节型。每一个亚型又可进一步划分出子型。下面列举了 JRA 诊断标准和三种临床亚型以及了每一个亚型的子型，可能有助于将来进一步分类。

Ⅱ．诊断 JRA 的一般标准

　　A．持续至少 6 周的一个或多个关节炎

　　B．排除其他原因引起的关节炎（见排除列表）

幼年类风湿关节炎（JRA）的诊断标准（续）

Ⅲ．JRA 的亚型

亚型的分类取决于发病最初 6 个月的临床表现并被作为首要的诊断，因为随着疾病的进展，其临床表现可能与其他亚型更相似

A．全身型 JRA：定义为伴持续间歇热的 JRA（每日间歇热，体温达 39.5°C 或更高），伴或不伴风湿性皮疹或其他器官受累。如果无关节炎表现，典型发热和皮疹可被认为是很可能的全身型 JRA。确切必须要有关节炎。

B．少关节型 JRA：定义为在疾病发病的最初 6 个月内，出现 4 个或以下的关节炎。需除外全身型 JRA。

C．多关节型 JRA：定义为在疾病发病的最初 6 个月内，出现 5 个或以上的关节炎。需除外全身型 JRA。

D．各亚型可包括以下子型：

1．全身型

a．多关节炎

b．寡关节炎

2．寡关节炎（少关节起病）

a．抗核抗体 ANA 阳性的慢性葡萄膜炎

b．类风湿因子阳性

c．血清阴性，HLA-B27 阳性

d．其他未分类

3．多关节炎

a．类风湿因子阳性

b．其他未分类

Ⅳ．排除标准

A．其他风湿病

1．风湿热

2．系统性红斑狼疮

3．强直性脊柱炎

4．多发性肌炎或皮肌炎

5．血管炎综合征

6．硬皮病

7．银屑病关节炎

8．Reiter 综合征

9．干燥综合征

10．混合性结缔组织病

11．白塞综合征

B．感染性关节炎

C．炎性肠病

D．肿瘤包括白血病

E．非风湿性的骨和关节病

F．血液系统疾病

G．精神性关节痛

H．其他种类

1．结节病

2．肥大性骨关节病

3．绒毛结节性滑膜炎

4．慢性活动性肝炎

5．家族性地中海热

Ⅴ．其他提议的命名法

幼年慢性关节炎（juvenile chronic arthritis，JCA）和幼年关节炎（juvenile arthritis，JA）是目前在一些地区使用的新的儿童期起病的关节炎的诊断术语。JCA 和 JA 的诊断互不相同，与 JRA 或 Still 病的诊断也不相同。因此，JCA 或 JA 的临床研究不能相互比较，也不能直接与 JRA 或 Still 病的临床研究相比较。关于 JCA 的描述在欧洲幼年风湿性疾病会议中有详细的报道 [2]，JA 的描述见 Ross 会议的报道 [3]。

（赵千子 译　卢昕 校）

参考文献

1. JRA Criteria Subcommittee of the Diagnostic and Therapeutic Criteria Committee of the American Rheumatism Association. Current proposed revisions of the JRA criteria. Arthritis Rheum 1977;20(Suppl):195-199.
2. Ansell BW. Chronic arthritis in childhood. Ann Rheum Dis 1978;37:107-120.
3. Fink CW. Keynote address: Arthritis in childhood. Report of the 80th Ross Conference in Pediatric Research. Columbus, OH: Ross Laboratories; 1979:1-2.

风湿病的管理指南

医疗指南代表了风湿病学中最新的、重要的进展。由专家小组撰写的指南，涵盖了丰富的临床内容——从对肌肉骨骼疾病症状和体征的诊断到患者的管理。指南为临床实践提供了框架，并且对风湿性疾病的教学有重要的价值。此外，很少有指南在临床实践中被验证，因此，指南也提供了研究它们在诊断和管理患者时是否有效或可能改进的机会。

对急性肌肉骨骼症状的成人患者的初级评估

特征	不同的诊断
有意义的外伤史	软组织损伤，关节内伤，骨折
关节发热、肿胀	感染，系统性风湿病，痛风，假痛风
全身症状和体征（如发热，体重下降，乏力）	感染，脓毒血症，系统性风湿病
虚弱 局部的 弥漫的	 局部神经损伤（骨筋膜间室综合征、压迫性神经障碍、多发单神经炎、运动神经元病、神经根病 [a]） 肌炎、代谢性肌病、副肿瘤综合征、退行性神经肌肉病、毒素、脊髓病 [a]、横贯性脊髓炎
神经性疼痛（烧灼感，麻木感，感觉异常） 不对称的 对称的	 神经根病 [a]，反射性交感神经营养不良，压迫性神经障碍， 脊髓病 [a]，周围神经病
跛行性疼痛	外周血管病，巨细胞动脉炎（下颌痛），腰椎管狭窄

SOURCE：Reprinted from American College of Rheumatology Ad Hoc Committee on Clinical Guidelines：guidelines for the initial evaluation of the adult patient with acute musculoskeletal symptoms. Arthritis Rheum 1996；39：1–8，with permission of the American College of Rheumatology.

[a] 神经根病和脊髓病可能由于感染，肿瘤或机械过程造成

类风湿关节炎治疗药物的监测策略 [a]

药物	需要监测的毒性 [b]	基线评估	系统回顾 / 检查	实验室检查
水杨酸盐类，非甾类抗炎药	胃肠道溃疡和出血	全血细胞计数，肌酐，AST，ALT	黑便，消化不良，恶心或呕吐，腹部疼痛，水肿，呼吸急促	每年一次全血细胞计数，肝功能检查，必要时肌酐检查 [c]
羟氯喹	斑疹样皮损	不用做，除非患者年龄大于40岁或用药前有眼病	视觉改变，每6～12个月进行眼底及视野检查	—
柳氮磺吡啶	骨髓抑制	全血细胞计数，有风险的患者检查 AST 或 ALT，6-磷酸葡萄糖脱氢酶	骨髓抑制症状 [d]，光敏感，皮疹	前3个月每2～4周检查全血细胞计数，之后每3个月查一次
甲氨蝶呤	骨髓抑制，肝纤维化，肝硬化，肺浸润或纤维化	全血细胞计数，每年胸部X线，高风险患者检查乙型肝炎和丙型肝炎病毒，AST 或 ALT，白蛋白，碱性磷酸酶，肌酐	骨髓抑制症状 [d]，呼吸急促，恶心 / 呕吐，淋巴结肿大	每4～8周检查全血细胞计数，血小板计数，AST，白蛋白，肌酐
肌肉注射的金制剂	骨髓抑制，蛋白尿	全血细胞计数，血小板计数，肌酐，尿蛋白定量	骨髓抑制症状 [d]，水肿，皮疹，口腔溃疡，腹泻	全血细胞计数，血小板计数，前20周每1～2查尿蛋白，之后每次（或每两次）注射时检查
口服金制剂	骨髓抑制，蛋白尿	全血细胞计数，血小板计数，尿蛋白定量	骨髓抑制症状 [d]，水肿，皮疹，腹泻	全血细胞计数，血小板计数，每4～12周查尿蛋白
D-青霉胺	骨髓抑制，蛋白尿	全血细胞计数，血小板计数，肌酐，尿蛋白定量	骨髓抑制症状 [d]，水肿，皮疹	全血细胞计数，每2周查尿蛋白直至稳定剂量，之后每1～3个月查一次
硫唑嘌呤	骨髓抑制，肝毒性，淋巴组织增生性疾病	全血细胞计数，血小板计数，肌酐，AST 或 ALT	骨髓抑制症状 [d]	在剂量变化时每1～2周检查全血细胞计数及血小板计数，之后每1～3个月检查
糖皮质激素（口服≤10mg泼尼松或等量泼尼松）	高血压，高血糖	血压，生化，高风险患者检测骨密度	每次随访测量血压，多尿，多饮，水肿，呼吸急促，视觉改变，体重增加	每年检查尿糖

难治性关节炎或严重的关节外并发症的治疗药物

药物	需要监测的毒性 [b]	基线评估	系统回顾 / 检查	实验室检查
环磷酰胺	骨髓抑制，骨髓增生性疾病，恶性肿瘤，出血性膀胱炎	全血细胞计数，血小板计数，尿常规，肌酐，AST 或 ALT	骨髓抑制症状 [d]，血尿	剂量变化时每1～2周查全血细胞计数及血小板计数，以后每1～3个月查一次，停药后每6～12个月查尿分析及尿细胞
苯丁酸氮芥	骨髓抑制，骨髓增生性疾病，恶性肿瘤	全血细胞计数，尿常规，AST 或 ALT	骨髓抑制症状 [d]	剂量变化时每1～2周查全血细胞计数及血小板计数，以后每1～3个月查
环孢素 A	肾功能不全，贫血，高血压	全血细胞计数，肌酐，尿酸，肝功能，血压	水肿，每2周测量血压直至稳定剂量后每月测量	每2周检查肌酐直至剂量稳定后每月查一次；定期检查全血细胞计数、血钾和肝功能

妊娠期和哺乳期的抗风湿药物的使用及对生育能力的影响

药物	FDA 妊娠期用药评估	通过胎盘	对母体毒性	对胎儿毒性	哺乳期	生育能力
阿司匹林	C，妊娠后3个月为D	是	贫血，围生期出血，延长产程	早产儿，动脉导管未闭，肺动脉高压，颅内出血	谨慎使用；低浓度分泌；剂量 > 325 mg 可导致婴儿血浆高浓度	无数据
非甾类抗炎药	B；妊娠后3个月为D	是	同阿司匹林	同阿司匹林	适合（依照美国儿科学会）	无数据
糖皮质激素						
泼尼松	B	地塞米松和倍他米松	糖尿病加重和高血压，胎膜早破	胎儿宫内生长迟缓	母体剂量的 5% ~ 20% 会分泌到乳汁中；适当应用，当剂量 > 20 mg 时应服药 4 小时后哺乳	
地塞米松	C	同上				
羟氯喹	C	是，胎儿浓度是母体的50%	很少	很少	禁忌（清除率缓慢，可能蓄积）	无数据
金制剂	C	是	无数据	1 例上腭裂和严重的中枢神经系统异常	20% 母体剂量分泌到乳汁；有皮疹，肝炎和血液学异常报道；但美国儿科学会认为适用	无数据
D-青霉胺	D	是	无数据	皮肤结缔组织异常	无数据	无数据
柳氮磺胺吡啶	B；近期应用为D	是	无数据	不增加先天畸形，近期应用可能出现核黄疸	40% ~ 60% 母体剂量分泌到乳汁；1 例血性腹泻；美国儿科学会建议慎用	女性无影响；男性：显著精子减少（2 个月恢复正常）
硫唑嘌呤	D	是	无数据	宫内生长迟缓（几率为40%）和早产，对初生婴儿有短暂的免疫抑制，可能影响后代	无数据；假设出现免疫抑制的风险重于益处	无研究；能干扰宫内节育器的作用
苯丁酸氮芥	D	产生畸形的原因是咖啡因	无数据	肾脏血管形成	禁用	无数据
甲氨蝶呤	X	无数据	自然流产	胎儿异常（包括腭裂和脑积水）	禁用；乳汁中小剂量的分泌即可能在婴儿体内蓄积	女性：长期影响少见；男性：可逆的精子减少
环磷酰胺	D	是，25% 母体水平	无数据	严重异常；个案报道：男性双胞胎分别在 11 岁时患乳头状瘤、14 时患神经母细胞瘤	禁用；可导致骨髓增生抑制	女性：年龄 > 25 岁，同时接受放疗，延长药物暴露，均可导致不育风险增加；男性：剂量依赖性的少精子症或无精子症，且与年龄和暴露无关
环孢素 A	C	是	无数据	宫内生长迟缓和早产；1 例个案报道为右腿发育不全；无动物致畸性，不太可能引起人致畸	禁用，可能导致的免疫抑制	无数据

SOURCE：Reprinted from American College of Rheumatology Ad Hoc Committee on Clinical Guidelines. Guidelines for monitoring drug therapy in rheumatoid arthritis. Arthritis Rheum 1996；39：723-731，with permission of the American College of Rheumatology.

AAP，美国儿科学会；CNS，中枢神经系统；ICH，颅内出血；IUD，宫内节育器；IUGR，宫内生长迟缓；PROM，胎膜早破

a 美国食品和药品管理局（FDA）妊娠用药分级如下：A. 对照研究证实无风险。充足的，设计良好的对照研究不能证实该药物在妊娠妇女中对胎儿有风险。B. 没有证据证实对人类有风险。动物研究发现风险，但人类研究没有，或是没有完成充足的人类研究，动物实验是阴性的。C. 风险不能被排除。缺乏人类研究，并且在动物实验中显示对胚胎有致畸风险或缺乏研究。但是，可能的益处可能超过可能的风险。D. 证据推论或上市后数据显示对胎儿有风险。尽管如此，可能的益处可能大于可能的风险。X. 妊娠期禁用。在动物或人类研究，调查研究或上市后报道中证实对胎儿有风险，且风险明确大于对患者任何可能的益处

系统性红斑狼疮的药物治疗的监测

药物	毒性监测要求	监测		
		基线评估	系统回顾	实验室
水杨酸盐类，非甾类抗炎药	胃肠道出血，肝毒性，肾毒性，高血压	全血细胞减少，肌酐，尿分析，AST，ALT	黑便，消化不良，恶心/呕吐，腹痛，呼吸急促，水肿	每年检查全血细胞计数及肌酐
糖皮质激素	高血压，高血糖症，高脂血症，低钾血症，骨质疏松，缺血性坏死，白内障，体重增加，感染，体液潴留	血压，骨密度，血糖，血钾，胆固醇，三酰甘油类（HDL，LDL）	多尿，多饮，水肿，呼吸急促，每次随访测量血压，视觉改变，骨痛	每3～6个月检查尿糖，每年检查胆固醇，每年测骨密度评估骨质疏松
羟氯喹	斑疹样皮损	不用做，除非患者年龄大于40岁或用药前有眼病	视觉改变	每6～12个月检查视野及眼底
硫唑嘌呤	骨髓抑制，肝毒性，淋巴系统增生性疾病	全血细胞减少，血小板减少，肌酐，AST或ALT	骨髓抑制症状	剂量变化时每1～2周监测全血细胞和血小板计数（之后每1～3个月查一次），每年查AST，定期检查Pap试验
环磷酰胺	骨髓抑制，骨髓增生异常，恶性肿瘤，免疫抑制，出血性膀胱炎，继发性不孕	全血细胞计数和血小板计数，尿分析	骨髓抑制症状，呼吸急促，恶心/呕吐，口腔溃疡	每月检查全血细胞计数和尿分析，每年检查尿细胞学及巴氏试验
甲氨蝶呤	骨髓抑制，肝纤维化，肝硬化，肺浸润，纤维化	全血细胞计数，每年检查胸部X线，高风险患者监测乙型肝炎及丙型肝炎病毒，AST，白蛋白，胆红素，肌酐		每4～8周检查全血细胞和血小板计数，AST或ALT，白蛋白，血清肌酐，尿分析

SOURCE：Reproduced from Guidelines for referral and management of systemic lupus erythematosus in adults. Arthritis Rheum 1999；42：1785–1796，with permission of the American College of Rheumatology.

ALT，丙氨酸转氨酶；AST，天冬氨酸转氨酶；BP，血压；CBC，全血细胞计数；HDL，高密度脂蛋白；LDL，低密度脂蛋白；Pap，巴氏试验

抗核抗体检测的临床应用指南：与抗核抗体阳性相关的情况

疾病	ANA 阳性率（%）
检测 ANA 对诊断非常有用的疾病	
系统性红斑狼疮	95 ~ 100
系统性硬化（硬皮病）	60 ~ 80
检测 ANA 在诊断中有些用途的疾病	
干燥综合征	40 ~ 70
特发性炎性肌病（皮肌炎或多发性肌炎）	30 ~ 80
检测 ANA 在监测或评估预后方面有作用的疾病	
青少年慢性寡关节炎伴葡萄膜炎	20 ~ 50
雷诺现象	20 ~ 60
ANA 检测结果阳性是诊断标准之一的疾病	
药物诱导狼疮	~ 100
自身免疫性肝病	~ 100
混合性结缔组织病	~ 100
ANA 检测在诊断中无作用的疾病	
类风湿关节炎	30 ~ 50
多发性硬化	25
特发性血小板减少性紫癜	10 ~ 30
甲状腺疾病	30 ~ 50
盘状狼疮	5 ~ 25
感染性疾病	范围不等
恶性肿瘤	范围不等
乳房硅胶植入	15 ~ 25
纤维肌痛	15 ~ 25
自身免疫疾病（系统性红斑狼疮或硬皮病）患者的亲属	5 ~ 25
正常人 [a]	
≥ 1 : 40	20 ~ 30
≥ 1 : 80	10 ~ 12
≥ 1 : 160	5
≥ 1 : 320	3

ANA，抗核抗体；IF，免疫荧光检测法；MCTD，混合性结缔组织病；SLE，系统性红斑狼疮

[a] 滴度值。ANA 检测结果阳性滴度值的患病率。女性和年龄增加与 ANA 阳性更加相关

临床抗核抗体检测的流程图

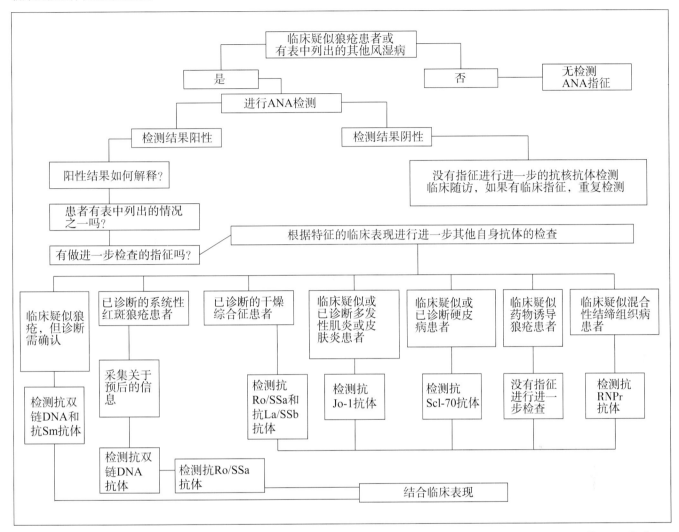

SOURCE：Reprinted from Kavanaugh A，Tomar R，Reveille J，et al. Guidelines for clinical use of the antinuclear antibody test and tests for specific autoantibodies to nuclear antigens. Arch Pathol Lab Med 2000；124：71–81，with permission of the College of American Pathologists.

LE，红斑狼疮；RNP，核糖核蛋白

膝和髋骨关节炎的药物管理建议

骨关节炎患者的非药物治疗

患者教育

自我管理计划（例如关节炎基础自我管理计划）

通过电话联系建立个人社会支持

减轻体重（如果超重的话）

有氧训练计划

物理治疗

全范围关节运动

肌力增强训练

离床活动的辅助装置

髌骨轻叩

合适的鞋袜

侧面楔形的鞋垫（膝内翻）

安矫形支架

职业疗法

关节保护和省力法

日常生活活动的辅助工具

骨关节炎的药物治疗[a]

口服药

对乙酰氨基酚

COX-2 抑制剂

非选择性的非甾类抗炎药加米索前列醇或质子泵抑制剂[b]

非乙酰化水杨酸盐

其他镇痛药物

曲马朵

阿片

关节内药物

糖皮质激素

透明质酸

局部用药

辣椒碱

水杨酸甲酯

SOURCE：Reprinted from American College of Rheumatology Subcommittee on Osteoarthritis Guidelines. Recommendations for the medical management of osteoarthritis of the hip and knee. Arthritis Rheum 2000；43：1905–1915，with permission of the American College of Rheumatology.

COX-2，环氧化酶 -2；NSAID，非甾类抗炎药

[a] 制剂的选择应个体化

[b] 米索前列醇和质子泵抑制剂在有上消化道不良事件高风险的患者中被推荐应用

激素诱导骨质疏松的预防和治疗建议

患者开始接受糖皮质激素治疗（相当于泼尼松 ≥ 5 mg/d）且计划治疗时间 ≥ 3 个月

改变使骨质疏松风险增加的生活习惯

戒烟

减少酒精摄入

进行负重的体育锻炼

补充钙质

补充维生素 D（普通或活性）

处方双膦酸盐（绝经前的妇女使用应谨慎）

患者长期接受糖皮质激素治疗（相当于泼尼松 ≥ 5 mg/d）

改变使骨质疏松风险增加的生活习惯

戒烟

减少乙醇摄入

进行负重的体育锻炼

补充钙质

补充维生素 D（普通或活性）

如有性激素缺乏或其他临床指征，可处方性激素替代治疗

测量腰椎和（或）髋部骨密度（BMD），

如果骨密度异常（T 值低于 -1），则

处方双膦酸盐（绝经前的妇女使用应谨慎）

如果患者有禁忌证或不能耐受双膦酸盐，可考虑应用降钙素作为二线治疗

如果骨密度正常，随访并每半年或一年复查一次骨密度

SOURCE：Reprinted from American College of Rheumatology Ad Hoc Committee on Glucocorticoid-Induced Osteoporosis. Recommendations for the prevention and treatment of glucocorticoid-induced osteoporosis. 2001 update. Arthritis Rheum 2001；44；1496–1503，with permission of the American College of Rheumatology.

（吴 琨 译 卢 昕 校）

补充剂、维生素和矿物质应用指南

补充剂

最初发表于现代关节炎，2006 年 9—10 月刊。再版经美国关节炎基金会同意。

应用补充剂的情况或症状

软骨退化：鳄梨豆末皂化物、软骨素、氨基葡萄糖、腺苷甲硫氨酸

行动能力下降：软骨素、二甲基亚砜、亚麻、γ-亚麻酸、氨基葡萄糖、印度乳香、甲磺酰甲烷、腺苷甲硫氨酸

抑郁：圣约翰草、腺苷甲硫氨酸

炎症：菠萝蛋白酶、猫爪草、软骨素、魔鬼爪、二甲基基砜、鱼油、亚麻、姜；γ-亚麻酸、甲磺酰甲烷、腺苷甲硫氨酸、刺荨麻、雷公藤、姜黄根

疼痛：菠萝蛋白酶、软骨素、魔鬼爪、二甲基亚砜、姜、γ-亚麻酸、氨基葡萄糖、印度乳香、甲磺酰甲烷、腺苷甲硫氨酸、刺荨麻、雷公藤、姜黄根

睡眠困难：褪黑素、缬草

强直性脊柱炎：脱氢表雄酮、褪黑素

纤维肌痛：腺苷甲硫氨酸、圣约翰草、缬草

痛风：魔鬼爪、刺荨麻

狼疮：脱氢表雄酮、鱼油、亚麻、雷公藤

骨关节炎：鳄梨豆末皂化物、菠萝蛋白酶、猫爪草、软骨素、魔鬼爪、二甲基基亚砜、姜、氨基葡萄糖、印度乳香、甲磺酰甲烷、腺苷甲硫氨酸、刺荨麻、姜黄根

银屑病：鱼油

雷诺症：月见草、亚麻、姜、银杏、γ-亚麻酸

类风湿关节炎：黑穗状醋栗油（或种子）、琉璃苣油（或种子）、菠萝蛋白酶、二甲基亚砜、月见草、鱼油、亚麻油（或种子）、姜、γ-亚麻酸、印度乳香、雷公藤、姜黄根

硬皮病：二甲基亚砜

干燥综合征：γ-亚麻酸

ASU（鳄梨豆末皂化物）

来源：一种从鳄梨和大豆油提取的天然植物提取物

剂量：软胶囊 每日 300 mg

作用：缓慢改善骨关节炎

黑穗状醋栗油（黑果醋栗；含 γ-亚麻酸）

来源：从黑穗状醋栗种子中获取种子油。黑穗状醋栗种油包含 15% ~ 20% 的 γ-亚麻酸。不要与黑穗状醋栗莓混淆。

剂量：液体和胶囊；标准剂量范围为每日 360 ~ 3000 mg。

注意：黑穗状醋栗油可能增强老年人的免疫反应。

琉璃苣油（天门冬属琉璃苣；含 γ-亚麻酸）

来源：从琉璃苣种子中提取。琉璃苣种子油中含有 20% ~ 26% 的 γ-亚麻酸。

剂量：液体和胶囊；每日 1300 mg（油）。

乳香属

含印度乳香

菠萝蛋白酶（菠萝，凤梨）

来源：在菠萝中发现的一组可以破坏蛋白质的酶。

剂量：胶囊和片剂；每日 500 ~ 2000 mg，分 3 次在两餐中间服用。

注意：菠萝蛋白酶可以造成胃部不适和腹泻，如果患者对菠萝过敏应避免服用。它能增加血液稀释剂的作用。

猫爪草（绒被钩藤属）

来源：生长在秘鲁和其他南非国家的亚马逊雨林

的木本植物藤茎的干燥根皮。

剂量：胶囊，片剂，液体和茶包；每日 250 ～ 1000 mg。购买仅含绒被钩藤属的产品，因其他植物（金合欢属）也称为猫爪草，但有高度毒性。

作用：抗炎作用；可以刺激免疫系统。

注意：猫爪草可导致头痛、眩晕、呕吐和血压降低，应避免与抗高血压药或血液稀释剂合用。

硫酸软骨素

来源：软骨素是人类软骨和骨等结缔组织中的一个组成成分。在补充剂中，硫酸软骨素通常来源于牛的气管或猪的副产品。

剂量：胶囊，片剂和粉剂；每日 800 ～ 1200 mg，分 2 ～ 4 次服用。经常与氨基葡萄糖联用。1 个月起效。

作用：减轻疼痛和炎症，改善关节功能和延缓骨关节炎的进展。

禁忌：一些软骨素片剂可能含有高水平的锰，长时间应用可能出现问题。由于软骨素来源于牛产品，有远期感染与牛相关的疾病的风险。软骨素与血液稀释剂或非甾类抗炎药合用有出血的风险。对磺胺类药物过敏的患者初始服用硫酸软骨素，应从低剂量开始，并注意副作用。其他副作用包括腹泻、便秘和腹部疼痛。

姜黄素

见姜黄根。

魔鬼爪（也叫魔鬼爪根，抓紧草或蜘蛛木；钩果草）

来源：南非的一种草药。

剂量：胶囊，酊剂，粉剂和液体；750 ～ 1000 mg，每日 3 次。

作用：减轻疼痛和炎症。可以降低痛风患者的尿酸水平。可作为助消化药刺激食欲。

注意：魔鬼爪不能用于妊娠、胆石症、溃疡病及服用抑酸药或血液稀释剂的患者。它能影响心率，可能干扰心脏，血液稀释和糖尿病相关的药物，也可以造成腹泻。

DHEA（氢脱表雄酮）

来源：由肾上腺分泌的一种天然雄性激素。不要把 7- 酮化 DHEA 和 DHEA 混淆。

剂量：胶囊和片剂，分为处方药（200 mg）和非处方药（10 mg，15 mg，25 mg）；狼疮患者每日服用 200 mg。长期应用的作用尚不明确。

作用：协助治疗狼疮；增加血中 DHEA 的浓度。

注意：DHEA 的副作用包括胃部不适，腹部疼痛，高血压和痤疮。它可减少好胆固醇（高密度脂蛋白）的水平，毛发增加，声音低沉，月经改变。对于糖尿病患者 DHEA 能够增强胰岛素抵抗，并且加重肝病。前列腺癌和子宫纤维样肌瘤的患者禁忌使用。

DMSO（二甲基亚砜，含 MSM）

来源：木浆加工过程中产生的一种无色的、含硫的、有机的副产品。

剂量：乳膏，凝胶；外用，25%DMSO 溶液；如果内服，应由内科医师处方。

作用：减轻疼痛和炎症，改善骨关节炎、类风湿关节炎、幼年类风湿关节炎及硬皮病的关节活动。治疗淀粉样变。增加皮肤的血液流动。

研究：OA 外用治疗的研究结果是有争议的。人类的研究很少。

注意：内服 DMSO 的副作用包括头痛、眩晕、嗜睡、恶心、呕吐、腹泻、便秘和厌食。局部应用 DMSO 可能导致皮肤刺激和皮炎。避免用于糖尿病、哮喘或有肝、肾、心脏疾病的患者。决不能应用工业用 DMSO。在外用涂抹 DMSO 前应洗掉皮肤上的所有洗剂或护肤品。

月见草（也称月见草油或四季樱草；月见草和其他月见草种；含 γ- 亚麻酸）

来源：天然的美国野生花的种子，含 7% ～ 10% 的 γ- 亚麻酸。

剂量：胶囊、油和明胶软胶囊；通常为每日 500 mg 胶囊。类风湿关节炎患者每天 540 mg 到 2.8 g，分次服用。月见草油服用 6 个月见效。

鱼油

来源：从冷水鱼如鲭鱼、鲑鱼、鲱鱼、鲔鱼、大比目鱼等中提炼出来的。

剂量：鱼，胶囊，或咀嚼片。通常推荐每周两次，每次 3 盎司鱼。但是，单纯从食物中获得治疗剂量是困难的。治疗关节炎相关的症状至少需要含 30% 的活性成分 EPA/DHA。治疗狼疮和银屑病需要 2 gEPA/DHA，每天 3 次。治疗雷诺症，1 g 每天 4 次。治疗类风湿关节炎，需要 2.6 g 鱼油（1.6gEPA）每天 2 次。

作用：减轻炎症和晨僵。治疗类风湿关节炎、狼疮、银屑病、抑郁症和雷诺症。对大脑功能非常重要，可以抑制类风湿关节炎的进展。

研究：一项对类风湿关节炎患者的 9 个研究的分析显示，服用 Ω3 可以减少关节肿胀的数目，但是不能减轻关节破坏。在 6 个研究中，患者可以减少应用非甾类抗炎药或糖皮质激素的用量。一项 2005 年针对类风湿关节炎患者的研究显示，当鱼油和橄榄油联合应用时，可增强鱼油的作用。

注意：妊娠或希望妊娠的妇女应避免服用鲨鱼、刀鱼、国王鲭鱼和板鱼，每个月食用长鳍金枪鱼和鲭鱼不超过 8 盎司（约 240 g），以防止潜在的汞中毒。服用正常剂量的鱼油是安全的。选择好的品牌及不含汞的鱼油。

亚麻籽（亚麻，亚麻籽油，亚麻属）

来源：植物亚麻的种子，含有 Ω3 和 Ω6 脂肪酸和木酚素（有益的植物化合物，与纤维类似）

剂量：整颗种子，磨细的粉，胶囊或油。整颗种子必须磨成粉末；每日 30 g（1 盎司）。胶囊剂量 1000 ~ 1300 mg，不是典型剂量。油剂，每日 1 ~ 3 汤匙。

作用：减轻类风湿关节炎、狼疮和雷诺症的症状。润滑关节，减少关节僵硬和疼痛。降低总胆固醇，减少心脏病和某类癌症发生的风险。改善皮肤干燥和潮热。

注意：亚麻籽的纤维可影响某些药物的吸收，亚麻籽也有血液稀释的作用，应避免与血液稀释剂、阿司匹林或其他非甾类抗炎药合用。对激素敏感的乳腺和子宫癌应避免应用亚麻籽，与降胆固醇药物合用时应谨慎。

姜（干姜）

来源：植物姜干的或新鲜的根。

剂量：粉末，提取物，酊剂，胶囊和油；每日 2 g，分 3 次服或每日 4 杯。

作用：减轻骨关节炎和类风湿关节炎患者的关节疼痛和炎症。增加雷诺症患者的循环。

研究：最近的研究表明姜提取物可抑制炎症因子，包括 TNF-α 和环氧化酶 -2（COX-2）。一项 2005 年的研究再次强调了姜的抗炎作用。另外的研究还说明姜

可以杀灭幽门螺杆菌，而该细菌可导致胃溃疡。

注意：姜可以干扰血液稀释剂的作用，有胆石症的患者应避免应用。

银杏（白果树）

来源：天生长在东亚的然银杏树的叶子。

剂量：液体，片剂，明胶软胶囊，胶囊和提取物；典型剂量为每日 120 ~ 240 mg 提取物。选择 5% ~ 7% 松烯内酯类和 24% 黄酮醇糖苷类（银杏的有效成分）标准补充剂。

作用：增加雷诺症和跛行患者的血液流动和循环。

注意：银杏的副作用包括胃溃疡、眩晕和头痛。避免银杏与血液稀释剂如阿司匹林合用，避免应用于癫痫症、糖尿病或手术前患者。

GLA（γ- 亚麻酸）

来源：在月见草油、黑穗状醋栗油和琉璃苣油中发现的一种 Ω6 脂肪酸。

剂量：胶囊或油；每日 2 ~ 3 g。

作用：减轻类风湿关节炎的关节疼痛、僵硬肿胀。减轻雷诺症和干燥综合征的症状。

研究：最有前景是一项安慰剂对照研究，56 例活动性类风湿关节炎患者，服用 GLA 2.8 g 6 个月。结果显示了 GLA 对关节疼痛、僵硬和握力有明显的改善。该剂量的 GLA 对类风湿关节炎患者是安全有效的。一项 2005 年的研究显示服用 GLA 和亚麻酸的患者能够明显改善眼部不适和眼泪减少。

氨基葡萄糖（硫酸氨基葡萄糖，盐酸氨基葡萄糖，N-乙酰氨基葡萄糖）

来源：是关节软骨的主要成分。补充剂多来源于贝壳类动物的壳如小虾、龙虾和蟹的提取物。

剂量：胶囊，片剂，液体或粉末（要与液体混合）；所有剂型均为每日 1500 mg。经常与软骨素合用。服用 1 个月观察疗效。

作用：减缓软骨的退化，减轻骨关节炎的疼痛，改善关节运动。

研究：美国国立卫生研究院氨基葡萄糖 / 软骨素关节炎干预研究认为，氨基葡萄糖对骨关节炎是有益的。这个研究共纳入 1583 例膝骨关节炎患者，结果显示当联合应用补充剂时更加有效，但是它们对轻度疼痛的缓解未优于安慰剂或非甾类抗炎药塞来昔布，但

对中、重度疼痛的患者显示出了明显的疗效，甚至优于非甾类抗炎药。研究中的半数患者将继续服用 18 个月的补充剂，继续观察氨基葡萄糖和软骨素是否能减慢或停止膝骨关节炎的进展。一项 2005 年针对氨基葡萄糖的循证医学研究，分析了共 2570 例患者的 20 项研究结果，结果显示氨基葡萄糖是安全的，但在减轻骨关节炎的疼痛和僵硬以及改善功能方面并不优于安慰剂。

注意：氨基葡萄糖可引起轻度的胃部不适、恶心、胃部灼热感、腹泻、便秘，以及升高血糖、胆固醇、三酰甘油和血压。对贝壳过敏的患者应避免应用氨基葡萄糖。

印度乳香（乳香，乳香属，非洲乳香，乳香属）

来源：从印度生长的乳香树树皮中采集的树胶脂。

剂量：胶囊或丸剂；标准剂量为 300 ~ 400 mg，每日 3 次。产品含 60% 有效成分乳香酸。

作用：减轻炎症和治疗类风湿关节炎、骨关节炎的滑囊炎症状。印度乳香可用于治疗溃疡性结肠炎和克罗恩病。

研究：一项 2004 年针对印度乳香治疗膝骨关节炎的研究，30 例患者分为两组，一组患者每日服用含有 333 mg 印度乳香的补充剂，另一组服用安慰剂，结果显示印度乳香组较安慰剂组膝关节疼痛减轻，活动好转，长距离行走的能力增加。

褪黑素

来源：位于大脑基底部的松果体产生的一种激素。

剂量：胶囊或片剂；治疗失眠症，在睡前服用 1 ~ 5 mg，不超过 2 周。

作用：改善睡眠，治疗时差综合征。

研究：一项系统回顾分析显示，没有证据证实褪黑素可有效地治疗睡眠混乱或对改变睡眠形式如轮班工作或时差综合征有作用。不过短期应用是安全的。一项回顾性研究显示，褪黑素可以减少入睡时间 4 min，增加睡眠时间近 13 min；另一项研究显示，服用褪黑素的患者较服用安慰剂者睡眠时间延长了 30 分钟。

注意：褪黑素与下列药物有肯定的相互作用：非甾类抗炎药、β- 受体阻滞剂、抗抑郁药、利尿药和维生素 B_{12}。自身免疫病、抑郁症、肾病、癫痫、心脏病和白血病患者应避免使用。

MSM（甲磺酰甲酸）

来源：在水果、蔬菜、谷物、动物和人类中发现的天然的有机硫化合物。

剂量：片剂、液体、胶囊、粉剂，局部和口服应用。标准剂量为每日 1000 ~ 3000 mg，与饭同时服用。

作用：减轻疼痛和炎症。

研究：2006 年一项小型研究，50 位膝骨关节炎患者服用 6000 mg 甲磺酸甲酸，显示 MSM 可改善疼痛和躯体功能，无副作用。大型的对照试验正在进行中。

注意：MSM 可导致胃部不适或腹泻，并且正在服用血液稀释剂的患者不宜服用。

SAM-e（s- 腺苷 -L- 甲硫氨酸）

来源：身体中的一种天然化合物。

剂量：片剂；骨关节炎每日 600 ~ 1200 mg；抑郁症患者每日 1600 mg。因为可能的药物相互作用，在没有医师监管的情况下不宜服用 SAM-e。

作用：治疗疼痛、僵硬和关节肿胀；改善活动；重建软骨；减轻骨关节炎、纤维肌痛、滑囊炎、肌腱炎、慢性背痛和抑郁症。

研究：在过去的 40 年里，包含了数千例患者的多项研究证实了 SAM-e 可以改善关节，治疗骨关节炎。在临床研究中它的作用和非甾类抗炎药相当。这类研究大多数在欧洲完成，在欧洲 SAM-e 被作为药物。美国的一项纳入 61 例成年膝骨关节炎患者的双盲试验，证实 SAM-e 在减轻疼痛和改善关节功能上与塞来昔布有同样的作用，但它起效时间较慢。2002 年的一项纳入 14 个 SAM-e 研究的 meta 分析显示，SAM-e 对减轻疼痛和改善活动有效。

注意：高浓度的 SAM-e 能引起胃肠胀气、呕吐、腹泻、头痛和恶心。SAM-e 可与抗抑郁药相互作用，故双向情感障碍患者或正在服用单胺氧化酶抑制药的患者不宜应用。它还可加重帕金森病。

圣约翰草（金丝桃属）

来源：源于欧洲和美国的野生的圣约翰草的黄色花、叶和茎。

剂量：从干燥粉末中提取的提取物，液体（每日 10 ~ 60 滴，分 1 ~ 4 次用）或片剂、胶囊和茶；标准剂量每日 900 mg。

作用：作为抗抑郁药，减轻炎症和疼痛。

研究：没有明确证据证实圣约翰草可以有效减轻炎症。一项关于圣约翰草治疗抑郁症的循证医学研究显示当前的证据是矛盾的。研究也发现该补充剂对社交焦虑障碍无效。

注意：虽然约翰草单独使用是安全的，但如和处方抗抑郁药合用是有潜在风险。圣约翰草可引起失眠、多动、焦虑、易激惹、胃部不适、疲劳、口干、眩晕或增强光敏感。患有阿尔茨海默病、HIV 感染、抑郁症、精神分裂症、不育症或双向情感障碍的患者不宜服用。它还能减弱口服避孕药的效果。

刺荨麻（大荨麻）

来源：生长于美国、加拿大、欧洲的一种刺荨麻的叶和茎。

剂量：茶、胶囊、片剂、酊剂、提取物或整叶；胶囊每日 1300 mg；茶 1 杯，每日 3 次；酊剂，1 ~ 4 ml，每日 3 次；刺荨麻也可直接涂抹于皮肤。

作用：减轻骨关节炎炎症和疼痛指数。

研究：德国的一项研究显示 Hoxα——刺荨麻叶的一种新提取物，含有抗炎物质，可以抑制炎性关节病中的多种细胞因子。一项土耳其的研究显示，刺荨麻有抗微生物作用，它可以对抗 9 种微生物，并且有抗溃疡和镇痛作用。刺荨麻根提取物与锯叶棕果实合用，与安慰剂相比，对治疗前列腺增生有较好疗效，且耐受性好。

注意：刺荨麻可以干扰血液稀释剂及治疗糖尿病和心脏病的药物，并能降低血压。

雷公藤

来源：亚洲生长的雷公藤植物的根。

剂量：片剂；每日 30 mg。

作用：减轻疼痛和炎症，治疗类风湿关节炎、狼疮和其他自身免疫病。

研究：一项 2006 年随机临床试验显示，雷公藤可改善类风湿关节炎的症状，但有严重的副作用。

注意：雷公藤可以导致胃部不适，皮肤反应，男性暂时性不育和女性闭经。它不应被用于正在服用免疫抑制剂和糖皮质激素的患者。

姜黄（姜黄，姜黄属）

来源：一种从类似于百合的名为姜黄的植物的根中提取的黄色粉末。它是咖喱粉的一种普通组成分。

姜黄生长于印度和印度尼西亚，被归于姜家族。

剂量：胶囊或香料；胶囊的标准剂量为 400 ~ 600 mg，每日 3 次；或 0.5 ~ 1 g 根的粉末，每天最大量 3 g。

作用：减轻类风湿关节炎、骨关节炎的疼痛、炎症和僵硬感；治疗滑囊炎。作为清洁剂，姜黄在印度经常被用作助消化药。

研究：几项最近的研究显示，姜黄素或姜黄具有抗炎和减轻免疫反应的作用。一项 2006 年的研究显示，姜黄对预防关节炎症比减轻关节炎症更为有效。

注意：大剂量的姜黄能产生血液稀释作用和引起胃部不适。应避免用于有胆石症或正在服用血液稀释剂的患者。

缬草（缬草属）

来源：多年生草本植物缬草的干燥的根。

剂量：胶囊、片剂、提取物、明胶软胶囊或茶；每日 300 ~ 500 mg 缬草提取物（每日最大剂量为 15 g 根）。治疗失眠症和肌肉酸痛，用水稀释 1 茶匙液体提取物，或 400 ~ 450 mg 胶囊、片剂或明胶软胶囊，睡前或需要前 30 ~ 45min 服用。睡前饮一杯缬草茶有较弱的作用。避免服用缬草的根的粉末。

作用：治疗失眠和减轻疼痛；有解痉和镇痛作用。

研究：一项有 184 例成年患者参加的随机、安慰剂对照研究显示，服用缬草每晚 2 片，共 28 天，可有效改善患者睡眠和生活质量。

注意：缬草可引起头痛、易兴奋、不安和失眠。正在服用的患者应避免开车或从事机械操作。应避免与酒精、巴比妥类药物、安神药或其他镇静药及中草药合用。应用缬草不应超过 1 个月，肝病患者不宜使用缬草。

维生素和矿物质

最初发表在现代关节炎，2006 年 9—10 月刊。再版经美国关节炎基金会同意。

脂溶性维生素

摄入充足剂量的维生素是重要的，但是要保证饮食和补充剂不超过推荐剂量。摄入过量维生素不易排泄，可在体内蓄积。

维生素 A

别名：β-胡萝卜素、视黄醛、维生素、维A酸。维生素A棕榈酸酯和维生素A醋酸酯属于维生素种类。"维生素A酸类"概括了所有种类的维生素A。

作用：保持免疫系统的稳定；保护视力；保持皮肤和口腔、胃肠和呼吸系统组织的健康；具有抗氧化作用。

剂量：推荐的日摄入量为男性3000 IU，女性2333 IU。

过量：最大剂量为10 000 IU。高水平的维生素A与骨折、肝功能异常和出生缺陷有关。其他副作用：头痛；皮肤干燥瘙痒；头发脱落；骨与关节疼痛；呕吐和食欲下降。

过少：少见；症状包括夜盲症和免疫功能下降。

食物来源：β-胡萝卜素：杏、哈密瓜、胡萝卜、暗色的多叶菜和番薯。维生素：乳酪、肝、蛋和加有维生素的牛奶。

补充剂：补充剂经常包含维生素A。

药物相互作用：考来烯胺（考来烯胺），考来替泊和矿物油能减少维生素A的吸收，口服避孕药可增高其浓度。补充剂与异维A酸（异维A酸）联用可以增加药物毒性。

研究记录：研究发现高浓度的维生素A（非β-胡萝卜素）能显著增加男性骨折的风险，研究证实高水平的维生素A可以增加女性髋部骨折的风险。

维生素 D

别名：胆固化醇、骨化醇、维生素 D_2、二羟基维生素 D_2 或 D_3。

作用：构建骨骼和牙齿并维持其强壮；对抗骨质疏松；增加钙的吸收；协助磷的应用。钙和磷在骨矿化中有重要作用。

剂量：推荐的日摄入量为大于50岁的成年人200 IU；51～70岁400 IU；70岁以上600 IU。

过量：最大剂量为2000 IU；过量的副作用：恶心，呕吐，无食欲，便秘，虚弱和体重下降；增高血钙水平，导致意识模糊，心律失常或软组织的钙质沉着。

过少：骨质疏松症的高危因素。低水平导致肌无力。

食物来源：加有维生素的牛奶和谷物片是维生素D的良好来源；蛋黄、黄油、鲑鱼、鲔鱼和沙丁鱼中含有小剂量的维生素D。

补充剂：因维生素D的需要量随年龄增加而增加，多数专家推荐老年人服用维生素D每日800 IU。仅每周2～3次的10～15 min的日光照射（无防晒霜）就可以提供足够的日常所需。

药物相互作用：皮质类固醇激素如泼尼松，含镁的抑酸药，考来烯胺（考来烯胺）和矿物油可干扰维生素D的吸收。

研究记录：一项纳入221例膝骨关节炎患者的研究显示，增加日常维生素D的摄入可以提高患者的肌肉强度和改善躯体功能。

维生素 E

别名：α-生育酚、γ-生育酚、醋酸维生素E和丁二酸维生素E。

作用：有清除剂的作用，可以清除自由基；也可用于红细胞的形成、复制和生长。

剂量：推荐的日摄入量为成人15 mg。

过量：最大剂量为每日1000 mg。过量可以导致出血时间延长。

过少：与脂肪吸收障碍疾病如克隆恩病相关。

食物来源：花生酱、杏仁、向日葵籽、人造黄油、小麦胚、玉米油、大豆油和大头菜。

补充剂：补充剂应含有混合的生育酚类，天然的维生素E，一般来说标记为"D"；"D，L"的复合物只有一半的活性。

药物相互作用：血液稀释剂、阿司匹林、非甾类抗炎药、抗精神分裂症药物或化疗药。

研究记录：2004年一项对19项临床研究的分析引发了关于维生素E补充剂安全性的争论。不过最近一项研究显示，出现副作用的患者多数为老年人和有慢性疾病者。一项有136例膝骨关节炎患者参与的研究发现，维生素E补充剂无任何益处。

维生素K

别名：叶绿醌（K_1）、甲萘醌（K_2）、甲基萘醌（K_3）和苯妥英叶绿醌。

作用：协助血液凝固，活化骨钙素（一种使骨骼生长和强壮的蛋白质）。

剂量：推荐的日摄入量为女性90 μg，男性120 μg。

过量：没有最大剂量。

过少：过少的维生素 K 可以延长血液凝固时间，皮下血肿和牙龈出血。

食物来源：多叶绿色蔬菜。

补充剂：由于其使血液凝固的作用，维生素补充剂通常含有较推荐膳食供给量少的维生素 K。

药物相互作用：抗生素类药物可减少维生素 K 的产生。摄入过量的维生素 K 会减弱血液稀释剂的作用。

研究记录：一项超过 72 000 名女性患者参与的研究显示，饮食中低维生素 K 的摄入和髋部骨折发生的风险相关。每天吃莴苣或冰 1 次或更多的女性较每周吃 1 次或更少的女性髋部骨折发生概率下降了 45%。

水溶性维生素

在消化过程中，这些维生素被吸收入血并运输到身体各处。身体迅速地使用它们，当不需要的时候排出，而不在体内储存。

维生素 B_1

别名：硫胺素，硫胺

作用：使葡萄糖转化为能量；心脏、大脑、神经系统和肌肉维持正常功能的要素。

剂量：推荐的日摄入量为男性 1.2 mg；女性 1.1 mg。

过量：症状不详，但是过敏反应可引起皮肤潮红、瘙痒和肿胀。

过少：维生素 B_1 缺乏可引起碳水化合物代谢异常。长时间缺乏可影响神经和心血管系统。

食物来源：所有动植物均含有硫胺素，尤其是完整的小麦、糙米、鱼和扁豆。在生面团、面包、谷物和米中含量丰富。

补充剂：多种维生素补充剂一般 100% 提供或补充更多日常来源。

药物相互作用：研究发现长时间应用利尿药呋塞米可导致维生素 B_1 缺乏。规律应用抑酸药可干扰硫胺素的吸收。

维生素 B_2

别名：核黄素磷酸酯钠

作用：促进生长发育；协助皮肤和红细胞的产生；协助葡萄糖转化为能量。

剂量：推荐的日摄入量男性 1.3 mg，女性 1.1 mg。

过量：最大记录没有规定。高剂量被认为是无害

的，但可以使尿变成黄色或橙色。

过少：甲状腺功能亢进症患者吸收下降。症状可包括皮肤干燥开裂和光敏感。

食物来源：有机肉类、蛋、牛奶；强化粮食和谷物。核黄素磷酸酯钠很容易被光破坏。

补充剂：一般来说包含维生素 B 族或复合维生素的补充剂提供 100% 或更多核黄素磷酸酯钠。

药物相互作用：尚不清楚。

研究记录：富含维生素 B_2 的膳食可以帮助避免或减缓白内障的进展，并预防偏头痛。

维生素 B_3

别名：尼克酸，烟酸，烟酰胺

作用：协助食物（糖类和脂肪）产生能量；维持皮肤、神经和消化系统健康。

剂量：推荐的日摄入量为男性 16 mg，女性 14 mg。

过量：最大剂量为 35 mg，但一些医师处方较大剂量，用于治疗高胆固醇和高三酰甘油。过量引起面部、颈部和耳朵皮肤潮红、瘙痒、恶心和头痛，能加重痛风。更严重的副作用包括失眠、心悸和肝损害。

过少：很少，症状包括皮炎、腹泻和痴呆。

食物来源：鸡肉、鲔鱼、火鸡、鱼、牛肉、豆类、酵母、花生酱和鲑鱼。

补充及：标准 B 族维生素复合物和多种维生素可100% 提供维生素 B_3，或从日常中获取。

药物相互作用：同时服用烟酸和糖尿病药物可以干扰血糖的控制。某些胆固醇药物可以减少烟酸的吸收。妊娠妇女应避免应用推荐的膳食供给量，应从食物中摄取。

研究记录：研究发现富含维生素 B_3 的膳食可减少阿尔茨海默病发病的风险。

维生素 B_6

别名：吡多辛、吡哆醛、吡哆胺、盐酸化吡哆辛。

作用：身体中超过 100 种化学反应需要其参与，并可以生成氨基酸、红细胞和抗体；对神经和大脑功能、能量的产生有重要作用。

剂量：推荐的日摄入量为 50 岁以下成人 1.3 mg；超过 50 岁，男性 1.7 mg，女性 1.5 mg。

过量：最大剂量为 100 mg。长时间大剂量摄入维生素 B_6 能导致神经损害，包括疼痛和四肢麻木。

过少：很少；症状包括皮肤炎症、舌痛、抑郁症、意识模糊和惊厥。低水平与高水平的高半胱氨酸相关，后者可以增加卒中和心脏病的风险。

食物来源：豆类、肉类、家禽和鱼。

补充剂：在多种维生素、B族维生素复合物和维生素B₆补充剂中均可以发现。

药物相互作用：过多的维生素B₆能降低癫痫和帕金森病药物作用。维生素B₆可以与肺结核药物一起服用。

研究记录：一项研究显示，血中维生素B₆水平降低与类风湿关节炎的活动度、严重性和疼痛增加相关。研究提示炎症可能降低维生素B₆的水平。

维生素B₁₂

别名：钴胺、氰钴胺、甲基钴胺素

作用于：协助红细胞、神经细胞和遗传物质的形成；使叶酸转化为活化型。

剂量：推荐的日摄入量为2.4 μg。

过量：最大剂量没有限定；过量的副作用可能包括皮疹。

过少：因为维生素B₁₂能使叶酸转化为活化型，过少的B₁₂可导致叶酸的缺乏，从而引起恶性贫血，症状包括疲劳、虚弱、恶心、食欲下降和体重下降。

食物来源：仅在动物器官中含有：肉类、蛋黄、山药和鲑鱼。强化食物如谷类、生面团和面包可能含有人造的维生素B₁₂。

补充剂：推荐严格的素食主义者、胃部手术、吸收不良疾病患者服用。由于维生素B₁₂随着年龄增长而吸收下降，故推荐50岁以上人群从强化食物和补充剂中获取更多的维生素B₁₂。大多数多种维生素和B族维生素复合物100%含有维生素B₁₂或更多的可从日常饮食中摄取。

药物相互作用：抑酸药、消化不良和反流性疾病药物、降胆固醇药物和治疗糖尿病药物二甲双胍可减少维生素B₁₂的吸收和产生。

研究记录：保持正常水平的维生素B₁₂、B₆和叶酸可以防止血中半胱氨酸的水平升高，从而保护骨骼。高水平半胱氨酸会影响心脏和骨骼系统。

维生素C

别名：抗坏血酸、左旋维生素C、抗坏血酸钙。

作用：构建并保持胶原和结缔组织。增强铁和叶酸的吸收；有抗氧化作用；加快伤口愈合。

剂量：推荐的日摄入量为男性90 mg；女性75 mg；吸烟者和关节炎患者应每日再增加35 mg。

过量：最大剂量的维生素C为每日2000 mg。过量会有腹泻、恶心和肾结石的风险。

过少：体重减少；疲乏；牙龈发炎或牙龈出血；延缓伤口愈合；反复感染和感冒。

食物来源：胡椒，橘子汁，凤梨和其他柑橘类水果，草莓，木瓜，绿花椰菜，布鲁塞尔谷芽，甘蓝，花椰菜，无头甘蓝类，猕猴桃。烹调会破坏维生素C的活性。

补充剂：日摄取量200～500 mg是成人的通常推荐剂量，但多数专家认为推荐的膳食供给量太低。一些研究认为摄入每日1000 mg维生素C可维持较高血浆浓度。天然和人造的维生素C在人体中作用相同。附加成分如蔷薇果和生物类黄酮无益处。

药物相互作用：规律应用非甾类抗炎药，阿司匹林，抗生素类药物，尼古丁，口服避孕药或糖皮质激素，需要增加维生素C的用量。

研究记录：在最近的一项维生素C摄入和关节炎研究中，膳食中含有最少量维生素C的人群被诊为关节炎的人数是膳食中富含维生素C的人群的3倍。

叶酸

别名：叶酸。

作用：促进健康细胞的生长、复制和DNA的合成；调整半胱氨酸的水平。

剂量：推荐的日摄入量为成人400 μg；妊娠期女性600 μg。至少一半剂量（200 μg）的叶酸应该从强化食物和补充剂中摄入。

过量：最大剂量为每日1000 μg，或1 mg。更高剂量1500 μg（1.5 mg）会引起较轻的不适如恶心、食欲下降、胀气和掩盖维生素B₁₂的缺乏导致神经和大脑损伤。对于服用甲氨蝶呤的患者叶酸的服用应较日常膳食供给量大。

过少：增加甲氨蝶呤的毒性作用，增加高半胱氨酸的水平。妊娠妇女叶酸水平低会增加胎儿神经管缺陷风险。增加某些癌症、抑郁症、心脏病和阿尔茨海默病的风险。

食物来源：菠菜、无头甘蓝类、芥蓝菜、大头菜、绿花椰菜、埃及豆、扁豆、豌豆、印度青刀豆、橘子、肝和强化的面包、谷物和果汁。

补充剂：多种维生素和 B 族维生素补充及可 100% 提供推荐的膳食供给量。

药物相互作用：抑酸药、酒精、抗生素、阿司匹林、卡马西平（得理多）、某些降血脂药、吲哚美辛（吲哚美辛）、口服避孕药、甲氨蝶呤和柳氮磺胺吡啶（柳氮磺吡啶）能够减少叶酸的吸收和生成。

研究记录：甲氨蝶呤会阻碍叶酸的吸收。服用甲氨蝶呤的患者服用叶酸补充剂是安全的。一项超过 400 名类风湿关节炎患者参与的双盲安慰剂对照研究显示，叶酸补充剂可以降低甲氨蝶呤的副作用，包括肝损害。美国医学会杂志报道的一项双盲研究显示，服用叶酸和维生素 B_{12} 的患者较服用安慰剂的患者有较低的髋部骨折发生的风险。

矿物质

矿物质天然存在于土壤中，部分存在于水果、蔬菜和其他作为食物的植物中。摄入足够的水果、绿色蔬菜和谷物即可满足矿物质的需要。

矿物质列表不包括硼、碘、锰、钼或钾，因为人体对这些元素的需求量很小，通常食物含有量可得到满足。

钙

别名：碳酸钙、乳酸钙、枸橼酸钙、葡萄糖酸钙、苹果酸钙。

作用：构建和保持骨骼和牙齿；使肌肉规律收缩；神经冲动传导和调节细胞渗透性。钙的作用需要磷和维生素 D。

剂量：推荐的日摄入量为 50 岁以下成人 1000 mg；50 岁以上 1200 mg。部分专家推荐对有炎症和未接受激素替代治疗的绝经后女性为 1500 mg。

过量：最大剂量每日 2500 mg。过量可导致胃胀、便秘、肾功能受损和肾结石。

过少：骨丢失、牙齿缺失、肌肉痉挛和高血压。

食物来源：牛奶、酸奶、奶酪、奶油、罐装沙丁鱼和鲑鱼（带骨）、绿花椰菜、无头甘蓝类、芜菁和驱虫苋、加钙强化橘汁、谷物和大豆制品。

补充剂：炎性关节炎可加速骨丢失，所以获得最佳的日常剂量是很重要的。每次 500 mg，每日 1 次或多次，与饭同时服用，但避免在含草酸或植酸的食物（如菠菜、欧芹、豆类和整颗谷物）后服用。钙可干扰铁、镁和锌的吸收，应与铁和多种维生素分开服用。

避免补充剂中含有珊瑚钙、骨粉、牡蛎壳或白云石，它们可能被铅污染。

药物相互作用：钙可减少某些药物如抗生素和钙通道阻滞剂的吸收或作用。含铝的抑酸药、抗惊厥药、糖皮质激素、利尿剂和轻泻剂可以减少钙的水平。

研究记录：一项对 5 个临床研究的分析显示，钙和维生素 D 联用可明显减少服用糖皮质激素患者的骨丢失。另一项纳入 65 例类风湿关节炎患者的研究显示，每日服用钙 1000 mg 和维生素 D 500 IU 的患者，不仅阻止了激素导致的骨丢失还增加了骨密度。

铬

作用：协助机体应用胰岛素、蛋白质、脂肪和碳水化合物。

剂量：年龄 14 ～ 50 岁的男性的适宜摄入量为每日 35 μg；女性为每日 25 μg；超过 50 岁男性为每日 30 μg；女性为每日 20 μg。

过量：尚不清楚。

过少：葡萄糖利用受损。

食物来源：黑胡椒、啤酒酵母、红糖、香菇、整颗谷物和小麦胚。

补充剂：不需要或不推荐。

研究记录：没有明确的证据表明铬补充剂能阻止或治疗糖尿病，但研究仍在继续。谨慎的应用铬和 β-受体阻滞剂可增加高密度脂蛋白（HDL）的水平。铬可增加糖尿病药物的作用。抑酸药、糖皮质激素、H2 受体阻滞剂和质子泵抑制剂可以降低铬的水平。

铜

别名：氧化铜、葡萄糖酸铜、硫酸铜和柠檬酸铜。

作用：协助红细胞的生成，铁的转运和结缔组织的产生；保持免疫系统、神经和血管的健康；并能清除自由基。

剂量：成人推荐的日摄入量为 900 μg。

过量：最大剂量为每日 10 000 μg；过量出现恶心、呕吐、腹泻、腹痛、头痛及致死。

过少：很少；贫血和骨质疏松症。

食物来源：肉类、海味、腰果、半甜的巧克力、花生酱、扁豆和香菇。

补充剂：不需要或不推荐；多种维生素补充剂可以提供推荐的膳食供给量。

药物相互作用：高水平的锌、铁或维生素 C 能阻止铜的吸收。

研究记录：虽然铜有抗炎的性质，但是没有肯定的研究结论显示日常饮食或补充剂中摄入铜有治疗关节炎的作用。

氟化物

作用：保持骨和牙齿的强壮（特别是牙釉质）。

剂量：男性适宜摄入量为每日 4 mg，女性为每日 3 mg。

过量：最大剂量为每日 10 mg：杂色和棕色的牙齿。

过少：蛀牙。

食物来源：氟化水、茶、罐装的鲑鱼和沙丁鱼（含骨骼）。

补充剂：处方药仅适用于未饮用含氟的水的婴儿和儿童。

药物相互作用：钙补充物和含有钙、铝的抑酸药。

研究记录：不能预防骨质疏松症。服用超高剂量对于关节疼痛和应力性骨折是安全的。

铁

别名：富马酸亚铁，葡萄糖酸亚铁和硫酸亚铁。

作用：血红蛋白的产生需要。

剂量：推荐的膳食供给量男性和更年期后的女性为每日 8 mg；更年期前的女性为每日 18 mg。

过量：最大剂量为每日 45 mg：过量致恶心、呕吐、腹泻或便秘和黑便。铁在机体组织和重要器官生成，过量可以导致肝硬化、糖尿病、心脏病和关节炎（尤其是指关节）。高浓度还可以降低锌的吸收。

过少：铁元素缺乏最容易影响的是儿童，青春期女性和妊娠的女性。轻微缺乏的症状包括疲乏、呼吸短促、心理活动减少、无食欲、体温不稳定和免疫力下降。

食物来源：血红素铁来源于牛肉、羔羊、鸡肉、火鸡、小牛肉、火腿、大红肠或鲔鱼，较好吸收。非血红素铁来源于植物和强化谷物如葡萄干，豌豆，扁豆、无花果，燕麦粉和粗碾玉蜀黍，不好吸收。

补充剂：男性和绝经后女性应该服用较少或不含铁的多种维生素或其他补充剂。

药物相互作用：钙、高剂量的维生素 C、肉类、鱼、家禽、枸橼酸和酒石酸氢钾可以增加植物来源的铁的吸收。咖啡、茶、红酒、豆腐、豆类、谷物和米则可以抑制植物来源的铁的吸收。

镁

别名：氯化镁、葡萄糖酸镁、氧化镁、枸橼酸镁（补充剂形式）；氢氧化镁（抑酸药）和硫酸镁（泻盐）。

作用：机体中超过 300 种化学反应需要镁。保持肌肉和神经功能，保持心脏节律规整，强壮牙齿和骨骼。

剂量：推荐的日摄入量为，31 岁以上者，男性 420 mg，女性 320 mg。

过量：最大剂量为 350 mg，限定仅为补充剂；通过饮食中摄入没有最高上限。过量导致腹泻、意识错乱、肌无力、恶心、心律失常和低血压。

过少：症状包括食欲下降、恶心、呕吐、疲劳和虚弱。

食物来源：昆布、小麦胚、大豆、杏仁、腰果、向日葵种子、豆类、马铃薯、花生酱和硬水（高矿物质）。

补充剂：饮食通常是足够的，但补充也可以。

药物相互作用：可以减少某些利尿药、骨骼药物、抗生素和铁剂的吸收或作用。化疗可以降低镁的水平。纤维素可以增加镁吸收。

磷

作用：强健牙齿和骨骼；也参与能量产生。

剂量：推荐的日摄入量为 700 mg。

过量：70 岁之前的最大剂量为每日 4000 mg，超过 70 岁每日 3000 mg。过量会导致腹泻和胃部不适。慢性过量可导致肾损害。

过少：很少；症状可能包括骨骼肌肉无力、疲劳、食欲下降、骨痛和感染概率的增加。

食物来源：牛奶、酸奶、奶酪、蛋、全麦面包、软饮料、火鸡、鲑鱼、大比目鱼、花生、杏仁和扁豆。

补充剂：不需要或不推荐。

药物相互作用：含铝的抑酸药、钾补充剂和保钾利尿剂。

研究记录：没有证据表明软饮料中的磷对骨丢失有益。但是，饮用软饮料代替牛奶可能导致骨量减少或骨质疏松的发生。

硒

别名：亚硒酸钠（无机物，补充剂形式）和硒代

甲硫氨酸（有机物，从食物中获取）

作用：与维生素 C 和维生素 E 一同起到抗氧化作用；对免疫系统和甲状腺有作用。

剂量：推荐的日摄入量为 55 μg。

过量：最大剂量为每日 400 μg。过量会引起头发和指甲的缺失，疲劳和轻度的神经损害。

过少：很少；损害免疫力和心脏。

食物来源：巴西坚果、核桃、小麦胚、肉类、小虾、蟹、鲔鱼、火鸡和大蒜。

补充剂：无医生指导下不推荐超量服用多种维生素补充剂。

研究记录：每日补充 200 μg 可以降低男性前列腺癌的风险，但在给予科学的推荐前应进行更深入的研究。虽然类风湿关节炎患者特意服用低剂量的硒，但无证据支持硒的补充是有益的。

钠

别名：氯化钠（食用盐）、枸橼酸钠、谷氨酸钠（MSG）、硝酸钠、碳酸氢钠（小苏打）、磷酸钠（发酵粉）和糖精钠。

作用：调节体液和血压，协助神经冲动传导功能和肌肉收缩。

剂量：19 ~ 50 岁的成人适宜用量为每日 1.5 g；51 ~ 70 岁每日 1.3 g。推荐日用量为 2.4 g（2 g 钠 =1 茶匙食盐）。美国推荐的平均日常摄入量为每日 5 g。

过量：最高剂量为规定剂量；过量引起高血压，胃癌，肾结石和骨质疏松。

过少：每日摄入少于 0.5 g 会引起头痛、恶心、眩晕、疲劳、肌肉痉挛和晕厥。

食物来源：食盐（75% 的食盐摄入来源于添加了钠的调味品或处理过的食物）。

补充剂：不需要或不推荐。

药物相互作用：利尿剂、非甾类抗炎药、阿片类或三环抗抑郁剂。服用糖皮质激素的患者应控制在每天 3 g 以下。

研究记录：一项研究显示，饮食摄入高盐（每日 9 g）的女性较低盐饮食的女性（每日 2 g）丢失 1/3 以上的钙和 23% 以上的骨蛋白。

锌

别名：葡萄糖酸锌和乙酸锌

作用：促进伤口愈合，细胞生殖，组织生长，性、味觉、嗅觉的成熟；还与体内超过 100 种酶的反应有关。

剂量：推荐的日摄入量为男性 11 mg，女性 8 mg。

过量：最大剂量为每日 40 mg；过量会导致免疫抑制（或免疫缺陷）、腹泻、腹绞痛、呕吐和铜的缺乏。

过少：轻度的缺乏可以损伤免疫力，导致伤口愈合不良和感染。

食物来源：牡蛎、蚌、龙虾、牛肉、猪肉、羔羊、鸡肉、火鸡、牛奶、奶酪、酸奶、枫糖浆、花生、花生酱、豆类和扁豆。

补充剂：多种维生素不超过 100% 推荐的日用量 DV。

药物相互作用：抗生素可以与锌螯合，减少药物和营养物质的吸收。应与多种维生素和抗生素分开服用。钙剂可减少锌的吸收。

研究记录：锌可对抗与年龄相关的黄斑变性。

（吴琨译　卢昕校）

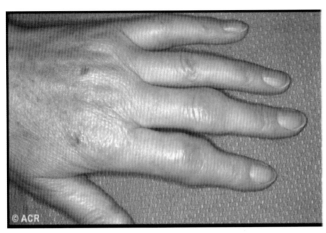

图 6A-1　一个早期类风湿关节炎患者的近端指间关节肿胀表现（From the ACR slide collection on the rheumatic diseases，3rd ed. Slide 17（#9105020），with permission of the American College of Rheumatology.）

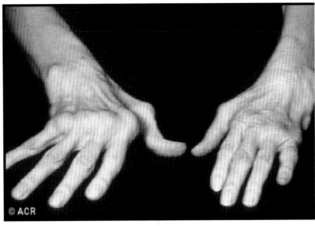

图 6A-2　左手尺偏畸形及掌指关节半脱位。双手肌肉萎缩（From the ACR slide collection on the rheumatic diseases，3rd ed. Slide 19（#9105030），with permission of the American College of Rheumatology.）

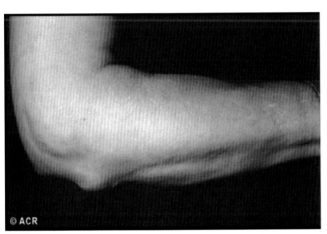

图 6A-3　前臂伸侧近肘关节处的巨大皮下结节（From the ACR slide collection on the rheumatic diseases，3rd ed. Slide 37（#9105190），with permission of the American College of Rheumatology.）

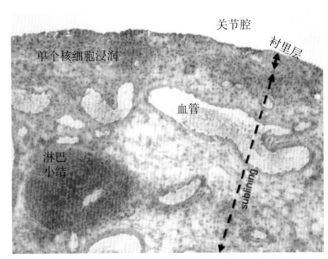

图 6B-1　RA 的滑膜组织。图中所示滑膜衬里层仅轻度增生，其衬里下层内单个核细胞的浸润、淋巴小结和血管增殖明显

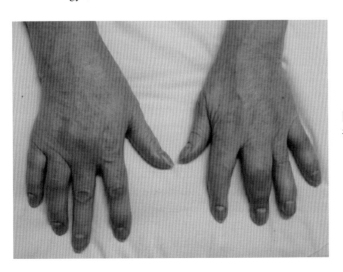

图 8A-1　放射状分布的外周关节炎。累及左手第 2、3 和 5 指，其中第 3 指完全受累

治疗前　　　　　　　　治疗后

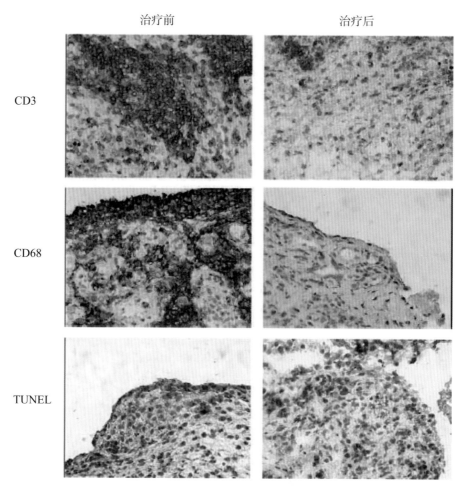

图 8B-3　破骨细胞分化：对各种刺激应答，破骨细胞和间质细胞表达 RANKL。在炎症关节中，成成纤维细胞样衬里细胞和浸润的 T 淋巴细胞表达 RANKL。RANKL 结合 RANKL 受体表达于 OCP 和 OC。在 M-CSF 和 RANKL 存在下，OCP 分化成熟为 OC，并具有骨吸收能力。OPG，生理性诱饵分子，可以结合 RANKL 并抑制 OC 分化和活化。缩写：RANKL，NF-κB 受体活化剂配体；OCP，破骨细胞前体；M-CSF，单核细胞集落刺激因子；OPG，骨保护素

急性前葡萄膜炎

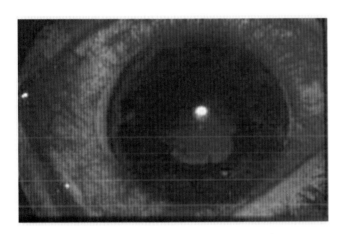

图 9A-1　急性前葡萄膜炎，典型者呈单侧病变，伴眼红、眼痛和畏光

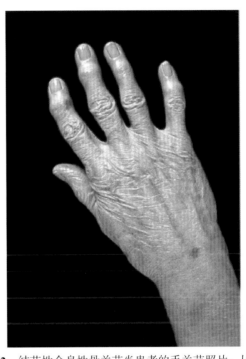

图 11A-2　结节性全身性骨关节炎患者的手关节照片：从图片可见典型的远端指间关节肿胀（Heberden 结节）及近端指间关节肿胀（Bouchard 结节），以及因骨关节炎所致拇指基底部方形变和第一腕掌关节半脱位

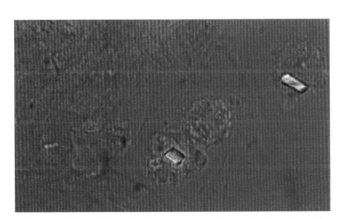

图 13-1　偏振光显微镜显示滑膜液中杆状双水焦磷酸钙（CPPD）晶体

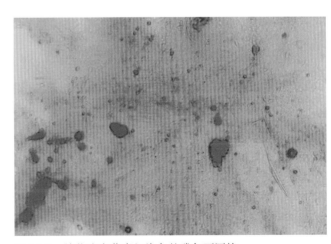

图 13-3　关节液中茜素红染色的磷灰石团块

彩图

图 15A-2　系统性红斑狼疮的皮肤表现。(A)颜面部和耳郭的盘状皮损。(B,C)后背和前臂的亚急性皮肤型红斑狼疮的皮损。(D)典型的颧部红斑。(E)上腭大面积急性穿透性溃疡。(F)皮肤血管炎所致的手指红斑皮损(Photographs provided by Dr. Andrew Franks, Associate Professor of Clinical Dermatology, New York University School of Medicine.)

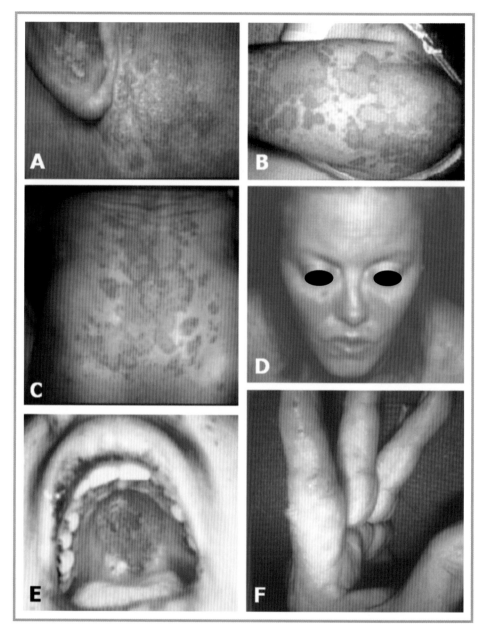

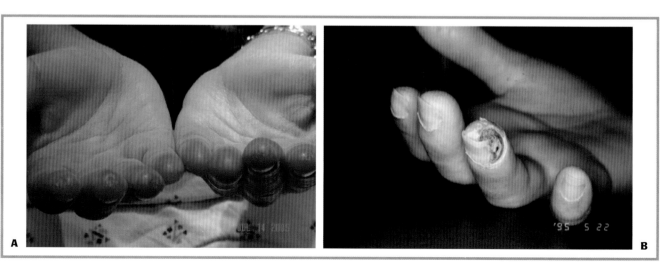

图 17A-2　(A,B)严重缺血造成的指端溃疡和坏疽

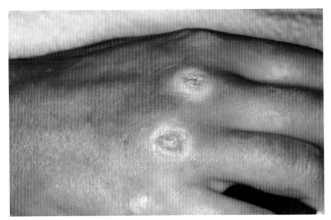

图 17A-3　局部血液灌注少或反复小损伤引起掌指关节伸侧皮肤溃疡

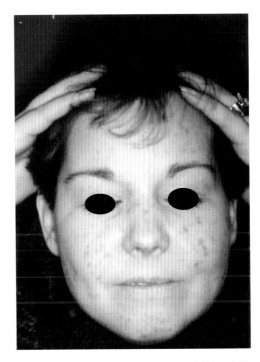

图 17A-4　毛细血管扩张好发于手指、手掌、手背以及面部

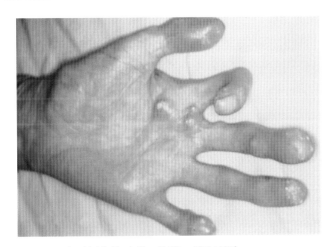

图 17A-5　皮下钙化见于手、前臂、肘和下肢

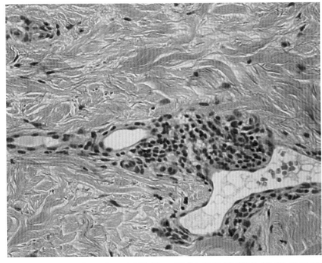

图 17B-1　皮肤炎症和纤维化。早期系统性硬化病患者的病灶皮肤病理显示，在真皮深层的病灶处单核细胞、淋巴细胞浸润于血管周围，其外紧密包绕胶原纤维。皮肤附属器包埋在结缔组织中（苏木精和伊红染色）（From Varga J，Abraham D．Systemic sclerosis：a prototypic multisystem fivrotic disorder，permission of J Clin Invest 2007 117：557-67．）

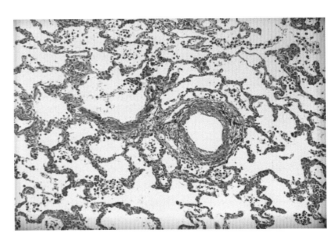

图 17B-2　肺动脉。图片显示肺小动脉内膜层增厚，导致血管腔闭塞（苏木精和伊红染色）

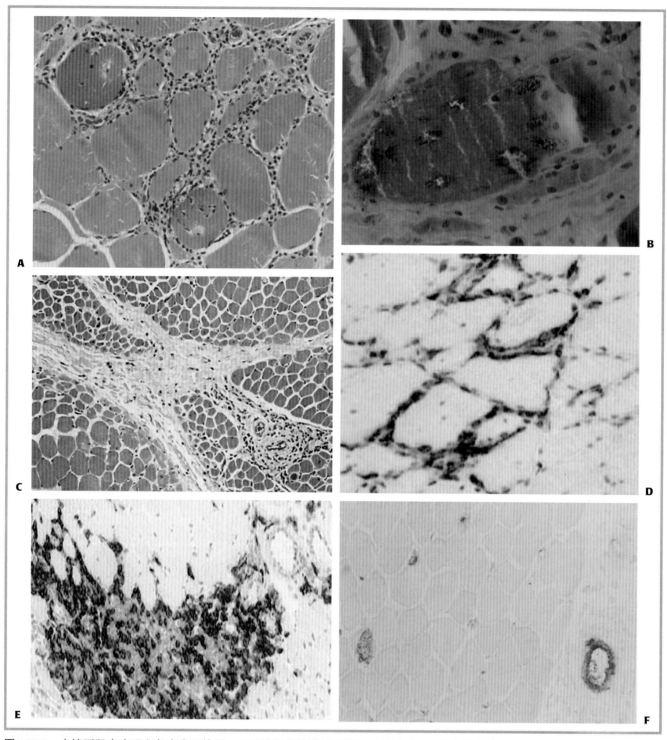

图 18B-1 光镜下肌肉病理和免疫病理特征。肌活检标本的横切面可较好的显示 IIM 特征性的病理改变。（A）PM 患者，肌内膜单个核细胞浸润并包绕肌细胞（HE 染色）。（B）IBM 患者，表现与 PM 相似，在三色染色法上可见到肌细胞内可见到典型的多个红色镶边空泡，称作包涵体（三色染色）。（C）DM 和 JDM，主要是血管的改变，包括血管周围单核细胞的浸润和血管栓塞及束周萎缩。（Rider LG，Targoff IN. In：Lahita RG，Chiorazzi N，Reaves WH，eds. Textbook of autoimmune diseases. Philadelphia：Lippincott Raven；2000）。（D）免疫组化显示 PM 中，CD8+T 细胞包绕在肌细胞外（Figarella-Branger D et al.，Muscle Nerve 2003；28：659）。（E）DM 中，B 细胞免疫组化染色阳性（Figarella-Branger D et al.，Muscle Nerve 2003；28：659.）。（F）DM 中，C5-C9 膜攻击复合物免疫组化染色在毛细血管和肌细胞中呈阳性（Courtesy of Dr. J.T. Kissel.）

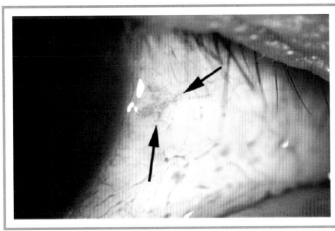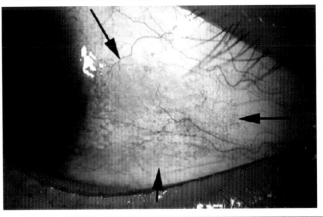

图20-1　干燥性角结膜炎患者（左图轻度，右图重度）暴露于空气中的结膜的丽丝胺绿染色（箭头所示）（Courtesy of Dr. K. Kitagawa.）

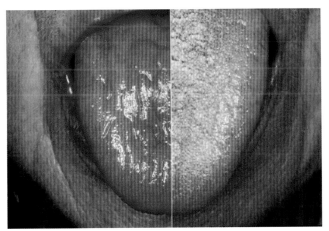

图20-2　一位64岁妇女患有慢性红斑性念珠菌病，经抗真菌药治疗后（左图为治疗前，右图为治疗后），口腔症状明显改善。左图舌背的病变为慢性红斑性念珠菌感染典型表现：丝状乳头萎缩、红斑、裂隙，口腔内对称分布的黏膜红斑，并伴有口角炎

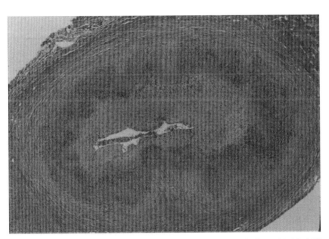

图21A-1　巨细胞动脉炎的组织形态学　图示为典型的颞动脉活检标本，其特征包括单个核细胞浸润、内外弹力层破坏及内膜向心性增生

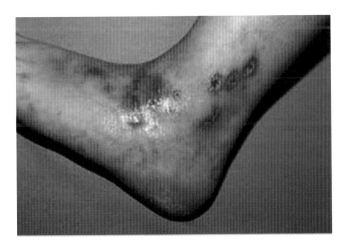

图21B-3　结节性多动脉炎的踝关节周皮肤溃疡（Courtesy of Dr. John Stone.）

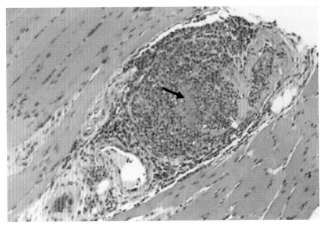

图21B-4　肌活检显示中型肌层动脉壁纤维素样坏死。虽然患者有神经疾病的临床表现，神经传导检查符合多发性单神经炎，但神经活检为阴性。结节性多动脉炎的诊断是经肌肉活检证实的（Courtesy of Dr. John Stone.）

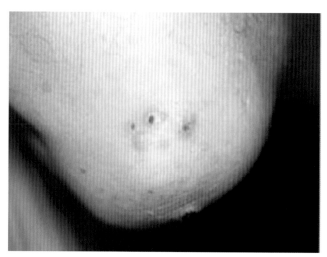

图 21C-4   肘部皮肤血管外坏死性肉芽肿（Churg–Strauss 肉芽肿），该病变见于变应性肉芽肿性血管炎和韦格纳肉芽肿，类似于类风湿结节

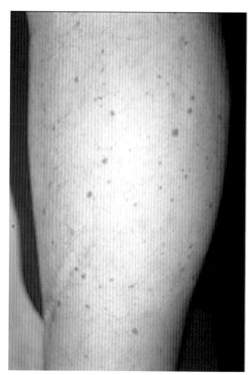

图 21D-1   可触及紫癜见于 1 例超敏性血管炎患者

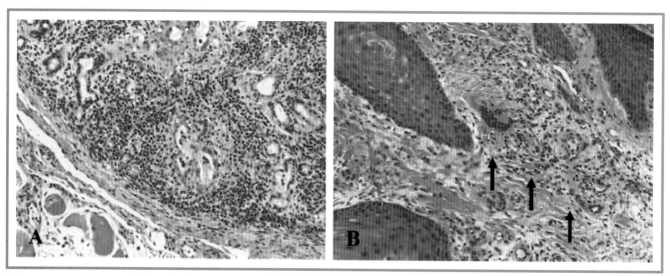

图 21C-5   Churg-Strauss 综合征患者唾液腺中的嗜酸性粒细胞浸润。图 B 箭头所指为由多核巨细胞、栅栏样组织细胞和散在嗜酸性粒细胞组成的 Churg-Strauss 肉芽肿

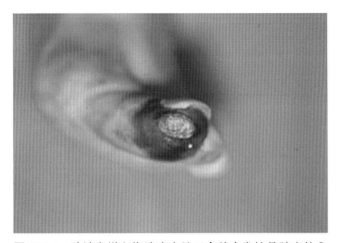

图 21D-2　肢端发绀和指端溃疡见于合并多发性骨髓瘤的 I 型冷球蛋白血症（Courtesy of Dr Jhon Stone）

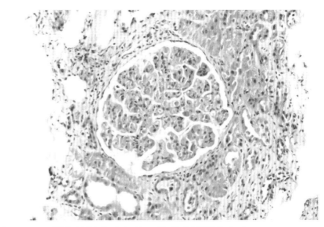

图 21D-3　增生性肾小球炎见于 II 型冷链蛋白血症

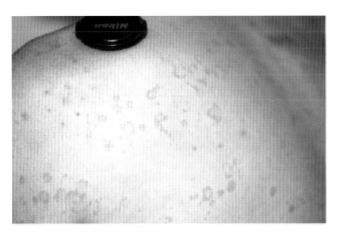

图 21D-4　荨麻疹性血管炎

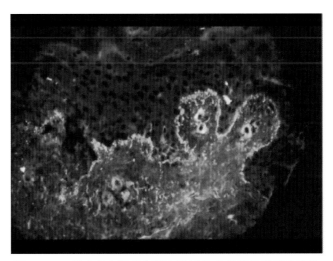

图 21D-5　荨麻疹血管炎病例皮肤活检的直接免疫荧光结果可见免疫反应物沉积在表层真皮小血管以及表皮真皮各界区

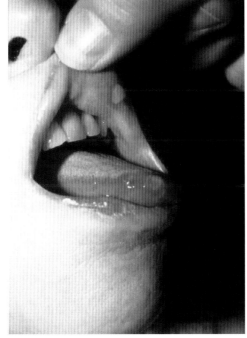

图 21E-1　白塞病的口腔溃疡表现（Courtesy of J.D.O'Duffy, MB.）

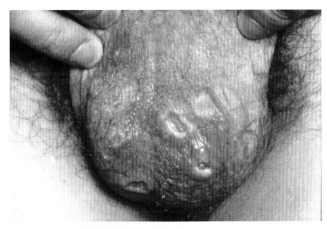

图 21E-2　白塞病的阴囊溃疡表现（Courtesy of J.D. O'Duffy, MB.）

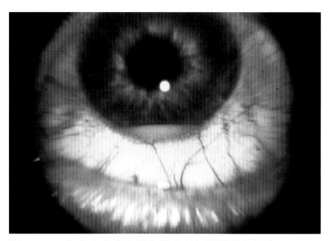

图 21E-3　白塞病患者前葡萄膜炎引起的眼前房积脓

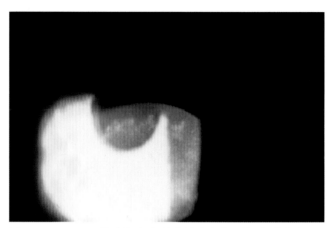

图 21E-6　Cogan 综合征患者的非梅毒性间质性角膜炎表现。裂隙灯后照法显示早期科根综合征患者角膜角质层呈斑驳状、凹陷及颗粒状表现

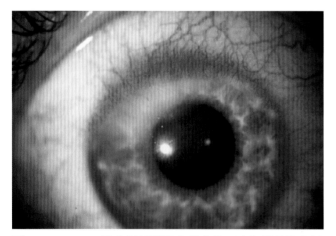

图 21E-7　Cogan 综合征局限性角膜水肿。晚期科根综合征典型眼角膜表现：局限性周边角膜水肿，轻度血脂渗透，角膜边缘中度血管生成

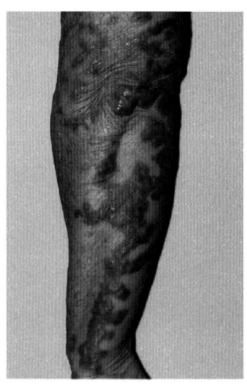

图 21E-8　持久隆起性红斑

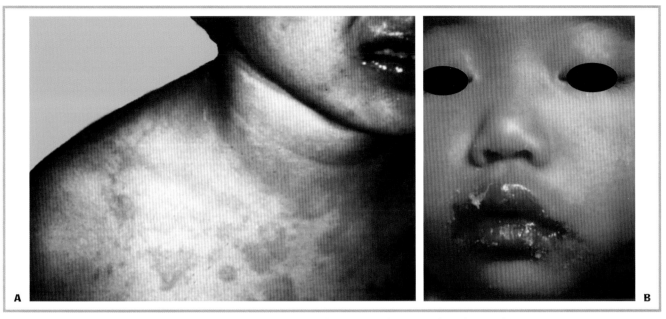

图 21F-3　川崎病的口腔和皮肤表现。（A）嘴唇红斑以及皮肤的环形皮疹。（B）嘴唇皲裂及脱皮 [Reproduced with permission pending from the American College of Rheumatology slide collection.（A）Slide 93（#9106110）.（B）Slide 92（#9106131）.]

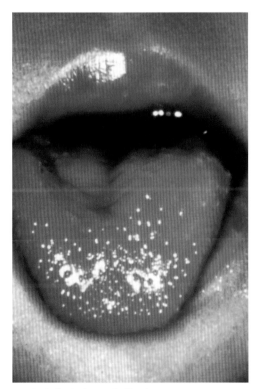

图 21F-4　川崎病患者的草莓舌 [Reproduced with permission pending from the American College of Rheumatology slide collection，Slide 95（#9106120）.]

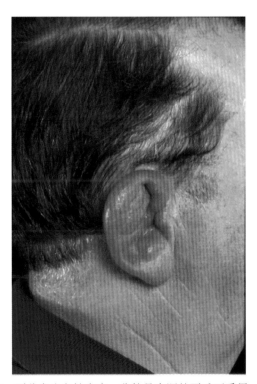

图 22-2　耳朵发生急性炎症，非软骨来源的耳垂不受累

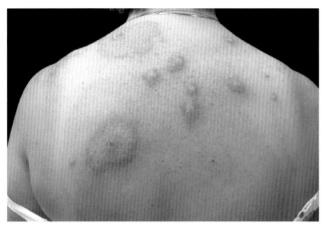

图 25E-1　Sweet 综合征

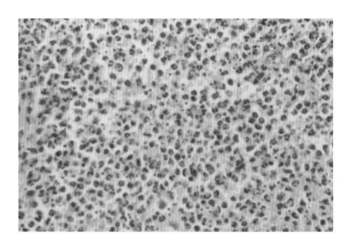

图 25E-2　Sweet 综合征的组织病理学表现

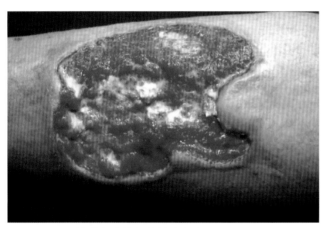

图 25E-3　无伴随疾病的坏疽性脓皮病

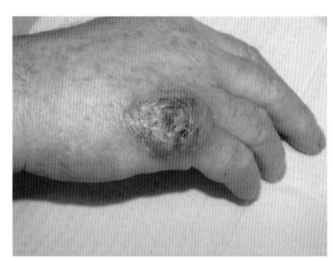

图 25E-4　非典型 PG，也称手背中性粒细胞皮肤病

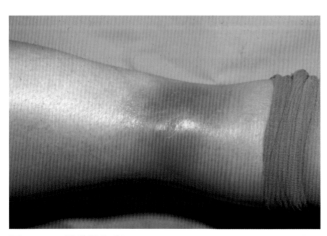

图 25E-5　结节性红斑

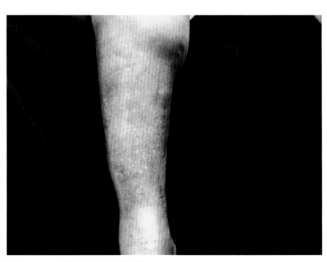

图 25E-6　脂肪皮肤硬化症

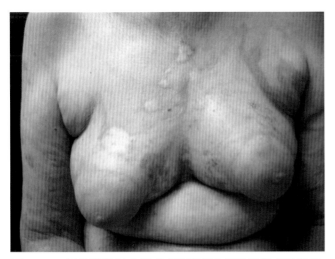

图 25E-7 泛发性硬斑病 该患者躯干部和四肢近端广泛病变，值得注意的是乳头无硬化性水肿，这是泛发性硬斑病的一大特点。

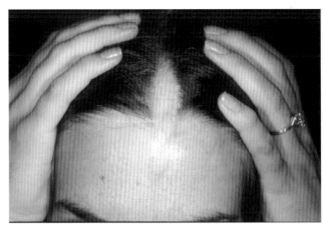

图 25E-8 线状硬皮病

图 25E-9 硬化性苔藓。表皮香烟纸样改变，皮损内出血为其特点

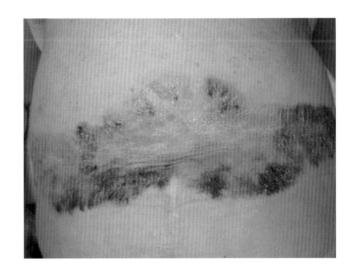

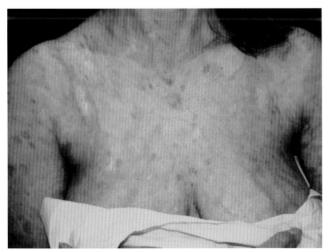

图 25E-10 移植物抗宿主病 患有慢性 GVHD 的患者常有皮肤表现。该患者广泛的皮肤病变广泛，类似于硬斑病和硬化性苔藓的皮损特点

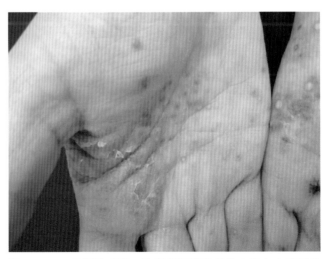

图 25E-12 掌跖脓疱病。注意观察该患者掌心的大小不等的脓疱伴痂皮

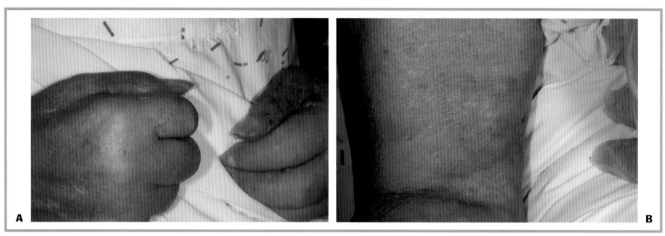

图 25E-11 （A，B）一例急性肾功衰患者在利用钆造影剂行 MRI 增强扫描后致肾源性系统性纤维化

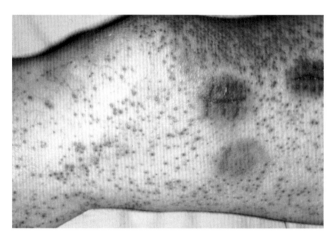

图 25E-13 坏血病。毛囊周的紫癜和螺旋状毛发（Courtesy of Kenneth E. Greer，MD，Charlottesville，VA.）

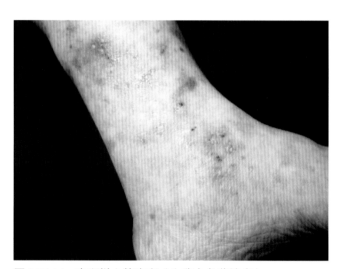

图 25E-14 青斑样血管病变（也称白色萎缩症）

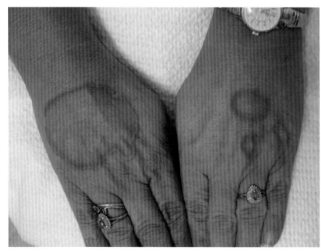

图 25E-15 手背处的环形肉芽肿

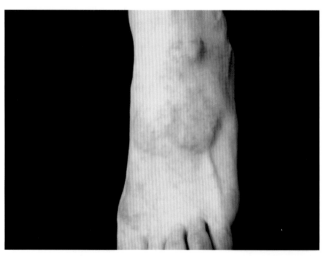

图 25E-16 皮下环形肉芽肿。该患者初次活检被判断为类风湿结节因此误诊为类风湿关节炎

图 25E-17 急性肢端环形肉芽肿。该患者临床表现类似 Sweet 综合征，但是组织病理学表现为渐进性坏死性肉芽肿

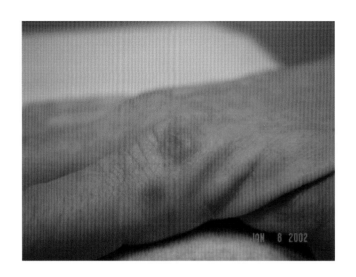

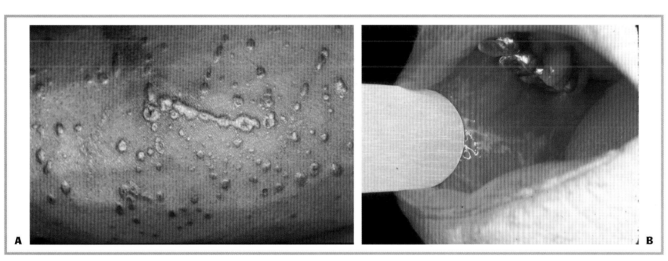

图 25E-18 腕部（A）和口腔内（B）的扁平苔藓

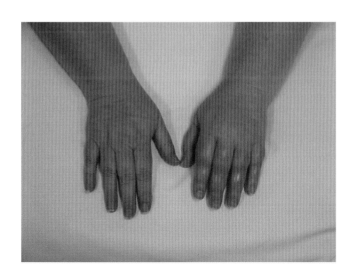

图 26-1 慢性区域疼痛综合征（Chronic regional pain syndrome，CRPS）累及左手，表现为弥漫性肿胀，皮肤颜色稍有减退及光泽发亮

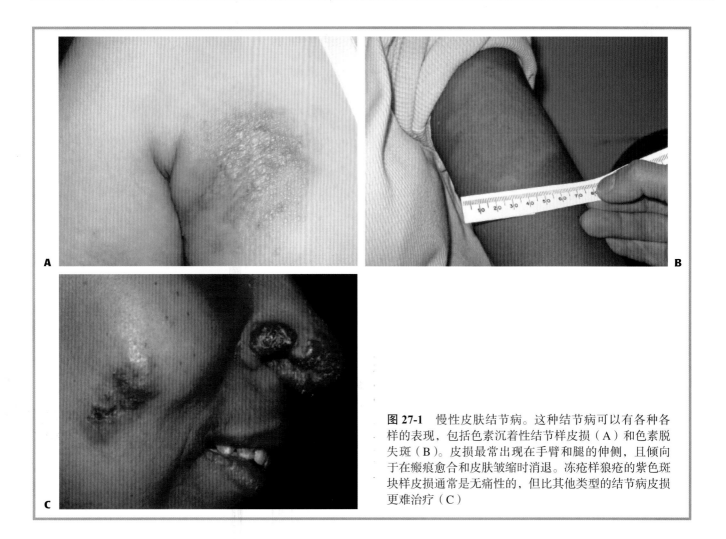

图 27-1　慢性皮肤结节病。这种结节病可以有各种各样的表现，包括色素沉着性结节样皮损（A）和色素脱失斑（B）。皮损最常出现在手臂和腿的伸侧，且倾向于在瘢痕愈合和皮肤皱缩时消退。冻疮样狼疮的紫色斑块样皮损通常是无痛性的，但比其他类型的结节病皮损更难治疗（C）

图 30-3　Gross 照片。滑膜软骨瘤中可见与周围滑膜并存的软骨游离体

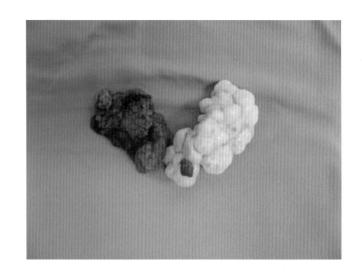